妇产科感染与病原学诊断

INFECTIOUS DISEASES AND CLINICAL DIAGNOSTICS
IN OBSTETRICS AND GYNECOLOGY

主 编 朱庆义 朱 镭 李新燕 戎建荣 詹晓勇

U0304948

科学出版社
北 京

内 容 简 介

妇产科感染性疾病是我国女性的常见病、多发病，不仅危害女性自身的健康，而且影响女性的生活质量。孕产妇感染可引起母婴传播，导致胎儿出生缺陷、畸胎、流产、早产、低体重出生儿、死胎等一系列不良妊娠后果，从而直接影响我国人口素质的提高。本书简要介绍了妇产科领域常见的各类感染性疾病及其危害，女性生殖道的微生态学与感染；重点描述了妇产科感染性疾病的病原微生物学分类及其致病特性，实验室新诊断技术如基因诊断技术、质谱分析法、宏基因组学检测技术在妇产科感染性疾病研究领域中的广泛应用。

本书适合妇产科医生、临床微生物学检验工作者、妇幼保健工作者、优生优育工作者、高等医学院校微生物学专业教师和学生参考使用。

图书在版编目（CIP）数据

妇产科感染与病原学诊断 / 朱庆义等主编. -- 北京：科学出版社，2018.6
ISBN 978-7-03-057360-5

Ⅰ. ①妇… Ⅱ. ①朱… Ⅲ. ①妇产科病－感染－诊疗
Ⅳ. ① R71

中国版本图书馆 CIP 数据核字（2018）第 091460 号

责任编辑：闵　捷
责任印制：谭宏宇／封面设计：殷　靓

科学出版社 出版
北京东黄城根北街 16 号
邮政编码：100717
http://www.sciencep.com
上海叶大印务发展有限公司
广东虎彩云印刷有限公司印刷
科学出版社发行　各地新华书店经销
*
2018 年 6 月第 一 版　开本：889×1194　1/16
2021 年 2 月第四次印刷　印张：34 1/2
字数：892 000

定价：150.00 元
（如有印装质量问题，我社负责调换）

《妇产科感染与病原学诊断》
编　委　会

序 一

我认为《妇产科感染与病原学诊断》的最难能可贵之处是将妇产科感染的临床与检验密切结合，使妇产科临床医生和微生物学检验工作者密切结合，这是该书的聚焦之点、突出之点，当然也是可圈可点之处！

妇产科感染的问题很重要、很常见，也很庞杂，甚至令人困惑。近年来，妇产科感染又出现了很多新情况、新问题、新挑战，古老、经典的感染性疾病依然存在，有的死灰复燃如结核；新的致病微生物带来了新的临床及检验问题，如衣原体、支原体、放线菌等；有些全身性特殊或严重感染或传染与两性、母胎相关，抑或集中表现在妇女身上，如艾滋病、梅毒、淋病等性传播疾病；TORCH感染（刚地弓形虫、风疹病毒、巨细胞病毒、单纯疱疹病毒及其他病原体感染）会造成胎儿畸形或发育障碍；人类乳头瘤病毒已被证明是子宫颈癌的致癌病毒并成为防治及筛查的主要靶点。

而医疗实践中的问题是临床医生通过病史、体检考虑某种感染，并通过取样标本送检加以证实和考量的，但对于检验报告的理解会有差异与偏颇，检验工作者主要是从事检验技术，侧重结果和报告的精确性，对临床表现可能了解较少。因此，这会形成一道"沟壑"，这无论是对临床医生，还是对检验工作者都是一种"缺陷"，会影响对感染的诊断与治疗的理解和实施，降低临床和检验的水准。

这种"沟壑"应该弥平，这种"缺陷"应该纠正。正是在这种情势下，《妇产科感染与病原学诊断》应运而生，的确可喜可贺！

所以，该书是妇产科临床医生、检验工作者，乃至医学院校师生不可多得的参考书，甚至是一本必读书。其不仅内容上兼顾了临床与检验两个方面，而且作者也是由这两个方面的专家共同组成，这使该书的科学性与实用性更为突出。

感谢孙耘田教授、谈东风教授主审，朱庆义教授等编著者的辛勤劳动。

有幸先睹为快，欣然作序。

中国工程院院士
中国医学科学院北京协和医院
2017年10月

序 二

  感染性疾病是指病原微生物通过不同方式，使人体发生感染，并出现临床症状的一类疾病，其与传染病的含义不完全相同。传染病是感染性疾病的一种特殊类型，归类于感染性疾病。近 20 年来，微生物学家和临床医生又发现了多种新的感染性疾病，如严重急性呼吸综合征、汉坦病毒肺综合征、埃博拉出血热、莱姆病、寨卡病毒感染等在世界范围内传播和蔓延。

  妇产科感染性疾病是指在妇产科领域由病原体侵入女性泌尿生殖道或其他部位引起的生殖道或全身性感染性疾病。例如，妇产科常见的 B 族链球菌感染、生殖器疱疹、人类乳头瘤病毒引起的尖锐湿疣及其诱发的宫颈癌、性传播疾病，妊娠期 TORCH 感染引起的胎儿出生缺陷、流产、早产、低体重出生儿、死胎等一系列不良妊娠后果。妇产科感染性疾病是我国女性的常见病、多发病，不仅危害女性自身的健康，并且影响女性的生活质量，阻碍优生优育，降低人口素质，危害两代人的健康。世界卫生组织长期以来致力于这些疾病的实验室检查和标准技术的提高，预防和控制这类疾病的传播和蔓延。

  该书由我国临床微生物学检验工作者朱庆义教授结合自身的科研成果和实际工作经验，参考国内外有关妇产科感染性疾病的专著、文献资料及一系列新科研成果，并与妇产科医生密切合作完成。该书概述了妇产科感染性疾病的分类与临床特征，重点描述了妇产科感染性疾病的病原微生物学分类、生物学特性和致病特点及检测新技术和新方法。这些技术与方法具有高灵敏度、高可靠性的特点，可为妇科感染性疾病提供快速、准确、可靠的病原微生物学诊断依据，是妇产科感染性疾病诊断的重要指标之一，为后期的治疗指明方向。该书的理论与实践密切结合，具有广泛的实用性和创新性。

中国工程院院士

中国疾病预防控制中心传染病预防控制所所长

2017 年 3 月

前　言

　　感染性疾病简称感染病，是由病原微生物（包括朊毒体、病毒、衣原体、支原体、立克次体、细菌、螺旋体、真菌、寄生虫）通过不同方式，引起人体发生感染并出现临床症状的一类疾病，其与传染病的含义不完全相同。传染病是感染性疾病的一种特殊类型。传染病的传播蔓延，要具备三个环节，即传染源、传播途径、易感者。感染性疾病不仅包含了我国的法定传染病，而且涵盖了那些平时不能找出明确传染源的条件致病菌和免疫低下人群所引起的感染。近20年来，微生物学家和临床医生又发现了30多种新的感染性疾病，如严重急性呼吸综合征、汉坦病毒肺综合征、埃博拉出血热、流感、风疹和莱姆病等，在世界范围内传播和蔓延。

　　妇产科感染性疾病是指在妇产科领域由病原体侵入女性泌尿生殖道或其他部位引起的生殖道或全身性感染性疾病。例如，妇产科常见的链球菌感染，单纯疱疹病毒引起的生殖器疱疹，人类乳头瘤病毒引起的尖锐湿疣及其诱发的宫颈癌，沙眼衣原体、解脲脲原体、梅毒螺旋体感染引起的性传播疾病。妊娠期 TORCH 感染（刚地弓形虫、风疹病毒、巨细胞病毒、单纯疱疹病毒及其他病原体感染）引起的胎儿出生缺陷，直接影响优生优育和提高人口素质。孕产妇感染还可引起母婴传播，导致胎儿畸形、流产、早产、低体重出生儿、死胎等一系列不良妊娠后果，危害极大。

　　在正常情况下，女性阴道内存在着大量的寄居菌，包括有各种需氧菌、兼性和专性厌氧菌，在阴道微生态环境中保持动态平衡，以抵御外界各种病原微生物的入侵。当女性抵抗力减弱或接触的细菌、病毒量多，或由于其他全身性感染采用各种抗生素治疗而导致生殖道内环境的微生态失衡时，可引起妇产科的感染性疾病，从而影响着女性群体的生活质量。

　　妇产科感染大多是多种病原菌混合感染，2/3 以上可见厌氧菌。世界卫生组织发布的数据表明，中国女性中有 40% 患有不同程度的生殖道感染，据此估算，中国每年至少有 2 亿女性患有生殖道感染及相关疾病。妇产科门诊患者中，生殖道感染占 55% 以上，由此产生的医疗费用每年高达 200 多亿元。妇科感染导致的附件炎、宫颈炎、宫颈柱状上皮异位、不孕症、多囊卵巢综合征、异位妊娠或流产等严重后果。妇产科感染的原因很多，包括各种细菌、霉菌、支原体、衣原体、病毒、寄生虫等。对妇产科患者开展分泌物常规检查、细菌性阴道病、性病系列、TORCH 感染等一系列辅助诊断项目，对妇产科感染性疾病的诊断、治疗和防控具有重要意义。

　　近年来，国内外对妇产科感染性疾病的研究取得了许多新成果，由妇产科医生和微生物学科研工作者共同编写的各类妇产科感染性疾病的专著，国外有 Monif 等的《妇产科感染性疾病》、Swamy 等的《妊娠期感染性疾病》、Sweet 等的《女性生殖道感染性疾病》、

Onder 等的《新型传染病》；国内有李安域等的《妇产科感染性疾病》、朱新群等的《妇产科感染基础与临床》、崔满华等的《妇产科感染性疾病规范诊疗手册》、廖秦平等的《妇产科感染病学进展》和《中国妇科生殖道感染诊治策略》等各种专著，内容大多以妇产科感染性疾病的诊疗及其防治策略为主导。

本书由我国微生物学科研工作者和妇产科医生密切合作，结合自身的科研成果和实际工作经验，参考国内外有关《妇产科感染性疾病》专著、文献资料及一系列新科研成果编写而成。本书概述了妇产科感染性疾病的分类与临床特征、妇女生殖道的微生态学与感染，重点描述了妇产科感染性疾病的病原微生物学分类、生物学特性和致病特点，各类病原微生物群的鉴定新技术和新方法，如基因诊断技术、质谱分析法、宏基因组检测技术在妇产科感染性疾病的诊断和研究领域中的应用。这些新技术、新方法具有高灵敏度、高可靠性的特点，取材简便，一次取材多项检查，可为妇科感染性疾病提供快速、准确、可靠的病原微生物学诊断依据，是妇产科感染性疾病诊断的金标准之一，为后期的治疗指明方向。

本书内容理论与实践密切结合，具有广泛的实用性和创新性，为妇产科医生、微生物学检验工作者、妇幼保健工作者、优生优育工作者、高等医学院校微生物学专业教师和学生，提供了一本集科研、教学、培训、实用为一体的工具书和参考书。

在本书编写过程中，中国工程院院士、中国医学科学院北京协和医院妇产科教授郎景和提供了指导和协助，并为本书写序；中国工程院院士、中国疾病预防控制中心传染病预防控制所所长徐建国给予了热情关怀和鼓励，并为本书写序；军事医学科学院微生物流行病研究所杨瑞馥教授在病原微生物的分子生物学诊断技术方面给予大力帮助与指导；山西省儿童医院妇幼保健院饶惠玲主任医师在妇产科临床诊断方面给予指导；广州金域医学检验中心在人力、物力和财力方面给予大力支持，我在此表示深切感谢。

由于编者水平有限，收集资料尚不够全面，本书难免存在缺点，希望同道和读者多多批评指正。

朱庆义

2017 年 1 月 26 日

目 录
CONTENTS

第二篇 妇产科感染性疾病的病原学

第五篇　妇产科感染病原学诊断

第一篇

总　论

第一章

概　论

第一节　妇产科感染性疾病的概念和常见疾病

一、概念

感染性疾病（infection disease）简称感染病，是由病原微生物（包括朊毒体、病毒、衣原体、支原体、立克次体、细菌、螺旋体、真菌、寄生虫）通过不同方式，使人体发生感染，并出现临床症状的一类疾病，其与传染病的含义不完全相同。传染病（communicable disease, contagious disease）是感染性疾病的一种特殊类型，归类于感染性疾病。传染病的传播蔓延要具备三个环节，即感染源通过传播途径感染易感者。感染性疾病不仅包含了我国的法定传染病，而且涵盖了那些平时不能找出明确传染源的条件致病菌和免疫低下人群所引起的感染。近 20 年来，微生物学家和临床医生又发现了 30 多种新的感染性疾病，如严重急性呼吸综合征（severe acute respiratory syndromes，SARS）、汉坦病毒肺综合征（Hantavirus pulmonary syndrome，HPS）、埃博拉出血热（Ebola hemorrhagic fever，EHF）、流感、风疹和莱姆病等，它们在世界范围内传播和蔓延。

妇产科感染性疾病是指在妇产科领域由病原体侵入女性泌尿生殖道或其他部位引起的生殖道或全身性感染病。例如，妇产科常见的链球菌感染、单纯疱疹病毒（herpes simplex virus，HSV）引起的生殖器疱疹、人类乳头瘤病毒（human papilloma virus，HPV）引起的尖锐湿疣（condyloma acuminate）及其诱发的宫颈癌、淋病奈瑟菌（*Neisseria gonorrhoeae*，NG）、沙眼衣原体、解脲脲原体（*Ureaplasrna urealyticum*，Uu）、梅毒螺旋体感染引起的性传播疾病。妊娠期 TORCH 感染：包括刚地弓形虫（toxoplasma，Tox）、风疹病毒（rubella virus，RV）、巨细胞病毒（cytomegalo virus，CMV）、HSV 及其他病原体等引起的胎儿出生缺陷，直接影响到优生优育和提高人口素质。孕产妇感染还可引起母婴传播（mother-to-child fransmission，MTCT），导致胎儿畸形、流产、早产、低体重出生儿、死胎等一系列不良妊娠后果，危害极大。

二、妇产科常见感染性疾病

女性生殖系统的感染性疾病是妇产科的常见病。在正常情况下，女性生殖道具有比较完善的自然防御功能，能抵御各种病原微生物的入侵。当机体的自然防御功能遭到破坏，免疫功能低下，或因病原微生物入侵数量大、毒性强时，病原体易于侵入，导致泌尿生殖道或其全身性感染。

（一）妇科感染性疾病

1. **外阴炎**　是机体由于病原体侵犯或受到各种不良刺激引起的外阴发炎。其可独立存在，更多是与阴道炎、泌尿系统疾病、肛门直肠疾病或全身性疾病并发，或为某些外阴疾病病变过程中的表现之一。其临床表现为外阴皮肤瘙痒、疼痛、烧灼感，甚至肿胀、红疹、糜烂、溃疡。

2. **阴道炎**　是阴道黏膜及黏膜下结缔组织的炎症，是最常见的女性生殖器官炎症，为妇科门诊常见的疾病。阴道炎有多种分类，如细菌感染性、无菌性、特异感染性等，其中特异感染又包括很多种如支原体、衣原体、真菌（moulds）、滴虫、病毒感染等。

3. **宫颈炎**　是育龄女性的常见疾病，有急性和慢性两种，急性宫颈炎常与急性子宫内膜炎或急性阴道炎同时存在，但以慢性宫颈炎多见。慢性宫颈炎多发生于分娩、流产或手术损伤子宫颈后，系由病原体侵入而引起的感染。慢性宫颈炎有多种表现，如宫颈糜烂、宫颈肥大、宫颈息肉、宫颈腺体囊肿、宫颈内膜炎等，其中以宫颈柱状上皮异位最为多见。

4. **子宫内膜炎**　是子宫内膜的炎症。按照病程的长短，其可以分为急性子宫内膜炎和慢性子宫内膜炎两种。发生子宫内膜炎之后，整个宫腔常发生水肿、渗出，急性期还会导致全身症状，出现发热、寒战、白细胞增高、下腹痛、白带增多，有时白带为血性或有恶臭，有时子宫略大，子宫有触痛。慢性者表现基本相同，可有月经过多、下腹痛及腰骶肿胀明显等症候群。

5. **输卵管炎**　在不孕女性中较为常见，其由病原体感染引起，最容易发生感染的时间是产后、流产后或月经后。有时感染与不严格的无菌手术操作有关，如宫内节育器（IUD）的安放、刮宫手术，性生活过频、月经期性生活等也可以引起感染而发生输卵管炎。输卵管炎首先发生的部位往往是输卵管内膜，造成内膜肿胀、间质水肿、充血及渗出等病变，输卵管黏膜上皮脱落，使黏膜互相粘连或输卵管伞端粘连，导致管腔闭锁而不孕。

6. **卵巢炎**　属于女性盆腔炎症的一种，是由于受到感染而导致卵巢发炎，产生卵巢粘连、输卵管包裹、脓肿和梗阻等严重后遗症，造成不孕。

7. **盆腔炎**　是指女性上生殖道及其周围组织的炎症，主要包括子宫内膜炎、输卵管炎、输卵管卵巢脓肿、盆腔腹膜炎。炎症可局限于一个部位，也可同时累及几个部位，最常见的是输卵管炎、输卵管卵巢炎。

8. **生殖器结核**　是由结核杆菌侵入人体输卵管、子宫内膜、卵巢、盆腔腹膜及子宫颈等女性生殖器官引发的炎性病变，又称为结核性盆腔炎。生殖器结核常常继发于肺结核、腹膜结核或肠结核，极少继发于肾结核、骨结核，原发者罕见。输卵管黏膜的破坏与粘连常使输卵管管腔阻塞，造成不孕。

9. **盆腔炎性包块**　女性盆腔脏器的炎症未得到正规治疗，从而发生盆腔慢性炎症性组织学改变，进而导致盆腔炎性包块发生。患者常先有急性输卵管炎的临床表现，当盆腔包块增大时疼痛增加，表现为下腹部的隐痛和钝痛。

10. **性传播疾病**　简称性病，是一种通过性接触传染的疾病。目前，我国列入重点防治的性病是梅毒（syphilis）、淋病（gonorrhea）、非淋菌性尿道炎（NGU）、尖锐湿疣、生殖器疱疹、软下疳、性病淋巴肉芽肿和获得性免疫缺陷综合征（艾滋病）等。

（二）产科感染性疾病

1. **急性绒毛膜羊膜炎**　是指发生在绒毛膜羊膜与羊膜腔之间的感染，是孕妇在妊娠末期最重要的产前感染。

2. 产褥感染　是指孕妇分娩时或产褥期生殖道感染病原微生物后，产生了生殖器炎症并发了全身感染性疾病。

3. 妊娠合并 B 族链球菌（GBS）感染　GBS 会引起孕产妇一系列感染性疾病如尿路感染、急性绒毛膜炎、产褥感染等，亦可引起新生儿感染如新生儿肺炎、脑膜炎、败血症等，对孕产妇和新生儿的危害极大。

4. 妊娠期病毒性肝炎　妊娠期合并肝炎中以乙型肝炎（乙肝）最为常见，其次是丙型肝炎（丙肝）、甲型肝炎（甲肝）、丁型肝炎（丁肝）、戊型肝炎（戊肝）和庚型肝炎（庚肝）。发展中国家戊肝常呈暴发流行，且容易产生重症肝炎，是导致孕妇死亡的主要类型。

5. 妊娠期常见其他病毒性感染

（1）人来细小病毒 B19（HPV B19）感染：HPV B19 是一种最小的线状单股 DNA 病毒，对人类红系细胞具有特殊的亲合力。在核红细胞、巨核细胞、内皮细胞、胎盘、胎儿肝脏和心肌细胞中均可检出 HPV B19。其可感染孕妇，引起胎儿水肿、死胎和流产。

（2）流行性腮腺炎：流行性腮腺炎病毒（mumps virus，MuV）属于副黏病毒，在妊娠早期感染，可传播胎儿，导致胎儿宫内发育迟缓或胎儿死亡。

（3）麻疹：麻疹病毒是一种副黏病毒，妊娠期麻疹一般不会像风疹那样引起胎儿先天性畸形。妊娠期母亲患麻疹后可能会出现早产、低出生体重儿等不良妊娠后果。

（4）流感：是一种季节性传染病，对孕妇的潜在性威胁非常严重。妊娠期流感对母婴双方都有影响，甚至会引起母婴双方死亡。妊娠期胎儿在宫内感染了流感病毒，可能会引起一些先天性出生缺陷如无脑儿、唇裂、腭裂及肢体短缺等。

（5）妊娠期 TORCH 感染：是指围生期的一组慢性非细菌性感染：包括刚地弓形虫、风疹病毒（RV）、巨细胞病毒（CMV）、单纯疱疹病毒（HSV）及其他病原体感染（如乙肝病毒、梅毒螺旋体等）。TORCH 感染对母体的危害不甚大，但其可造成宫内胎儿感染从而导致先天性胎儿出生缺陷和发育不良等严重后果。

（6）妊娠期急性阑尾炎：孕妇发生急性阑尾炎在临床上严重威胁母婴健康和生命，随着妊娠期子宫逐渐增大，大网膜及肠管运动受限，阑尾化脓后不易局限，易并发腹腔脓肿，可出现毒血症、败血症等严重并发症。

（7）产科特异感染和宫内感染：产科特异感染是指在妊娠期间，一组以病毒为主的病原体引起的特异性感染，病原体通过母婴传播，不同程度地损害孕妇及宫内的胚胎或胎儿，引起死胎、畸胎、流产及胎儿的其他异常。宫内感染，又称先天性感染或母婴传播疾病，是指孕妇在妊娠期间受到各种致病微生物的侵袭而引起胎儿的宫内感染。胎儿宫内感染不同的病原微生物，对胎儿的损伤有不同特点：疱疹病毒感染以胎儿中枢神经系统（CNS）的损害为主，引起小头畸形、大脑发育不全等；先天性白内障是 RV 感染的典型特征；柯萨奇病毒感染常引起先天性心脏病，先天性 CMV 感染引起新生儿肝炎综合征。

第二节　妇产科感染性疾病的危害

妇产科感染性疾病是我国女性的常见病、多发病，不仅危害女性自身的健康，并且影响到女性的生活质量，阻碍优生优育，降低人口素质，危害后代。在发展中国家，传染性疾病是最常见的死亡原因。世界卫生组织（World Health Organization，WHO）长期以来致力于这些疾病的实验室检查和标准技术的提高，预防和控制这类疾病的传播和蔓延。WHO 发布的数据表明，中国女性中有 40% 患有不同程度的生殖道感染，据此估算，中国每年至少有 2 亿女性患生殖道感染及相关疾病。我国妇产科专家廖秦平的研究指出"我国有 75% 的成年女性患过妇科感染性疾病"，在妇产科门诊患者中，生殖道感染占 55% 以上，由此产生的医疗费用每年高达 200 多亿元。

妇产科感染性疾病是女性多种疾病的源头，如果生殖道感染得不到及时诊断和正确治疗，可使艾滋病和宫颈癌的发生风险增加及引起不孕症、异位妊娠、流产、死胎、死产、早产、先天性感染和新生儿感染，从而影响两代人的健康。

一、女性生殖道感染及其并发症的危害

女性生殖道感染是指因多种致病微生物的侵入，引起生殖道炎症或经生殖道感染的一大类疾病的总称。女性生殖道感染的危害是较大的，由于女性生殖道生理脆弱，很容易被细菌、病毒、支原体等感染，引起阴道炎、宫颈炎，除了生殖道本身受到影响外，还会引起一系列的并发症。反复的生殖道感染会导致生殖器肿瘤、月经不调、不孕、妊娠疾病、产科疾病等，这对于女性生殖期及其以后的健康都有举足轻重的影响。

女性生殖道疾病的发生和蔓延，直接影响女性的心理健康。生殖道感染性疾病，常被称为"难言之隐"，罹患这类病症，往往使人烦躁不安，日久常导致精神失调，降低工作效率，削弱女性意志，造成其心理上的压抑和自卑。严重、久治不愈的患者，还会产生轻生念头，因而引起了社会和人们的重视。

二、孕产妇感染的危害

流感是由流感病毒引起的一种最为常见的急性上呼吸道感染性疾病，由于流感病毒在暴发流行中经常发生基因突变，出现了新的变异毒种。近年来，发现有禽流感、猪流感等一些新型流感病毒，人畜共患，至今尚无有效预防方法。妊娠期感染流感病毒对母婴双方都有影响甚至会引起母婴双方死亡。妊娠期母体感染了流感病毒、风疹病毒、疱疹病毒，通过母体传播胎儿，可能会引起一些先天性胎儿出生缺陷如无脑儿、唇裂、腭裂及肢体短缺等畸形胎儿，或导致流产、早产、低体重出生儿、死胎等一系列不良妊娠后果。

三、妊娠期 TORCH 感染的危害

在妊娠期感染刚地弓形虫、RV、CMV、HSV 及其他病原体（肝炎病毒、梅毒螺旋体）可引起胎儿出生缺陷，直接影响到优生优育和提高人口素质。

1. 刚地弓形虫感染　发生率新生儿为 1/20 000~1/5 000，引起脑积水、脑钙化灶、脉络膜视网膜炎、精神运动障碍症。

2. RV 感染　新生儿宫内感染率为 4.14%，引起白内障、青光眼、视网膜病变、动脉导管未闭、室间隔缺损、心肌炎、小头、肝脾肿大、黄疸、智力迟钝等病变。

3. CMV 感染　孕妇原发感染率为 1%~3%，新生儿感染率为 1/5 000~1/3 000；引起小头、失明、癫痫、耳聋、肝脾肿大、黄疸、智力迟钝、溶血性贫血等异常病变。

4. HSV 感染　孕妇发生率为 2.5%，新生儿发生率为 1/20 000~1/5 000，引起小头、小眼、脉络膜视网膜炎、晶状体混浊、心脏异常、短指（趾）、神经精神障碍。

5. 其他病原体感染　例如，病毒性肝炎中乙肝的婴儿受染率为 46.5%~100%，可引起胎儿流产、早产、死产及新生儿窒息，乙肝易使婴儿成为病毒携带者。

四、性传播疾病的危害

1. 造成女性心理伤害　女性患性病后，内心的痛苦大大超过了疾病本身所产生的痛苦，而这种感觉会持续很长时间，严重影响疾病的痊愈和身心的健康，并且影响到家庭的和睦和社会的安定。

2. 影响生育　女性生殖道感染性病，如不及时治愈，可引发盆腔炎、输卵管炎、宫颈炎，可能影响生育，造成不孕、异位妊娠、流产、早产、死产等不良后果。在妇产科，临床上常见女性感染衣原体、梅毒螺旋体、淋病奈瑟菌等病原体后，这些病原体能够侵染上生殖道，并发展为骨盆腔炎症，而且留下瘢痕并堵塞输卵管，使精子不能或很难与卵子汇合完成授精，阻止受精卵沿输卵管向下运行到子宫里，从而发生异位妊娠，危及母体的生命。性传染病还常常破坏妊娠，引起死胎、自然流产、早产或初生婴儿体重过轻等现象。

3. 增加患其他疾病的机会　性传播疾病还会增加女性患其他疾病的机会。例如，HPV 有 70 多个型，其中 HPV-16、HPV-18 等高危型和宫颈癌的发病关系密切，容易发生某些肿瘤或癌变，如宫颈癌、淋巴癌、尖锐湿疣恶变等。还有一些性传染病，如衣原体病、淋病、滴虫病会减弱女性对人类免疫缺陷病毒（human immunodeficiency virus，HIV）的抵御力。

4. 危害后代　性病可使胎儿发生生长迟缓、大脑发育不良、畸形、智力低下等胎儿或新生儿出生缺陷，并且还易患先天性梅毒、新生儿淋病性眼结膜炎等疾病。若是孕妇患性病，还可传染胎儿，造成流产、死产等并发症，不仅影响孕妇自身的健康，还严重危害胎儿、新生儿的健康。

第三节　我国妇产科感染性疾病的研究新进展

女性生殖道感染是中国乃至全球性的社会及公共卫生问题，不仅危害女性自身的健康，而且影响后代的健康成长。近年来，我国国家卫生和计划生育委员会妇幼健康服务司和妇产科临床医生十分重视对女性生殖道感染性疾病的研究，制订了一系列规范化诊治方案和防治策略。临床微生物学和免疫学检验工作者，致力于对妇产科各类感染性疾病的病原微生物及其致病性方面的研究，开发了一系列病原微生物学实验室诊断新技术，特别是分子生物学基因诊断新技术在感染性疾病中应用，为妇产科临床上对各类感染性疾病的快速诊断提供了病原学的依据，以便临床采取有效防治措施。

一、制订诊治规范和防治策略

我国卫生行政部门和中华医学会都非常重视对妇产科感染性疾病的研究。近年来，卫生部妇幼健康服务司制定了《生殖道感染防治技术指南》。中华医学会成立了妇产科感染疾病协作组，自 2004 年起推出了多项诊治规范，如 2004 年的《外阴阴道假丝酵母菌病诊治规范草案》、2008 年的《盆腔炎症性疾病诊治规范（2008 草案）》、2011 年《细菌性阴道病诊治指南（草案）》和《滴虫性阴道炎诊治规范（草案）》等。妇产科领域的专家教授编写和出版了妇产科感染性疾病的各种专著指导临床工作，如郎景和主编的《中华妇产科杂志临床指南荟萃》（2015 版），对许多妇产科感染性疾病提出防治策略和诊治方案；廖秦平等提出了《中国宫颈感染性疾病诊治策略》，发表了《妇产科感染病学进展》，同时翻译出版了《女性生殖道感染性疾病》，刘朝辉等提出了《中国妇科生殖道感染诊治策略》，北京协和医院制订了《北京协和医院医疗诊疗常规：妇科诊疗常规》，薄其芳等编写了《新编妇产科感染性疾病》。纵观妇产科领域，2000~2012 年，国内先后出版了众多妇产科感染性疾病的专著：李安域等的《妇产科感染性疾病》，左绪磊的《妇产科感染》，朱新群的《妇产科感染基础与临床》，常青等的《妇产科感染性疾病诊断与治疗》，糜若然等的《妇产科感染性疾病诊疗常规》，牛秀敏等的《产科感染性疾病临床手册》，崔满华的《妇产科感染性疾病规范诊疗手册》，董悦等的《妇产科感染性疾病掌中宝》，许飞等的《妇产科疾病的检验诊断与临床》。这些专著大多是由妇产科的临床医师编写的，这些规范的推出，对妇产科感染性疾病的临床诊断、预防和控制具有重要的指导意义。

目前，存在的主要问题是诊治规范的普及率较低，临床诊治不当或诊治过度的现象仍普遍存在，以阴道微生态评价系统为代表的诊断技术尚未得到广泛应用。进一步推广生殖道感染的诊治规范和关键技术，培训基层医生的技术水平和服务能力，仍是目前中国生殖道感染性疾病防治的主要工作。当前生殖道感染的研究热点包括了宫颈 HPV 感染及其专家的共识，HSV 感染，孕产妇 TORCH 感染，支原体致病性问题，"宫颈糜烂"的诊治问题及宫颈炎的专家共识，梅毒诊治规范及外阴阴道假丝酵母病诊治规范，盆腔炎诊治规范的制订及其中医中药治疗等方面的推广应用，尚有待做进一步深入的研究。

二、病原学研究进展

（一）子宫颈 HPV 感染

HPV 为乳多空病毒科（*Papovaviridae*）乳头瘤病毒属（*Papillomavirus*），属于 DNA 病毒。人体皮肤及黏膜的复层扁平上皮是 HPV 的唯一宿主，其在体外细胞培养尚未成功，它具有宿主和组织特异性，只能感染人的皮肤和黏膜，不能感染动物。HPV 感染后在细胞核内增殖，细胞核着色深，核周围有一不着色的空晕，此种病变细胞称为空泡细胞（koilocytotic cell）。HPV-DNA 约有 8 000 bp，组成双链环状 DNA，依其功能分为三个基因区：早期转录区（E 区）、晚期转录区（L 区）、上游调节区（URR 区）。E 区含有 6 个开放读码框，编码合成 E1、E2、E4、E5、E6、E7 蛋白质，这些蛋白质调控病毒转录、复制和转化；L 区分为 L1 和 L2，分别编码病毒的主要和次要衣壳蛋白；URR 区为非编码区，又称病毒长期控制区，为 400 bp 的 DNA 片段，可调节基因转录。

1. HPV 类型　现证实有 60 种以上的抗原型，60 多个相似而又不同的病毒（亚型）。最近 Anhang 等根据 HPV-DNA 序列测定，分 80 个型，200 多个亚型。其中，约有 30 个特殊 HPV 型与男女生殖道感染相关，这些型中有 2/3 属于高危型（HPV-16、HPV-18、HPV-31、HPV-33、HPV-35、HPV-39、HPV-45、HPV-51、HPV-52、HPV-56、HPV-58、HPV-59、HPV-68 等），其与宫颈癌和宫颈上皮内高度病变，如宫颈上皮内瘤变 II 级（Cervica intraepithelial neoplasia II，CIN II）、宫颈上皮内瘤变 III 级（CIN III）发病相关，其中 50%~60% 宫颈癌病例由 HPV-16 所致，10%~12% 为 HPV-18。HPV-6 和 HPV-11 为低危型，它们很少引起恶性病变。不同类型的 HPV 引起不同的疣：HPV-1 主要引起掌跖疣，HPV-2 引起寻常疣，HPV-3 引起扁平疣，而尖锐湿疣主要由 HPV-6、

HPV-11感染所致。HPV在温暖潮湿的环境中特别易生存增殖,故男女两性外生殖器是最易感染的部位。HPV主要通过直接或间接接触污染物品或性传播感染人类,引起人类皮肤和黏膜的多种良性乳头状瘤或疣及恶性癌瘤。

2. HPV与宫颈癌　20世纪70年代末到80年代初发现,HPV与宫颈癌相关,HPV在宫颈细胞异常及宫颈癌的病理学上具有重要的作用。1995年,WHO发布有关高危型HPV是宫颈癌必要的致病因子后,HPV感染受到广泛关注。HPV感染具有自限性的特点,大多数儿时HPV感染会在2年内被机体自然清除。只有持续性高危HPV感染才可能导致宫颈癌的发生,因此需特别关注。

宫颈癌在我国女性恶性肿瘤发病率和病死率中占第二位,每年有465 000的新发癌患者。研究发现,90%左右宫颈癌患者可检测到HPV,其中高危型HPV与宫颈癌密切相关。HPV感染对宫颈癌的预后也有影响。陈亦乐等用原位杂交（*in situ* hybridization,ISH）法测定每例癌组织中HPV的表达,结果在94例经手术、化疗等治疗的宫颈癌患者中,存活10年以下患者组的HPV阳性率远远高于10年以上组;比较临床分期为Ⅱb患者,存活10年以内患者组HPV阳性率明显高于存活10年以上组。这些说明有HPV感染的宫颈癌患者预后较差。

中青年女性为高危型HPV感染的高峰区。据报道,20岁以上女性HPV感染率高达1 639/10万,其中25~30岁、30~34岁两个年龄组女性的HPV感染率≥2 000/10万。近年来,子宫颈HPV感染有年轻化趋势,年轻女性宫颈癌发病率也有明显上升趋势,以每年2%~3%速度增长,患病年龄平均提前3.6岁,比传统发病年龄提前5.1岁。患病女性做HPV检测,年轻段阳性率100%,中老年段阳性率77.8%。

3. HPV与妊娠　HPV易感性与妊娠有关,据王肖平等观察,孕妇HPV感染率上升,阳性检出率达42.5%,其婴儿为13.7%,母婴传播率为33.3%。这说明HPV可以引起母婴传播,孕妇的血液经胎盘、羊水感染胎儿,并可使胎儿发生畸变。HPV感染对孕妇及其胎儿都有不利的影响,Hurmonat报道在60%自然流产和20%人工流产的排出物中HPV E6/E7序列阳性。这提示自然流产中HPV感染率高,是导致流产的原因之一。此外,感染HPV的孕妇所生育的婴儿容易患大脑发育不全、思维活动发育迟缓及小儿脑瘫等一系列神经系统疾病。

（二）生殖器HSV感染

HSV属于疱疹病毒科（Herpesviridae）,具有典型疱疹病毒的形态特征,基因组为双链线形DNA,在病毒体内以环形和线形两种形式存在,根据理化性质分为α、β、γ三个疱疹病毒亚科。侵犯人类的疱疹病毒有7种,即HSV、水痘-带状疱疹病毒（VZV）、巨细胞病毒（CMV）、Epstein-Barr（EB）病毒、人类疱疹病毒6型（HHV-6）和人类疱疹病毒7型（HHV-7）。

1. HSV血清型　HSV分为两个血清型（HSV-1、HSV-2）,两者基因组相似,序列有50%的同源性。HSV基因组大约152 kb,34个基因,编码70多个多肽（polypeptides）,特别是g基因编码的晚期蛋白中有11种包膜糖蛋白（gB、gC、gD、gE、gG、gH、gI、gJ、gK、gL、gM）。其功能中,gB和gD与病毒吸附和穿入有关,是与细胞特异性受体相互作用的病毒配体分子,gD诱导产生中和抗体的能力最强,可用于研制疫苗;gC是补体C3b结合蛋白,gE是Fc受体,可与IgG的Fc端结合;gG为型特异性抗原,以此抗原能区别HSV-1（gG-1）和HSV-2（gG-2）;gH与病毒的释放有关,人类是HSV的唯一自然宿主。

2. HSV的致病性　HSV在人群中感染极为普遍,主要通过直接密切接触和性接触感染,孕妇生殖道HSV感染可通过胎盘或分娩时经产道母婴传播婴儿或胎儿。HSV-1主要引起唇疱疹、咽炎、角膜结膜炎和散发性脑炎；HSV-2 主要引起生殖器疱疹。

3. HSV 感染类型　分原发感染和潜伏感染或复发感染两种。原发感染发生在免疫力低下人群，初次感染 HSV，病情较重；潜伏感染或复发感染是病毒经口或生殖器感染后，沿神经髓鞘到达三叉神经节或脊神经节，在神经节细胞或周围的星形神经胶质细胞内潜伏下来，但不破坏神经细胞，病毒在体内免疫力的压制下长期隐伏而不活动，这种状态称为潜伏感染或复发感染。

（1）原发感染：多发生在无 HSV 特异抗体的婴幼儿和学龄前儿童，其中大多数为隐性感染（inapparent）。HSV-1 的原发感染常局限在口咽部，尤以龈口炎（gingivostomatitis）最为多见。临床表现为牙龈和咽颊部成群疱疹、发热、咽喉痛，破溃后形成溃疡。此外，还可引起脑炎、皮肤疱疹性湿疹，成人可引起咽炎和扁桃体炎。病毒潜伏在三叉神经节（trigeminal ganglia）。HSV-2 的原发感染主要引起生殖器疱疹，女性为子宫颈、外阴、阴道的水疱性溃疡（vesicular ulcer）损伤，并发症包括生殖器外损伤和无菌性脑膜炎，病程约为 3 周。病毒潜伏在骶神经节（sacral ganglia）。

（2）潜伏感染或复发感染：人受 HSV 原发感染后，HSV 常在感觉神经节中终身潜伏，有时也能在迷走神经、肾上腺组织和脑中检出。约 1% 的受感染细胞携带病毒基因，病毒的 DNA 以游离环状附加体（episome）形式存在，每个受感染细胞约有 20 拷贝（20 copies）。潜伏状态下只有很少的病毒基因表达，当机体受到多种因素如紫外线（太阳暴晒）、发热、创伤和情绪紧张、细菌或病毒感染及使用肾上腺素等影响后，潜伏的病毒被激活，病毒沿感觉神经纤维轴索下行至神经末梢，感染上皮细胞，特别在骨髓移植或大剂量化疗后，在缺少预防的状态下，约有 80% 的患者复发。研究表明，不是所有激活都导致明显损伤，也可以无症状排毒。在 HSV 潜伏感染的细胞核中发现有病毒的 RNA 转录，但未证实有病毒编码的蛋白质，因此不被免疫系统识别而逃逸。激活时，CD8[+] 抑制性 T 细胞活性增加，病毒的蔓延受某些因子如前列腺素的影响而增强，免疫效应细胞功能下降，因此，病毒的激活与局部前列腺素水平的增加、细胞免疫的抑制有关。

（3）先天性感染：新生儿疱疹是临床上常见而又严重的感染，据统计，其病死率超过 50%，存活者约有 1/2 严重损伤。HSV-1、HSV-2 在分娩时均可通过产道感染新生儿，以 HSV-2 为多见，约占 75%，常发生在生后第 6 天。感染类型包括：①皮肤、眼和口腔的局部损伤；②脑炎；③病毒播散到内脏，发生脓毒血症（sepsis），常引起死亡。早期抗感染可减少病死率。剖宫产是避免生殖道感染的有效方法。孕妇感染 HSV-1 病毒有可能经胎盘感染胎儿，造成流产、死胎或先天性畸形。

（4）新生儿疱疹：新生儿 HSV 感染中 70% 由 HSV-2 所致，皆因出生时接触生殖道分泌物而被感染；先天性感染常是原发性 HSV 感染的母亲在妊娠期导致胎儿宫内感染。宫内感染的胎儿可早产、先天畸形或智力发育障碍。新生儿感染 HSV 后可呈现无症状隐性感染，也可引起不同形式或不同程度的临床表现。轻者仅为口腔、皮肤、眼部疱疹，重者则呈中枢神经系统感染甚至全身播散性感染。

（5）生殖器疱疹与生育：女性感染 HSV 后，引起外阴炎、阴道炎，并且常合并有排尿困难、白带增多、宫颈炎和子宫内膜炎。生殖器疱疹的好发部位通常在阴唇、子宫颈、阴道及肛周。女性染病后可能妨碍正常的性生活，减弱进入阴道的精子数量及影响其活动力；宫颈炎和子宫内膜炎不利于精子穿透宫颈黏液上行，而子宫内病毒感染，病毒经胎盘传给胎儿，可致胎儿死亡或流产。HSV 感染是周期发生、反复发作、缠绵不愈的，所以形成复发性疱疹，导致女性不孕、死胎和畸胎。孕产妇感染 HSV 也可经产道传给新生儿，引起新生儿口腔溃疡、角膜炎、脑膜炎，可累及多个器官、脏器衰竭，病死率非常高。

（6）生殖器疱疹与肿瘤：生殖器疱疹与宫颈癌的发生有密切关系。①患过生殖器疱疹的女性宫颈癌发病率高；②宫颈癌患者子宫颈脱落细胞中 HSV-2 抗原阳性率高，在宫颈癌病损组织中也发现 HSV-2 抗原；③宫颈癌患者中 HSV-2 抗体阳性率高；④组织培养中 HSV-2 DNA 可使田鼠肾细胞转化为癌细胞；⑤宫颈癌前病灶中可检出 HSV-2 mRNA。这一系列现象说明女性 HSV 感染与宫颈癌较密切的关系。

（三）生殖道衣原体感染

衣原体是一类具有独特发育周期的原核细胞型微生物，其原体（elementary body，EB）具有感染性，侵入细胞后发育形成始体，也称为网状体（reticulate particle，RB），不具感染性。衣原体在细胞内生长和复制一定时间后（24~40 h）转化为原体，释放到细胞外再感染新的宿主细胞。能引起人类疾病的有沙眼衣原体、鹦鹉热衣原体和肺炎衣原体，其中只有沙眼衣原体可引起生殖道感染。

沙眼衣原体是一类在细胞内寄生的微生物，大小为 250~450 nm，原体呈球形或类球形，胞质膜外有刚性细胞壁，壁外有平滑表层；始体的体积较大，形状不甚规则，其包膜富有韧性，无刚性的细胞壁，原体和始体内皆含有 DNA 与 RNA 及核糖体 RNA（rRNA）。用吉姆萨染色（Giemsa 染色），在上皮细胞胞质内可看到沙眼包涵体，它很致密、呈深紫色，由密集的颗粒组成。1956 年我国微生物学者汤飞凡等用鸡胚卵黄囊接种法，在世界上首次成功地分离出沙眼衣原体，从而促进了有关衣原体的研究。

1. 衣原体生物学分型　衣原体按其生物学特性分为三类：沙眼衣原体、鹦鹉热衣原体和肺炎衣原体。其中沙眼衣原体分为三个生物型：小鼠生物型、沙眼生物型和性病淋巴肉芽肿生物型，后两者与人类疾病有关。沙眼衣原体已知有 18 个血清型，其中 12 血清型（A、B、Ba、C、D、E、F、G、H、I、J、K）包括五个亚型与沙眼和生殖道的感染有关；另外 4 个血清型（L_1、L_2、L_{2a}、L_3）与性病淋巴肉芽肿（LGV）的发生有关。沙眼衣原体根据其主要外膜蛋白（MOMP）抗原，分为以下几个血清型：沙眼衣原体 A、B、Ba、C 主要引起衣原体结膜炎；沙眼衣原体 B、D、E、F、G、H、I、J、K 引起生殖道感染；沙眼衣原体 L_1~L_3 引起性病淋巴肉芽肿。

2. 病原性　人类是沙眼衣原体的自然宿主，沙眼衣原体主要寄生在机体黏膜上皮细胞内。猴和猩猩的眼及泌尿系可实验感染各型沙眼衣原体，包括性病淋巴肉芽肿。性病淋巴肉芽肿之外的其他沙眼衣原体对灵长类外的动物均无致病性。鸡胚对大多数沙眼衣原体敏感，其他禽类则对各型沙眼衣原体均不敏感。小白鼠对性病淋巴肉芽肿衣原体是敏感的，尤其是脑内感染，病死率可达 30%。此外，大白鼠、豚鼠和家兔对性病淋巴肉芽肿衣原体的敏感性幼龄高于成年。所有沙眼衣原体都能在鸡胚卵黄囊内生长繁殖，并致死鸡胚。剖检时胚体及卵黄囊膜充血。卵黄囊膜涂片可见散在衣原体，病理切片则可见卵黄囊膜细胞内包涵体。沙眼衣原体能诱导机体产生细胞免疫和体液免疫，但这些免疫应答的保护性不强，常造成持续感染、隐性感染和反复感染。沙眼衣原体在生殖道慢性感染时，潜伏在细胞内的病原体可逃避机体的免疫防御机制而长时间存在。沙眼衣原体可由子宫颈上行到子宫和输卵管，引起无症状的上生殖道感染，导致异位妊娠和原发性不育。

3. 流行病学现状　近年来，沙眼衣原体感染已是西方国家最常见的性传播疾病之一，发病患者数增加很快，已超过淋病。美国每年约有 400 万新的沙眼衣原体感染病例，在英国，自 20 世纪 90 年代中期开始，每年新诊断出的衣原体感染人数都在稳步增加，2004~2005 年，衣原体感染的确诊病例数增长了 5%，从 104 733 例增加到 109 958 例。25 岁以下性行为活跃的女性发生衣原体感染的概率是 1/10。WHO 报道，全球新感染沙眼衣原体的人数已由 1992 年的 5 000 万上升为 9 000 万。在发展中国家沙眼衣原体成为女性不孕的主要原因。我国杨慧霞等报告，近年来在中国沙眼衣原体的发病率明显增高，已成为最常见的性传播疾病，据我国北京大学第一医院近年来对各种性传播疾病高危女性进行检测后，亦证实沙眼衣原体的发病率逐年上升。

4. 生殖道沙眼衣原体感染类型　泌尿生殖道衣原体感染主要由沙眼衣原体生物变种沙眼衣原体 D~K 血清型引起。女性能引起尿道炎、宫颈炎、输卵管炎等较严重并发症。该血清型有时也能引起沙眼衣原体性肺炎。

（1）包涵体包膜炎：由沙眼衣原体生物变种 D~K 血清型引起。其致病人群包括婴儿及成人两种。前者系婴儿经产道感染，引起急性化脓性结膜炎（包涵体脓漏眼），不侵犯角膜，能自愈。成人感染可因两性接触，经手至眼的途径或者来自污染的游泳池水，引起滤泡性结膜炎，又称游泳池结膜炎。其病变类似沙眼，但不出现角膜血管翳，亦无结膜瘢痕形成，一般经数周或数月痊愈，无后遗症。

（2）性病淋巴肉芽肿：由沙眼衣原体性病淋巴肉芽肿生物变种 L$_1$、L$_2$、L$_3$ 型引起。性病淋巴肉芽肿主要通过两性接触传播。男性侵犯腹股沟淋巴结，引起化脓性淋巴结炎和慢性淋巴肉芽肿。女性侵犯会阴、肛门、直肠，出现会阴 – 肛门 – 直肠组织狭窄，引起性病淋巴肉芽肿。

（3）非淋菌性尿道炎：沙眼衣原体的 D~K 型是引起非淋菌性尿道炎的主要病原体，非淋菌性尿道炎的 40%~50% 是由沙眼衣原体感染引起的。尿道炎患者可有尿道灼热或尿频症状，尿道口充血、微红或正常，挤压常见有分泌物溢出，或无任何症状。

（4）宫颈炎：子宫颈是沙眼衣原体最常见的感染部位，只侵及子宫颈管柱状上皮细胞，引起子宫颈管局部充血、水肿、子宫颈管流出大量脓性分泌物、分泌物中可见多核白细胞，检查子宫颈质地脆、易出血，重度宫颈柱状上皮异位。此时，患者自觉症状轻微或无症状。部分患者亦可有急性前庭大腺炎与尿路感染（urinary tract infections，UTI）症候群。如未得到及时治疗，炎症向上蔓延可引起子宫内膜炎、输卵管炎、附件炎和盆腔炎。沙眼衣原体感染的黏液脓性宫颈炎（mucopurulent cervicitis，MPC）的主要部位是子宫颈管上皮，表现为白带增多、子宫颈水肿或糜烂，多数患者临床症状不明显。

（5）子宫内膜炎：子宫颈沙眼衣原体感染时，约半数患者伴发子宫内膜的炎症，临床表现有下腹痛、腰部酸痛、发热、月经过多、阴道不规则出血等，检查子宫颈口大量脓性分泌物、子宫压痛。

（6）急性输卵管炎和急性盆腔炎：急性输卵管炎是女性生殖道沙眼衣原体感染的最严重并发症。在美国 30%~67% 的急性盆腔炎是由沙眼衣原体导致。沙眼衣原体侵入输卵管后，引起一过性输卵管内膜纤毛细胞及分泌细胞的破坏，机体可自行修复。此时，患者可以无发热、腹痛、白带增多等症状。机体再次感染沙眼衣原体或潜存的沙眼衣原体复活感染周围细胞，输卵管内膜纤毛细胞及分泌细胞就会再次遭到破坏。沙眼衣原体侵入腹腔，引起脏器炎性反应，周围粘连。患者自觉下腹痛，有的患者无明显疼痛，仅在内诊和性生活时才感到疼痛。盆腔炎主要有急性输卵管炎，起病时下腹疼痛，有时压痛、反跳痛；或有腹部、膀胱刺激症状，伴发热；病情严重者可有高热、寒战、头痛、食欲缺乏等。部分患者可扪及增粗的输卵管或炎性肿块。慢性输卵管炎表现下腹部隐痛。有的患者可表现为子宫内膜炎。

5. 沙眼衣原体感染与生育

（1）妊娠期沙眼衣原体感染：美国孕妇子宫颈感染率为 2%~37%，每年 10 万以上的新生儿被感染。①妊娠早期沙眼衣原体感染：潜在沙眼衣原体感染对子宫内膜产生炎症反应、诱导细胞因子（cytokine，CK）产生，抗细胞因子干扰胚胎植入或干扰母体免疫系统保护胚胎的调节机制引起流产。②妊娠中期和晚期沙眼衣原体感染：与早产、胎膜早破及低出生体重儿发生存在一定的关系。

（2）母亲与新生儿间沙眼衣原体感染：主要经产道引起新生儿感染。孕妇沙眼衣原体感染时，50%~60% 的新生儿受到感染，其中 25%~50% 的新生儿在出生后 2 周出现沙眼衣原体性结膜炎，

10%~20% 的新生儿在出生后 3~4 个月出现沙眼衣原体性肺炎。

（3）产褥期沙眼衣原体的感染：孕妇患有沙眼衣原体感染时产褥期沙眼衣原体性子宫内膜炎发生率为 28.6%，产后子宫内膜炎经一般抗炎无效时，考虑沙眼衣原体的存在。产褥期尿路感染，经常规尿培养，阴性者应检查沙眼衣原体。

（4）沙眼衣原体感染与不孕症：慢性炎症沙眼衣原体感染持续存在或由于性伴侣带有沙眼衣原体，通过性生活反复感染的女性，输卵管内膜细胞发生变性；输卵管与周围脏器发生粘连，使输卵管蠕动发生障碍，病变达到一定程度，可影响受精卵的运送，从而发生异位妊娠；严重者输卵管腔闭塞导致输卵管性不孕。在发展中国家，沙眼衣原体是不孕的主要原因。沙眼衣原体引起的疾病范围广泛，可累及眼、泌尿生殖道和其他脏器。在女性，引起的疾病包括有症状和无症状的宫颈炎、急性输卵管炎，并可继发不孕。在男性，引起的疾病包括有症状和无症状的尿道炎和急性附睾炎。男女两性均可发生衣原体性直肠炎。生殖道衣原体感染还可引发反应性关节炎。而 L 型沙眼衣原体引起的性病淋巴肉芽肿，可表现为无痛性生殖器溃疡，亦能发展为淋巴结炎及生殖道 – 肛门直肠综合征。沙眼衣原体也可导致母婴传播，引起胎儿和新生儿感染，影响优生优育。沙眼衣原体通过胎盘感染胎儿，可引起早产、低出生体重儿和胎膜早破，还可能导致自然流产；而经产道传播给新生儿，则可引起新生儿眼炎及新生儿肺炎。

（5）异位妊娠及流产：衣原体感染是一种性传播感染（sexually transmitted infection，STI），透过亲密性接触在人与人之间传播。衣原体的感染方式包括与衣原体感染的伴侣进行无防护的性交。衣原体感染者常不出现症状，因此，他 / 她有可能在不知情的情况下感染其伴侣。泌尿生殖道衣原体感染引起盆腔炎，是导致女性不孕、异位妊娠及流产的主要原因。

（6）衣原体母婴传播：衣原体可以在分娩时从母亲传递至婴儿。衣原体感染不会立即引起明显的症状，但常在婴儿出生 2 周后进展，引起眼结膜炎、肺炎等并发症。生殖道沙眼衣原体感染常引起宫颈感染、早产、流产及尿路感染等多种疾病，常与淋病奈瑟菌等其他病原体合并感染，孕妇感染后引起新生儿眼部和肺部感染，已成为较为严重的公共卫生问题。

（7）沙眼衣原体感染和宫颈癌的关系：沙眼衣原体感染，能够明显增加女性发生宫颈癌的概率，感染通常与其血清型有关，血清型 G 衣原体增加宫颈癌患病风险最为显著，提高风险 6.6 倍，血清型 I 提高风险 3.8 倍，血清型 D 提高风险 2.7 倍。

（四）支原体感染与致病性

支原体是一类能独立生活的最简单、最小的原核细胞生物，其特征是不具有细胞壁，呈高度多形性，能通过 250 nm 微孔滤膜。目前，已知与人类致病有关的支原体有 10 多种：肺炎支原体（*Mycoplasma pulmonis*）、人型支原体（*Mycoplasma hominis*，Mh）I、II 型、唾液支原体、发酵支原体（*Mycoplasma fermentans*）、口腔支原体 I、II、III 型、生殖支原体（*Mycoplasma genitalium*，Mg）和 Uu 等。其中，Uu、生殖支原体、人型支原体主要寄居在泌尿生殖道，引起泌尿生殖系统感染。

1. 支原体血清学分型　目前已知引起人类致病的支原体有 13 种：包括颊支原体、咽喉支原体、发酵支原体、生殖支原体、人型支原体、嗜脂支原体、口腔支原体（I、II、III 型）、穿透支原体、梨支原体、肺炎支原体、灵长类支原体、唾液支原体和噬精子支原体；脲原体（*Ureaplasma*）有 2 种，包括细小脲原体（*Ureaplasma parvum*）和 Uu，Uu 是引起非淋菌性尿道炎的重要病原体，包括两个生物变种 14 个血清型：生物变种 I 包括 4 个血清型（1、3、6、14），生物变种 II 包括 10 个血清型（2、4、5、7~13）。

2. 脲原体基因分型　脲原体在生殖道寄居，一般认为与疾病有关，但对其致病作用难以确定，因为它们亦常常在健康人体内发现，用普通血清学方法对其病原性难以证实。需要用分子生物学聚合酶链反应（pdymerase chain reaction，PCR）基因诊断技术鉴定脲原体种和亚种，对其感染的发病机制和流行病学调查具有重要意义。支原体属基因组大小为 580~1 380 kb。脲原体基因型与血清型相对应，有 2 个生物型：生物变种Ⅰ和生物变种Ⅱ。PCR 试验的引物（primer）靶系列设计在 16S rRNA 基因区和 16S rRNA~23S rRNA 基因区尿素酶亚单位基因和 5′端多带抗原（multiple-banded antigen，MBA）基因区，用于鉴定脲原体种和亚型。生物变种Ⅰ有 3 个亚型（血清型 1、3/14、6）；生物变种Ⅱ有 3 个亚型（亚型Ⅰ包括 2、5、8、9 血清型；亚型Ⅱ包括 4、10、12、13 血清型；亚型Ⅲ包括 7、11 血清型）。

3. 支原体的致病性　20 世纪 90 年代开始，国内各医疗机构开始广泛开展支原体检测，主要使用培养法和 PCR 法。目前，国内对支原体的认识主要有两个方面：①支原体检测的问题；②对支原体致病性的认识问题。支原体是一种条件致病微生物，有较高的生殖道携带率。近年来，对支原体及其致病性的研究取得了一系列重要进展。目前已证实，生殖支原体是女性宫颈炎的病因，Uu 和人型支原体与早产、低出生体重儿及新生儿肺疾病相关。但是，支原体在女性生殖系统感染方面的具体作用还不十分明确。临床支原体检出率很高，但很多是无症状携带者。因此，如何评价支原体致病性成为临床医生关心的重要问题。周怀君等报告，Uu 与胎儿宫内发育迟缓的关系，通过对低出生体重儿、孕妇子宫颈分泌物、新生儿脐血及胎盘组织（试验组）检测 Uu 比较研究，发现解脲支原体（*Mycoplasma urealytium*）可感染胎盘、脐血，影响胎儿宫内发育，是造成胎儿宫内发育迟缓的原因之一。王肖平等研究发现，支原体在女性生殖道有较高的携带率，有 6%~75% 成人存在无症状支原体定植，而在孕妇可达 80%，新生儿出生时有 15%~33% 带有支原体。支原体在性行为紊乱人群中寄居率比正常人高 2 倍多。认为支原体是引起非淋菌性尿道炎的性病病原体之一，也是多种妇科疾病潜在的致病因素。女性妊娠期感染支原体可导致流产、早产、胎膜早破、绒毛膜羊膜炎、产后发热等不良妊娠结局，也可导致胎儿发育迟缓、低出生体重、新生儿肺炎及脑膜炎等围生儿并发症，对女性、儿童健康的危害极大。

4. 感染途径　生殖支原体感染主要通过性接触传播。传染源为非淋病性尿道炎患者和其他病原携带者，女性无症状病原携带者，是最主要的传染源，传播途径如下。

（1）性接触传播：与患者或病原携带者性接触可导致传染。性关系紊乱、开始性生活年龄过早、不用避孕套、不用宫颈帽等可使发病率升高。

（2）母婴传播：母亲为支原体感染者，经血行传播引起胎盘病变及胎儿宫内感染，或分娩时经产道传染新生儿，引起新生儿发热、肺炎等病变。

（3）间接接触传播：通过衣物、用具、工作环境等导致感染，未经严格消毒的妇产科检查器械等可成为传播媒介。从事会计（出纳员）的工作者感染率占人群的比例为 35.2%，其可能与钞票传播媒介有关。

5. 支原体感染对母儿影响

（1）支原体感染与妊娠流产：Kundsin 早在 20 世纪 60 年代首先提出生殖支原体感染可使妊娠过程恶化，在其自发性流产患者中，几乎 1/3 的病例可从胚胎组织排出物中分离出支原体。笔者对太原地区 67 例自然流产者调查发现，其胚胎组织排出物中检出 Uu-DNA 的阳性率为 45.5%，显著高于正常对照组，并且其阳性率随流产次数的增加而增高，这提示自然流产次数与 Uu 感染呈正相关。关于妊娠早期母体生殖道 Uu 感染导致流产的机制目前尚无定论，病理学检查发现，Uu 感染者自然流产的子宫内膜组织伴有淋巴细胞和巨噬细胞浸润的炎症性反应。这种慢性潜伏性感染对子宫内膜产生有害的炎症反应，免疫系统活动及产生的抗 Uu 细胞因子干扰胚胎植入或干扰母体免疫系统保护胚胎的调节机制，而导致发生自然流产。

（2）支原体感染与输卵管妊娠：支原体感染对人类生殖功能有损害，其感染病程隐匿，临床表现轻或无症状，以致感染反复迁延呈进行性和不可逆的病理变化而导致宫颈炎、子宫内膜炎、输卵管炎、盆腔炎或造成输卵管性不孕及异位妊娠等严重后遗症。笔者检测 30 例输卵管妊娠患者的 Uu-DNA 发现，其阳性率达 33.3%，显著高于对照组，其中 2 例重复异位妊娠 Uu-DNA 均为阳性。其亚临床症状的感染，累及双侧输卵管，故重复发生异位妊娠的概率自然升高。王肖平等认为支原体感染是引起输卵管妊娠不良结局的重要因素之一。但输卵管性不孕患者中，常同时出现淋病奈瑟菌、衣原体和支原体感染，2 种或 3 种病原体同时存在。因此，对支原体的致病性尚待进一步研究探讨。

（3）支原体感染与产褥期及围产儿并发症：对于妊娠期支原体感染与早产、胎膜早破、产后发热、低出生体重儿等不良妊娠结局的关系中，笔者观察到 Uu 感染的产妇，其新生儿发热、早产儿等围产儿并发症显著高于对照组。妊娠晚期女性血清支原体 IgM 抗体阳性者，其产褥期发热及新生儿肺炎的发生率均显著高于 IgM 阴性组。支原体感染可产生大量磷脂酶 A，分解胎膜的花生四烯酸，产生前列腺素。前列腺素的释放及炎症作用，可能是导致早产、胎膜早破，以致产褥期及围产儿并发症的重要原因。

（4）生殖支原体感染与胎儿先天畸形的关系：目前尚无定论，但已证明支原体可以使人类二倍体成纤维细胞在培养中发生染色体畸变，而人类二倍体细胞培养被人型支原体污染后能够产生第 21、22 对染色体短臂的缺失，这种染色体畸变看上去很像唐氏综合征的染色体，培养的羊水细胞被支原体污染后，可出现染色体断裂、缺失、移位等现象。

（5）支原体与孕妇宫内感染 Uu：Uu 在孕妇的下生殖道寄生率可高达 80%。在试验组 50 例子宫颈分泌物标本中检出 Uu 37 例；而在对照组 50 例标本中检出 Uu 30 例。从脐血和胎盘中检出 Uu，提示 Uu 可通过孕妇的下生殖道感染胎盘及脐血，导致胎儿宫内感染。Waites 等从大量低出生体重儿的血液或脐血中培养出 Uu，并从患有先天性肺炎死婴的胎盘、脐血及多种脏器中培养出 Uu，提示 Uu 可感染胎盘，并通过脐血导致新生儿全身血源性播散。

（6）支原体感染对胎儿宫内发育的影响：Kundsin 等在 47% 低出生体重儿的胎盘中可检出 Uu，Poblo 报道，从 68 例出生体重 < 2 500 g 的早产儿的脐血中检出 Uu 15 例（22.9%），而从 135 例足月分娩并且出生体重 ≥ 2 500 g 新生儿脐血中仅检出 Uu 阳性 18 例（13.3%）。这些研究表明，羊水、脐血、胎盘感染 Uu 与新生儿低体重关系密切。胎儿气管黏膜组织与 Uu 一起培养证明，Uu 可引起上皮细胞的坏死和纤毛脱落。推测 Uu 影响胎儿发育的原因可能是：① Uu 产生的铵离子引起胎儿各脏器损伤，妨碍胎儿发育；② Uu 可通过产生磷脂酶 A、C 而起作用，该酶催化膜磷脂储存的花生四烯酸释放，并促使其代谢物，一种具有生物活性的脂质介质，通过吸引中性粒细胞聚集和提高血管通透性而加重各脏器损伤，导致宫内发育迟缓。

（7）Uu 与胎盘绒毛膜羊膜炎：Quinn 等研究表明，患有绒毛膜羊膜炎的胎盘中，38%~60% 可检出 Uu，而无绒毛膜羊膜炎的胎盘中只有 13%~17% 检出 Uu，并推测 Uu 可引起绒毛膜羊膜炎，影响胎儿发育，引起胎儿宫内发育迟缓。

（五）细菌性阴道病

细菌性阴道病于 1955 年由 Gardner 和 Dukes 首先报告，是育龄女性阴道内正常菌群失调所致的一种混合感染，但临床及病理特征无炎症改变。在性生活活跃的女性中发病率远远高于正常人群。阴道菌群失调而无症状者，称为无症状细菌性阴道病。

1. **病原学**　细菌性阴道病的病因十分复杂，主要是由于正常阴道菌群失调，乳酸杆菌（*Lactobacillus*）明显减少，其他厌氧菌群大量增多，其中阴道加德纳式菌（*Gardnerella vaginalis*，GV）是引起细菌性阴道病的重要病原之一。细菌性阴道病是其他革兰阴性杆菌和厌氧菌群中消化链球菌（*Peptostreptococcus*）、动弯杆菌、普雷沃菌（*Prevotella*）、拟杆菌、沙眼衣原体、支原体属（包括人型支原体和 Uu）等数量显著增加所引起的一种临床症候群。朱庆义等报告 156 例下生殖道感染女性，根据 Amsel's 四项标准，诊断为细菌性阴道病 127 例，非细菌性阴道病 29 例。两组病例阴道分泌液涂片革兰染色镜检结果：细菌性阴道病患者线索细胞（clue cell）阳性 49 例（38.6%），阴道杆菌 24 例（18.9%），革兰阴性小杆菌 94 例（74.0%），其中形态类似 GV 者 78 例（61.4%），假丝酵母菌芽孢 + 假菌丝阳性 21 例（16.5%），革兰阴性双球菌阳性 5 例（3.9%）。无症状细菌性阴道病患者线索细胞和 GV 阳性率较低（10.5% 和 17.2%），假丝酵母菌（*Candida*）和革兰阴性双球菌阳性率分别为 27.6% 和 10.3%。细菌培养检测结果，GV 检出率为 46.5%，其他病原菌有沙眼衣原体 4.9%，Uu 7.1% 和淋病奈瑟菌 6.3% 等，厌氧菌系统未做检测，有待进一步观察。

2. **病因与发病机制**　细菌性阴道病是正常寄生在阴道内的细菌生态平衡（菌群）失调引起的一种临床症候群。在正常生理情况下，阴道内有各种厌氧菌及需氧菌，其中以产生过氧化氢（H_2O_2）的乳酸杆菌占优势，各类微生物群之间维持动态平衡。细菌性阴道病时，阴道内乳酸杆菌减少而其他细菌大量繁殖，主要有 GV、拟杆菌及其他厌氧菌，部分患者可合并支原体感染，其中以厌氧菌居多，其数量可增加 100~1 000 倍。厌氧菌繁殖的同时可产生胺类物质，碱化阴道环境，使阴道分泌物增多并有特殊臭味。细菌性阴道病相关病原体还可使阴道分泌物中唾液酸酶、胶原酶等物质活性增高。

关于 GV 的病原性问题，近年来文献报道，与其唾液酸酶活性、铁代谢及其他毒力因子等引起阴道一系列病变有关。唾液酸酶是一种与致病条件相关的酶，在孕妇和非妊娠细菌性阴道病患者中唾液酸酶活性升高。唾液酸酶具有从宫颈黏蛋白去除唾液酸的作用，减少黏液中固有的黏度。其作用首先是黏蛋白和黏蛋白组织结构消失，使黏蛋白失去机械的和抑菌的特征，因而失去屏障机制的作用；其次是寡糖中隐蔽结构的暴露，细菌黏附到分泌黏液和基底上皮细胞多糖包被的细菌胞壁外，为细菌侵犯上生殖道创造条件。铁是 GV 的重要生长因子，铁的获得在 GV 的致病性和毒性方面起重要作用。细菌的毒力因子是受铁水平的调节，其中有些直接或间接地包含在铁的获得中，包括毒素、溶血素（hemolysin，HL）和高亲和力的铁吸收系统。游离铁在人体的价值是有限的，需要从它的化合物中分离，如铁蛋白、血红素、血红蛋白或高亲和力的铁结合蛋白如乳铁蛋白和转铁蛋白，从而导致细菌发展了高亲和力的作用机制，获得这种重要的营养物。GV 摄取铁的作用机制：一是分泌高亲和力的铁螯合物如铁载体，从其携带的分子中脱去铁，然后结合到受体的外表；二是使用细胞受体直接结合含铁化合物如血红素、血红素结合蛋白、乳铁蛋白和转铁蛋白等；三是溶血素或溶细胞产物溶解宿主细胞，导致铁化合物中铁的释放，以保证这种重要营养物的摄取。细菌性阴道病的诊断通常是根据 Amsel's 四项标准诊断试验，但其缺乏病原学诊断的依据。

3. **临床表现与诊断标准**

（1）临床表现：10%~40% 患者无症状，有症状者的主要表现为阴道分泌物增多，有恶臭味，可伴有轻度外阴瘙痒或烧灼感。分泌物呈灰白色、均匀一致、稀薄，分泌物容易从阴道壁拭去，阴道黏膜无充血等炎症表现。

（2）诊断标准：Amsel 等提出细菌性阴道病诊断的 4 项标准。①匀质、稀薄、白色阴道分泌物，常黏附于阴道壁。②阴道分泌物 pH > 4.5。③胺试验（whiff test）阳性。④线索细胞阳性。以上有 3 项符合即可诊断细菌性阴道病。该病应与滴虫性阴道炎、VVC 相鉴别。通过典型的白带及相应的病原体检测，多能确诊本病。

4. 危害性　细菌性阴道病常常是导致妇产科并发症和不良妊娠后果的高危因素，细菌的上行传播，可引起输卵管炎、盆腔炎、子宫内膜炎及异常分娩、早产、出生异常、低出生体重等不良妊娠后果。细菌性阴道病是妇产科手术后感染、尿路感染等的危险因素，GV 能明显刺激 HIV 在单核巨噬细胞系统、T 细胞中的表达，其与 HIV 传播率增高有关。患有细菌性阴道病的孕妇中，婴儿早产或出生体重较轻的可能性更大。与 HIV 感染者发生性关系，罹患 HIV 的可能性将会增加；细菌性阴道病感染者罹患其他性传播疾病的可能性将会增加，有时，这些病菌可引起盆腔炎，将使女性受孕困难甚至无法受孕。Mikoff 等报告妊娠合并细菌性阴道病，可引起胎儿宫内感染、胎膜早破和早产。国内樊尚荣等研究报告，妊娠合并细菌性阴道病感染，可引起母婴传播，导致胎儿宫内感染、胎儿窘迫、产褥感染、新生儿感染、新生儿黄疸、胎膜早破、早产等一系列不良妊娠后果。

（六）GBS 感染

链球菌是一组革兰阳性球菌，直径为 0.5~0.75 μm，根据其溶血能力分为 3 类：α - 溶血性链球菌、β - 溶血性链球菌、γ - 溶血性链球菌；Lancefield 按照抗原结构不同进行分类：根据链球菌细胞壁 C 抗原（又称多糖抗原）不同，把链球菌分为 A、B、C、D、E、F、G、H、K、L、M、N、O、P、Q、R、S、T 这 18 个不同的族，对人类致病的主要是 A 族和 B 族。A 族链球菌（GAS）又称化脓性链球菌（pyogenic Streptococcus），该菌产生多种毒力因子（M 蛋白、脂磷壁酸、酶、毒素），能引起咽炎、呼吸道感染、皮肤感染（脓疱症、丹毒）、心内膜炎、脑膜炎、产褥期脓毒症、关节炎；产毒素的链球菌株引起的感染可导致猩红热或更严重的中毒性休克综合征。GBS 通常寄居在人类下消化道及泌尿生殖道，健康人群带菌率可达 15%~35%。近年来，GBS 所致的女性生殖道感染，尤其是在围生期感染呈上升趋势，是围生期严重感染性疾病的主要病原菌之一。在发达国家 GBS 感染的主要血清型是毒力较强的Ⅲ型，但在发展中国家则以 Ib、Ic 和Ⅱ型感染为主。5%~30% 孕妇生殖道可分离出 GBS，占围生期婴儿细菌感染的 18%~61%，GBS 是致胎儿宫内感染及新生儿肺炎、脑膜炎的主要病原菌，其中 85% 是由 GBS Ⅲ型所致。在国内贺晶等研究指出，GBS 是围生期感染的首要病原菌之一。20 世纪 90 年代以来，在发达国家，GBS 感染占围生期婴儿间接死因的第一位，而发展中国家 GBS 的感染正在上升。因此，GBS 在围生期母儿感染中有不可低估的作用，必须引起妇产科临床医生的高度重视。

1. GBS 生物学特性　GBS 属于 β - 溶血性链球菌，根据细胞壁上具有特异性的 S 物质（亦称 S 抗原），将其分为 Ia、Ib、Ic、Ⅱ、Ⅲ、Ⅳ、Ⅴ 等 7 个血清型，另外，约 1%GBS 无 S 物质，为不定型。GBS 表面还含有 X、R 蛋白抗原，其致病力主要与型特异性的荚膜聚糖抗原、脂磷壁酸、神经氨酸酶（NA）等有关。已知 GBS 的 7 种血清型中，Ⅲ型含脂磷壁酸和神经氨酸酶最多，因而毒力最强。美国学者发现，所有血清型中，Ia、Ⅲ及 Ⅴ 型最常见，占所有分离菌株的 60% 以上，其中 Ia 型多见于育龄女性，而Ⅲ、Ⅴ型多见于非育龄女性。

2. GBS 的致病性

（1）GBS 对孕产妇的影响：GBS 主要定植于泌尿生殖道，与宿主的严重感染性疾病有密切关系。朱敏等报告，妊娠期 GBS 感染常可引起绒毛膜羊膜炎、产后子宫内膜炎、败血症等不良妊娠后果。若在子宫颈发现有大量 GBS，可引发胎膜早破、晚期流产、早产、胎儿生长受限等一系列妊娠并发症。

陈慧慧等报告，孕妇 GBS 的带菌率 10%~30%，GBS 是围生期严重感染性疾病的主要致病菌之一，可引起胎膜早破、早产、产褥感染及新生儿血症和脑膜炎等不良结局。陈惠玲等报告，GBS 是围生期严重感染性疾病的主要致病菌之一，可引发胎膜早破、晚期流产、早产、胎儿生长受限等一系列母婴不良后果。近年来，国内外对围生期 GBS 感染做了大量研究，尤其是在新生儿早发型与晚发型感染方面及细菌筛查、预防治疗方面都取得一系列新进展。

1）GBS 与胎膜早破：GBS 感染是胎膜早破的重要发病因素，相关的病理学试验表明，在大肠杆菌（*Escherichia coli*）、GBS、淋病奈瑟菌感染中，GBS 对绒毛膜的吸附及穿透力最强。接种 2 h 内已吸附于母体组织，继而侵入绒毛膜，提示 GBS 可能是胎膜早破及羊膜腔感染的病原菌。时春艳等报告，采用细菌培养金标准和实时聚合酶链反应（real-time PCR，RT-PCR）法，对妊娠晚期妇女做 GBS 带菌状况的检测发现，其对妊娠结局的影响为 GBS 阳性孕妇的胎膜早破发生率为 33.3%，比阴性孕妇胎膜早破发生率（25.0%）要高。刘霞等研究发现，GBS 感染者胎膜早破发生率增高，并可导致早产。引起早产的机制可能是由于免疫力低下或 GBS 数量多、毒力强，下泌尿生殖道感染逆行发展引起胎膜早破，致磷脂酶 A_2 刺激羊膜等组织产生前列腺素及细胞因子，刺激子宫收缩导致早产。胎膜早破是妊娠常见并发症，可因破膜后逆行感染等导致早产、宫内感染、母亲产褥发病率及新生儿感染增加。

2）GBS 与羊膜腔感染：妊娠期由于胎膜早破、细菌性阴道病等使病原微生物入侵引起羊水、胎膜及胎盘的感染称为羊膜腔感染（intra-amniotic infection，IAI），也称为羊膜腔感染综合征。GBS 是引起羊膜腔感染的病原微生物之一，对绒毛膜的穿透能力远远大于大肠杆菌，且病情更严重。相关研究证明 GBS 阳性是引起绒毛膜羊膜炎的重要危险因素，危险性与生殖道 GBS 带菌程度成正比。羊膜腔感染尚与下列因素呈正相关：破膜时间＞6 h、初产妇产程延长、内监护时间＞12 h、阴道检查次数＞6、子宫内膜炎及剖宫产等。

3）GBS 与妊娠晚期流产和早产：细菌感染是造成妊娠晚期流产和早产的最重要的原因之一，妊娠晚期及分娩时 GBS 感染与早产密切相关。GBS 感染可引起磷脂酶 A、前列腺素及细胞因子如白细胞介素 1（IL-1）、白细胞介素 6（IL-6）、白细胞介素 8（IL-8）、白细胞介素 12（IL-12）等释放，从而刺激子宫收缩，导致早产。杨颂华等指出，GBS 造成早产的机制可能是宫内感染后，细菌及其代谢产物刺激羊膜及蜕膜细胞产生前列腺素，或者激活细胞免疫系统，产生肿瘤坏死因子（tumor necrosis factor，TNF），TNF 再刺激羊膜及蜕膜细胞释放前列腺素，引发宫缩，致使早产。据李欢喜等对妊娠晚期生殖道 GBS 感染与母儿预后关系的研究，他们通过对厦门市妇幼保健院分娩的 31 600 例孕妇临床观察发现，厦门地区孕妇妊娠晚期 GBS 带菌率为 7.5%，GBS 感染孕妇的早产率、胎膜早破率、新生儿感染率明显升高，此说明妊娠晚期 GBS 感染可对母儿造成不良影响。

4）GBS 与宫内感染：孕妇发生胎膜早破后，病原微生物可上行入侵宫腔，引起羊水、胎膜、胎盘感染，称为羊膜腔感染，也称宫内感染。Yancey 等发现，绒毛膜羊膜炎确实与阴道 GBS 带菌相关，GBS 阳性是独立存在的绒毛膜羊膜炎的重要危险因素，其危险性与生殖道带菌程度成正比。

5）GBS 与产褥感染：GBS 是产褥感染的重要致病菌。GBS 阳性产妇，其产后子宫内膜炎、盆腔炎乃至败血症的发生率都高于 GBS 阴性产妇。GBS 合并其他细菌感染的患者会出现败血症，其中 94% 发生于剖宫产后，此证实剖宫产为发病的高危因素。GBS 感染的临床表现多为发热、心率加快、腹痛、腹胀、子宫复旧不佳。妇科检查发现子宫或附件压痛，体温超过 38℃时往往伴发败血症，早期使用有效抗生素可预防其发病。

6）GBS 与死胎：在发达国家，由感染引起的死胎占 10%~25%，而在发展中国家其比率明显增加。

GBS 与大肠杆菌和 Uu 并列为三大导致死胎的病原微生物。而导致死胎的机制现多认为与直接感染、胎盘破坏和母体严重疾病有关。

（2）GBS 对新生儿的影响：近 20 年来，美国、英国、芬兰等国家的 GBS 感染居新生儿感染的首位，发生率分别高达 61%、28%、30%，病死率达 20%~50%；由 GBS 引起的新生儿肺炎占 25.71%。由早发疾病引起的新生儿病死率为 11.1%，晚发疾病者病死率为 27.8%。刘霞等研究指出，孕妇 GBS 感染是引发早产和新生儿感染的首位因素。GBS 在母婴间的传播途径是由于上行性传播，GBS 带菌母亲的新生儿带菌率较不带菌母亲高，证实了这种传播途径的存在。这种疾病根据感染发生的时间分为早发疾病、晚发疾病及复发疾病。

1）早发疾病（early-onset disease，EOD）：指生后一周内发生的 GBS 感染，占新生儿 GBS 疾病的 80%，以暴发性肺炎和脓毒血症为特征，常伴发脑膜炎，主要表现为生后半小时内出现呼吸系统症状，如发绀、呼吸暂停、呼吸窘迫，X 线以炎性浸润性片状阴影及云絮状改变为主。由窒息、低血压、弥散性血管内凝血（disseminated intravascular coagulation，DIC）引起的死亡占 40%~60%，最常见于发病 12~24 h，早产儿常在 6 h 内发生。其主要并发症有呼吸衰竭、代谢紊乱。据随访，15%~30% 脑膜炎存活者出现长期神经系统后遗症。产科疾病的高危因素是生殖道 GBS 感染，严重 GBS 感染孕妇发生早发疾病的危险比未感染者高 29 倍；低水平的抗荚膜聚糖抗体、分娩过 GBS 感染婴儿、妊娠期 GBS 菌血症、多产次、早产、破膜时间长、产时发热者早发疾病发生率增高 7 倍。早发疾病中感染生殖道的 GBS 的常见菌型为 Ⅰ、Ⅱ、Ⅲ型，尤以 Ⅰa 为多，如合并脑膜炎，80% 为 Ⅲ型。

2）晚发疾病（late-onset disease，LOD）：常发生于生后 5 日 ~16 周，可由产时母婴传播、院内感染或其他因素所致，致病菌 90% 为 Ⅲ型 GBS。其常为隐匿性发病，最初表现为脑膜炎症状，如发热、昏睡、呕吐、囟门张力大等，其他尚可有脓毒血症性关节炎、蜂窝组织炎、骨髓炎及无症状菌血症等。晚发疾病受感染者多为有产科并发症的早产儿，发病率为足月儿的 7 倍，因脓毒血症死亡者高达 90%，足月儿在 5%。

3）复发疾病（recurrent disease）：指新生儿 GBS 菌血症、脑膜炎等治愈后，经过一段时间间隔发生了与 GBS 有关的新的临床疾病，并从血液、脑脊液（cerebrospinal fluid，CSF）、脑室液中找到 GBS。发病高峰为生后 90 日内，发生率为 0~8.8%，约 6% 早发疾病和 4% 晚发疾病会复发。复发疾病常为菌血症或菌血症合并脑膜炎。其发病原因：①GBS 初次感染所用抗生素疗程短、剂量小、未达杀菌浓度，停药后同型细菌反弹。②外源不同血清型 GBS 的侵入，称为重复感染，可为院内感染。③新生儿口腔 GBS 感染引起母亲乳头炎，继而引起复发感染。④Ⅲ型 GBS 可长期存在于黏膜表面，早产儿免疫功能不成熟，使复发感染机会增加。

近年来，我国 GBS 感染的发病率明显下降，但病死率仍居高不下，40% 早发型患儿可因此死亡，GBS 已成为我国新生儿感染性疾病的主要致病菌，但其引起的后果远不如西方国家严重，病死率低于国外报道，预后较好。

（七）外阴阴道假丝酵母菌病（vulvovaginal candidasis，VVC）

VVC 以往称霉菌性阴道炎、念珠菌性阴道炎，是一种由假丝酵母菌属真菌引起的最常见的外阴阴道炎症，主要累及阴道黏膜的假丝酵母菌感染性疾病。VVC 发病率很高，国外显示约 75% 女性一生中患过一次 VVC，45% 女性经历过 2 次或者以上的发作，其中有 5% 患者发展为复发性 VVC（RVVC），即一年中 VVC 发作 4 次或 4 次以上。VVC 主要症状是阴道大量豆渣样或凝乳样白带，无特殊气味，外阴奇痒难忍、灼痛甚至引起尿道不适。白带检查找到假丝酵母菌，即可确诊。

1. 病原学 假丝酵母菌是一种常见的二态共栖真菌，广泛存在于自然界，是人体正常存在的菌群组成之一，在维持阴道菌群的生态平衡及阴道自净过程中起一定作用。假丝酵母菌作为人体的正常菌群，常寄居在皮肤、黏膜表面，易受外界条件的影响而发生变异。引起人类致病的假丝酵母菌包括白色假丝酵母菌（*Candida albicans*）和大约20种非白色假丝酵母菌,包括热带假丝酵母菌（*C.tropicalis*）、星形假丝酵母菌（*C.stellatoidea*）、克柔假丝酵母菌（*C.krusei*）、光滑假丝酵母菌（*C.glabrata*）、假热带假丝酵母菌、近平滑假丝酵母菌、高里假丝酵母菌、葡萄牙假丝酵母菌（*C.lusitaniae*）、解脂假丝酵母菌、挪威假丝酵母菌、罗伦特假丝酵母菌、皱褶假丝酵母菌、涎沫假丝酵母菌、深红酵母菌等。目前，VVC患者中由白色假丝酵母菌引起的感染占大多数，约为60%，但其他非白色假丝酵母菌如光滑假丝酵母菌、热带假丝酵母菌等亦占有相当比例。北京协和医学院刘维达等研究的外阴阴道假丝酵母菌分离菌株的分析显示，其所做的97株分离菌株中白色假丝酵母菌占分离假丝酵母菌的85.6%，非白色假丝酵母菌占14.4%，其中包括光滑假丝酵母菌、热带假丝酵母菌和克柔假丝酵母菌。近年来，随着抗生素和皮质醇药物的广泛应用及人群中性行为的变化，其发病率在世界各地呈明显上升趋势，其严重影响女性的工作及性生活，给女性造成身体和精神上的痛苦。因此，深入了解VVC的病原学特征对有效预防和治疗本病具有重要意义。

2. 致病机制 假丝酵母菌主要引起内源性感染，刘菲等研究报告，VVC的致病因素与菌体形态的改变、宿主组织的黏附、真菌毒素和胞外蛋白酶及机体的免疫状况、妊娠期内分泌的变化和抗生素的广泛应用等多种因素有关。

（1）细菌的黏附作用：假丝酵母菌黏附到宿主细胞表面是其致病的首要条件。白色假丝酵母菌能附着在上皮细胞的表面与具有黏附作用的表面成分包括脂质、β-聚糖、蛋白质、壳多糖和甘露聚糖等因素有关。Richard等根据白色假丝酵母菌受体类型分出五种黏附素：其中四种为甘露糖蛋白或甘露聚糖，第五种为壳多糖。白色假丝酵母菌甘露聚糖是珠菌细胞壁的主要成分，其黏附作用主要是通过细胞壁上的甘露糖蛋白与宿主细胞表面的受体分子相互作用而实现。另外，白色假丝酵母菌细胞壁具有许多配体，如纤维蛋白、层粘连蛋白（LN）、盐藻糖受体等，它们对宿主具有特殊的选择性，可以帮助真菌细胞黏附到宿主表面，而疏水作用力和静电引力亦可促进黏附。黏附作用是假丝酵母菌附着和入侵的重要环节，没有黏附能力的假丝酵母菌是不致病的。

（2）毒力因子和侵袭性酶类：白色假丝酵母菌可以分泌多种蛋白水解酶如碱性磷酸酶、磷脂酶等，它们在感染过程中有辅助、黏附上皮细胞和组织损伤的作用。天冬氨酸酶、羧基蛋白酶（SAP）可直接参与真菌的定植和侵入宿主，蛋白酶能分解角蛋白和胶原蛋白，使白色假丝酵母菌能利用这两种氮源并在深部组织中定居、生长，并协助细菌黏附到宿主细胞上。白色假丝酵母菌的腺苷酸环化酶（AC）和cAMP参与了细菌形态改变的过程。胞外磷脂酶对宿主细胞的损伤和水解可能是其致病的主要机制，现已证实白色假丝酵母菌的细胞外磷脂酶至少包括A、B、C、D四种类型。磷脂酶C和D与白色假丝酵母菌表型转换和信息传递有关，磷脂酶B在白色假丝酵母菌感染的早期发挥作用，其对宿主细胞膜磷脂的分解所造成的细胞损伤可能是其致病的主要机制。从患者临床标本中分离出的白色假丝酵母菌的细胞外磷脂酶活性升高。这些均提示胞外磷脂酶参与了VVC的发病。此外，定位于细胞壁上的分泌性SAP在念珠菌的感染中也起着重要作用。体外培养的阴道上皮细胞接种白色假丝酵母菌SC54136后，可检测到SAP1和SAP2的表达，这种表达可引起上皮细胞的损伤，表现为细胞内空泡、细胞水肿和细胞脱落，可见SAP可能是白色假丝酵母菌引起黏膜感染的真菌毒力因子。

（3）机体对VVC及RVVC的获得性免疫反应：目前普遍认为，细胞介导的免疫在假丝酵母菌感染中起主要保护作用。但也有报道不这样认为，因为 CD4 基因敲除小鼠在感染假丝酵母菌后表现出的阴道真菌负荷与正常鼠无差异，裸鼠在感染假丝酵母菌 10 日后，阴道真菌负荷高于正常鼠，也许 T 细胞对于假丝酵母菌的感染可有短暂保护作用。Carvalho 等评价 RVVC 患者 T2 细胞应答能力及用白色假丝酵母菌刺激培养后，细胞因子及细胞因子拮抗剂调整 γ 干扰素（IFN-γ）产生的能力。RVVC 患者生成 IFN-γ 的量很低，甚至没有，同时，用白色假丝酵母菌抗原刺激组其生成量为（189±389）pg/mL；而在用纯蛋白分离物作为刺激组或用破伤风毒素抗原组中有高水平的 IFN-γ，分别为（739±774）pg/mL、（1 085±546）pg/mL。单克隆抗白细胞介素 10（IL-10）抗体增强了 IFN-γ 的水平，为（750±753）pg/mL，并且抑制了偶发假丝酵母菌感染患者中细胞因子的产生。结果表明来自 RVVC 患者的单核细胞用白色假丝酵母菌抗原刺激，将会降低 IFN-γ 的产生，IL-10 在下调 T 细胞应答中有着重要作用。

（4）机体对 VVC 及 RVVC 的天然免疫反应：对机体天然免疫的研究发现，甘露糖结合凝集素（mannan-binding lectin，MBL）可能参与了假丝酵母菌感染的免疫防御。MBL 是血循环中参与天然免疫防御机制的一种蛋白质，它可以识别结合于微生物表面糖基，从而活化补体；此外，巨噬细胞和树突状细胞可以识别 MBL，并吞噬与 MBL 结合的微生物，从而达到免疫防御的作用。在女性阴道中，MBL 可以识别真菌的免疫因子并与之结合，现已证实，包括白色假丝酵母菌在内的多种假丝酵母菌显示了强大的与 MBL 结合的能力。RVVC 患者阴道灌洗液中 MBL 的平均浓度明显低于健康女性。这种低浓度可能与其编码基因的多态性有关，因为健康组 90% 以上女性的 MBL 等位基因为 A/A，而 RVVC 组中只有 31% 女性的等位基因为 A/A，60% 多的女性为 A/B，这种基因多态性似乎决定了某些人群对 RVVC 的易感性。目前，有研究认为，对缺乏 MBL 的患者给予外源性的 MBL，这取得了一定效果，这为 VVC 及 RVVC 的免疫治疗带来了新的希望。

（5）阴道上皮细胞在 VVC 及 RVVC 中的作用：尽管目前关于假丝酵母菌感染与机体免疫应答机制的研究很多，但机体究竟是如何反应的，以及哪些机制参与并发挥了免疫防御作用，尚无定论。因此，更多的研究开始关注阴道上皮细胞对假丝酵母菌的生长抑制作用。RVVC 患者阴道上皮细胞对念珠菌的生长抑制率低于健康者，这种生长抑制是剂量依赖的，这也许可以解释 RVVC 患者的不断复发。这种生长抑制可能是通过某些糖辅基完成的，但究竟是哪种糖辅基参与了抑制过程尚待研究。实验中还发现，上皮细胞只是抑制假丝酵母菌的生长而不是杀死它。综上所述，假丝酵母菌的致病机制和机体的免疫防御机制依然尚存争议，有待于进一步的研究和探讨。

3. VVC 类型　中华医学会妇产科学分会感染性疾病协作组于 2004 年制订的《外阴阴道念珠菌病诊治规范（草案）》中将 VVC 分为单纯性和复发性两种类型。

（1）单纯性 VVC：是指发生在正常非孕宿主的、散发的、由白色假丝酵母菌引起的轻度 VVC。

（2）复发性 VVC：除了包括妊娠期 VVC、非白色假丝酵母菌所致 VVC 外，还包括 RVVC、重度 VVC 或宿主为未控制的糖尿病、免疫功能低下者。重度 VVC 是指按 VVC 评分标准，评分 ≥ 7 分者，重度 VVC 患者通常临床症状严重，临床表现多有外阴或阴道皮肤黏膜破损。RVVC 是指女性患 VVC 后，经过治疗，临床症状和体征消失，真菌学检查阴性后又出现症状，且真菌学检查阳性，一年内发作 4 次或以上者。国外报告 RVVC 的发生率占 VVC 患者的 5%~8%。

4. VVC 危险因素　假丝酵母菌是单细胞真菌，通常存在于人的口腔、肠道及阴道黏膜上，是人体内正常菌群之一，一般不引起症状。但在一定条件下，如抗生素及皮质类固醇药物的普遍应用、人体抵抗力降低或阴道局部环境改变时可引起致病，此为内源性感染。此外，性伴侣患生殖器假丝酵母菌病、有人工流产史、经期性生活、口服避孕药、合并其他性传播疾病、性伴侣不固定、使用宫内节育器、使用抗生素等是 VVC 的主要危险因素；有少部分患者可通过性生活直接传染或接触感染的衣物间接传染，导致 VVC。

5. VVC 临床表现　假丝酵母菌感染最常见的症状是白带多、外阴及阴道灼热瘙痒，典型的白带呈凝乳状或片块状，阴道黏膜高度红肿，可见白色鹅口疮样斑块附着，易剥离，其下为受损黏膜的糜烂基底，或形成浅溃疡，严重者可遗留瘀斑。但白带并不都具有上述典型特征，从水样直至凝乳样白带均可出现，如有的完全是一些稀薄清澈的浆液性渗出液，其中常含有白色片状物。妊娠期 VVC 的瘙痒症状尤为严重甚至坐卧不宁，痛苦异常，也可有尿频、尿痛及性交痛等症状。另外，尚有 10% 左右的女性及 30% 孕妇虽为霉菌携带者，却无任何临床表现。

6. 妊娠期 VVC

（1）妊娠期 VVC 的危险因素及对妊娠结局的影响：VVC 是一种由条件致病菌假丝酵母菌引起的女性常见的下生殖道感染性疾病。妊娠期 VVC 发病率明显升高，属于复杂性 VVC，而且治疗有一定困难，可导致胎膜早破、早产、产褥感染、垂直感染等围生期并发症。彭顺英等通过对 325 例孕妇产前白带常规筛查发现，VVC（单次感染）251 例，RVVC（4 次或 4 次以上感染）74 例，他们探讨 VVC 对妊娠结局的不良影响，指出妊娠期 RVVC 感染可明显增加早产、胎膜早破、产褥感染及新生儿感染等不良妊娠结局的发生率。冯桂婷、赵芳等对 376 例孕妇常规产前检查阴道分泌物和假丝酵母菌培养鉴定发现，VVC 患者假丝酵母菌涂片或培养阳性率为 30.32%，发病率 19.15%，他们共检出假丝酵母菌菌株 114 株，其中白色假丝酵母菌占总数的 62.28%，早、中、晚期妊娠的 VVC 发病率分别为 32.77%、22.76%、35.07%。妊娠期 VVC 患者的剖宫产、产褥感染、胎膜早破、早产、新生儿假丝酵母菌携带发生率明显增高，说明妊娠期 VVC 可致不良围生期结局。对 114 株假丝酵母菌菌株鉴定结果：其中白色假丝酵母菌占 62.28%，光滑假丝酵母菌占 21.05%，近平滑假丝酵母菌占 9.65%，热带假丝酵母菌占 4.39%，其他假丝酵母菌占 2.63%。此说明孕妇感染白色假丝酵母菌仍是主要病原。

（2）妊娠期 VVC 感染机制：在孕妇阴道内可有假丝酵母菌寄生（20%~30%），是阴道正常菌群，为无症状携带者。假丝酵母菌只有在其数量增加，毒力增强，阴道内环境改变，机体抵抗力降低时才会发生感染。机体内性激素的变化对 VVC 发病有促进作用，妊娠期免疫力低下，雌激素和孕激素的水平随孕周的增加而逐渐升高，在妊娠晚期达到高峰，雌激素提高了阴道上皮对念珠菌的亲和力，并能促进芽管形成，直接刺激念珠菌生长，对假丝酵母菌感染有促进作用；孕酮可能增加假丝酵母菌对白细胞的抵抗力，从而提高孕妇对假丝酵母菌的易感性；妊娠晚期肾糖阈降低，营养性糖尿病出现，为假丝酵母菌感染提供充足的碳源；妊娠期受内分泌的影响，阴道微生态构成发生变化，局部微环境菌群失调，乳酸杆菌减少，性交行为造成阴道黏膜的破损等因素导致妊娠期 VVC 发病率增加。

（3）妊娠期 VVC 感染不良妊娠后果：发病主要原因为产褥感染，尤其是在阴道分娩时，组织因感染假丝酵母菌致弹性差，尽管产后免疫功能恢复差、激素水平下降、感染假丝酵母菌的子宫内膜脱落，但分娩本身导致的阴道菌群平衡、炎症水肿、侧切伤口等因素的存在，仍使裂伤、愈合不良、恶露时间延长等发生概率增加。新生儿假丝酵母菌携带率增加，是因胎儿经过产道受感染，多在产后 1~2 周出现症状，表现为先天性皮肤假丝酵母菌病、口腔假丝酵母菌病、假丝酵母菌肺炎、尿布皮炎等，严重的可引起假丝酵母菌败血症。VVC 患者新生儿假丝酵母菌检出率为 23.61%，与文献报道 28.44% 相近。黄萍、马小俊通过对妊娠期 VVC 的危险因素及对妊娠结局的影响，指出孕妇的不良卫生习惯、妊娠前未行产前检查、妊娠前曾患 VVC 是妊娠期 VVC 的危险因素，妊娠期 VVC 可导致胎膜早破（15.52%）、会阴阴道裂伤（8.62%）及剖宫产（55.17%）的发生率的升高，经规范治疗后各种并发症的发生率明显下降。结论为妊娠期 VVC 可能会造成不良妊娠结局，加强卫生习惯的宣教，妊娠前进行相关检查，可能会预防和减少妊娠期 VVC 的发生。妊娠期 VVC 经规范治疗后可明显改善妊娠结局。谷晔红等通过妊娠期 VVC 与母婴传播研究，对首都医科大学附属北京妇产医院定期产检的 513 例孕妇行阴道假丝酵母菌涂片、培养及菌种鉴定，结果发现妊娠期 VVC 的发病率 18.71%，其结论是妊娠期存在假丝酵母菌母婴传播，妊娠期治疗 VVC 与携带者可明显减少母婴传播的发生。妊娠合并假丝酵母菌感染可导致一系列妊娠并发症的发生，包括早产、绒毛膜羊膜炎、新生儿鹅口疮、皮肤真菌感染等。在妊娠末期，25%~30% 的孕妇可在阴道分泌物中找到白色假丝酵母菌，其中有 70%~85% 可传染给的新生儿。

三、病原学诊断技术新发展

（一）病原学常规检测方法

引起妇产科感染的病原体种类繁多，其中有一些正常寄生于生殖道的微生物，当机体免疫功能低下或局部微生态失衡时也致病，这在病原诊断时应引起重视。目前，对于感染性疾病的实验诊断主要集中于对病原的分离鉴定与体外耐药性试验，成为临床确诊病原与治疗药物选用的重要依据，免疫学方法及近年来发展的分子生物学方法等也是诊断的重要手段。

1. 病原体培养、鉴定与耐药性检测　真菌、细菌和支原体类所致的妇科感染，对病原体进行体外培养、鉴定与耐药性检测是最常用的方法。基于传统的细菌培养方法，目前商品化的用于临床诊断的培养基已有更多的种类可供选择，培养基的成分也有了很大的改进。在血培养中，不少商用的血培养基含有细菌生长指示成分（荧光色原），一旦有菌生长即分解色原结合物产生荧光，被自动检测仪（自动血培养仪）检测到后，系统会自动报警或屏幕提示，即可报告血培养阳性，最快的可在培养的几十分钟内报警提示，此时即可卸下阳性培养瓶，将培养液转种进一步鉴定与耐药性检测，从而最大限度地缩短了检验报告时间。在菌种的鉴定中，虽然传统的生化反应、酶学检测仍是基础，检验人员的经验与技术水平仍不可缺，与以往不同的是，在菌种鉴定方面已经不是纯粹的经验判读，而是结合应用计算机分析进行菌种鉴定。临床应用的菌种鉴定板已经商品化、标准化，通常为多个反应孔组成的鉴定卡，根据鉴定的需要，细菌在多个反应孔中进行不同的生化或酶学反应，呈现不同的显色反应，仪器读取鉴定板上被检菌种的生化与酶学反应结果，进行计算机分析，计算机汇聚了世界各地多家实验室数千乃至上万个菌株的生化与酶学等反应的结果，以此比较得出被鉴定菌为某一菌种的概率。计算机分析不仅弥补了个人的经验不足，而且使菌种的鉴定更加高效，误差更小。病原体的体外培养鉴定除了明确感染菌种以外，重要的是进行体外耐药性检测，从而为临床用药提供参考。由于抗生素新药的迅速发展，在此选择性压力下细菌的耐药性也随之增强，与之相适应的检测与分析技术也不断进步与创新。病原体的体外耐药性检测不仅能报告细菌对药物的耐药情况，为临床选药提供参考，而且能检测部分细菌耐药的机制，如 β-内酰胺酶（ESBL）、氨基糖苷类钝化酶、氯霉素乙酰转移酶、红霉素酯酶等药物灭活酶的检出。β-内酰胺酶的作用机制为水解药物 β-内酰胺环，使酰胺键断裂而失去抗菌活性。当报告某一细菌 β-内酰胺酶阳性时，则意味着该菌对青霉素和（或）头孢类等耐药。超广谱 β-内酰胺酶是目前肠杆菌科细菌，尤其是肺炎克雷伯菌（klebsiella pneumoniae）和大肠杆菌对广谱头孢菌素产生耐药的主要原因，备受临床重视。近年来，一些专业的体外耐药性试验的试剂供应商在对产品的耐药性结果分析时，导入了所谓"专家系统"，该系统根据病原微生物在某一时期的耐药性流行病学趋势对耐药性试验的结果提出警示。专家系统的警示作用提高了体外耐药性检测可靠性。细菌培养鉴定的优点是能够分离到致病菌，进行体外抗生素耐药性试验，为临床用药提供有价值的参考，缺点是实验周期较长。

2. 免疫学方法　利用免疫学原理诊断感染性疾病，既可以用特异性抗体检测病原体的抗原从而做出诊断，如刚地弓形虫感染时循环抗原（circulating antigen，CAg）的检测；也可以用已知病原体的抗原检测被感染者体内的特异性抗体，从而对感染做出诊断，如 RV 感染时特异性抗体的检测及梅毒血清学检验等。为了提高免疫学检测的灵敏度与特异性，免疫学检测的方法已有了很大的发展。一方面对用于免疫学检测的抗体，多为单克隆抗体，交叉免疫反应小；另一方面，免疫检测中多采用了标记免疫技术，不是直接测定待测物，而是测定待测物上的标记信号，利用标记物的放大效应降低了待测物的可测下限，从早期的放射性核素、酶标记到现在的化学发光、电化学发光、时间分辨等，不仅极大地提高了灵敏度，而且操作简便快速。例如，用酶标或金标的免疫斑点法已制成商品检测卡用于沙眼衣原体、淋病奈瑟菌等的检测。部分检测产品实现了自动化，如产科的 TORCH 感染的检测。不少感染可以通过免疫学方法检测相应病原的特异抗原而直接完成对微生物感染的快速诊断。但在妇产科感染性疾病中，目前用标记免疫学方法诊断的感染性疾病除了沙眼衣原体以外，主要用于产科的 TORCH 感染（刚地弓形虫、RV、CMV、HSV 等），既有寄生虫又有病毒，感染途径较复杂且多为全身性，生物学性状存在显著差异，检测的方法也有所不同。例如，刚地弓形虫可直接检测病原体，而在 RV、CMV、HSV 要检测病原体，就相当困难，缺乏实用性；在刚地弓形虫由于虫体破裂后特异循环抗原可释放入血液，使得循环抗原的检测成为可能，而 RV、CMV、HSV 属病毒生存于细胞内，很少有循环抗原，即使利用细胞（白细胞、尿沉渣细胞等）做病毒抗原的测定，灵敏度也低，多需经过培养才能检测，比较麻烦。但各种病原体感染人体一定时间后均产生相应的抗体，因此可通过检测特异性抗体诊断是否存在现期感染。通常，IgM 抗体阳性提示现期感染，IgG 型抗体阳性提示曾经感染。例如：①初次感染刚地弓形虫仅 IgM 升高，IgM 抗体产生于感染后 7~8 日，可持续 4~6 个月，但部分患者感染后 3 周内 IgM 会降至阴性水平，这些患者应检测 IgG 水平，有助于血清学评价；再次感染时 IgG、IgM 均升高。② RV 感染后 IgM 在 2 周左右产生，3 周达高峰，6~7 周就不能测出，IgG 在 3 周就能测出，且表明机体对 RV 获得了免疫力。③ CMV 初次感染后第 2~3 周开始产生 IgM 抗体，于第 8~9 周时迅速上升，5~6 个月后下降；IgG 于 6~8 周时出现，于第 10 周时迅速上升，IgG 持续较长的时间。再次感染时 IgG 立刻迅速上升，而 IgM 在再次感染时很少升高甚至很少出现。④ HSV 感染升高，6 个月左右消失，再次感染再次升高，而 IgG 持续较长时间，IgM 阳性可以诊断近期感染。TORCH 抗原抗体的检测可用酶标记免疫检测技术，而近年发展的化学发光技术则实现了部分 TORCH 抗体检测的自动化，该技术将病原特异抗原包被于磁珠，以此捕获标本中的相关抗体，再用碱性磷酸酶标记的兔（或鼠）抗人 IgM 或 IgG 抗体与其反应，洗去游离标记抗体后，加入碱性磷酸酶的底物磷酸金刚烷，水解磷酸发光，整个过程在 20 min 内即可全自动完成。在感染性疾病诊断中免疫检测的优点是检测快速灵敏、特异性高，不仅能诊断机体感染某一病原体，而且能了解机体对该病原体的免疫状态，如在 RV 抗体检测中，仅 RV-IgM 阳性提示近期 RV 感染，而 RV-IgG 阳性且抗体滴度在 15 U/mL 以上，提示曾经 RV 感染且机体已获得免疫。免疫检测的不足是：①在自身免疫性疾病患者中，抗体检测有可能产生假阳性。②在某些免疫抑制患者或先天性感染患者可能不产生 IgM 抗体。③在感染早期抗体产生以前无法通过检测抗体诊断疾病。

3. 微生物快速检验技术　近年来发展了许多快速诊断方法，以适应临床诊断与治疗的需要。其利用检查某些微生物的专有酶进行快速鉴定，部分已有商用试剂。例如，利用脯氨酸氨肽酶等检测白色念珠菌；利用酸性磷酸酶检测克柔念珠菌；利用吡咯磷酸酶检测热带念珠菌；利用 α - 葡萄糖酶检测 GV；利用羟脯氨肽酶检测淋病奈瑟菌等。快速检测细菌的毒素诊断感染也是此项技术之一，因为一些正常机体存在的细菌，毒力的改变也是其致病的原因。此外，快速检出细菌耐药性也在发展之中，如快速纸片法检查 β - 内酰胺酶等。

4. 分子生物学方法 分子生物学方法中的 PCR 已经进入妇产科感染的临床诊断应用。目前，用于临床病原学诊断的 PCR 技术为 RT-PCR 技术，反应体系除了特异引物还包括特异探针，该荧光探针标记有荧光报告基团与荧光猝灭（quenching）基团，当探针完整时报告基团与猝灭基团无限接近，报告基团的荧光能量被猝灭基团所吸收而不能被检测到。PCR 开始后，模板解链，引物与探针均与样本中的特异模板结合，以模板 DNA 指导 DNA 聚合酶从 5′ → 3′ 实施引物的延伸，合成互补链 DNA，在这过程中随着链的延伸，DNA 聚合酶沿着 DNA 模板移动到荧光标记探针结合的位置，发挥它的 5′ → 3′ 外切核酸酶的活性，将荧光探针切断，使标记于探针的荧光报告基团与猝灭基团分离，从而使报告基团发出的荧光被检测到，其检测到的量与反应体系中可与探针结合的模板量成正比，也与原始模板量成正比，即所谓的 RT-PCR。PCR 的特点是利用病原体的遗传物质做诊断，灵敏度高、特异性强，而 RT-PCR 则实验周期快，无须 PCR 后处理，克服了假阳性的主要来源，可以进行准确的定量检测，易于用计算机做数据处理与数据管理用分子生物学的方法，根据基因进行诊断。在实际应用中，基因诊断目前主要用于检测 HPV 等病毒感染诊断。基因进行病原诊断的优点是快速、灵敏、特异，但无法在体外直接观察细菌的耐药性，适合病毒类与对一些抗生素显著敏感的病原的治疗前诊断及一些病毒性感染治疗后病毒载量下降的评价。在细菌感染治疗中，临床症状消失后，不宜选用分子生物学方法进行疗效评价，因为被杀灭的病原体残留的 DNA 会使实验阳性，造成假阳性的临床诊断。虽然实验诊断技术的进步极大地提高了妇产科感染的诊断准确率与临床参考价值，但是要实现这一目的，临床医生准确及时的取材是实验成功的关键。

（二）HPV 检测新技术

HPV 类型很多，有 60 种以上的抗原型及 60 多个相似而又不同的病毒亚型。据 Anhang 等 HPV-DNA 序列测定，分 80 个型，200 多个亚型。其中，约有 30 个特殊 HPV 型与男女生殖道感染相关，这些型中有 2/3 属于高危型（HPV-16、HPV-18、HPV-31、HPV-33、HPV-35、HPV-39、HPV-45、HPV-51、HPV-52、HPV-56、HPV-58、HPV-59、HPV-68），其与宫颈癌和宫颈上皮内高度病变（CIN Ⅱ、CIN Ⅲ）发病相关，其中 50%~60% 宫颈癌病例是由 HPV-16 所致，10%~12% 由 HPV-18 所致。HPV-6 和 HPV-11 为低危型，它们很少引起恶性病变，尖锐湿疣主要是由 HPV-6、HPV-11 型病毒感染所致。现在把常规检测 HPV 作为宫颈癌筛查的一个重要指标，通常采用基本试验方法。1974 年，ZurHausen 首次提出 HPV 感染与宫颈癌有密切关系或因果关系。WHO 于 1992 年宣布 HPV 是引起宫颈癌变的首要因素。近年来的研究发现，几乎 100% 宫颈鳞状细胞癌和 70% 宫颈腺癌可检出 HPV。其中 HPV-16 型感染占 40%~60%，HPV-18 型感染占 10%~20%，这说明 HPV-16 型是致癌的最常见 HPV 亚型。

1. 细胞学检查 最初巴氏涂片作为宫颈癌筛查的一种手段被广泛应用于临床，但在应用中发现巴氏涂片的准确性受到许多因素的影响，而不可避免地导致假阴性的出现，假阴性率为 15%~40%。1996 年，美国食品药品监督管理局（Food and Drug Administration, FDA）批准了改善的制片技术，开始使用薄层液基细胞学检测法，目前有 ThinPrep 法和 AutoCyte 液基细胞学两种。采集子宫颈口内、外细胞，刷洗在装有特殊缓冲固定液的容器中，然后经过离心、分层等技术，将细胞团块松散并与黏性碎片分开, 细胞单个分布在样本中, 再将这些单个细胞均匀地转移到玻片上, 最后固定玻片和染色镜检。

2. 分子生物学检测 HPV-DNA 检测法作为宫颈癌的一种筛查手段被广泛应用, 常用的有斑点印迹法、荧光原位杂交 (fluorescent in situ hybridization, FISH) 法、原位杂交法、Southern 杂交法、PCR 和杂交捕获法 (hybrid capture, HC)。第二代杂交捕获法 (hybrid capture Ⅱ, HC2) 检测 HPV, 又称基因杂交体信号放大技术, 是一种采用免疫技术并通过化学发光使信号放大的检测方法。1995 年, 美国 Digene 公司研究开发了第一代杂交捕获技术 (HC1) 检测 HPV, 1998 年推出了 HC2 杂交捕获试验, 这是目前唯一被美国 FDA 批准的可在临床使用的一种检测 HPV-DNA 的技术。HC1 可检测 9 种高危型 HPV (包括 HPV-16、HPV-18、HPV-31、HPV-33、HPV-35、HPV-45、HPV-51、HPV-52、HPV-56); HC2 可同时检测 13 种高危型 HPV (包括 HPV-16、HPV-18、HPV -31、HPV- 33、HPV-35、HPV-39、HPV-45、HPV-51、HPV-52、HPV-56、HPV-58、HPV-59、HPV-68), 5 个低危型 HPV (包括 HPV-6、HPV-11、HPV-42、HPV-43、HPV-44)。HC2 试验样本制备简洁, 不需要专门的隔离实验室, 探针全长 3 000 多个核苷酸, 特异性好, 美国已常规应用于宫颈癌筛查, HC2 的仪器和试剂均获中国国家食品药品监督管理总局 (China Food and Drug Administration, CFDA) 注册。朱庆义等 (1996) 报告采用 PCR- 酶切分型检测高危型 (HPV-16、HPV-18、HPV-35) 和低危型 (HPV-6、HPV-11), 具有简便、快速、敏感、特异的优点, 适合临床宫颈癌筛查实际应用。

3. 临床检查法 包括肉眼观察、阴道镜检查、子宫颈扩大摄影术及荧光镜检查法。总之, 在不久的将来, 液基细胞学和 HPV 检测会被大量纳入 30 岁以上女性的宫颈癌筛查计划中, 但人们期望最理想的, 也是能从根本解决宫颈癌的办法就是采用疫苗进行病因预防。

(三) HSV 检测

HSV 是一群中等大小的双链 DNA 病毒, 有 100 个以上成员, 引起人类致病的疱疹病毒有七种。HSV 主要侵犯外胚层来源的组织, 包括皮肤、黏膜和神经组织。疱疹病毒感染部位和引起的疾病多种多样, 并有潜伏感染的趋向, 严重威胁人类健康。HSV-1 主要引起唇疱疹、咽炎、角膜结膜炎和散发性脑炎; HSV-2 主要引起生殖器疱疹。HSV 病原学诊断包括常规病毒分离培养、涂片镜检和免疫电镜; 免疫学方法有免疫荧光法 (FIA)、酶免疫法 (EIA) 和单克隆抗体技术 (McAb) 及近年来快速发展起来的分子生物学技术, 如核酸杂交技术、PCR、共焦显微镜检查 (IVCM)、环介导等温扩增技术、荧光探针定量 PCR (RT-PCR) 等, 具有高特异性、高敏感性、快速、准确等优势。

1. 常规病毒学检测 包括病毒分离, 过去一度被认为是诊断病毒感染的金标准; 涂片法是直接采集病变标本涂片染色, 在光镜下检查, 或直接使用电镜对标本中的病毒颗粒进行形态学观察; 免疫电镜技术 (IEM), 即先将标本通过和特异性抗血清相混合, 使病毒颗粒凝集, 从而提高检出率。

2. 免疫法

(1) 免疫荧光法: 是根据免疫荧光显微镜下显示出荧光素 (通常为异硫氰酸) 标记的抗体与标本中的病毒抗原结合而成的复合物诊断, 分直接免疫荧光法和间接免疫荧光法。直接免疫荧光法即以荧光素标记的 HSV 特异性抗体直接与标本中的病毒抗原相结合; 间接免疫荧光法是以未标记的特异性抗体 (第一抗体) 先与标本中的病毒抗原结合, 然后加入荧光素标记的针对第一抗体的免疫球蛋白 (第二抗体)。免疫荧光法的检测时间较短, 1~2 h 可得出结果。

(2) 酶免疫法: 利用特异性抗病毒血清检测病毒抗原, 常用的有间接过氧化物酶 - 抗过氧化物酶法 (PAP) 及直接过氧化物酶法 (DIP)。其主要是在抗体上标记特定酶, 通过滴加供酶反应的底物, 产生普通光学显微镜能识别的有色产物而测出病毒抗原。目前, 通常采用酶联免疫吸附测定 (ELISA)

试验，即将已知特异性抗体或抗原吸附于固相载体上，加入辣根过氧化物酶偶联的特异性抗体或抗原，最后加入酶的底物如邻苯二胺（OPD），免疫复合物的酶催化作用使底物呈颜色反应。

（3）单克隆抗体技术（McAb）：使免疫反应增强，更单一，对 HSV 抗原检测的敏感性及特异性得到了很大的提高。

3. **核酸探针杂交技术**　采用特异性 HSV-DNA 标记探针与固定在适当的载体如硝酸纤维素膜或尼龙膜上的待测标本的核酸单链进行杂交，通过放射显影或显色方法判断待测核酸与探针是否同源，使用核酸探针杂交技术直接检测临床标本中 HSV-1 或 HSV-2 病毒感染性疾病。

4. **PCR**　基于 DNA 复制原理在体外扩增 HSV-DNA。目前，采用的有常规 PCR、RT-PCR、巢式 PCR（Nest-PCR）、多重 PCR（multiple-PCR）等，可自行设计或购买试剂盒。McKechnie 等认为核酸杂交技术与多重 PCR 相结合，可以更敏感、更快速、更方便，并且相对便宜地检测出 HSV-1 和 HSV-2 病毒感染。

（1）RT-PCR：是近几年发展起来的新技术，在 PCR 体系中加入特异性荧光探针（如 Taqman 探针）和引物，具有高敏感性、高特异性和高精确性等优点，它克服了传统 PCR 技术中存在的假阳性感染和不能进行准确定量的缺点，在疾病诊断、预后监测等方面有着广泛的应用前景。

（2）Nest-PCR：在常规 PCR 技术基础上改进和发展起来的一种新型扩增技术，即在同一 PCR 体系内加入两对特异性引物，第一对 PCR 引物扩增片段和普通 PCR 相似。第二对引物称为巢式引物（因为他们在第一次 PCR 扩增片段的内部）结合在第一次 PCR 产物内部，使得第二次 PCR 扩增片段短于第一次扩增。其优点在于如果第一次扩增产生了错误片段，则第二次能在错误片段上进行引物配对并扩增的概率极低。但其价格较贵，引物设计较为烦琐。这种方法较一般 PCR 更加敏感，适用于病毒核酸的扩增。

（3）多重 PCR：在同一 PCR 体系里加上 2 对以上引物，同时扩增出多个核酸片段的 PCR，其反应原理、反应试剂和操作过程与一般 PCR 相同。Weidmann 等设计了 Taqman 探针引导的多重 PCR，用来检测样本中 HSV-1、HSV-2，认为多重 PCR 具有高效性，可在同一 PCR 管内同时检出多种病毒，速度快、敏感性高、节省试验原料。但由于多重 PCR 引物设计较困难，故目前临床使用尚未推广。

5. **共焦显微镜检查**　直接采集病变标本在共焦显微镜（in vivo confocal microscopy，IVCM）下观察。林辉等通过共焦显微镜观察，认为疱疹病毒性角膜结膜炎（HSK）静止期患者多存在泪膜改变，活体共焦显微镜可见泪膜功能异常者出现与干眼类似的角膜上皮细胞及上皮下神经纤维的形态学改变。

6. **环介导等温扩增技术**　是一种新式的恒温核酸扩增方法，由 Notomi 研发，共设计 4 种引物，特异性识别靶基因上 6 个不同的序列区域，利用链置换 DNA 聚合酶（Bst DNA polymerase）扩增靶基因，在恒温条件下 1 h 内可扩增靶基因 10^9 倍，再用凝胶电泳检测扩增产物。环介导等温扩增技术敏感性较高，随着环介导等温扩增技术设备的改善，更多研究表明，环介导等温扩增技术在病毒含量较少时，在定性和定量上都更具优势。

（四）生殖道衣原体检测

沙眼衣原体（CT）是专性细胞内寄生的原核细胞型微生物，分 18 个血清型，其中 D～K 8 个血清型是引起泌尿生殖道感染的主要病原体。CT 感染在发达国家是最常见的性传播性疾病，在我国，女性 CT 感染呈上升趋势，有些地区 CT 感染已超过淋病位居第一。CT 感染能引起尿道炎、宫颈炎、输卵管炎等比较严重并发症，亦是性病淋巴肉芽肿和非淋菌性尿道炎的重要病原体，严重地危害了女性的健康。目前，CT 的诊断方法包括微量细胞培养法、直接荧光抗体法（DFA）、酶免疫法、免疫层析法及核酸扩增检测（NAAT）等。

1. **微量细胞培养法**　将 Hella-229 细胞配成悬液为 1×10^5/mL，取 0.5 mL 加入含有小玻片的 24 孔培养板中，并补加 1640- 细胞生长液（10% 胎牛血清，庆大霉素 10 U/mL，万古霉素 25 μg/mL，两性霉素 B 5 μg/mL）；然后将培养板置 37℃、95% 空气湿度、5% CO_2 孵箱中培养 48~72 h，弃去孔内液体，取出盖玻片，甲醇固定 10 min 后用吉姆萨染色 30 min，在 400 倍镜下观察，Hella-229 细胞内含有一个或多个蓝色或暗紫色圆形包涵体，即为阳性。

2. **免疫检测法**　近年来有各种免疫学方法，如直接免疫荧光法、酶免疫法、胶体金免疫层析技术及全自动荧光酶免疫分析系统（VIDAS）等检测泌尿生殖道 CT，并且有商售试剂盒提供使用，具有良好的敏感性和特异性。薛耀华等用酶联免疫吸附试验和直接免疫荧光检测泌尿生殖道 CT，其灵敏度、特异性分别为 97.0%、98.7% 和 98.5%、98.2%，两种检测法符合率为 96.6%。倪安平等报告，用生物梅里埃公司的全自动荧光酶免疫分析系统检测 163 份性病患者尿道和宫颈拭子标本：细胞培养 CT 阳性者 33 份（20.2%），其敏感性为 80.5%，特异性是 100%。全自动荧光酶免疫分析系统检出 CT 阳性者 44 份（27.0%），其敏感性和特异性分别为 95.3% 和 97.6%。而且该仪器操作简便，检测时间仅为 1 h。付瑞锋等报告，使用培养法、核酸扩增及两种免疫层析法（ICA）（法国 LAB、美国 QUICK）对 392 例无感染症状女性子宫颈分泌物，进行 CT 检测，结果为 392 例受检查者检出 CT 阳性 46 例，发病率为 11.73%（46/392），培养、PCR、LAB、QUICK 敏感性分别为 58.70%、91.30%、95.65%、54.37%；特异性分别为 100%、98.84%、63.29%、96.80%。同时使用两种方法检测 CT，可提高实验诊断的可靠性。刘志超等报告采用胶体金免疫层析法、酶免疫法、直接荧光抗体法和细胞培养等检测泌尿生殖道 CT。结果显示，直接荧光抗体法检测 CT 的敏感性较胶体金免疫层析法、酶免疫法和细胞培养方法高，适合临床应用。

3. **PCR 检测法**　用于生殖道 CT 感染检测的 PCR 法有常规 PCR、Nest-PCR、多重 PCR 和 RT-PCR，并有商售试剂盒可供临床使用。

（1）常规 PCR：付瑞锋等采用 CT 共有质粒 DNA 第一开放读框编码设计引物，P1：5′-TATCTΓGACCACAGCGA-3′；P2：5′-TACTCTCCCATCCCACT-3′，扩增目的片段长度为 493 bp。PCR 体系总容量 25 μL [含 TaqDNA 聚合酶，1× 缓冲液，dNTPs 200 μmol/L，PCR 增强剂 2 mmol/L，染料及稳定剂，引物（各 10 pmol），待测样本 DNA]。反应条件为在 GeneAmp2400PCR 扩增仪上先 94℃预变性 2.5 min，然后进入循环：94℃变性 45 s，50℃退火 1 min，72℃延伸 1.5 min，共 35 个循环完毕，72℃延伸 5 min。1.5% 琼脂糖凝胶电泳检测产物。PCR 检测的敏感性、特异性、阳性预测值、阴性预测值分别为 91.30%、98.84%、91.30%、98.84%。

（2）Nest-PCR：朱启锭等报告，应用 Nest-PCR 技术和直接荧光抗体法检测女性生殖道 CT，146 例临检标本 CT 检测结果，PCR 阳性检出率为 36.3%。任平等应用 Nest-PCR 法和 PCR 酶联免疫吸附测定（PCR-enzyme-linkedimmunosorbent assay，PCR-ELISA）检测 CT，结果 PCR-ELISA 法 CT 阳性率为 36.22%（67/185），Nest-PCR 法阳性率为 19.64%（22/112），两法比较差异有显著性（$P < 0.05$），PCR-ELISA 法检测 CT 比 Nest-PCR 法更敏感、特异、简单，并且没有 EB 污染等优点，更适临床用于对长期慢性 CT 感染的诊断。

（3）RT-PCR：是在 PCR 定性技术基础上发展起来的核酸定量技术，在 PCR 体系中加入荧光基团，利用荧光信号积累实时监测整个 PCR 进程，最后通过标准曲线对未知模板进行定量分析的方法。该技术不仅实现了对 DNA 模板的定量，而且具有灵敏度高、特异性和可靠性强、能实现多重反应、自动化程度高、无污染性、具实时性和准确性等特点，目前，国内外已有众多研究者应用 RT-PCR 检测 CT。刘炜等应用 RT-PCR 检测泌尿生殖道及子宫颈分泌物中 CT、Uu，结果显示 478 份标本中检出总阳性人数为 199，阳性率为 41.6%（199/478），CT -DNA 和 Uu-DNA 阳性率分别为 11.7%（56/478）和 29.9%（143/478）。此说明应用 RT-PCR 检测 CT 和 Uu 具有简便、快速、准确的优点，一份标本可同时测两种病原体，是目前快速诊断感染 CT、Uu 病原体的可靠准确的方法。张永乐等采用 RT-PCR 法对 1 025 例非淋菌性感染患者（非淋菌性尿道炎）和 30 例健康体检者分别进行 CT 和 Uu 检测。结果 1 025 例非淋菌性感染患者中单一 CT 阳性 156 例，阳性率为 15.22%，CT 和 Uu 混合感染 217 例，阳性率为 21.17%，总检出率为 85.66%；30 例健康对照组中男性 CT 和 Uu 结果全阴性；女性 Uu 结果 5 例阳性（16.67%），CT 结果全阴性。这指出在诊断非淋菌性尿道炎感染时，建议同时检测 CT 和 Uu 以免漏诊。胡凯报告应用 RT-PCR 检测泌尿生殖道病原体：NG、Uu 和 CT。464 例拟诊泌尿生殖道感染者，对同一标本同时用 RT-PCR 检测 NG、Uu 或 CT 的核酸。结果显示 RT-PCR 和金标法检测 CT 阳性率分别为 18.2%（57/314）和 6.1%（19/314），$P < 0.001$，RT-PCR 对三种病原体的检出率均明显高于培养法或金标法。RT-PCR 法检测 NG、CT 感染中具有重要应用价值，是常规方法的有效补充。

综上所述，在各种 PCR 检测沙眼衣原体 DNA 试验中，以 RT-PCR 最为敏感、特异、简单、可靠，其具有在一个试验管中进行、封闭式、没有污染性等优点，并且提供有商售试剂盒，更适合临床实际应用。

（五）支原体检测

支原体是一类原核细胞微生物，目前已知与人类疾病相关的支原体有 13 种，引起女性生殖道感染的支原体主要是脲原体。脲原体分两个新种，生物变种 I 又称细小脲原体，生物变种 II 又称 Uu。在人体分离的主要是生物变种 I（微小脲原体），包括四个血清型（血清型 1、3、6 和 14）。生物变种 II 分三个亚型（亚型 1、2、3）10 个血清型：亚型 1 为血清型 2、5、8、9；亚型 2 为血清型 4、10、12、13；亚型 3 为血清型 7、11。用目前常规血清分型方法很难鉴定 Uu 血清型和亚型，朱庆义等根据 Uu 尿素酶基因、16S rRNA 和 16S rRNA-23S rRNA 基因区及 Uu 多带抗原基因区设计了 10 对引物，可系列检测 Uu 两个生物群和 14 个血清型和亚型。

关于支原体的检测，目前实验室常用的是支原体培养法、免疫学方法和 PCR 试验等。①王则宇等报告对寄居在泌尿生殖道的 Uu、人型支原体、生殖支原体实验室检测采用培养法，用人工合成培养基培养，24 h 可出结果；②免疫法是采用 ELISA 法或金标法检测抗体；③ PCR 法定性或定量试剂检测，用于临床疗效观察。朱庆义等报告采用培养法、PCR 法［包括常规 PCR 法、PCR- 杂交梳（PCR-hybri-comb）、RT-PCR］，以及 Uu 多带抗原基因分型系列检测 Uu 2 个生物群和 14 个血清型及亚型。俞信忠等采用 Nest-PCR 技术检测晚期孕妇、育龄女性、VVC 患者和淋病奈瑟菌性阴道炎患者中生殖支原体。

1. 支原体培养　朱庆义等最初采用 RPMI-1640 培养基加 20% 小牛血清、0.02% 尿素、1.0% PVA（多黏菌素 B 2 500 U、万古霉素 10 mg、两性霉素 B 2 mg、H₂O 10 mL），将分泌物试子直接种入培养基中，37℃孵育 24 h，观察结果，培养基由黄色变红色为阳性，然后再做 PCR 鉴定。现已有法国生物梅里埃（BioMerieux）和杭州百思生物技术有限公司等提供现成的商售支原体培养基，使用十分方便。

2. PCR 试验

（1）常规 PCR：试验根据 Uu 尿素酶基因片段设计引物，序列为 P1：5'-AAATACTGGTGACCGTCC-3' 和 P2：5'-GTCTCCTGGTTCAAAACG-3'，扩增片段为 172 bp，扩增产物在 1.5% 琼脂糖凝胶电泳，溴

化乙锭染色（EB 染色），紫外检测仪观察结果。

（2）PCR- 杂交梳（PCR-hybri-comb）：PCR 与探针杂交相结合，即 Uu-DNA 扩增产物用生物素（biotin）标记，然后与固定在齿条上的特异性 Uu 探针进行反向杂交，探针捕获的生物素和标记碱性磷酸酶的链霉亲和素（SA）特异性结合后，由于酶催化底物而显色，在齿条上显出蓝紫色斑点（该试剂盒由上海复星实业有限公司提供）。

（3）RT-PCR：将 PCR 技术与荧光素标记探针结合，在同一反应管中进行 DNA 扩增。合成的寡核苷酸探针在 5′ 端标记荧光报告基团（fluorescent reporter，R），在 3′ 端标记荧光抑制基团（fluorescent quencher，Q）。探针在无特异性 PCR 时荧光信号不改变，当特异性 PCR 扩增发生时，探针在 PCR 过程中被 Taq 酶的 5′ → 3′ 活性作用切断，Q 基团的抑制作用消失，而引起 R 基团发出荧光信号，其荧光信号随 PCR 产物的增长而增长。因此，RT-PCR 可实时定量检测 Uu-DNA（试剂盒由中山大学达安基因股份有限公司提供）。

（4）多带抗原基因分型：朱庆义等设计和合成 10 对寡核苷酸引物，包括尿素酶基因引物检测脲原体种（*Ureaplasma species*），扩增片段为 172 bp；Uu 16S rRNA 和 16S~23S rRNA 基因引物检测生物群 Ⅰ（*U. parvum*）和生物群 Ⅱ（*U. urealyticum*），扩增片段分别为 327 bp 和 476 bp；根据 Uu 多带抗原基因设计 7 对引物，可系列检测 Uu 的 14 个血清型：包括 UP 的 4 个血清型（血清型 1、3/14、6）和 Uu 3 个亚型（亚型 1、2、3）10 个血清型：亚型 1 为血清型 2、5、8、9；亚型 2 为血清型 4、10、12、13；亚型 3 为血清型 7、11。

在检测支原体的各种 PCR 试验中，RT-PCR 检测女性生殖道 Uu 感染，具有临床实用诊断价值。笔者对 749 例孕产妇采集子宫颈分泌物，分别用 RT-PCR、PCR- 杂交梳、PCR 和培养法同时检测 Uu。结果：749 例孕产妇子宫颈分泌物检测 Uu 阳性率分别为 64.0%、47.0%、46.5%、40.6%。RT-PCR 检测 64 例孕妇 Uu 阳性者，DNA 平均含量为 2.34×10^7 cp/ μL，范围为 3.5×10^5~9.0×10^7 cp/ μL。RT-PCR 与 PCR- 杂交梳、PCR 培养法比较，其敏感性和特异性为 100%，而 PCR- 杂交梳和 PCR 的敏感性和特异性分别为 89.1%、100% 和 84.4%、94.4%。该试验结果表明 RT-PCR 检测生殖道 Uu-DNA，具有简便、快速、敏感、特异的优点，并可避免用普通 PCR 因污染所造成的假阳性。

（六）细菌性阴道病检验

细菌性阴道病是妇科常见疾病，是由正常阴道菌群中乳酸杆菌明显减少，其他革兰阴性杆菌和厌氧菌群，特别是细菌性阴道病等数量显著增高所引起的一种非特异性炎症。细菌性阴道病的常规诊断为 Amers 诊断标准和阴道分泌物唾液酸酶测定；细菌性阴道病的检测通常采用细菌分离培养和 PCR 法。

1. 细菌性阴道病常规诊断方法　采用 Amers 诊断标准，4 种试验中有 3 项阳性即可诊断，一般认为线索细胞阳性为诊断细菌性阴道病所必需。①阴道分泌物为白色、匀质、稀薄的分泌物。②阴道 pH > 4.5（通常为 4.7~5.7，多为 5.0~5.5）。③胺试验阴道分泌物加 10% KOH 溶液释放出特殊难闻臭味为阳性。④线索细胞取阴道分泌物直接涂片，革兰染色，在光学显微镜下观察。阴道上皮细胞边缘模糊，黏附大量革兰阴性杆菌，观察 100 个阴道细胞，如有 20 个黏附有革兰阴性杆菌者为线索细胞阳性。⑤唾液酸酶（sialidase）是细菌性阴道病致病因子之一，细菌性阴道病患者阴道分泌物中的唾液酸酶活性明显升高。通过检测阴道分泌物中的唾液酸酶，可以诊断患者是否患有细菌性阴道病。目前，国内有深圳艾瑞生物科技有限公司等生产的细菌性阴道病唾液酸酶检测试剂盒可供临床使用，操作简便，无须特殊设备，与金标准比较符合率高，相对敏感性 93%，特异度 95%，反应快速，仅需 15 min 报告结果。

2. 阴道加德纳氏菌（GV）检测

（1）细菌分离培养及鉴定：将阴道分泌物直接涂布在 GV 选择性培养基上，连续划线涂抹，置 5% CO_2 孵育箱（或烛缸），35℃培养 48 h 观察结果。挑取可疑的典型菌落（针尖大小、圆形、光滑、半透明、形似露滴状、有狭窄的 β 溶血环的菌落）进行细菌生化试验鉴定，采用在含有葡萄糖、麦芽糖、淀粉、马尿酸盐的微量生化管中，进行试验。

（2）PCR 试验参照文献报告设计和合成引物：GV-1，5′-CAAGTCGAACGGGATCTGACC-3′ 和 GV-2，5′-GATTGGGAGCAAGCCTTTTGG- 3′，扩增片段为 402 bp。PCR 体系总量为 25 μL（10×buffer 2.5 μL，4×dNTP 1.0 μL，Tag DNA 酶 1.0 μL，引物各 1.0 μL，H_2O 15.5 μL），加 DNA 模板提取液 3 μL：循环参数：94℃预变性 3 min；94℃ 45 → 58℃ 45 → 72℃ 60 s，共 35 个循环，72℃延伸 5 min。扩增产 1.5% 琼脂糖凝胶电泳，溴化乙锭染色，紫外检测仪观察结果。朱庆义等报告 237 例下生殖道感染女性，根据 Amsel's 四项标准，确诊为细菌性阴道病 174 例，非细菌性阴道病 63 例，健康体检（对照组）40 例，采集阴道分泌物进行 GV 培养，PCR 检测 GV-DNA，线索细胞和 GV 试验（唾液酸酶活性）等四种检测方法平行试验。结果：174 例细菌性阴道病 GV 培养、PCR、线索细胞和 GV 试验阳性检出率分别为 30.5%、51.1%、78.2% 和 89.7%；63 例非细菌性阴道病阳性检出率分别为 6.3%、9.5%、11.1%、28.6%；健康体检（对照组）40 例，只有 PCR 阳性 5 例（12.5%），其余均为阴性。经统计学分析，GV 患者四种 GV 检测法阳性检出率均明显高于 NBV 和健康对照组，$P < 0.05$，差异有显著性。本研究结果表明，GV 是引起细菌性阴道病的重要病原体之一。

（七）GBS 检测

GBS 的模式菌是无乳链球菌（*Streptococcus agalactiae*），其为阴道常居菌，是引起女性围生期感染和新生儿严重感染的重要致病菌。孕妇 GBS 感染可导致围产儿死亡，同时也是孕产妇泌尿生殖道感染、羊膜绒毛膜炎、产褥感染、孕产妇败血症和早产的重要因素，严重威胁母婴的安全。欧美等发达国家将 GBS 筛查作为围生期保健的必检项目之一。美国疾病控制与预防中心（Centers for Disease Control and Prevention, CDC）专门制订了 GBS 筛查和处理指南。在我国，卫生行政部门和妇产科专家也逐渐意识到对围生期孕妇进行 GBS 普遍筛查的重要性，中华医学会妇产科学分会已在其《孕前和妊娠期保健指南》中将 GBS 筛查作为一个备查项目。

GBS 的检出率受到多种因素的影响，如取材部位、检查时间、检测方法等。马延敏发现，筛查 3 次产妇的 GBS 阳性率为 29.7%，筛查 2 次为 15.5%，筛查 1 次为 9.9%。因此，多数学者建议，提高 GBS 检出率，应从子宫颈、阴道、肛周等多个部位取材，必要时需重复检查。目前，GBS 检测常用的方法有直接涂片染色、细菌培养、免疫学方法、核酸探针检测、FISH 法、PCR 检测等多种方法。

1. 直接涂片染色法　直接取阴道分泌物涂片进行革兰染色，显微镜观察，一旦发现革兰阳性球菌，不等待培养结果，先按照 GBS 带菌处理，予以抗生素治疗。根据培养结果显示，涂片染色镜检 30% 阳性球菌为 GBS，而阴性球菌则无一例检出。可见，其作为一种快速诊断方法，革兰染色可用于带菌者的筛查，为早期治疗提供依据。该法总体敏感度为 34%~100%，特异性 61%~72%，阳性预测值 13%~33%。革兰染色法诊断迅速，价格低廉，适用于基层医院，但其敏感性和特异性均较低。

2. 细菌培养法　细菌培养阳性是 GBS 感染诊断的可靠指标。但由于孕妇生殖道中存在多种细菌，在普通培养基（Todd-Hewitt broth, THB）中，这些细菌生长快速，使 GBS 的生长受到抑制，造成 GBS 漏检。为此，1996 年美国 CDC 推荐使用含有庆大霉素（gentamicin）和萘啶酸（nalidixic acid），或多黏菌素（polymyxin）的培养基作为 GBS 分离选择性培养基（selective media broth, SMB）。申阿东等证实，选择性培养基能够有效抑制杂菌生长，而 GBS 生长则不受影响。但是，选择性培养基不能评估 GBS 繁殖的严重程度，也不能检测出几种共存的 GBS 亚型。蔡文城等使用显色培养基（目前已有商售培养基产品可供临床使用），将阴道分泌物标本直接接种到显色培养管中，根据培养基颜色变化，可以快速鉴定 GBS。2003 年，丹麦学者 Ekelund 等使用混合性血琼脂培养基，证实 GBS 可通过双溶血模式来鉴别，即在初次培养基上出现特征性的大片溶血区域（"CAMP"区域）及狭窄的完全溶血区域。据统计，该法至少与选择性培养基一样敏感，其优点是可在初次培养基上鉴别，无须进行次培养。临床工作中，也可先将标本种植于肉汤培养基，12 h 后再于血琼脂培养基上进行次培养，可提高阳性率。此外，还有使用淀粉血清培养基的报道，在这种培养基上，只有 GBS 会产生一种类胡萝卜素的色素，使白色培养基变成橙色，此法的敏感度为 45%~93%。目前，国内还是多选用血琼脂平板培养基（BAP），根据菌落形态、溶血特性、显微镜下所见及生化反应可确定是否为链球菌。但此法必须依靠族和型特异性血清进行免疫学试验，或采用自动细菌鉴定仪（BIO-Marius）、质谱仪（mass spectrometer）等现代鉴定方法对可疑菌落进行 GBS 鉴定。国内时春艳等报告，采用细菌培养金标准和RT-PCR 法，对 617 例妊娠晚期孕妇做 GBS 带菌状况的检测及其对妊娠结局影响的研究。结果 GBS培养阳性 21 例（3.4%），RT-PCR 阳性 57 例（9.2%）。21 例 GBS 培养阳性孕妇，RT-PCR 检测均为阳性；36 例 RT-PCR 检测 GBS 阳性、而细菌培养阴性孕妇在进行扩增测序后证实，34 例为 GBS 阳性，2 例阴性。

3. 免疫学方法　明显快于传统的细菌培养，属于快速检测方法。其常用于检测细菌抗原的方法有乳胶微粒凝集试验（LAT）、免疫层析法、对流免疫电泳试验（CIE）、ELISA 法、协同凝集试验（coagglutination assay，COA）等，可用于早期诊断和治疗。

（1）乳胶微粒凝集试验：Park 等报告，对 247 例阴道直肠拭子标本使用培养和直接乳胶微粒凝集试验法检测 GBS，阳性率为 20.6%，敏感性为 98.8%，特异性为 100%。国内赵莲等报告，采用乳胶微粒凝集试验法对 102 例产前孕妇阴道内及其新生儿口耳分泌物进行 GBS 检测，结果：产前孕妇 GBS带菌率为 32.4%，GBS 阳性组新生儿 GBS 带菌率为 60.6%，GBS 阳性组新生儿的感染率高于阴性组。黄越芳等采用乳胶微粒凝集试验检测新生儿体液（包括血清、尿液及脑脊液）中 GBS 释出的细胞壁多糖抗原：GBS 败血症组 118 例，无 GBS 败血症组 1 156 例，结果 GBS 败血症组乳胶微粒凝集试验阳性率为 13.56%（16/118），无 GBS 败血症组只有 0.026%（3/1 156）阳性。乳胶微粒凝集试验对 GBS败血症诊断的敏感性为 88.9%，特异性为 98.1%，假阳性率为 1.9%。说明乳胶微粒凝集试验对新生儿GBS 败血症的诊断具有重要意义。李丽等采用乳胶微粒凝集试验对 26 例患儿标本中查出的 26 株 GBS菌株进行血清学分型，分出四个血清型（Ⅰa、Ⅰb、Ⅲ、Ⅴ），其中Ⅲ型 17 株（65.4%），Ⅰa 型 3 株（11.5%），Ⅰb 型 3 株（11.5%），Ⅴ型 1 株（3.9%），不可分型（NT）2 株（7.7%）。说明新生儿 GBS 感染肺炎、败血症、化脓性脑膜炎的主要血清型为Ⅲ型。早发型感染以肺炎、败血症为主，晚发型感染以肺炎、败血症合并化脓性脑膜炎为主。

（2）免疫层析法：其检测 GBS 的基本原理是在试纸条上检测区域预先包被兔抗 GBS 抗体，质控线包被羊抗兔抗体，兔抗 GBS 抗体和胶体金结合物置于试纸条膜底端。拭子先放在提取液中提取抗原，然后把提取液加入测试孔中，提取液通过层析作用向检测区域移动。标本中含有 GBS 就会在检测区域形成 GBS 抗体 - 抗原 - 抗体胶体金结合物，显示粉色条带，同时，无论标本中是否含有 GBS 抗原，都会在质控线形成羊抗兔 - 兔抗 GBS 抗体 - 胶体金结合物，显示粉色条带，其用于监测试剂和操作的有效性，可在 10 min 内出结果。Matsui 等报告，GBS 是一种新生儿严重的感染性疾病的主要原因。美国 CDC 建议在妊娠 35~37 周孕妇要做 GBS 筛查。通常执行 GBS 培养筛查，需要几天才能获得可靠的结果。因此，需要开发一个快速检测试纸条（ICT）进行 GBS 特异性表面免疫原性蛋白的检测，可在 15 min 完成试验。建立 ICT 试验，需要使用两个抗 -Sip 单克隆抗体。该技术能够检测到重组 Sip 水平为 0.5 ng/mL 或约 10^6 个菌落（CFU）/mL GBS 菌细胞，并且可测试 GBS 菌株 9 个不同的血清型，通过 26 种不同微生物种试验，没有发现假阳性反应结果。在 260 例阴道拭子的富集培养中，17 例产生红 - 橙色色素，GBS 和 Sip 均为阳性。关于 ICT 的敏感性和特异性分别为 93.1% 和 99.6%，适合临床用于 GBS 的检测。梁小兵等报告，采用常规细菌培养和 ICT 快速检测孕妇生殖道 GBS，在 281 例孕妇生殖道标本中培养法检出 38 例 GBS 感染，阳性率为 13.5%，ICT 法检出 47 例 GBS 感染，阳性率为 16.7%。通过两种方法检测结果比较，以培养法为检测金标准，计算 ICT 法的敏感性、特异性和总体符合率：灵敏度为 100%，特异性为 96.3%，总体符合率为 96.8%，K_{appa} 值为 0.893。这说明 ICT 法与培养法具有高度一致性。培养法需时 36~48 h，而免疫层析法只需约 20 min。李秋玲报告，采用免疫层析法法和培养法检测 GBS，在 100 例患者临床标本中，细菌培养阳性 11 例，阳性率为 11.0%，以培养结果作为检测 GBS 参考标准；快速免疫层析法的敏感性为 90.9%，特异性为 98.9%。在 ICT 法和培养法检测 GBS 均为阴性的 88 份标本中，有 18 份标本分离培养出其他致病菌，总阳性率为 20.5%，分别为金黄色葡萄球菌 7 株（8.0%），副流感嗜血杆菌 5 株（5.7%），G 族溶血性链球菌 4 株（4.5%），流感嗜血杆菌 1 株（1.1%），肺炎克雷伯菌 1 株（1.1%）。通过对两个结果不符合的标本的患者重新取样，结果完全一致。

4. 核酸探针检测法　基本原理是某些 DNA 微生物探针含有一氮蒽脂，其可以和 GBS 的 16S rRNA 发生互补反应，形成一种稳定的 DNA-RNA 杂交形式，选择的试剂可水解一氮蒽脂从而破坏这种杂交形式。该反应可由一种发光标志物测得，从而区别出杂交和未杂交的探针，以此来识别 GBS。该法敏感度为 68%。还有一种被称为 Accu Probe 的基因探针，其敏感性、特异性、阳性预测值和阴性预测值分别为 90.1%、97.5%、91.1% 和 97.2%。如果先将标本接种到肉汤培养基，经扩增后再进行探针检测，上述指标就可分别达到 95.6%、98.4%、94.6% 和 98.7%。申阿东等报告，使用核酸杂交和 16S rRNA 基因广谱基因探针杂交（Ribotyping）法，对孕妇阴道拭子分离所获 34 株 GBS 菌进行基因分型。结果 34 株 GBS 均含有 scaa、scpB、glnA 基因；所有 GBS 血清型 II、II /C 型有 bac 和 bca 基因，60%GBS-Ia 型无 bac 和 bca 基因，而血清型 III、III /R 型无 bac 和 bca 基因；3 种内切核酸酶（Hind III、EcoRI、Pvu II）结合分析，34 株 GBS 共产生 16 个独特 Ribotyping 基因型；将 Ribotyping 与核酸杂交两种分子生物学方法结合分析，34 株 GBS 共产生 22 个基因型。该方法具有分型率和分辨力高、稳定性强、重复性好和谱型易于分析特点，对了解 GBS 菌株致病毒力因子和基因型分布特点及 GBS 分型和流行病学研究中具有实用价值。

5. FISH 法　是将细胞原位杂交技术和荧光技术有机结合而形成的新技术。其原理是基于碱基互补的原则，用荧光素标记已知外源 DNA 或 RNA 作为探针，与载玻片上的组织切片、细胞涂片、染色体制片或细菌等进行杂交，使其与待测核酸的靶序列专一性结合，通过检测杂交位点荧光来显示特定核苷酸序列的存在、数目和定位。Artu 等对标准细菌培养法和 FISH 法检测 GBS 的有效性进行了对比，结果显示，59 例 GBS 阳性患者中 FISH 法的有效率高达 98.3%，而传统的细菌培养法有效率仅为 64.4%。因此，FISH 法可作为一种快速、特异性强、灵敏度高的检测技术，用于检测孕妇分娩时 GBS 的带菌情况。姚明媚等报告应用 FISH 法和 PCR 技术鉴定 GBS，用于孕妇生殖道 GBS 携带者筛查，以评估两种方法鉴定 GBS 的可行性、特异性和敏感度。该试验设计了 3 条探针（saga，

Eub338，Non-Eub338）分别做阳性和阴性对照，用于 FISH 法鉴定；PCR 法：设计了 1 对 GBS 特异性引物 SagS59 和 Sag190，用于扩增 GBS 中编码 CAMP 因子的 cfb 序列，引物序列为：SagS59，5′-TTTCACCAGTT GTATTA GAACTA-3′；Sag190，5′-GTTCCCTGAACATT ATCTTTGTA-3′，扩增产物长度为 153 bp，其敏感度 PCR 的最小检出量为 6.5 pg/μL DNA。对 112 份临床标本做培养、FISH 法和 PCR 技术 3 种方法试验，分别检出 14 份（12.5%）、20 份（17.86%）和 19 份（16.96%）阳性。培养与 FISH 法均阳性的样本有 13 份（11.61%），而 PCR 只检出其中的 9 份（8.04%），另 4 份（3.57%）PCR 为阴性，估计与抑制物有关。112 份临床标本中有 21 份检出 GBS，阳性率为 18.75%（21/112），培养法、FISH 法和 PCR 法检测 GBS 的敏感度分别为 66.7%（14/21）、95.2%（20/21）和 90.5%（19/21）。本研究表明 FISH 法和 PCR 法可快速、特异和敏感地筛查孕妇阴道样本中的 GBS。

6. PCR 检测法　除了传统的 PCR 技术，还有实时荧光定量 PCR（RT-PCR）、多重 PCR 等，均有良好的敏感性、特异性，并可快速、直接地从标本中获得结果。新型 PCR 技术检测结果仅需 30~45 min，传统 PCR 技术需要 100 min 左右，而培养则至少需要 36 h。因此，PCR 技术可在分娩时得出快速、准确的结果，鉴别有无 GBS 感染，降低假阳性和假阴性的发生。

近年来，国内外研究者采用 PCR 技术检测 GBS 有众多报告：Poyart 等应用多重 PCR 检测 GBS 所包含的 9 个荚膜聚糖抗原（Ⅰa、Ⅰb、Ⅱ、Ⅲ、Ⅳ、Ⅴ、Ⅵ、Ⅶ、Ⅷ）。荚膜聚糖分子分型技术具有重复性好、特异性好、简单、易行等优点。时春艳等报告，用细菌培养法和 RT-PCR 法，对孕妇做 GBS 状况的检测。北京大学第一医院妇产科的 617 例就诊孕妇，取其阴道下 1/3 分泌物及肛周分泌物，应用细菌培养及 RT-PCR 做 GBS 检测，结果：细菌培养 GBS 阳性 21 例（3.4%），RT-PCR 阳性 57 例（9.2%），21 例细菌培养 GBS 阳性者，RT-PCR 均为阳性；RT-PCR 的敏感度为 100%，特异度为 99.6%。此说明 RT-PCR 对检测孕产妇 GBS 感染的诊断价值。季修庆等报告，采用 RT-PCR 检测妊娠晚期女性生殖道 GBS 的特定基因（CAMP），从而判断 GBS 的存在。该方法检测下限为 1.0×10^3 copies/mL，线性范围为 $1.0 \times 10^3 \sim 1.0 \times 10^8$ copies/mL。对 9 073 例妊娠晚期（34~37 周）孕妇 GBS 检测，其结果为 GBS 阳性 377 例，带菌率为 4.17%；对照组为 500 例妊娠 20~24 周的健康孕妇，GBS 检测结果 26 例阳性，带菌率为 5.20%。该结果表明南京地区妊娠晚期女性 GBS 的带菌率尚在健康人群带菌率的范围之内。郑雪艳等报告，采用 RT-PCR 检测妊娠晚期女性和新生儿 GBS，研究对象 5 660 例，采集标本 5 938 份。采用 Meta 分析结果显示，RT-PCR 检测 GBS 的总敏感度为 0.92，特异度为 0.94，阳性似然比为 13.81，阴性似然比为 0.11。

（八）假丝酵母菌检测

VVC 是由假丝酵母菌属真菌引起的最常见的一种外阴阴道炎症，发病率很高，有近 70% 女性一生中至少有一次被诊断感染假丝酵母菌，45% 女性经历过 2 次或 2 次以上的发作。近年来，随着广谱抗菌药物、免疫抑制剂等的广泛使用和介入治疗的大量开展，侵袭性真菌感染逐年增多，其发病率和病死率居高不下，是威胁人类生命健康的重要疾病之一。在假丝酵母菌属中白色假丝酵母菌是侵袭性真菌感染最重要的致病菌，但近来临床分离的非白色假丝酵母菌株明显增多，如光滑假丝酵母菌、热带假丝酵母菌、克柔假丝酵母菌和近平滑假丝酵母菌等，应引起妇产科临床医生的关注。

关于假丝酵母菌传统的检测方法，主要通过培养和生化鉴定，因所需时间长，往往会导致疾病诊断滞后于治疗。近年来，随着分子生物学技术的发展，应用核酸探针和 PCR 技术临床诊断假丝酵母菌病，国内外有众多报道：吴文湘等报告用常规细菌培养法和 PCR 诊断 VVC，项明洁等采用随机扩增多态性 DNA（random amplified polymorphic DNA，RAPD）分型法进行酵母菌基因分型，李菁等报告 RAPD

分型法，又称任意酶链反应（AP-PCR）技术检测假丝酵母菌，龙燕等发展应用 RT-PCR 检测热带假丝酵母菌，夏乾峰等采用 RT-PCR 定量检测 5 种假丝酵母菌。RT-PCR 是通过荧光染料对 PCR 产物进行标记跟踪，实时在线监控反应过程，结合相应的软件可以对产物进行分析，极大地简化了定量检测的过程，而且其反应快速、重复性好、灵敏度高、特异性强、结果清晰，可使临床感染菌种的确立与快速诊断一步完成，使微生物感染的检测由 3~4 日缩短至 2 h，具有简便、快速、平行化、性价比高等优点。试剂盒方便快捷，适用于临床，作为一种有效的辅助诊断方法。但分子生物学方法缺乏规范化，检测的敏感性和特异性报道不一，且不能帮助判断检测的阳性结果是感染还是定植，在检测过程中易出现假阳性和假阴性。因此，它还不能取代传统的细菌培养鉴定方法，细菌培养法仍然是临床检测真菌的金标准。假丝酵母菌外阴阴道炎的实验室检查常用方法介绍如下。

1. 直接检查法　是临床最常用的检验方法，阳性检出率约为 60%。其优点是简便，快捷，实用。

（1）盐水法：取外阴阴道分泌物少许，涂于载物玻片上，加 1~2 滴生理盐水调和，加盖玻片，置显微镜下观察，可见折旋光性较强卵圆形发芽孢子和分隔菌丝。

（2）氢氧化钾（KOH）法：取少许凝乳状分泌物，放于盛有 10% KOH 溶液或生理盐水玻片上，混匀后在显微镜下找到芽孢和假菌丝。由于 10% KOH 溶液可溶解其他细胞成分，假丝酵母菌检出率高于生理盐水，检查无症状寄居者的阳性率为 10%，而有症状的阴道炎阳性检出率为 70%~80%。

（3）pH 测定法：具有重要鉴别意义，若 pH < 4.5，可能为单纯假丝酵母菌感染，若 pH > 4.5，并且涂片中有多量白细胞，可能存在混合感染。

（4）革兰染色法：阳性检出率为 80%。取分泌物，涂片、固定后，革兰染色，置显微镜下观察，可见成群革兰阳性的卵圆形孢子和假菌丝。

（5）快速检测法：采用阴道酵母菌检测卡（VAGINAL YEASTRZ-41013）检测阴道酵母菌，是一种含子宫颈分泌物拭子的床边检测（POCT）。其特点是高灵敏度、高特异性、高精确度、简单快速、易读结果。其操作简单，分 4 步：①用拭子获得样品；②将拭子插入装有检测试剂液的紫色瓶中，搅动；③旋转瓶盖；④读取结果，能 10~20 min 完成定性检测。

2. 培养法

（1）常规培养法：如果疑为假丝酵母菌性阴道炎，多次检查均为阴性，应做真菌培养，取阴道分泌物标本接种在沙氏培养基（Sabourand's agar，SDA）上，放入 37℃温箱内，24~28 h 后观察，可见大量小而白的菌落，取之进行显微镜镜检。培养阳性率几乎均可达 100%。做假丝酵母菌培养主要是观察菌落形态、颜色、气味及显微镜下的表现。先放大 10 倍检查整个培养板，这已足够能分辨酵母菌细胞、假菌丝体及原壁孢子。进一步可通过生化法检测糖、含氮化合物及维生素的消耗量来分辨不同种属。

假丝酵母菌培养通常采用 SDA 做分离培养，科玛嘉显色培养基（CHROM-agar）做假丝酵母菌鉴别培养，或采用自动细菌鉴定仪和 ID 32C 鉴定卡，其为法国生物梅里埃公司产品。先将每份标本同时接种 SDA 和科玛嘉培养基，28℃，24~48 h，挑取培养基上生长的菌落涂片染色如为酵母菌孢子，分离培养后经 ATB 仪鉴定菌株，科玛嘉假丝酵母菌显色培养基可直接根据菌落颜色肉眼判读：科玛嘉培养基上翠绿色，直径约 2 mm 的为白色假丝酵母菌；蓝灰色，直径约 1.5 mm 的为热带假丝酵母菌；粉红色，边缘模糊，有微毛，菌落较大，直径 4~5 mm 的为克柔假丝酵母菌；紫色，直径约 2 mm 的为光滑假丝酵母菌；白色至粉红色的为其他假丝酵母菌。同时与 SDA 培养基上的生长情况及经 ATB 仪鉴定的结果进行对比。如需确定分辨假丝酵母菌的种类，必须进行生化发酵试验、同化试验，并就其菌落形态特征进行鉴别。

（2）快速培养鉴定法：①采用吐温酵母菌肉汤培养基（TYB 培养基），利用假丝酵母菌在人血清中形成芽管这一特点，30 min 可判定结果。②特异性酶法，采用 MUAG Candi 试剂盒和 Albistrip 试剂条，在 3~5 min 可以检测假丝酵母菌。Niimi 等利用部分真菌具有一种水解酶（β-N-乙酰氨基己糖苷酶）活性，以对硝基苯-N-乙酰-β-D 氨基葡萄糖苷作底物检测此酶，在微量滴定板中进行的这一反应，可将白色假丝酵母菌和都柏林假丝酵母菌（*C.dublinniensis*）与其他菌种分离开来。③糖同化实验，使用 Rosco 诊断试纸条 4 h 可鉴定光滑假丝酵母菌。④吐温 80 浊度实验可鉴定致病性假丝酵母菌。

3. 血清学检测法　抗体检测，早期诊断价值不大，难以达到较高的敏感性和特异性，但对某些地方性条件性真菌感染有一定的应用价值；抗原检测，目前应用的真菌抗原有烯醇化酶、β-D-葡聚糖（BG）、甘露糖和不耐热抗原等。①烯醇化酶：是糖酵解所必需的细胞内酶，广泛存在于真菌细胞中。检测假丝酵母菌血症患者血中烯醇化酶抗原可使用多克隆抗体，斑点免疫结合法或双夹心脂质体免疫分析，阳性率为 71.8%~75%，特异性和敏感性可达 96.4% 和 81.5%。② β-D-葡聚糖：是一种真菌广谱循环标志物，可用于假丝酵母菌病及曲霉菌病的早期诊断。③甘露糖：广泛存在于细胞壁中，是真菌细胞壁的重要组成成分，检测甘露糖抗原和抗体有助于提高诊断的阳性率。

（1）乳胶微粒凝集试验：快速诊断白色假丝酵母菌，现有商售试剂（GBS）可供临床应用，试验方法，将阴道分泌物拭子插入 100 μL GBS 中，搅拌 1~2 min，离心洗涤（1 500 g×5 min），去除运送基质中的颗粒。取 25 μL 致敏的乳胶试剂加到 25 μL 上清液中，在黑色玻璃片上，两种试剂用玻璃棒充分混合。手动旋转滑动 3 min 后，肉眼观察凝集结果：4+（粗颗粒状凝集，背景清晰），1+（细颗粒凝集，背景乳白色），-（阴性，无颗粒状凝集）。乳胶试剂有良好的特异性（100%），其阳性预测值为 100%，敏感性为 80%，阴性预测值为 91%，总有效率为 93%。

（2）免疫层析法：用于诊断白色假丝酵母菌病，有商售 ICT 商售试剂可供临床应用。ICT 试剂盒由测试片和含有葡聚糖酶的分离介质组成。这种酶与拭子上阴道分泌物释放的甘露聚糖成分有关。阴道拭子放在含有 300 μL 分离溶液的试管中，在室温下 5~10 min，提取抗原。然后，将拭子压在含有提取液的试管中，室温放置 5~10 min，观察试验结果。

4. 分子生物学方法　近年来，分子生物学 DNA 基因诊断技术被广泛应用于真菌类病原微生物的检测。常用的方法有 PCR，多重 PCR，RAPD，限制性片段长度多态性（restriction fragment length polymorphism，RFLP），RT-PCR 等，用于假丝酵母菌病的诊断和真菌分型研究。与传统方法相比，PCR 法敏感度高、特异性强、快捷、方便、重复性好，特别是 RT-PCR，能够快速检测临床标本，达到早期诊断的目的。但在 PCR 试验中极微量的污染可能导致假阳性的结果，是 PCR 技术成为临床微生物常规检测方法的最大问题。因此，PCR 法目前尚不能完全替代传统的真菌培养法而作为金标准。

（1）普通 PCR：吉地阿依等用 PCR 法对 320 株白色假丝酵母菌进行基因分型鉴定和耐药性检测。临床标本白色假丝酵母菌的鉴定采用 VITEK2~Compact 全自动微生物分析系统。PCR 引物设计根据白色假丝酵母菌 25S rDNA 编码区转座子 I 型内含子可插入片段，序列为：INT-L（5'-ATAAGGGAAGTC GGCAAAATAGATCCGTAA-3'）；INT-R（5'-CCTTGGCTG TGGTTTCGCTAG ATAGTAGAT-3'）。PCR 扩增反应总体积为 30 μL，反应体系中包含 PCR 缓冲液、INT-L 和 INT-R 引物、Taq DNA 酶、dNTPs 和 MgCl$_2$。PCR 扩增产物于 1.5% 琼脂糖凝胶中电泳。根据 PCR 扩增片段大小和条带数目将白色假丝酵母菌分为 5 个基因型：A 型 450 bp、B 型 840 bp、C 型有 450 bp+840 bp 两条、D 型 1 080 bp、E 型

1 400 bp。根据电泳图谱，320 株白假丝酵母菌检出 3 种基因型，包括 A 型 201 株、B 型 95 株、C 型 24 株、D 型和 E 型未分离到。在白色假丝酵母菌 25S rDNA 基因的内含子区进行基因分型，其基因分型与其耐药性相关。彭奕冰和刘君廷等报道，用 PCR 法及传统培养法诊断假丝酵母菌属感染及对其药物敏感性测定，认为采用 PCR 法可以准确、快速地检测假丝酵母菌属的感染，药敏试验结果对临床抗真菌药物的合理应用有一定的指导意义。

（2）多重 PCR：吴媛等采用多重 PCR 快速检测常见假丝酵母菌。根据假丝酵母菌 rDNA 序列设计光滑假丝酵母菌、白色假丝酵母菌、近平滑假丝酵母菌的种特异性引物（species-specific primer）及真菌通用引物 ITS1 和 ITS4。以白色假丝酵母菌、光滑假丝酵母菌、热带假丝酵母菌、克柔假丝酵母菌、近平滑假丝酵母菌和季也蒙假丝酵母菌（*C. guilliermondi*）6 种真菌 DNA 为模板，进行多重 PCR 试验，扩增产物于 2% 琼脂糖凝胶电泳检测结果。大肠杆菌、金黄色葡萄球菌和铜绿假单胞菌为阴性对照。同一 PCR 均重复 2 次。检测实验室保存的 77 株假丝酵母菌（25 株白色假丝酵母菌、15 株光滑假丝酵母菌、15 株热带假丝酵母菌、8 株克柔假丝酵母菌、8 株近平滑假丝酵母菌、6 株季也蒙假丝酵母菌）的重复性和稳定性，得到 3 条种特异性引物、扩增出种特异性条带和 ITS 区域片段。重复 2 次均得出同样大小的产物片段。阴性对照均未扩增出条带。该研究结果表明，多重 PCR 能快速准确检测 6 种常见感染的假丝酵母菌，具有高度特异性。与传统培养方法相比，多重 PCR 提高了非白色假丝酵母菌鉴定的准确性，缩短了检测时间，具有一定的临床应用价值。

（3）RAPD 分析：是利用随机合成的单个寡核苷酸引物（8~12 bp，多为 10 bp），通过 PCR 扩增靶核苷酸细胞 DNA，经凝胶电泳进行 DNA 片段大小及数量的多态性分析，应用于酵母菌及曲霉菌的鉴定、分类和流行病学研究。该法简便、易解释，便于大规模使用。但重复性相对较差，一般采用多种随机引物进行 PCR 扩增和与其他方法联合应用，可以克服稳定性差的弱点。陆合等报道，参照国内外有关病原菌的 RAPD 研究，通过预备试验从 120 条引物中筛选出 10 条 RAPD 引物，序列见表 1-1。PCR 总体积为 20 μL，内含 10 × Buffer 2.0 μL，dNTPs 0.3 μL，Taq 酶 3 U，随机引物 1.0 μL 和 40 ng 模板 DNA。PCR 结束后，于 1% 琼脂糖凝胶电泳，在 Bio-Rad 凝胶成像系统观察结果。利用 RAPD 法对分离的 18 株白色假丝酵母菌进行分子标记，发现 18 株白色假丝酵母菌按遗传距离可以分为 6 个群体，提示白假丝酵母菌存在着较大的基因多态性，由于所分离的白色假丝酵母菌来源于重庆不同科室的医院，也间接表明白假丝酵母菌的多态性与菌株的来源有关系。

表 1-1　RAPD 引物及其序列

引物	核苷酸顺序	引物	核苷酸顺序
S9	TTCCGCCACC	O24	TGGACCGGTG
S16	GTTTCCGGCC	O46	AAGCCCGAGG
S25	AGTCGTCCCC	O101	CTGACCAGCC
S32	GTTTCCGCCA	O113	AGGGTCGTTC
S46	GGTGGTCAAG	O116	AACGAGTCGG

（4）重复序列 PCR（repetitive sequence based PCR，REP-PCR）：项明洁等运用 Agilent 生物分析仪，对临床分离的白色假丝酵母菌进行基因分型，并分析其流行趋势。试验方法，以 Care-2 重复元件设计引物，Ca-21（5'-CATCTGTGGTGGAAACITAA-3'）和 Ca-22 为 5'-ATAATGCTCAAAGGTCGT AAG-3'，进行 REP-PCR 检测，引物 Ca-21 和 Ca-22 与基因组 DNA 在相应部位结合，从而产生各种片段大

小不一的扩增产物，扩增的片段在 DNA 芯片装置下由微流体分开，荧光吸收检测后分析仪收集并分析数据，同时产生相应的峰值图，不同峰值代表不同大小 DNA 片段，并形成虚拟凝胶视图的 DNA 指纹图谱。通过对 100 株临床分离的白色假丝酵母菌检测结果的分析可见，指纹图谱相似度较高（＞ 80% 以上），可分为 9 个基因型，这提示 REP-PCR 可广泛用于流行病学调查与研究。

（5）RT-PCR：是在 PCR 体系中加入荧光基团，利用荧光信号实时监测整个 PCR 进程，最后通过标准曲线对未知模板进行定量分析，可对临床重要假丝酵母菌进行分型鉴定。夏乾峰等应用 RT-PCR 定量检测 5 种假丝酵母菌：引物探针的设计在 NCBI GenBank 数据库获取 5 种假丝酵母菌的 5S rRNA、28S rRNA 基因、ITS 区 DNA 序列，分别为白色假丝酵母菌、都柏林假丝酵母菌、热带假丝酵母菌、近平滑假丝酵母菌、光滑假丝酵母菌和克柔假丝酵母菌。采用 Alignment 在线工具对各病原体靶基因核苷酸序列进行多序列比较、分析，寻找适合设计引物和探针的核苷酸序列区域。用计算机软件 PRIMER EXPRESS 2.0，以白色假丝酵母菌为靶基因进行引物和探针设计，引物和探针须为 5 种酵母菌的共同序列；探针的 5′ 端标记 FAM 荧光报告基团，3′ 端标记非荧光的猝灭基团 BHQ1。引物 P1：5′-CAACAACGGATCTCTTGGTTCTCGC-3′ 和 P2：5′-GGGCGCAATGTGCGTT CAA-3′；探针 FAM-5′ATCGATGAGAACGCAGCGAATGCGATA3′-BHQ1。PCR 产物长度为 113 bp，RT-PCR 体系总量为 20 μL，扩增结束后按同一条件分析数据，确定各样品的阈值循环（threshold cycle，Ct）数。结果为 RT-PCR 法的线性范围为 10~109 CFU/mL；灵敏度为 5 CFU/mL；重复性试验 CV 为 4.32%，批间室内质控数据的不精密度为 4.87%；高浓度样品的批内 CV 为 3.12%，批间 CV 为 3.58%，两者 CV 值均＜5%；特异性：对 19 份模拟标本进行检测，其中分别含有 5 种假丝酵母菌的标本均为阳性，而分别含有非假丝酵母菌和其他细菌的检测结果均为阴性，这表明该方法检测临床标本中假丝酵具有快速、准确、结果可靠等优点。龙燕等用 RT-PCR 快速检测临床标本中热带假丝酵母菌，灵敏度可达 10 copies/mL，与人类基因组、细菌及其他真菌无交叉阳性反应，与真菌培养法检测比较，其一致性好（K_{appa} 值 =0.916，P=0.01）。这说明 RT-PCR 检测热带假丝酵母菌灵敏度高、特异性强，可直接用于各种临床标本中热带假丝酵母菌的检测。目前，国内已有各种商售 RT-PCR 检测试剂盒，如白假丝酵母菌核酸检测试剂盒、热带假丝酵母菌核酸检测试剂盒、光滑假丝酵母菌核酸检测试剂盒（荧光 PCR 法）等，可供临床实际检测各类假丝酵母菌，以达到早期、快速获得病原学诊断。

（朱庆义）

参考文献

薄其芳，薄纯美. 新编妇产科感染性疾病. 济南：济南出版社，2010.

北京协和医院. 北京协和医院妇科诊疗常规. 北京：人民卫生出版社，2012.

陈慧慧，范建霞. 围产期 B 族溶血性链球菌感染的研究新进展. 中国妇幼健康研究，2009（3）：243-245.

崔满华. 妇产科感染性疾病规范诊疗手册. 北京：人民军医出版社，2007.

付瑞锋，马京梅，杨慧霞，等. 不同检验方法在诊断女性生殖道沙眼衣原体感染的局限性. 现代妇产科进展，

2006，15（9）：687-689.

季修庆，陆根生，胡平，等. 荧光定量 PCR 检测南京地区孕晚期妇女生殖道 B 族链球菌的带菌情况. 检验医学，2014，29（6）：628-630.

郎景和. 中华妇产科杂志临床指南荟萃. 北京：人民卫生出版社，2015.

李丽，吴伟元，吴本清，等. 新生儿 B 族溶血链球菌感染血清型与临床表现相关性及药敏分析. 中国新生儿科杂志，2015，30（5）：339-342.

李连青，朱庆义，刘俊芬，等. 阴道加德纳菌对细菌性阴道病的病原学诊断评价. 中华医院感染学杂志，2005，15（2）：226-230.

李秋玲. 快速免疫层析法检测孕妇生殖道 B 群链球菌及初步临床应用. 标记免疫分析与临床，2014，21（4）：445-446.

梁小兵，梁雄，赵喜元，等. 应用免疫层析法快速检测孕妇生殖道 B 族链球菌的临床研究. 标记免疫分析与临床，2015，22（3）：224-225.

廖秦平，刘朝晖. 我国女性生殖道及性传播感染研究的现状及展望. 中华妇产科杂志，2007，42（6）：361-362.

廖秦平. 妇产科感染病学进展. 北京：北京大学医学出版社，2009.

刘朝晖，廖秦平，张岱，等. 中国妇科生殖道感染诊治策略. 北京：人民军医出版社，2011.

陆合，黄伟，罗雪莲. 不同寄主来源白假丝酵母菌多态性与耐药性分析. 生物技术通报，2011，（7）：197-200.

罗萍，张洪文. 复发性外阴阴道念珠菌病研究进展. 中国妇幼健康研究，2005，16（3）：179-180.

王肖平，朱庆义，饶惠玲. Maternalfetal transmission of human papillomavirus. 中华医学杂志（英文版），1998，111（8）：726-727.

卫生部妇幼保健与社区卫生司. 生殖道感染防治技术指南. 2 版. 北京：北京大学医学出版社，2011.

吴文湘，廖秦平. 阴道炎的诊治进展. 中国实用妇科与产科杂志，2009，25（12）：949-952.

吴文湘，刘朝晖. 外阴阴道假丝酵母菌病的诊治进展. 国际妇产科学杂志，2011，38（6）：490-493.

项明洁，刘锦燕，倪培华，等. REP-PCR 分型法用于白假丝酵母菌群分析. 检验医学，2010，25（7）：524-528.

杨怡，张捷，张小伟，等. 泌尿生殖道支原体培养及耐药性变迁研究. 中华医院感染学杂志，2006，16（10）：1183-1186.

张永乐，章松平，马兰，等. 荧光定量 PCR 对生殖道沙眼衣原体及解脲脲支原体检测结果分析. 中华医院感染学杂志，2009，19（10）：1311-1313.

郑雪艳，韦红. 实时荧光定量聚合酶链反应检测妊娠晚期孕妇和新生儿 B 族溶血性链球菌价值的系统评价和 Meta 分析. 中国循证儿科杂志，2015，10（3）：187-192.

朱庆义，胡朝晖，刘峰林，等. 解脲脲支原体多带抗原基因分型鉴定及其临床应用研究. 中华医院感染学杂志，2005，15（8）：856-858，891.

祝建军，梁慧军，宋秀兰，等. 科玛嘉念珠菌显色培养基在快速检测念珠菌的应用. 检验医学，2001，16（5）：303-304.

Abdelmaksoud A A, Girerd P H, Garcia E M, et al. Association between statin use, the vaginal microbiome, and Gardnerella vaginolysin-mediated cytotoxicity. Plos One, 2017, 12（8）：e0183765.

Black C M. Current methods of laboratory diagnosis of Chlamydia trachomatis infections. Clinical Microbiology Reviews, 1997, 10（1）: 160–184.

Czeizel A E, Kazy Z, Vargha P. A populationbased casecontrol teratological study of vaginal econazole treatment during pregnancy. Eur J Obstet Gyencol Reprod Biol, 2003, 111（2）: 135–140.

Ekelund K, Slotved H C, NielsenH U, et al. Emergence of invasive serotype Ⅷ group B streptococcal infections in denmark. Journal of Clinical Microbiology, 2003, 41（9）: 4442–4444.

Gaydos C A, Theodore M, Dalesio N, et a1. Comparison of three nucleic acid amplification tests for detection of chlamydia trachomatis in urine Specimens. Journal of Clinical Microbiology, 2004, 42（7）: 3041–3045.

Geeta K S. Infectious Diseases in Pregnancy. An Issue of Obstetrics and Gynecology Clinics. Elsevier, 2014.

Guzel A B, Ilkit M, Akar T, et al. Evaluation of risk factors in patients with vulvovaginal candidiasis and the value of chromID Candida agar versus CHROMagar Candida for recovery and presumptive identification of vaginalyeast species. Medical Mycology, 2011, 49（1）: 16–25.

Janković S, Bojović D, Vukadinović D, et al. Risk factors for recurrent vulvovaginal candidiasis. American Journal of Obstetrics & Gynecology, 2010, 67（10）: 819.

Kelekci S, Kelekci H, Cetin M, et al. Glucose tolerance in pregnant women with vaginal candidiasis. Ann Saudi Med, 2004, 24（5）: 350–353.

Kong F, Ma Z, James G, et al. Species Identification and Subtyping of Ureaplasma parvum and Ureaplasma urealyticum Using PCR-Based Assays. Journal of Clinical Microbiology, 2000, 38（3）: 1175–1179.

Martin D H, Nsuami M, Schachter J, et al. Use of Multiple Nucleic Acid Amplification Tests To Define the Infected-Patient "Gold Standard" in Clinical Trials of New Diagnostic Tests for Chlamydia trachomatis Infections. Journal of Clinical Microbiology, 2004, 42（10）: 4749–4758.

Matsui H, Kimura J, Higashide M, et al. Immunochromatographic detection of the group B streptococcus antigen from enrichment cultures. Clin Vaccine Immunol, 2013, 20（9）: 1381–1387.

Monif G R M, Baker D A. Infectious Diseases in Obstetrics and Gynecology. 6th ed. London: Informa Healthcare, 2011.

Moreira D, Paula C R.Vulvovaginal candidiasis. Obstetrics & Gynecology Clinics of North America, 2006, 92（3）: 266–267.

Obata Y M, Ba T W, Hamada H, et al. A multiplex polymerase chain reactionbased diagnostic method for bacterial vaginosis. Obstetrics Gynecology, 2002, 100（4）: 759–764.

Onder E, Fusun C, Murat A, et al. Emerging Infectious Diseases. Ireland: Elsevier Science and Technology, 2014.

Richard L. Sweet. 女性生殖道感染性疾病. 廖秦平, 杨慧霞译. 北京：人民卫生出版社, 2010.

Sampaio P, Gusmao L, Correia A, et al. New Microsatellite Multiplex PCR for Candida albicans Strain Typing Reveals Microevolutionary Changes. Journal of Clinical Microbiology, 2005, 43（8）: 3869–3876.

Spiegel C A. Bacterial vaginosis. Reviews in Medical Microbiology, 2002, 13（2）: 43–51.

Sweet R L, Ronald S, Gibbs R S. Infectious Diseases of the Female Genital Tract. 5th ed . Philadelphia: PA Wolters Kluwer, 2009.

Zhu Q Y, Hu C H, Li L Q. Detection of human papillomavirus and herpesvirus genotypes in biopsy of cervical cancer by PCRendonuclease cleavage. Chin J Med Lab Technol, 2005, 6（5）: 347-350.

Zhu Q Y, Hu C H, Liu Y L, et al. Species identification and genotyping of multiple-banded antigen（MBA）for Ureaplasma by polymerase chain reaction and clinical application. Chin J Med Lab Technol, 2005, 1（1）: 15-20.

第二章

女性生殖道微生态学

第一节 女性生殖器的一般解剖生理

女性生殖器官由外阴、阴道、子宫、输卵管、卵巢等脏器组成。其从局部表面直观分为：①生殖器官的外露部分，称为外生殖器，如外阴、阴道前庭部，其位于两股内侧之间，前面以耻骨，后面以会阴为界；②内生殖器包括阴道、子宫、输卵管、卵巢等，位于盆腔内。

一、外阴部

外阴部包括阴阜、大阴唇、小阴唇、阴蒂、阴道前庭。它的前界是阴蒂，后方是阴唇后联合。前庭的前方有尿道开口，后方有阴道开口，阴道口周围有一环形薄膜，称为处女膜。

二、阴道

阴道位于膀胱、尿道和直肠之间，上端包围子宫颈，环绕子宫颈周围的部分称阴道穹，按其位置分为前、后、左、右4部分，其中阴道穹后部最深，下端开口于阴道前庭后部。阴道是连接子宫与外阴的通道，阴道壁由黏膜、肌层和纤维组织膜构成，有很多横纹皱襞，故有较大伸展性。阴道黏膜呈淡红色，由复层扁平上皮细胞覆盖，无腺体，阴道黏膜受性激素影响有周期性变化。幼女及绝经后女性的阴道黏膜上皮甚薄，皱襞少，伸展性小，容易创伤而感染。阴道为性交器官，是月经血排出及胎儿娩出的通道。

三、子宫

子宫位于骨盆腔的中央，似一个前后略扁的倒置梨形有腔器官。子宫的大小和形状，可因年龄和生育情况的不同而有所不同。成年未生育的女性，子宫腔长7~8 cm，宽4~5 cm，宫壁厚2~3 cm，重40~50 g。子宫下部狭窄，呈圆柱形，称为子宫颈，部分突入阴道内，为子宫颈阴道（cervicovaginal）部分。内腔呈梭形，称为子宫颈管。上口与子宫腔相连称子宫颈内口；下口通入阴道称子宫颈外口。子宫的内腔呈上宽下窄的等边三角形。子宫壁分为3层，即外层（浆膜）、中层（肌肉）及内层（黏膜）。黏膜层即子宫内膜，内膜又分为功能层与基底层两部分。从青春期开始，子宫内膜受卵巢激素的影响，其功能层发生周期性剥离出血即为月经；在妊娠时则作为受精卵着床的地方。子宫周围有 4 对韧带，即阔韧带、圆韧带、子宫颈主韧带、子宫骶骨韧带，借以维持子宫于正常位置。

四、输卵管

输卵管左右各一，为细长、弯曲、略呈圆柱形的管子。内侧端与子宫角相连，外侧端游离，呈漏斗状，接近卵巢，长约 8 cm。输卵管为卵子与精子相遇的场所，受精后的孕卵由输卵管向子宫腔运行。

五、卵巢

卵巢位于子宫两侧输卵管的下方，为一对扁椭圆形的性腺。青春期开始排卵后，其表面逐渐凹凸不平；绝经期后逐步萎缩。在女性一生中，幼年时卵巢大部分为皮质所占据，约有 10 万个卵细胞；性成熟以后，每个卵巢有 3 万~4 万个卵细胞发育成熟，其余绝大多数均在不同时期自然退化而消失。

卵巢周期性变化包括卵泡发育、排卵及黄体形成和退化，故亦称排卵周期。通常每一周期只有一个卵子成熟。卵子可由两侧卵巢轮流排出或一侧卵巢连续排出。卵泡在发育过程中，其卵泡壁的细胞具有内分泌功能，在排卵之前，卵泡产生雌激素（也称卵泡素）；在排卵后，卵泡转变成为黄体，主要分泌孕激素（也称黄体素）。雌激素的作用主要是促使女性生殖器和乳房的发育，而孕激素则在雌激素作用的基础上，进一步促使子宫和乳房的发育，为妊娠准备条件。正常成年女性的卵巢中，每月有一个卵泡发育成熟，在卵巢分泌的雌激素的作用下，子宫内膜出现增生；排卵后在卵巢黄体分泌的孕激素和雌激素的作用下，使增生的子宫内膜进入分泌期；以后卵巢内黄体退化，雌激素及孕激素量骤减，子宫内膜出现坏死和剥落，表现为月经来潮。

第二节　女性生殖道微生态的形成

微生态学是研究人类、动物和植物与自身定居的正常微生物群相互依赖、相互制约的客观关系的科学。近年来随着科技的迅猛发展，医学微生态学已经成为一门独立的边缘学科，日益受到人们的重视。尤其在超级细菌和众多的耐药菌出现的今天，人类在使用各种克服危害人体微生物的方法方面进行了大量深入的探索和研究。

人体体表与外界相通的腔道中经常寄居的对人体无损害作用的微生物，通称为正常微生物群或正常菌群，其对人体有益无害，而且是必需的。一个健康成年人大约有 10^{13} 个体细胞，而全身定植的正常微生物数量是人类体细胞的 10 倍之多，总数高达 10^{14} 个，它们主要分布于口腔、消化道、皮肤、呼吸道、眼、泌尿道和生殖道。在长期进化过程中，通过物种之间的相互适应、自然选择，正常菌群不同种类之间，正常菌群与宿主之间，正常菌群、宿主和环境之间始终处于动态平衡，形成一个相互依存、相互制约的微生态系统。

女性阴道微生态是由正常阴道解剖结构、周期性的内分泌变化、阴道局部免疫系统和阴道各种菌群四大部分组成。它们之间互相影响、共同发挥作用，维持正常生态平衡。

一、细菌的演替

女性下生殖道为开放性腔道，是人体内重要微生态区。其正常情况下是以乳酸杆菌（*Lactobacillus*）等优势菌为主要组成的微生态系统。其微生态平衡主要受菌群及机体免疫反应性和内分泌状态等因素的影响。机体免疫反应性在一定程度上反映了菌群的致病性，并受神经内分泌调节。

不同的微生物种群在阴道黏膜上相继更替的过程，称为微生物群的演替。新生儿阴道是无菌的，出生后 7~8 h 阴道就开始有细菌出现，主要是葡萄球菌（*Staphylococcus*）、肠球菌（*Enterococcus*）、类白喉杆菌等。2~3 日后厌氧的或兼性厌氧的乳酸杆菌替代了上述需氧菌，形成纯种状态。新生儿可以从母体获得雌激素，因此阴道黏膜上皮细胞内有糖原积聚，阴道分泌液呈酸性。经过一段时间，雌激素消失，阴道黏膜上皮细胞内糖原蓄积停止，阴道乳酸杆菌减少或消失，代之以球菌为优势菌群。此时，阴道环境由酸性变为碱性或弱碱性。到了青春期，雌激素又开始分泌和活跃，阴道黏膜上皮细胞内糖原有积聚，乳酸杆菌又出现，阴道内以相对稳定的正常菌群定居。

二、微生态的构成

（一）外生殖器生态环境

外生殖器又称外阴，外阴部有阴道和尿道开口，邻近肛门，经常受尿、粪便、阴道排出物的浸渍和污染。因此，外阴的菌群复杂与个体及其卫生条件等因素有关，其不仅有细菌，如葡萄球菌、链球菌、大肠杆菌、丙酸杆菌、拟杆菌等的栖息；还有原虫如阴道毛滴虫（trichomonas vaginalis，TV），真菌如白色假丝酵母菌，病毒如 HSV、HPV 等，是引起女性泌尿生殖道感染性疾病的重要来源之一。

（二）内生殖器生态环境

1. 阴道　女性阴道内存在大量不致病的微生物群，称正常微生物群，这些微生物与人体处于共生状态。阴道内正常菌群是阴道微生态研究的核心内容。在正常状态下，阴道内存在多种微生物，目前已分离到 50 多种，其中最重要、数量最多的是乳酸杆菌，它在健康女性的阴道排出物标本中分离率高达 50%~80%。定植于正常阴道内的微生物菌群主要由细菌、真菌、原虫、衣原体和病毒等各种微生物组成，它们主要栖居于阴道四周的侧壁黏膜皱褶中，其次是阴道穹，部分在子宫颈。它们包括革兰阳性需氧或兼性需氧菌如乳酸杆菌、棒状杆菌（*Corynebacterium*）、非溶血性链球菌（non-hemolytic streptococcus）、肠球菌及表皮葡萄球菌（*Staphylococcus Epidermidis*），革兰阴性需氧菌有大肠杆菌、GV 等，厌氧菌包括梭状芽孢杆菌（*Clostridium*）、消化链球菌、拟杆菌及梭杆菌（*Fusobacterium*）等。正常状态下，阴道内厌氧菌与需氧菌的比例为（5~10）:1，两者处于动态平衡状态。此外，还有一些病原体，如动弯杆菌、支原体、滴虫及假丝酵母菌等，阴道随着年龄、妊娠等的变化，发生着不同微生物种群相续演替的过程。阴道内正常存在的乳酸杆菌对维持阴道正常菌群起着关键的作用。阴道鳞状上皮细胞内的糖原经乳酸杆菌作用分解成乳酸，使阴道局部形成弱酸性环境（pH ≤ 4.5，多为 3.8~4.5），在此酸性环境下大部分寄生菌和致病菌会受到抑制、不能过度生长。此外，乳酸杆菌通过快速替代、竞争排斥机制阻止致病微生物黏附于阴道上皮细胞；同时分泌 H_2O_2、细菌素、类细菌素和生物表面活性剂等物质，抑制了其他菌和致病微生物的生长，从而维持阴道微生态环境的平衡。

2. 子宫颈和子宫腔　子宫颈外口也是正常微生物群的栖息地，可分离到棒状杆菌、链球菌、白色假丝酵母菌等，但分离率较低。子宫颈周围和子宫颈口含有氯化钠、糖蛋白及氧分压低，有利于部分厌氧菌的生长，如厌氧消化链球菌、脆弱拟杆菌和产黑色素拟杆菌等。

3. 输卵管和卵巢　健康女性的输卵管和卵巢是无菌的。

第三节　微生态环境中菌群分布

一、外阴微生物群

女性生殖器暴露在外面的部分称外阴，外阴部通常相对于人体的体表温度，局部较潮湿，温暖，适合细菌生长繁殖，所以外阴部存在相对特有的微生物群。外阴前有尿道，中有阴道开口，后与肛门毗邻，经常受尿、粪便、阴道排出物的浸渍和污染。外阴又是育龄女性性交、分娩和各种经阴道手术或检查操作的必经之道，容易受到损伤和各种外界或其他部位的病原体的污染。此外，个人的种族、年龄、婚姻状况、经济、文化、卫生水平和生活习惯等均可影响到外阴的微生物状态。因此，外阴菌群相对复杂，不仅有细菌，如葡萄球菌、链球菌、大肠杆菌、丙酸杆菌和拟杆菌等的栖息；还有原虫如阴道毛滴虫，真菌如白色假丝酵母菌，病毒如 HSV 和乳头瘤病毒等其他微生物，外阴菌群是引起女性泌尿生殖道感染性疾病的重要来源之一。

二、阴道微生物群

阴道内正常菌群的研究是阴道微生态研究的核心内容。早在 1892 年，Dederlein 发现阴道内存在着革兰阳性杆菌样微生物，即乳酸杆菌。20 世纪 50 年代从阴道分泌物中已分离到 α - 链球菌、棒状杆菌等，其能发酵糖类产酸、降低阴道环境的 pH。20 世纪 60 年代，Morris 等从健康育龄女性的阴道排出物中分离到链球菌、葡萄球菌、肠球菌、大肠杆菌、棒状杆菌等。常态下，阴道内有以下几种菌群。

（一）乳酸杆菌属

在正常阴道菌群中，乳酸杆菌占优势。阴道分泌物的分离率为 50%~80%，阴道分泌物乳酸杆菌含有 10^7~10^8 CFU/g。近来的研究表明，健康女性阴道内可分离出许多种乳酸杆菌，最常见的是卷曲乳酸杆菌、懒惰乳酸杆菌、詹氏乳酸杆菌、加氏乳酸杆菌、嗜酸乳酸杆菌、唾液乳酸杆菌、发酵乳酸杆菌、短乳酸杆菌、德氏乳酸杆菌、雷氏乳酸杆菌、布氏乳酸杆菌、链状乳酸杆菌、干酪乳酸杆菌和纤维二糖乳酸杆菌等。其中卷曲乳酸杆菌是比较稳定的菌种，而懒惰乳酸杆菌对环境的变化敏感，在疾病的情况下容易发生变化。

（二）真菌

阴道分泌物中分离出 8 种真菌，其中常居真菌是白色假丝酵母菌和光滑假丝酵母菌，它们在健康女性阴道分泌物中的分离率为 13%~17% 和 1%~4%；常见过路真菌为克柔假丝酵母菌、星形假丝酵母菌、热带假丝酵母菌、近光滑假丝酵母菌、季也蒙假丝酵母菌、假热带假丝酵母菌等；其他偶见路过真菌有毛霉菌、镰刀菌、枝孢霉菌、黑根霉菌等。

（三）厌氧菌

常见的厌氧菌群有拟杆菌属、消化球菌属、消化链球菌、韦荣球菌和其他厌氧菌。

1. 拟杆菌属（*Bacteroides*）　包括产黑色素拟杆菌、可变拟杆菌、普通拟杆菌、脆弱拟杆菌等。
2. 消化球菌属　包括厌氧消化球菌、不解糖消化球菌、产气消化球菌等。

3. 消化链球菌属　包括厌氧消化链球菌、中间型消化链球菌、微小消化链球菌等。

4. 韦荣球菌属　包括产碱韦荣球菌、小韦荣球菌等。

5. 其他厌氧菌　如坏死梭杆菌、痤疮棒杆菌等。

（四）其他细菌群

其他细菌群有阴道棒状杆菌、乳酸棒状杆菌、小棒状杆菌、奈瑟球菌、葡萄球菌、链球菌及奇异变形杆菌、支原体等。奈瑟球菌属中有干燥咽奈瑟菌、卡他奈瑟菌，链球菌中主要是 GBS。

（五）原虫

原虫主要有阴道毛滴虫。

（六）病毒

病毒主要有疱疹病毒（HSV-Ⅱ）、HPV、CMV 等。

三、子宫颈微生物群

子宫颈位于子宫下部，近似圆锥体，上端与子宫体相连，下端深入阴道。阴道顶端的阴道穹又将子宫颈分为两部分：子宫颈突入阴道的部分称子宫颈阴道部，在阴道穹以上的部分称子宫颈阴道上部。子宫颈的中央为前后略扁的长梭形管腔，其上端通过子宫颈内口与宫腔相连，其下端通过子宫颈外口开口于阴道。内外口之间即子宫颈管。子宫颈外口未生育女性呈圆形，经阴道分娩生育过的女性呈横裂形。子宫颈的大小与宫体比例随年龄及内分泌状态等而变化。子宫颈壁由黏膜、肌层和外膜组成。

子宫颈外口也是正常微生物群的栖息地，可分离到棒状杆菌、链球菌、白色假丝酵母菌等，但分离率较低。宫颈外口厌氧菌的分离率较高，未产妇为 8.7%，经产妇为 20.7%。子宫颈周围和子宫颈口含有氯化钠、糖蛋白及氧分压低，有利于部分厌氧菌的生长，如厌氧消化链球菌、脆弱拟杆菌和产黑色素拟杆菌等。

（一）宫颈厌氧菌种

1. 拟杆菌　包括产黑色素拟杆菌、脆弱拟杆菌、多型拟杆菌等。

2. 厌氧球菌　如厌氧消化链球菌、不解糖消化球菌、产气消化球菌、厌氧消化链球菌、中间型消化链球菌、微小消化链球菌和小韦荣球菌等。

3. 其他厌氧菌　有坏死梭杆菌、痤疮棒杆菌等。

（二）宫颈常居菌

子宫颈的常居菌是产黑色素拟杆菌和厌氧消化球菌，从整体水平看，其生态系统与阴道生境中生态系统类似，只是成员和数量少。但从种群来看，厌氧菌中许多在子宫颈生境中分离率高的个体，与阴道生境中的生态系统的种群不同，这说明生境不同，生态系统是有差别的。

第四节　微生态平衡与防御体系

在人体微生态环境中，微生物与人体内、外环境始终保持协调，并构成对立的统一体，微生物才能生长、繁殖。这种良好的稳定控制，是生物经过长期的进化和适应过程后才形成的。阴道腔内微生物与宿主、环境保持着动态平衡与协调，这种平衡就是微生态平衡。

一、动态平衡

健康女性的阴道微生物菌群，对每个人来说，其种类、数量、比例和分布状况是相对恒定的。伴随宿主终生的阴道微生物群的恒定性，也是生物在长期适应、进化过程中形成的。阴道菌群中常居菌是乳酸杆菌、表皮葡萄球菌、棒状杆菌、大肠杆菌、粪链球菌、白色假丝酵母菌、消化球菌、拟杆菌和支原体等。这些菌群在宿主的内分泌功能和阴道生境改变时也发生生态演替，建立新的生态平衡。这样，微生物群、环境、宿主之间就能处于动态、协调、和谐的平衡关系中，这种平衡有利于宿主生物屏障的形成。

常居菌中最重要的是乳酸杆菌，其在健康女性阴道中分离率高达 50%~80%，以乳酸杆菌为优势的菌群，由于降低阴道 pH，许多条件致病菌分离率减少。阴道乳酸杆菌在维持阴道的自净作用方面起主导作用。乳酸杆菌中尤以嗜酸乳酸杆菌为主，其分离率达 45% 以上，数量超过 5×10^7/mL。其主要分布在阴道侧壁黏膜上，酵解糖原作用最强，是阴道菌群中最重要的常居菌。

二、菌群协调

阴道微生物菌群与宿主之间，始终保持着动态平衡，一旦失去平衡，就可能引发生殖道各种感染性疾病。

（一）共生关系

每个生态系统内均共同生存着各种生物，这些生物间都是共生关系。显然，微生物与微生物之间或微生物与其宿主之间的共生关系是极其错综复杂的。它们既有互利共生，又有拮抗性共生。在孕妇阴道中，乳酸杆菌、白色假丝酵母菌、丙酸杆菌等的分离率都高于健康女性，这提示这些细菌在阴道中可分解糖类，从而保持阴道低 pH 环境，它们间起协同作用。乳酸杆菌定植通常是在阴道酸性形成之后，与宿主的组织和其他酶类分解糖原产酸有关。定植后的乳酸杆菌，如嗜酸乳酸杆菌、雷氏乳酸杆菌、唾液乳酸杆菌和乳酸乳酸杆菌等分解糖原，再进行酵解产酸，这也是一种共生作用。在临床标本阴道分泌物中，常分离到大肠杆菌、消化链球菌和拟杆菌的混合感染。大肠杆菌等消耗病灶处的氧分子，降低其氧化还原电势（Eh），有利于拟杆菌等厌氧菌的生长、繁殖，这也是微生物之间的共生作用。

（二）拮抗作用

阴道菌群中的乳酸杆菌与 GBS、大肠杆菌、拟杆菌、金黄色葡萄球菌之间有拮抗作用。子宫颈分泌物中分离到个别消化链球菌，几乎分离不到丙酸杆菌，这也是微生物之间的一种拮抗作用。

（三）定植机制

酸性环境中，乳酸杆菌细胞外纤维状结构糖须（糖被），即多糖体或脂蛋白等黏附在无腺体的阴道黏膜上皮细胞上。其他菌如大肠杆菌、拟杆菌等依靠菌毛黏附而定植。

三、机体防御体系

（一）生物屏障

定植在阴道黏膜上皮细胞上的微生物群有层次、有序，犹如一层生物膜，不仅对宿主起占位性保护作用，而且直接影响定植能力，使外袭菌无法立足于宿主细胞。同时，尽管菌群中有许多成员具有潜在致病作用，但阴道菌群处于生态平衡中，生态优势的常居菌使阴道保持在一个和谐的生态社会中，互相牵制、互相制约、彼此协调，表现出更多的正相互作用，共同形成生物膜。

（二）酸性环境

受宿主内分泌卵巢激素的影响，阴道黏膜上皮保持增生和糖原储存，之后又受孕激素的作用，上皮细胞脱落，经组织酶和菌群，尤其是乳酸杆菌的作用，使之分解成单糖，进而酵解成乳酸、乙酸等酸性产物，使阴道环境维持在 pH 为 4~5，抑制了许多微生物的生长，从而维持阴道自净作用。

（三）免疫作用

阴道正常菌群如同其他部位正常微生物群一样对宿主体液免疫和细胞免疫的形成有一定的影响，同时对非特异性免疫和补体的激活和巨噬细胞的吞噬功能也有一定影响。阴道正常微生物群与宿主的免疫功能配合，有抵御外袭菌入侵的作用。

（四）防止阴道黏膜上皮细胞化生

临床上宫颈癌的好发年龄在 40 岁以上，女性正好处于更年期或绝经期。这时，子宫颈阴道黏膜移行处极易发生非典型鳞状上皮化生。衰老引起阴道菌群演替的最大特点是乳酸杆菌分离率明显下降，而大肠杆菌、拟杆菌、金黄色葡萄球菌等的检出率明显增加，阴道环境逐渐变成中性或弱碱性，有利于腐生菌的生长、繁殖。阴道内胍、胺、吲哚等有毒物质易于蓄积。这样，微生物、环境、宿主极易导致生态失调，有利于 HSV-2 和 HPV 等的增殖，抗体滴度也因此增加，从而极易导致非典型鳞状上皮化生。

第五节　微生态失调

健康女性阴道的微生物群通常保持着一种动态平衡状态，宿主、环境、菌群之间的适应过程发生变化，出现反常状态时可导致微生态失调。生态失调对宿主产生有害的影响，引起女性生殖道各种感染性疾病。廖秦平等建立了我国女性阴道微生态评价体系。阴道内各种微生物之间相互制约、相互作用、相互依赖及阴道局部的免疫状态，使腔内微生物群与宿主、环境保持着协调、动态的平衡。各种原因如抗生素的广泛使用、不当的阴道灌洗、全身性免疫低下性疾病、性交、性激素的变化、避孕药具等，破坏了阴道菌群的动态平衡，导致阴道菌群失衡，作为优势菌的乳酸杆菌将被抑制或大量减少，对其他微生物的抑制作用会减弱，引起病原微生物大量增殖，成为异常优势菌，从而会导致生殖道感染的发生。

我国女性阴道微生态评价体系是通过形态学描述阴道菌群的密集度、多样性、优势菌、机体炎性反应和致病菌等五个方面，并结合阴道多种功能性指标，如 pH、H_2O_2、白细胞酯酶等对阴道微生境进行全面评价，从而指导临床诊断和阴道微生态环境紊乱与否的评价体系。近年来，随着分子生物学技术的发展，楚雍烈等采用宏基因组学技术评价阴道正常菌群的分布状况。直接采用阴道分泌物提取DNA，用于检测阴道菌群中可培养的、不可培养的细菌群，通过基因扩增、克隆和基因测序分析等技术方法，可以更为客观地了解阴道正常菌群的分布状况。

微生态评价体系通过形态和功能的检测，也可以一次性快速诊断临床常见的阴道炎症如细菌性阴道病、VVC、混合性感染、滴虫性阴道炎、需氧菌性阴道炎和细胞溶解性阴道病。最重要的是，它还可以对目前临床上有白带增多、外阴瘙痒等症状而无特殊病菌的现有方法难以诊断的阴道炎症患者进行微生态评价，从而达到指导临床治疗的目的。

一、阴道炎的菌群变化

宿主的自身健康状况如生理期月经、内分泌、手术、分娩、性生活或应用药物治疗等各种因素均可影响阴道微生态平衡，破坏微生物防线和解剖组织屏障。卵巢功能低下或其他全身性疾病，免疫抑制剂、抗肿瘤药物等的适度使用，极易导致女性患妇产科感染性疾病。感染的主要来源是阴道微生物群中许多潜在性病原微生物如大肠杆菌、拟杆菌、消化球菌、金黄色葡萄球菌、GBS、白色假丝酵母菌、阴道毛滴虫和支原体等。阴道菌群失调主要表现在阴道炎与 GBS 感染。

阴道炎分为特异性阴道炎和非特异性阴道炎。特异性阴道炎是由各种病原微生物引起的，如滴虫性阴道炎、淋菌性阴道炎、假丝酵母菌性阴道炎等；非特异性阴道炎包括幼女性阴道炎、老年性阴道炎等。

1. 特异性阴道炎

（1）滴虫性阴道炎：与健康女性比较，滴虫性阴道炎患者阴道清洁度Ⅲ度增多，Ⅰ度减少，据文献报道，支原体分离率增加 32.6%，阴道嗜血杆菌增加 28%，微球菌增加 14.3%，厌氧菌群增加 29.3%，乳酸杆菌减少 52%，假丝酵母菌减少 6.8%，阴道棒状杆菌减少 32.8%，其他菌变化不明显；与非特异性阴道炎比较，滴虫性阴道炎患者支原体增加 32.6%，阴道嗜血杆菌增加 28%，棒状杆菌增加 32.8%，厌氧菌群增加 29.3%，乳酸杆菌减少 52%，假丝酵母菌减少 6.8%。

（2）假丝酵母菌性阴道炎：假丝酵母菌性阴道炎患者，乳酸杆菌和革兰阳性杆菌的检出率都比较低，但白色假丝酵母菌的分离率增高；与非特异性阴道炎相比，假丝酵母菌性阴道炎患者乳酸杆菌和厌氧菌的检出率都比较低。由此推论，假丝酵母菌性阴道炎菌群失调，可能是属于一种一过性失调，其生态失调程度较轻。

2. 非特异性阴道炎　患者阴道分泌物中乳酸杆菌检出率较低（17.6%），消化球菌、消化链球菌、韦荣球菌、拟杆菌、支原体、粪链球菌及丙酸杆菌检出率增加，但没有分离出特定病原菌。上述许多厌氧菌、需氧菌既是非特定病原菌，又都是阴道菌群的成员。因此，可以说在生态失衡时，许多阴道菌群成员可以作为条件致病菌，引起内源性感染。

二、GBS 的病理作用

GBS 是阴道菌群之一，对人类的致病性是导致新生儿感染症，主要病症是新生儿和乳儿败血症，以及化脓性脑脊髓膜炎。

（一）分离率

孕妇阴道菌群中 GBS 的分离率约为 10%，妊娠期间无明显差异，月经周期无变化。非孕妇 GBS 的分离率为 20% 左右，其分离率随着年龄的增长而增长，闭经后分离率高达 35%，GBS 是阴道菌群的常居菌。

（二）血清型与致病性

GBS 分为Ⅰ、Ⅱ、Ⅲ和 R 4 个血清型，其中Ⅰ型又分为 Ia、Ib、Ic 3 个亚型。孕妇Ⅲ型最多，其次为 Ia、Ic。非孕妇 Ia 型最多，其次为 Ic 和 R 型。血清型与细菌的毒力和致病性密切相关。

（三）主要病症

1. 新生儿和乳儿败血症　大多数是分娩时通过产道由阴道菌群中 GBS Ia 型感染。易感因素是产妇合并早产、妊娠中毒症、产程延长等造成的阴道菌群紊乱。本病病情重，病死率高，是阴道常居菌在生态失调时，条件致病菌引起的内源性感染。

2. 脑脊髓膜炎　多来自阴道菌群中 GBS Ⅲ 型感染，常伴有产科并发症，但病情短且较轻，病死率低。

第六节　微生态制剂与临床应用

健康女性阴道内存在着多种正常的微生物群落，它们与机体、环境之间相互制约、相互协调、维持阴道内动态的微生态平衡。其中，乳酸杆菌作为正常阴道内的优势菌群，在阴道内具有降低阴道 pH、维持阴道清洁度、保持阴道微生态平衡、抵抗内源性和外源性病原菌的生长繁殖等重要的生理作用。近年来，随着微生态学的飞速发展及对人体微生态系统的深入了解，人们开始广泛关注以调整菌群失调为目的的生态疗法。郑晶晶等报告，利用阴道乳酸杆菌制成的微生态制剂能定植于阴道，抑制阴道致病菌的生长，促进恢复阴道菌群平衡，且无毒副作用，在治疗与预防阴道感染方面取得了良好的效果。吴东雅报告了乳酸杆菌活菌制剂对细菌性阴道病的治疗及局部免疫的调节方面的作用，指出乳酸杆菌是一类具有较好应用前景的重要微生物。张秀玲调查了 1 560 例妇科门诊阴道炎患者和健康体检者发现，其中阴道微生态失调 1 089 例，微生态正常 471 例，对采用两种不同方法治疗阴道炎效果做比较发现，乳酸杆菌活菌制剂能够增加治疗各种阴道炎药物的疗效，用于调节阴道微生态环境，可以预防各种阴道炎的发生。龚天柳应用阴道乳酸杆菌胶囊调整产后阴道菌群失衡，对 300 例细菌性阴道病患者阴道内放置乳酸杆菌活菌胶囊，结果显示阴道 pH 明显降低，接近正常女性阴道 pH 水平，且阴道乳酸杆菌数量明显增多。这说明乳酸杆菌胶囊作为生态治疗的活菌制剂，既能预防、治疗阴道感染，又无不良反应，还可以减少产后女性阴道炎的复发率，值得临床推广应用。

一、乳酸杆菌活菌制剂

乳酸杆菌活菌制剂是从人体或动物阴道中分离出来乳酸杆菌，经过体外人工繁殖后制成的活菌制剂。其最终回到体内发挥其自然的生理功能，调整阴道菌群，维护生态平衡，从而达到防止疾病的目的。乳酸杆菌在保护阴道、防止致病菌定植、提高免疫防御力方面起了很重要的作用，其机制如下。

（一）竞争黏附作用

乳酸杆菌可黏附在阴道壁形成一层生物膜，起到占位保护作用，Boris 等通过实验证明存在于生殖道黏膜表面的乳酸杆菌，能特异黏附于黏膜组织或基质并抑制致病菌的黏附和感染。乳酸杆菌黏附这些组织的能力和细菌细胞表面存在的糖蛋白、碳水化合物等黏附受体有关。一般情况下，黏附力较强的乳酸杆菌具有较强的拮抗能力。

（二）抑制病原体的生长

1. 产生乳酸降低 pH　正常育龄期女性阴道 pH 为 4.0~4.5，其酸性程度是控制菌群构成的首要因素，这一酸度一方面主要是由乳酸杆菌产生的乳酸所致；另一方面也与阴道上皮细胞产生并释放入阴道分泌物中的短链脂肪酸有关。体外实验研究发现乳酸杆菌生长时产生的酸化作用能抑制白色假丝酵母菌、大肠杆菌和 GV 等致病菌的增殖。

2.　产生 H_2O_2　H_2O_2 是细菌间发生拮抗作用的自净物质，大多数阴道乳酸杆菌都具有释放 H_2O_2 的能力，产 H_2O_2 的乳酸杆菌能促使具有过氧化物酶活性的蛋白抑制剂与过氧化物结合或能通过直接或氧化物作用而抑制另一种细菌的生长。在有过氧化物酶和卤化物存在的情况下，H_2O_2 的杀菌能力大为增强，Eschanbach 报道健康女性阴道产 H_2O_2 的乳酸杆菌的分离率远高于细菌性阴道病患者。同时，阴道内产 H_2O_2 乳酸杆菌能抑制那些少产或不产生触酶的微生物过度生长。

3.　产生抑制物　乳酸杆菌能产生多种抑制物如细菌素、细菌素样物质和表面活性物质，抑制革兰阳性菌、革兰阴性菌和真菌。Valraeds 等还发现 15 种乳酸杆菌能产生一种表面活性物质，这种物质能耐受胰酶和胃蛋白酶，能促进不溶于水的酶作用底物的吸收，并具有广谱的杀菌作用。尽管乳酸杆菌能产生多种抑制物质，但产生这些物质的菌株绝大多数来源于环境而不是阴道生态系统，这些物质在体内的作用仍需进一步阐明。

4.　耗竭病原体所必需的营养物质　体外连续培养的方法可以发现阴道固有菌群与外来菌之间对营养物质有竞争现象，可以耗竭病原体所必需的营养物质。但在阴道内是否有这种竞争营养的作用并没有直接的实验证据。

5.　生物夺氧学说　在阴道微生态系统中，厌氧菌是优势种群。非致病的好氧微生物在阴道暂时定植，可以使局部环境的氧分子浓度降低，氧化还原电势下降，促进厌氧微生物的生长，达到提高定植抗力，恢复生态平衡的目的。

（三）免疫防御作用

乳酸杆菌主要引起有益的免疫反应，对不良免疫反应、炎症反应及过敏反应有下调作用。乳酸杆菌对非特异性免疫的调节主要包括增强黏膜的屏障作用、加强吞噬细胞的吞噬能力、刺激免疫细胞产生各种细胞因子（如促炎因子 IL-12、IFN-γ，抑炎因子 TGF-β、IL-10）。乳酸杆菌对特异性免疫的调节可影响 T 细胞的增殖、分化和产生细胞因子的能力。

二、阴道微生态制剂的临床应用

益生菌是一群生活在机体内的有益微生物，它在调节微生态平衡和维护人体健康中的作用已被广泛认可。乳酸杆菌作为益生菌的重要成员，用其制成的微生态制剂也成为保护阴道和防治感染的一种新途径。

（一）细菌性阴道病

细菌性阴道病的主要特征是乳酸杆菌减少，特别是产 H_2O_2 的乳酸杆菌减少，而 GV、拟杆菌等增加，故利用微生态制剂恢复乳酸杆菌的优势地位，成为治疗细菌性阴道病的一种新思路。Reid 等认为，乳酸杆菌不但可以预防和治疗细菌性阴道病，而且可以减少细菌性阴道病的并发症如性传播疾病、早产等。

（二）滴虫性阴道炎

乳酸杆菌具有增强阴道酸性环境、降低 pH 的生态效应，对滴虫具有明显的拮抗作用。Nyumbl 等用乳酸杆菌活菌制剂治疗滴虫阴道炎，治愈率可达 97%，并能有效地防止复发。邹孟红等用阴道用乳杆菌活菌胶囊（定君生）治疗滴虫性阴道炎，3 个疗程的治愈率达 96.7%。徐雁报道用乳酸杆菌治疗滴虫性阴道炎治愈率为 100%，且无明显不良反应。比较不同浓度乳酸杆菌对滴虫的抑制作用发现，乳酸杆菌浓度为 0.5×10^8/mL 时滴虫的死亡率最高。

（三）VVC

阴道乳酸杆菌能产生大量乳酸，降低阴道 pH，抑制假丝酵母菌生长，在体外还可干扰假丝酵母菌对阴道上皮的黏附。Pirotta 对 751 例既往诊断为 VVC 的患者调查时发现，40% 患者用过乳酸杆菌类产品来预防抗生素引起的 VVC 的发生。李森真等报道，乳酸杆菌还可通过占位保护与营养竞争来抑制假丝酵母菌。刘朝晖等研究表明，治疗 VVC 时应首先应用抗真菌药物，当假丝酵母菌感染得以控制后再使用乳酸杆菌，帮助恢复阴道菌群，以达到提高总有效率、预防复发的目的。

（四）老年性阴道炎

女性绝经后阴道内乳酸杆菌数量减少，阴道自净与防御功能下降，易引起炎症，应用雌激素替代治疗后，阴道乳酸杆菌数量明显升高，阴道炎发病率降低，表明维持一定的阴道乳酸杆菌数量是降低阴道炎发病率的必要条件。Reid 认为乳酸杆菌可以通过空间占位保护，产生乳酸，降低 pH，产生细菌素、溶菌酶、H_2O_2 和表面活性剂维持阴道局部的抗感染力。邓燕杰报道，阴道用乳杆菌活菌胶囊能恢复阴道菌群，从根本上治疗老年性阴道炎。

（五）淋菌性阴道炎

阴道内有乳酸杆菌存在的女性比缺乏乳酸杆菌的女性与淋病性伴侣接触后更不容易感染上淋病，这提示乳酸杆菌能抑制淋病奈瑟菌生长。Donlan 发现产 H_2O_2 的乳酸杆菌能产生一种抑制物质，在 pH 为 5.0 情况下对淋病奈瑟菌过氧化氢酶活性有明显的抑制作用，进而抑制淋病奈瑟菌生长。

（六）尿路感染

乳酸杆菌干预尿路感染的机制还不十分清楚。但有研究表明在尿路感染中，从阴道向膀胱内移行的病原体持续存在是尿路感染存在的必要条件。通过向阴道内补充乳酸杆菌，从而抑制、杀灭病原体，恢复阴道的微生态平衡，膀胱的感染也可得到解决。

（七）调控阴道菌群结构

阴道乳酸杆菌有调控阴道菌群结构、增强生殖道防御免疫力的作用。乳酸杆菌的减少与 CIN、宫颈癌的发生、发展有密切关系，产 H_2O_2 乳酸杆菌可能有助于防止阴道癌的发生，并发挥一定抗肿瘤作用，乳酸杆菌的保护作用能降低感染 HIV 的风险。因此，外源性补充乳酸杆菌可以调控阴道菌群，增强免疫力。

近年来，随着医学新技术、各种抗生素、免疫抑制剂的不断出现，其在恢复人体健康的同时，也带来了致病菌耐药性、疾病复发率高、双重感染及引起菌群失调及毒性反应等诸多弊端。因此，用"促菌治疗"代替"抗菌治疗"的微生态疗法给人类带来了一个别有洞天的新境界，用益生菌来恢复和维持人体健康的微生态制剂也显示出其巨大的应用前景和潜在的商业价值。这必将为人体的保健和疾病的治疗带来有益的启示。

（朱庆义）

参考文献

龚天柳．阴道乳酸杆菌胶囊调整产后阴道菌群失衡的临床研究．中国微生态学杂志，2015，27（7）：

851-853.

康白，李华军. 微生态学现代理论与应用：康白教授的微生态观. 上海：上海科学技术出版社，2013.

李宝伟，王建文，孙立梅，等. 乳酸杆菌活菌制剂治疗细菌性阴道病的临床疗效观察. 中国微生态学杂志，2001，13（4）：202.

李兰娟. 感染微生态. 中国感染控制杂志，2005，4（1）：1-3.

廖秦平. 女性阴道微生态及研究进展 // 中国医师感染科医师大会暨传染病诊治高峰论坛，2013 医学前沿论坛暨我国感染病学发展战略研究研讨会，2013：8-21，

廖秦平. 女性阴道微生态图谱. 北京：人民卫生出版社，2014.

凌宗欣. 女性生殖道微生物群落菌群多样性变化与生殖道感染的相关性研究. 浙江大学，2012.

刘晓茜，杨瑜，马芳，等. 女性生殖道微生态评价研究进展. 中国微生态学杂志，2010，22（7）：662-665.

王振江，吕小玲，董振香. 微生态制剂（定君生）在调整阴道菌群失衡的应用. 中国医院用药评价与分析，2006，6（2）：117-119.

肖冰冰，刘朝晖，廖秦平. 妇科门诊不同阴道症状就诊者阴道微生态状况调查. 中华妇产科杂志，2009，44（1）：6-8.

郑晶晶，宋静慧. 乳酸杆菌及阴道微生态制剂. 内蒙古医科大学学报，2008（s2）：141-144.

Ankirskaya A S，Mouravjeva V V，Smetnik V P，et al. Vaginal microecology in postmenopausal women. Microbial Ecology In Health & Disease，2000，12（2）：121.

Famularo G，Perluigi M，Coccia R，et al. Microecology，bacterial vaginosis and probiotics：perspectives for bacteriotherapy. Medical Hypotheses，2001，56（4）：421-430.

Ness R B，Kip K E，Hillier S L，et al. A cluster analysis of bacterial vaginosisassociated microflora and pelvic inflammatory disease. American Journal of Epidemiology，2005，162（6）：585-590.

Robinson C J，Bohannan B J M，Young V B. From structure to function：the ecology of hostassociated microbial communities. Microbiology & Molecular Biology Reviews Mmbr，2010，74（3）：453-476.

第三章

女性生殖道感染

第一节　女性生殖道感染特点

　　女性生殖道感染是细菌、病毒、寄生虫等病原微生物侵袭所引起的一类感染性疾病。其发生在外阴口至子宫、盆腔。在国家卫生和计划生育委员会制定的《生殖感染防治管理办法》（2011）中所指定的生殖道感染分为8种，即艾滋病、淋病、梅毒、软下疳、生殖道感染性淋巴肉芽肿、非淋菌性尿道炎、尖锐湿疣、生殖器疱疹。这8种疾病是国内公认的生殖道感染。学术上及临床医生一般也将VVC、滴虫病、细菌性阴道炎、阴部传染性软疣、腹股沟淋巴肉芽肿、阴虱病、CMV感染等也归入生殖道感染范畴。

一、生殖道感染

　　生殖道感染具有患病率高、无症状比例高、不就诊比例高和得不到合理治疗比例高的特点，可导致各种严重并发症和后遗症。女性生殖健康水平直接影响着人口素质，不容忽视。女性生殖道感染已经成为全球范围内危害严重的重要传染病之一。女性生殖道感染相关因素受生殖道解剖、生理、性活动、分娩和卫生习惯等因素影响，易发生多种感染。

二、疾病分级

　　WHO将生殖道感染分类为四级。

　　1. **一级生殖道感染**　艾滋病。

　　2. **二级生殖道感染**　梅毒、淋病、软下疳、生殖道感染性淋巴肉芽肿、腹股沟肉芽肿、非淋菌性尿道炎、生殖道感染性衣原体病、泌尿生殖道支原体病、滴虫性阴道炎、细菌性阴道炎、生殖感染性阴道炎、生殖道感染性盆腔炎。

　　3. **三级生殖道感染**　尖锐湿疣、生殖器疱疹、VVC、传染性软疣、阴部单纯疱疹、GV阴道炎、生殖道感染性肝周炎、瑞特综合征、GBS感染、乙肝、疥疮、阴虱病、CMV感染等。

　　4. **四级生殖道感染**　阴道滴虫病、弯曲杆菌病、阿米巴病、沙门菌病、志贺菌病、甲肝。

据 WHO 最新调查报告显示，对于成年女性而言，生殖道感染患病概率高达 90% 以上；最常见的不适症状是阴部瘙痒、异味、疼痛及尿频、尿急等。而且，女性许多其他疾病的发生也与生殖系统的功能异常密切相关如骨质疏松、冠心病、糖尿病、黄褐斑等。从某种意义上讲，生殖系统的问题关乎女性一生的健康和幸福，也可以说是女性的"百病之源"。

第二节　生殖道感染类型

一、外源性感染

外源性感染是指来自宿主体外的病原菌所引起的感染，又称交叉感染，通常是指病原体来源于患者体外如其他患者或医院中的工作人员、医院环境中存在的细菌，以及未彻底消毒灭菌或污染的医疗器械、血液、血液制品和生物制品等。传染源主要包括传染病患者、恢复期患者、健康带菌者及病畜、带菌动物、媒介昆虫等，主要传播途径如下。

1. **性行为**　是性传播疾病的最主要传播途径，占性传播感染的 95% 以上。

2. **接触传播**　可分直接接触和间接接触，直接接触指接触性传播疾病患者的病变部位和分泌物，间接接触指接触患者的衣服、制品、用具、便盆等。

3. **血源传播**　主要见于接触了二期梅毒、淋病奈瑟菌菌血症、乙肝、艾滋病患者所提供的血液或血液制品。

4. **医源性传播**　人工流产术、宫内节育器放置或取出，性病也偶尔发生医源性感染，包括医务工作者自身感染和感染患者。

5. **母婴传播**　包括胎盘传播和产道传播。例如，HSV、梅毒螺旋体和 HIV 可通过胎盘屏障感染胎儿，引起胎儿的先天性感染。有些病原体虽然不能通过胎盘传染胎儿，但在胎儿分娩通过阴道时可被感染。例如，产妇患有淋病、衣原体感染、尖锐湿疣可发生新生儿眼炎和淋病奈瑟菌性脓疱疹病等。

二、内源性感染

内源性感染又称自身感染，其病原体来自患者自身（泌尿生殖道）的常居菌或暂居菌，在正常情况下，它们寄生于人体内，并不引起疾病。当机体免疫力减低时，或者由于外界因素的影响如长期大量使用抗生素引起体内正常菌群失调时，可造成体内微生态环境失衡，即可发生内源性感染。随着医院感染监控工作的深入，外源性感染已明显减少，内源性感染则在增加，成为医院感染的主要类型。

条件致病性病原微生物是指寄生在动物体内的病原体，在机体正常的情况下，并不表现致病性。但在受到不良因素的影响，致使动物机体的抵抗力减弱时，它可引起病原微生物的活化，增强毒力，大量繁殖，最后引起机体发病。这种由条件致病性病原微生物引起的发病称为内源性感染。

第三节　女性生殖道感染的主要病原微生物群

　　女性生殖道感染性疾病是由多种病原微生物引起的，包括细菌（需氧菌、厌氧菌、兼性菌）、真菌、衣原体、支原体、螺旋体、病毒和人体寄生虫等。关于细菌性阴道病潜在的致病菌，据凌宗欣等研究报告，主要有加德纳式菌属、陌生菌属（阿托波菌属）、普雷沃菌属、巨球型菌属、棒状杆菌属、毛螺菌属、支原体，纤毛菌属等，通常被分为3个细菌门类，包括拟杆菌属、放线菌属和梭杆菌属；8个细菌菌属，包括加德纳式菌属、陌生菌属（阿托波菌属）、巨球型菌属、爱格士菌属（Eggerthella）、气球菌属、纤毛菌属、普雷沃菌属和乳头杆菌等。女性生殖道感染性疾病常见的主要病原微生物如下。

一、细菌性感染

（一）需氧菌及兼性菌

　　1. 革兰阳性球菌　如B族溶血性链球菌、肺炎链球菌（Streptococcus pneumoniae）、酿脓链球菌、金黄色葡萄球菌、表皮葡萄球菌和肠球菌等。

　　2. 革兰阴性球菌　如淋病奈瑟菌。

　　3. 革兰阳性杆菌　如单核增生李斯特氏菌、结核分枝杆菌（Mycobacterium tuberculosis）。

　　4. 革兰阴性杆菌　如GV、大肠杆菌、克雷伯菌、变形杆菌、不动杆菌、动弯杆菌、流感嗜血杆菌、杜克雷嗜血杆菌（软性下疳嗜血杆菌）、肉芽肿鞘杆菌、肉芽肿克雷伯菌等。

（二）厌氧菌

　　1. 革兰阳性菌　如消化链球菌属、梭菌属、产气荚膜梭菌、索氏梭菌。

　　2. 革兰阴性菌　如脆弱拟杆菌、普雷沃菌属、双路普雷沃菌、产黑色素拟杆菌、梭杆菌属。

二、真菌感染

（一）假丝酵母菌

　　假丝酵母菌有白色假丝酵母菌、光滑假丝酵母菌、热带假丝酵母菌、克柔滑假丝酵母菌和近平滑假丝酵母菌等。

（二）放线菌属

　　放线菌属有衣氏放线菌、戈氏放线菌、内氏放线菌、黏放线菌和迈氏放线菌等。

（三）球孢子菌属

　　球孢子菌属有粗球孢子菌等。

三、病毒感染

　　病毒感染包括单纯疱疹病毒 –1 型，2 型感染；人类乳头瘤病毒感染；人类免疫缺陷病毒感染；肝炎病毒感染；巨细胞病毒感染；风疹病毒感染；带状疱疹病毒感染；其他病毒感染，如肠道病毒、细小病毒 B19、流感病毒、麻疹病毒、MuV 等感染。

四、衣原体与支原体感染

（一）衣原体

衣原体有沙眼衣原体等。

（二）支原体

支原体有 Uu、生殖支原体、人型支原体等。

五、螺旋体感染

螺旋体感染有梅毒螺旋体、伯氏疏螺旋体（*Borrelia burgdorferi*）、回归热螺旋体（*Borrelia recurrentis*）感染等。

六、寄生虫感染

寄生虫感染包括阴道毛滴虫、刚地弓形虫、溶组织阿米巴（*Entamoeba histolytica*）、疟原虫（plasmodum）等感染。

（王肖平）

参考文献

陈菊芬，宋世军，许瑞环. 女性泌尿生殖道疾病病原微生物感染分析. 检验医学与临床，2008（9）：529-530.

凌宗欣，刘霞，项春生. 女性生殖道微生态屏障. 中国微生态学杂志，2011，23（12）：1136-1139.

凌宗欣，刘霞，项春生. 女性生殖道微生物群落菌群多样性变化与生殖道感染的相关性研究. 浙江大学博士生论文，2012.

Monif G R M，Baker D A. Infectious Diseases in Obstetrics and Gynecology. 6th ed. London：Informa Healthcare，2011.

第四章

女性生殖道的免疫防御机制

第一节 免疫学基础

人体的免疫功能通常分为两类，包括天然免疫（innate immunity）和获得性免疫（adaptive immunity）。天然免疫主要针对对外防御方面，而获得性免疫，其作用可针对自身的某些细胞并可表现记忆性。女性生殖道有着天然的自我防御功能，可阻止病原微生物的入侵。

一、天然免疫

天然免疫又称非特异性免疫，是指病原体接触或进入机体后最先受到的抵抗力，如阴道内阴道乳酸菌的净化作用，宫颈腺体分泌的溶菌酶（lysozyme）等，都是病原体入侵的第一道防线。但在月经期、妊娠期、流产和分娩后，机体的抵抗力都可暂时降低，从而有利于病原体入侵。人体的天然免疫系统，是由免疫器官、免疫细胞和免疫分子构成的，是人体抵抗病原微生物的生力军。免疫器官包括骨髓、胸腺、脾脏、淋巴结、扁桃体、小肠集合淋巴结、阑尾等；免疫细胞包括白细胞（淋巴细胞、单核巨噬细胞、中性粒细胞、嗜碱性粒细胞、嗜酸性粒细胞）、肥大细胞和血小板等；免疫分子包括免疫球蛋白、细胞因子、补体等。

（一）免疫细胞

1. 吞噬细胞 当病原微生物入侵人体后，首先发挥作用的是单核巨噬细胞。在没有病原微生物入侵时，吞噬细胞的主要功能是在组织中巡游，以收集体内的垃圾，如死亡的细胞碎片。一旦有病原微生物穿越皮肤和黏膜系统进入人体中时，吞噬细胞就开始将其吞噬。吞噬细胞在大多数情况只能处理少量的病原体，在和病原微生物相互作用的过程中，白细胞中的溶酶体释放出多种水解酶，可杀灭细菌，但也会破坏邻近的正常组织细胞，对人体造成免疫病理性损伤。

2. 中性粒细胞和单核细胞 血液中的中性粒细胞和单核细胞及组织、器官中的巨噬细胞构成单核吞噬细胞系统。当病原体穿透皮肤或黏膜到达体内组织后，吞噬细胞首先从毛细血管中逸出，聚集到病原体所在部位。多数情况下，病原体被吞噬杀灭。未被杀灭的病原体，则经淋巴管到附近的淋巴结，在淋巴结内的吞噬细胞进一步把它们消灭。淋巴结的这种过滤作用在人体免疫防御能力中占有重要地位。一般只有毒力强、数量多的病原体才有可能不被完全阻挡而侵入血液及其他脏器。但是，在血液、肝、脾或骨髓等处的吞噬细胞会对病原体继续进行吞噬杀灭。病原体被吞噬在吞噬细胞内形成吞噬体；溶酶体与吞噬体融合成吞噬溶酶体；溶酶体中的多种杀菌物质和水解酶将细菌杀死并消化；最后菌体残渣被排出细胞外。但有部分病原菌虽被人体的吞噬细胞吞入，不能被杀死，这就是不完全吞噬，如结核分枝杆菌、布鲁菌（Brucella）、伤寒沙门菌（Salmonella typhi）、军团菌（Legionella）等，它们就不能被完全吞噬。不完全吞噬可使这些病菌在吞噬细胞内得到保护，免受人体体液中特异性抗体、非特异性抗菌物质或抗菌药物的作用。有的病菌还能在吞噬细胞内生长繁殖，反而使吞噬细胞死亡；有的可随游走的吞噬细胞经淋巴液或血液扩散到人体其他部位，造成人体广泛的病变。

（二）免疫球蛋白和补体

免疫球蛋白（immunoglobulin, Ig）是人体天然免疫的一个很重要的组成部分，可分为 5 种，即免疫球蛋白 G（IgG）、免疫球蛋白 A（IgA）、免疫球蛋白 M（IgM）、免疫球蛋白 D（IgD）、免疫球蛋白 E（IgE）和补体 C 系统。

1. IgG　是免疫反应中最重要的抗体，它仅以单体的形式存在，在抗感染中起主导作用。它能够促进单核巨噬细胞的吞噬作用，中和细菌毒素的毒性，还能与病毒抗原结合从而使病毒失去感染人体细胞的能力。

2. IgA　分为血清型和分泌型两种，血清型 IgA 可以调节细胞吞噬作用。分泌型免疫球蛋白 A（sIgA）是机体黏膜防御系统的主要成分，覆盖在鼻、咽、气管、肠、膀胱等黏膜的表面。它能抑制微生物在呼吸道上皮的附着，减缓病毒繁殖，是黏膜的重要屏障。对某些病毒、细菌和一般抗原具有抗体活性，是防止病原体入侵人体的第一道防线。外来抗原进入呼吸道或消化道，局部免疫系统受到刺激后，无须中央免疫系统的参与，自身就可以进行免疫应答，产生分泌型抗体，即分泌型 IgA。呼吸道分泌液中分泌型 IgA 含量的高低直接影响呼吸道黏膜对病原体的抵抗力。

3. IgM　是抗原刺激诱导体液免疫应答中最先产生的免疫球蛋白，主要分布于血液中。它是高效能的抗体，其杀菌、溶菌、促吞噬和凝集作用比 IgG 高 500~1 000 倍，它在人体的早期防御中起着重要的作用。

4. IgD　是重链类型 δ（delta）的免疫球蛋白，在血清中含量甚少（0.1 mg/mL）。除血清含 IgD 外，在 B 细胞膜上也有 IgD。它可能是 B 细胞表面上的受体，通过受体，淋巴细胞接受抗原的刺激或抑制。IgD 的功能尚不清楚，据报道，其对青霉素、胰岛素、乳蛋白、胞核抗原、甲状腺抗原等具有抗体活性。此外，孕妇（特别是妊娠后期）、流行性出血热患者等的血清中 IgD 明显升高。IgD 也常常是自身免疫病中免疫复合物的成分。IgD 的改变与某些感染和变态反应性疾病有关，IgD 增高多见于慢性感染、肉样瘤病、超免疫作用、肝实质性病、网状内皮系统增生、弥散性红斑狼疮、类风湿关节炎、结节性多动脉炎、皮肌炎、过敏性疾病、血清病、获得性免疫溶血性贫血、甲状腺炎。IgD 降低见于遗传性或获得性 IgD 缺陷症等。

5. IgE　是一类具有 δ 链的亲同种细胞抗体，存在于血中，是正常人血清中含量最少的免疫球蛋白（0.1~0.9 mg/mL），可以引起 I 型超敏反应，是参与过敏性鼻炎、过敏性哮喘和湿疹等发病机制调节的主要抗体。IgE 具有与肥大细胞和嗜碱性粒细胞结合的免疫功能，在肥大细胞、嗜碱性粒细胞、嗜酸性粒细胞和巨噬细胞表面发现了 IgE 受体，各种过敏性疾病患者包括过敏性哮喘患者血清中可分离出针对多种花粉、尘螨、霉菌和动物皮毛的特异性 IgE。近年来，发现许多细胞因子如白细胞介素 4（IL-4）、IFN-γ 均参与了 IgE 合成的调节，IgE 抗体既能启动速发相过敏反应，也可诱发迟发相过敏反应。IgE 偏高，与慢性肝病、机体免疫系统有关，血清 IgE 升高是过敏性疾病最有力的提示。

近年来的研究证实，唾液乳酸杆菌、加氏乳酸杆菌、约氏乳酸杆菌、类干酪乳酸杆菌、罗氏乳酸杆菌等具有显著的抗过敏功能，其中唾液乳酸杆菌集中存在于益生菌当中，具有增强抗过敏的能力。其通过促进 IL-12 和 INF-γ 的分泌增加，可有效改善过敏症状，调控 CD4$^+$ 1 型 T 辅助细胞（Th1）型免疫反应而抑制免疫球蛋白 IgE，改善 CD4$^+$ 2 型 T 辅助细胞（Th2）型免疫反应过度的过敏现象。

6. 补体 C 是由存在于血清、组织液和细胞膜表面的蛋白质组成的，是具有精密调控机制的蛋白质反应系统。补体系统能参与机体的特异性和非特异性免疫机制，主要表现为：①溶解和杀伤作用，当细菌进入机体后，细菌的细胞壁脂多糖可通过替代激活补体系统导致细菌的细胞壁被破坏；②免疫黏附作用，补体可以将小分子病原黏附集中，便于吞噬细胞吞噬消除；③趋化作用，补体在激活的过程中可以释放信号，让白细胞向病原所在地集中，以便杀死病原微生物。

二、获得性免疫

获得性免疫又称特异性免疫或适应性免疫，这种免疫只针对一种病原，是经后天感染（病愈或无症状的感染）或人工预防接种（菌苗、疫苗、类毒素、免疫球蛋白等）而使机体获得抵抗感染的能力。获得性免疫通常是在微生物等抗原物质刺激后才形成的（免疫球蛋白、免疫淋巴细胞），并能与该抗原起特异性反应。获得性免疫具有特异性，能抵抗同一种微生物的重复感染，不能遗传。其通常分为细胞免疫与体液免疫两类。

（一）获得性免疫的类型

1. 细胞免疫 有一部分病原微生物（抗原）侵入人体后，刺激 T 细胞，转化成为对该抗原致敏的 T 细胞，形成靶细胞；另外，体液中的抗原被吞噬细胞摄取、处理呈递给 T 细胞，T 细胞除了产生淋巴因子刺激 B 细胞增殖分化为浆细胞产生抗体（体液免疫）外，也会增殖分化，生成效应 T 细胞和记忆 T 细胞；效应 T 细胞与靶细胞结合，使得靶细胞裂解，于是，侵入细胞的抗原就被暴露在体液中，通过体液中的抗体将其消灭。

2. 体液免疫 B 细胞是参与体液免疫的致敏 B 细胞。大多数病原微生物都具有抗原性，进入机体后进行繁殖，血液中的 B 细胞在病原体抗原的刺激下转化为浆细胞，并产生抗体，对抗其特异性的相关抗原。具有活性的 B 细胞抗体存在于 β 和 γ 球蛋白中，它们统称为免疫球蛋白。根据其理化性质和免疫状态的不同，免疫球蛋白分为 5 类，即 IgM、IgG、IgA、IgE 和 IgD。最先产生抗体的是 IgM，具有凝集和溶解病原体的作用。但其在血中含量低半衰期只有 5 日。IgM 不能通过胎盘，进入胎儿体内，如在脐带血中检出 IgM 则说明有胎内感染。继 IgM 之后，体内产生大量 IgG，血中含量高，存留时间长，半衰期为 23 日，可通过血液进入组织，与病原体结合并中和其毒素。IgG 是唯一能通过胎盘的免疫球蛋白，可传递给胎儿，使胎儿在宫内和出生后一段时间免受病原微生物侵袭。分泌型 IgA 是在黏膜中的病原微生物的刺激下，由黏膜固有层的浆细胞合成的。IgA 主要分布在黏膜表面，在呼吸道和泌尿生殖道的黏膜和分泌物的乳汁中，IgA 可以增加局部的抗病能力。新生儿亦可自初乳中获得 IgA，以保护其呼吸道和消化道。IgE 是出现最晚的免疫球蛋白，可致敏肥大细胞及嗜碱性粒细胞，使之脱颗粒，释放组胺。寄生虫感染时，血清 IgE 含量增高。IgD 的免疫功能尚不清楚，常常是自身免疫病中免疫复合物的成分，IgD 的改变与某些感染和变态反应性疾病有关，IgD 增高多见于慢性感染。

3. 杀伤细胞和 NK 细胞 一类无 T 与 B 细胞标志的细胞，具有抗体依赖细胞介导的细胞毒性作用（ADCC），能杀伤特异性抗体结合的靶细胞，又称杀伤细胞（killer cell），简称 K 细胞，参与

ADCC效应，在抗病毒、抗寄生虫感染中起杀作用；另一类具有自然杀伤作用的细胞，称为自然杀伤细胞，即NK细胞。在杀伤靶细胞时，不需要抗体与补体参与。

（二）获得性免疫的特点

1. 特异性　又称专一性，机体的二次应答是针对再次进入机体的抗原（病原体），而不是针对其他初次进入机体的抗原。

2. 免疫记忆　免疫系统对初次抗原刺激的信息可留下记忆，即淋巴细胞一部分成为效应细胞与入侵的病原微生物抗争并将其歼灭；另一部分分化成为记忆细胞进入静止期，留待与再次与进入机体的相同抗原相遇时，产生与其相应的抗体，避免第二次患相同的病。

3. 正反应和负反应　在一般情况下，产生特异性抗体或（和）致敏淋巴细胞，以发挥免疫功能的称为正反应。在某些情况下，免疫系统对再次抗原刺激不再产生针对该抗原的抗体或（和）致敏淋巴细胞，这是特异性的一种低反应性或无反应性，称为负反应，又称免疫耐受性。

4. 多种细胞参与　针对抗原刺激的应答主要是T细胞和B细胞，但在完成特异性免疫的过程中，还需要其他一些细胞（巨噬细胞、粒细胞等）的参与。

5. 个体的特征　获得性免疫是机体出生后，经抗原的反复刺激而在非特异性免疫的基础上建立的一种保护个体的功能，这种功能有质和量的差别，不同于非特异性免疫。

（三）获得性免疫的形成过程

在抗原刺激下，机体的特异性免疫应答，一般可分为感应阶段、反应阶段和效应阶段。

1. 感应阶段　是抗原处理、呈递和识别的阶段。

2. 反应阶段　是B细胞、T细胞增殖分化及记忆细胞形成的阶段。

3. 效应阶段　是效应T细胞、抗体和淋巴因子发挥免疫效应的阶段。

如果某些病原体突破了第一道和第二道防线，即进入人体并生长繁殖，引起感染。有症状的称为患病；没有症状的称为隐性感染。无论是哪一种情况，机体都经历了一次与病原体斗争的过程，这种专门针对某一种病原体（抗原）的识别和杀灭作用被称为特异性免疫。例如，患过伤寒的人对伤寒杆菌有持久的免疫力，那是因为伤寒杆菌刺激机体产生免疫应答，增加了巨噬细胞的吞噬功能，同时在体内还产生抗伤寒杆菌的抗体。如果再有伤寒杆菌侵入，就会很快被识别和消灭。

能进行免疫应答的免疫细胞有很多种，最重要的是淋巴细胞，它分成两种：一种是在胸腺内发育成熟，称为T细胞；另一种在骨髓内发育成熟的为B细胞。可吞食异物的巨噬细胞也是一种重要的免疫细胞，巨噬细胞吞噬异物（如细菌、肿瘤细胞等）后，对异物进行处理，处理后的异物（抗原）就与T细胞和B细胞发生免疫反应，它本身也能直接杀灭异物或者产生细胞因子参与免疫反应。B淋巴细胞受病原体刺激后，引起一系列变化，最终转化成为能产生抗体的浆细胞，所产生的抗体通过各种方式消灭病原体如溶解病原体、中和病原体产生的毒素、凝集病原体使之成为较大颗粒让吞噬细胞吞食消灭。浆细胞产生的抗体存在于机体的血液和体液中，这种免疫反应称为体液免疫。经处理后的病原体刺激T细胞后，也同样引起一系列变化，最终转化成能释放出淋巴因子的致敏淋巴细胞。淋巴因子种类很多，作用也并不相同，它们积极地参与到免疫反应中，这种免疫反应通常被称为细胞免疫。体液免疫和细胞免疫两者之间不是孤立的，它们相辅相成，互相协作，共同发挥免疫作用。

（四）获得性免疫的获得方式

1. 自动免疫

（1）天然自动免疫：一个人患某种传染病，痊愈后，便不会再患第二次。这种免疫力是后天获得的，是因为自然感染了某种病原微生物，痊愈后，人体自动产生的免疫。例如，小儿感染麻疹痊愈后，通常不会再第二次感染麻疹。

（2）人工自动免疫：用人工的方法使人感染毒性极微的某种病原微生物。例如，接种卡介苗（bacillus calmette-guerin，BCG），人们便自动获得了对某种疾病如肺结核的抵抗力；注射 HBV 疫苗预防乙肝等。

2. 被动免疫

（1）天然被动免疫：婴儿从母亲身体接受的免疫力。6 个月的婴儿，其免疫系统还没有发育起来，可是他很少患病。这是因为胎儿的血循环是和母亲相通的，母体的抵抗力通过血液注入胎儿。

（2）人工被动免疫：患者通过注射免疫球蛋白等方式可即刻获得的相关免疫力。

3. 疫苗和免疫血清的应用

（1）疫苗（人工主动免疫）：目前有各种不同类型的疫苗，用于各类传染病的预防接种，常用的有死菌疫苗、活菌疫苗、减毒疫苗、基因工程疫苗、类毒素等。

（2）免疫血清（人工被动免疫）：是指给机体注射含特异性抗体的免疫血清或其他细胞免疫制剂，使机体立即获得特异性免疫力，主要用于治疗或紧急预防，常用的有抗毒素血清、抗菌血清（仅用于多重耐药菌株所致疾病的治疗）、胎盘丙种球蛋白等。

4. 其他各种免疫制剂　如转移因子（TF）、免疫核糖核酸（iRNA）、胸腺素、干扰素（IFN）、白细胞介素 -2（IL-2）、细胞毒性 T 细胞（CTL）和 LAK 细胞等。

第二节　阴道免疫学

阴道的免疫功能是由阴道黏膜的基底层和上皮下散在的淋巴组织完成的。当然，阴道也受全身免疫功能的影响。在抗感染的免疫功能方面，可分为天然免疫和获得性免疫两种，阴道的先天性免疫功能首先是屏障作用。阴道黏膜由复层扁平上皮细胞组成，成为阴道周围组织可靠的天然屏障，黏膜的基底层和上皮细胞下散在的淋巴组织有重要的免疫功能，以保证在阴道内微生物生态失衡时对入侵者进行防御。

一、女性生殖道的天然免疫防御功能

女性生殖道天然的自我防御主要有六大防御门户，守卫着女性的生殖系统，阻止病原微生物的入侵。

（一）外阴

外阴皮肤由鳞状上皮构成，抗感染能力非常强。另外，在正常情况下，双侧大阴唇处于自然合拢状态，遮掩阴道口和尿道口，可防止外界病原体侵入。

（二）阴道

通常阴道壁前后紧紧相贴，阴道口闭合，中间并无腔隙，可防止外界的污染，最大限度地减少外界病原体的进入。阴道上皮细胞内含有丰富的糖原，在阴道乳酸杆菌作用下分解成乳酸，使阴道处于酸性环境中（pH ≤ 4.5），可使适应弱碱性环境的病原体受到抑制，起到阴道自净的作用。同时阴道分泌物中含有大量的黏蛋白，这些黏蛋白形成的细密网状结构，构成了一道非特异性的物理屏障，保护阴道上皮，拦截病原微生物。此外，阴道上皮细胞在雌激素的作用下变厚，可抵御病原体的侵入。

（三）子宫颈

平时子宫颈内口紧闭，子宫颈管黏膜分泌大量黏液，形成胶冻状黏液栓，呈弱碱性，使适应酸性环境的病原体受抑制。通常子宫颈口闭合，并有黏液栓堵塞，是防止致病微生物从子宫颈进入子宫的重要关卡，成为上生殖道感染的机械屏障，均有抵御感染的作用。

（四）子宫内膜

育龄女性子宫内膜周期性剥脱，形成每月一次的月经，也不利于病原菌潴留繁殖，是消除宫腔感染的有利条件。

（五）输卵管

输卵管黏膜上皮细胞的纤毛向宫腔方向摆动，再加上输卵管的蠕动，这些都有利于阻止病原体的侵入。

（六）生殖道的免疫系统

生殖道黏膜的淋巴组织和淋巴细胞及中性粒细胞、巨噬细胞、补体、细胞因子等都在局部有重要的免疫功能，发挥着抗感染作用。

女性生殖道的解剖、生理、生化特点，构成了天然的防御体系，增强了女性对感染的防御能力。

二、阴道上皮细胞和天然免疫机制

（一）阴道免疫组织学

阴道黏膜免疫系统在女性生殖道防御机制中是最关键的一个环节。组织学的研究表明，阴道黏膜上皮的横切面上可见细胞间的网状管道系统，提供从黏膜基底层至阴道内的双向转运通路，经这一通路双向转运的物质有大分子物质、液体、迁移的细胞等。黏膜基底层含有巨噬细胞、淋巴细胞、浆细胞、朗格汉斯细胞（Langerhan cells，LC）、嗜酸性粒细胞等。已知人类阴道黏膜既无腺体亦无分泌上皮，因此阴道曾被推测无局部的免疫反应。然而上述组织学的发现，阴道黏膜本身可发生局部的免疫反应。阴道黏膜的生发层深部有一种源于骨髓的星形细胞称为朗格汉斯细胞。这种细胞表面表达 IgG 和补体 C3 的受体，其表面还有组织相关性抗原（HLA）-DR。这种特性使其呈现为 T 细胞的抗原，从而可发动特异性的免疫反应。动物实验中观察到，外源性蛋白进入阴道后可被朗格汉斯细胞吸收，病毒如 HIV 等可感染朗格汉斯细胞，其后迁移至区域淋巴结，这种迁移可解释为 HIV 从局部到全身感染的进展机制。

（二）阴道的细胞免疫

阴道的特异性免疫功能主要依靠各类免疫细胞如 T 细胞、B 细胞、抗原呈递细胞（如单核 - 吞噬细胞），其中 T 细胞和 B 细胞是参与特异性免疫应答的关键细胞，分别发挥细胞免疫和体液免疫效应。此外，各种活化的免疫细胞产生多种效应分子如免疫球蛋白、细胞因子等。

T 细胞及 B 细胞也参与炎症反应的应答，在阴道黏膜的抗炎症方面以 T 细胞更为重要，T 细胞是有高度异质性的淋巴群体，其中 $\gamma\delta$ -T 细胞主要分布于阴道黏膜，属非特异性免疫细胞，主要为 $CD2^+$、$CD3^+$ T 细胞及少量 $CD4^+$、$CD8^+$ T 细胞，其中 $CD4^+$ T 细胞还可按其功能分类为辅助性 T 细胞（Th）等。Th 还可分为 Th1 及 Th2 细胞，Th1 细胞主要参与炎症的应答，它们还分泌细胞因子，Th1 细胞主要分泌 IFN-γ、肿瘤坏死因子 -α（TNF-α）、肿瘤坏死因子 -β（TNF-β）、白细胞介素 2（IL-2）；

Th2 细胞主要分泌白细胞介素（IL-4）、白细胞介素 5（IL-5）、白细胞介素 10（IL-10）、白细胞介素 13（IL-13）等。

对阴道细胞免疫的了解，很多源于对 HIV 的研究。已知 HIV 感染的最早靶细胞是 αβ-T 细胞，其占循环淋巴细胞的 95%，这种细胞的表面有抗原受体即 CD4 或 CD8 表面分子；其余的循环淋巴细胞是 γδ-T 细胞，其表面分子是 CD3⁺。动物实验表明 γδ-T 细胞可识别和限制抗原，在阴道黏膜表面起着防御感染的第一道防线作用。在 HIV 感染后 γδ-T 细胞的浓度升高，其机制尚不明。对女性艾滋病发病机制的研究中发现，阴道内的外源性抗原如微生物、精液等可进入阴道上皮间的网状管道，在这一管道中的 T 细胞缓慢地被激活，HIV 感染的靶细胞即 αβ-T 细胞将不断地增殖，诱发亚急性的炎症反应。这可以至少部分解释即使在无明显的阴道局部炎症反应的情况下，女性对性传播 HIV 感染易感。这也表明，淋巴细胞的浓度及其激活在 HIV 感染的发生机制中是非常重要的因素。而 Lohman 等报道，在慢性感染猴免疫缺陷病毒（simian immunodeficiency virus，SIV）的雌性罗猕猴的阴道上皮中，检出的抗病毒的细胞毒性 T 细胞，在阴道 αβ-T 细胞中占的比例显著高于急性感染猴免疫缺陷病毒的猕猴和对照组。这一结果不仅支持上述关于 HIV 感染是一亚急性或慢性的过程的观点，还首次证实在阴道上皮中可以存在细胞毒性 T 细胞。人们发现，精液可以诱发子宫颈处 T 细胞、巨噬细胞和多形核粒细胞的浓度升高，这些细胞在性交后迁移到阴道。精液还含有 CD4⁺ 和 CD8⁺ T 细胞，这些细胞可激活阴道的细胞介导的免疫系统，提高局部的细胞因子和阴道淋巴细胞浓度。

（三）阴道的体液免疫

阴道黏膜基底层存在可产生免疫球蛋白 IgG 和 IgA 等的浆细胞，表明阴道局部存在着由 B 细胞介导的免疫应答即体液免疫。在对反复发生的阴道炎的研究报道中，有人认为阴道免疫应答产生的特异性 IgE 抗体是反复发生阴道炎的原因。反复发生阴道炎的女性的阴道液中分离出针对假丝酵母菌、精液成分和杀精子避孕药的特异性 IgE 抗体。据推测其机制是在阴道黏膜基底层存在着带有这种特异性 IgE 抗体的肥大细胞，当阴道暴露于相应的过敏原时，过敏原经阴道黏膜上皮间的通道转运并与其特异性的 IgE 结合，其结合诱导肥大细胞去颗粒并放出组胺及其他炎症介导物，引起阴道炎症状。此外，组胺是前列腺素 E₂ 的潜在诱导物，后者是 T 细胞活化的免疫抑制物。因为单核淋巴细胞控制着阴道黏膜表面的假丝酵母菌浓度，前列腺素 E₂ 介导的免疫抑制使在阴道的假丝酵母菌繁殖。因此，复发性假丝酵母菌阴道炎（RVVC）是继发于过敏性阴道炎的。而 Fidel 等则认为反复发生的假丝酵母菌性阴道炎是由于局部细胞介导免疫（CMI）缺陷或受抑制。临床和动物实验研究均发现宿主的系统性局部细胞介导免疫对假丝酵母菌阴道感染并无防御作用。尽管以上两种观点不尽相同，但都证实了阴道局部的体液免疫应答是阴道的重要防御机制。与上述观点不同的是，有学者认为系统性免疫对阴道局部的免疫状态也有影响。Bergmeier 等分别经猕猴阴道和口腔给予猴免疫缺陷病毒后，观察阴道液、血清和唾液中 IgA 和 IgG 抗体形成情况。结果表明，在经口腔及阴道给予猴免疫缺陷病毒的猕猴的阴道液和血清里均发现特异的 IgA 和 IgG 抗体，IgA 抗体也见于唾液中。Bouvetd 等用破伤风类毒素免疫注射后观察猕猴阴道分泌物中特异性抗体的产生，他们发现血清和阴道分泌物中的特异性 IgG 抗体的活性与滴度水平无显著差异。Hocini 等也有同样的报道，他们认为系统性的疫苗免疫（如皮下或肌内注射接种）可有效地诱发阴道局部的免疫应答。但某些致病原的感染也有可能破坏阴道的免疫应答系统。最近对感染猴免疫缺陷病毒的猕猴的观察发现在其阴道洗液中仅含 IgG，而含 IgA 的浆细胞从阴道和子宫颈基底层消失。如这能在感染 HIV 的女性身上得到证实，这种局部浆细胞的消失将可解释这类女性为何对细菌和病毒的生殖道感染易感，同时也提示阴道液内的 IgA 主要由生殖道局部产生，而 IgG

主要从血清渗出。

前面已提到，在阴道黏膜基底层存在可产生免疫球蛋白 IgG 和 IgA 等的浆细胞，表明阴道局部存在着由 B 细胞介导的免疫应答即体液免疫。在对反复发生的阴道炎的研究报道中，有人认为阴道免疫应答产生的特异性 IgE 抗体是反复发生阴道炎的原因。在反复发生阴道炎的女性的阴道液中分离出针对假丝酵母菌、精液成分和杀精子避孕药的特异性 IgE 抗体。据推测其机制是在阴道黏膜基底层存在着带有这种特异性 IgE 抗体的肥大细胞。当阴道暴露于相应的过敏原时，过敏原经阴道黏膜上皮间的通道转运并与其特异性的 IgE 结合，其结合诱导肥大细胞去颗粒，并放出组胺及其他炎症介导物，引起阴道炎症状。此外，组胺是前列腺素 E_2 的潜在诱导物，后者是 T 细胞活化的免疫抑制物。因为单核淋巴细胞控制着阴道黏膜表面的假丝酵母菌浓度，前列腺素 E_2 介导的免疫抑制使在阴道的假丝酵母菌繁殖。因此，假丝酵母菌性阴道炎是继发于过敏性阴道炎的。而 Fidel 等则认为假丝酵母性阴道炎是由于局部细胞介导免疫缺陷或受抑制。因为临床和动物实验研究均发现，宿主的系统性局部细胞介导免疫对假丝酵母菌阴道感染并无防御作用。尽管以上两种观点不尽相同，但都证实了阴道局部的体液免疫应答是阴道的重要防御机制。

与上述观点不同的是，有学者认为系统性免疫对阴道局部的免疫状态也有影响。Bergmeier 等分别经猕猴阴道和口腔给予猴免疫缺陷病毒后，观察阴道液、血清和唾液中 IgA 和 IgG 抗体形成情况。结果表明，在经口腔及阴道给予猴免疫缺陷病毒的猕猴的阴道液和血清里均发现特异的 IgA 和 IgG 抗体，IgA 抗体也见于唾液中。Bouvetd 等用破伤风类毒素免疫注射后观察阴道分泌物中特异性抗体的产生，他们发现血清和阴道分泌物中的特异性 IgG 抗体的活性与滴度水平无显著差异。Hocini 等也有同样的报道。他们认为系统性的疫苗免疫（如皮下或肌内注射接种）可有效地诱发阴道局部的免疫应答。但某些致病原的感染也有可能破坏阴道的免疫应答系统。最近对感染猴免疫缺陷病毒的猕猴的观察发现在其阴道洗液中仅含 IgG，而含 IgA 的浆细胞从阴道和子宫颈基底层消失。如能在感染 HIV 的女性身上得到证实，这种局部浆细胞的消失将可解释这类女性为何对细菌和病毒的生殖道感染易感，同时也提示阴道液内的 IgA 主要由生殖道局部产生，而 IgG 主要从血清渗出。

三、性激素与阴道免疫反应

女性生殖道因其结构及功能的特殊性，形成了一个独特的黏膜免疫微环境。女性生殖道长时间周期性地暴露于性激素，受性激素的调控作用。机体抵御性传播病菌、维持胎儿生长等生理过程均需要性激素参与，调控免疫功能才能顺利完成。此外，性激素影响女性生殖道对性传播病原体的易感性。在女性生殖道中，上皮细胞、基质细胞、免疫细胞、共生菌、生殖道黏液及黏液中存在的抗菌物质、细胞因子、趋化因子等均参与生殖道黏膜免疫反应，并且受性激素的精确调控。作为女性激素靶器官的女性生殖道，其免疫状态及免疫应答均与性激素有密切关系。这是女性生殖道黏膜免疫有别于其他部位黏膜免疫的一个重要特点。

阴道免疫反应与性激素的关系与阴道黏膜上皮一样，阴道黏膜内的淋巴细胞浓度也受血中性激素水平的影响，在生育年龄女性呈周期性改变，上皮间的淋巴细胞和浆细胞浓度在黄体期最高。健康女性的阴道内一般无淋巴细胞。但在月经期，阴道内可出现巨噬细胞、粒细胞和淋巴细胞。Wira 等将卵巢切除术后的兔子给予生理量的性激素，观察其阴道内抗原存在的情况，他们发现当血中雌二醇水平降低时抗原增多，且在各种性激素中，只有雌二醇可降低阴道内的抗原，孕酮的作用则相反。这表明，阴道的免疫反应与卵巢功能周期性变化有密切关系。因此，对女性生殖道免疫学的研究必须考虑到月经周期的阶段。阴道感染如已发生如常见的假丝酵母菌、滴虫、衣原体等的感染,无论在月经周期的任何阶段都可引起阴道内的巨噬细胞、淋巴细胞和粒细胞的集结。

女性一生中体内雌激素水平有数次大的起落,新生女婴自母体带来的雌激素处于高水平状态,此后雌激素处于低水平状态,至青春期开始至性成熟期,雌激素逐渐上升至较高水平,虽然月经周期中雌激素水平有所起伏,但总的来说处于高水平。至围绝经期雌激素水平下降,并降至较低水平。阴道上皮细胞表面有雌激素受体(ER),雌激素与雌激素受体结合,启动上皮细胞一系列生理活动,其中包括糖原的生成。若雌激素水平低,雌激素受体长期未受到雌激素激活,雌激素受体数量减少。因此,女性的性成熟期上皮细胞雌激素受体多,其糖原生成旺盛,阴道内乳酸杆菌分解糖原,产生乳酸,使阴道的 pH 保持在 4.0 左右,可抑制条件致病菌的生长。绝经期后的老年女性,雌激素减少,雌激素受体减少,阴道上皮细胞也减少,依赖糖原生存的乳酸杆菌也明显减少,因此,大肠杆菌成为主要菌群,乳酸杆菌降至次要地位,阴道的免疫功能亦随之降低。

(一)性激素对阴道上皮细胞的调控作用

女性生殖道上皮细胞不仅构成抗菌的物理屏障,还能转运免疫球蛋白(IgA、IgG)、分泌抗菌多肽,并且能够通过分泌细胞因子和趋化因子,诱导固有免疫和适应性免疫细胞的募集和活化。

阴道上皮细胞的生理作用受到性激素直接和间接的精确调控。其包括:①性激素影响上皮细胞的厚度,在排卵期阴道上皮细胞受雌激素峰值的刺激,增厚达最大值,增强对病原菌的抵抗作用。②雌激素减少上生殖道上皮细胞的紧密连接性,降低上皮屏障的完整性。此外,受性激素的调控,基质细胞可以通过分泌细胞因子、生长因子等作用于上皮细胞,改变屏障完整性。③雌激素调控生殖道上皮细胞分泌多种生物学活性物质,包括 Toll 样受体(TLR)、NOD 样受体(NLR),用以识别病原微生物上的病原体相关分子模式(PAMP)。

(二)性激素对免疫细胞的调控作用

性激素主要是通过调控黏附分子及趋化因子的表达来影响免疫细胞的迁移、定居,以决定女性生殖道不同组织免疫细胞的数量及分布。同时,免疫细胞功能也受雌激素、孕激素的影响,孕激素类避孕药的使用会减少抗体的产生,削弱细胞毒 T 细胞活性,抑制 β 干扰素(interferon-β,IFN-β)分泌,降低抗体依赖的细胞毒活性,导致 HIV-1 易感性的增加。

(三)性激素对细胞因子、趋化因子的调控

细胞因子和趋化因子在维持女性生殖道内环境的稳定、介导子宫内膜的增生、月经周期变化和胚胎着床中起重要作用。此外,细胞因子和趋化因子还参与女性生殖道不同组织细胞之间的交互对话,调节女性生殖道免疫反应的多个环节。多数情况下,子宫内膜优先向宫腔分泌细胞因子,并形成一个浓度梯度,这对诱导免疫细胞到达上皮细胞表面很重要。例如,IL-8 诱导中性粒细胞穿过子宫内膜向上皮细胞的迁移,如果缺乏这样一种细胞因子浓度梯度,中性粒细胞就很难穿过上皮屏障,从而进一步影响 α 防御素在宫腔中的含量。其他的细胞因子和趋化因子如转化生长因子 -β(TGF-β)向基底部或上皮细胞下方分泌,影响免疫细胞的定居。

四、性生活对阴道免疫的影响

(一)性生活与性病感染

性生活会将各种不同的细菌带到生殖道内,有传播细菌的作用。例如,淋病奈瑟菌、衣原体、人型支原体及 Uu 等均可由性交带入阴道内。精液本身 pH 高,多次性生活可使阴道 pH 升高,因此有多

个性伴侣者可破坏阴道的生态平衡而促使疾病的发生。性生活还可带来一些外来微生物如淋病奈瑟菌、梅毒螺旋体、HIV 等而使患者致病，此即性传播性疾病，属外源性疾病。

（二）性生活对女性免疫力的影响

性生活可以使肾上腺均衡分泌，促使免疫系统能保持在较好的状态，对人体健康的影响如下。

1. 有规律的性生活能够促进新陈代谢　在性活动中，由于加深了呼吸，从而增加了细胞内获得的氧气量，促进了体内各脏器和组织的功能。

2. 增加激素分泌　男性会分泌一种称为脱氧雄缩酮的激素，男性能够自然释放这样具有男性气质的激素以维持男性的特征。在性交期间特别是在性高潮和射精前，体内自然释放的该激素比平时高 3~5 倍。对女性而言，雌激素能够使女性保持良好的血液循环，性生活规律的女性，雌激素水平比偶尔性交的女性要高得多。

3. 减少疾病的发生　有效减少心脏病和心肌梗死的发生，性生活可以促进血液循环，增强心脏功能和肺活量，拥有和谐性生活的人比性生活不和谐的人至少减少 10% 的心脏病发生风险。

4. 减轻压力、保护头脑年轻　适当的性生活有助于防止大脑老化和促进新陈代谢，推迟记忆力减退的速度。

5. 精液有助于清除阴道杂菌　精液中有一种抗菌物质——精液胞质素，它能杀灭葡萄球菌、链球菌、肺炎链球菌等致病菌，提高免疫系统的抗病能力，性生活可以使肾上腺均衡分泌，使免疫系统能保持在较好的状态，这个与滥交患上艾滋病相对立。

6. 有助于男女双方寿命的延长　人们的长寿秘诀与他们经常的性生活有关。

五、阴道的生态平衡与免疫

（一）阴道的生态平衡

人体体表满布大量菌群，绝大多数为正常微生物群，称为正常菌群。寄居于阴道的常见菌群很多，常见的需氧或兼性厌氧菌有类白喉杆菌、大肠杆菌、白色假丝酵母菌等，厌氧菌有乳酸杆菌、消化链球菌等。少见的需氧菌和厌氧菌还有各种葡萄球菌、链球菌、拟杆菌、消化球菌、梭状芽孢杆菌等。但寄居在人体的微生物群是不断变化的，正常菌群与人体间、正常菌群之间通过营养竞争、代谢产物的相互制约等因素，保持良好的生态平衡。这种平衡一旦被破坏，正常菌群亦可致病，由条件致病菌所致的疾病为内源性疾病，其致病条件如下。

1. 定居移位　正常菌群离开原定居部位向周围转移，如大肠杆菌或脆弱拟杆菌（厌氧菌）通过流产、手术进入宫腔而引起子宫内膜炎，产褥期阴道消化链球菌从阴道或子宫颈裂伤处进入周围组织并大量繁殖引起产褥感染。

2. 菌群失调　即正常菌群之间的比例失调。阴道内正常菌群中乳酸杆菌的比例很高，一旦乳酸杆菌的比例降低，而其他细菌如 GV、消化链球菌、人型支原体等大量繁殖，阴道内 pH 升高，导致菌群失调性阴道炎。例如，大量使用抗生素治疗原有感染性疾病后，阴道内部分细菌生长繁殖受抗生素抑制，使原有的少量白色假丝酵母菌大量繁殖，并从芽孢状态生出假菌丝发生真菌病，亦属菌群失调性阴道炎。

3. 免疫功能下降　妊娠期免疫功能降低，患慢性疾病或恶性肿瘤患者，其机体全身及局部免疫功能下降，再加以大量皮质激素、放疗、抗肿瘤药物的应用，免疫功能进一步受损，阴道真菌病发生率升高。

（二）影响阴道菌群生态平衡的因素

1. 乳酸杆菌　过去称 Doederlein 氏菌（Doederlein's bacillus），又称阴道杆菌，是阴道中的主要菌群，是一组由微需氧（兼性）及厌氧菌的菌种组成的菌群，正常情况下在阴道内其数量占微生物的 90%。乳酸杆菌能产生乳酸，是维持阴道正常菌群平衡及阴道 pH 的重要因素，乳酸杆菌可黏附于阴道上皮细胞上，维持阴道上皮的定植抗力，阻止其他微生物入侵。乳酸杆菌属中有很多种能产生 H_2O_2 的物质，而 H_2O_2 是抑制某些细菌生长的重要物质，阴道内能产生 H_2O_2 的菌种有卷曲乳酸杆菌、詹氏乳酸杆菌、发酵乳酸杆菌和加氏乳酸杆菌。

2. 吞噬细胞生成抗炎症细胞因子　据 Shopova 和 Tomas 等研究发现，健康女性吞噬细胞可生成抗炎症细胞因子、表面活性蛋白（SP-A），还可启动树突状细胞的分化和趋化，提供非特异性或特异性免疫反应，在阴道的洗液中已证实其存在。由于 SP-A 分部对宿主明显的保护功能，故称为下生殖道的"守护者"。SP-A 分布在阴道上皮的棘层和浅表层，包括已死亡的细胞，SP-A 可能位于细胞外而与多糖蛋白质复合物相结合。SP-A 在阴道内和在肺内一样是宿主防御系统的一个部分，在天然免疫中巨噬细胞、中性粒细胞及单核巨噬细胞起着重要作用。当微生物入侵时，吞噬细胞从毛细血管中逸出，通过黏附、吞入和杀灭作用以消灭入侵菌。

第三节　妊娠期感染与免疫

一、孕妇的免疫状态

孕妇的特异性免疫功能受到抑制，主要是指细胞免疫功能降低，体液免疫功能也受到抑制。孕妇与非孕妇相比，血清 IgG 水平无明显差异，但 IgA 水平显著降低，IgM 也有所下降，总补体活性明显升高。孕妇在细胞免疫方面观察到淋巴细胞数下降，主要是 T 细胞减少，至妊娠晚期基本恢复正常。同时发现单核细胞 / 淋巴细胞的比值在妊娠期显著增加。这说明妊娠期在特异性免疫功能降低的同时，非特异性免疫功能则有代偿性增强，所以在妊娠期感染性疾病的总发现率未见明显增加。而某些病毒性感染有所增加如在妊娠期易感染风疹、疱疹、CMV 等感染性疾病，危及胎儿，导致一系列畸胎、死胎等胎儿出生缺陷病。

二、孕妇对胚胎 / 胎儿免疫的耐受性

人类正常妊娠类似母体接受器官移植，不论半同种或是同种组织移植，均会被母体的免疫系统识别。在妊娠刚开始时，母体和胚胎 / 胎儿仅在子宫蜕膜接触。妊娠中期，胎儿的绒毛滋养细胞进入母体血液循环系统，胎儿 / 母体的接触变为全面接触。成功的妊娠说明母体免疫系统受到适度的抑制，确保不对胚胎 / 胎儿发生排斥；对胚胎 / 胎儿的抗原乃具有识别和反应能力，限制滋养细胞过度侵入子宫壁。因此，在限制滋养细胞过度侵入和对滋养细胞特异耐受两者间建立一种微妙平衡是成功妊娠的先决条件。

妊娠时，胎儿带有一半来自父亲和另一半来自母亲的抗原，在正常情况下并不被母体的免疫系统排斥，意味着母体短暂地耐受这一半同种异体移植物（semi-allograft）。即使是卵子捐赠，母体也会

短暂地耐受同种异体基因的移植物。胚胎的滋养细胞入侵母体的过程在妊娠早期最强盛，以后逐渐衰退。最后，形成胎盘固定于子宫内并确保胚胎自母体的血循环得到氧气与营养。妊娠中期母血开始大量注入胎盘的绒毛间隙，部分绒毛滋养层细胞主要为合体滋养层细胞从胎盘脱落后，进入母体的血循环系统。此时，胎儿与母体免疫系统的接触由原先的局部接触变为全面接触。成功的妊娠说明胚胎 / 胎儿被母体所耐受，即母体免疫系统受到适度的抑制而未发生排斥。但是，若在妊娠时给予其他适当刺激时，孕妇的免疫反应与未孕时相比并未减缓，这表明孕妇的免疫系统对胚胎 / 胎儿仍具有识别和反应能力，可限制滋养细胞过度侵入，以确保母体的完整性。也就是说，为形成胎盘固定于子宫内并确保胚胎 / 胎儿获得营养，滋养细胞必须侵入母体子宫蜕膜，但为维持母体的完整性，滋养细胞必须避免过度侵入子宫壁而造成胎盘粘连或植入。因此，在限制滋养细胞过度侵入和对滋养细胞特异耐受两者间建立一种微妙平衡是成功妊娠的先决条件。母体对胚胎 / 胎儿的特异性免疫耐受就是要维持这种平衡。

三、妊娠期激素水平对免疫的影响

在人体，雌二醇可以增强天然免疫及细胞介导和体液介导的免疫反应。低雌二醇水平可促进 Th1 反应和细胞介导的免疫，高雌二醇水平可增强 Th2 反应和体液免疫。孕酮可抑制母体的免疫反应，并改变 Th1 和 Th2 反应的平衡。雌激素和孕酮水平随着妊娠进行而增加，导致胸腺的可逆性退化。

雌激素和孕酮对免疫系统各组成部分的调节机制，已在体外被广泛地研究所证实。天然免疫（吞噬细胞活性、α 防御素表达及中性粒细胞、单核细胞和树突状细胞的数量）在妊娠期特别是妊娠中期和妊娠晚期得以维持或增强。相反，CD3$^+$ T 细胞（包括 CD4$^+$ 和 CD8$^+$）的数量在妊娠期减少，促有丝分裂或抗原刺激的 Th1 和 Th2 反应亦如此。然而，这一改变在妊娠期的纵向发展趋势信息有限。多种细胞因子水平出现改变：如 IFN-γ、单核细胞趋化蛋白 1（mcp-1）和嗜酸性粒细胞趋化因子（ECF）水平在大部分孕妇中下降，而 TNF（TNF-α）、白细胞介素（IL-10）和粒细胞集落刺激因子（G-CSF）水平升高。总之，炎症细胞因子水平下降，而诱导吞噬细胞募集或活性的细胞因子水平增加，这些改变不一定符合明确的 Th1 或 Th2 表型，但调节性 T 细胞的数量增多。

在妊娠期，母胎界面存在激素 - 细胞因子网络，对妊娠免疫耐受起了重要的作用。例如，胎盘可合成大量激素，包括雌激素、孕激素、人绒毛膜促性腺激素（HCG）和一定量的前列腺素等。雌激素可以调节生殖系统内分泌轴下丘脑 - 垂体 - 肾上腺，影响 Th1、Th2 型细胞因子而起作用。目前，已经证实人母胎界面产生的孕激素可刺激 T 细胞分泌的 IL-4 明显增多，而体外孕激素促进 Th2 样细胞优先生长，并诱导 Th1 细胞向 Th2 型免疫反应转化。HCG 能够延长黄体寿命，并使之成为妊娠黄体，增加雌激素、孕激素的分泌等功能。HCG 还能抑制淋巴细胞的免疫性，在免疫耐受中起一定作用。而前列腺素通过影响淋巴细胞 IL-2 受体的表达和抑制 IL-2 的产生，达到抑制 NK 细胞的作用。肾上腺释放激素可诱导绒毛外细胞滋养层和蜕膜细胞 Fasl 的表达，介导活化 T 细胞的凋亡，参与了免疫耐受。此外，由合体滋养细胞分泌的胎盘生乳素（HPL），为单链多肽激素，是通过母体促进胎儿发育的重要 "代谢调节因子"，也可抑制母胎排斥反应。此外，母胎界面特殊的免疫微环境在妊娠免疫耐受中发挥着重要的作用。

胎儿的免疫耐受是胎儿在妊娠期间存活的前提。母体在早期就开始接触非本体抗原，需有相应的机制处理这些抗体细胞，必须有连续的交叉机制才能保证正常妊娠。巨噬细胞是蜕膜中最多的细胞之一，其特殊的表型可维持蜕膜的稳态和胎盘的发展及对滋养细胞的耐受。此外，蜕膜树突状细胞也已经被证明在妊娠期间起着重要作用。

四、妊娠的免疫学相关过程

妊娠期间，母体处在胎儿异基因抗原的攻击之下，必须建立对这些抗原的耐受，以防对胎儿的排斥。孕酮水平的增高使妊娠期间母体免疫性反应减少，胚胎滋养层合成许多活性分子，从而抑制胎盘与母体面之间的免疫反应，母体在妊娠早期就产生调节 T 细胞，维持对胎儿异基因抗原的耐受。妊娠期间的免疫学相关过程有如下几种。

（一）胎盘的形成

母体细胞和胎儿细胞组成胎盘，母体面由子宫内膜组成，分为蜕膜基层和蜕膜囊；胎儿面由绒毛膜的绒毛组成，绒毛外细胞的滋养细胞附着于蜕膜基层，进而浸润子宫，与母体产生联系。这些细胞表达 HLA-G 和 CD95 配体，不表达 HLA-Ⅰ 或 HLA-Ⅱ 抗原，含胎儿血管。胎盘植入和形成是动力学过程，滋养层细胞传入蜕膜内皮层，产生多种蛋白酶和胶原酶降解组织，在迁移过程中会遭遇母体的白细胞。胎儿 - 胎盘不被母体排斥的原因之一是因为胎盘不表达可变的组织抗原 HLA-A 和 HLA-B，而表达非可变的组织抗原 HLA-E、HLA-F 和 HLA-G，胎儿仍然处于细胞毒 T 细胞和 NK 细胞的威胁之下，由 Treg 细胞控制 NK 细胞，能破坏滋养层，但某些特异性 Treg 会在 NK 细胞前优先聚于胎盘组织周围以抵消某些特异性反应。母体蜕膜和胎儿滋养层中的 Fas 配体参与胎儿胎盘保护机制。妊娠期间母体的免疫系统既是对胎儿的威胁，又是胎儿防御外界侵害的保护者。胎儿组织和胎盘组织中的细胞毒 T 细胞相关抗原，具有多态性，可引起自发性流产。有些干扰素的产生及母体 IL-6 启动子区的变异也会增加早产的概率。此外，胎儿 TNF-β 的变异与绒毛膜羊膜炎相关。固有免疫系统大量细胞进入蜕膜对妊娠反应有重要影响。

（二）激素调节

激素在调节生长中起重要作用。例如，胰岛素、甲状腺和胰岛素样生长因子对胎儿生长起重要作用。母体的激素调节水平变化可以直接调节胎儿的基因表达。促炎症细胞因子能介导一些早期胎儿的应急免疫效应，应激增加血浆 TNF-α 和 IL-6，严重时也会导致流产。新生儿溶血症是最早认识的妊娠免疫并发症。其发病原因与胎儿组织的抗原不成熟性和母体的免疫惰性有关。胎儿的免疫耐受是胎儿在妊娠期间存活的前提。母体在早期就开始接触非本体抗原，需有相应的机制处理这些抗体细胞，才能保证正常妊娠。巨噬细胞是蜕膜中最多的细胞之一，其特殊的表型可维持蜕膜的稳态和胎盘的发展及对滋养细胞的耐受。此外，蜕膜树突状细胞也已经被证明在妊娠期间起着重要作用。

（三）细胞因子产生 Th2 型转换

赵青青等研究报道，妊娠期间外周血单核细胞和粒细胞数升高，因而将妊娠视为一种"变更的免疫活性"状态，包括外周单核细胞、粒细胞活化和促炎症因子减少。妊娠期间母体 - 胎儿界面细胞因子的产生趋势是从 Th1 型转为 Th2 型。这种免疫方式转换可能有利于防止炎症细胞因子引起母体对胎儿的排斥，但是对由细胞因子产生的自身免疫病有明显影响。例如，妊娠易导致 Th2 型细胞因子介导的系统性红斑狼疮复发；也可减轻 Th1 型细胞因子介导的类风湿性关节炎的病情。妊娠期间 Th2 型转换的机制尚未完全查明，但也已证实单核细胞活性的激素调节，孕酮和雌激素刺激 Th2 型产生细胞因子，λ-IL4、IL-10 也刺激肾上腺产生糖皮质激素，这些细胞因子和激素都是很强的免疫抑制分子，抑制环氧化酶 -2 的活性和抑制巨噬细胞及 T 细胞分泌炎症细胞因子如 IL-1、IL-2、IL-3、IL-5、IL-8 和 TNF-α。妊娠期间这些激素的增加整体和局部地抑制 Th1 型细胞因子的产生，诱导 Th2 型细胞因子的产生。蜕膜、胎盘和其他组织也能抑制局部免疫反应。白细胞抑制因子（LIF）不仅在免疫抑制微环境的形成中起重要作用；也参与 Th1/Th2 的转换机制。先兆子痫和自发性流产都与从 Th1 到 Th2 转化过程有关。

第四节　抗感染免疫

抗感染免疫是指机体的免疫系统对抗病原体侵入的一种防御能力。机体的抗感染免疫包括非特异性免疫及特异性免疫两部分。非特异性免疫是先天具有的，主要有生理屏障作用，主要通过单核吞噬细胞系统及体液因素来对抗病原体的侵入；特异性免疫是后天获得的，又分为细胞免疫及体液免疫，主要是靠致敏 T 细胞的直接杀伤、淋巴因子的协同杀伤作用及抗体的特异性结合等途径来对抗病原体的感染。

机体的免疫功能中有任何一种受到损伤，或功能低下，都会导致其不能对病原体发生正常的免疫应答，从而发生感染或感染病。抗感染免疫通常对人体是有利的，机体正是由于有了抗感染免疫，才能在一个被微生物包围的世界中生存、繁衍。但某些传染病的免疫应答可引起继发性疾病如有些链球菌感染后常可导致肾小球肾炎、风湿性关节炎等。另外，有些患者在感染恢复后，常会出现带菌状态，他们是传播病原体的主要因素，常是造成某些传染病大流行的主要原因。抗感染的特异性免疫，按其发生机制可分为四种类型，即自然自动免疫、自然被动免疫、人工自动免疫、人工被动免疫。

一、抗细菌免疫

（一）非特异性免疫

1. 外阴、阴道黏膜　健康完整的外阴、阴道黏膜是阻止病原菌侵入的强有力屏障。阴道黏膜由复层扁平上皮细胞组成，成为阴道周围组织可靠的天然屏障，黏膜的基底层和上皮细胞下散在的淋巴组织有重要的免疫功能，阴道内相关淋巴样组织和腺体，能分泌溶菌酶及分泌型 IgA 等抗菌物质，从而表明黏膜屏障的重要性。胎盘屏障是由母体子宫内膜的基蜕膜和胎儿绒毛膜、部分羊膜组成。正常情况下，母体感染时的病原微生物及其有害产物不易通过胎盘屏障进入胎儿。

2. 吞噬细胞　病原微生物穿过体表屏障向机体内部入侵、扩散时，机体的吞噬细胞及体液中的抗微生物因子会发挥抗感染作用。人体内的专职吞噬细胞分为两类，一类是小吞噬细胞，主要是中性粒细胞，还有嗜酸性粒细胞；另一类是大吞噬细胞即单核吞噬细胞系统，包括末梢血液中的单核细胞和淋巴结及浆膜腔内的巨噬细胞等。当病原体通过皮肤或黏膜侵入组织后，中性粒细胞先从毛细血管游出并集聚到病原菌侵入部位。其杀菌过程的主要步骤：①趋化与黏附，吞噬细胞在发挥其功能时，首先黏附于血管内皮细胞，并穿过细胞间隙到达血管外，由趋化因子的作用使其做定向运动，到达病原体所在部位。②调理与吞入，体液中的某些蛋白质覆盖于细菌表面有利于细胞的吞噬，此称为调理作用。具有调理作用的物质包括抗体 IgG1、IgG2 和补体 C3。经调理的病原菌易被吞噬细胞吞噬进入吞噬体，随后，与溶酶体融合形成吞噬溶酶体，溶酶体内的多种酶类起杀灭和消化细菌作用。③杀菌和消化，吞噬细胞的杀菌因素分氧化性杀菌和非氧化性杀菌两类。

3. 抗菌物质　正常人体的组织和体液中有多种抗菌物质，具有杀菌、抑菌或溶菌作用。通常在体内的这些物质直接作用不大，常是配合其他杀菌因素发挥作用。

（二）特异性免疫

机体经病原微生物抗原作用后，可产生体液免疫和细胞免疫，抗体主要作用于细胞外生长的细菌，对胞内菌的感染要靠细胞免疫发挥作用。

1. **体液免疫**　胞外菌感染的致病机制，主要是引起感染部位的组织破坏（炎症）和产生毒素。因此，抗胞外菌感染的免疫应答在于排除细菌及中和其毒素。其作用包括以下几方面：①抑制细菌的吸附，病原菌对黏膜上皮细胞的吸附是感染的先决条件。这种吸附作用可被正常菌群阻挡，也可由某些局部因素如糖蛋白或酸碱度等抑制，尤其是分布在黏膜表面的分泌型 IgA 对阻止病原菌的吸附具有更明显的作用。②调理吞噬作用，中性粒细胞是杀灭和清除胞外菌的主要力量，抗体和补体具有免疫调理作用，能显著增强吞噬细胞的吞噬效应，对化脓性细菌的清除尤为重要。③溶菌作用，细菌与特异性抗体（IgG 或 IgM）结合后，能激活补体的经典途径，最终导致细菌的裂解死亡。④中和毒素作用，由细菌外毒素或由类毒素刺激机体产生的抗毒素，主要为 IgG 类，可与相应毒素结合，中和其毒性，能阻止外毒素与易感细胞上的特异性受体结合，使外毒素不表现毒性作用。抗毒素与外毒素结合形成的免疫复合物随血循环最终被吞噬细胞吞噬。

2. **细胞免疫**　病原菌侵入机体后主要停留在宿主细胞内者，称为胞内菌感染，如结核杆菌、麻风杆菌、淋病奈瑟菌、单核增生李斯特菌、布鲁菌等，这些细菌可抵抗吞噬细胞的杀菌作用。宿主对胞内菌主要靠细胞免疫发挥防御功能，参与细胞免疫的 T 细胞主要是 TD（CD4$^+$）细胞和 TC（CD8$^+$）细胞。此外，分布在黏膜、皮下组织间数量众多的淋巴细胞称为上皮间淋巴细胞（IEL），其中 95% 为 T 细胞。在特定条件下感染机体发生的特异性免疫应答亦可造成免疫性病理损伤。

二、抗病毒免疫

病毒是细胞内专性寄生因子，其在其核酸复制过程中，干扰和破坏宿主细胞的代谢和结构。因此，病毒能诱导宿主细胞产生新抗原，针对这些新抗原的免疫反应可导致宿主细胞本身细胞的破坏。病毒除了能够通过细胞外途径感染其他细胞外，还能通过细胞融合的方式直接感染邻近细胞或直接由亲代细胞传给子代细胞。这后两种方式使病毒一直处于细胞内环境，因此，可免于体液免疫的攻击；许多病毒能感染免疫效应细胞，破坏宿主细胞的免疫力。病毒易出现变异株，抗原也会发生改变，因此，这些抗病毒感染难以产生满意的免疫效果，难以引起持久性的特定病毒的免疫力。鉴于此，机体的抗病毒感染的免疫方式是多种多样的。

（一）非特异性免疫

抗病毒和抗细菌的非特异性免疫有许多相同之处，巨噬细胞对阻止病毒感染和促进感染的恢复具有重要作用。血流中的单核细胞也能吞噬和清除病毒，中性粒细胞只能吞噬病毒，不能将其消灭，如果被吞噬的病毒不能消灭则可将病毒带到全身，引起播散。正常人血清中含有能抑制病毒感染的物质，称为病毒抑制物。发热是多种病毒感染后普遍存在的症状，发热为一种非特异性防御功能，从而抑制病毒增殖，并能全面增强机体免疫反应，有利病毒的清除。NK 细胞不需要抗体参与，即可直接破坏病毒感染的靶细胞。干扰素是机体受病毒感染后，机体内多种细胞产生的抗病毒因子，可促使宿主细胞合成抗病毒蛋白，从而抑制病毒蛋白质的合成和转录。被病毒感染的细胞在早期就能合成和分泌干扰素，这些干扰素又能很快渗入邻近细胞，诱导其产生抗病毒蛋白。因此，它能中断受染细胞的感染过程并防止病毒扩散。干扰素具有广谱抗病毒作用，还可增强活性自然杀伤细胞（activate

NK，ANK）的活性。人细胞产生的干扰素，根据抗原不同分为 α、β、γ 3 种（IFN-α、IFN-β、IFN-γ）。目前常用的 IFN-α 主要由人白细胞产生，IFN-β 主要由人成纤维细胞产生，IFN-γ 主要由 T 细胞产生。

（二）特异性免疫

抗病毒的特异性免疫因有包膜病毒和无包膜病毒而异。有些病毒能迅速引起细胞破坏，释放病毒颗粒，称为细胞破坏型感染，有些病毒感染不引起细胞破坏称为细胞非破坏型感染，根据病毒感染类型的不同，其在体液免疫和细胞免疫的侧重性也不相同。

1. **体液免疫** ①中和病毒作用，病毒的表面抗原刺激机体产生特异性抗体（IgG、IgM、IgA），其中有些抗体能与病毒结合而清除其感染者称为中和抗体。IgG 为主要的中和抗体，能通过胎盘由母体输给胎儿，对新生儿有防御病毒感染的作用。分泌型 IgA 产生于受病毒感染的局部黏膜表面，是中和局部病毒的重要抗体。中和抗体与病毒结合，可阻止病毒吸附于易感细胞或穿入细胞内，对抑制病毒血症、限制病毒扩散及抵抗再感染起重要作用。② ADCC 作用和补体依赖的细胞毒（CDC）作用；抗体与效应细胞协同所发挥的 ADCC 作用，可破坏病毒感染的靶细胞。抗体与病毒感染的细胞结合后可激活补体，使病毒感染细胞溶解。ADCC 作用所需要的抗体量比 CDC 所需的抗体量少，因而是病毒感染初期的重要防御机制。

2. **细胞免疫** 参与抗病毒细胞免疫的效应细胞主要是 TC 细胞和 TD 细胞。病毒特异的 TC 细胞必须与靶细胞接触才能发生杀伤作用。TC 细胞分泌两种分子：一种为穿孔素，使靶细胞膜形成孔道，致胶体渗透，杀死感染的靶细胞；另一种为颗粒蛋白酶，能降解靶细胞的细胞核。TC 细胞的杀伤效率高，可连续杀伤多个细胞。病毒特异的 TC 细胞有 CD4$^+$ 和 CD8$^+$ 两种表型。CD8$^+$Tc 细胞受 MHC Ⅰ 类分子限制，是发挥细胞毒作用的主要细胞。病毒特异性 TD 细胞，能释放多种淋巴因子。

三、抗真菌免疫

真菌是一类真核微生物，生活条件要求简单，抵抗力较强。人类对真菌感染具有很高的自然免疫力，因此，真菌感染必须具备两个条件：①大量接触或吸入致病真菌；②宿主的全身抵抗力显著降低。

多数真菌感染仅限于人类的表浅皮肤和黏膜。系统性真菌病有两类：①特殊真菌病，组织胞质菌病、球孢子菌病等双相真菌，患者常因吸入大量真菌孢子而发病，多数无症状，病损消散快，能产生特异免疫，少数则发展为严重的疾病甚至死亡。②机会真菌感染，如假丝酵母菌（念珠菌）感染，发生在宿主防御力极度降低时，病死率高。

（一）真菌的致病作用

真菌主要依靠其顽强的增殖和分泌各类破坏性酶能力而寄生繁殖于机体。

1. **真菌在体表的吸附** 以白色假丝酵母菌为例，在感染前首先表现为细菌对体表的吸附力增强，白色假丝酵母菌胞壁是由多糖、葡聚糖及甘露聚糖的复合体与肽结合成肽 - 葡聚糖 - 甘露聚糖的复合结构，具有黏附特性，Gane 等从黏附力和致病力的角度将白色假丝酵母菌分成两类：一类在高浓度的蔗糖、半乳糖培养基内黏附力能增加 11 倍，致病力也相应增强；另一类则缺乏此特性。前者多半引起人类系统性真菌病，后者仅从带菌者中分出。这两个特性是糖尿病等患者对白色假丝酵母菌易感的原因之一。

2. **真菌的抗吞噬作用** 新型隐球菌，组织胞质菌等均具有多糖荚膜以对抗吞噬，白色假丝酵母菌随着吸附力的增强，其细胞膜由甘露聚糖及蛋白复合结构的纤维膜所形成，具强大抗吞噬性能。球孢子菌等虽可被吞噬，但其在肺巨噬细胞内能抑制孢子本身与其溶酶体的融合，故不被杀死，有时还可以破坏巨噬细胞，造成肺内播散。白色假丝酵母菌在体外与巨噬细胞共育 1 h，96% 的孢子被吞噬，但 50 % 仍然存活，且可发芽、增殖，将巨噬细胞破坏。真菌逃逸吞噬的另一方式是由孢子转为菌丝，菌丝不易被杀灭，还可随吞噬细胞散布全身，造成系统性感染。

3. 真菌的酶具组织侵袭力　如皮癣菌有 12 种以上的蛋白酶和酯酶，可水解各类组织，包括人类皮肤坚硬角蛋白（毛发等），从而侵入皮肤毛囊，并能利用被分解产物作为营养物，以长期寄生。

（二）抗真菌的免疫应答

1. 非特异免疫

（1）皮肤黏膜屏障：皮肤分泌的短链脂肪酸、乳酸均可抑制真菌。

（2）单核巨噬细胞系统：血中的单核细胞、中性粒细胞及组织内的巨噬细胞都具有吞噬真菌孢子的能力。单核巨噬细胞系统对真菌孢子的处理包括识别、趋化、吞噬乃至杀灭等过程，这个过程与其处理其他病原菌的过程基本相同，所不同的是孢子被吞噬后不能被全部杀灭，存活的孢子可随细胞至全身，引起播散性感染。巨噬细胞对孢子的吞噬率高于杀灭率约 10 倍，而对菌丝的差别之比为 79% 与 5.5%。单核巨噬细胞系统在真菌感染中的第二个功能是参与后期上皮样细胞肉芽肿形成，肉芽肿的形成对限制真菌的播散有很重要的作用。

（3）NK 细胞：Murphy 等证实 NK 细胞对抗新型隐球菌等真菌病具有疗效。

2. 特异免疫　抗真菌感染的主要作用是细胞免疫。

（1）细胞免疫：致敏 T 细胞是保证真菌感染获得最后痊愈的关键，胸腺缺失的裸鼠感染白色假丝酵母菌后死亡率比正常组明显增高。此时，如预先输入同基因小鼠的全脾细胞（内有 T 细胞）则较单独输入巨噬细胞的死亡率为低，特异 T 细胞的保护率达到 10 %，显示 T 细胞在本病中的重要防御功能。T 细胞的作用主要发挥在病变的较晚期，Miyak 的实验证实，在裸鼠感染白色假丝酵母菌的早期，内脏中的孢子数量与正常组相似，在后期，肾内的菌数则远远超过正常组及巨噬细胞功能缺失的照射组。例如，Nishimura 等以皮炎外瓶霉（*Exophiala dermatitidis*）感染小鼠，发现裸鼠组各脏器内的菌量也较对照组明显为多，两组在脑内虽能形成相同数目的微肉芽肿，但裸鼠组肉芽肿内的活菌孢子在整个观察期内（60 日）依然存活，正常对照组在 40 日内菌已全部消失；其他脏器更为显著，如正常组 10~14 日内菌基本消失，裸鼠组于 60 日内仍然阳性。

T 细胞杀死真菌主要通过其分泌的淋巴因子，其强度与皮肤组织炎症中迟发型超敏反应即IV型超敏反应（DTH）一致。故可以用IV型超敏反应来判断疾病的预后。实验也证实球孢子菌感染豚鼠时，IV型超敏反应阴性者多属重症，阳性者以轻症为多。

（2）体液免疫：对部分真菌感染有一定保护作用，主要表现为：①调理作用，特异抗血清尚可以阻止真菌转为菌丝，以提高吞噬率。②真菌吸附于体表的抑制。抗白色假丝酵母菌抗体可以与白色假丝酵母菌细胞表面的甘露聚糖复合体相结合，从而阻止真菌的吸附。Scheld 等证实抗白色假丝酵母菌抗体可抑制白色假丝酵母菌吸附于实验动物心内膜，从而减少心内膜炎的发病率。

特异性抗体必须在具良好细胞免疫基础的机体内才能发挥有效作用。Kagaya 等发现实验性白色假丝酵母菌感染鼠之IV型超敏反应阳性组，给予免疫血清治疗，死亡率可降低，而对IV型超敏反应阴性组则无效。部分IV型超敏反应阳性动物仍然死亡的原因是其体内的抗体水平已下降，如能及时补充抗体仍可出现保护作用。

以 T 细胞为主导的IV型超敏反应，在浅部真菌感染中所表现的表皮角化和皮屑形成，又脱落直至排菌等过程中，循环抗体也参与了作用。循环抗体对病损区的真菌抗原具有较强的亲和力，且与表皮细胞内的糖蛋白发生交叉反应，促进皮屑的形成与脱落。特异抗体还加速 T 细胞分泌淋巴因子，激活补体，并可促进对真菌的吞噬及与真菌抗原形成免疫复合物，沉着于带菌的上皮内使之脱落和加速排菌。可见，在抗真菌的免疫中，细胞与体液两者的关系十分密切，双方皆以对方的存在为基础。

四、抗寄生虫免疫

抗寄生虫免疫是寄生虫与宿主之间相互作用的主要内容，与宿主的易感性和抵抗力及寄生虫病的致病机制密切相关，具有保护宿主机体完整性的作用。寄生虫的个体大、生活史多样、抗原复杂及在演化过程中对宿主免疫的逃避等构成了抗寄生虫感染的免疫特点。

（一）抗寄生虫免疫特点

宿主对寄生虫的免疫表现为免疫系统对寄生虫的识别与清除，包括天然非特异性免疫和后天获得的特异性免疫两个方面。宿主对寄生虫的天然非特异性免疫包括吞噬细胞的吞噬作用、炎症反应或由炎症反应包围寄生虫而形成的包囊（cyst）。而后天特异性免疫则包括宿主对寄生虫的特异识别能力，即免疫系统与寄生虫抗原性物质相互作用的全过程，并产生记忆反应。宿主对寄生虫的免疫，常是非特异免疫和特异免疫两者协同作用的结果。

（二）抗寄生虫免疫机制

宿主对寄生虫感染所产生的获得性免疫包括体液免疫和细胞免疫。在多数情况下，两种免疫效应相互协同作用，并有其他细胞（如巨噬细胞、肥大细胞等）参与。不同的虫体所诱导的免疫反应不同，一般单细胞原虫，尤其是血液内寄生原虫（如疟原虫、锥虫）主要激发宿主的体液免疫应答，即由特异抗体（IgG）介导抗寄生虫免疫应答。抗体可以与虫体表面的特异受体结合，以阻止虫体对宿主细胞的识别和侵入，进而在补体或其他吞噬细胞的作用下，将虫体清除。抗体也可以与感染有虫体的细胞结合，通过特异性的 ADCC 作用，杀死细胞内寄生的虫体。

宿主对消化道内寄生的虫体的免疫反应则比较复杂。其体液免疫主要以 IgE 和 IgA 的作用为主，而嗜酸性粒细胞、嗜碱性粒细胞和肥大细胞也发挥非常重要的抗虫作用。蠕虫本身作为过敏原可刺激宿主产生大量 IgE 抗体。在肥大细胞、嗜碱性粒细胞表面都有与 IgE 结合的 Fc 受体。当 IgE 与寄生虫抗原结合时，Fc 受体可诱发这些细胞脱颗粒，释放组胺等活性物质，从而引起超敏反应。蠕虫感染过程中，嗜酸性粒细胞增多也是一种免疫相关现象。蠕虫本身可产生嗜酸性粒细胞趋化因子，嗜酸性粒细胞受嗜酸性粒细胞趋化因子的作用，移向寄生虫的寄生部位，与虫体上的抗体 Fc 片段结合，释放磷酸酯酶等物质，参与对虫体的损伤过程。

（三）抗寄生虫免疫应答

免疫应答是指宿主对特异的寄生虫抗原产生的免疫反应过程，包括抗原的处理与呈递，T 细胞的激活和淋巴因子的产生及体液免疫效应和细胞免疫效应。寄生虫对人体来说是外源性物质，具有抗原性，感染后可诱导宿主产生免疫应答，发生一系列细胞及分子改变。

1　抗原的处理与呈递　寄生虫抗原可以多种形式结合于巨噬细胞、树突状细胞、B 细胞等抗原呈递细胞表面，通过抗原呈递细胞的吞噬作用被摄取到细胞内，可溶性抗原可通过液相胞饮过程被摄入。T 细胞只能识别多肽，因此其免疫应答只能被蛋白性抗原诱导。寄生虫蛋白抗原在抗原呈递细胞胞内经过加工后形成肽段，肽段与组织相容性复合物（MHC）形成多肽 –MHC 复合物，表达在 MHC 表面。T 细胞识别这种经加工处理的寄生虫抗原即多肽 –MHC 复合物的过程称为抗原呈递。寄生虫非蛋白类抗原，如多糖、糖脂和核酸等，不能以抗原肽 –MHC 分子形式被呈递，但有些可与 B 细胞表面上的膜免疫球蛋白发生最大程度的交联，引起无须 T 细胞辅助的 B 细胞活化而直接产生液相体液免疫效应。

2. T 细胞活化与淋巴因子的产生　T 细胞对抗原肽 –MHC 的应答称为 T 细胞活化。抗原肽 –MHC 复合物与 T 细胞受体（TCR）结合可产生细胞内信号的传导。所谓信号传导，是指外部信号经细胞膜蛋白传至细胞内部，并启动如分子通透性、细胞形状或其他细胞功能的改变。T 细胞活化及天然免疫状态均可诱导细胞因子的产生。细胞因子是一类免疫细胞产生的具有广泛生物学活性的小分子多肽，包括淋巴因子、单核因子和白细胞介素等。它不是免疫球蛋白，不属于激素，在免疫细胞的发育分化及免疫应答过程中和某些细胞的激活过程中具有重要的调节作用。除了免疫细胞，其他细胞如小胶质细胞、成纤维细胞、内皮细胞、肿瘤细胞等也可以产生细胞因子。细胞因子可分为白细胞介素、集落刺激因子（CSF）、干扰素、TNF、转化生长因子 –β 家族（TGF–β family）、趋化因子家族等。

3. 体液免疫效应　寄生虫抗原分子一般比抗原抗体结合区域大得多，因此抗体仅能结合抗原大分子的某一特殊部位，该部位称为抗原决定簇或表位（epitope）。抗原大分子可含有多个抗原决定簇，每个均可与一个抗体分子结合。基于抗体的理化特性和抗原结合方式的不同，人类的抗体可分为 IgG、IgA、IgM、IgD 和 IgE 五类。抗体的功能由抗原结合所启动，主要功能如下：① B 细胞表面的膜结合型抗体参与对抗原的识别与结合。②分泌抗体可产生抗原中和作用，即分泌抗体通过与寄生虫抗原的结合而阻止其与相应受体结合。③同型抗体的功能，IgG 和 IgM 可致补体活化，IgG 具调理作用，可介导细胞免疫使吞噬细胞的吞噬作用增强。单核巨噬细胞和中性粒细胞表面表达 IgG 的 Fc 受体，结合了 IgG 抗原的能与之结合，从而促进吞噬细胞对寄生虫抗原的吞噬作用；IgG、IgE 和 IgM 可介导 ADCC。中性粒细胞、单核巨噬细胞尤其是 NK 细胞可通过其表面的 CD16 与免疫球蛋白的相互作用，产生一种溶解各种靶细胞的细胞毒。嗜酸性粒细胞介导的 ADCC 可对蠕虫发挥杀伤作用。蠕虫对粒细胞和单核巨噬细胞的溶解有一定的抵抗力，但嗜酸性粒细胞内颗粒的一种碱性蛋白对蠕虫有杀伤作用。嗜酸性粒细胞对蠕虫的 ADCC 作用是由 IgE 和 IgA 所介导的。IgE 可介导 I 型变态反应（速发型超敏反应），分泌型 IgA 可对抗原发挥中和作用。母体 IgG 可通过胎盘进入胎儿的循环，分泌型 IgA 可分泌至乳汁中起中和作用。各种淋巴细胞表达不同类型免疫球蛋白的 Fc 受体，可与聚集的 IgG 或含有 IgG 的免疫复合物结合，对 B 细胞活化产生抑制作用。

4. 细胞免疫效应　在细胞免疫反应中，抗原特异性 T 细胞可直接发挥效应功能，如细胞毒 T 细胞可直接裂解靶细胞。此外，抗原活化的 T 细胞可通过分泌细胞因子进一步作用于其他细胞群体，如 TNF 和白三烯（LT）可活化中性粒细胞和血管内皮细胞，IL-5 可活化嗜酸性粒细胞；IFN–γ 可活化单核巨噬细胞，IL-2 可活化 NK 细胞。通过细胞因子，T 细胞刺激和集中了非特异性效应细胞的功能与活性，从而将这些细胞转化成特异性免疫因素。细胞免疫对消除存活在抗原呈递细胞内的寄生虫有重要作用。在蠕虫感染时，抗原活化 CD4+ Th2 细胞，分泌细胞因子，活化肥大细胞，募集和活化嗜碱性粒细胞和嗜酸性粒细胞。

（四）抗寄生虫免疫致敏特点

1. 寄生虫免疫的致敏性　寄生虫的抗原复杂性和免疫剂量密切相关，其容易出现免疫耐受性，并且与寄生部位有关。例如，刚地弓形虫寄生在细胞内时，其抗原不易接触淋巴系统，也就没有免疫原性，即使有时漏出细胞激发免疫，其抗体或致敏细胞也达不到潜在的刚地弓形虫。此外，有的寄生虫感染还可使多种淋巴细胞包括巨噬细胞等失去功能，从而使其和抗体合作的应答减弱，抑制 T 细胞和巨噬细胞介导的细胞毒作用。

寄生虫免疫致敏由多种调节因素，如 T 细胞抑制与低带免疫耐受性有关。因为 IgT（一种单体 IgM）和抗原的复合物既可以介导协助，也可以引起抑制，如它们先与巨噬细胞结合，就产生免疫。例如，巨噬细胞缺乏或饱和而先与特异性 B 细胞起作用，这就抑制应答而产生部分的免疫耐受性。已知巨噬细胞的功能常可能被刚地弓形虫和疟原虫等多种寄生虫所损害。这种 T 细胞抑制在寄生虫感染上可能相当重要。

2. **寄生虫免疫效应细胞** 包括致敏的淋巴细胞和浆细胞及其免疫产物（淋巴因子和抗体）与相对应的抗原物质或带有抗原的靶细胞之间的免疫效应，可分为特异性体液抗体介导（体液免疫）和特异性致敏 T 细胞介导（细胞免疫）两大类。免疫效应随不同寄生虫种类或其他条件而异。例如，疟原虫的裂殖子借特异性受体结合到红细胞表面后，免疫宿主的 IgG 或 IgM 可阻断这种结合而中和抗原。新侵入皮肤的血吸虫幼虫可被体内免疫抗体通过补体介导而发生细胞溶解作用。但当血吸虫幼虫体表吸附宿主抗原的密度很高时，这种反应就无法进行，形成对该虫伴随免疫的现象。寄生虫病的许多病例中常可见血清 IgE 水平升高。这种 IgE 就是反应素抗体，又称亲同种细胞抗体。它们和体内肥大细胞结合成为致敏肥大细胞，在遇特异性抗原后，肥大细胞脱粒并释放组胺等血管活性介质，可引起血管通透性增加，粒细胞积聚和平滑肌收缩，形成局部逆境，导致寄生虫死亡。

（五）寄生虫对宿主免疫的逃避

寄生虫对宿主的免疫逃避是寄生虫免疫的一个特点，其表现方式多种多样。

1. **抗原变异** 寄生虫抗原复杂而易变异，如非洲锥虫身体和鞭毛表膜有一光滑的外层，可在血流中经常更换而逃避宿主的特异性免疫效应。

2. **可溶性封闭抗原** 有些来自寄生虫的可溶性循环抗原，或称"外抗原"，可将特异性抗体所介导的免疫效应封闭，如在非洲、南美的鼠类锥虫病、疟疾、巴贝斯虫病。

3. **宿主抗原** 又称抗原伪装，如血吸虫成虫能借此避开宿主的免疫应答，从而使宿主获得了伴随免疫。

4. **隐蔽部位** 较多见的如肠胃中的一些蠕虫、溶组织阿米巴和结肠小袋纤毛虫，蓝氏贾第鞭毛虫及阴道毛滴虫等都有其隐蔽的寄生部位，从而躲开循环抗体，至多只受局部分泌抗体的影响。

5. **抑制宿主的防御** 一般可通过 3 种途径：首先是免疫抑制，如疟原虫感染可引起体液免疫抑制，锥虫病可引起细胞免疫抑制；其次是免疫促进作用，如感染内脏的利什曼原虫有高水平的血清免疫球蛋白时，细胞免疫有可能被抗体所封闭；再次是获得性免疫耐受性，如刚地弓形虫在人和动物的胎儿期就可发生免疫耐受性。

（六）寄生虫免疫病理

在宿主和寄生虫的相互关系中，在产生获得性免疫保护宿主的同时，又可能产生免疫疾病，危害宿主。

1. **反应素（Ⅰ型）超敏反应** 由于抗原与嗜碱性粒细胞及肥大细胞表面的抗体结合，导致细胞释放出血管活性物质而引起，属速发型超敏反应。原虫和蠕虫都能激发亲同种细胞抗体，即反应素抗体（包括 IgE 型和 IgG 型）。这种超敏反应在旋毛线虫感染时表现有寒热、皮疹、水肿、嗜酸性粒细胞增多症及亲同种细胞抗体滴度升高，被广泛用于对蠕虫病的诊断。

2. **细胞毒（Ⅱ型）超敏反应** 抗体与细胞表面抗原或半抗原在有补体或某些单核细胞存在下结合时引起的组织损伤。只要有任何细胞膜抗原（如红细胞抗原、肝细胞抗原）的相应抗体形成，就可能引起本型反应。例如，黑热病、人体锥虫病和血吸虫病由于红细胞自身抗体及吸附在红细胞上的补体破坏了脾脏红细胞，从而引起贫血。

3. 抗原抗体复合物（Ⅲ型）超敏反应　抗原抗体复合物在身体内形成以后产生两类免疫病理反应：一类是全身性（血清病）反应，如疟疾中的肾小球性肾炎，即由这种复合物的沉积所致；另一类是局部急性炎症反应（亚尔图斯反应），如用枸橼酸乙胺嗪治疗患有蟠尾线虫的动物，其感染部位出现肿胀等现象。

4. 细胞介导（Ⅳ型）超敏反应　致敏的淋巴细胞与抗原结合而释放出淋巴因子，或发生细胞毒性，或两者并存所引起的组织损伤，属Ⅳ型超敏反应。反应部位的血管和神经周围出现以单核细胞浸润为主的炎症，实质性细胞坏死，并常伴有肉芽肿形成。Ⅳ型超敏反应常用于某几种原虫感染的皮试。

第五节　免疫接种

免疫接种又称疫苗接种，就是将疫苗制剂接种到人或动物体内，通过机体的免疫系统对外来物（疫苗）的识别，进行抗体的筛选和制造，以产生对抗该病原或相似病原的抗体，使机体获得抵抗某一特定或与疫苗相似病原的免疫力，促使机体对该疾病具有较强的抵抗能力。

疫苗是一种含有无害的死病菌或者是从无害的死病菌中提取的物质，其能使机体产生天然的防御能力来对抗病菌。机体注射疫苗后，身体仿佛受到一次病原菌入侵一样，产生杀死病菌的抗体，当机体再次遇上同类病菌时，便能立刻消灭该病菌，而免于患这一类疾病。

疫苗接种的主要目的是使身体能够制造自然的生物物质，用以提升生物体对病原的辨认和防御功能，针对同类病原体所引起的免疫反应。因此，一个疫苗主要是针对一个疾病，或相似度极高的病原体，如种牛痘预防天花、卡介苗预防结核病。此外，免疫学家还发现疫苗也可用于治疗疾病，并发展出相关的研究理论和实际用途。

疫苗接种多数情况是一种可以激起机体自然防御机制的医疗行为，以预防未来可能患的疾病，这种疫苗接种称为预防接种。例如，白喉、破伤风、百日咳、小儿麻痹、B型流感嗜血杆菌、乙肝、结核（卡介苗）、麻疹、德国麻疹、腮腺炎，都是目前最常用的疫苗种类。需要以疫苗防范的疾病非常多，因此为简化繁复的接种程序，一些微生物学家和免疫学家致力发展多效疫苗，如目前已经使用的有白喉、破伤风、百日咳混合疫苗（简称百白破，Di-Te-Per）及麻疹、腮腺炎、德国麻疹混合疫苗（MMR）。

疫苗也可以用来做免疫治疗，机体通过接种疫苗来刺激免疫系统，大量制作抗体，用来对付已经感染的患者体内存有的病原，如狂犬病疫苗。近年来，对癌症及艾滋病的研究发现，病变的细胞和一般细胞表面有不同的标记，可能适合作为抗体攻击的目标，用以治疗患者。

一、女性常用疫苗

（一）HPV 疫苗

HPV 是一种无包膜 DNA 病毒，目前已发现 100 多型别，主要感染生殖道黏膜和口腔上皮黏膜细胞，是宫颈癌的主要病因。HPV 疫苗主要分三类：①阻止感染的预防性疫苗，是将 HPV 的晚期结构蛋白 L_1、L_2 作为基础诱导，产生特异性的抗 HPV 抗体，从而使机体免受 HPV 感染，这类疫苗主要用于接种尚未发生感染的人群。②使原有感染及相关疾病消退的治疗性疫苗，目的是清除 HPV 感染细胞，以 HPV E6、E7 蛋白为基础，诱导产生特异的细胞免疫，来阻止 HPV 感染损害的延续，清除病灶。在 HPV 治疗性疫苗中有蛋白质疫苗和治疗性基因疫苗两种。蛋白质疫苗又分为多肽疫苗、融合蛋白疫苗和嵌合疫苗等；治疗性基因疫苗又分为 DNA 和 RNA 疫苗两种。③预防多种疾病的 HPV 嵌合疫苗，则是将不同型别、不同时期蛋白的 HPV 嵌合，可大幅提高预防效能。目前，已有 20 多种疫苗处于动物实验和临床研究中。HPV 疫苗的临床试验报道为数不多，此类研究主要集中在发达国家。研制 HPV 疫苗来预防 HPV 感染和治疗 HPV 感染引起的相关疾病，对于保护广大女性身体健康具有重要价值。

（二）HSV 疫苗

最初应用的几乎都是灭活疫苗，治疗复发性疱疹性角膜炎、唇疱疹和生殖器疱疹等。灭活疫苗是通过把在鸡胚和培养细胞中繁殖的 HSV 病毒颗粒，经紫外线、加热、甲醛溶液等处理制成的。目前，研究较多且经过临床评估的主要有：①亚单位疫苗（subunit vaccines），HSV 进入细胞需要糖蛋白 gB 和 gD，在已感染 HSV 的患者体内，它们主要激活 $CD4^+T$ 细胞，能诱导体液免疫和细胞免疫。②减毒活疫苗（attenuated live virus vaccine），应用 HSV AD2472 病毒株，通过敲除 *C134.5*（神经毒性相关基因）、*UL55256*（与病毒 DNA 复制相关基因）、*UL43.5*（编码感染后期蛋白）和 *US10212* 基因（编码病毒体蛋白、立即早期蛋白等）的方法，使 HSV 不再具有潜伏能力，不仅减少了原发性生殖道感染的发生，而且也降低了病毒的复发率。③复制缺陷病毒疫苗（replication defective virus vaccine），将 dl5229 疫苗剔除了两个对病毒 DNA 复制起重要作用的 *UL5*、*UL29* 基因，结果 dl5229 诱发的中和抗体滴度及 HSV 特异性 $CD8^+$ T 水平显著高于 gD2 亚单位疫苗，在减轻病毒脱落、减少病毒在神经节的装载量、诱发病毒特异性 $CD8^+$ T 细胞、保护动物抵制致死性病毒攻击等方面具有同等效果。④裸 DNA 疫苗（naked DNA vaccines）：主要是将病毒的编码基因插入到质粒 DNA 中，然后直接接种于体内。⑤载体疫苗（vector vaccines）：该疫苗兼具有减毒活疫苗和亚单位疫苗的优点，同时能避免 HSV 的毒性、潜伏性及致癌性等问题。

（三）风疹疫苗

风疹疫苗目前使用的有 4 种，包括 HPV77-DE5 疫苗、Condehilly 疫苗、RA27/3 疫苗、T0336 疫苗。其中，RA27/3 疫苗已与麻疹、腮腺炎制成麻疹、腮腺炎、风疹三联疫苗（MMR），并广为使用。我国于 1995 年研制成风疹减毒活疫苗 BRD-Ⅱ，并且和 RA27/3 疫苗纳入计划免疫管理。我国现用的风疹疫苗为 BRD-Ⅱ减毒株，是从一名典型风疹患儿咽拭子标本中分离的，经二倍体细胞传代培养，病毒繁殖到达高峰期，收获疫苗液，经检定合格后冻干而成，供预防 RV 感染。

风疹疫苗接种分为普遍免疫和选择性免疫两种。普遍免疫以控制 RV 在人群中传播为目的，对满 8 月龄以上人群实施免疫接种。选择性免疫以控制新生儿先天性风疹综合征（Corgenital rubella syndromes，CRS）为目的，可对青春期少女及育龄期女性实施免疫，风疹减毒活疫苗免疫效果良好，可获得持久性的免疫作用。孕妇接种风疹疫苗后无须终止妊娠，但为慎重起见，在妊娠期以不接种风疹疫苗为宜。

（四）水痘疫苗

水痘疫苗是一种减毒活疫苗，1974 年日本人高桥从一名患天然水痘男孩的疱液中用人胚肺细胞分离到 VZV，并在人胚胎肺细胞、豚鼠胚胎细胞和人二倍体细胞（WI-38）的培养物中通过连续繁殖减毒，建立疫苗毒种（Oka 株）。VZV 通过人正常胚肺成纤维细胞（MRC-5）培养增殖，在构建疫苗时，在 0.5 mL

疫苗中含 Oka VZV 病毒株＞1 350 pfu 空斑形成单位、12.5 mg 水解明胶、微量新霉素和牛胎血清、25 mg 蔗糖及 MRC–5 细胞的微量残留成分（包括 DNA 和蛋白质），经冻干制成，该疫苗不含防腐剂，是当今世界广为应用的一种水痘疫苗。我国于 21 世纪初，在北京、上海、长春生物制品研究所相继研制成功冷冻干燥水痘疫苗。接种水痘疫苗不仅能预防水痘，还能预防因水痘 – 带状疱疹而引起的并发症。

（五）埃博拉病毒疫苗

WHO 于 2015 年 7 月 31 日宣布埃博拉病毒疫苗初步试制成功。并且针对两种埃博拉病毒疫苗进行临床试验，开始在利比亚等受影响国家使用。埃博拉疫苗是采用重组水疱性口炎病毒（VSV）的表面有一个糖蛋白，其作用是识别宿主细胞。研究者对这种病毒进行了转基因，把它原有的糖蛋白用埃博拉病毒表面的糖蛋白替换。经改造后的 VSV 疫苗既能让机体产生针对埃博拉病毒的抗体，同时又没有致病性。WHO 从 2015 年 4 月起开始在几内亚给患者使用疫苗，那时几内亚每周仍然有大量的患者被诊断出来。与此同时，埃博拉在利比亚几乎已经消失，塞拉利昂的疫情也大大得到了缓解。这两个国家正是埃博拉疫苗计划试验点。由于试验结果良好，WHO 决定将 rVSV–ZEBOV 疫苗作为临床试验的一部分，使用于几内亚等当时埃博拉病毒流行的国家当中，埃博拉病毒疫苗似乎能给高危感染患者提供彻底的免疫保护，从而预防埃博拉病毒的暴发流行。

（六）寨卡病毒疫苗

寨卡病毒是一种虫媒病毒，属黄病毒科黄病毒属，是单股正链 RNA 病毒，根据基因型别分为非洲型和亚洲型。1964 年尼日利亚首次发现感染寨卡病毒的病例，2007 年密克罗尼西亚（Micronesia）出现寨卡病毒暴发流行，2014 年 2 月在南美洲智利首次发现寨卡病毒感染病例，至 2015 年 5 月巴西出现寨卡病毒暴发流行。据 WHO 通报，现已证实在 34 个国家境内有寨卡病例，其中 27 个国家在拉丁美洲。估计在美洲有超过 400 万感染病例，巴西发现 4 000 多例先天性小头畸形和妊娠期感染寨卡病毒有关。2016 年 2 月 15 日，在我国广东省确诊一例输入性寨卡病毒感染病例。孕妇感染寨卡病毒可能会引起先天性小头畸形和胎死宫内。

寨卡疫苗至今还没有被证实有有效的疫苗。WHO 正在致力于攻克寨卡病毒疫苗难关，美国在进行两种候选疫苗的研发：一种是 DNA 疫苗，另一种是减毒活疫苗，关于疫苗安全性和有效性的第一期临床实验有望在年底实现。印度海得拉巴的巴拉特生物技术公司宣称，他们开发出了世界上首个针对寨卡病毒的疫苗，一旦通过审批，4 个月内就能生产 100 万支疫苗。目前，一个由美国、加拿大和韩国科学家组成的联合研发团队表示，寨卡疫苗有望在年底投入应急使用。但就疫苗何时能够投入广泛应用，美国卫生专家认为还需要三五年的时间。

二、疫苗制备

疫苗可以经由化学合成，由特定的蛋白质为基础，制备出各种态型，使其能够与淋巴细胞进行生化反应，影响抗体的制备；也可以直接透过生物体制备，采用活体的病原，在实验控制的特殊环境下使其复制，或是使用死去的病原作为诱引，可以在不伤害其他细胞的情况下只刺激淋巴细胞。尽管一般认为，活体疫苗的效果较好，但相对也较不易保存。目前，基因工程疫苗引发人们的重视。

（一）传统疫苗

1. 去活性疫苗　通过加热或化学药剂将致病微生物结构破坏或将其杀死，但因部分结构仍完整，可诱导免疫反应达到疫苗接种的目的，如流感、霍乱、腺鼠疫、甲肝，但由于疫苗毒性较低、时效短、无法引起完整的反应，有时必须追加注射。

2. 活体减毒疫苗　利用培养技术制备出的活体微生物，在准备过程中利用添加化学药剂、改变遗传物质或是施以物理变化，以得到减低或去除毒性的品种。免疫反应主要侦测的是病菌本身外部的构造，因此减去毒性物质或微生物代谢产物仍可使施打疫苗者的产生有效免疫力，如黄热病、麻疹、腮腺炎疫苗。活体结核疫苗以不具传染性的结核菌株所制，但卡介苗在美国却鲜少使用。

3. 类毒素疫苗　某些微生物本身无害，但其产生、释放的毒素是疾病的根源，部分科学家将此类毒素改造或破坏以达到免疫反应所需的基本诱发功能，却不伤害接种者，如破伤风和白喉疫苗。

4. 次单元疫苗　有些毒素或微生物只需利用部分结构即可引发免疫反应，如乙肝疫苗仅含有该种病毒的表面蛋白质。

（二）新式疫苗

1. 多肽疫苗　体液免疫和细胞免疫都是针对病原体特定区域的识别和反应，因而疫苗设计可根据病原体的亚单位，尤其是抗原表位，设计相应的天然或合成的免疫活性多肽。在基因工程表达活性多肽的研究中，过去认为只有病毒表面抗原诱生中和抗体时才有免疫保护作用，现在发现除了表面抗原之外，内部抗原和非结构蛋白，都可能诱导细胞毒杀伤作用而起到免疫保护效应。1987 年，Dietzashold 等指出核蛋白（nucleo protein，NP）也是一种有效的保护性抗原，核蛋白是诱导功能性 B 细胞和 Th 细胞的良好抗原。但是，多肽疫苗也遇到了死菌菌苗的问题及安全与有效性的矛盾。多肽疫苗具有安全稳定、易于大量生产、针对性强等优点，但由于其所含抗原表位少，免疫原性比活疫苗要差。针对这些问题，目前已找到了一些应对之策，如在设计时考虑到 T 细胞表位，充分重视载体可以保持持久免疫力的作用，将多肽人工组合成较大颗粒。另外，利用细菌表面多糖结构，将这层结构连结上许多特殊物质，如特殊结构的蛋白质、毒素或糖类，可以增进免疫系统的判断力，这种方式已成功用于 B 型流感嗜血杆菌疫苗。

2. 基因重组载体疫苗　以微生物的生理运作为基础，配合其他物种微生物的 DNA，这种方式研发出的疫苗，可能对感染过程复杂的疾病有所帮助。例如，将细菌的 DNA 切成片段，组合至酵母菌的染色体中，以酵母菌制作该片段的细菌蛋白质作为疫苗，可免除致病细菌对人体的实质伤害，达到免疫效果。

目前，应用的基因重组载体疫苗主要是以病毒或细菌为载体构建的活疫苗，其原理是将外源目的基因插入已有的病毒或细菌疫苗株 DNA 的某些部位，使之高效表达但不影响该疫苗株的生存与繁殖。接种了这种重组疫苗之后，除获得对原来的病毒（或细菌）的保护之外，还获得对插入基因相关疾病的保护力。目前，重组载体疫苗的应用有乙肝表面抗原（HBsAg）重组痘苗病毒活疫苗、狂犬病毒糖蛋白重组痘苗病毒活疫苗、疟原虫孢子表面抗原重组痘苗病毒活疫苗。与病毒载体不同，重组细菌载体的优点是能够表达多种不同的抗原。目前，正在开发应用的基因重组载体疫苗的多菌苗载体包括卡介苗、大肠杆菌、伤寒沙门菌等。

3. DNA 疫苗　DNA 疫苗实质是基因免疫，是 20 世纪 90 年代发展起来的一种崭新的免疫接种疫苗，是继法国巴斯德研究所开创的减毒疫苗、基因工程疫苗之后的第三代疫苗。自从 1961 年，Atanasia 第一个用纯化的 DNA 直接注射到动物体内，到 1990 年 John Wolff 和 Felgner 偶然发现用了质粒 DNA 为材料的免疫方法，从此这种方法开始开展起来。1992 年美国有 4 个实验室同时独立地开发了这种 DNA 疫苗，并在 1992 年 9 月召开的疫苗大会上报告了他们的研究结果。DNA 疫苗的优点主要有：①同时调动细胞免疫和体液免疫，可诱发持久的免疫应答，即更高效。②由于转入 DNA 疫苗本身缺乏复制机制，不会与宿体染色体基因整合，不存在毒力恢复的可能性，即更安全。③构建 DNA 疫苗载体相对容易，故发展新疫苗的速度能够更快。④DNA疫苗制备成本低于基因工程重组疫苗，制备起来省时省力。但是DNA疫苗目前同样存在着很多不足，使得其应用于临床的安全性尚待进一步验证。

三、疫苗接种

我国卫生行政部门规定疫苗的疫苗接种分两类：一是计划内疫苗（又称一类疫苗），是国家规定纳入计划免疫范畴，属于免费疫苗，是从小儿出生后必须进行接种的。二是计划外疫苗（二类疫苗）是自费疫苗，可以根据小儿自身情况（亦包括成人）、各地区不同状况及家庭经济状况而定。

（一）疫苗接种一般原理

疫苗是将病原微生物（如细菌、立克次体、病毒等）及其代谢产物，经过人工减毒、灭活或利用基因工程等方法制成的用于预防传染病的自动免疫制剂。疫苗保留了病原微生物刺激机体免疫系统的特性，当动物体接触到这种不具伤害性的病原微生物后，免疫系统便会产生一定的保护物质，如免疫激素、活性生理物质、特殊抗体等。当动物体再次接触到这种病原菌时，动物体的免疫系统便会依循其原有的记忆，制造更多的保护物质来阻止病原菌的伤害。

（二）疫苗的安全性与有效性

接种预防性疫苗是预防和控制传染病暴发的重要举措。预防用疫苗上市前必须进行科学合理的临床试验，为预防性疫苗在人群中广泛和安全使用提供重要保障。预防性疫苗临床试验的设计和实施需严格遵守《疫苗临床试验技术指导原则》及《疫苗临床试验质量管理指导原则》等相关的指导原则。

1. 疫苗的安全性　是指在综合考虑受试者当时服药状态及药品特性的基础上，避免产品对人体产生直接或间接有害作用的相对可能性。安全性分析是疫苗临床试验的重要组成部分。基于疫苗本身和受试者的特殊性，安全性应首先予以保证。常规的安全性分析并不能满足要求，深入而全面的安全性评估很有必要。在创新性疫苗临床试验的保护效果评价中，由于疫苗的临床有效性与免疫学指标没有得到确证，只能通过临床终点来评价其有效性。此类疫苗需要探索性地研究受试人群的免疫应答机制，提供确定免疫应答的机制，所以在临床保护效力研究中，探索性进行免疫原性指标与保护效力关系的分析十分必要。

疫苗的安全性试验还包括稳定性试验和挑战性试验：①稳定性试验，一种疫苗在批准上市前，要经过长期稳定性试验来确定疫苗有效期。按有关技术的要求，在稳定性试验要求的基础上至少要减掉6个月，这个期限才能作为疫苗的有效期。例如，一个药物说明书上规定有效期为两年，实际经稳定性试验验证的时间一定要超过两年半。②挑战性试验，是一种在极端条件下的热稳定性试验，是将不同的疫苗在37℃高温条件下放置1~4周，如果储存1~4周，疫苗质量符合标准，才可以出厂。

2. 疫苗的有效性　是指产品能够产生其预期目的作用的特定能力或效能，是通过使用该品种预期的给药方法，通过采用合适的试验室测定方法或者临床对照研究数据获得的。我国CFDA表示，根据WHO国家疫苗管理体系评估要求，在完善疫苗质量管理体系的基础上，国家疫苗监督管理涵盖了6项职能：上市许可、上市后监管（包括接种后不良反应监测）、批签发、实验室管理、监管检查和临床试验监管，覆盖了从疫苗研发到使用的各个环节。CFDA指出，所有上市疫苗必须符合国家药品标准，包括《中华人民共和国药典》和CFDA颁布的国家药品标准。在我国上市的药品，无论国产药品或进口药品，在其有效期内各项安全性和有效性指标均不得低于《中华人民共和国药典》要求。此外，疫苗上市后还要面对随机抽验。药品监管部门对包括疫苗在内的生物制品定期组织上市后监督抽验，即从市场流通环节抽取样品，检验疫苗质量。

据 WHO 报告，中国疫苗的安全性和有效性均符合国际标准。我国 CFDA 对疫苗的安全性要求必须达到最高等级，在疫苗提交卫生当局审批前，需要经过大量的试验确保其安全性和有效性。一旦投入使用，还必须要通过药物警戒体系对疫苗的安全性进行持续的监测。WHO 总干事陈冯富珍宣布，"在 2011 年 3 月我国疫苗监管体系首次通过 WHO 评估。我国的疫苗国家监管体系已经达到或超过 WHO 的全部标准。中国孩子接种的是高质量的疫苗，这些疫苗的生产过程、安全性、有效性均符合国际标准"。

目前，我国已成为世界上有实力的疫苗生产国之一，可生产针对 33 种传染病的 61 种疫苗，年产量超过 10 亿剂次。此外，中国企业自主研发的全球首个手足口病 EV71 疫苗已经通过临床试验，进入生产注册审评审批的最后阶段，将在近期上市。

（三）孕妇疫苗接种适应证和禁忌证

1. 对孕妇无害的免疫接种

（1）孕妇接种破伤风菌苗：在欧洲国家，产后和脐带破伤风实际上已不存在。然而，这些疾病在许多非洲、亚洲及南美国家中流行很广，仍是主要的公共卫生问题。新生儿的免疫力实际上是和母体一样的，倘若母亲有高滴度的破伤风抗体，则出生后 5 周，婴儿可仍持有强免疫力。怀孕时接种破伤风菌苗，母体可将免疫力转移给新生婴儿，并证实了该免疫接种的安全性。WHO 在扩大免疫项目（expanded programme on immunization，EPI）范围内强调，要对怀孕适龄女性及已怀孕女性进行这样接种的价值。

（2）流感疫苗：由于流感可诱发孕妇早产、畸胎等危害，故建议在应任何妊娠阶段应做流感预防接种。

（3）小儿麻痹（Salk）灭活疫苗：孕妇接种小儿麻痹灭活疫苗是有效的，而且孕妇可以很好地耐受这种疫苗。调查说明，注射这种疫苗后，胎儿畸形率及早产率都没有增加。瑞士 Just 和 Burgin-Wolf 等的研究及流行病学和临床资料都说明口服小儿麻痹疫苗对胎儿是安全的。全世界数以百万计的接种者的结果显示，至今未见由于这种疫苗所致的胚胎或胎儿的病理报告。

（4）抗霍乱制剂：一般是无害的，有些时候甚至是应该提倡的。

（5）乙肝疫苗：只有在非常例外的情况才需要给孕妇接种乙肝疫苗，在非流行地区进行免疫接种的价值不大。到感染危险高的地方流行区去旅游则可被列为疫苗接种的适应证。

（6）黄热疫苗：对孕妇接种是必要的，特别是当孕妇到地方流行区去旅游或到一个黄热病正在流行的地方时。全世界的研究都证明，在妊娠任何时期，接种黄热疫苗都是无害的。然而，美国 CDC 和法国巴斯德研究所建议，除了流行病学情况认为必须接种时，不得给孕妇接种该疫苗。

2. 孕妇应避免的免疫接种　怀孕时不该接种的疫苗主要指一些病毒性的活疫苗，法律禁止在妊娠期间使用这些疫苗。

（1）小儿麻痹疫苗：口服小儿麻痹疫苗，迄今并无畸形病例报告。

（2）风疹疫苗：无畸形报告。若由于疏忽接种了此类疫苗，孕妇并无中止妊娠的迹象，但一旦遇到意外风险，出现胎儿异常病变的情况，将被归咎于病毒疫苗的接种。因此，孕妇一般尽可能避免接种抗病毒疫苗。

3. 孕妇不必要的预防接种

（1）百日咳菌苗：这种疫苗使用的适应证非常少，经常引起强反应。发热是接种此疫苗的反应之一，可以导致流产或早产。因此，给孕妇接种百日咳菌是不恰当的。

（2）狂犬病疫苗：只有在明确感染的情况下才建议接种狂犬病疫苗。近年来已停止使用动物脑制备的狂犬病疫苗，因为它可引起强烈反应，此疫苗现已被完全没有神经细胞的细胞培养灭活疫苗所代替，培养在人二倍体细胞上的狂犬病疫苗是完全有效而安全的。狂犬病的极端危险性使任何孕妇若被疯动物或疑似的疯动物所咬则皆需化学疗法。

（3）B型脑膜炎球菌疫苗：是主要常见型，故在欧洲还没有接种A型及C型脑膜炎菌苗的理由。然而，若到有地方流行的外国去旅游，这种接种也可以被认为是有理由的。这些菌苗完全安全，可以给孕妇接种。

（4）肺炎链球菌疫苗：不必给孕妇注射。

4. 孕妇偶尔应用的疫苗　卡介苗、百日咳菌苗、白喉类毒素－麻疹疫苗、脑膜炎球菌菌苗、肺炎球菌菌苗、黄热疫苗旅游时应用；狂犬病疫苗确定感染时应用；人二倍体灭活疫苗无危险；腮腺炎疫苗虽安全，但不必要给孕妇注射。

（四）疫苗接种反应及不良反应的处理

1. 疫苗接种反应　疫苗虽经灭活或减毒处理，但毕竟是一种蛋白质或具抗原性的其他物质，对人体仍有一定的刺激作用。其实这也是人体的一种自我保护，就像感冒发热一样，是机体在抵御细菌或病毒的侵袭。

（1）正常反应：①局部反应，如轻度肿胀和疼痛。百白破疫苗接种后，在接种部位出现硬结是常见的现象。②全身反应，接种疫苗后有发热和周身不适，一般发热在38.5℃以下，持续1~2日均属正常反应。无论是局部还是全身的正常反应，一般不需要特殊处理，多喂水、并注意让小儿多休息即可。如果小儿高热，可服用退热药，可以做物理降温、吃些富有营养又好消化的食物、多喂水并要注意观察孩子的病情变化。

（2）异常反应：出现局部感染、无菌性脓肿、晕针、癫病、皮疹、血管神经性水肿、过敏性休克等局部或全身性反应均属异常反应。处理原则：①晕针应立即让小儿平卧，头部放低，口服温开水或糖水，与此同时立即请医生做紧急对症处理。②出现皮疹，可在医生指导下给小儿应用脱敏药。③出现过敏性休克，一般表现为接种后很短时间内小儿面色发白、四肢发凉、出冷汗、呼吸困难甚至神志不清、抽风等。此时一般医生应立即给小儿进行皮下注射肾上腺素，同时给激素和脱敏药，并观察治疗。

2. 疫苗接种不良反应的处理

（1）轻微腹泻：一般不需要特殊处理，只要注意给小儿多补充水分，及时更换尿布，保证充足的休息，2~3日就能复原。如果小儿腹泻严重，并持续3日以上都不见好转，应及时带小儿去医院就诊。

（2）发热：有的小儿在接种灭活疫苗后6~24 h会出现体温升高的现象，其中大多数在37.5℃以下，仅有少数疫苗如百白破疫苗可引起38.5℃左右的发热，一般持续1~2日，很少有3日以上者。接种减毒活疫苗，如麻疹疫苗、麻风腮疫苗、水痘疫苗等，接种后的发热反应是由疫苗病毒轻度感染所引起的，出现发热反应较晚，一般在5~7日开始有短暂的发热。这种发热消失也快，1~2日可退热。疫苗不同，接种疫苗后的发热反应发生率也不同，轻微发热一般不需要处理，只要加强观察，适当休息，多喝开水，注意保暖，防止继发感染。体温较高者，应该去医院做对症处理，必要时要补液。

（3）皮疹：在接种疫苗后无其他原因而出现的皮疹当中，以荨麻疹最为多见，一般在接种疫苗后数小时至数日发生。特殊皮疹，如麻疹疫苗、腮腺炎疫苗、风疹疫苗于接种后 5~7 日出现稀疏皮疹，一般 7~10 日消退。麻疹疫苗引起的皮疹非常轻微。水痘疫苗接种后 12~21 日中常见有丘疹、水疱或疱疹出现，一般不多，约在 10 颗以下，不会结痂，经治疗均可痊愈，预后良好。

（朱 镭）

参考文献

戴钟英．阴道生态平衡和免疫．中国实用妇科与产科杂志，2005，21（3）：145-147．

高建，陆金春，黄宇烽．单纯疱疹病毒疫苗的研究现状．中华男科学杂志，2009，15（1）：60-64．

刘燕明．天然免疫与获得性免疫的进化关系．免疫学杂志，2001，17（S1）：20-23．

秦明春，王若光．妊娠免疫耐受机制的研究认识．实用预防医学，2007，14（2）：587-590．

萧文惠，王自能，陈福民，等．人妊娠母胎耐受机制的研究进展．暨南大学学报（自然科学与医学版），2011，32（4）：369-373．

徐姗，姚咏明，盛志勇．树突状细胞免疫调节作用及其信号转导机制．生理科学进展，2006，37（4）：313-318．

杨丽，王静，马彩玲．预防性HPV疫苗预防宫颈癌有效性和安全性Meta分析．中华肿瘤防治杂志，2015，22（9）：719-727．

叶燕，夏大静．Toll样受体与树突状细胞介导的天然免疫和获得性免疫．中国细胞生物学学报，2007，29（5）：637-640．

岳兰，谭继英，李少红．妊娠免疫耐受机制的研究进展．中国妇幼保健，2012，27（5）：784-786．

Ansaldi F，Trucchi C，Alicino C，et al. Real-World Effectiveness and Safety of a Live-Attenuated Herpes Zoster Vaccine：A Comprehensive Review. Adv Ther，2016，33（7）：1094-1104．

Ashworth M，Redman M，Mbori-Ngacha D，et al. 78 Correlates of cytotoxic T-lymphocyte induction at 1 and 3 months of age among HIV-1 exposed，uninfected infants. Journal of Investigative Medicine，2015，53（1）：S91．

Bodemer C，Sauvage V，Mahlaoui N，et al. Live rubella virus vaccine long-term persistence as an antigenic trigger of cutaneous granulomas in patients with primary immunodeficiency. Clin Microbiol Infect，2014，20（10）：656-663．

Bonten M J，Huijts S M，Bolkenbaas M，et al. Polysaccharide conjugate vaccine against pneumococcal pneumonia in adults. New England Journal of Medicine，2015，372（12）：1114-1125．

Cohen J. INFECTIOUS DISEASE. The race for a Zika vaccine is on. Science，2016，351（6273）：543-544．

Gabutti G，Valente N，Sulcaj N，et al. Evaluation of efficacy and effectiveness of live attenuated zoster vaccine. J Prev Med Hyg，2014，55（4）：130-136．

Hcnao-Restrepo A M，Longini I M，Egger M，et al. Efficacy and effectiveness of an rVSV-vectored vaccine expressing Ebola surface glycoprotein：interim results from the Guinea ring vaccination cluster-randomised trial.

Lancet, 2015, 385（9984）: 2223-2322.

Hyde T B, Kruszon-Moran D, McQuillan G M, et al. rubella immunity levels in the United States population: has the threshold of viral elimination been reached? Clin Infect Dis, 2006, 43（3）: S146-S150.

Kourtis A P, Read J S, Jamieson D J. Pregnancy and infection. New England Journal of Medicine, 2014, 370（23）: 2211-2218.

Lamb T J. Immunity to parasitic infection. Wiley-Blackwell, 2012.

Lopes M F, Zamboni D S, Lujan H D, et al. Immunity to Protozoan Parasites. Journal of Parasitology Research, 2012: 250793.

Mahdavi A, Monk B J. Vaccines against human papillomavirus and cervical cancer: promises and challenges. Oncologist, 2005, 10（7）: 528-538.

Martins K A, Dye J M, Bavari S. Considerations for the development of Zika virus vaccines. Vaccine, 2016, 34（33）: 3711-3712.

Maurice J. WHO reveals its shopping list for weapons against Zika. Lancet, 2016, 387（10020）: 733.

Mayhew A, Mullins T L, Ding L, et al. Risk perceptions and subsequent sexual behaviors after HPV vaccination in adolescents. Pediatrics, 2014, 133（3）: 404-411.

Milligan I D, Gibani M M, Sewell R, et al. Safety and Immunogenicity of Novel Adenovirus Type 26- and Modified Vaccinia Ankara-Vectored Ebola Vaccines: A Randomized Clinical Trial. JAMA, 2016, 315（15）: 1610-1623.

Mullins T L, Zimet G D, Rosenthal S L, et al. Human papillomavirus vaccine-related risk perceptions and subsequent sexual behaviors and sexually transmitted infections among vaccinated adolescent women.Vaccine, 2016, 34（34）: 4040-4045.

Nelson D R, Neu A M, Abraham A, et al. Immunogenicity of Human Papillomavirus Recombinant Vaccine in Children with CKD. Clin J Am Soc Nephrol, 2016, 11（5）: 776-784.

Omer S B, Beigi R H. Pregnancy in the Time of Zika: Addressing Barriers for Developing Vaccines and Other Measures for Pregnant Women. JAMA, 2016, 315（12）: 1227-1228.

Önnheim K, Ekblad M, Görander S, et al. Vaccination with the Secreted Glycoprotein G of Herpes Simplex Virus 2 Induces Protective Immunity after Genital Infection. Viruses, 2016, 8（4）: 110.

Paganino C, Alicino C, Trucchi C, et al. Herpes Zoster: the rationale for the introduction of vaccination in Italy. J Prev Med Hyg, 2015, 56（1）: E33-E36.

Prucca C G, Slavin I, Quiroga R, et al. Antigenic variation in Giardia lamblia is regulated by RNA interference. Nature, 2008, 456（7223）: 750-754.

Rivero F D, Saura A, Prucca C G, et al. Disruption of antigenic variation is crucial for effective parasite vaccine. Nature Medicine, 2010, 16（5）: 551-557.

Samarasekera U, Triunfol M. Concern over Zika virus grips the world. Lancet, 2016, 387（10018）: 521-524.

Schmiedeskamp M R, Kockler D R. Human Papillomavirus Vaccines. Annals Pharmacotherapy, 2006, 40: 1344-1352.

Stanfield B, Kousoulas K G. Herpes Simplex Vaccines: Prospects of Live attenuated HSV Vaccines to Combat Genital and Ocular infections. Curr Clin Microbiol Rep, 2015, 2（3）: 125-136.

WHO. Haemophilus influenzae type b (Hib) Vaccination Position Paper. Weekly Epidemiological Record, 2013, 88

（39）：413-428.

Zhang X，Yang R，Wang J，et al. Eukaryotic Expression and Immunogenic Research of Recombination Ebola Virus Membrane Protein Gp-Fc. Bing Du Xue Bao，2016，32（1）：8-13.

第五章

妇产科感染性疾病分类、诊断及鉴别诊断

第一节　妇产科感染性疾病的分类

一、妇科常见感染性疾病分类

（一）生殖系统炎症

生殖系统炎症包括外阴炎、阴道炎、宫颈炎、子宫内膜炎、输卵管炎、卵巢脓肿、盆腔炎、盆腔炎性包块、慢性盆腔痛（chronic pelvic pain，CPP）及包裹性积液、盆腔积脓等。

1. 外阴炎　指由于病原体的侵犯导致外阴皮肤发炎，临床表现为局部皮肤瘙痒、发红、烧灼感等。

2. 阴道炎　包括 VVC（常见），滴虫性阴道炎，阴道内菌群失调引起细菌性阴道病，支原体、衣原体感染等。

3. 宫颈炎　分为急性宫颈炎及慢性宫颈炎，有可能导致宫颈腺囊肿、宫颈息肉。

4. 子宫内膜炎　是指子宫内膜受到病原体侵入，导致整个内膜发生水肿、渗出，伴或不伴全身症状，如发热、寒战、下腹痛、血象升高、分泌物增多等，子宫触痛明显。

5. 输卵管炎　经常发生在产后、流产后，主要与机体免疫力低下、手术宫腔操作有关，严重可导致输卵管阻塞致不孕。

6. 卵巢脓肿　严重则导致不孕。

7. 盆腔炎　临床上以阵发性疼痛为主要表现，炎症局限于一处或散在多处。

8. 盆腔炎性包块　局部炎性水肿、渗出导致的包块或盆腔包块急性感染。

9. 慢性盆腔痛　由于盆腔炎症未得到正规治疗，盆腔炎持续存在导致的盆腔包裹性积液、盆腔积脓。病情严重时疼痛加重。

（二）生殖系统结核

生殖系统结核指结核杆菌侵入女性生殖器官（如输卵管、子宫内膜、卵巢）及腹膜引发的炎性病变，又称为结核性盆腔炎。生殖系统结核常常继发于肺结核、腹膜结核或肠结核，原发性生殖系统结核罕见。结核导致的输卵管黏膜的破坏与粘连常使管腔阻塞，造成不孕。

（三）盆腔放线菌病

盆腔放线菌病是放线菌引起人兽共患的一种渐进性、化脓性、肉芽肿性的亚急性至慢性感染性疾病，以局部扩散、化脓或肉芽肿性炎症、多发脓肿和窦道瘘管为特征。女性生殖道源性盆腔放线菌病是盆腹腔放线菌病的一部分。这种类型的放线菌病病程较隐匿，通常于盆腹腔形成脓肿，并造成广泛地粘连。近十多年来，发现本病常见于应用宫内节育器者，目前考虑盆腔放线菌病的发病病因可能是：①植入宫内节育器接种。②由直肠传染到阴道，由阴道传染到盆腔。③口与生殖器接触的传播。

（四）女性性传播疾病

女性性传播疾病是一种通过性接触传染的疾病，如梅毒、淋病、非淋菌性尿道炎、尖锐湿疣、生殖器疱疹、软下疳、性病淋巴肉芽肿和艾滋病等。

（五）HPV 感染

HPV 能引起人体皮肤黏膜的鳞状上皮增殖病变，HPV 分为低危型及高危型。低危型 HPV 病毒如 HPV-6、HPV-11 可引起生殖道尖锐湿疣，高危型 HPV 与外阴上皮内瘤变、CIN、外阴癌、宫颈癌有关。

（六）手术感染

手术一般有清洁切口、清洁 - 污染切口、污染切口之分，妇科手术一般清洁 - 污染切口，即Ⅱ类切口多见，手术进入生殖道，但不伴有明显污染，如宫颈锥切、子宫双附件切除等。Ⅰ类切口少见，如开腹或腹腔镜肌瘤剔除（未穿透宫腔）、腹腔镜卵巢囊肿手术（未行举宫操作）。手术可能有手术部位的感染、引流管感染、手术切口感染或宫颈填纱的感染，以及因抵抗力降低导致的病毒性感染、细菌性感染、全身性感染、菌血症、败血症、感染性休克等。

（七）尿路感染

女性解剖结构的原因，泌尿道与生殖道解剖的生理关系，妇科炎症常引起泌尿系统的感染，包括尿路感染、膀胱感染、输尿管损伤、输尿管炎症，严重者会逆行感染导致肾炎、肾损害、肾功能丧失。

二、产科常见感染性疾病分类

（一）妊娠期感染

1. **TORCH 感染** 可导致先天性宫内感染及围生期感染而引起围产儿畸形的病原体：T（toxoplasma）刚地弓形虫，R（rubella virus）风疹病毒，C（cytomegalovirus, CMV）巨细胞病毒，H（herpes simples virus）单纯疱疹病毒，O（other）指其他感染如 HBV、梅毒螺旋体等。

2. **GBS 感染** 又称无乳链球菌，可引起新生儿败血症、肺炎、脑膜炎甚至死亡。在感染后存活的新生儿，还有可能患严重的神经系统后遗症，包括脑积水、智力障碍、小头畸形、耳聋等。同时，GBS 还可引起孕妇感染，引起早产、胎儿发育不良（低出生体重儿）、胎膜早破及晚期流产。

3. **急性绒毛膜羊膜炎** 是指发生在绒毛膜羊膜与羊膜腔之间的感染，是孕妇在妊娠末最重要的产前感染。

（二）妊娠合并感染性疾病

1. **妊娠合并急性病毒性肝炎** 妊娠期合并肝炎中以乙肝最为常见，其次是丙肝、甲肝、丁肝、戊肝和庚肝。其容易产生重症肝炎，是导致孕妇死亡的主要类型。

2. **妊娠合并慢性肾炎** 有一定危险性，妊娠对慢性肾炎不利。这是因为妊娠期可加重肾脏负担，特别是妊娠末期血液容量比非孕时约增加 35%，而肾小球滤过率增加 50%，并且孕妇和胎儿代谢产物的排泄也加重了肾脏的负担。孕妇如有高血压、氮质潴留、肌酐大于 1.4 mg/dL 时，肾功能恶化的概率就明显增高，出现流产、死胎、死产的概率也随之增多。总之，血压越高，肌酐水平越高，母婴的危险性越大。

3. 妊娠合并阑尾炎　随着妊娠期子宫的逐渐增大，大网膜及肠管运动受限，阑尾化脓后不易局限，易并发腹腔脓肿，可出现毒血症、败血症等严重并发症，严重威胁母儿安全。

4. 妊娠合并流行性腮腺炎　是由 MuV 引起的一种急性传染病，临床以发热、耳下腮部肿胀疼痛为主要特征。妊娠早期感染流行性腮腺炎可传播至胎儿，导致胎儿宫内发育迟缓或胎儿死亡。

5. 妊娠合并麻疹　可能会出现早产、流产、低出生体重儿或死产等不良后果。

6. 妊娠合并流感　流感是一种季节性传染病，若是轻微流感，未发生并发症，则预后良好；若引起持续高热，则预后不良。

（三）产后急性乳腺炎

产后急性乳腺炎常发生于产后 3~4 周的哺乳期女性，由乳腺导管堵塞、乳汁淤积继发感染引起，常见类型为乳房脓肿和乳房蜂窝织炎。致病菌多为金黄色葡萄糖球菌及溶血性链球菌。

（四）产褥感染

产褥感染是指分娩时及产褥期生殖道受病原体感染，引起局部和全身的炎性应化。发病率为 1%~7.2%，是产妇死亡的四大原因之一。产褥感染包括产后生殖道以外的其他感染与发热，如尿路感染、乳腺炎、上呼吸道感染等。

第二节　妇产科感染性疾病的诊断

妇产科感染性疾病主要包括女性生殖道感染和性传播感染疾病，是女性常见病，也是全球性的社会及公共卫生问题，具有发病率高、复发率高、流行范围广的特点。生殖道感染若得不到及时诊断和正确治疗，可导致不孕症、异位妊娠、流产、死胎、死产、早产、先天感染、新生儿感染及慢性腹痛等并发症，影响两代人的健康、家庭幸福及社会的稳定。

因此，规范妇产科感染性疾病的诊治是一项必要且急需的工程。一方面要大力开展继续教育，从国家的角度大力推广相关疾病的理论知识和诊治规范；另一方面，还要引进国外的先进知识和理念，提高我国妇产科医生和相关检验医生的理论水平。

基于上述的妇产科感染性疾病分类，我们参考相关书籍和国内外指南将各种疾病的诊断方法、内容及意义在这一节进行归纳整理，以便各位妇产科同道及辅助检查科室同仁们更加迅速、准确地做出相应判断，及时实施治疗，从而降低病情的误诊率、漏诊率和延误治疗率。

一、常见妇科感染性疾病的诊断

（一）非特异性外阴炎的诊断

1. 临床表现　外阴皮肤黏膜瘙痒、疼痛、烧灼感，于活动、性交、排尿及排便时加重。

2. 辅助检查　查体可见外阴充血、肿胀、糜烂，常有抓痕，严重者形成溃疡或湿疹。慢性炎症可使皮肤增厚、粗糙、皲裂甚至苔藓样变。

（二）前庭大腺炎的诊断

1. 临床表现　炎症多为一侧。初期时局部肿胀、疼痛、灼热感，行走不便，有时会导致大小便困难。

2. 辅助检查　查体见局部皮肤红肿、发热、压痛明显，患侧前庭大腺开口处有时可见白色小点。当脓肿形成时，疼痛加剧，脓肿直径可达 3~6 cm，局部可触及波动感。部分患者出现发热等全身症状，腹股沟淋巴结可不同程度增大。当脓肿内压力增大时，表面皮肤变薄，脓肿自行破溃，若破孔大，可自行引流，炎症较快消退而痊愈；若破孔小，引流不畅，则炎症持续不消退，并可反复急性发作。

（三）阴道炎的诊断

1. 临床表现　阴道分泌物增多及外阴瘙痒。

2. 辅助检查　阴道炎症的确诊，依赖于阴道分泌物的辅助检查。取阴道分泌物进行生理盐水及 10% KOH 溶液湿片检查，并用 pH 试纸测定分泌物 pH，同时行胺试验。

（1）生理盐水湿片观察：若看到活动的阴道毛滴虫可确诊为滴虫性阴道炎；若看到线索细胞，结合 pH > 4.5 及胺试验阳性，即可确诊细菌性阴道病。

（2）10% KOH 溶液湿片：找到假丝酵母菌的芽生孢子及假菌丝，即可诊断为 VVC。

（四）宫颈炎的诊断

1. 临床表现　分泌物增多、性交后出血、子宫颈呈糜烂样改变。

2. 辅助检查

（1）两个特征性体征：具备一个或两个同时具备。①于子宫颈管或子宫颈管棉拭子标本上，肉眼见到脓性或黏液脓性分泌物；②用棉拭子擦拭子宫颈管时，容易诱发子宫颈管内出血。

（2）白细胞检测：子宫颈管分泌物或阴道分泌物中白细胞增多，后者需排除引起白细胞增多的阴道炎症。①子宫颈管脓性分泌物涂片做革兰染色，中性粒细胞 > 30 个 / 高倍视野。②阴道分泌物湿片检查，白细胞 > 10 个 / 高倍视野。

（五）盆腔炎的诊断

1. 临床表现　可因炎症轻重及范围大小而有不同的临床表现。轻者无症状或症状轻微。常见症状为下腹痛、阴道分泌物增多。腹痛为持续性，活动或性交后加重。病情严重可出现发热甚至高热、寒战、头痛、食欲缺乏。月经期发病可出现经量增多、经期延长。若有腹膜炎，则出现消化系统症状如恶心、呕吐、腹胀、腹泻等。若伴有尿路感染可有尿急、尿频、尿痛症状。若有脓肿形成，可有下腹包块及局部压迫刺激症状；包块位于子宫前方可出现膀胱刺激症状，如排尿困难、尿频，若引起膀胱肌炎还可有尿痛等；包块位于子宫后方可有直肠刺激症状，若在腹膜外可致腹泻、里急后重感和排便困难。

2. 辅助检查

（1）盆腔炎最低诊断标准：子宫压痛、附件压痛或宫颈举痛。

（2）支持盆腔炎诊断的附加条件：①口腔温度 ≥ 38.5℃。②阴道或子宫颈脓性分泌物。③阴道分泌物显微镜检发现白细胞增多。④红细胞沉降率（ESR）加快。⑤ C- 反应蛋白（CRP）水平升高。⑥实验室检查证实有淋病奈瑟菌或沙眼衣原体存在。

（3）盆腔炎的特异性诊断标准：①子宫内膜活检显示有子宫内膜炎的组织病理学证据。②经阴道超声或磁共振（MRI）检查显示输卵管管壁增厚、管腔积液，可伴有盆腔游离液体或输卵管、卵巢包块。③腹腔镜检查符合盆腔炎表现。

（六）急性输卵管炎的诊断

1. **临床表现** 最常见发热伴下腹部两侧剧烈疼痛、白带增多或有阴道不规则出血；有时伴有尿频、尿痛等症状。

2. **辅助检查**

（1）下腹痛和下腹压痛：附件区压痛（可以是单侧的），伴或者不伴反跳痛；宫颈摇摆痛。

（2）以下至少需要具备一项：①体温 ≥ 38℃。②血白细胞 ≥ 10.5×10^9/L。③阴道穹部穿刺腹腔液含有白细胞和细菌。④盆腔检查或者超声学检查发现盆腔炎性包块。⑤红细胞沉降率 > 15 mm/h 或者 C- 反应蛋白升高。

（3）子宫颈内存有淋病奈瑟菌或者沙眼衣原体的证据：①发现细胞内革兰阴性双球菌。②黏液脓性宫颈炎。③核酸扩增检测阳性或者 DNA 探针阳性。④革兰染色白细胞 ≥ 10 个 / 高倍视野。

（七）慢性盆腔痛的诊断

1. **临床表现** 了解每次疼痛部位、放射情况、严重程度、持续时间、加重或缓解因素；月经周期、压力、工作、运动、性交和性高潮对其的影响；疼痛出现前后的情况及疼痛引起的社会和工作损失等。

2. **辅助检查**

（1）体格检查：应该全面、细致、耐心，最好在疼痛发作的时候进行检查以便于发现阳性体征。检查应包括抬头试验，实验时头抬高离开检查台或直腿抬高以增加腹直肌张力，会使腹壁的疼痛加剧，而内脏疼痛则会减轻，以此鉴别疼痛来自腹壁或腹腔内脏器。应尽量通过触诊来确定产生疼痛的组织，看有无触痛和疼痛激发点。阴道检查可感知是否有盆底肌肉的疼痛触发点及尿道和膀胱基底部是否有压痛；双合诊了解有无宫颈举痛，宫骶韧带是否增粗，有无触痛结节及盆腔器官活动度如何等。

（2）必要的实验室检查和影像学检查：可疑盆腔疾病是腹腔镜检查的指征。有报道在清醒镇静情况下通过腹腔镜触痛检查技术，确定疼痛来源。对于怀疑泌尿系统和消化系统疾病者，膀胱镜和结肠镜检查也是常用的检查手段。

（3）心理评估：心理社会因素在当前许多疾病的评估和治疗上起着越来越重要的作用，对慢性盆腔痛的患者来说尤其重要。国外文献表明儿童时期身体、精神及性虐待史是慢性盆腔痛的高危因素。患者对疼痛的感受和表达也受到家庭、社会、心理等多方面因素的影响。长期疼痛易伴有焦虑和抑郁，也需仔细评估和治疗。因精神病住院史、自杀企图和药物依赖史也应该是评估的内容。当然，敏感的病史可在与患者建立良好信任关系之后再次与其讨论，并争取患者配合转诊给专科心理医生进行评估。

（八）盆腔放线菌病的诊断

由于放线菌本身检出率低，且缺乏特异性的辅助检查方法，绝大多数病例为术中或术后诊断，易造成不必要的器官切除。

1. **临床表现** 症状隐匿，缺乏特异性，可有发热、盗汗、乏力、消瘦、食欲减低、体重下降、慢性下腹痛、下腹部活动肿块、腹围增加、不规则阴道出血、子宫积脓、白带增多伴异味、血性白带、性交痛等。放线菌侵蚀周围组织、纤维化可引起输尿管梗阻、肾功能受损、肠梗阻、下肢淋巴水肿等。

2. **辅助检查**

（1）实验室检查：可有白细胞、中性粒细胞、红细胞沉降率、C- 反应蛋白升高，CEA、CA125 等肿瘤标记物正常或稍高。超声检查可见子宫积脓、输卵管卵巢脓肿或卵巢肿物、质地不均包块。

（2）坏死组织或脓液中发现黄色或棕黄色的"硫黄颗粒"：对诊断放线菌病有特异性——典型

镜下表现为颗粒成菊花状，由棒状长丝放射状排列组成，中心由分枝菌丝交织成团。

（3）病原菌培养：但放线菌病并非原发感染，多为混合感染，故不能培养出纯的放线菌，很难得到细菌学诊断。

（4）其他：细针穿刺活组织病理检查、免疫荧光检测、腹腔镜检查、CT、MRI 检查亦可辅助诊断盆腔放线菌病。

（九）生殖系统结核的诊断

1. 临床表现　多数患者缺乏明显症状，阳性体征不多，故诊断时易被忽略。为提高确诊率，应详细询问病史，尤其当患者有原发不孕、月经稀少或闭经时；未婚女青年有低热、盗汗、盆腔炎或腹水时；既往有结核接触史或本人曾患肺结核、胸膜炎、肠结核时，均应考虑有生殖器结核的可能。

2. 辅助检查　常用的辅助诊断方法如下。

（1）子宫内膜病理检查：是诊断子宫内膜结核最可靠的证据。

（2）X 线检查：胸部 X 线摄片、盆腔 X 线摄片、子宫输卵管碘油造影。

（3）腹腔镜检查。

（4）结核菌检查：取月经血或宫腔刮出物或腹腔液做结核菌检查。

（5）结核菌素试验。

（6）其他：白细胞计数不高，分类中淋巴细胞增多，不同于化脓性盆腔炎；活动期红细胞沉降率增快，但正常不能除外结核病变，这些化验检查均为非特异性，只能作为诊断参考。

（十）HPV 感染的诊断

1. 临床表现　可无异常临床表现或有分泌物增多、阴道不规则出血、性交痛等非特异性症状。

2. 辅助检查

（1）鳞状上皮细胞被 HPV 感染后具有典型的细胞学改变：在涂片标本中见挖空细胞、不典型角化不全细胞及反应性外底层细胞即提示有 HPV 感染。典型的挖空细胞表现为上皮细胞内有 1~2 个增大的核，核周有透亮空晕环或致密的透亮区。

（2）PCR 检测 HPV-DNA：此类方法可检测核酸杂交阳性标本中的 HPV-DNA 片段，灵敏度高。

（3）杂交捕获 HPV-DNA：分析此类方法有较好的特异度和敏感度，包括核酸印迹原位杂交、斑点印迹、原位杂交、杂交捕获法。

（十一）手术切口感染的诊断

1. 临床表现　大部分切口感染出现在术后 4~7 日。约 25% 的切口感染在 3 日内出现，10% 在第 8 日或以后出现。感染发生的时间或许可以提示感染病原微生物的特点。

2. 辅助检查　感染切口边缘皮肤组织分泌物的革兰染色可以帮助诊断。革兰阳性杆菌强烈提示杆菌；革兰阳性球菌提示 A 组链球菌可能。弥漫性的蜂窝组织炎或全身性感染要怀疑 A 组链球菌感染。B 组链球菌症状类似。

二、常见产科感染性疾病的诊断

（一）妊娠期特殊感染

1. TORCH 综合征的诊断

（1）临床表现：①有反复流产和不明原因的出生缺陷或死胎史等。②有哺乳动物喂养史或接触史，有摄食生肉或未熟肉类等习惯。③有上述感染症状，也可无任何临床症状。

（2）辅助检查

1）病原学检查：采集母血、尿、乳汁、羊水、脐血、胎盘和胎儿的血、尿等进行病原学检查，方法有循环抗原检测（刚地弓形虫）、细胞学检查（CMV 包涵体）、病毒分离（RV、CMV）及核酸扩增检测，如 PCR、RT-PCR 检测刚地弓形虫 DNA、RV 的 RNA 和 CMV 的 DNA 或晚期 mRNA。

2）血清学检查：检测血清中特异性抗体 IgM、IgG，结合 IgG 亲和力指数确定孕妇感染状况：① IgM 阳性、IgG 阳性或血清学转换，若 IgG 亲和力指数低，则诊断原发感染；若 IgG 亲和力指数高，则为复发感染；② IgG 抗体滴度持续升高，提示再次感染；③ IgG 阳性、IgM 阴性为既往感染；④由于 IgM 分子质量大，不能通过胎盘，故脐血中检测到 IgM 抗体，可诊断为宫内感染；⑤刚地弓形虫 IgA 和 IgE 也可用于急性感染的诊断。

2. 妊娠合并 B 组链球菌感染的诊断

（1）临床表现：B 组溶血性链球菌感染表现为两种情况，一种情况为临床羊膜腔内感染，有明显的临床症状；另一种情况为 B 族溶血性链球菌带菌者，并不引起显性的临床感染，而是亚临床感染或只是带菌者。B 组溶血性链球菌引起的羊膜腔内感染主要表现为：产时母亲发热，体温一般 $\geq 38\,℃$，并且在短时间内体温迅速升高，产妇脉搏增快 > 100 次 / 分、胎儿心动过速，胎心率持续 > 160 次 / 分，末梢血白细胞计数 $> 2.0 \times 10^9/L$，中性粒细胞明显升高。子宫压痛和羊水有臭味可不明显。患者一般有胎膜早破或人工破膜的病史。

（2）辅助检查：B 族溶血性链球菌的检测方法主要有细菌培养、抗原抗体测定、核酸探针检测、荧光原位杂交法、脉冲式凝胶电泳法、PCR、革兰染色法等。细菌培养是主要的临床检测方法，也是确诊手段，但要注意应用细菌特异的培养基。因此，对于临床中可疑 B 族溶血性链球菌感染，没有产前 B 族溶血性链球菌培养结果者，在分娩后一定进行宫腔和新生儿的细菌培养或特异的 B 族溶血性链球菌培养以明确诊断。

3. 急性绒毛膜羊膜炎的诊断

（1）临床表现：发热、母体或胎儿心率增快、羊水异味、胎膜早破的病史等。

（2）辅助检查：血白细胞增多、子宫压痛等。

在临床确诊的绒毛膜羊膜炎病例中，母体发热的发生率为 85%~99%，胎儿心率增快的发生率为 37%~82%，母体心率增快的发生率为 19%~37%，子宫压痛的发生率为 13%~16%，羊水异味的发生率为 9%~22%。

（二）妊娠合并感染性疾病

1. 妊娠合并急性病毒性肝炎的诊断

（1）临床表现：可为身体不适、全身酸痛、畏寒、发热等流感样症状；乏力、食欲缺乏、尿色深黄、恶心、呕吐、腹部不适、右上腹疼痛、腹胀、腹泻等消化系统症状。皮肤和巩膜黄染、肝区叩痛。肝脾大，因妊娠期受增大子宫的影响，常难以被触及。甲型、乙型、丁型病毒性肝炎黄疸前期的症状较为明显，而丙型、戊型病毒性肝炎的症状相对较轻。

（2）辅助检查

1）急性甲肝：HAV IgM 阳性。

2）急性乙肝：HBc IgM 阳性，HAV IgM 抗体阴性。

3）急性丙肝：①血清丙氨酸转氨酶（ALT）大于正常值 7 倍；②同时 HAV IgM 抗体阴性；③同

时排除合并急性乙肝的感染，并具备以下之一：丙型肝炎病毒（hepatitis C virus，HCV）抗体筛查阳性，经特异性检查重组免疫印迹试验（RIBA 或 HCV–RNA 核酸检测）确认；HCV 抗体明确阳性（如酶联免疫荧光方法比值超过 38）。

2. 妊娠合并急性阑尾炎的诊断

（1）临床表现：妊娠早期症状及体征与非妊娠期基本相同，常为转移性右下腹痛，伴恶心、呕吐、发热及右下腹压痛、反跳痛和腹肌紧张等；妊娠中、晚期的临床表现常不典型。常无明显的右下腹痛。阑尾位于子宫背面时，疼痛可位于右侧腰部。约 80% 的孕妇其压痛点在右下腹，但压痛点位置常偏高。增大的子宫将壁腹膜向前顶起，故压痛、反跳痛和腹肌紧张常不明显。

（2）辅助检查：妊娠期白细胞计数 > 15×10^9/L 时有助于阑尾炎的诊断。

3. 妊娠合并流行性腮腺炎的诊断

（1）临床表现：典型的腮腺炎表现为急性、双侧腮腺肿胀、疼痛。加上病史，依据临床表现完全可以诊断。

（2）辅助检查：包括分离病毒与测定抗体滴度等。当怀疑有腮腺炎时，要检测血浆抗体滴度。如果在发病后 1~2 周抗体滴度增高达 4 倍或 4 倍以上，对诊断具有极大价值。如果在第 2 次抗体滴度检查中，发现抗体滴度没有显著增高，要在起病后 3~4 周采集第 3 次标本。

4. 妊娠合并麻疹的诊断

（1）临床表现：当孕妇接触麻疹患者后 10~12 日，会有发热和全身不适；再过大约 24 h，会表现出上呼吸道感染症状如流涕、打喷嚏、结膜炎，并在 48~72 h 恶化，伴有畏光。Koplik 斑是麻疹的特征性表现，多出现在两侧面颊黏膜上，大多在近磨牙处出现，大多像针头大小，呈灰白色斑点。周围绕以红晕，对早期诊断具有特殊的意义；全身性斑丘疹首先出现在头部与颈部，随后在躯干上肢出现，也可以出现在下肢。在 Koplik 斑出现后 3 日内，全身都会出疹。

（2）辅助检查：通过检查颊黏膜、结膜或泌尿道脱落细胞，发现有特征性的多核巨细胞，也可以诊断；通过直接免疫荧光试验、血凝素（hemagglutinin，HA）抑制试验检查抗原，或在急性期与恢复期使用补体固定抗体滴度试验检查血浆中的抗体滴度，也可以确诊。如果检查抗体，就必须在疾病早期收集血浆，因为在出疹后 48 h 内就会有 IgM 和 IgG 抗体出现。

5. 妊娠合并流感的诊断

（1）临床表现：呼吸道一旦发生病毒感染性疾病后，单纯根据它们的临床表现，往往难以进行鉴别诊断。呼吸道病毒感染性疾病的前驱症状大多很相似，如头痛、肌肉酸痛、全身不适、关节痛、发热等，偶尔有眼睛刺激症状。

（2）辅助检查：依靠病毒培养或者检查抗体，特别是检查特异性 IgG 和 IgM 抗体来确诊。其包括补体固定试验、血凝素抑制试验、中和试验（neutralization tests，NT）和酶联固相试验。如果检测到抗流感病毒 IgM 特异性抗体，表明近期内有急性感染。

（三）产后急性乳腺炎的诊断

（1）临床表现：起病时常有高热、寒战等全身症状，起病急骤，患侧乳房与对侧相比，体积增大，局部僵硬，皮肤水肿或充血明显，移动乳房有疼痛及明显的搏动性疼痛。短期内乳房局部皮下变软，或波动感明显，则已形成脓肿，可行穿刺证实。同侧腋窝淋巴结常明显肿大，可伴有明显的触痛。

（2）辅助检查：白细胞计数增高；B 超可见液性暗区；肿块穿刺物为脓性或坏死组织，细胞学检查为炎性细胞。

（四）产褥感染的诊断

（1）临床表现：详细询问病史及分娩全过程，产后发热、恶露有臭味者，首先考虑为产褥感染，再排除引起产褥病率的其他疾病。临床上应仔细检查腹部、盆腔及会阴伤口，确定感染部位和严重程度。

（2）辅助检查：B 型超声、彩色多普勒超声、CT、MRI 等检测手段，能够对感染形成的炎性包块、脓肿，做出定位及定性诊断。检测血清 C- 反应蛋白 > 8 mg/L，有助于早期诊断感染。通过宫腔分泌物、脓肿穿刺物、阴道穹后部穿刺物做细菌培养和药物敏感试验，必要时需做血培养和厌氧菌培养。病原体抗原和特异抗体检测可以作为快速确定病原体的方法。

第三节　妇产科感染性疾病的鉴别诊断

妇产科感染性疾病即女性生殖道感染，包括外阴及阴道炎症、宫颈炎、子宫内膜炎、输卵管炎、输卵管卵巢脓肿和盆腔腹膜炎。下腹痛是主要症状，尽管疼痛的特征可能极不明显。最近发作的疼痛（在性交时或活动时加重）可能是唯一的主诉症状；月经期间或者月经后不久即出现的疼痛尤其有提示意义。多数患者有发热，盆腔检查时，发现化脓性子宫颈内分泌物和（或）双合诊时急性宫颈举痛和附件压痛强烈提示该诊断。其他非特异性症状可能包括异常阴道出血、痛经、阴道异常分泌物或胃肠道症状，有些患者有输卵管性不孕病史。实验室检查可发现白细胞、C- 反应蛋白、红细胞沉降率升高，盆腔影像学检查（经阴道 B 超、盆腔 CT 或 MRI）可表现为增厚的、积水的输卵管伴或不伴有游离盆腔积液或者输卵管卵巢脓肿。其鉴别诊断如下。

一、异位妊娠

患者通常因末次月经期后 6~8 周时的阴道出血和痉挛性盆腔痛而就诊。具有这些情况的个体的发病率增加：有既往异位妊娠史、输卵管手术史、盆腔感染史及使用宫内节育器避孕的患者。异位妊娠破裂最初可使疼痛暂时减轻；但是破裂后不久可能就接着发生大量腹腔内出血，如果没有及时救治，产妇病死率较高。病史特点为腹痛、停经、阴道流血，疑似异位妊娠的女性应首先通过经阴道 B 超和血 HCG 水平定量测定进行评估。如果证实存在卵黄囊、胚胎或胚胎心搏，则单独采用经阴道超声或者腹腔镜手术可以辅助诊断。

二、卵巢囊肿扭转或破裂

在有附件肿块的女性中，卵巢囊肿扭转的典型表现是急性发作的中、重度盆腔痛，通常伴有恶心和呕吐，临床表现可能有所差异，并且许多伴随症状和体征也可能与其他疾病有关，此外，在无附件肿块的情况下，也可发生卵巢扭转，需持高度怀疑的态度做出诊断，因为扭转可能导致卵巢功能丧失和其他不良后遗症，所以这一点尤为重要。大多数卵巢囊肿扭转的患者可出现附件肿块，肿块通常为卵巢囊肿或肿瘤，但是卵巢可弥散性增大，如果肿块的直径为 5 cm 或 5 cm 以上，则发生扭转的可能性更大，卵巢冠囊肿也可能与卵巢扭转或输卵管扭转有关。对于疑似卵巢囊肿扭转的患者，超声检查是首选的初步影像学检查，超声检查比 CT 和 MRI 都便宜，且其诊断性能是相似的，大多数患者都应行经阴道超声和经腹超声，以既能看清腹部病变又能提供盆腔结构的最佳图像。

卵巢囊肿破裂常见于育龄女性，并且可能引起突发的单侧下腹痛。疼痛常在剧烈的身体活动如体育锻炼或性交过程中发作，并且可由于卵巢激素分泌减少和随后的子宫内膜剥脱而伴有轻微的阴道出血。破裂处的出血可能渗入卵巢导致卵巢皮质张力性疼痛，或出血可能流入腹腔而刺激腹膜。一方面，囊肿破裂所释放的浆液性或黏液性液体的刺激性并不强，尽管腹腔内积聚了大量积液，患者可能仍无症状；另一方面，卵巢皮样囊肿破裂溢出的皮脂性物质可引起的明显的肉芽肿性反应和化学性腹膜炎，此时通常腹痛剧烈。右下腹最常受累，可能因为直肠乙状结肠对左侧卵巢应对腹部创伤效应时有保护作用。单纯性囊肿破裂通常只有轻度至中度的深部触诊痛。若囊肿没有完全破溃，双合诊时则可能触及附件包块。囊肿完全破溃的情况下，皮脂性物质或血液渗入腹腔可能导致明显的腹膜炎伴腹壁强直和反跳痛，也可能出现宫颈举痛。腹腔内出血可能伴发 Cullen 征（即脐周皮肤淤斑）。临床病史和盆腔 B 超或 CT 影像学检查可有助于卵巢囊肿破裂和盆腔感染性疾病的鉴别。此外，还应检测血清 HCG、血细胞比容、白细胞计数和电解质水平，以排除异位妊娠。出血可能导致贫血，附件坏死可能导致感染伴白细胞增多。

三、子宫内膜异位症

子宫内膜异位症的定义为子宫内膜腺体和间质出现在子宫内膜以外的部位，异位内膜通常位于盆腔，但是也可以出现在几乎身体的任何部位。典型的症状为痛经、盆腔痛、性交痛，伴或不伴有不孕，也可能有其他系统的症状，如胃肠道或泌尿系症状。这些症状可单独或同时存在。有些患者没有症状，只是通过影像学或手术时发现。查体可有宫骶韧带异常，如结节状态、增厚或局部压痛，一侧宫骶韧带受累缩短，故而两侧韧带不对称，进而导致子宫颈侧向位移，子宫颈狭窄、子宫内膜异位囊肿致附件增大；子宫腺肌病可能导致子宫增大呈球形、轻度压痛。实验室检查可有 CA125 轻度升高，盆腔超声检查是首先的影响学检查，B 超卵巢巧克力囊肿有特征性的表现，B 超还可发现子宫腺肌症，对于超声发现其他系统如泌尿系统、消化道受累，需要进一步影像学评估如 MRI。

四、阑尾炎

阑尾炎是急腹症最常见的原因之一，最常见的表现为最初出现脐周疼痛，随后疼痛定至腹膜刺激部位（通常在右下腹部），然后出现发热、呕吐和厌食。阑尾腔梗阻可导致血栓形成、坏死，如果不治疗则会穿孔。并发症包括肠蠕动消失、脓肿形成、肠梗阻、腹膜炎、脓毒症和休克。阑尾炎患者也可表现出非典型或非特异性症状，如消化不良、胃肠胀气、排便不规律及全身不适；并非所有患者都会出现转移性腹痛。在未行诊断性影像学检查的情况下，有经验的检查者通常可通过综合病史、体格检查和实验室检查结果获得正确的阑尾炎诊断。当怀疑阑尾炎，诊断但不清楚时应行诊断性影像学检查（如对高龄患者、有共存疾病患者、育龄期女性患者）。超声检查对证实急性阑尾炎的临床诊断是可靠的，但它不能可靠地排除诊断。在肥胖患者中，其准确性降低。对于急性阑尾炎，最准确的超声表现是阑尾直径大于 6 mm，其敏感性、特异性、阴性预测值和阳性预测值均达 98%。在各种报告中，超声检查诊断阑尾炎的敏感性和特异性的范围分别为 35%~98% 和 71%~98%。CT 扫描的准确性较 B 超高，但有放射线暴露，其影像学特点为：增大的阑尾直径＞6 mm，伴管腔梗阻、阑尾壁增厚（＞2 mm）、阑尾周围脂肪条纹征、阑尾壁增强、阑尾结石（约见于 25% 的患者），应行经静脉和口服造影剂的标准 CT 扫描。实验室检查可有助于支持阑尾炎的诊断。没有单独一项实验室检查或几项检查联合能够作为阑尾炎诊断的绝对指标，应行全血细胞计数和分类计数检查，但其并不能用于阑尾炎的确诊或排除诊断。轻度的白细胞增多和核左移，即白细胞总数、杆状核细胞（未成熟中性粒细胞计数）和中性粒细胞计数均升高，可出现于急性阑尾炎，也可出现于腹痛的其他急性病因。

五、肾结石

肾结石作为盆腔痛越来越常见的原因，典型表现为剧烈的阵发性腰痛，疼痛可能放射至下腹部和腹股沟区域。疼痛通常是绞痛，患者会因为无法找到舒适的体位而痛得翻来覆去。疼痛可能伴随恶心、呕吐和泌尿系统症状。最初通过疾病表现和临床评估（包括尿液分析）怀疑肾结石的诊断。影像学检查发现结石或取得排出的结石可以明确肾结石诊断。

六、尿路感染

症状性膀胱炎会引起耻骨上疼痛和排尿困难，也可能出现发热、尿频和排尿延迟。肾盂肾炎（pyelonephritis）常见的表现为发热、呕吐、腰痛及上背痛，也可能出现膀胱炎的症状。快速试纸尿化学检测和（或）显微镜下尿液分析可确定诊断。

七、胎盘早剥

急性临床胎盘早剥典型表现为阴道出血、腹痛和（或）背痛及子宫收缩。虽然胎盘早剥可能发生在妊娠的任何阶段，但是发病高峰期在妊娠中期和晚期。宫缩通常是高频率和低幅度的，但也可能出现轻度至中度的宫缩模式。出现严重的胎盘早剥（≥ 50% 的胎盘剥离）时，胎儿和孕妇都可能受到损害。因为血液在短时间内暴露于大量的组织因子，所以会发生急性 DIC。这种暴露导致大量的凝血酶产生，致使凝血反应被急性触发。临床后果是母亲严重的全身性出血，这是由于广泛的血管内纤维蛋白沉积、组织缺血性损伤和微血管病性溶血性贫血。

八、子宫破裂

子宫破裂的症状和体征包括胎心率监护情况提示胎儿宫内窘迫或死胎、子宫压痛、腹膜刺激、阴道出血、下降的胎先露部位置回升和休克。大多数子宫破裂发生在既往有剖宫产或子宫手术史及分娩过程中的女性。分娩期间无瘢痕子宫破裂很罕见。

（马良坤　孔令丹　景　丹　邓　燕）

参考文献

包琳，张建平. 妊娠合并感染性疾病患者的分娩安全. 实用妇产科杂志，2012，28（3）：168-170.

郎景和. 中华妇产科杂志临床指南荟萃. 北京：人民卫生出版社，2015.

糜若然，瞿全新. 妇产科感染性疾病诊疗常规. 天津：天津科学技术出版社，2004.

卫生部妇幼保健与社区卫生司. 生殖道感染防治技术指南. 2版. 北京：北京大学医学出版社，2011.

伍星蓉，周平华，吴志强，等. 非妊娠及妊娠妇女宫颈感染人乳头瘤病毒基因亚型的检测及分析. 中国医师杂志，2013，15（1）：79-81.

Geeta K. Swamy. Infectious Diseases in Pregnancy. An Issue of Obstetrics and Gynecology Clinics. 1st ed. Elsevier，2014.

Hewitt G D，Brown R T. Acute and chronic pelvic pain in female adolescents. Med Clin North Am，2008，84（4）：1009-1025.

Kruszka P S，Kruszka S J. Evaluation of acute pelvic pain in women. Am Fam Physician，2010，82（2）：141-147.

Onder E，Fusun C，Murat A，et al. Emerging Infectious Diseases. Ireland：Elsevier Science and Technology，2014.

第二篇

妇产科感染性疾病的病原学

第六章

常见细菌性病原菌

第一节　B 族链球菌

一、生物学特点

GBS 为革兰阳性球菌，圆形或卵圆形，成对或链状排列，兼性厌氧，营养要求较高，普通培养基中生长不良，须加入血液、血清、氨基酸残基、葡萄糖、维生素等营养物质方可良好生长。菌落多半透明，可形成狭窄的 β 溶血环，但也有 11%GBS 不出现溶血，少数菌株可出现较宽的溶血圈。Lancefield 血清分型为 B 群，杆菌肽耐药，甲氧苄啶 / 磺胺甲噁唑耐药，CAMP 试验阳性，马尿酸盐阳性，PYR 阴性。

二、致病性

无乳链球菌（*Streptococcus agalactiae*）能引起牛乳房炎，从而危害畜牧业，因而早为兽医界注目。20 世纪 70 年代后发现，该菌感染不只限于牛乳房炎，亦能感染人类，尤其是新生儿，引起败血症、脑膜炎、肺炎等，病死率较高。GBS 在女性阴道和直肠带菌率为 30% 左右，是新生儿感染的主要来源。本菌对成人侵袭力弱，但机体防御功能低下时，也可引起皮肤软组织感染、子宫内膜炎、产后感染、心内膜炎、泌尿生殖道感染等。

三、微生物学检验

（一）标本采集

根据感染部位不同，采集相应的标本进行检测。妊娠 35~37 周的女性可采集阴道分泌物及肛拭子进行 GBS 的培养，接种于含多黏菌素（10 μg/mL）和萘啶酸（15 μg/mL）选择性培养肉汤中孵育18~24 h，再做分离培养。

（二）直接检查

1. 显微镜检查　标本涂片，革兰染色镜检，发现链状排列球菌可做初步诊断。
2. 抗原检测　女性生殖道标本的 GBS 可进行直接抗原检测。
3. 分子生物学检测　实时荧光 PCR 技术检测无乳链球菌的 *cfb* 基因可用于孕妇体内无乳链球的

快速检测，其结果的特异性和灵敏度可达到 95.9% 和 94%。

（三）分离培养与鉴定

1. 分离培养　采用血琼脂平板培养有助于识别溶血特性和进一步鉴定。37℃孵育 24 h 后，观察菌落性状，菌落周围呈现较窄的 β 溶血环。

2. 鉴定

（1）初步鉴定：取分离平板上可疑单个菌落做涂片，革兰染色镜检，如果为革兰阳性球菌，则呈链状或短链状排列，触酶阴性，6.5% 氯化钠不生长，可确定为链球菌属细菌。

（2）β溶血性链球菌鉴定：Lancefield 群特异性鉴定：根据 Lancefield 分群的要求提取菌落的抗原，与相应的分群血清进行凝集试验，与 B 群抗血清凝集的菌株可直接确认为无乳链球菌。

（3）CAMP 实验：无乳链球菌能够产生 CAMP 因子，可促进金黄色葡萄球菌溶血能力，产生显著的协同溶血作用，可用作为无乳链球菌的初步鉴定试验。

四、临床意义

GBS 为上呼吸道正常定植菌群，在女性阴道和直肠带菌率为 30% 左右，是新生儿感染的主要来源，可以引发新生儿败血症、肺炎和脑膜炎等。本菌对成人侵袭力弱，但机体防御功能低下时，也可引起皮肤软组织感染、子宫内膜炎、产后感染、心内膜炎、泌尿生殖道感染等。

第二节　其他链球菌属

一、A 族链球菌（GAS）

（一）生物学性状

GAS 中酿脓链球菌（*S. pyogenes*）为革兰阳性球菌，圆形或卵圆形，成对或链状排列，链的长短不一，与生长环境密切相关。其为兼性厌氧菌，营养要求较高，须在培养基中加入血液、血清方可生长良好。本菌最适生长温度为 35~37℃，pH 为 7.4~7.6，在血琼脂平板上形成直径约为 0.5 mm 灰白色、半透明或透明的菌落。其 β 溶血环直径宽阔，通常是菌落的 2~4 倍。杆菌肽敏感，甲氧苄啶 / 磺胺甲噁唑耐药，CAMP 试验阴性，马尿酸盐阴性，PYR 阳性，Lancefield 血清分型为 A 族。

（二）致病性

酿脓性链球菌是人类链球菌中致病力最强的细菌，有较强的侵袭力，并产生多种侵袭性酶和外毒素。

1. 致病物质

（1）菌体细胞壁成分：①脂磷壁酸，位于细胞壁中并伸展至菌体表面，与黏附宿主细胞有关。②M 蛋白，是链球菌细胞壁中的表面蛋白，具有抗吞噬和抵抗细胞内杀菌作用。M 蛋白有抗原性，能刺激机体产生型特异性抗体；与心肌、肾小球基底膜有共同抗原成分。

（2）侵袭性酶：①链道酶（SD），也称链球菌 DNA 酶，能分解黏稠脓液中具有高度黏性的 DNA，使脓液稀薄易于扩散。②透明质酸酶，能分解细胞间质的透明质酸，使病菌易在组织中扩散，又称扩散因子。③链激酶（SK），又称链球菌溶纤维蛋白酶，能激活血液中溶纤维蛋白酶原，使其转化为溶纤维蛋白酶，使之溶解血块或阻止血浆凝固，有利于细菌在组织中扩散。④胶原酶，能水解肌肉和皮下组织中的胶原蛋白纤维，便于细菌在组织中扩散。

（3）链球菌溶素：有溶解红细胞，破坏白细胞、血小板及毒害心脏的作用。根据对 O_2 稳定性，链球菌溶素分为链球菌素 O（SLO）和链球菌素 S（SLS）两种。SLO 对中性粒细胞有破坏作用；对哺乳动物的血小板、心肌细胞、巨噬细胞、神经细胞等也有毒性作用。抗原性强，感染后患者机体产生抗 SLO 抗体，病愈后可持续数月甚至数年。SLS 是一种小分子的糖肽，无抗原性，能破坏白细胞和血小板。

（4）致热外毒素（SPE）：由化脓性链球菌溶原菌株产生，曾称红疹毒素或猩红热毒素。SPE 为蛋白质，对热稳定，具有抗原性，是人类猩红热的主要治病物质，具有损害细胞或组织，使患者出现红疹并具有内毒素样致热作用。

2. 致病类型　可分为侵袭性、毒素性和变态反应性三类。

（1）侵袭性疾病：①皮肤和皮下组织急性化脓性炎症，如蜂窝组织炎、淋巴管炎、淋巴结炎及菌血症。②其他感染，如扁桃体炎、咽炎、中耳炎、乳突炎、肾盂肾炎、产褥热等。③毒素性疾病，猩红热是由产生 SPE 的化脓性链球菌引起的全身中毒性疾病。

（2）变态反应性疾病：①风湿热，由化脓性链球菌的多种型别引起，常继发于化脓性链球菌感染的咽炎，潜伏期为 1~5 周，易感人群为 10 岁以下儿童。本病临床表现以风湿性关节炎、风湿性心脏病为主。其致病机制为链球菌细胞壁多糖抗原与心肌瓣膜、关节组织糖蛋白有共同抗原性；胞壁蛋白抗原与心肌有共同抗原；属于 Ⅱ 型变态反应；M 蛋白的免疫复合物沉积于心瓣膜和关节滑液膜上，属于 Ⅲ 型变态反应。②急性肾小球肾炎，多见于儿童和青少年。其临床表现为蛋白尿、水肿和高血压。其致病机制为链球菌的某些抗原与肾小球基底膜有共同抗原，机体针对链球菌产生的抗体与肾小球基底膜发生反应，属于 Ⅱ 型变态反应；由链球菌的 M 蛋白所产生的相应抗体形成的免疫复合物沉积于肾小球基底膜，造成基底膜损伤，属于 Ⅲ 型变态反应。

（三）GAS 免疫性

链球菌感染后，机体可获得一定的免疫力，但因其型别多，各型之间无交叉免疫性，故可反复感染。机体感染猩红热后，具有抗同型链球菌再感染的免疫力，但对异型则无免疫力。

（四）微生物学检查

1. 标本采集　根据感染部位的不同，采集咽拭子、痰液、浓汁、血液等标本，采集后在 2 h 内运送到实验室，立即进行检查和接种。

2. 直接检查　取标本做涂片、革兰染色镜检，发现链状排列球菌即可做初步诊断。

3. 抗原检测　咽拭子标本的酿脓性链球菌可直接检测 A 群特定糖类抗原进行快速抗原分析，灵敏度可达 58%~96%。

4. 分子生物学检测　单链化学发光核酸探针测定，适用于从咽喉部分离的酿脓性链球菌的快速检测，其灵敏度和特异性分别为 89.5%~95% 和 98%~100%。

5. 分离培养与鉴定

（1）分离培养：采用血琼脂平板培养，有助于识别溶血特性和进一步鉴定。37℃孵育 24 h 后，观察菌落性状，周围呈现透明溶血环，菌落直径 > 0.5 mm。

（2）鉴定

1）初步鉴定：取分离平板上可疑单个菌落做涂片，革兰染色镜检，为革兰阳性球菌，链状或短链状排列，触酶阴性，6.5% 氯化钠不生长，可确定为链球菌属细菌。

2）Lancefield 群特异性鉴定：根据 Lancefield 分群的要求提取菌落的抗原，与相应的分群血清进行凝集试验，酿脓链球菌血清分型为 A 群。

3）PYR 试验：是毗咯酮酶，用于检测氨基肽酶。酿脓链球菌 PYR 试验阳性，咽峡炎链球菌等其他 β 溶血链球菌则为阴性。

4）杆菌肽敏感试验：A 群链球菌对 0.04 U 杆菌肽几乎全部敏感，而其他群链球菌绝大多数对其耐药，可作为 A 群链球菌的筛选试验。

5）V-P 试验：该试验可用于鉴别 A 群 β 溶血的大、小两种不同菌落。酿脓链球菌 V-P 阴性，而小菌落的 A 群链球菌 V-P 阳性。

二、C 族 β - 溶血性链球菌（group C beta-hemolytic streptococci，GCS）

（一）生物学性状

1. 菌落直径 > 0.5 mm 组　镜下为革兰阳性球菌，圆形或卵圆形，成对或链状排列。其菌落形态与 GAS 相似，溶血环通常也很大。C 族 β - 溶血性链球菌主要包括有：停乳链球菌马样亚种（*S. dysgalactiae* ssp. *equisimilis*）、马链球菌马亚种（*S. equi* subsp. *equisimilis*）、马链球菌兽疫亚种（*S. equi* subsp. *zooepidemicus*）等。C 族 β - 溶血性链球菌 PYR 阴性，V-P 试验阴性，CAMP 试验阴性，BGUR 试验阳性，Lancefield 血清分型为 C 群。

2. 菌落直径 < 0.5 mm 组　镜下为革兰阳性球菌，圆形或卵圆形，成对或链状排列，属于咽峡炎链球菌群（*Streptococcus anginosus* group），菌落细小、针尖状，PYR 阴性，V-P 试验阳性，BGUR 试验阴性，Lancefield 血清分型为 C 群。

（二）致病性

1. C 群大菌落 β - 溶血性链球菌　如停乳链球菌马样亚种与酿脓链球菌相似，可引起上呼吸道感染、皮肤软组织感染和侵入性感染，如坏死性筋膜炎、菌血症和心内膜炎等。马链球菌兽疫亚种主要是动物源性病原体，很少从人体内分离。

2. C 群小菌落 β - 溶血性链球菌　属于咽峡炎链球菌群，是人体口腔、上呼吸道、消化道、泌尿生殖道正常菌群，其引发的感染和脓肿与化脓性链球很相似，可以引起各种化脓性感染，深部组织脓肿、口腔感染、肺部感染、心内膜炎、腹内感染、中枢神经系统感染和菌血症的等。咽峡炎链球菌群引起的感染主要是手术和创伤后的内源性感染。

（三）微生物学检查

1. 标本采集　根据感染部位不同，采集相应的标本进行检测。

2. 直接检查　采集标本涂片，革兰染色镜检，发现链状排列球菌即可做初步诊断。

3. 分离培养　采用血琼脂平板培养有助于识别溶血特性和进一步鉴定。37℃孵育 24 h 后，观察菌落性状，周围呈现较窄的 β 溶血环。

4. 鉴定

（1）初步鉴定：取平板上可疑单个菌落做涂片，革兰染色镜检，为革兰阳性球菌，链状或短链状排列，触酶阴性，6.5% 氯化钠不生长，可确定为链球菌属细菌。

（2）Lancefield 群特异性鉴定：根据 Lancefield 分群的要求提取菌落的抗原，与相应的分群血清进行凝集试验，与 C 群抗血清凝集的菌株不能确定种类，还需要根据菌落大小和生化反应进一步确定。

（3）PYR 试验：化脓性链球菌 PYR 试验阳性，咽峡炎链球菌等其他 β 溶血链球菌则为阴性。

（4）V-P 试验：该试验可用于鉴别 C 群 β-溶血性链球菌的大、小两种不同菌落。停乳链球菌马样亚种、马链球菌马亚种、马链球菌兽疫亚种 V-P 阴性，而小菌落的 C 群链球菌（咽峡炎链球菌）V-P 阳性。

（四）临床意义

1. C 群-β 溶血性链球菌　如停乳链球菌马样亚种与酿脓链球菌相似，可引起上呼吸道感染、皮肤软组织感染和侵入性感染，如坏死性筋膜炎、菌血症和心内膜炎等。马链球菌兽疫亚种主要是动物源性病原体，很少从人体内分离。

2. 咽峡炎链球菌　是人体口腔、上呼吸道、消化道、泌尿生殖道正常菌群，其引发的感染和脓肿与化脓性链球很相似，可以引起各种化脓性感染，深部组织脓肿、口腔感染、肺部感染、心内膜炎、腹内感染、中枢神经系统感染和菌血症的等。咽峡炎链球菌群引起的感染主要是手术和创伤后的内源性感染。

三、肠球菌和 D 族链球菌（enterococci / group D streptococci）

（一）生物学性状

1. 肠球菌　为革兰阳性球菌，呈单个，成对或短链状排列，琼脂平板上生长的菌体形态趋向圆形，液体培养基中生长的菌体形态趋向卵圆形，无芽孢和荚膜，个别菌种有稀疏鞭毛。肠球菌为兼性厌氧菌，最适生长温度为 35℃，多数菌株在 10℃ 和 45℃ 均能生长，在血琼脂平板上 35℃ 24 h 孵育，形成灰白色、光滑、直径为 0.5~1 mm 大小的圆形菌落，α 溶血或不溶血，氧化酶阴性，触酶阴性，可在 6.5% 氯化钠、pH 为 9.6、40% 胆汁等环境中生长，LAP 阳性，PYR 阳性，胆汁七叶苷（BBE）阳性。

2. D 群链球菌　为革兰阳性球菌，圆形或卵圆形，成对或链状排列。α 溶血或不溶血，6.5% 氯化钠肉汤不生长，胆汁七叶苷阳性，PYR 阴性。Lancefield 血清分型为 D 群。

（二）致病性

1. 肠球菌

（1）致病因素：①表面黏附素，与细菌对上皮细胞或内皮细胞的黏附有关；可抵抗多形核细胞和巨噬细胞的吞噬作用；促进肠球菌对肠上皮细胞的黏附及肠腔内细菌易位，有利于细菌在尿道的定植和存活。其主要包括：聚集物质、肠球菌表面蛋白、粪肠球菌胶原黏附素、粪肠球菌心内膜炎抗原等。②炎症调节因子，可激活补体、诱导白细胞释放 TNF 和干扰素而引起组织损伤，包括脂磷壁酸、信息素等。③毒素，有 60% 的粪肠球菌可分泌溶细胞素。其作用于细菌、红细胞或哺乳动物的细胞膜，使细菌或细胞溶解。其杀菌活性主要针对革兰阳性菌。此外，粪肠球菌也产生明胶酶。

（2）致病类型：①尿路感染，肠球菌易感染泌尿系统，尤其是尿路组织异常或留置导管的患者，是重要的医院感染病原菌。②心内膜炎，肠球菌是引起心内膜炎的第三位病原菌。③腹膜炎，肝硬化、急性肝功能衰竭及肾病综合征的机体免疫力受损的患者，由于肠道内细菌移位从而引起腹膜感染，腹膜感染中肠球菌的检出率居第三位。④牙髓疾病，在慢性根尖牙周炎患者封闭的牙根管中可分离出粪肠球菌。此外，腹腔和盆腔创伤时肠球菌感染较常见，肠球菌还可以引起菌血症，临床标本中分离最常见的是粪肠球菌，占 80%~90%，尿肠球菌占 5%~10%，其他菌种很少分离得到。

2. D 族链球菌　临床分离菌株以牛链球菌（S. bovis）多见，牛链球菌常寄居在人体的肠道、胆道和泌尿生殖道，引起尿路感染、化脓性腹部感染、心内膜炎和菌血症，尤其是 I 型牛链球菌与胃肠道良性肿瘤有关。

（三）微生物学检查

1. 标本采集　根据感染部位的不同采集相应标本如血、尿、伤口拭子等进行检测。

2. 直接检查　涂片染色显微镜检查可看到单个、成双或短链状排列卵圆形革兰阳性球菌。

3. 分离培养　肠球菌为兼性厌氧菌，营养要求不高，最适生长温度为 35℃，多数菌株在 10℃和 45℃均能生长。在血琼脂平板上 35℃ 24 h 孵育，形成灰白色、光滑、直径为 0.5~1 mm 大小的圆形菌落，α 溶血或不溶血。

4. 鉴定　取分离平板上可疑单个菌落做涂片，革兰染色镜检为革兰阳性球菌，卵圆形、单个、成双或短链状排列。触酶阴性，胆汁七叶苷和 PYR 阳性、6.5% 氯化钠生长为肠球菌。胆汁七叶苷阳性、PYR 阴性、不能在 6.5% 氯化钠中生长者为 D 群链球菌。肠球菌属间的菌种鉴定有赖于糖代谢试验。

5. 分子生物学检验　全细胞蛋白电泳分析和 16S rRNA 序列分析方法已经在参考实验室广泛使用，已经被证实是鉴定典型和非典型肠球菌属的可靠工具。使用 PCR 技术扩增 ddl 基因和 sodA 基因，可快速鉴定几种肠球菌。此外，DNA 探针试剂盒和荧光原位杂交试剂盒，可从阳性血培养瓶直接鉴定粪肠球菌和其他肠球菌，已获得 FDA 批准。

（四）临床意义

1. 肠球菌　广泛分布在自然界，是人类胃肠道和女性生殖道正常菌群，是医院感染的重要病原菌。肠球菌多引起免疫力低下宿主的机会感染，可引起泌尿道、血液、伤口、心内膜炎、腹腔、盆腔及胆道等多部位感染。临床分离菌株中，粪肠球菌占优势，为 80%~90%，其次是屎肠球菌占 5%~10%，其他肠球菌分离较少见。

2. D 群链球菌　临床分离菌株以牛链球菌多见，牛链球菌常寄居在人体的肠道、胆道和泌尿生殖道，引起尿路感染、化脓性腹部感染、心内膜炎和菌血症，尤其是 I 型牛链球菌与胃肠道良性肿瘤有关。

四、F 族链球菌（group F streptococci，GFS）

（一）生物学性状

F 族链球菌属咽峡炎链球菌群，镜下为革兰染色阳性球菌，圆形或卵圆形，成对或链状排列，菌落直径小于 0.5 mm，菌落细小、针尖状，β 溶血环宽大，PYR 阴性，V–P 试验阳性，Lancefield 血清分型为 F 群。

（二）致病性

F 族链球菌又称咽峡炎链球菌，是人体口腔、上呼吸道、消化道、泌尿生殖道正常菌群，其引发的感染和脓肿与化脓性链球很相似，可以引起各种化脓性感染、深部组织脓肿、口腔感染、肺部感染、心内膜炎、腹内感染、中枢神经系统感染和菌血症等。咽峡炎链球菌群引起的感染主要是手术和创伤后的内源性感染。

（三）微生物学检查

1. 标本采集　根据感染部位不同，采集相应的标本进行检测。

2. 直接检查　采集标本涂片，革兰染色，镜检，为链状排列球菌，即可做初步诊断。

3. 分离培养　采用血琼脂平板培养有助于识别溶血特性和进一步鉴定，37℃孵育 24 h 后，观察菌落性状，为细小、针尖状、周围呈现宽大的 β 溶血环。

4. 鉴定

（1）初步鉴定：取分离平板上可疑单个菌落做涂片，革兰染色镜检，为革兰阳性球菌，链状或短链状排列，触酶阴性，6.5% 氯化钠不生长，可确定为链球菌属细菌。

（2）Lancefield 群特异性鉴定：根据 Lancefield 分群的要求提取菌落的抗原，与相应的分群血清进行凝集试验，与 F 群抗血清凝集并且菌落直径＜0.5 mm 可确定为咽峡炎链球菌。

（3）PYR 试验：群链球菌 PYR 试验为阴性，酿脓链球菌 PYR 试验阳性。

五、G 族 β - 溶血性链球菌（Group G beta-hemolytic streptococci，GGS）

（一）生物学性状

1. 菌落直径＞0.5 mm 组　镜下为革兰染色阳性球菌，圆形或卵圆形，成对或链状排列。其菌落形态与 GAS 相似，溶血环通常也很大。其主要包括有：停乳链球菌似马亚种、犬链球菌。PYR 阴性，V-P 试验阴性，CAMP 试验阴性，BGUR 试验阳性，Lancefield 血清分型为 G 群。

2. 菌落直径＜0.5 mm 组　镜检为革兰阳性球菌，圆形或卵圆形，成对或链状排列，属于咽峡炎链球菌群，菌落细小、针尖状。PYR 阴性，V-P 试验阳性，BGUR 试验阴性，Lancefield 血清分型为 G 群。

（二）致病性

1. G 族 - β 溶血性链球菌　如停乳链球菌似马亚种与酿脓链球菌相似，可引起上呼吸道感染、皮肤软组织感染和侵入性感染，如坏死性筋膜炎、菌血症和心内膜炎等。犬链球菌主要是动物源性病原体，很少从人体内分离。

2. 咽峡炎链球菌　是人体口腔、上呼吸道、消化道、泌尿生殖道正常菌群，其引发感染和脓肿与化脓性链球很相似，可以引起各种化脓性感染，深部组织脓肿、口腔感染、肺部感染、心内膜炎、腹内感染、中枢神经系统感染和菌血症的等。咽峡炎链球菌群引起的感染主要是手术和创伤后的内源性感染。

（三）微生物学检测

1. 标本采集　根据感染部位不同，采集相应的标本进行检测。

2. 直接检查　标本涂片，革兰染色镜检，为链状排列球菌可做初步诊断。

3. 分离培养　采用血琼脂平板培养有助于识别溶血特性和进一步鉴定。37℃孵育 24 h 后，观察菌落性状，周围呈现较窄的 β 溶血环。

4. 鉴定

（1）初步鉴定：取分离平板上可疑单个菌落做涂片，革兰染色镜检，为革兰阳性球菌，链状或短链状排列，触酶阴性，6.5% 氯化钠不生长，可确定为链球菌属细菌。

（2）Lancefield 群特异性鉴定：根据 Lancefield 分群的要求提取菌落的抗原，与相应的分群血清进行凝集试验，与 G 群抗血清凝集的菌株不能确定种类，还需要根据菌落大小和生化反应进一步确定。

（3）PYR 试验：PYR 化脓性链球菌 PYR 试验阳性，咽峡炎链球菌等其他 β 溶血链球菌则为阴性。

（4）V-P 试验：该试验可用于鉴别 G 群 β - 溶血性链球菌的大、小两种不同菌落。停乳链球菌似马亚种、犬链球菌等大菌落菌 V-P 阴性，而小菌落的 G 群 - 溶血性链球菌（咽峡炎链球菌）V-P 阳性。

第三节　淋病奈瑟菌

一、生物学性状

镜下为革兰阴性双球菌，菌体直径 0.6~1.5 μm，形似双肾或咖啡豆样，凹面相对。无动力，无芽孢，某些菌种形成芽孢。专性需氧菌，营养要求较复杂，初次分离需要一定湿度和 CO_2 环境，最适生长温度为 35~37℃。血琼脂平板或巧克力琼脂平板上呈光滑、湿润、透明或半透明，不溶血、圆形菌落。淋病奈瑟菌可产生自溶酶，在孵育 24 h 后培养物可出现自溶现象。氧化酶阳性，触酶阳性，硝酸盐还原阴性，DNA 酶阴性，不能分解麦芽糖。

二、致病性与免疫性

（一）致病物质

1. **菌毛**　可以增强细菌与易感细胞的黏附作用，有菌毛的菌株有毒力。

2. **脂多糖**　淋病奈瑟菌脂多糖分子结构与人类细胞表面糖鞘脂分子结构相似，使淋病奈瑟菌逃避机体免疫系统识别。

3. **IgA1 蛋白酶**　淋病奈瑟菌可以产生 IgA1 蛋白酶，可裂解并灭活黏膜表面存在的特异性 IgA1 抗体，使细菌黏附于黏膜上皮细胞表面。

4. **外膜蛋白 P Ⅱ**　与吸附易感细胞有关。

（二）致病类型

淋病奈瑟菌是常见的性传播性疾病——淋病的病原菌，主要通过性接触直接感染泌尿生殖道、口咽部和肛门直肠黏膜，或在分娩时通过产道感染新生儿。淋病根据临床主要表现可为以下几类。

1. **单纯性淋病**　尿频、尿急、尿痛，尿道口出现脓性分泌物，子宫颈红肿、阴道分泌物增多和排尿困难。

2. **盆腔炎**　表现为子宫内膜、输卵管、盆腔的淋菌性炎症。

3. **淋菌性结膜炎**　发生于新生儿产道感染，表现为眼部出现大量脓性分泌物。

4. **播散性淋病**　表现为菌血症、皮肤损害和关节炎症，少量患者可导致化脓性关节炎和脑膜炎。

三、微生物检测

（一）标本采集

用无菌采集拭子，伸入阴道穹后部或子宫颈内 1 cm 处停留 10~15 s，蘸取分泌物；采集尿道分泌物时，应弃去前段脓性分泌物，留取后段作为标本；尿液可作为标本进行检查；直肠肛拭子标本应废弃第一根污染拭子，用第二根拭子蘸取分泌物；新生儿结膜炎时应采取结膜表面分泌物作为检测标本。

（二）直接检查

采集标本后直接涂片做革兰染色镜检，如果为男性尿道分泌物或新生儿结膜分泌物，镜下发现中心粒细胞胞质内、外有较多的革兰阴性肾形双球菌。但是，女性阴道及直肠有正常菌群寄居，如果发现胞质内、外大量革兰阴性肾形双球菌，需要通过分离培养加以证实。

（三）分离培养和鉴定

1. 分离培养　将标本接种于选择性培养基如 Modified Thayer-Martin（MTM）、NYC 或巧克力琼脂平板上，置于 5%CO_2 气体条件下 35℃孵育。

2. 鉴定

（1）初步鉴定：挑取生长菌落为直径 1~2 mm、光滑、半透明、涂片革兰染色可见阴性肾形双球菌。

（2）生化鉴定：氧化酶阳性，触酶强阳性、葡萄糖阳性，其他糖类发酵阴性可确定为淋病奈瑟菌。

（3）分子生物学鉴定：目前可用于淋病奈瑟菌分子生物学检测的方法有基因探针杂交、核酸扩增等方法。使用的特异性基因片段有淋病奈瑟菌隐蔽性质粒、染色体基因探针、抗淋病奈瑟菌胞嘧啶 DNA 甲基转移酶基因、透明蛋白（*opa*）基因、菌毛 DNA 探针、rRNA 基因探针和 *proA* 基因。

第四节　杜克雷嗜血杆菌

一、生物学性状

杜克雷嗜血杆菌镜下为革兰阴性短小球杆菌，菌体大小 1.5 μm×（0.3~0.4）μm，有时呈双球形或短丝状或多形性，无芽孢、无鞭毛。苛养，兼性厌氧菌，生长需要高铁血红素（X因子），但不需要 NAD（V因子）。触酶阴性，不发酵葡萄糖、蔗糖、乳糖、甘露糖及木糖，邻硝基酚 -β-D- 半乳糖苷（*O*-nitrophenyl-β-D-galacto pyranoside，ONPG）阴性。

二、致病性

杜克雷嗜血杆菌是引起软下疳的病原菌，是以生殖器表浅性痛性溃疡并伴有腹股沟淋巴结炎的性传播疾病，50% 的患者有单侧腹股沟淋巴结炎。本病主要通过性接触传播，也可自身接种。潜伏期为3~14 日，男性患者多见。本病一般不发生血行播散，但局部可继发厌氧和（或）需氧菌感染。软下疳的并发症主要包括：①腹股沟淋巴结炎，50% 发生率，急性者多为单侧，皮损表面红肿热痛，有波动感，可形成单腔脓肿，易破溃，后迅速融合，沿腹股沟分布并与周围组织粘连，可破溃呈"鱼口状"外翻，流出浓稠的米色脓液，可形成窦道，愈后遗留不规则瘢痕；②包茎、嵌顿性包茎、阴唇粘连或狭窄；③尿道瘘和尿道狭窄；④阴茎干淋巴管炎和阴囊、阴唇象皮肿。

三、微生物学检查

（一）标本采集

用无菌拭子采取软下疳溃疡边缘下潴留脓汁或穿刺横痃抽吸的脓汁作为样本进行检测。

（二）直接检查

1. 显微镜检查　标本直接涂片，染色镜检革兰染色阴性，为成双的短杆菌，成链状排列，可做初步鉴定。

2. 分子生物学检测　目前 PCR 检测技术可用于杜克雷嗜血杆菌的实验室检测方法。

（三）分离培养与鉴定

1. 分离培养　杜克雷嗜血杆菌分离培养较为困难，国际上软下疳的标准培养基一种是 GCHGS（hammond gonococcal media），由淋病奈瑟菌琼脂培养基加牛血红蛋白、胎牛血清、万古霉素及纤维素、氨基酸残基等组成；另外一种是 MHHb（Muller-Hinton 琼脂，由 Muller-Hinton 琼脂、马血、万古霉素及其他培养成分组成），上述两种培养基可以同时应用，以提高阳性率。菌落常于接种后 24~48 h 形成，色灰黄而透亮，直径为 1~2 mm。

2. 鉴定

（1）初步鉴定：从选择性培养基处挑取可疑菌落菌做涂片染色，发现革兰染色阴性短杆菌，成链状排列。

（2）生化鉴定：氧化酶试验弱阳性，过氧化酶试验阴性，触酶阴性，不发酵葡萄糖、蔗糖、乳糖、甘露糖及木糖，ONPG 阴性，可初步鉴定为杜克雷嗜血杆菌。

（3）血清学鉴定：感染杜克雷嗜血杆菌能产生抗体，通过血清学检查，不论是补体结合，还是凝集反应及荧光抗体间接法等均可证实，但尚未推广，目前认为 IgM 抗体敏感性为 74%，IgG 抗体敏感性为 94%，其特异性分别为 84% 和 64%。

第五节　阴道加德纳式菌

一、生物学性状

GV 在镜下革兰染色视菌株和菌龄的不同而异，一般来说，实验室保存菌株趋向革兰阴性，而从新鲜的临床标本中分离的菌株趋向革兰阳性。大小 0.5 μm×（1.5~2.5）μm，两端钝圆。本菌无芽孢、无荚膜、无鞭毛，且易呈多形性。本菌营养要求高，大部分菌株为兼性厌氧菌，可在 25~42℃中生长。在 5% 人血琼脂平板上，置 3%~5%CO_2 环境中，35℃培养 48 h，可形成 0.3~0.5 mm 针尖大小的菌落，呈圆形、光滑、不透明。GV 触酶阴性，氧化酶阴性，无动力，大多数 GV 能水解马尿酸钠，分解葡萄糖、麦芽糖、蔗糖、淀粉产酸，不发酵甘露醇，吲哚阴性，硝酸盐试验阴性，V–P 阴性，对甲硝唑敏感。

二、致病性

GV 可存在于健康男女及儿童的肛门及直肠中，也是孕妇阴道内菌群的一部分，是细菌性阴道病的病原菌之一。目前，细菌性阴道病诊断的标准是直接检查阴道分泌物而不是培养 GV，GV 的分离可支持细菌性阴道病的诊断，但它并未列入常规实验室检查程序。细菌性阴道病可导致妇产科多种炎症，如子宫全切术后的感染、绒毛膜炎、羊水感染、早产、产后子宫内膜炎等。本菌还能导致新生儿败血症及软组织的感染。虽然该菌与孕妇产前、产后的一系列感染有相关性，但与男性疾病的相关性尚不确定。在患细菌性阴道病女性的性伴侣的尿道中也可发现此菌。

三、微生物学检测

（一）标本采集

标本采集是根据感染部位的不同，采集相应的标本进行检测。如果疑是细菌性阴道病，则用无菌拭子采集阴道分泌物进行检测；如果疑为子宫内膜感染，则行无菌术刮取内膜细胞进行检测；如果疑为羊水感染，则采集羊水进行检测。

（二）直接检查

直接检查有标本涂片、革兰染色，镜检可见革兰染色为阴阳不定短小杆菌，无特殊结构，具有多态性，单个或成对排列。

（三）分离培养和鉴定

1. 分离培养　将标本接种于 5% 人血琼脂平板，置 3%~5%CO$_2$ 环境中，35℃培养 48 h，可形成 0.3~0.5 mm 针尖大小的菌落，呈圆形、光滑、不透明。在含人血或兔血琼脂平板上并可见到 β 溶血环，在羊血琼脂平板上不溶血。

2. 鉴定　挑取可疑菌落做涂片进行革兰染色，发现革兰染色为阴阳不定短小杆菌，单个或成对排列，可初步鉴定为 GV。可进一步行生化鉴定或采用 API Coryne 系统或基质辅助激光解吸电离时间飞行质谱分析（Matrix-assisted laser desorption ionization time of flight mass spectrometry，MALDI-TOF MS）进行确证。

第六节　肉芽肿鞘杆菌／肉芽肿克雷伯菌

一、生物学性状

肉芽肿克雷伯菌属肠杆科，克雷伯菌属。呈短杆状，长约 1.5 μm，宽为 0.5~0.7 μm，有荚膜，无芽孢和鞭毛，革兰阴性，多形性，周围有边界分明的双向染色的荚膜（吉姆萨或利什曼染色可以看到），呈现出一个别针的外观。其在受损的组织细胞内表现为一卵圆形包涵体，内有 20~30 个菌体，称杜诺凡（Donovan）小体。其目前无法采用人工培养基培养，曾报告在鸡胚卵黄囊内生长。其细菌学及生化特征尚未很好确定。电镜观察证实其超微结构的特征与典型的革兰阴性菌相似，在杜诺凡小体内尚发现噬菌体样颗粒，在波纹状的细胞壁上可见到丝状或小泡状突起。临床怀疑是诊断的关键，直接镜检是最实用和可靠的方法。

二、致病性

肉芽肿克雷伯菌仅对人类有致病性。病原体在入侵部位首先形成一个进展缓慢的丘疹或皮下结节，以后形成溃疡，累及周围组织，病理基础为大量炎症细胞浸润。可以引起腹股沟肉芽肿，也称杜诺凡病或杜诺凡肉芽肿，是一种慢性生殖器溃疡性疾病，其传播方式不明确，目前认为与性接触有密切的关系。此外，本病还可以通过血行传播，引起肝、脾、骨骼及眼眶等部位的感染。本病常见于印度、巴布亚新几内亚独立国、澳大利亚、南非、巴西及其他热带和亚热带国家和地区，主要发生于黑种人。我国尚无腹股沟肉芽肿的报告。本病可由于瘢痕形成，可导致淋巴管阻塞，引起阴茎、阴囊和女阴等处的象皮肿，也可因瘢痕形成及组织粘连，引起尿道、阴道、直肠或肛门等狭窄。由于溃疡及瘘管瘢痕等经久不愈，本病可并发鳞状细胞癌。

三、微生物学检查

（一）标本采集

采集活检组织大约 1 mm³ 的碎片，置于两块载玻片中夹紧，向正反方向旋转，制成细胞压片。

（二）直接检查

将制好的细胞压片在空气中干燥后用甲醇固定，做吉姆萨染色。镜下可见单一核细胞内的杜诺凡小体（有时也可见于细胞外），可进行诊断，直接镜检是最实用和可靠的方法。

（三）分离培养和鉴定

将上述用载玻片得到的组织碎片加灭菌盐水乳化，接种到 5 日龄的鸡胚卵黄囊中，在 37℃下培育 72 h，肉芽肿荚膜杆菌将在卵黄囊液中生长。经染色可显示别针状的病原体。本菌目前无法采用人工培养基培养。

第七节　单核增生李斯特氏菌

一、生物学性状

单核增生李斯特氏菌镜下为革兰阳性短小杆菌，大小为（1~2）μm×（0.4~0.5）μm，直或微弯，呈 "V" 形，成双排列，偶尔可见双球状。本菌 25℃有动力，37℃无动力或动力缓慢。本菌为兼性厌氧菌，营养要求不高，在普通培养基上能生长，在 3~37℃均可生长，由于在 4℃能生长，故可以进行冷增菌。在血琼脂平板上 35℃经 18~24 h 培养，形成较小、圆形、光滑而有狭窄 β 溶血环的菌落，往往把菌落刮去才可见菌落下面的溶血环。本菌触酶阳性、CAMP 试验阳性、V-P 和甲基红试验阳性、吲哚阴性、脲酶（MIV）阴性、硝酸盐还原阴性，能分解葡萄糖、水杨苷，水解七叶苷。

二、致病性

单核增生李斯特氏菌广泛存在于自然界，水、土壤、人和动物粪便中均可存在，常伴随 EB 病毒引起传染性单核细胞增多症，也可引起胃肠炎、脑膜炎、菌血症等。近年来，在发达国家常因污染奶制品引起食物中毒。健康带菌者是本病的主要传染源，主要途径为粪－口传播，也可通过胎盘和产道感染新生儿。单核增生李斯特氏菌（Lm）引起的新生儿疾患有早发和晚发两型。早发型为宫内感染，常致胎儿败血症，病死率极高。晚发型在出生后 2~3 日引起脑膜炎、脑膜脑炎、败血症等。与患畜接触可致眼和皮肤的局部感染。致病物质主要是溶血素和菌体表面成分。单核增生李斯特氏菌是典型的胞内寄生菌，机体主要靠细胞免疫清除本菌。

三、微生物学检查

（一）标本采集

根据感染部位的不同，采集相应标本进行检测，如血液、脑脊液、子宫颈分泌物、阴道分泌物、新生儿脐带残端、羊水等。引起肠道感染者可采集可疑食物、呕吐物、粪便进行检测。标本采集后需及时送检接种或在 4℃保存。如果需要长时间保存标本推荐 –20℃下保存。

（二）直接检测

本菌为革兰阳性杆菌，直或稍弯，常呈"V"形排列，偶可见双球状，无芽孢、无荚膜。

（三）分离培养与鉴定

1. 分离培养　单核增生李斯特氏菌最适生长在含 CO_2 的微需氧环境中，最适生长温度为 20~25℃，是一种典型的耐冷致病菌。对营养要求不高，普通培养基中可以生长，加入 0.2%~1% 的葡萄糖生长更佳。菌落初始很小，透明、边缘整齐，呈露滴状，但随着菌落的增大，变得不透明。接种血琼脂平板培养后可产生狭窄的 β 溶血环。

2. 鉴定

（1）初步鉴定：挑取可疑菌落涂片染色后镜检，本菌为革兰染色阳性小杆菌，呈"V"排列，25℃有动力，运动活泼，37℃无动力或动力缓慢，可初步鉴定为产单核增生李斯特菌。

（2）生化鉴定：根据其生化反应特点或 MALDI-TOF MS 进行确定。单核增生李斯特菌触酶阳性，分解葡萄糖、水杨苷，水解七叶苷。

（3）CAMP 试验：单核增生李斯特氏菌 CAMP 试验阳性，加强溶血区域不同于无乳链球菌，不是箭头状的溶血而是长方形溶血，可作为鉴定的依据。

第八节　流感嗜血杆菌

一、生物学性状

流感嗜血杆菌镜下为革兰阴性短小杆菌或球杆菌，呈高度的异质性，大小为（0.2~0.5）μm×（0.5~3.0）μm，无动力、无芽孢。苛养，兼性厌氧菌，生长需要X因子和V因子。在巧克力琼脂平板上经 35℃、18~24 h 培养，出现灰白色、圆形、光滑、透明或半透明的小菌落。触酶阳性，发酵葡萄糖、不发酵蔗糖、乳糖、甘露糖，ONPG 阴性。当流感嗜血杆菌与金黄色葡萄球菌一起培养时，可见到靠近葡萄球菌菌落的流感嗜血杆菌菌落较大，而远离葡萄球菌的流感嗜血杆菌菌落较小，这种现象称为"卫星现象"。

二、致病性与免疫性

流感嗜血杆菌主要寄居在人体的咽喉或口腔黏膜，少见于消化道和生殖道，主要引起人类急性化脓性感染（急性咽炎、喉炎、气管炎、肺炎、中耳炎、鼻窦炎、心内膜炎、败血症、脑膜炎等）及严重的继发感染。在儿童，每年由流感嗜血杆菌引起的严重病例至少有 300 万例，死亡 40 万 ~70 万例。以 4~18 个月儿童发病率最高，3 个月以下的婴儿及 6 岁以上的儿童发病减少。流感嗜血杆菌有 2 种主要抗原：荚膜聚糖抗原和菌体抗原。根据荚膜聚糖组成和抗原性不同，流感嗜血杆菌分为 a、b、c、d、e、f 这 6 个血清型，其中 b 型的致病性最强，f 型次之。

（一）致病性

1. 致病物质　该菌的主要致病物质为荚膜、菌毛、IgA 蛋白酶和脂多糖等。荚膜是本菌的主要毒力因子，具有抗吞噬作用；菌毛具有黏附和定植于细胞的作用；IgA 蛋白酶能水解分泌型 IgA，可降低黏膜局部免疫力；本菌的脂多糖缺少特异性 O 侧链，故又称脂寡糖（lipooligosaccharide，LOS），协助细菌黏附于呼吸道纤毛细胞。LOS 含有类似于人体糖脂粪碳水化合物决定基，可逃避人体的固有免疫作用。

2. 所致疾病

（1）外源性疾病：多为流感嗜血杆菌引起的急性化脓性感染，如化脓性脑膜炎、鼻咽炎、咽喉会厌炎、心包炎、关节炎等，严重的可引起菌血症，继发性感染以小儿多见。

（2）内源性疾病：多由呼吸道寄居的无荚膜菌株引起，常继发于流感、麻疹、百日咳、结核病等，临床表现有慢性支气管炎、鼻窦炎、中耳炎等，以成人多见。

（二）免疫性

机体对流感嗜血杆菌以体液免疫为主。3 个月以内的婴儿由于从母体获得抗体而很少感染流感嗜血杆菌，抗体水平随着月龄的增加而逐渐下降，感染发生的概率增加，且通常无症状，也可发展成呼吸道疾病或脑膜炎。荚膜聚糖特异性抗体对机体有保护作用，可促进巨噬细胞吞噬作用，能激活补体发挥溶菌作用。菌体外膜蛋白抗体能促进补体介导的调理作用。

三、微生物学检测

（一）标本采集

根据感染部位的不同采集相应标本进行送检，如痰液、脑脊液、脓液、咽拭子、血液等。

（二）直接检查

1. 显微镜检查　将样本涂片革兰染色后镜检，如果观察到革兰染色阴性的短小杆菌，即可做出初步诊断，尤其是对于下呼吸道标本，具有良好的特异性和敏感性，具有快速诊断的价值。

2. 抗原检测　通常检测脓液或无菌体液中的 b 型多糖抗原，即可进行快速诊断，尤其是对于已经使用抗菌药物的患者标本。用乳胶微粒凝集试验鉴定 b 型多糖抗原是最常用的方法，酶联免疫法、免疫荧光法或荚膜肿胀试验也可获得较高的阳性率。

3. 分子生物学方法　可以采用 DNA 杂交法或 PCR 技术检测标本中的细菌 DNA 来进行鉴定。

（三）分离培养和鉴定

1. 分离培养　将标本接种于巧克力琼脂平板上经 35℃、18~24 h 培养，出现灰白色、圆形、光滑、透明或半透明的小菌落。涂片镜检可见革兰染色阴性的短小杆菌，可作为初步判定。

2. 鉴定

（1）初步鉴定：挑取可疑菌落做相应的生化反应或直接使用 MALDI-TOF MS 进行确证。

（2）卫星试验：流感嗜血杆菌在生长时需要 X 因子和 V 因子，由于金黄色葡萄球菌可疑产生 V 因子，当流感嗜血杆菌与金黄色葡萄球菌在血琼脂平板上一起培养时，可见到靠近葡萄球菌菌落的流感嗜血杆菌菌落较大，而远离葡萄球菌的流感嗜血杆菌菌落较小，这种现象称为"卫星现象"。

第九节　肺炎链球菌

一、生物学性状

肺炎链球菌镜下为革兰阳性球菌，菌体呈矛头状、成对排列，钝端相对，尖端相背，较其他链球菌大，很少呈链状排列，无芽孢、无动力、有荚膜和黏液层。肺炎链球菌为兼性厌氧菌，营养要求高，需在培养基中加入血液、血清，培养时需 5%~10%CO$_2$ 促生长。初期菌落灰色、扁平、湿润、半透明，有草绿色溶血环，培养或放置 24 h 后，因产生自溶酶，菌落中央凹陷呈"脐窝"状。部分可在琼脂表面形成油滴状的黏液型菌落。Optochin 敏感、胆汁溶菌阳性、菊糖阳性、荚膜肿胀试验阳性。根据肺炎链球菌荚膜聚糖抗原，可将本菌分为 84 个血清型，个别型还可分成不同的亚型，其中有 20 多个型可引起疾病。

二、致病性和免疫性

（一）致病性

1. 致病物质

（1）荚膜：是肺炎链球菌主要的致病因素。无荚膜的变异株无毒力，感染实验动物，如鼠、兔等，很快被吞噬细胞吞噬并杀灭。有荚膜的肺炎球菌可抵抗吞噬细胞的吞噬，有利于细菌在宿主体内定居并繁殖。

（2）肺炎链球菌溶血素：高浓度时对实验动物有致死性。对人的致病机制尚待确定。

（3）紫癜形成因子：注入家兔皮内，可产生紫癜及出血点并伴有内脏出血。紫癜形成因子与人类肺炎球菌感染间的关系尚不明确。

2. 所致疾病　肺炎链球主要引起人类大叶性肺炎。75% 的成年人肺炎链球菌肺炎及 50% 以上严重的肺炎链球菌菌血症是由 1~8 型肺炎链球菌引起。肺炎链球菌 6、14、19 及 23 型，常引起儿童肺炎链球菌性疾病。40%~70% 的正常人上呼吸道中携带有毒力的肺炎链球菌。由此可见，呼吸道黏膜对肺炎链球菌存在很强的自然抵抗力。当出现某种降低这种抵抗功能的因素时，肺炎链球菌可引起感染，20% 的患者可于高热期伴发菌血症。肺炎链球菌也可侵入机体其他部位，引起继发性胸膜炎、中耳炎、乳突炎、心内膜炎及化脓性脑膜炎等。

（二）免疫性

肺炎链球菌感染后，机体可建立较牢固的型特异性免疫，同型病菌的再次感染少见。患者发病后 5~6 日，体内可形成荚膜聚糖型特异性抗体。这种抗体与荚膜结合后，肺炎链球菌易被机体吞噬细胞吞噬杀灭。补体在清除病原菌过程中发挥调理作用，当抗原抗体复合物与补体结合后，可增强吞噬细胞对病原菌的吞噬功能。

三、微生物学检测

（一）标本采集

标本采集应根据不同的感染部位，采集相应标本进行送检，如痰液、脑脊液、血液、脓液等。样本采集后应及时送检，勿冷藏。

（二）直接检测

将标本涂片染色镜检，发现革兰阳性双球菌，呈矛头状排列，背面相邻，尖端向外。尤其是在痰涂片中找到此菌对肺炎链球菌的诊断有较高的敏感度和特异性，标本可见大量炎性细胞同时存在时则更具有重要的参考价值。

（三）分离培养与鉴定

1. 分离培养　常采用羊血琼脂平板，有助于其溶血特征的识别和进一步鉴定，而且初代分离应将标本置于 5%~10%CO_2 的环境下培养。在血琼脂平板上，肺炎链球菌的菌落直径为 0.5~1.5 mm，灰白色、半透明、表面光滑（有些菌株可表现为黏液状）扁平，周围环绕着草绿色溶血环。培养或放置

24 h 以上的培养物还会由于肺炎链球菌的自溶作用而致菌落中央塌陷而边缘隆起，而呈脐窝状，可初步鉴定为肺炎链球菌。

2. 鉴定　挑取可疑菌落进行涂片，革兰染色发现阳性双球菌，成双排列，有时可见到菌体周围未着色的荚膜，即可初步判定为肺炎链球菌。本菌可通过生化反应或 MALDI–TOF MS 进行确定。常见的鉴定试验有以下几种：

（1）胆汁溶菌试验：本试验的原理基于胆盐能够通过活化肺炎链菌的自溶酶而溶解肺炎链球菌，但不能溶解草绿色链球菌。常用的方法包括快速平板法和标准试管法。前者取一接种环 2% 去氧胆酸钠溶液加于血琼脂平板待鉴定菌的菌落上，置 35℃孵育 15~30 min，菌落溶解消失为阳性。而后者则是在 1 mL 待鉴定菌 18~24 h 培养液中加入 2 滴 10% 去氧胆酸钠溶液，35℃孵育 5~10 min 后鉴定菌管由混浊变为透明者为阳性。

（2）奥普托欣（Optochin）试验：用以与其他草绿色链球菌相鉴别。用接种环将单个待鉴定菌落均匀涂于血琼脂平板上，用含量为 5 μg/ 片的 optochin 纸片贴于接种区中央，5%CO$_2$、35℃需氧培养过夜，6 mm 纸片抑菌圈 ≥ 14 mm 的为阳性，本菌为阳性，而非肺炎链球菌的其他 α – 溶血性链球菌耐药无抑菌圈。

（3）荚膜肿胀试验：亦称为 Quellung 试验。新鲜的标本悬液与等量不稀释的肺炎球菌分型诊断血清混合后，覆以盖玻片，油镜下观察。标本中肺炎球菌若与同型免疫血清相遇，荚膜将显著增大。

（4）菊糖发酵试验：肺炎链球菌菊糖发酵试验阳性，是常用的鉴定试验之一。

（5）分子生物学鉴定：自溶基因 lytA、肺炎链球菌表面抗原 psaA 和肺炎链球菌溶血素基因 pyl 的 PCR 检测也已用于非典型肺炎链球菌的鉴定。

第十节　葡萄球菌属

一、生物学性状

葡萄球菌镜下为革兰阳性球菌，直径为 0.5~1.5 μm，单个、成双、短链（液体培养基或脓液中）或成簇排列呈葡萄串样，无鞭毛和芽孢，某些菌株能形成荚膜。本属种大多数菌种为兼性厌氧菌，对营养要求不高，最适生长温度为 35~37℃，普通培养基上形成直径 2~3 mm 不透明的圆形凸起菌落。产生金黄色、白色、柠檬色等非水溶性色素附着在菌落上。金黄色葡萄球菌在血琼脂平板上可行成透明的溶血环。大部分葡萄球菌氧化酶阴性，触酶阳性，对溶葡萄球菌素和呋喃唑酮敏感，对杆菌肽和 O/129 耐药。根据能否产生血浆凝固酶将葡萄球菌分为凝固酶阳性和凝固酶阴性葡萄球菌。

二、致病性

1. 致病物质

（1）酶类：①凝固酶，葡萄球菌属产生两种血浆凝固酶：包括结合型血浆凝固酶或聚集因子，是结合在菌体表面的凝固酶，能与血浆中的纤维蛋白原交联是菌体快速凝集；分泌型血浆凝固酶，是细菌分泌到菌体外的凝固酶，能被血浆中的协同因子（cofactor）激活形成复合物，在使纤维蛋白原转变成纤维蛋白，而使血浆凝固，保护病原菌不被吞噬或免受抗体等的作用。②耐热核酸酶，100℃ 15 min 不被破坏，可以水解 DNA 和 RNA。③透明质酸酶，水解透明质酸，促进细菌在组织中扩散。

（2）毒素：①葡萄球菌溶素，有 α、β、γ、δ 等，对多种细胞有毒，可以破坏红细胞、白细胞、血小板及肝细胞等。②肠毒素，是一种超抗原，是由噬菌体Ⅲ群金黄色葡萄球菌产生的一组对热稳定的可溶性蛋白质，可以刺激 T 细胞的增生和细胞因子的释放，促进肥大细胞释放炎性介质，增加肠蠕动和促进肠液丢失，可引起食物中毒，表现为急性胃肠炎。③毒性休克综合征毒素，是一种超抗原，是由噬菌体Ⅰ群金黄色葡萄球菌产生的毒性休克综合征毒素 - Ⅰ（TSST-1），可以刺激 T 细胞增生和细胞因子释放，可致机体多个器官系统的功能紊乱或引起毒性休克综合征。④杀白细胞素（PVL），是一种不耐热的蛋白质，属于膜钻孔毒素家族，只损伤中性粒细胞和巨噬细胞，可以导致中毒性炎症反应及组织坏死等。⑤表皮剥脱毒素：由噬菌体Ⅱ群金黄色葡萄球菌产生，可引起人类烫伤样皮肤综合征，多见于新生儿、幼儿及免疫力低下人群。

（3）表面结构：①荚膜，可以抑制中性粒细胞对细菌的趋化和吞噬作用，抑制单核细胞受促分裂原作用后的增殖，使细菌易吸附于异物表面。②肽聚糖，能够刺激机体产生调理性抗体，促进单核细胞的吞噬功能，吸引中性粒细胞，促进脓肿的形成，亦有诱导吞噬细胞产生 IL-1、活化补体、刺激致热原产生、抑制吞噬作用等生物学活性。③葡萄球菌 A 蛋白（staphylococcal protein A，SPA）：位于菌体表面，可与 IgG 的 Fc 段结合，应用于协同凝集试验，A 蛋白均有抗吞噬作用，还有激活补体替代途径等活性，是完全抗原，具有属特异性。

2. 致病类型

（1）各种化脓性感染：以脓肿形成为主要表现，主要通过皮肤裂口、伤口或汗腺、毛囊侵入体内，也可侵入呼吸道和血流引起感染。

（2）全身感染：菌血症、败血症、脓毒血症等。

（3）毒素性疾病：①食物中毒，由肠毒素引起，主要表现为呕吐。②烫伤样皮肤综合征，由表皮剥脱毒素引起，主要见于婴幼儿及免疫力低下者。③毒素性休克综合征，主要表现为急性高热、低血压，严重时出现休克，99% 为女性，月经期发病。④假膜性肠炎，由菌群失调引起。

（4）凝固酶阴性葡萄球菌：是人体皮肤黏膜正常菌群之一，是引起医院内感染的主要病原菌。近年来，由凝固酶阴性葡萄球菌引起的感染的发病率也在逐年增高，如表皮葡萄球菌可以引起人工瓣膜性心内膜炎、静脉导管感染、人工关节感染等。

（5）腐生葡萄球菌：为年轻女性泌尿道致病菌，溶血葡萄球菌、人葡萄球菌等也是临床常见的条件致病菌，尤其是对免疫力低下患者更容易发生感染。

三、微生物学检测

（一）标本采集

根据感染部位的不同，采集相应的标本进行送检。标本采集时，应避免病灶周围皮肤、黏膜的污染。

（二）直接检查

1. 显微镜检查　将采集好的标本涂片，革兰染色后，显微镜检查可以看到葡萄状排列的革兰阳性杆菌，尤其是在无菌体液中发现，则具有重要的临床意义。

2. 免疫学方法　乳胶微粒凝集试验可用于测定 SPA 及荚膜抗原；用琼脂扩散试验、ELISA 法或放射免疫分析法检测样本中的肠毒素。

3. 分子生物学检查 针对金黄色葡萄球菌种属特异性基因如 *coa*、*nuc* 和甲氧西林耐药基因（*mecA*），可以使用多重 PCR 直接从标本中检测耐甲氧西林金黄色葡萄球菌（methicillin-resistant *Staphylococcus aureus*，MRSA）。或者采用 PCR 技术直接测定样本中的肠毒素来进行葡萄球菌的鉴定。

（三）分离培养及鉴定

1. 分离培养 一般采用血琼脂平板即可分离葡萄球菌，多数菌株孵育 24 h 后可以形成直径 1~3 mm 菌落，金黄色葡萄球菌可见透亮的 β 溶血环。如果有严重污染的标本如粪便等应接种于选择性培养基如甘露醇高盐平板、哥伦比亚多黏菌素萘啶酸平板。如果为血液标本则应先用肉汤增菌后再行分离鉴定。

2. 鉴定 挑取可疑菌落直接涂片，染色镜检发现葡萄状排列的革兰阳性球菌，触酶阳性，氧化酶阴性，可以初步鉴定为葡萄球菌。进一步根据血浆凝固酶、生化反应或者商品化的鉴定系统进行种的鉴定。①血浆凝固酶试验：有玻片法和试管法两种。前者测定结合型血浆凝固酶，后者测定分泌型血浆凝固酶。金黄色葡萄球菌、中间型葡萄球菌呈现阳性反应。路邓葡萄球菌产生结合型的血浆凝固酶而不产生分泌型的血浆凝固酶，因而玻片法为阳性，而试管法为阴性。②耐热核酸酶试验：是检测葡萄球菌有无致病性的重要指标之一。大多数金黄色葡萄球菌、施氏葡萄球菌、中间葡萄球菌、猪葡萄球菌阳性。③磷酸酶试验：金黄色葡萄球菌、表皮葡萄球菌、施氏葡萄球菌、中间葡萄球菌及猪葡萄球菌阳性。④其他鉴定试验：吡咯烷酮芳基酰胺酶试验、鸟氨酸脱羧酶试验、脲酶试验、ONPG 试验、3-羟基丁酮酸试验、新生霉素敏感性试验、多黏菌素 B 耐药试验是常用的葡萄球菌属种间鉴定的生化试验。⑤肠毒素检测：经典方法是幼猫腹腔注射食物中毒患者的高盐肉汤培养物，4 h 内动物发生呕吐、腹泻、体温升高或死亡，提示有金黄色葡萄球菌肠毒素存在的可能。目前，常用 ELISA 或特异性核酸杂交、PCR 技术来检测葡萄球肠毒素的存在。

第十一节　结核分枝杆菌

一、生物学性状

结核分枝杆菌（TB）是形态为微弯曲或直的杆菌，无鞭毛、无芽孢、菌体大小为（0.3~0.6）μm×（1.0~4）μm，呈单个、"V""Y""T"或条索状排列，革兰阳性，但不易着色，镜下可见"影子"细胞。齐-内（热染色法）染色后，呈红色，用荧光染料金胺 O 荧光染色，在荧光显微镜下呈橘黄色。为专性需氧菌，3%~5%CO_2 能促进其生长，营养要求较高，必须在含血清、卵黄、马铃薯、甘油及含某些无机盐类的特殊培养基上才能生长良好，属缓慢生长的分枝杆菌，14~18 h 分裂 1 次，在固体培养基上 2~5 周才出现肉眼可见的菌落。典型的菌落为粗糙型，表面干燥呈颗粒状，不透明，乳白色或淡黄色，如菜花样。结核分枝杆菌不发酵糖类，结核分枝杆菌能合成烟酸，还原硝酸盐，耐受噻吩-2-羧酸酰肼，而牛型分枝杆菌则不能。结核分枝杆菌易发生形态、菌落、毒力及耐药性变异。在不良环境中尤其是受到药物的影响，可以变为 L 型细菌，此时其形态可以表现为颗粒状、丝状，抗酸性减弱或消失，菌落由粗糙型变为光滑型。结核分枝杆菌对理化因素抵抗力强，抗干燥、耐酸碱、抗染料，但对湿热、紫外线及脂溶剂敏感。在液体中加热至 62~63℃ 15 min 或煮沸即被杀死。直接日光照射 2~7 h 亦可被杀死，可用于结核患者衣服、书籍等的消毒。对乙醇敏感，在 70% 乙醇中作用 2 min 即可死亡。

二、致病性与免疫性

结核分枝杆菌可以引起人类结核病,以结核分枝杆菌最常见。人体暴露于结核分枝杆菌后能否发病主要取决于机体的细胞免疫反应、接触的菌量菌株的毒力等。结核分枝杆菌不产生内、外毒素及侵袭性酶类,其致病性可能与细菌在机体细胞内大量繁殖引起的炎症、菌体成分和代谢产物的毒性造成的免疫损伤有关。

(一)致病性

1. *致病物质*

(1)脂质:是细菌致病性主要的毒力因子,该菌的毒力与其细胞壁所含的脂质成分及含量密切相关,其中以糖脂最为重要。

(2)索状因子:存在于结核分枝杆菌细胞壁的一种糖脂,能使细菌在液体培养基中融合生长成索状。其毒性主要损伤细胞线粒体膜,影响细胞呼吸、抑制粒细胞游走和引起慢性肉芽肿。

(3)磷脂:促进单核细胞增生,并使炎症灶中的巨噬细胞转变为类上皮细胞,从而形成结核结节。

(4)硫酸脑苷脂:存在于细胞壁,抑制溶酶体于吞噬体的结合作用,激发机体产生IV型超敏反应。

(5)蜡质 D:肽糖脂与分枝菌酸(mycolic acid)的复合物,具有佐剂的作用,激发机体产生IV型超敏反应。

(6)蛋白质:结核分枝杆菌具有多种蛋白质成分,作为毒力因子与细菌致病性相关,如结核菌素、分枝菌生长素等。

(7)荚膜:结核分枝杆菌被吞噬细胞吞噬后,荚膜可抑制细胞中吞噬体与溶酶体融合,使结核分枝杆菌可以在吞噬细胞中存活。

2. *所致疾病* 人对结核分枝杆菌普遍易感,但感染后如果出现临床症状或体征即可发展为结核病,其中以肺结核最为多见,主要表现为:低热、盗汗、乏力、食欲缺乏、咯血等,也可引起胃肠道、泌尿道等其他多部位的结核,从而引起相应的临床症状。

(二)免疫性

结核分枝杆菌是胞内感染菌,机体对其免疫主要是以 T 细胞为主的细胞免疫。

三、微生物学检测

(一)标本采集

结核分枝杆菌可以感染多个部位,根据临床感染的症状采集不同的标本进行送检,如痰、支气管肺泡灌洗液(BALF)、尿液、便、血液、脑脊液、胸腔积液、腹水、关节液、组织活检标本等。

(二)直接检查

1. *显微镜检查* 将标本直接涂片或集菌后涂片,制成厚涂片,干燥固定后进行抗酸染色或金胺 O 荧光染色。抗酸染色常采用齐–内染色法或 Kinyoun(冷染色法),染色后油镜下观察,至少检查 300 个视野,结合分枝杆菌呈现红色,为抗酸染色阳性。金胺 O 荧光染色后用荧光显微镜在高倍镜下观察,结合分枝杆菌呈现明亮的橘黄色荧光,该发放敏感性较抗酸染色高。

2. *抗原检测* 目前可以用 ELISA 法直接检测脑脊液中结合分枝杆菌特异性抗原,但由于影响因素较多，在其他标本中应用较少。

3. 抗结核抗体（IgG）检测　用 ELISA 法可以检测结合患者血清中的抗结核杆菌 IgG，可作为活动性结核分枝杆菌感染的快速诊断方法之一，在肺结核的诊断中有较高的阳性率，但特异性有一定局限，接种卡介苗、感染结合分枝杆菌但已痊愈、感染非结核分枝杆菌的人群会出现阳性。

4. T-SPOT 结核分枝杆菌检测　通过检测外周血中结核特异抗原刺激释放 IFN-γ 的 T 细胞，经酶联免疫显示后，用 ELISPOT 分析系统对斑点进行计数，计算出抗原特异性细胞的频率。该方法具有高度的敏感性和特异性，不受机体免疫力及卡介苗接种的影响。

5. 分子生物学检测　通过 PCR 技术可以直接检测出样本中结核分枝杆菌 DNA，对结核分枝感染做出诊断。该方法简单、方便，有利于结核病的早期和快速诊断，但应注意污染等问题，防止出现假阳性的结果。

（三）分离培养及鉴定

1. 分离培养　由于结核分枝杆菌营养要求高、生长缓慢，标本中的杂菌会对其检出产生不利的影响，因此，在分离培养前要进行去污染的前处理，但对于无菌部位的标本，可以集菌后直接接种。改良的罗氏培养基法是目前较成熟的分离培养方法，但培养时间长，不适用与快速检测。目前临床上已经有多种结核分枝杆菌自动化快速培养系统进行菌株的培养，这些系统具有快速、准确及初步自动化分析等优点。

2. 鉴定

（1）初步鉴定：接种标本后，应置于 35℃、5%~10%CO_2、高湿度环境中进行培养，第一周每日观察，以后每周观察 1 次至第八周。如发现可疑菌落（干燥、颗粒状、菜花状、乳酪色），涂片进行抗酸染色，如果抗酸染阳性，初步可以进行鉴定。如果菌落形态或染色不典型，则可能为非结核分枝杆菌。

（2）生化鉴定：结核分枝杆菌可被 NAP 抑制，而非结核分枝杆菌不能被抑制。结核分枝杆菌能合成烟酸，还原硝酸盐，耐受噻吩-2-羧酸酰肼，而牛型分枝杆菌则不能。

（3）结核菌素皮肤试验（tuberculin skin test，TST）：是一种基于Ⅳ型变态反应皮肤试验。结核菌素试验阳性表明机体对结核分枝杆菌有变态反应，强阳性表明有活动性感染，需进一步检查是否有结核病。但该方法存在较高假阳性和假阴性。

第十二节　大肠杆菌

一、生物学特性

大肠杆菌镜下为革兰染色阴性直杆菌，菌体大小为（1.1~1.5）μm×（2.0~6.0）μm，多数有鞭毛，某些菌种有荚膜和周身菌毛，无芽孢。大肠杆菌抗原成分有菌体（O）抗原、鞭毛（H）抗原和表面（K）抗原组成，在 K 抗原存在时能阻止 O 抗原凝集。大肠杆菌血清型分别按 O:K:H 的顺序，以数字来标示。大肠杆菌为兼性厌氧菌，营养要求不高，在普通营养琼脂上生长良好，35℃培养 24 h，可形成较大的圆形、光滑、湿润、灰白色的菌落，在血琼脂上某些菌株可以产生 β 溶血，在肠道选择性培养基上发酵乳糖形成有色菌落。大肠杆菌氧化酶阴性、触酶阳性，硝酸盐还原阳性，能发酵多种糖产酸产气，吲哚、甲基红、V-P、枸橼酸盐（IMViC）：++--；在克氏双糖铁琼脂（KIA）上斜面和底层均产酸、产气，H_2S 阴性；在动力、吲哚、脲酶培养基上的反应结果为：+、+、-。

二、致病性

（一）致病物质

1. 黏附素与 K 抗原 黏附素为大肠杆菌要的致病菌毛与 K 抗原均与细菌的侵袭力有关，K 抗原能抗吞噬，并能抵抗抗体和补体的作用。菌毛可以使细菌黏附于黏膜表面，使其在肠道内定植，产生毒素而引起症状。

2. 内毒素 为大肠杆菌细胞壁上的结构，其毒性部分在类脂 A，可以引起患者发热、休克、DIC 等。

3. 外毒素 大肠杆菌可以产生两种外毒素，一种是不耐热肠毒素（LT），加热 65℃、30 min 可被破坏；另一种是耐热肠毒素（ST），这两种毒素可以导致肠液大量分离而致腹泻。

4. 其他 还有荚膜、载铁蛋白和Ⅲ型分泌系统（type Ⅲ secretion systems）等。载铁蛋白可以从宿主获取铁离子，导致宿主损伤；Ⅲ型分泌系统可以在细菌接触宿主细胞后，向宿主细胞内输送毒性基因产物。

（二）所致疾病

1. 肠道外感染 大肠杆菌广泛分布于自然界的土壤、水和腐物中，也是人类肠道内的正常菌群，正常情况下对人体不致病。当机体免疫力低下或入侵肠外部位时，可成为条件致病菌引起各种感染和休克，如尿路感染、菌血症、败血症、肺炎、伤口感染、腹腔感染、胆道感染、脑膜炎等。

2. 胃肠炎 大肠杆菌的某些血清型可致胃肠炎，与食入污染的食品、水有关，为肠外来源致肠内感染。大肠杆菌常见有 5 种类型：① ETEC（肠毒素型大肠杆菌），主要为 5 岁以下儿童和旅游者腹泻的重要病原菌；② EIEC（肠侵袭型大肠杆菌），主要侵犯较大儿童和成人，症状类似细菌性痢疾，有发热、腹痛、腹泻、里急后重及黏液脓血便等症状；③ EPEC（肠致病性大肠杆菌），主要引起婴幼儿肠道感染，导致发热、呕吐、大量水泻；④ EHEC（肠出血性大肠杆菌），5 岁以下婴幼儿易感，多为水源性和食源性感染，由加热不充分的牛肉或蔬菜引起，是出血性结肠炎和溶血性尿毒综合征的病原体，主要的血清型为 $O_{157}:H_7$；⑤ EAEC（肠凝聚型大肠杆菌），该菌与世界各地慢性腹泻有关，可引起儿童肠道感染，持续性腹泻、脱水、偶有血便。

三、微生物学检测

（一）肠道外感染

1. 标本采集 根据感染部位的不同，采集相应标本进行检测如血、尿、脓液、脑脊液、伤口分泌物等。

2. 直接检查 除血液外，其他大多数标本可以进行直接涂片染色镜检，但肠杆科多数细菌的形态及染色性相似，根据形态及染色难以鉴别。

3. 分离培养及鉴定

（1）分离培养：血液标本需进行肉汤增菌，待生长后而移种至血琼脂平板。其他标本可以直接或集菌后接种于血琼脂平板，35℃孵育 18~24 h 后，观察菌落形态。如在麦康凯（MAC）琼脂平板上粉色或红色、沙门氏 – 志贺氏琼脂（SS）平板上红色或粉红色、在伊红美兰琼脂（EMB）平板上扁平有金属光泽的菌落。

（2）鉴定：在培养基上挑取可疑菌落进行涂片镜检，为革兰阴性杆菌，根据镜检结果，进一步进行生化或血清学鉴定，或直接使用 MALDI-TOF MS 进行鉴定。典型的大肠杆菌基本生化反应特征有，吲哚、甲基红、V-P、枸橼酸盐：++--；在克氏双糖铁琼脂斜面和底层均产酸、产气，H_2S 阴性；在动力、吲哚、脲酶培养基上反应结果为：++-。

（二）肠道内感染标本

1. 标本采集　可采集患者粪便、食物残留和肛拭子等进行送检。

2. 分离培养和鉴定　将标本接种于分离培养基进行培养，在培养后的培养基上挑选可疑菌落进行涂片染色剂生化反应试验。由于引起腹泻的大肠杆菌与肠道外感染的大肠杆菌在形态及生化反应相似，但具有不同的血清型、肠毒素或毒力因子，因此，分离培养后必须通过血清分型或特殊的毒力检测才能做出最终鉴定。

第十三节　变形杆菌属

一、生物学性状

变形杆菌镜下为革兰阴性杆菌，菌体大小为（0.4~0.8）μm×（1.0~3.0）μm，散在排列，具有周鞭毛，鞭毛数量不定，运动活泼、无芽孢、无荚膜。兼性厌氧菌，对营养要求不高，最适生长温度为37℃。大多数菌株在普通琼脂平板上可蔓延成波纹状薄膜布满整个培养基表面，称为迁徙现象，是本属细菌特征，此现象可被苯酚或胆盐等抑制。在肠道选择鉴别培养基上形成圆形、扁平、无色半透明、乳糖不发酵的菌落，产生硫化氢的菌种在 SS 培养基上菌落中心呈黑色，与沙门菌属十分相似。变形杆菌属细菌氧化酶阴性、触酶阳性、硫化氢阳性、苯丙氨酸脱氨酶阳性、色氨酸脱氨酶阳性、脲酶阳性。变形杆菌属（*Proteus*）属内原有 4 个种：普通变形杆菌（*P. vulgaris*）、奇异变形杆菌（*P. mirabilis*）、产黏变形杆菌（*P. myxofociens*）和彭氏变形杆菌（*P. penneri*）。2000 年又将原普通变形杆菌生物 3 群新命名为豪氏变形杆菌（*P. hauseri*）。

二、致病性

变形杆菌属存在于肠道和医院环境中，除产黏变形杆菌外，都是条件致病菌，导致的感染非常广泛，在临床实验室最常见的奇异变形杆菌，85% 为社区获得性感染，长期居住护理院、女性和高龄都是感染的高危因素，多引起尿路感染，由变形杆菌导致的尿路感染比较严重而难治，常常是致死性的（对肾脏实质的损害），且在夏季温暖潮湿的季节常常导致多个病区的暴发流行，因此，一直被医院感控人员所重视。此外，变形杆菌还可以引起伤口感染、食物中毒、婴幼儿的原发或继发感染性腹泻和新生儿脐炎、腹膜炎、盆腔炎、肺炎、眼结膜炎、骨髓炎等，严重者可导致败血症、脑膜炎。

三、微生物学检测

（一）标本采集

标本采集应根据感染部位的不同，采集相应标本进行送检。

（二）直接检查

标本直接涂片进行革兰染色可见，革兰阴性杆菌。鞭毛染色可见周身鞭毛。

（三）分离培养及鉴定

1. 分离培养　血液标本先用肉汤增菌培养，尿液及各种体液、痰、脓和分泌物可以直接接种血琼脂平板，粪便和可疑食物（磨碎后）接种 SS 或 MAC 琼脂平板，35℃ 培养 18~24 h 后挑选可疑菌落。在肠道选择性培养基上不发酵乳糖，在 SS 琼脂上产硫化氢者可出现黑色中心；普通变形杆菌和奇异变形杆菌在 MAC 琼脂及 EMB 琼脂上菌落为无色透明；在 BAP 上出现迁徙生长现象。

2. 鉴定　挑取可疑菌落直接涂片镜检，可见革兰阴性杆菌。进一步进行生化鉴定或使用 MALDI-TOF MS 进行菌种的鉴定。根据氧化酶阴性、脲酶阳性、苯丙氨酸脱氨酶阳性，在克氏双糖铁琼脂上形成斜面产碱，底层产酸及培养基变黑等现象，可初步鉴定为变形杆菌属。与普罗威登斯菌属（*Providencia*）和摩根菌属（*Morganella*）的鉴别点是硫化氢阳性。普通变形杆菌和奇异变形杆菌的基本生化反应特点是：TSIA 为产碱／产酸、产酸／产酸产气、产碱／产酸产气，均产生硫化氢，枸橼酸盐阳性或阴性，脲酶或动力均阳性。普通变形杆菌吲哚阳性，可与其他 3 种变形杆菌鉴别，普通变形杆菌与豪氏变形杆菌的鉴别主要是七叶苷和水杨苷试验，普通变形杆菌两项均阳性而豪氏变形杆菌两项均阴性。奇异变形杆菌的特点是鸟氨酸脱羧酶阳性，产黏变形杆菌的特点是木糖发酵阴性，彭氏变形杆菌的特点是对氯霉素天然耐药。

第十四节　伤寒沙门菌

一、生物学性状

伤寒沙门菌镜下为革兰阴性直杆菌，较细长，大小为（0.7~1.5）μm×（2.0~5.0）μm，多具有周鞭毛，能运动，有时会出现无鞭毛的突变型，无芽孢，无荚膜。伤寒沙门菌抗原结构主要有 3 种，即菌体（O）抗原、鞭毛（H）抗原及表面抗原（Vi 抗原等）。Vi 抗原位于菌体的最表层，新分离的伤寒沙门菌常带有此抗原，有抗吞噬及保护细菌免受相应抗体和补体的溶菌作用。Vi 抗原存在时可阻止 O 抗原与相应抗体发生凝集，故在沙门菌血清学鉴定时需要事先加热破坏 Vi 抗原。伤寒沙门菌血清分群为 D 群，为单向菌。O 抗原 9、12（Vi）凝集，H 抗原第 1 相血清型别凝集。本菌为兼性厌氧菌，最适生长温度为 35~37℃，最适生长 pH 为 6.8~7.8。营养要求不高，在普通营养琼脂上生长 24 h，可形成圆形、灰色或灰白色中等大小、光滑、湿润、半透明、边缘整齐的菌落，有时可出现粗糙型的菌落。在肠道选择性培养基上菌落透明或半透明、不发酵乳糖，与志贺菌的菌落相似，有些能产生硫化氢的菌株，在 SS 琼脂上形成中心黑色的菌落。本菌氧化酶阴性、触酶阳性、发酵葡萄糖产酸、不分解乳糖、蔗糖、水杨苷和肌醇，吲哚阴性、脲酶阴性。本菌抵抗力不强，加热 60℃ 1 h 或 65℃ 15~20 min 即被杀死。本菌在水中能存活 2~3 周，粪便中可存活 1~2 个月，对胆盐和煌绿等燃料油抵抗力。

二、致病性

人是伤寒沙门菌的天然宿主，本菌会引起人类的伤寒。本菌主要通过污染的食物或水源经粪－口途径传播。伤寒沙门菌随污染的食品或水经口感染，可以穿过小肠上皮细胞进入黏膜下组织，被吞噬细胞吞噬后，不被消灭反在吞噬细胞内大量繁殖，并随淋巴管，经胸导管进入血流（第一次菌血症）。此时，患者会出现发热、不适等症状。随后，经血流播散到肝、脾、胆囊、肾和骨髓等实质器官中，继续大量繁殖，再次进入血流（第二次菌血症），并随血流扩散至各个器官，患者出现持续高热、肝脾大、皮疹和全身中毒症状。本病潜伏期为7~20日，典型病程为3~4周，发病2周后集体出现免疫反应，通过特异性抗体和致敏淋巴细胞消灭细菌，使疾病好转，但同时也可引起迟发性变态反应，导致肠壁孤立和集合淋巴结的坏死和溃疡甚至造成肠穿孔而危及生命。伤寒沙门菌感染过后约3%患者可成为携带者，在粪便中可持续排菌长达1年或以上。

三、微生物学检测

（一）标本采集

根据疾病的病情和病程不同，采集相应的标本进行检验。伤寒病原学检测原则是于发病第1周内，采集血液标本；发病第2~3周取粪便标本，第3周也可取尿液标本培养，全病程均可做骨髓培养。血清学诊断应在病程的不同时期分别采集2~3份标本进行检测。

（二）分离培养及鉴定

1. 分离培养　常规的肠道选择性培养基能有效分离伤寒沙门菌，一般选择SS琼脂平板进行筛选。此外，在暴发流行或筛选带菌者时，在粪便中沙门菌菌量少的情况下，可在初次分离时加用亚硒酸盐或GN增菌肉汤。

2. 鉴定　挑选可疑菌落（SS培养基上形成不透明或透明、无色或中央为黑色的菌落；MAC培养基上形成较小、无色透明；EMB培养基上形成无色或不透明琥珀色）涂片染色镜检，可见革兰染色阴性杆菌。进一步利用生化反应、血清学实验鉴定到种。伤寒沙门菌氧化酶阴性、触酶阳性、发酵葡萄糖产酸、不分解乳糖、蔗糖、水杨苷和肌醇，吲哚阴性、脲酶阴性。用抗血清对分离菌株进行凝集时，可按O抗原、Vi抗原、第一相和第二相H抗原的顺序进行。伤寒沙门菌O抗原9、12（Vi）凝集，H抗原第一相血清型别凝集。

（三）血清学检测

用已知的伤寒O抗原、H抗原来检测患者血清中是否存在相应的抗体进行伤寒的辅助诊断。一般O > 1:80、H > 1:160，才具有临床意义。应在疾病早期及中后期分别采集两次血清，若第二份血清的效价比第一份血清的效价增加4倍以上具有诊断价值。如果O高H不高，可能为疾病的早期，或是沙门菌属中其他菌种感染引起的交叉反应，建议一周后复查，如果一周后H也升高，可以诊断为伤寒。H高O不高，可能为疾病的晚期或以往患过伤寒或接受过预防接种等。

第十五节　克雷伯菌／肠杆菌属

一、生物学性状

克雷伯菌镜下为革兰阴性杆菌，大小为（0.3~1.0）μm×（0.6~6.0）μm，两端较平，单个、成对或短链状排列。细胞外包裹荚膜聚糖，在宿主体内荚膜尤为明显。无鞭毛（除运动克雷伯菌外）、无芽孢。本菌属细菌兼性厌氧，营养要求不高，在初次分离培养基上可形成较大、凸起灰白色黏液型的菌落，大而厚实，光亮、相邻菌落容易发生融合，用接种针蘸取时可挑出长丝状细丝。本属细菌氧化酶阴性、触酶阳性。目前，属内有9个种和3个亚种，包括肺炎克雷伯菌、肺炎克雷伯菌肺炎亚种、肺炎克雷伯菌臭鼻亚种、肺炎克雷伯菌鼻硬结亚种、产酸克雷伯菌、肉芽肿克雷伯菌、植生克雷伯菌、土生克雷伯菌、解鸟氨酸克雷伯菌、新加坡克雷伯菌、运动克雷伯菌和栖异地克雷伯氏菌（*K.variicola*）等。

二、致病性

克雷伯菌通常寄居在人体的皮肤、鼻咽及肠道等处。其中，肠道是该菌属细菌定植的常见部位，是造成患者感染的重要来源。其导致的感染可以是外源性的，也可以是内源性的。住院患者的定植率往往要比社区患者高 3 倍，是导致医院感染的重要病原菌。肺炎克雷伯菌肺炎亚种是临床标本中常见的细菌，可以引起原发性肺炎。该菌在正常人口咽部的带菌率为 1%~6%，在住院患者中可高达 20%，是酒精中毒者、糖尿病和慢性阻塞性肺病患者并发肺部感染的危险因素。此外，该菌还能引起各种肺外感染，包括肠炎、脑膜炎、尿路感染及菌血症等。近一半的产酸克雷伯菌分离自粪便，可导致原发性肠道感染，与抗菌药物相关性腹泻相关。肺炎克雷伯菌臭鼻亚种经常可以从萎缩性鼻炎和鼻黏膜的化脓性感染中分离得到，也可引起角膜溃疡、尿道及软组织的感染。肺炎克雷伯菌鼻硬结亚种引起呼吸道黏膜、口咽部、鼻和鼻旁窦的感染，导致肉芽肿性病变和硬结形成。

三、微生物学检测

（一）标本采集

标本采集应根据感染部位的不同，采集相应的标本进行送检，如痰、尿、粪便、血液、伤口分泌物等。

（二）直接检查

直接检查是将标本直接涂片染色镜检，可见革兰染色阴性杆菌，荚膜明显。

（三）分离培养及鉴定

1. 分离培养 可以选用血琼脂和（或）肠道选择性培养基如 MAC 进行分离培养，35℃ 培养18~24 h 后，观察菌落形态。EMB 培养基上可形成大、黏稠、红色、易融合成一片的菌落；MAC 培养基上可形成粉色黏稠菌落；SS 培养基上可形成红色或粉红色菌落；血琼脂平板上形成灰白色、大而黏、光亮且可以拉丝的菌落。

2. 鉴定

（1）初步鉴定：挑取可疑菌落进行涂片染色，可见革兰阴性大肠杆菌。进一步进行生化鉴定或MALDI-TOF MS 进行直接鉴定。氧化酶阴性、动力阴性、葡萄糖产酸产气，克雷伯菌属的基本生化反应为：TSIA 为产酸 / 产酸、产气或产酸 / 产酸，枸橼酸盐阳性，动力阴性，鸟氨酸脱羧酶阴性，丙二酸盐阳性，DNA 酶阴性。肺炎克雷伯菌吲哚阴性，而产酸克雷伯菌吲哚阳性。

（2）血清学鉴定：本菌属与类似菌属的鉴别可以用特异性抗血清进行荚膜肿胀试验进行确认。

第十六节　动弯杆菌

一、生物学性状

动弯杆菌镜下为革兰阳性，但常表现为阴阳染色不定的纤细弯杆菌，菌体大小为（0.4~0.6）μm× （1.2~4.0）μm，端尖，无芽孢，运动，生有多根侧生或亚极生的鞭毛。本菌为严格厌氧菌，生长缓慢，在厌氧血琼脂平板上，37℃厌氧培养 7 日以上，生长出无色、透明、光滑、凸起的小菌落。

触酶阴性、氧化酶阴性、动力阳性、吲哚阴性。目前发现，动弯杆菌有两个种分别为柯氏动弯杆菌和羞怯动弯杆菌。

二、致病性

动弯杆菌属存在于女性的阴道中，可能与女性细菌性阴道炎、孕妇的胎膜早破及先兆流产有关。该菌也可见于心内膜炎患者的血液中。

三、微生物学检测

（一）标本采集

标本可采集患者阴道分泌物进行送检。

（二）直接检测

将分泌物直接涂片，革兰染色后镜检可以发现阴阳染色不定的纤细弯杆菌，经常存在于细菌性阴道病患者的分泌物中，常常与其他厌氧菌或阴道加德纳氏菌混合存在于标本中。

（三）分离培养及鉴定

1. 分离培养　本菌为专业厌氧菌，生长缓慢，分离培养困难，在厌氧血琼脂平板上，37℃厌氧培养 7 日以上，生长出无色、透明、光滑、凸起的小菌落，兔血清可促进其生长。

2. 鉴定　挑取可疑菌落涂片染色镜检发现阴阳染色不定的纤细弯杆菌，可做出初步鉴定，进一步进行生化反应进行确证。本菌触酶阴性、氧化酶阴性、动力阳性、吲哚阴性。

第十七节　消化链球菌

一、生物学性状

消化链球菌镜下为革兰阳性球菌，某些菌种在培养 48 h 后易染成阴性。菌体呈球形或卵圆形，直径为 0.3~2.0 μm，成对、短链、长链或成堆排列，无芽孢、无鞭毛。本菌为专性厌氧菌，在 35~38℃时生长良好，最适生长温度为 37℃。营养要求高，生长缓慢，化能有机营养，发酵代谢，分解蛋白胨和氨基酸残基主要产生乙酸。在厌氧血培养皿上形成光滑、凸起、灰白色、不透明、边缘整齐的小菌落，直径 1 mm 左右，一般不溶血，偶尔有 α 或 β 溶血，培养物有恶臭味。本菌生化反应不活泼，触酶、尿素酶、血浆凝固酶、吲哚、硝酸盐还原、七叶苷水解均为阴性。目前，本菌包含 18 个种，常见的有厌氧消化链球菌、大消化链球菌、不解糖消化链球菌等。

二、致病性

消化链球菌通常寄居在人的体表及与外界相通的腔道中，是人和动物口腔、上呼吸道、肠道、皮肤及女性生殖道的正常菌，是条件致病菌，能引起各种感染如皮肤脓肿、脑脓肿、菌血症、坏死性肺炎、脓胸、女性生殖道和腹腔内感染等。厌氧消化链球菌是临床感染中最常见的厌氧菌之一，可以单独感染也可以和其他菌混合感染，该菌也可由原发灶口腔、牙周或尿路感染而引起心内膜炎。

三、微生物学检验

（一）标本采集

本菌应根据感染部位的不同，采集相应标本进行送检。该菌为厌氧菌，对氧气敏感，因此采集后应立即置于厌氧袋中，迅速送检。

（二）直接检查

将取好的标本直接涂片染色镜检，观察细菌的形态特征、染色性及细菌量，结果作为初步判定的参考。该菌镜下为革兰阳性球菌，有时易染色呈阴性球菌。

（三）分离培养及鉴定

1. 分离培养　将标本接种于厌氧血琼脂平板上，37℃培养2~3日形成光滑、凸起、灰白色、不透明，边缘整齐的小菌落，直径1mm左右，一般不溶血，偶尔有α或β溶血，培养物有恶臭味。生长的细菌必须做耐氧试验，进一步确定为厌氧菌。

2. 鉴定　本菌一般很难培养得到，通常根据培养物有恶臭气味，染色形态、培养特征和生化特点及聚茴香脑磺酸钠（SPS）抑制试验等进行鉴定。挑取可疑菌落涂片镜检，可见革兰阳性球菌，圆形或卵圆形，有时易染成阴性。进一步进行生化反应鉴定或使用MALDI-TOF MS进行直接鉴定。本菌生化反应不活泼，触酶阴性。厌氧消化链球菌吲哚试验阴性，不解糖消化链球菌和吲哚消化链球菌吲哚试验阳性，吲哚消化链球菌还可以还原硝酸盐。厌氧消化链球菌对聚茴香脑磺酸钠特别敏感，可用于该菌的快速鉴定。

第十八节　衣氏放线菌

一、生物学性状

衣氏放线菌镜下为革兰阳性直或微弯曲杆菌，可有不同程度分支。以裂殖方式繁殖，有时断裂成短杆状或球状，成对、呈"Y""V""T"形，短链或成簇排列，非抗酸性、无鞭毛、无芽孢。脓性分泌物标本可见"硫黄颗粒"，对其压片和革兰染色，显微镜下可见长的细丝缠绕而成的团块，呈菊花状。本菌培养较困难，厌氧或微需氧，在有氧环境中一般不生长。初次分离加5%CO_2可促进其生长，最佳生长温度为35~37℃。在血琼脂平板上3~7可出现肉眼可见的菌落，但检测和鉴定需培养7~14日，衣氏放线菌菌落粗糙，白色到奶油色、呈面包屑或臼齿样、凹陷，触酶阴性、分解葡萄糖、木糖、棉子糖、甘露糖和甘露醇，产酸不产气，不水解淀粉。

二、致病性

放线菌可引起人放线菌病，放线菌大多存在于正常人口腔、上呼吸道、胃肠道和泌尿生殖道等与外界相通的腔道中，为条件致病菌。目前，临床上的分离菌株以衣氏放线菌最多见。放线菌可引起多部位的感染包括口腔、眼部、肺部、腹部、胃肠道、泌尿生殖道、大脑或中枢神经系统和皮肤软组织等部位的感染，可在感染局部形成脓肿和肉芽肿及窦道，也可引起心内膜炎。放线菌常与其他细菌一起引起混合感染。

三、微生物学检测

（一）标本采集

本菌应采集患者局部病灶组织、脓液、痰液等，也可用无菌注射器抽取未破溃脓肿的脓汁。

（二）直接检查

首先检查标本中有无"硫黄颗粒"，将"硫黄颗粒"置于载玻片上，用盖玻片轻压后镜检。在低倍镜下可见呈菊花状放射样排列的棒状或长丝状体，边缘有透明发亮的棒状菌鞘。革兰染色阳性，抗酸染色阴性，苏木素–伊红染色，菌体呈紫色，棒状末端为红色，即可做出诊断。

（三）分离培养及鉴定

1. 分离培养　将标本"硫黄颗粒"以无菌操纵捣碎，接种于 BAP 或脑心浸液琼脂平板，置于 $10\%CO_2$ 的厌氧环境中，37℃ 培养 24 h，观察微菌落的特点，衣氏放线菌可形成直径为 0.03~0.06 mm 的菌落，显微镜观察可见菌落由长度不等的蛛网状菌丝构成，称蛛网状菌落。继续培养 7~14 日，观察大菌落的特点：直径为 0.5~3 mm，圆形、白色或灰白色、不溶血，无气生菌丝。表面呈颗粒状或盘旋形的粗糙菌落称为面包屑样或白齿样菌落。菌落肠粘连与琼脂上，不易挑取和乳化。

2. 鉴定　挑取可疑菌落做生化鉴定或使用 MALDI–TOF MS 直接鉴定。衣氏放线菌分解葡萄糖、木糖、棉子糖、甘露醇和甘露糖，产酸不产气、不水解淀粉，脲酶阴性、触酶阴性、明胶试验阴性。

第十九节　拟杆菌属

一、生物学性状

拟杆菌镜下为革兰阴性杆菌，大小为（0.8~1.3）μm×（1.6~8）μm，着色不均，两端钝圆而浓染。本菌无芽孢、无鞭毛，部分菌株有菌毛。拟杆菌在陈旧培养物上呈明显多形性，在液体培养基中，尤其在含糖培养基中为长丝状或其他形状。本菌为专性厌氧菌，营养要求较高。在厌氧血培养平板上经 24~48 h 培养后，形成直径为 1~3 mm、圆形、微凸、光滑、半透明、灰白色的菌落，多数菌株不溶血。在胆汁七叶苷培养基上生长旺盛，菌落较大，能分解七叶苷，使培养基呈黑色，菌落周围有黑色晕圈。本菌可发酵葡萄糖、麦芽糖和蔗糖，不发酵阿拉伯糖、鼠李糖、山梨醇、海藻糖。本菌触酶阳性、吲哚试验阴性。拟杆菌属目前包括 78 个种和 5 个亚种，其中与人类感染密切相关的主要有：脆弱拟杆菌、多行拟杆菌、吉氏拟杆菌、普通拟杆菌等。

二、致病性

拟杆菌是人类口腔、肠道及女性生殖道的正常菌群，为条件致病菌，主要引起内源性感染，也可通过对中外源性途径引起机体各系统及组织的外源性感染，常常引起菌血症、败血症、颅腔感染、胸腔感染、腹腔感染及女性生殖系统感染等，其中以脆弱拟杆菌多常见。

三、微生物学检测

（一）标本采集

本菌应根据感染部位的不同，采集相应标本进行送检，如血液、脓液、腹透液等。样本采集后应在厌氧环境中立即送检。

（二）直接检查

直接检查应将标本直接涂片，革兰染色镜检，如果发现染色不均、数量较多且形态多样的无芽孢革兰阴性杆菌，则应怀疑为拟杆菌，并进一步进行培养确认。

（三）分离培养及鉴定

1. 分离培养　将标本接种在厌氧血培养平板上经24~48 h培养后，形成直径为1~3 mm、圆形、微凸、光滑、半透明、灰白色的菌落，多数菌株不溶血。本菌在胆汁七叶苷培养基上生长旺盛，菌落较大，能分解七叶苷，使培养基呈黑色，菌落周围有黑色晕圈。有菌生长后，应进行耐氧试验，进一步确定为厌氧菌。

2. 鉴定　对可疑菌落涂片染色镜检，可见革兰阴性、多形态的杆菌，可进行生化鉴定或使用MALDI-TOF MS直接进行鉴定。本菌触酶阳性、吲哚试验阴性。氧化酶和脲酶试验脆弱类杆菌结果不确定而解脲拟杆菌阳性，硝酸盐还原试验脆弱拟杆菌阴性而解脲拟杆菌阳性。

第二十节　产气荚膜梭杆菌

一、生物学性状

产气荚膜梭杆菌镜下为革兰染色阳性粗大杆菌，两端钝圆，大小为（1.0~1.5）μm×（3.0~5.0）μm。本菌在无糖培养基中易形成芽孢，芽孢椭圆形，位于菌体中央或次极端。本菌有明显荚膜，无鞭毛，不能运动。本菌为非严格厌氧菌，在少量氧的环境中生长迅速，42℃为最适生长温度，繁殖一代仅需8 min，易于分离培养。在血琼脂平板上24 h培养，形成直径为2~4 mm的菌落，圆形、凸起、光滑、半透明、边缘整齐，多数菌株有双层溶血环。内环是由 θ 毒素引起的狭窄透明溶血环；外环是由 α 毒素引起的较宽的不完全溶血环。在蛋黄琼脂培养基上，菌落周围出现乳白色浑浊圈，由该菌产生的卵磷脂酶（α 毒素）分解蛋黄中的磷脂酰胆碱所致。若在培养基中加入 α 毒素的抗血清，则不出现浑浊，此现象成为 Nagler 反应，为本菌培养的特点。在疱肉培养基中产生气体，肉渣呈粉红色不被消化。在牛乳培养基中能分解乳糖产酸，使酪蛋白凝固，同时产生大量气体（H_2 与 CO_2），将凝固的酪蛋白冲散成蜂窝状，气势汹涌，成为"汹涌发酵"，是此菌的特点。本菌生化反应活泼，所有菌株均能发酵葡萄糖、麦芽糖、乳糖和蔗糖，产酸产气。卵磷脂酶阳性、液化明胶、产生 H_2S、吲哚阴性，主要代谢产物为乙酸和丁酸。根据细菌产生外毒素种类的不同，将产气荚膜梭菌分成 A、B、C、D、E共5个毒素型。其中，对人致病的主要是 A 和 C 型，A 型最常见，引起气性坏疽和胃肠炎型食物中毒；C 型可以引起坏死性肠炎。

二、致病性

（一）致病物质

产气荚膜梭菌可以产生十余种外毒素，同时多种外毒素又是胞外酶，可以构成强大的侵袭力。最重要的是 α 毒素（卵磷脂酶），能分解人和动物细胞膜上磷脂和蛋白质的复合物，破坏细胞膜，引起溶血、组织坏死和血管内皮细胞的损伤；同时还能促使血小板凝集，导致血栓形成。β 毒素可以引起人类坏死性肠炎；ε 毒素有坏死和致死作用；θ 毒素有溶血和破坏白细胞作用，对心肌有毒性；κ 毒素（胶原酶）能分解肌肉和皮下的胶原组织，使组织溶解；μ 毒素（透明质酸酶）能分解细胞间质中的透明质酸；γ 毒素（DNA 酶）能使细胞核 DNA 解聚，降低坏死组织的黏稠度。本菌可造成组织溶解、坏死、产气、水肿及病变的迅速扩散蔓延等全身中毒症状。

此外，很多 A 和少数 C、D 型菌株还能产生肠毒素，破坏细胞膜对离子的运输功能，改变细胞膜的通透性，从而引起腹泻。

（二）所致疾病

1. 气性坏疽　产气荚膜梭菌是临床上引起气性坏疽病原菌中最多见的一种梭状芽孢杆菌，能分解肌肉和结缔组织中的糖，产生大量气体，导致组织严重气肿而影响血液供应，患者出现局部剧痛、水肿、胀气、肌肉组织迅速坏死，分泌物恶臭并伴有全身毒血症为特征的感染。

2. 食物中毒　主要由 A 型产气荚膜梭菌引起，主要污染肉类食品，产生肠毒素。食入后潜伏期约为 10 h，之后，患者出现腹痛、腹胀、水样腹泻；不发热，无恶心、呕吐，1~2 日后自愈。

3. 坏死性肠炎　主要由 C 型产气荚膜梭菌引起，多见于家禽家畜，也可以污染食品，使人致病。

4. 其他感染　常与兼性厌氧菌混合感染，引起深部脓肿、菌血症、心内膜炎及胆道、泌尿道、女性生殖道、腹腔、盆腔、胸腔的感染。

三、微生物学检测

（一）标本采集

本菌应根据感染部位的不同采集相应的标本进行送检，如伤口分泌物、穿刺物、坏死组织等。采集伤口时应尽量采集深部分泌物。坏死组织需经研磨后进行接种。怀疑为食物中毒时可采集可疑食物进行送检。

（二）直接检查

直接检查是将标本直接涂片染色镜检，如果发现有革兰染色阳性的粗大杆菌、混合有其他杂菌感染、标本中白细胞少且形态不规则，这 3 个特点即可初步诊断，具有极高的快速诊断价值。在创伤标本涂片中一般见不到产气荚膜梭菌的荚膜，但在流产后感染的子宫颈涂片上荚膜较易见到。

（三）分离培养及鉴定

1. 分离培养　本菌对低浓度氧有耐受，生长迅速，易于分离。将标本接种于血琼脂平板或疱肉培养基，厌氧培养，观察菌落生长情况。在血琼脂平板上培养 24 h，形成直径为 2~4 mm 的菌落，圆形、凸起、光滑、半透明、边缘整齐，多数菌株有双层溶血环。

2. 鉴定　挑取可疑菌落涂片镜检，如果发现为革兰染色阳性的粗大杆菌，则进一步做生化鉴定或用 MALDI-TOF MS 直接做出鉴定。本菌生化反应活泼，所有菌株均能发酵葡萄糖、麦芽糖、乳糖和蔗糖，产酸产气。

第二十一节　索氏梭菌

一、生物学性状

索氏梭菌镜下为革兰阳性杆菌，菌体大小为（0.5~1.7）μm×（1.6~20.6）μm。本菌为厌氧芽孢杆菌，芽孢为卵圆形，位于菌体中间或次极端，常常以游离芽孢形式存在。本菌周身鞭毛，能运动。在厌氧血琼脂平板上孵育48 h，可形成圆形或不规则、灰白色、透明或半透明、边缘整齐或不整齐、平坦或凸起的菌落。多数菌株在兔血琼脂上呈轻度溶血。6.5% 氯化钠、20% 胆汁或 pH 为 8.5 时能抑制其生长。索氏梭菌可以发酵葡萄糖，不发酵乳糖、蔗糖、水杨苷和甘露醇，水解马尿酸盐、缓慢分解牛乳。本菌明胶液化试验阳性、吲哚试验阳性、脲酶阳性、卵磷脂酶阳性。

二、致病性

索氏梭菌存在于和动物的肠道中，广泛分布于自然界，尤其是土壤及海洋沉积物中，可引起人和动物的伤口感染产生气性坏疽，也可引起其他部位的感染。目前，也有索氏梭菌引起人工流产后宫腔感染人的报道。

三、微生物学检测

（一）标本采集
本菌应根据感染部位采集相应标本进行送检，如伤口分泌物、子宫颈分泌物等。

（二）直接检查
直接检查是将标本涂片染色后镜检，可见革兰阳性的埃希菌。

（三）分离培养及鉴定

1. 分离培养　将标本接种于血琼脂平板上，厌氧培养后观察菌落形态。在厌氧血琼脂平板上孵育48 h，可形成圆形或不规则、灰白色、透明或半透明、边缘整齐或不整齐、平坦或凸起的菌落。

2. 鉴定　挑取可疑菌涂片染色镜检可见大的革兰阳性杆菌，进一步做生化鉴定或使用 MALDI-TOF MS 直接鉴定。

（戎建荣　王瑞雪　王淑峰　王丽萍）

参考文献

陈东科. 实用临床微生物学检验与图谱. 北京：人民卫生出版社，2011.

刘运德，楼永良. 临床微生物学检验技术. 北京：人民卫生出版社，2015：276-280.

倪语星，尚红. 临床微生物学检验. 5 版. 北京：人民卫生出版社，2012：287-319.

王辉，任健康，王明贵. 临床微生物学检验. 北京：人民卫生出版社，2015：474-481.

周庭银，倪语星，胡继红，等. 临床微生物检验标准化操作. 3 版. 上海：上海科学技术出版社，2015：514-526.

第七章

病毒性感染

第一节 先天性病毒感染

在病毒学和免疫学相关检测技术出现之前，先天性病毒感染被定义为出生时就感染了病毒或者在出生前病毒就已经潜伏于胎儿体内的疾病。尽管先天性病毒感染已经有了明确的定义，但是先天性病毒感染仅仅是指通过胎盘传播了病毒，并且排除了那些潜伏期胎儿已经死亡或者病毒感染不足以引起疾病的情况。

先天性病毒感染并不一定导致疾病或者组织病变的发生。杜伯斯（Rene Dubos）指出，疾病的定义和感染的定义是不同的。在大多数情况下，严格来说先天性病毒感染的定义应该是指子宫内处于生长期的胚胎或者胎儿暴露于病毒颗粒下，并且产生了胎儿来源的特异性 IgM。子宫内的抗原刺激可导致新生儿血清或脊髓中 IgM 高于正常水平。大约 25% 的先天性风疹综合征患儿，IgM 水平明显升高。通常来说，被感染婴儿血清 IgM 水平和其临床症状严重性呈正相关。

当母亲病毒感染发生在除了围生期（一般是指妊娠第 28 周到出生后 1 周）外的妊娠期任何时间，而婴儿自出生后持续 3 个月以上高抗体水平，这就暗示了存在先天性病毒感染的存在。先天性病毒感染的完整定义取决于分娩时病毒存活的位置，如胎盘、胎儿或者新生儿的身体组织、尿液或者脑脊液。而人工流产的胚胎中分离到病毒或者病毒相关的 DNA 产物是先天性病毒感染最特异的鉴定方法。

可引起先天性感染的病毒越来越多。除 RV、CMV 和 VZV 外，HIV 和人类细小病毒（human parvovirus）也可感染发育中的胎儿。经胎盘感染日本脑炎病毒和 Lassa 病毒也有报道，如偶有感染乙肝病毒（hepatitis B virus，HBV）一样。HSV、肠病毒（Enterovirus）和人 T 细胞淋巴营养病毒（HTLV-1）也可引起先天性病毒感染。

第二节　巨细胞病毒感染

一、CMV 病原学

从系统发生上来说，CMV 是目前已知最古老的病毒。它们的分化仅与个别物种具有相似性，因此，通常它们具有相对的或绝对的物种特异性。由于 CMV 经历了多年适应性进化，其感染患者往往是无症状的。在急性感染期过后，CMV 会在人体建立潜伏感染。

目前，CMV 亦被称为人疱疹病毒 5 型（human herpes virus 5，HHV-5）。从分类学上来说，CMV 隶属于疱疹病毒属，归属于人疱疹病毒科 β 亚科，具有明显的宿主种属特异性，是人疱疹病毒科中最大、结构也最复杂的病毒。该组病毒还包括 HSV-1、HSV-2、VZV、EB 病毒、HSV-6、HSV-7、HSV-8。CMV 呈球形，病毒颗粒直径为 1 800~2 000 A（180~200 nm）。CMV 由双层含脂糖蛋白外膜所包被；其基因组为 229 kb 的线性双链 DNA 分子，含有约 200 种蛋白质的编码基因。CMV 感染人体后，病毒 DNA 的复制在宿主细胞内完成，之后被感染的细胞肿大，并形成巨大的核内包涵体。CMV 感染所引起的细胞枭眼样病变与 HSV 和 VZV 感染所形成的核内包涵体有所区别。CMV 感染细胞后引起的细胞肿大，其大小往往是疱疹病毒组其他病毒感染细胞后引起的肿大的 2~3 倍。CMV 感染细胞后产生的核内包涵体呈圆形或卵圆形，苏木素 – 伊红染色呈嗜碱性，福尔根染色呈阳性。

CMV 最终会在细胞内建立潜伏感染。与 HSV-1、HSV-2 和 VZV 感染不同，CMV 感染很少引起显著的临床症状。除了对一些免疫抑制的人群及正在生长发育中的胎儿有毒力外，CMV 对正常人群很少有毒力。CMV 主要通过体液传播，这些体液包括泪液、唾液、尿液、子宫黏液、初乳及血液。CMV 在精液中的存在说明了性传播也是 CMV 传播可能的途径之一。

CMV 是一种弱致病因子，对免疫正常的健康个体并不具有明显毒力，却能产生一些逃逸宿主免疫攻击的机制。例如，CMV 表达与宿主 I 类分子相似的病毒蛋白于感染细胞表面来阻抗宿主 NK 细胞的作用，还可通过三种互不依赖的 CMV 糖蛋白作用减少 I 类分子表达，以逃逸宿主 CD8+ T 细胞的免疫监视。又如，CMV 能破坏 IFN-γ 信号传导 Jak/Stat 途径阻抑 II 类分子表达，以逃脱 CD4+ T 细胞的免疫监视。因此，CMV 一旦侵入机体，可在宿主体内长期存在，因而有 CMV 复制并不总是代表疾病过程，CMV 感染免疫抑制个体或胎儿和婴儿（生理性免疫低下时）才易引起播散性疾病或单一器官损害。

二、CMV 与妇产科感染

育龄女性感染 CMV 较常见，对孕妇和胎儿健康具有一定影响。据研究，育龄女性 CMV 血清学阳性率与社会经济地位有关，在发达国家育龄女性 CMV 的群体阳性率为 55%，而不发达国家为 85%。孕母感染后大多数没有任何症状，所以常常对此不知情，但这些感染 CMV 的孕妇作为传染源可以长期排毒，在其血液、泪液、唾液、尿液、羊水、生殖道分泌物中都可检测到 CMV。孕母感染可为原发、继发或不同 CMV 株的再次感染。妊娠本身可能增加女性对 CMV 的易感性或导致潜伏感染的激活。在子宫内，一种途径是母体感染后首先感染胎盘，大量的白细胞积聚在绒毛间腔，继而病毒通过胎盘屏障到胎儿体内；另一种途径是感染的白细胞通过脐血管进入胎儿循环造成血源性病毒传播。病毒主要位于子宫内膜基质细胞、血管内皮细胞及白细胞等细胞质内，中性粒细胞可将病毒携带到子宫毛细血管内皮细胞，进一步感染固定绒毛的血管内皮细胞滋养层，导致胎盘感染和绒毛退行性变，这可能是导致胎儿生长发育异常的原因之一。隐性感染孕妇在妊娠后期，可从泌尿道或子宫颈排出 CMV，分娩时婴儿接触产道分泌物或者血液可被感染；由于产妇唾液、乳汁等分泌物中存在 CMV，所以生后感染主要是通过与母亲密切接触和通过母乳传播病毒给新生儿。

三、CMV 感染的诊断

由于 CMV 具潜伏 – 活化的生物学特性，病毒只有在原发感染（初次感染）或再发感染（潜伏病毒活化或再次感染新毒株），即体内有病毒增殖的活动性感染时才易引起疾病。因此，诊断 CMV 感染性疾病首先需要寻找活动性 CMV 感染的实验室证据，包括：①病毒分离，是诊断活动性 CMV 感染的金标准，采用短时培养后检测病毒抗原可缩短检出时间。②病毒颗粒和巨细胞包涵体（阳性率低）。③病毒抗原，如早期速发抗原、早期抗原和 pp65 等。④特异性病毒基因（mRNA、DNA），采用基于 PCR 的方法应特别注意质控及实验室的有效性以减少假阳性。血清 CMV–DNA 水平在新生儿和免疫抑制个体与 CMV 感染严重程度有相关性，定量分析主要用于免疫抑制个体病毒活动和抗病毒疗效监测。⑤特异性抗体，双份血清抗 CMV–IgG 滴度 ≥ 4 倍增高或抗 CMV–IgM 阳性有诊断意义。

（一）孕妇感染 CMV 的诊断

孕妇感染 CMV 后大多无明显临床症状，只有不到 5% 的患者有症状，极少数表现为单核细胞增多综合征。常见症状为持续发热、肌痛、淋巴结肿大等。孕妇最好在妊娠前进行 CMV 血清学检查，以确定是否曾经感染过 CMV，特异性抗体阴性者为易感人群。妊娠后特异性抗体由阴性转为阳性可诊为原发感染。但是很多孕妇产前未做过 CMV 抗体检测，所以当血中有特异性抗体时，应该证实是否为原发感染，以判断对胎儿的风险。CMV–IgM 抗体是急性或近期感染的指标，可出现在原发感染、外源性再次感染或内源性潜伏感染的重新激活，可持续阳性 18 个月，原发感染急性期过后 6~9 个月仍可检测到，在其他感染如微小病毒 B19、EB 病毒感染时可以有假阳性。

大多数孕妇原发感染 CMV–IgM 阳性而 IgG 阴性，或者 IgM 阳性和（或）IgG 由阴转阳或相隔 3 周效价明显升高也提示原发感染。大多数女性妊娠前已感染了 CMV，血清 CMV–IgG 阳性，如果妊娠期潜伏于体内的 CMV 被激活或再感染外源性 CMV 时，仍可使胎儿经胎盘感染，此时 IgM 阳性，因此孕妇应同时测 CMV–IgM 和 IgG 抗体，以判断原发感染和再发感染。

CMV–IgG 亲和力（IgG avidity）是目前确定原发感染的最可靠的检验指标，抗体亲和力代表多价抗体与多价抗原结合的能力。原发感染时产生的抗体对抗原的亲和力比再发感染低很多，随着免疫反应的逐渐成熟，亲和力缓慢增加，因此低亲和力代表急性或近期 CMV 感染。在妊娠 16~18 周测抗体亲和力可识别出所有可能感染胎儿和新生儿的孕妇，其敏感性为 100%。但是妊娠 20 周后其敏感性明显降低，仅为 62.5%。

（二）新生儿 CMV 感染诊断

从临床症状上来看，新生儿感染 CMV 后在出生时多数没有症状，只有 10% 是有症状的感染，可表现为全身性感染，有小头畸形，头颅 B 超或者 CT 可发现脑室周围钙化，部分婴儿肺炎可由 CMV 感染导致。但是肺炎常发生在生后前几个月，因此不易与其他原因引起的肺炎鉴别。新生儿期还可发生眼睛的病变，如脉络膜视网膜炎、白内障和失明总计占 10%~20%。其他脏器也可以受损，可有耳聋、肝脾大、黄疸、血小板减少性紫癜，也可为单一脏器受损表现，如单纯血小板减少、CMV 肝炎（肝内和肝外胆道梗阻、黄疸）；90% 为隐性感染，出生时无症状，出生以后出现迟发症状，如肝炎，出现转氨酶逐渐增高、食欲缺乏、恶心、呕吐等肝炎症状，还可以出现神经系统症状，如智力低下、听力障碍等。

在新生儿 CMV 感染的诊断中，血清学检查敏感性和特异性都较病毒检测差。新生儿 CMV-IgG 可经胎盘来自母亲，IgM 抗体不能通过胎盘，因此新生儿生后 2~3 周内 CMV-IgM 抗体阳性则表示有先天性 CMV 感染，但也会有假阳性和假阴性。约 27% 的感染儿不能产生 IgM，IgM 抗体阴性不能排除 CMV 感染的可能。

目前，从血、分泌物、体液等标本中分离培养出病毒仍是 CMV 感染诊断的金标准。但其操作烦琐，未得到广泛应用。基于 PCR 的方法广泛用于 CMV 基因组的检测，其敏感性和特异性取决于所用探针的 CMV 基因范围和所用方法。Nest-PCR 虽然更加敏感，但是也增加了假阳性的危险。此法虽敏感性高，但不能区分原发与继发感染。部分研究者认为血浆 CMV-DNA 阳性代表活动性感染。

对白细胞中的 CMV-pp65 抗原进行免疫染色并将其检测出来即为 CMV 抗原血症检测。CMV 抗原血症的诊断有助于 CMV 感染的早期诊断或可用于发病预测。目前，其广泛用于器官移植患者及 HIV 感染患者所发生的 CMV 视网膜炎、间质性肺炎等严重 CMV 感染，作为发病预测及疗效判定。抗原血症阳性可确诊宫内 CMV 感染，但其敏感性仅有 45.5%。

超声检查可以对 CMV 感染预后做出判断。超声异常主要包括脑室周围和脑室钙化、脑室扩大、囊形成、小脑损伤。出现 CMV 实验室和临床征象的患儿更易出现脑超声异常。头颅 CT 与 B 超相比优越性不大；而头颅 MRI 检查可能漏掉钙化但可比 B 超发现更多的异常，如神经迁移障碍、脑白质营养不良、髓鞘化延迟、可发现 B 超漏掉的囊肿等。所以，对有症状的先天性 CMV 感染，超声检查可以作为一个过筛手段以估计预后，与其他影像学方法比更经济和方便，可以在床边完成。

CMV 感染后可以出现听力受损，因此对于有 CMV 感染的婴儿要定期进行听力检查，包括听觉诱发电位，以早期发现听力受损，及时治疗。

第三节　单纯疱疹病毒感染

一、HSV 病原学

HSV 属于 α 疱疹病毒亚科，完整病毒颗粒大小约 180 nm。HSV 具有复杂的结构，向外依次由包膜、体被、衣壳三种同心结构组成。衣壳呈二十面体对称，由 162 个壳微粒组成，直径为 100 nm。基因组为双链 DNA 组成，包裹在由蛋白质组成的病毒壳体内。HSV 具有能够长期潜伏、反复发作及嗜神经组织的特点。目前根据理化特性、生物学特征、病毒 DNA 内切酶图谱及对温度敏感性差异，该病毒分为 1 型和 2 型（HSV-1，HSV-2），两型病毒核苷酸序列有 50% 同源性，型间有共同抗原，也有特异性抗原。HSV 基因组大约 152 kb，为一线性分子，由共价连接的长片段（L）和短片段（S）组成。每片段均含有单一序列和反转重复序列。HSV 基因组含有 72 个基因，编码 70 多个蛋白质。其中，11 种包膜糖蛋白（gB、gC、gD、gE、gG、gH、gI、gJ、gK、gL、gM）在 HSV 感染过程中发挥重要功能，有些功能较清楚；其中 gB 和 gD 与病毒吸附和穿入有关，是与细胞特异性受体相互作用的病毒配体分子。gD 诱导产生中和抗体的能力最强，可用于研制疫苗。gC 是补体 C3b 结合蛋白（complement C3b-binding protein）。gE 是 Fc 受体，可与 IgG 的 Fc 端结合。gG 为型特异性抗原，以此抗原能区别

HSV-1（gG-1）和 HSV-2（gG-2）。gH 与病毒的释放有关。

HSV-1 主要由口唇病灶获得，称作口型或上半身型，属非性传播型，常通过飞沫和唾液传播，病毒可经生殖器、呼吸道、口腔等黏膜和破损皮肤侵入人体，主要引起上半身皮肤、口腔黏膜或器官疱疹感染，仅有少数可累及生殖道，很少感染胎儿。但是最近的研究表明，HSV-1 在生殖道疱疹感染中已经呈现较高比例，达到 35%。HSV-2 称作生殖器型，可从生殖器病灶分离到，属性传播型，由人与人直接接触感染，主要引起生殖器包括女性阴唇、阴蒂、子宫颈等处和肛门及腰部以下皮肤疱疹，孕妇感染 HSV-2 可导致新生儿畸形或流产。HSV 感染从发生后 4 个月到数年均具有传播性，被感染的人数可达人口总数的 50%~90%，是最易侵犯人的一种病毒，但在临床仅有一部分发病。HSV 经皮肤黏膜或破损处进入人体内，在表皮细胞内复制，之后病毒移行至分布于生殖道的感觉神经细胞末梢，之后逆行转运至相关的局部感觉神经节中及与之相接触的神经组织内复制，再经周边感觉神经离心移至皮肤黏膜表面出现破损。未包裹的 HSV 病毒颗粒通过神经轴突移动回到生殖道黏膜，成熟的病毒在生殖道区域或肛门周围脱落。HSV-1 和 HSV-2 的生物学特性有所不同。HSV-1 常潜伏在三叉神经根和颈上神经节内，因而主要引起腰以上部位感染。HSV-2 则潜伏于骶神经节内，因而主要引起腰以下部位感染。一些患者终生有间歇性 HSV 感染。继发生殖器 HSV 感染，是由于各种刺激因素，如紫外线、免疫抑制及皮肤或神经节创伤等使病毒在潜伏细胞内恢复激活而导致。病毒的再次激活可以引起一些临床症状，或保持无症状，但这个过程伴有病毒脱落。

HSV 潜伏和复发的确切分子机制尚未完全明晰，但是 HSV 和神经组织之间相互作用，是其潜伏的原因之一，病毒 DNA 复制是潜伏和复发的重要因素。生殖器疱疹患者对 HSV 免疫主要是细胞免疫而体液免疫作用有限，反复复发的患者往往存在细胞免疫功能异常。

近年来，生殖器 HSV 世界范围内流行率显著提高，HSV 甚至已成为发达国家和发展中国家人群中生殖器溃疡的首要因素。在欧美国家，产前门诊孕妇 HSV 无症状感染率为 0.2%~3%，其中仅 7% 的病例有生殖器疱疹史。孕妇无症状 HSV 排毒率为 1%。至分娩日，孕妇无症状 HSV 排毒率为 1.4%。在我国，孕妇 HSV-2 IgG 阳性率为 73.18%，孕妇 HSV-1 IgG 阳性率为 82.03%。

二、HSV 与妇产科感染

近年来，多方面的研究表明 HSV-1 和 HSV-2 分别与唇癌和宫颈癌有关。目前已经证明，HSV-2 具有低度致癌性。HSV 感染病理表现为：疱疹液中或疱疹边缘部位细胞核呈现毛玻璃样，核膜清晰，核拥挤套叠排列或见核内嗜酸性包涵体。疱疹液中含有多核巨细胞、炎症细胞核细胞碎片，疱疹周围有急性炎症反应，受到侵犯的细胞显著肿胀。在人群中约有 90% 以上曾经感染过 HSV，生殖器疱疹中 90% 左右由 HSV-2 型引起，10% 由 HSV-1 型引起，但是 HSV-1 感染导致的生殖器疱疹越来越多，资料证实这种改变可能是受性行为方式的改变所影响，即口-生殖器接触是 HSV-1 型生殖器疱疹主要危险因素。HSV（主要是 HSV-2）是生殖器溃疡的首要原因。大多数患者感染 3~7 日即表现出典型症状。初期症状有感觉异常、痛痒、灼热痛、白带增多、局部红肿、水疱、溃疡、触痛、易出血，该期病程为 2~6 周，伴随症状有全身不适、发热、头痛、腹股沟和盆腔痛，继而淋巴结肿大。累及尿道和膀胱直肠时，患者可出现尿频、尿急、尿痛、尿潴留和肛门灼热感。女性患者中 20% 有外阴损害，阴道病变少见，不足 5%；但是功能紊乱多见，约占 75%，90% 的患者会出现子宫颈病变。我国成年人因多数已感染过 HSV，获得了 HSV 抗体，故先天性 HSV 宫内感染极为少见。由于妊娠期处于免疫抑制状态，易于受到 HSV 感染。孕妇由于内分泌紊乱、免疫力低下、妊娠前潜伏在其他部位的 HSV

被激活从而引起继发或原发感染，病毒经生殖道黏膜或随血液循环进入胎盘从而感染胎儿。先天性 HSV 感染主要表现包括皮肤破损、脉络膜视网膜炎、小头畸形和脑水肿。HSV 感染的新生儿出生后很快因呼吸窘迫、休克、DIC 或脑炎死亡，存活儿发生癫痫、智力障碍、视觉和运动缺陷概率较高。HSV 在孕妇妊娠早期和中期对胎儿的损害程度远大于晚期。孕妇感染 HSV 后可导致流产、早产、胎儿先天异常和新生儿疾病等。感染 HSV 的孕妇发生流产或早产的概率是正常孕妇的 2~3 倍。HSV 主要经产道上行感染胎儿。孕妇生殖器有疱疹病毒者，可在分娩时会直接传播给胎儿，导致 40%~60% 的婴儿发生感染，往往在出生后 3~7 日发病。

三、HSV 感染的诊断

HSV 病毒分离培养是当今临床上明确诊断疱疹病毒感染的最可靠依据。可采集生殖器附近皮肤、生殖器等病变部位的水疱液及疑似患者脑脊液、角膜刮取物、唾液等标本，接种人二倍体成纤维细胞株 WI38 及其他传代细胞株如 Vero、BHK 等，经 24~48 h 后，细胞则出现肿胀、变圆、融合等病变。然后用 HSV-1 和 HSV-2 的单克隆抗体做免疫荧光染色鉴定或应用 DNA 限制性内切酶图谱分析来定型。此外，亦可采用抗体检测的方法如补体结合试验（compliment fixation，CF）、中和试验、免疫荧光及酶联免疫吸附试验等检测 HSV，该方法在临床多用于急性感染诊断和器官移植患者的检测及流行病学调查。如用于急性感染诊断，应采取急性期和恢复期双份血清，同时检测血清中的 HSV-IgG 和 HSV-IgM。分子生物学方法也应用于 HSV 感染诊断，取病变组织或细胞，提取病毒基因组 DNA，与标记的 HSV-DNA 探针进行杂交或应用 PCR 检测 HSV-1 或 HSV-2 gB 糖蛋白编码基因是否存在来判断是否存在 HSV 的感染。但是，该方法需要注意方法的敏感性和特异性，要特别注意防止假阳性和假阴性的出现。

第四节　人类乳头瘤病毒感染

一、HPV 病原学

HPV 为乳多空病毒科 A 属成员，是一类感染表皮和黏膜鳞状上皮的小 DNA 球形病毒。HPV 直径为 52~55 nm，无被膜，正二十面体结构，表面有 72 个壳体。HPV 基因组是一闭环双股 DNA，其长度为 7 200~8 000 bp，分子质量为 50 kDa。其按功能可分为早期区（E 区），晚期区（L 区）和非编码区（NCR，非编码区亦称为长控制区域 LCR 或上游调节区 URR）3 个区域。E 区约占 4 000 bp，编码 5~8 个开放阅读框（ORF），依次为 E6、E7、E1（E8）、E2、E4（E3）、E5，主要编码与病毒复制、转录、调控和细胞转化有关的蛋白。L 区约 3 000 bp，有 2 个 ORF，分 L1 和 L2，分别编码主要衣壳蛋白和次要衣壳蛋白，与 E 区转录方向一致。NCR 位于 E 区与 L 区之间长约 1 000 bp DNA 片段，含有一些 AT 碱基丰富区，含有内含子，增强子序列，可负责转录和复制的调控。HPV 具有高度种属特异性，是以人类为唯一宿主的 DNA 病毒，人类皮肤角质形成细胞 / 黏膜鳞状上皮细胞的是其天然宿主。其具有特殊嗜上皮性，仅在一定分化程度的上皮细胞内增殖。不经血流扩散，不产生病毒血症，也不易被免疫系统识别。根据 HPV 的同源性，已发现 170 多种型别。一些型别的 HPV 侵入人体后会引起疣或导致癌症。其中有 35 种型别与生殖道感染有关，可通过性行为传播感染生殖器、生殖道及周边皮肤，其中某些会引起疣。反复感染某些高危险性且又没有疣等症状 HPV 类型的患者，可能发展成为癌前病变甚至是侵袭性癌症。经研究 99.7% 的宫颈癌，都是由感染 HPV 所造成，约 20 种型别与之有关。与宫颈癌相关的高危型 HPV 有 13 种，包括 16、18、31、33、35、39、45、51、52、56、58、59 和 68 型。与宫颈癌相关的低危型别有 6、11、40、42、43 和 44 型。HPV 感染可引起女性生殖道尖锐湿疣、宫颈炎、女性生殖系统鳞状上皮内瘤变和宫颈癌等疾病。

二、HPV 与妇产科感染

HPV 在妇产科主要感染途径为性接触传播，此外非性接触感染即通过接触病变部位及患者分泌物感染，接触患者衣物和生活用品感染也有发生。母亲生殖道 HPV 感染也可以传播至婴儿口腔。研究证实，妇产科 HPV 感染的高危人群主要有：①有多个性伴侣或性交频繁者；②初次性交年龄低的女性；③其男性性伴侣有其他 HPV 感染，尤其是患有宫颈癌性伴侣者；④现在或以往有 HSV 感染的女性；⑤艾滋病病毒感染的女性；⑥患有其他性传播疾病，尤其是多种性传播疾病混合存在的女性；⑦正在接受免疫抑制剂治疗的女性；⑧吸烟的女性。大部分女性都会存在短暂性的 HPV 感染，通常在感染后 6~12 个月消失，只有少数女性会持续存在，以致最终导致宫颈癌。同一高危型 HPV 持续感染是激发宫颈上皮恶性转化的最重要的危险因素，是宫颈癌前病变和宫颈癌发生发展的必要条件。只有持续的同一高危型 HPV 感染才会发生癌前病变和宫颈癌。HPV 在妇产科主要引起以下几种疾病，包括尖锐湿疣、宫颈炎、上皮样瘤变、宫颈癌和子宫内膜癌等。

（一）尖锐湿疣

尖锐湿疣是目前国际上常见的三大性病之一，主要是低危型 HPV-6、HPV-11 感染引起的良性增生性病变，超过 95% 的皮损里均可检出这两型病毒，有时还并发感染其他高危型，如 HPV-16。病变部位以性交时容易受损伤的外阴多见，也可累及阴道、子宫颈和肛门。女性外阴尖锐湿疣 HPV 感染类型中低危型（HPV-6、HPV-11）阳性率一般明显高于高危型（HPV-16、HPV-18、HPV-31、HPV-33）阳性率，大部分高危型感染伴有低危型的混合感染。

（二）宫颈炎

HPV 是急性宫颈炎的常见病原体之一，目前已将这些病原体引起急性宫颈炎及其伴发疾病归入人性传播疾病范畴。若急性宫颈炎治疗不及时或不彻底，病原体隐居于子宫内膜内将形成慢性炎症。一项对 4 824 例皮肤性病科和妇科门诊初诊女性标本进行 HPV 基因型检测和分析研究表明，HPV 感染率为 19%，慢性宫颈炎患者感染率达 30%，以高危型（前 3 位为 HPV-16、HPV-58、HPV-52）为主。

（三）上皮样瘤变

上皮内瘤变指上皮层内细胞成熟不良、核异常及核分裂象增加，分为轻度（Ⅰ级）、中度（Ⅱ级）和重度（Ⅲ级）不典型增生。女性生殖道鳞状上皮内瘤变可发生在外阴、阴道及子宫颈处或同时并存，分别称为外阴上皮内瘤变（vulvar intraepothelial neoplasia，VIN）、阴道上皮内瘤变（vaginal intraepithelial neoplasia，VAIN）和 CIN。VIN Ⅰ 多数为一种反应性改变或是受 HPV 感染引起，VIN Ⅱ 和 VIN Ⅲ（高级别 VIN 病变）分为普通型 VIN（与高危型 HPV 感染相关）和分化型 VIN（与 HPV 感染无关）。研究表明，VIN Ⅰ 中以 HPV-58 感染为主，VIN Ⅲ 和 VIN Ⅲ 以 HPV-16、HPV-18 感染为主。VAIN 发病率较低，约占女性生殖道上皮内瘤变的 1%，近年来随着阴道镜技术的应用和普及，其检出率明显提高。HPV 可感染阴道上皮损伤后的化生的鳞状上皮，并在细胞内生长繁殖。研究发现，在 VAIN Ⅰ 病例中发现 35% 有低危型 HPV、76% 有高危型 HPV，11% 低危型和高危型均有。在 VAIN Ⅲ

中 94% 均发现高危型 HPV，其中 50% 含 HPV-16。CIN 反映了宫颈癌发生发展中的连续过程，但又不是单向的病理生理学发展过程，就存在了病变自然清退而很少发展为浸润癌或病变具有癌变潜能而可能发展为浸润癌这两种不同的结局。HPV 感染是其最重要的危险因素，宫颈上皮内瘤变Ⅰ级（CINⅠ）常为多亚型 HPV 的混合感染（以 HPV-6、HPV-11、HPV-31、HPV-35 为主），CINⅡ和 CINⅢ多是单一亚型 HPV 感染（主要与高危型的 HPV-16、HPV-18、HPV-33、HPV-58 等有关）。

（四）宫颈癌

宫颈癌是最常见的妇科恶性肿瘤。原位癌高发年龄为 30~35 岁，浸润癌为 45~55 岁，近年来其发病有年轻化的趋势。近几十年宫颈细胞学筛查的普遍应用，使宫颈癌和癌前病变得以早期发现和治疗，宫颈癌的发病率和病死率已有明显下降。目前，HPV 感染（特别是高危型 HPV 的持续性感染）被认为是引起宫颈癌前病变和宫颈癌的基本原因，从高危型 HPV 感染发展到宫颈癌需要 10~15 年。1983 年德国的 Harald Zur Hausen 等在宫颈癌组织中发现 HPV-16 DNA，明确了 HPV 与宫颈癌之间的联系，使得宫颈癌成为迄今病因最明确的一种癌症。进一步的分子流行病学调查结果显示，90% 以上的宫颈癌可检出 HPV-DNA，其中 HPV-16 DNA 检出率可高达 60%。与宫颈癌发生最相关的是 HPV-16 和 HPV-18，其次是 HPV-31、HPV-45、HPV-33、HPV-35、HPV-51、HPV-52、HPV-58 等。

（五）子宫内膜癌

子宫内膜癌是发生于子宫内膜的一组上皮性恶性肿瘤，好发于围绝经期和绝经后女性。子宫内膜癌是最常见的女性生殖系统肿瘤之一，并是导致死亡的第三位常见妇科恶性肿瘤（仅次于卵巢癌和宫颈癌）。在我国，随着社会发展和经济条件改善，子宫内膜癌的发病率亦逐年升高，目前仅次于宫颈癌，居女性生殖系统恶性肿瘤第二位。子宫内膜癌病因不十分清楚，一般分为雌激素依赖型（多见）和非雌激素依赖型。子宫内膜与子宫颈相邻，子宫颈的 HPV 感染有可能沿子宫颈管向上感染子宫内膜，而 HPV 感染与子宫内膜癌的关系却存在一定争议。

三、HPV 感染的诊断

HPV 无法在体外培养，在体内也不能被诱导出易于检测的免疫反应。因此，尚无可用的血清学检测方法对其进行诊断和分型。妇产科 HPV 感染诊断可以根据典型的临床表现和肉眼可见的尖锐湿疣；也可以根据 HPV 感染后的细胞学或病理学特征性改变，即凹空细胞，和不同程度的上皮内瘤变进行诊断。但是依据细胞学或病理学特征性改变进行 HPV 感染诊断具有一定局限性。目前，常用分子生物学检测方法进行 HPV 检测和分型。

HPV 检测和分型作为初筛手段可浓缩高风险人群，比通常采用的细胞学检测更有效。可根据感染的 HPV 类型预测受检者的发病风险度，决定其筛查间隔。对细胞学和 HPV 检测均为阴性者，阴性预测值可达 99%~100%，表明其发病风险很低，可将筛查间隔延长到 3~5 年。细胞学阴性而高危型 HPV 阳性者，发病风险度较高，应定期随访。如间隔 1~2 年，前后两次 HPV 检测为同一高危 HPV 型别，则可以界定为高危 HPV 持续感染，其宫颈癌的发病风险会增加 250 倍，该人群需进行密切随访和诊治。通过对 HPV 基因分型检测，我们还可将不同 HPV 型别感染与子宫颈病变的关系研究得更深入，同时还可应用到 HPV 分子流行病学的研究中。

各种分子生物学技术检测 HPV 特异基因是应用最广泛的诊断技术，其中以 PCR 技术最为敏感。与传统的细胞抹片检查相比，PCR 检测灵敏度高，可检测极微量的 HPV-DNA。PCR 技术由于涉及基因扩增，容易有交叉污染，要特别注意防止假阳性的出现。基于 PCR 技术的 23 分型法首先利用 PCR

将特异目的基因扩增约 1 000 000 倍，再利用反向杂交检测所感染 HPV 型别，对 HPV 进行分型检测。检测的型别包括：① HPV 低危型，HPV-11、HPV-42、HPV-43、HPV-6、HPV-81。②高危型，HPV-16、HPV-18、HPV-31、HPV-33、HPV-35、HPV-39、HPV-45、HPV-51、HPV-52、HPV-53、HPV-56、HPV-58、HPV-59、HPV-66、HPV-68、HPV-73、HPV-83、HPV-82。除了 23 分型法，HC2 法是美国 Digene 公司（该公司已于 2007 年被另一家总部在德国的基因测序仪器的生产企业 Qiagen 凯杰公司以 16 亿美金收购）开发的杂交捕获法方法。它是目前唯一获得美国 FDA 批准的，可以应用于临床的诊断方法。HC2 法采用 RNA 探针与 HPV 的基因组杂交，再以 RNA-DNA 抗体与杂交体结合，进一步通过化学发光反应对抗体捕获的信号放大，从而对 13 种常见的高危型 HPV（HPV-16、HPV-18、HPV-31、HPV-33、HPV-35、HPV-39、HPV-45、HPV-51、HPV-52、HPV-56、HPV-58、HPV-59、HPV-68）进行测定。HC2 法诊断子宫颈病变具有较高的敏感性（85%~100%）。但是与 23 分型法相比，HC2 法的检测下限较差，当样本中 HPV 少于 5 000 拷贝 /mL 即无法检测出，因此会造成一些假阴性结果，而 23 分型法的检测下限为 5~10 拷贝 /mL。此外，23 分型法可具体报告出 23 型 HPV 种的某一种或某几种 HPV 感染，对随访有重要帮助；但是 HC2 法只能报告有无 13 种 HPV 感染，具体哪一种或哪几种无法确定。对阳性患者进行随访时，如仍为阳性无法确定是原 HPV 感染未愈合还是愈合又新感染了另一型 HPV。

第五节 肝炎病毒感染

一、HV 病原学

HV 是引起病毒性肝炎的病原体，是病毒家族中的常见种类，分布范围广、危害大。人类 HV 目前有 HAV、HBV、HCV、HDV、HEV 和 HGV 之分。

（一）HAV

1973 年，Feinslone 首先用免疫电镜技术在急性期患者的粪便中发现 HAV。甲型肝炎病（hepatitis A virus，HAV）无包膜，核酸为单链 RNA，属微小核糖核酸病毒科嗜肝 RNA 病毒属，是直径 27~32 nm 的球形颗粒，由 32 个壳微粒组成对称二十面体核衣壳，内含线性单股正链 RNA，除决定病毒的遗传特性外，兼具信使 RNA 的功能，并有传染性。

HAV 的单股 RNA，其长度相当于 7 400~7 500 个核苷酸。在 RNA 的 3′ 端有多聚的腺苷序列，在 5′ 端以共价形式连接一由病毒基因编码的细小蛋白质，称病毒基因组蛋白（viral genomic protein，VPG）。HAV 具有 4 个主要多肽，即 VP1、VP2、VP3、VP4，其中 VP1 与 VP3 为构成病毒壳蛋白的主要抗原多肽，诱导生成中和抗体。HAV 在体外抵抗力较强，在 -20℃ 条件下保存数年，其传染性不变，能耐受 56℃ 30 min 的温度及 pH 为 3 的酸度。HAV 有 7 个基因型，只有 1 个血清型，抗原抗体系统也只有 1 个。血清 HAV 抗体和 HAV-RNA 是主要的病原学检测指标。其中，HAV-IgM 在感染早期出现，是最简便可靠的血清学诊断标志物。HAV-IgG 在急性期后期和恢复期出现，并可持续终生，保护人体免于再次感染。单份血清 HAV-IgG 阳性，提示既往有 HAV 感染史，或曾接种疫苗并已产生保护性抗体。双份血清 HAV-IgG 滴度升高 4 倍或 4 倍以上，可诊断感染。HAV-IgM 及 HAV-IgG 均为阴性，提示既无感染史，也未通过免疫接种获得保护性抗体，对 HAV 易感。HAV 引起甲肝，这种肝炎的传染源主要是患者。其病毒通常由患者粪便排出体外，通过被污染的手、水、食物、食具等传染，严重时会引起甲肝流行。防止甲肝的发生和流行，应重视保护水源，管理好粪便，加强饮食卫生管理，讲究个人卫生，患者排泄物、食具、床单衣物等应认真消毒。

（二）HBV

乙型肝炎病毒（hepatitis B virus，HBV）是一种 DNA 病毒，属嗜肝 DNA 病毒科（Hepatophilidae），是直径 42 nm 的球形颗粒，又名 Dane 颗粒，有外壳和核心两部分。外壳厚 7~8 nm，有 HBsAg，核心直径 27 nm，呈二十面体对称，含有部分双链，部分单链的环状 DNA，DNA 聚合酶，核心抗原及 e 抗原。HBV-DNA 的两链长短不一。长链的长度固定且完整，为负链，约含 3 200 个碱基，有一缺口（nick）此处为 DAN 聚合酶；短链的长度不定，为长链长度的 50%~100%，链的增生按 5′→3′ 顺序进行。在不同分子中短链 3′ 端的位置是可变的，而短链和长链的 5′ 端位置固定点为黏性末端，通过 250~300 个核苷酸碱基配对，以维持 DNA 分子的环状结构。在黏性末端两侧，两链 5′ 端各有一个由 11 bp 组成的直接重复序列（direct repeat，DR）——5′TTCACCTCTCC，该 DR 位于第 1 824 个核苷酸者称 DR1，位于第 1 590 个核苷酸者称 DR2，在病毒复制中起作用。当 HBV 复制时，内源性 DNA 聚合酶修补短链，使之成为完整的双链结构，然后进行转录。HBV-DNA 的长链有 4 个 ORF，即 S 区、C 区、P 区和 X 区。S 区包括前 S1、前 S2 和 S 区基因，编码前 S1、前 S2 和 S 三种外壳蛋白；C 区包括前 C 区、C 区基因，编码 HBcAg 蛋白，前 C 区编码一个信号肽，在组装和分泌病毒颗粒及在乙肝 e 抗原（HBeAg）的分泌中起重要作用；P 基因编码 DNA 聚合酶；X 基因的产物是 X 蛋白，其功能尚不清楚。HBV-DNA 的短链不含开放读框，因此不能编码蛋白。

乙肝患者血清在显微镜的观察下可查见 3 种颗粒：①直径 22 nm 的小球形颗粒，它是 HBV 感染后血液中最多见的一种。它由 HBsAg，即病毒的囊膜组成。其化学组成为脂蛋白，可按其特有的密度与正常血清蛋白部分分离。此颗粒中未被检出 DNA 多聚酶活性。目前认为，HBV 的小颗粒不是 HBV，可能是它感染肝细胞时合成过剩的囊膜而游离于血循环中。②管状颗粒，长为 100~700 nm，直径约 22 nm，实际上它是一串聚合起来的小颗粒，但同样具有 HBsAg 的抗原性。③直径为 42 nm 的大球形颗粒。小球形颗粒及管状颗粒均为过剩的病毒外壳，含表面抗原。大球形颗粒即病毒颗粒，有实心与空心两种，空心颗粒缺乏核酸。HBV 的抗原复杂，其外壳中有表面抗原，核心成分中有核心抗原和 e 抗原，感染后可引起机体的免疫反应，产生相应的抗体。

HBV 在体外抵抗力很强，紫外线照射、加热 60℃ 4 h 及一般浓度的化学消毒剂（如苯酚、硫柳汞等）均不能使之灭活，在干燥或冰冻环境下能生存数月到数年，加热 60℃ 持续 10 h，煮沸（100℃）20 min，高压蒸汽 122℃ 10 min 或过氧乙酸（0.5%）7.5 min 以上则可使之灭活。

HBV 是通过接触（包括性传播）、血液及血制品、母婴传播等方式传播。我国约有 60% 的 HBV 携带者是通过母婴传播的。

（三）HCV

HCV 是一种具有脂质外壳的 RNA 病毒，呈球形，直径小于 80 nm（在肝细胞中为 36~40 nm，在血液中为 36~62 nm）。其基因组为 9 500~10 000 bp，单向正链 RNA 分子。HCV-RNA 5′ 和 3′ 非编码区（NCR）分别有 319~341 bp 和 27~55 bp，含有几个顺向和反向重复序列，可能与基因复制有关。在 5′ 非编码区下游紧接一个 ORF，其中基因组排列顺序为 5′-C-E1-E2-p7-NS2-NS3-NS4-NS5-3′，能编码一长度为 3 014 个氨基酸残基的多聚蛋白前体，后者可经宿主细胞和病毒自身蛋白酶作用后，裂解成 10 种病毒蛋白，包括三种结构蛋白，即分子质量为 19 kDa 的核衣壳蛋白（或称核心蛋白，Core）

和两种糖蛋白（分子质量为 33 kDa 的 E1 蛋白，分子质量为 72 kDa 的 E2 蛋白），p7 编码一种膜内在蛋白，其可能是一种离子通道。非结构蛋白部分则包括 NS2、NS3、NS4A、NS5A 和 NS5B，非结构蛋白对比病毒的生活周期非常重要。NS2 和 NS3 具有蛋白酶活性，参与病毒多聚蛋白前体的切割。此外，NS3 蛋白还具有螺旋酶活性，参与解旋 HCV-RNA 分子，以协助 RNA 复制，NS4 的功能尚不清楚。NS5A 是一种磷酸蛋白，可以与多种宿主细胞蛋白相互作用，对病毒的复制起重要作用。而 NS5B 则具有 RNA 依赖的 RNA 聚合酶活性，参与 HCV 基因组复制。HCV 有 6 种基因型，在我国感染者以 I 型为主。HCV 与 HBV 及丁型肝炎病毒（hepatitis D virus，HDV）无同源性，可能是黄病毒属中分化出来的一种新病毒。本病毒经 100℃加热 10 min 或 60℃ 10 h 或 1‰甲醛溶液 37℃下 96 h 可灭活。HCV 细胞培养尚未成功，但 HCV 克隆已获成功。HCV 感染者血中的 HCV 浓度极低，抗体反应弱而晚，血清 HCV 在感染后平均 18 周阳转，至肝功能恢复正常时消退，而慢性患者抗 -HCV 可持续多年。

HCV 的传播途径主要为肠道外渠道，包括：①输血及血制品，曾是最主要的传播途径，常见的血液透析，输血等。②非输血途径传播，此途径主要为反复注射、针刺含 HCV 血液反复污染皮肤黏膜隐性伤口等其他密切接触方式而传播，这是散发性丙肝传播的途径。③母婴传播，HCV 阳性母亲传播给新生儿的危险率为 2%，分娩时阳性则高达 4%~7%，合并 HIV 感染，概率增至 20%。④性传播。

HCV 潜伏期为 2 周至 6 个月，平均为 40 日。急性感染和慢性感染早期症状隐匿，不易引起重视。急性感染临床表现较轻，仅少数病例出现低热、ALT 轻或中度增高，1/3 病例出现轻度黄疸，很少出现重型肝炎。大部分病例表现为慢性感染，病毒难以自我清除，可出现肝硬化、肝细胞癌及肝外并发症。年轻女性感染者慢性化率相对较低。

（四）HDV

HDV 最早由意大利学者 Rizzetto 发现。他在 1977 年用免疫荧光法在慢性乙肝患者的肝细胞核内发现一种新的病毒抗原，并称为 δ 因子（delta agent）。HDV 是一种缺陷病毒，必须在 HBV 或其他嗜肝 DNA 病毒的辅助下才能复制增殖。HDV 体形细小，直径为 35~37 nm，核心含单股负链共价闭合的环状 RNA 和 HDV 抗原（HDAg），其外包以 HBV 的 HBsAg。经核酸分子杂交技术证明，HDV-RNA 与 HBV-DNA 无同源性，也不是来自宿主细胞的 RNA。HDV-RNA 的分子质量很小，只有 550 kDa，这决定了 HDV 的缺陷性，不能独立复制增殖。

HDV 颗粒呈球形，直径为 36~43 nm，无表面突起。外层囊膜含有脂质和与辅助嗜肝 DNA 病毒共感染的所有三种囊膜蛋白。19 nm 的内核衣壳由 HDV 基因组和约 70 拷贝 HDV 编码蛋白组成，HDV 编码蛋白称为 delta 抗原（HDAg）。HDAg 以两种形式存在，一种是大丁肝抗原（L-HDAg，p27），另一种是小丁肝抗原（S-HDAg，p24），L-HDAg 仅在 C 端有 19-aa 扩展。病毒粒子中含有等分子的 L-HDAg 和 S-HDAg，用非粒子去污剂和二硫苏糖醇处理可使核衣壳释放。HDV 基因组 RNA 分子大小约 1 700 bp，存在反义基因组。病毒 RNA 编码 HDAg 蛋白，通过细胞双链 RNA 腺苷脱氨酶介导，RNA 编辑产生两种 HDAg，其中 S-HDAg 的 UAG 终止密码变成 UGG，因此允许通读翻译产生 L-HDAg。两种 HDAg 具有区域决定的多样功能。从 N 端开始，能产生经细胞盘绕结构的二聚体化、通过等分信号的核定位及经过两个富含精氨酸基元的 RNA 结合。另外，L-HDAg 有一个区域，其中包括对包装响应的异戊二烯化位点。两种 HDAg 在复制中起着不同的作用，S-HDAg 是 HDV 复制的必需因子，而 L-HDAg 抑制复制但对包装必需。HDV 粒子的其他蛋白是表面蛋白和由辅助病毒编码的位于囊膜上的糖蛋白。

HDV 的感染需要同时或先有 HBV 或其他嗜肝 DNA 病毒感染的基础。HDV 与 HBV 同时感染称为共同感染（coinfection）；先发生 HBV 感染，再在此基础上发生 HDV 感染称为重叠感染（superinfection）。HDV 在人中的传播途径与 HBV 相似，主要是输血和使用血制品的传播、伴侣接触传播、性传播和母婴传播。

（五）HEV

戊型肝炎病毒（hepatitis E virus，HEV）在分类学上为属于 HEV 科 HEV 属。HEV 没有外膜，病毒粒子呈圆球状，直径为 27~34 nm，粒子表面呈锯齿状，核衣壳呈二十面体立体对称。病毒基因组为单股正链 RNA。HEV 基因组长为 7 600 bp，3′端有多聚腺苷酸（poly A）尾，有 3 个 ORF，ORF1 位于 5′端（约 2 kb）是非结构蛋白基因，含依赖 RNA 的 RNA 多聚酶序列，ORF2 位于 3′端（约 2 kb）是结构蛋白的主要部分，可编码核衣壳蛋白，ORF3 与 ORF1 和 ORF2 有重叠（全长 369 bp），也是病毒结构蛋白基因，可编码病毒特异性免疫反应抗原。HEV 在碱性环境中稳定，有镁、锰离子存在情况下可保持其完整性，对高热敏感，煮沸可将其灭活。HEV 主要传播途径为肠道传播，通过日常生活接触传播，并可经污染食物、水源引起散发或暴发流行，发病高峰多在雨季或洪水后。

（六）HGV

庚型肝炎病毒（hepatitis G virus，HGV）属于黄病毒科的成员，基因组结构与 HCV（下同）相似，长约 9 500 bp，为单正链 RNA 病毒。基因组仅有一个 ORF，编码一个长约 2 900 个氨基酸残基残基的前体蛋白，经病毒和宿主细胞蛋白酶水解后，形成不同的结构蛋白和非结构蛋白。

HGV 的传播途径与 HBV 和 HCV 相似，主要经输血等非肠道途径传播，也可存在母婴传播和医源性传播等。HGV 单独感染时临床症状不明显，一般不损害肝脏。HGV 易于与 HBV 或 HCV 发生联合感染，故有学者认为 HGV 可能是一种辅助病毒。在某些 HCV 合并 HGV 感染的病例，可表现为 HCV 感染消失，ALT 恢复正常，而 HGV 感染持续存在，提示 HGV 可干扰 HCV 复制或协同机体清除 HCV。但 HGV 的致病性尚需进一步的研究。

二、HV 与妇产科感染

与妇产科感染有关的 HV 通常为那些可以经由母婴传播传染的病毒。因此，这些与妇产科感染密切相关的 HV 有 HBV、HCV、HDV 和 HGV。而 HAV 和 HEV 的妇产科感染较罕见。

（一）HAV 与妇产科感染

HAV 以急性感染为主，无慢性感染及慢性携带状态，感染后可获得终身免疫力，并可通过免疫接种获得保护，因此妊娠期发病率较低，约 1/1 000，母婴传播罕见。有学者建议，急性感染孕妇分娩的新生儿，可于出生早期注射免疫球蛋白。

（二）HBV 与妇产科感染

1. **慢性 HBV 感染诊断**　HBV 母婴传播是我国慢性 HBV 感染的主要原因，故应强调对婴幼儿的预防。HBV 母婴传播，即 HBsAg 阳性孕产妇将 HBV 传给子代，主要发生在分娩过程中和分娩后，而母婴传播（分娩前的宫内感染）感染率 < 3%，多见于 HBeAg 阳性孕妇。检测乙肝血清学标志物，即 HBsAg、乙肝表面抗体（抗 HBs，HBsAb）、HBeAg、乙肝 e 抗体（抗 –HBe，HBeAb）及乙肝核心抗体（抗 HBc，HBcAb），可判断有无感染或有无免疫力，其临床诊断的意义见表 7-1。HBsAg 阳性表明病毒在复制，有传染性；HBeAg 阳性是病毒复制活跃、病毒载量高的标志，传染性强。HBsAb 是中和抗体，血清 HBsAb ≥ 10 mU/mL 即具有保护力。荧光实时定量 PCR 技术检测 HBV–DNA 水平，可反映病毒载量的高低。然而，30% 左右的孕妇 HBsAg 阳性而 HBeAg 阴性者（俗称小三阳）甚至少

数儿时 HBeAg 阳性者（俗称大三阳），HBV–DNA 低于检测下限，即所谓"HBV–DNA 阴性"，但血液中仍有 HBV，具有传染性。因此，孕妇 HBsAg 阳性时，无论其 HBV–DNA 水平高低甚至是"阴性"，其新生儿如不采取免疫预防，均有感染的可能性。

表 7-1　HBV 血清学标志物及其临床诊断意义

HBsAg	HBsAb	HBeAg	HBeAb	HBcAb	临床诊断意义
+	−	+	−	+/−	HBV 感染、传染性强
+	−	−	+/−	+	HBV 感染、有传染性
+	−	−	+	−	HBV 感染、有传染性
+	+	+/−	+/−	+/−	HBV 感染、有传染性、HBV 可能变异
+	−	−	−	−	HBV 感染潜伏期、有传染性
−	+	−	+/−	+	既往 HBV 感染已恢复、有保护力
−	+	−	+	−	既往 HBV 感染已恢复、有保护力
−	+	−	−	−	接种疫苗或既往 HBV 感染已恢复、有保护力
−	−	−	+/−	+	既往 HBV 感染已恢复，无保护力
−	−	−	+	−	既往 HBV 感染已恢复，无保护力
−	−	−	−	−	既往无 HBV 感染，易感人群

注：+：呈阳性；−：呈阴性。

2. **慢性 HBV 感染者的妊娠期管理**　计划妊娠的慢性 HBV 感染者，应该由感染科或肝病专科医生评估其肝功能。肝功能始终正常者可正常怀孕；肝功能异常者，经治疗后恢复正常，且停药超过 6 个月，复查肝功能正常后可妊娠。抗 HBV 治疗时，部分药物服用期内应采取避孕措施，以免新生儿出生缺陷的发生。该治疗对妊娠中、晚期孕妇无明显影响，但妊娠期用抗病毒药物必须慎重，应请专科医生会诊并告知患者用药风险。

慢性 HBV 感染孕妇必须于妊娠早、晚期定期随访复查肝功能。首次检测肝功能正常，无乙肝临床症状者，应每 1~2 个月复查肝功能 1 次；若 ALT < 80 U/L 且无胆红素升高，则不需要药物治疗，但需休息；若 ALT > 80 U/L 或胆红素升高，则需请专科医生会诊，严重时应住院治疗或终止妊娠。

HBV 感染孕妇妊娠晚期应用乙肝免疫球蛋白（HBIG）的研究显示：①对新生儿免疫预防作用明显低于公认保护率；②对 HBV 感染母婴传播诊断标准不正确，夸大 HBV 宫内感染率；③研究对 HBV 感染孕妇自身前、后对照结果矛盾；④孕妇使用 HBIG 后，新生儿体内无 HBsAb 产生。动物实验结果显示，注射 HBIG 200~400 U 不能降低 HBV 载量，目前亦无关于孕妇用药后可减少母婴传播的文献报道。因此，对 HBV 感染孕妇在妊娠晚期使用 HBIG 无必要。

降低孕妇体内 HBV 载量可减少 HBV 母婴传播，孕妇体内高水平 HBV 是发生母婴传播的高危因素。对 HBeAg 呈阴性的 HBV 感染孕妇，无须进行抗病毒治疗预防母婴传播，也不能将孕妇 HBsAg 呈阳性进行常规抗病毒治疗手段作为减少母婴传播的适应证。HBV 感染孕妇所分娩新生儿经正规 HBV 预防后，仍有 5%~15% 发生慢性 HBV 感染。据文献报道，妊娠中、晚期采用拉米夫定（LAM）或替比夫定治疗可减少母婴传播，但这些研究设计有缺陷，将孕妇 HBeAg 呈阳性列入进行常规抗病毒治疗适应证。因此，是否对 HBV 感染孕妇妊娠期进行抗 HBV 治疗以减少母婴传播，尚待更多设计严谨的大样本、多中心随机对照研究证实。妊娠期 HBV 感染合并肝功能异常孕妇,并不增加 HBV 母婴传播风险,产后多数患者肝功能异常可恢复正常,应严格掌握 HBV 感染孕妇妊娠期抗 HBV 治疗适应证。孕妇抗 HBV 治疗需慎重的依据包括:①核酸类似物不能清除 HBV,停药后 HBV 载量更高甚至诱发孕妇严重肝功能损害;长期抗 HBV 治疗,可致 HBV 变异,产生耐药及其他不良反应。②长期抗 HBV 治疗,可加重孕妇经济负担。③抗 HBV 治疗一般从妊娠中、晚期开始,对妊娠早、中期的宫内 HBV 感染无效。④ 85%~95%HBeAg 呈阳性孕妇即使不进行抗 HBV 治疗,新生儿经正规预防后也可得到保护。

不能以阻断 HBV 母婴传播为目的而让 HBV 孕妇选择剖宫产分娩。慢性 HBV 感染孕妇的新生儿经正规预防后,剖宫产与自然分娩新生儿的 HBV 感染率比较,差异无统计学意义。

3. HBV 母婴传播预防 最有效的 HBV 母婴传播预防措施是新生儿接种乙肝疫苗,诱导机体主动产生 HBsAb,发挥抗 HBV 作用。开始接种乙肝疫苗后 35~40 日机体对 HBV 有免疫力;第 3 针疫苗接种可使 HBsAb 水平明显升高。新生儿全程接种乙肝疫苗后,HBsAb 阳转率高达 95%~100%,保护期可超过 22 年,人体主动产生 HBsAb 后,具有免疫记忆功能,即使 HBsAb 转阴后,再次接触 HBV 时,机体也能在短时间内产生 HBsAb,对非高危人群无须加强接种乙肝疫苗。若育龄女性妊娠前筛查 HBV 血清学标志物均呈阴性,最好在妊娠前接种乙肝疫苗($10~\mu g$ 或 $20~\mu g$)。该疫苗对孕妇和胎儿均无明显不良反应,接种期间妊娠可继续,并须完成全程接种。对于 HBsAg 呈阴性孕妇,若其丈夫及其他家庭成员 HBsAg 呈阳性,新生儿最好注射 HBIG 治疗,因密切接触可增加新生儿感染 HBV 风险。精液不引起胎儿感染 HBV。HBIG 为血制品,必须在产妇分娩前(避免延误)完成知情同意并签字后使用。妇产科病房须备有 HBIG,使夜间、周末或节假日出生的高危新生儿能及时获得正规预防。HBV 感染产妇的新生儿皮肤表面可能存在 HBV,在进行有损皮肤处理前,务必对皮肤进行清洗并充分消毒,预先注射 HBIG 后,再进行其他治疗等。HBV 感染孕妇羊水穿刺,若 HBeAg 呈阴性,并不增加新生儿 HBV 母婴传播风险;若 HBeAg 呈阳性,是否增加胎儿 HBV 感染风险尚待进一步研究证实。

(三)HCV 与妇产科感染

HCV 可发生母婴传播,但母婴传播的时间窗、传播途径、防御机制等尚未明确。母婴传播可以发生在宫内阶段,也可以发生在分娩阶段。相对而言,妊娠晚期或分娩阶段母婴传播更多见。HCV 通过胎盘发生母婴传播的可能机制包括胞吞作用、巨噬细胞转运、受体介导滋养层感染及其他因素造成的胎盘损伤。在分娩过程中,胎儿皮肤损伤或胎盘损伤等可引起母婴传播。HCV 母婴传播率为 2%~8%,合并 HIV 感染者母婴传播率为 25%。这种传播率差异可能与母胎界面免疫机制相关。有研究表明,HIV 感染孕妇的胎盘、脐血、蜕膜的免疫细胞增多;胎盘屏障附近的 NK 细胞、自然杀伤 T 细胞和 $\gamma\delta$-T 细胞增多,自然杀伤 T 细胞分泌的细胞因子增多;胎儿体内的 $CD4^+$ 细胞是 HCV 感染的主要免疫细胞;IL-28B 启动子、TNF-α、IFN-γ、IL-10、TGF-β 等基因与预后相关。孕妇体内的病毒负荷量、胎儿在感染母体内的暴露时间、破膜时间等因素可能影响母婴传播率。孕妇体内病毒负荷量及 ALT 水平越高,母婴传播风险越大。此外,胎儿娩出前胎膜破裂时间长,母婴传播率也增高。但引起母婴传播的病毒负荷量阈值尚未取得一致意见。

HCV 感染孕妇是否适合进行羊膜腔穿刺术尚未确定。多数学者认为,HCV 阳性孕妇不宜进行羊膜腔穿刺术;但也有学者认为,羊膜腔穿刺术不会增加 HCV 母婴传播风险。分娩方式对 HCV 母婴传播率的影响尚未确定。一项对 419 例 HCV 孕妇分娩后的随访结果显示,阴道分娩母婴传播率为 6.25%,剖宫产母婴传播率为 1.94%。乳汁中的 HCV 病毒负荷水平较低,但美国儿科学会及美国妇产科医生学会推荐安全母乳喂养，尽量避免乳头损伤。目前，尚不能通过免疫接种预防 HCV 感染。

（四）HDV 与妇产科感染

HDV 常常在 HBV 或其他嗜肝性 DNA 病毒的辅佐下才复制、表达抗原或引起肝损伤。HBsAg 及 HBeAb 均为阳性的孕妇容易发生围生期感染，新生儿可通过母婴传播同时感染 HBV 和 HDV 两种病毒。而 HBsAb 和 HBeAg 均为阳性的孕妇不易发生围生期感染。目前尚无 HDV 特异性免疫预防措施。HDV 与 HBV 常重叠感染或同时感染，因此，接种 HBV 疫苗，在阻断 HBV 传播的同时，也可阻断 HDV 传播。

（五）HEV 与妇产科感染

HEV 的孕妇感染率及预后尚不清楚。有些发展中国家的孕妇感染率较高。例如，印度孕妇的感染率为 33.67%，与家庭经济收入和卫生环境相关。与非孕妇及男性比较，孕妇感染率相对较高。男性和非孕妇感染后，多数具有自愈性特点，病死率较低。而晚期孕妇感染后较易出现肝衰竭，病死率较高。Begum 等报道，孕妇感染 HEV 后出现肝衰竭的风险明显高于非孕妇。妊娠期感染预后不良的确切原因尚不清楚，可能与妊娠期特有的性激素水平变化及免疫水平变化相关，如内毒素介导的肝细胞损伤、Th2 细胞优势状态等。

除肠道传播外，HEV 也可通过血行传播。病毒可通过胎盘发生母婴传播，新生儿出现黄疸型或无黄疸型肝炎、高胆红素血症、早产、低体温、低血糖等，病死率近 50%。孕妇感染后出现急性重型肝炎和肝衰竭的风险增高，病死率也较高，因此，根据病情对感染孕妇适时终止妊娠，可能有助于减少急性重型肝炎、肝衰竭及死亡的发生。但对印度 42 例感染 HEV 并面临肝衰竭的孕妇进行调查分析，未发现终止妊娠对预后有明显改善作用。感染孕妇分娩的新生儿应在出生后接受密切监护及相应处理。我国研制的"重组戊型肝炎疫苗（大肠杆菌）"的 3 期临床试验结果显示，采用 0、1、6 个月接种方案，肌内注射疫苗 30 μg/0.5 mL，有效率可达 100%，已获得我国 CFDA 批准上市。

（六）HGV 与妇产科感染

HGV 的主要传播途径是肠道外途径，也可发生母婴传播。母婴传播主要发生于分娩过程及出生后密切接触，剖宫产儿感染率较低。日本一项对 2 979 例孕妇血清进行 HGV-RNA 检测的研究结果显示，血清 HGV-RNA 阳性孕妇分娩的新生儿中，76.5% 病毒学指标阳性。孕妇的病毒负荷量越高，越易发生母婴传播。所幸，仅极少数受到感染的新生儿出现严重肝损伤，绝大多数新生儿在出生 1 年内病毒指标自行转阴。HGV 可通过母乳喂养传播，但是否应人工喂养尚有争议。

三、HV 感染的诊断

HV 感染诊断主要依据临床症状、流行病学史、实验室检测结果（包括病毒学检查、肝功能检查等）进行综合诊断。实验室检测和诊断结果是 HV 感染最主要的依据。不同类型 HV 感染的诊断方法不一。

HAV 感染诊断依赖于病原学检查，包括：①抗 HAV-IgM，它是指 HAV 感染后早期产生 IgM 型抗体，是新近感染的证据，是早期诊断甲肝最简便而可靠的血清学标志。在发病后数天即可阳性，一般持续 8~12 周，少数可延续 6 个月。临床上多采用 ELISA 法检测。②抗 HAV-IgG：出现稍晚，于 2~3 个月达到高峰，是过去感染的标志，可持续多年或终身。③其他检测方法有：免疫电镜观察和鉴定 HAV 颗粒，体外细胞培养分离病毒，检测 HAV-RNA 等，一般只见于实验研究用。

HBV 感染实验室检查方法主要有基于 PCR 的方法包括荧光 PCR 法、竞争 PCR 法、PCR 酶联免疫吸附法、荧光标记物法和 PCR 酶联化学发光等方法。这些方法各有优缺点，所使用的仪器设备、试剂品质源于不同的国家和地区，设立的标准曲线及标准荧光等各不相同，得出的数值左右漂浮，偏差很大，得出的检测值范围也不相同。HBV 感染诊断还依赖于血清特异性抗原抗体即 HBV 感染标志物检测（表 7-1），通常采用 ELISA 法和 HBV 基因（HBV-DNA）检测。ELISA 法一直是临床诊断 HBV 感染的传统手段，反映机体 HBV 感染的免疫状态。而 HBV-DNA 检测则是采用 PCR 技术，特异性扩增 HBV 基因组保守的 C 基因区上 270 bp 基因片段，以近于 $2n$ 的指数（n 为循环次数），在数小时内可将极微量的 HBV-DNA 特定的分子片断扩增至 $1 \times 10^7 \sim 1 \times 10^8$ 倍，大大提高了 HBV 的检出率，为临床诊断是否为 HBV 感染提供了一种强有力的手段。

HCV 感染诊断可利用放射免疫测定（RIA）或 ELISA 检测血清中抗 HCV。这两种方法均用重组酵母菌表达的病毒抗原（C-100~3，为 NS4 编码的蛋白，含 363 个氨基酸残基），经纯化后包被微量塑料板孔，然后加被检血清，该病毒抗原即与被检血清中抗 C-100 结合，最后加同位素或酶标记的鼠抗人 IgG 单克隆抗体，加底物显色判断结果。此外，利用逆转录聚合酶链反应（RT-PCR）测定血清中 HCV-RNA 是 HCV 感染诊断的另外一种重要方法。

HDV 感染实验室诊断主要依靠检测血清中 HDAg 和 HDV 抗体（HdAb），目前多采用 ELISA 法。急性期血清中一过性地出现 HDAg，几天后消失，继之，血清 HDV-IgM 阳性。在慢性 HDV 感染时，HDAb 滴度较高，主要是 HDV-IgG。持续高滴度 HDV-IgG 是慢性 HDV 感染的主要血清学指标。

HEV 感染诊断可通过电镜从粪便中找病毒颗粒，RT-PCR 检测粪便胆汁中 HEV-RNA，及用重组 HEV-谷胱甘肽-S-转移酶融合蛋白作为抗原，进行 ELISA 检查血清中抗 HEV-IgM、HEV-IgG 抗体等方法。

HGV 感染诊断可用 RT-PCR 法检测标本中的 HGV 基因片段，这是目前诊断 HGV 感染最常用的方法。此外，利用真核系统表达了 HGV 包膜蛋白 E2，检测 E2 抗体的 ELISA 也已建立。

第六节　人类免疫缺陷病毒感染

一、HIV 病原学

通常所指的 HIV 为最普遍感染人类的 HIV-1 这一型别。HIV 是一种感染人类免疫系统细胞的慢病毒（lentivirus），属逆转录病毒科的一种。HIV 直径约为 120 nm，大致呈球形。病毒外膜是类脂包膜，来自宿主细胞，并嵌有病毒的蛋白 gp120 与 gp41；gp41 是跨膜蛋白，gp120 位于表面，并与 gp41 通过非共价作用结合。向内是由蛋白 p17 形成的球形基质（matrix）及蛋白 p24 形成的半锥形衣壳（capsid），衣壳在电镜下呈高电子密度。衣壳内含有病毒的 RNA 基因组、酶（逆转录酶、整合酶、蛋白酶）及其他来自宿主细胞的成分（如 tRNAlys3 作为逆转录的引物）。

HIV 基因组是两条相同的正链 RNA，每条 RNA 长 9 200~9 800 bp，由 9 个基因构成，编码 15 种蛋白质。两端是长末端重复序列（long terminal repeats，LTR），含顺式调控序列，控制前病毒的表达。已证明在 LTR 有启动子和增强子并含负调控区。LTR 之间的序列编码了至少 9 个蛋白，可分为三类：结构蛋白、调控蛋白、辅助蛋白。HIV *gag*、*env* 和 *pol* 基因编码结构蛋白；*tat*、*rev* 编码调控蛋白；*nef*、*vif*、*vpu* 和 *vpr* 编码辅助蛋白。这些主要基因的功能包括：① *gag* 基因编码病毒的核心蛋白，它能编码约 500 个氨基酸残基组成的聚合前体蛋白，经蛋白酶水解形成 p17、p24 和 p15 核蛋白，使 RNA 不受外界核酸酶破坏，p15 进一步裂解成与病毒 RNA 结合的核衣壳蛋白 p9 和 p7。② *pol* 基因编码病毒复制所需的酶类，其编码产生聚合酶前体蛋白，从 N 端至 C 端经切割形成蛋白酶（PR）、逆转录酶（RT）、核糖核酸酶 H 及整合酶，均为病毒增殖所必需。③ *env* 基因编码核心蛋白、多聚酶和外膜蛋白，它能使 863 个氨基酸残基的前体蛋白并糖基化成 gp160、gp120 和 gp41。gp120 含有中和抗原决定簇，已证明 HIV 中和抗原表位，在 gp120 V3 环上，V3 环区是囊膜蛋白的重要功能区，在病毒与细胞融合中起重要作用。gp120 与跨膜蛋白 gp41 以非共价键相连。gp41 与靶细胞融合，促使病毒进入细胞内。实验表明 gp41 亦有较强抗原性，能诱导产生抗体反应。④ *tat* 基因编码 tat 蛋白（p14），该蛋白可与 LTR 结合，以增加病毒所有基因转录率，也能在转录后促进病毒 mRNA 的翻译；它是 HIV 两种重要调节因子之一。⑤ *rev* 基因产物是一种顺式激活因子（96 kDa 磷蛋白），定位于核内。*rev* 基因产物结合于 RRE，促使病毒转录出各种 mRNA，它能对 *env* 和 *gag* 中顺式作用抑制序列（Cis-Acting repression sequence，Crs）去抑制作用，增强 *gag* 和 *env* 基因的表达，以合成相应的病毒结构蛋白，是 HIV 的第二种必需的调节因子。⑥ *nef* 基因编码蛋白 p27，对 HIV 基因的表达有负调控作用。该蛋白作用于 HIV-cDNA 的 LTR，抑制整合的病毒转录。能对 *env* 和 *gag* 中顺式作用抑制序列去抑制作用，增强 *gag* 和 *env* 的表达。在 HIV 感染早期，p27 蛋白增强了 T 细胞的激活，导致了感染的持续存在。⑦ *vif* 基因对 HIV 并非必不可少，但可能影响游离 HIV 感染性、病毒体的产生和体内传播，它的作用是在一些细胞因子协调下，促进 HIV 在细胞内复制。⑧ *vpu* 基因为 HIV-1 所特有，对 HIV 的有效复制及病毒体的装配与成熟不可少，促进 HIV-1 从细胞膜上释放。⑨ *vpr* 基因编码蛋白 R 蛋白是一种弱的转录激活物，在体内繁殖周期中起一定作用，能使 HIV 在巨噬细胞中增殖。除了上述基因外，*pro* 基因即 *gag* 与 *pol* 重叠序列，可编码蛋白酶 p22，在裂解上述 HIV 蛋白前体形成终末成熟蛋白的过程中起主要作用。而 HIV-2 所独有的 *vpx* 基因编码 X 蛋白，是 HIV-2 在淋巴细胞和巨噬细胞增殖所必需，能促使病毒粒子形成。

HIV-2 基因结构与 HIV-1 有一定差别：HIV-2 不含 *vpu* 基因，但有一独有的 *vpx* 基因。核酸杂交法检查 HIV-1 与 HIV-2 的核苷酸序列，仅 40% 相同。它们的 *env* 基因表达产物激发机体产生的抗体无交叉反应。此外在血清学上，它们的差异在于包膜蛋白。抗 HIV-2 抗体一般与 HIV-1 的 Gag 和 Pol 蛋白存在交叉反应，但检测不到对 HIV-1 的包膜蛋白的反应，反之亦然。鉴于这个原因，要求血库使用由 HIV-1 和 HIV-2 两组蛋白抗原的试剂进行筛查。有些非洲感染者的血清可与 HIV-1 和 HIV-2 的蛋白都发生反应，表明存在交叉反应或双重感染。在某些已确诊的病例中，证明存在两型病毒的双重感染。研究中观察到 HIV-2 对 HIV-1 的复制或其感染后的存活时间没有影响。HIV-2 包膜蛋白与猴免疫缺陷病毒毒株的包膜蛋白存在着血清学交叉反应，后者是一个复杂的灵长类动物慢病毒家族的成员之一。因为，猴免疫缺陷病毒和 HIV-2 抗体存在交叉反应及它们的序列很相近，使得许多的研究者确信 HIV-2 起源于猴免疫缺陷病毒。HIV-2 这一型别在非洲的几个地区主要是西非被发现。该毒株在欧洲、美国和南美的一些感染者中也被检测到。目前，HIV-2 在全球蔓延程度远不及 HIV-1 广泛。总体来说，HIV-2 毒力相对 HIV-1 较弱。流行病学资料显示，HIV-2 感染者血浆病毒载量较低，可能比 HIV-1 感染者低 100 倍。HIV-2 感染者精液中的病毒载量水平也要比 HIV-1 感染者低。由感染细胞产生的 HIV-2 也比 HIV-1 低。与 HIV-1 感染相比，HIV-2 感染导致免疫激活和 T 细胞凋亡的作用较弱。

HIV 是一种变异性很强的病毒，不同的毒株之间差异很大，甚至同一毒株在同一感染者体内仅数月就可以改变，使原中和抗体失去中和效能，这给 HIV 疫苗的研制造成很大困难。目前，在全球流行的 HIV-1 毒株已出现 3 个组，即 M、O 和 N 组，其中 M 组又可分为 A~J 共 10 个亚型，而且亚型间的重组体已有发现。HIV-2 现有 A~F 共 6 个亚型。目前，也有学者根据病毒的生物学特性对 HIV-1 进行分群。例如，HIV-1 根据病毒与宿主细胞结合所利用的辅助受体的不同（CCR5、CXCR4），分为 R5

和 X4 毒株；或根据宿主范围及复制特性不同，分为非合胞体诱导株（NSI）和合胞体诱导株（SI）、有毒力株和无毒力株、快 / 高型和低 / 慢型等。

HIV 对外界抵抗力较弱，远较 HBV 对外界的抵抗力低得多。其对热、干燥敏感，不耐酸。60℃以上就可被灭活。因此，注射器具、医疗用具通过高温消毒、煮沸或蒸汽消毒完全可以达到消毒目的。HIV 对化学品也十分敏感，常用的消毒剂如 70% 乙醇、10% 含氯石灰、2% 戊二醛、4% 甲醛溶液等均能灭活病毒。

HIV 侵入人体后，通过与细胞表面的 CD4 分子结合，在辅助受体（CCR5 或 CXCR4）的参与并相互作用下，主要感染 $CD4^+T$ 细胞，并在其内增殖复制，使 $CD4^+T$ 细胞大量损耗，病毒释出至血液形成 HIV 血症，致使感染向全身扩散；更多的 $CD4^+T$ 细胞被感染和破坏。除了 $CD4^+T$ 细胞外，HIV 还通过其他受体，如 Fc 及补体受体、脑细胞及肠上皮细胞的半乳糖神经氢酸酶等感染其他细胞，HIV 可侵入巨噬细胞，并随该细胞移行至体内许多组织，造成多脏器损伤。所以，除 $CD4^+T$ 细胞外，HIV 还感染单核巨噬细胞、滤泡树突状细胞、脑星形胶质细胞、少突胶质细胞、血管内皮细胞、肠上皮细胞和肾脏组织细胞等，引起不同程度病理损害，而机体免疫系统首当其冲，损害也是最严重。体内大量 $CD4^+T$ 细胞被破坏和功能障碍，最终导致机体免疫缺陷，从而使免疫系统本来可以应对的感染都无法应对，即造成大量的机会感染。

人体感染 HIV 后直至发展为艾滋病需要经过数年及至更长的时间。大量 $CD4^+T$ 细胞被 HIV 破坏，致使机体免疫功能障碍。HIV 感染导致 $CD4^+T$ 细胞耗竭的原因主要有以下几点：

（1）HIV 侵入 $CD4^+T$ 细胞，在其中增殖，使 $CD4^+T$ 细胞溶解和破坏；或因 HIV 复制后芽生释出，引起细胞膜损伤和功能障碍而导致细胞损害。

（2）受 HIV 感染的 $CD4^+T$ 细胞表面所表达的病毒糖蛋白分子 gp120，可与多个未感染的 $CD4^+T$ 细胞表面的 CD4 分子结合形成融合细胞，或者当 HIV 侵染进入一个 $CD4^+T$ 细胞后，感染后的 $CD4^+T$ 细胞会被当成抗原，其他 $CD4^+T$ 细胞借助免疫突触与其结合，感染 T 细胞内的 HIV 颗粒则直接侵入邻近的 T 细胞，导致更多的 $CD4^+T$ 细胞溶解。

（3）从感染细胞表面脱下的游离 gp120 分子，与未感染的 $CD4^+T$ 细胞结合，在抗体和补体参与下受 NK 细胞攻击而受损（ADCC 作用）。

（4）HIV 感染 $CD4^+T$ 细胞前体（骨髓干细胞）使 $CD4^+T$ 细胞生成减少。

（5）HIV gp120 能诱导感染的和未感染的 $CD4^+T$ 细胞程序死亡；此外，还可能因 HIV 感染所致的自身免疫反应，从而导致 $CD4^+T$ 细胞损耗。

除 $CD4^+T$ 细胞外，其他免疫细胞也会受 HIV 感染的影响和破坏。单核巨噬细胞表面也具有 HIV 受体，但其感染率很低，受感染后也很少导致溶解和死亡，因而往往成为 HIV 在体内长期储存的场所，并将 HIV 呈递至其他组织和器官，如携带 HIV 进入中枢神经系统。HIV 对单核巨噬细胞致病变较轻，但仍可使一定数量的细胞功能受损，处理抗原能力降低。在 HIV 感染初期，B 细胞可能由于 HIV 或其蛋白直接刺激而被激活，使周围血中 B 细胞数量增加，并自发分泌免疫球蛋白，导致血中 IgG 和 IgA 水平升高。尔后，B 细胞功能异常，则表现为对新抗原刺激反应性下降，抗体生成降低，机体对细菌等病原的易感性增加。HIV 直接和间接作用使机体的 $CD8^+$ T 细胞和 NK 细胞失去抗病毒活性。最终导致整体的免疫功能缺陷，从而诱发一系列机会性感染和肿瘤的发生。

HIV 感染初期为病毒血症期，伴有或不伴有临床症状，随后则为临床潜伏期，此阶段体内免疫机制使病毒控制在低水平复制状态，外周血中被 HIV 感染的细胞数量很少，大约在 10 个受 HIV 感染细胞中只有 1 个能复制病毒，其余 9 个细胞内的 HIV 呈潜伏型，形成潜伏感染的病毒储存库。此时，病毒基因组整合入细胞内，不表达病毒蛋白，因而无法被免疫系统识别，抗病毒药物也无法清除。但是，当潜伏感染的细胞再次激活后即释放大量病毒颗粒，导致病毒复燃。HIV 病毒储存库是导致抗病毒药物无法根治 HIV 感染的原因。

二、HIV 与妇产科感染

据 WHO 统计，截至 2015 年全球共有 3 670 万 HIV 感染者。根据我国卫生和计划生育委员会数据统计，截至 2014 年年底，中国报告现存 HIV 感染者和患者 50.1 万（其中，HIV 感染者 29.6 万，艾滋病患者 20.5 万），报告死亡 15.9 万。我国艾滋病疫情保持低流行态势，部分地区和人群流行较高，女性感染者人数迅速增加。HIV 感染对女性的危害日益严重。我国每年新报告的 HIV 感染者中，女性和男性的比例已由 20 世纪 90 年代年代的 1:5 上升至目前约 1:2，部分地区孕产妇和婚检人群 HIV 感染率超过 1%，达到高流行水平。由于男女生理结构的差异，女性 HIV 感染者包括在妇科疾病、病情进展机会感染及生存期方面与男性 HIV 感染者有别；女性 HIV 感染者平均生存期较短；易发生贫血。与男性 HIV 感染者相比，女性 HIV 感染者卡波西肉瘤和卡氏肺孢子虫肺炎发生率较低；但是生殖道感染机会较多，包括生殖器疱疹、念珠菌和滴虫性阴道炎；除此之外，女性 HIV 感染者尿路感染较多见。

（一）妊娠与 HIV 感染的关系

妊娠是女性的一个独特生理时期。传统观念认为：妊娠时女性处于生理性免疫抑制状态，可能加重 CD4$^+$T 细胞的丢失，加速病情恶化；同时妊娠期发生机会感染的概率较大，此时由于妊娠往往限制了一些药物的使用而致使病情恶化。但是，在接受高效抗逆转录病毒治疗（HAART）的 HIV 感染的女性中，妊娠可能会减低其进展为艾滋病的风险，多次妊娠可能使艾滋病的发病率风险相对更降低。美国 Vanderbilt 大学医学院的 Sterling 博士等在对 759 名女性中 541 名（71%）接受过 HAART 的一项观察性研究中，评估了 HAART 期间妊娠与 HIV 进展的关系。在所有病例中，139 例（18%）女性至少有 1 次妊娠史，在采用 HAART 期间，未发现妊娠状态的差异。对这些女性从 1997~2004 年进行随访，在随访期间，11 名孕妇（8%）和 129 名非孕妇（24%）进展为艾滋病或死亡。对基线 CD4$^+$T 细胞计数及 HIV-1 RNA 水平等因素进行对照后发现，妊娠与疾病进展风险率降低有关。原因可能为妊娠期产生明显的保护作用。这可能是孕妇能激发较强大的免疫状态，或者可能是妊娠与 HAART 之间产生了有益的相互作用。另一项研究表明，妊娠和哺乳女性与采用激素、非激素避孕女性的 HIV 感染概率是相仿的，即妊娠不影响女性 HIV 感染概率。但是，HIV 感染者的妊娠率往往降低，在妊娠过程中更易发生自然流产与胚胎停止发育；早产、胎儿宫内生长受限及围产儿病死率增加。

（二）妇科感染与 HIV 感染的关系

发生 HIV 感染的女性，许多产检中的妇科感染或疾病与正常女性相比更具有侵袭性、严重性、持续性和更易于复发。在已有 HIV 感染女性中，已发现 HPV 的感染率明显增高，且较 HIV 阴性女性感染的 HPV 类型范围明显广泛。HPV 的不同分型与高级别鳞状上皮内病变（high-grade squamous intraepithelial lesion，HSIL）和癌症相关，研究人员对 20 项关于 HIV 与 HPV 相关研究进行 Meta 分析，共发现 5 578 名 HIV 阳性女性，主要来自美洲、欧洲、亚洲、非洲。其中，3 230 名无宫颈细胞学异常的女性，感染任何一种类型 HPV 的阳性率为 36.3%，而多种 HPV 类型混合感染阳性率为 11.9%。在 HPV 感染女性中，6 种最常见的高危 HPV 类型为 HPV-16（占 4.5%）、HPV-58（占 3.6%）、HPV-18（占 3.1%）、HPV-52（占 2.8%）、HPV-31（占 2.0%）和 HPV-33（占 2.0%）。在 2 053 名确定有不典型鳞状上皮细胞／低恶性鳞状上皮受损的 HIV 阳性女性和 295 名确定有高度鳞状上皮病损的 HIV 阳性女性中，HPV-16 是最常见类型。但具有高度鳞状上皮病损的 HIV 阳性女性更可能感染 HPV-11、HPV-18、HPV-33、HPV-51、HPV-52、HPV-53、HPV-58 和 HPV-61 型及多型 HPV 混合感染。这些结果说明，与癌症 HPV-16 感染在 HIV 阳性女性中随子宫颈病变严重程度而增加。与宫颈癌密切相关的 HPV-16 感染在 HIV 阳性女性中随子宫颈病变严重程度而增加，此外 HIV 阳性者 CIN 概率也较高。HIV 感染者的 CIN 不仅与 HPV 感染有关，还与 HIV 和 HPV 之间的相互作用有关。与 HIV 血清阴性的女性相比，HIV 阳性女性具有较高的子宫切除风险。一项对 3 752 名女性的研究表中有 2 361 名 HIV 血清阳性，平均随访 5.4 年时，106 例（4.5%）HIV 阳性女性进行了子宫切除术，而 HIV 阴性的女性行子宫手术者为 24 例（2.9%），具显著差异。宫颈癌、子宫肌瘤是 HIV 阳性女性子宫切除术的最常见原因，而 HIV 阴性女性切除子宫的第一位原因是子宫肌瘤，第二位是宫颈癌。这项研究说明，2 组手术指征无显著差异，但宫颈癌在 HIV 阳性女性中更常见。

HIV 感染对女性生殖状态有重大影响，除上述的描述外，已有证据表明 HIV 感染会导致性传播疾病的发生率增加，还会导致女性第二性征发育障碍，月经失调发生率增加。例如，HIV 感染的女婴可能出现身材矮小、性发育延迟和闭经。一些性传播疾病反过来亦可以影响 HIV 感染。一项对肯尼亚 1 335 例 HIV 阴性女性性工作者一年多的随访发现，患有阴道毛滴虫感染的 806 例女性中，经过一年后有 265 例感染了 HIV，比无毛滴虫感染的女性感染 HIV 的风险大 50%；在排除避孕套使用及接触性伙伴人数的影响因素之后，阴道毛滴虫感染使女性感染 HIV 感染风险增加了 1.52 倍。这项研究表明，阴道毛滴虫感染和 HIV 感染风险增加的因果关系具有显著生物学意义。其可能原因为阴道毛滴虫导致炎症反应，使 $CD4^+T$ 细胞和巨噬细胞聚集到阴道和宫颈黏膜表面，这种空间关系的改变，使 HIV 入侵这些细胞。阴道毛滴虫感染还可引起黏膜出血，为 HIV-1 感染提供了物理途径。阴道毛滴虫病（trichomoniasis）还使女性容易发生细菌性阴道病或持续存在异常的阴道菌群，导致持续炎症的存在。因此，建议及时治疗阴道毛滴虫病，这是减少女性 HIV 传播的一种有效预防方法。

由于流行区域的重叠，HIV 常常与其他感染性疾病发生共感染。全球 HIV 和结核分枝杆菌双重感染占 HIV 感染总数约 1/3。由结核分枝杆菌感染引起女性生殖器的炎症被称作生殖器结核，多见于 20~40 岁育龄女性，占所有女性病例的 80%~90%。结核病可以发生在 HIV 感染的任何阶段，是 HIV 感染最常见的机会性感染之一。HIV 是导致结核分枝杆菌感染发展成为活动性生殖器结核最危险的因素。而人体感染结核，可使 HIV 增殖加速，疾病进展加快。疟疾也可以与 HIV 发生共感染，目前传统观念认为疟疾的发生加重了 HIV 感染。

三、HIV 感染的诊断

HIV 感染不同时期的诊断均依赖于流行病学史、临床表现和实验室检查结果，但是各有不同。

（一）急性 HIV 感染的诊断

1. 流行病学史　同性恋或异性恋者有多个性伴侣史，或配偶或性伴侣抗 HIV 抗体阳性；静脉吸毒史；用过进口的因子Ⅷ等血液制品；与 HIV/ 艾滋病患者有密切接触史；有过梅毒、淋病、非淋菌性尿道炎等性病史；出国史；抗 HIV 抗体阳性者所生的子女；输入未经抗 HIV 检测的血液。

2. 临床表现　有发热、乏力、咽痛、全身不适等上呼吸道感染症状；个别有头痛、皮疹、脑膜脑炎或急性多发性神经炎；颈、腋及枕部有肿大淋巴结，类似传染性单核细胞增多症；肝脾大。

3. 实验室检查　外周血白细胞及淋巴细胞总数起病后下降，以后淋巴细胞总数上升可见异型淋巴细胞；CD4$^+$T 细胞 /CD8$^+$T 细胞＞ 1；抗 HIV 抗体由阴性转阳性者，一般经 2~3 个月才转为阳性，最长可达 6 个月，在感染窗口期抗体阴性；少数患者初期血液 p24 抗原阳性。

（二）无症状 HIV 感染的诊断

1. 流行病学史　同急性 HIV 感染。

2. 临床表现　常无任何症状及体征。

3. 实验室检查　抗 HIV 抗体阳性，经确认试验证实者；CD4$^+$ 淋巴细胞总数正常或逐年下降，CD4$^+$T 细胞 /CD8$^+$T 细胞＞ 1；血液 p24 抗原阴性。

（三）艾滋病的诊断

1. 流行病学史　同急性 HIV 感染。

2. 临床表现　原因不明的免疫功能低下；持续不规则低热＞ 1 个月；持续原因不明的全身淋巴结肿大（淋巴结直径＞ 1 cm）；慢性腹泻＞ 4 次 / 日，3 个月内体重下降＞ 10%；合并有口腔假丝酵母菌（念珠菌）感染、卡氏肺孢菌肺炎、CMV 感染、弓形体病（toxoplasmosis）、隐球菌脑膜炎、进展迅速的活动性肺结核、皮肤黏膜的卡波西肉瘤、淋巴瘤等；中、青年患者出现痴呆症。

3. 实验室检查　抗 HIV 抗体阳性经确认试验证实者；p24 抗原阳性（有条件单位可查）；CD4$^+$T 细胞总数 0.2 × 10^9/L 或（0.2~0.5）× 10^9/L；CD4$^+$T 细胞 /CD8$^+$T 细胞＜ 1；白细胞、血红蛋白下降；β$_2$ 微球蛋白水平增高；可找到上述各种合并感染的病原学或肿瘤的病理依据。

第七节　肠道病毒感染

一、肠道病毒病原学

肠道病毒是一类小 RNA 病毒科（*Picornaviridae*）病毒的统称，有 4 个病毒种，根据交叉中和试验分为 67 个血清型，包括：①脊髓灰质炎病毒（poliovirus，PV）1，2，3 三型；②柯萨奇病毒（Coxsackievirus，CV），共 29 型，分为 A（CVA）、B（CVB）二组，A 组包括 A1~A22，A24 共 23 型；B 组包括 B1~B6 共 6 型；③埃可病毒（Echovirus，ECHO），分为 1~9，11~27，29~33，共 31 型；④新型肠道病毒（new enterovirus），目前已发现 68~71 共 4 型（表 7-2）。

表 7-2　人肠道病毒传统分类和基因分类汇总表

传统分型方法		基因分型方法	
病毒	血清型	VP1 基因型	血清型
脊髓灰质炎病毒（PV）	1-3（3）	HEV-A	CVA2-8，10，12，14，16；HEV71，76，89-92（17）
A 组柯萨奇病毒（CVA）	1-14，16，17，19-22，24（21）	HEV-B	ECHO1-7，9，11-21，24-27，29-33；CVB1-6；CVA9；HEV69，73-75，77-88，93，97，98，100，101，106，107（58）
B 组柯萨奇病毒（CVB）	1-6（6）	HEV-C	PV1-3；CVA1，11，13，17，19-22，24；HEV95，96，99，102-105，109（20）
埃可病毒（ECHO）	1-7，9，11-21，24-27，29-33（28）	HEV-D	HEV68，70，94（3）
新型肠道病毒	68-71（4）	未确定的基因型	HEV106，108，112，113（4）

肠道病毒颗粒小，呈二十面体，直径 27~30 nm，衣壳二十面体立体对称，由 60 个壳粒组成，每个壳粒又由 VP1~VP4 四种不同的多肽组成；无包膜。肠道病毒由单股正链 RNA 构成核心，有感染性，进入细胞后可直接起 mRNA 的作用。其在宿主细胞质内复制，有较强的杀细胞作用。除柯萨奇 A 组病毒的某些血清型外，其余肠道病毒均可在易感细胞中增殖，引起典型的细胞病变效应（cytopathic effect，CPE）。肠道病毒对环境的抵抗力较强，在粪便和污水中可存活数月，在酸性环境中稳定，不被胃酸和胆汁灭活，耐乙醚，对高锰酸钾、H_2O_2、含氯石灰等氧化剂及紫外线、干燥等敏感。

肠道病毒属病毒引起的传染病，临床表现轻者只有倦怠、乏力、低热等，重者可全身感染，脑、脊髓、心、肝等重要器官受损，预后较差，并可遗留后遗症或造成死亡。本类疾病分布于世界各地，在热带和亚热带全年都有，在温带夏季多见，在温暖、潮湿、卫生条件差、人群拥挤的地区发病率高。肠道病毒经过消化道侵入机体，先在肠道细胞内增殖，但所致疾病多在肠道外，包括中枢神经、心肌损害及皮疹等（表 7-3）。

表 7-3　肠道病毒感染引起的临床症状

临床症状	脊髓灰质炎病毒	A 组柯萨奇病毒	B 组柯萨奇病毒	埃可病毒
瘫痪	+	+	+	+
无菌性脑膜炎	+	+	+	+
心肌炎	+	+	+	+
新生儿肠道病毒病	−	−	+	+
流行性胸痛	−	−	+	+
疱疹性咽峡炎	−	+	−	−
流行性结膜炎	−	+	−	−
急性呼吸道疾病	+	+	+	+
不明原因的发热	+	+	+	+
I 型糖尿病	−	−	+	+

人是肠道病毒的唯一自然寄主，病毒通过人与人之间的密切接触（通过手指、餐具和食物）传播扩散。感染者的咽部和肠道中有病毒存在，从粪中排病毒的时间较长，可持续几周。粪 - 口、手 - 口是其主要的传播途径。其偶然也可以通过飞沫传播。病毒在污水中存活的时间甚长。人食入病毒后，经过 7~14 日，存在于咽部和肠道淋巴样组织的病毒，经血流进入单核巨噬细胞中增殖，最后达到靶器官（如脊髓、脑、脑膜、心、肝、皮肤等），在不同的器官中引起相应的临床症状。

该病一年四季均可发生，但都在夏、秋季流行。病毒感染后的结局取决于毒株的毒力、感染病毒的相对数量、机体免疫功能状态等多种因素。显性感染患者的临床表现有 3 种类型。①轻型：为顿挫感染，病毒不侵入中枢神经系统。病症似流感，并可迅速恢复。②非麻痹型：病毒侵入中枢神经系统及脑膜，患者具有典型的无菌性脑膜炎症状，有轻度颈项强直及脑膜刺激征。③麻痹型：病毒侵入并破坏中枢神经系统，造成肌群松弛、萎缩，最终发展为松弛性麻痹，极个别患者因呼吸、循环衰竭而死亡。

70 型肠道病毒引起的急性出血性结膜炎多突然发病，有严重的眼痛、畏光、视物模糊、结膜下出血，出血程度从小的出血点到大块出血。本病 10 日内完全恢复，可以伴发一种少见的神经系统并发症——急性腰脊髓脊神经根病，该病多见于成年男性，在眼病几周后发生。其主要症状类似脊髓灰质炎，可导致瘫痪和肌萎缩等后遗症。另外一种并发症是面神经瘫痪。71 型肠道病毒主要引起手足口病及无菌性脑膜炎，72 型肠道病毒可引起暴发型肝炎。

二、肠道病毒与产科感染

孕妇急性感染了肠道病毒特别是妊娠晚期感染肠道病毒，通常不会导致严重后果，即很少导致胎儿的先天性缺陷。那些严重后果仅仅是伴随着其他的一些重大并发症产生。但是肠道病毒中的柯萨奇病毒的感染母体导致胎儿先天性病变风险很高。对肠道病毒病毒感染的控制，主要在于控制由此产生的临床症状即对症治疗。

柯萨奇病毒的感染占所有肠道病毒感染病例数的 70% 左右，主要由 B 组柯萨奇病毒中的 B2、B3、B4、B5 引起。已经证实，柯萨奇 B 组病毒显性感染对孕妇宫内感染，胎儿及新生儿的心、脑、肺和中枢神经系统及生殖器官具有一定的损害。妊娠不同时期（早、中、晚）的 B 组柯萨奇病毒隐性感染对胎儿畸形、新生儿心脑疾患、母 – 儿母婴传播及剖宫产率的影响无明显差异。

目前资料表明，孕妇感染柯萨奇病毒与一般人群感染者相比，症状没有明显差异。柯萨奇病毒感染可穿过胎盘使胎儿受累，但不一定与病情程度相关。有些病情很轻的患者，其胎儿也可出现先天受损。柯萨奇病毒感染可导致胎儿产生发生多种畸形。研究表明，经母婴传播感染 A 组柯萨奇病毒 9 型的胎儿会发生唇裂、腭裂、幽门狭窄；感染柯萨奇病毒 B 组 4 型胎儿易发生尿道下裂、隐睾及其他生殖泌尿系统畸形。柯萨奇病毒感染胎儿可发生各种心脏畸形，包括 A–V 管未闭、室间隔和房间隔缺损等，还可有神经系统发育迟缓。胎儿经阴道分娩或产后母婴接触，可发生柯萨奇病毒感染，并在出生后一周发病。轻度者可出现消化道症状；重度者可呈心肌炎、肝炎或脑膜炎等甚至在短时间内死亡。

三、肠道病毒感染的诊断

1950 年前，分离和鉴定肠道病毒的方法只有动物实验，并分离了脊髓灰质炎病毒和柯萨奇病毒。1950 年后，细胞培养技术的发展使肠道病毒研究领域实现了第一次飞跃，也为肠道病毒血清型的鉴定奠定了基础。1985 年，美国 PE-Cetus 公司的人类遗传研究室 Mullis 等发明了具有划时代意义的 PCR，使人们梦寐以求的体外无限扩增核酸片段的愿望成为现实。从此，常见又具有特异临床表现的肠道病毒血清型快速筛查手段得以发展。

肠道病毒感染诊断依赖于检测病原和抗体。这些病毒可以存在于粪、血液、脑脊液、脊髓、眼结膜分泌物及咽部、脑、心、肝和皮肤或黏膜的病变部位。研究人员可用组织培养法或动物接种法分离病毒，然后用相应的抗血清鉴定。快速和灵敏的检测核酸的方法有 PCR 法和 SAT 法。快速和灵敏的检测抗原的方法有免疫荧光法、酶联免疫吸附检测法和核酸杂交法等。检测急性期和恢复期血清的抗体滴度，若有 4 倍以上升高，即可以确诊；方法有中和试验、补体结合试验和血凝抑制（hemoagglutination inhibition，HI）试验等。

（一）肠道病毒分离与鉴定

病毒分离与鉴定的标本来自于受到攻击的靶器官，组织和相关体液。不同血清型的肠道病毒结合细胞的受体不同，故多种细胞用于病毒分离可提高病毒培养的灵敏度、增强病毒感染滴度。常用到的病毒分离的敏感细胞有 Vero、Hep-2、He-La、RD 等。虽然该技术也存在缺陷（对 A 组柯萨奇病毒的病毒很难分离、没有统一的标准化细胞培养技术、耗时、耗人力、不能满足高通量和快速筛查的需要），但到目前为止，细胞培养和依赖于细胞培养的中和试验法仍是病毒分离、毒株传代和血清型鉴定的金标准。近年来，研究者研发了混合细胞系，通过应用多种细胞混合培养，达到节省人力、节约标本量的目的；并在同一反应体系中为病原体培养提供多种细胞系，提高病毒的分离成功率。

（二）肠道病毒血清学实验

血清学试验并不是目前散发肠道病毒感染病例病原诊断的常用方法之一。一般需取发病早期和恢复期双份血清进行中和试验，若血清特异性抗体有 4 倍及以上增加，则有诊断意义，然而临床上获取双份血清存在操作上的局限性。大多数情况下，检测患者血清特异性 IgM 抗体可提供目前正在感染的依据，但要考虑到健康人群中抗体高低对 IgM 检测结果的影响。2008 年手足口病作为丙类传染病被列入《中华人民共和国传染病防治法》，71 型肠道病毒 IgM 抗体检测试剂作为疾病早期诊断试剂，其研发工作得到进一步推动，中国疾病预防控制中心参与了试剂质量的评估。结果显示，12% 的患者在发病第一日便可检测到特异性 IgM 抗体，95% 以上的患者在 4 日后的血清中检测到 71 型肠道病毒 IgM 抗体，71 型肠道病毒感染与其他肠道病毒感染的交叉反应率约为 11.4%。研究者认为，71 型肠道病毒 IgM 血清学诊断可为其感染的早期诊断提供帮助。

（三）肠道病毒分子分型

肠道病毒基因组为单股正链 RNA，长为 7.2~8.5 kb，两端为保守的非编码区，同源性非常高，中间为连续 ORF。此外，5′端有以共价结合的约 23 个氨基酸残基组成的病毒基因组连接蛋白（viral genome-linked protein，Vpg），3′端带有 poly A 尾。病毒 RNA 编码 4 个病毒结构蛋白（VP1~VP4）和 7 个非结构蛋白。VP1、VP2 和 VP3 均暴露在病毒衣壳的表面，VP4 位于衣壳内部。VP1 区域存在肠道病毒中和抗原决定簇位点，这正是分子分型技术鉴定不同型别肠道病毒的基础。衣壳蛋白 VP1 区域具有与 HEV 血清型完全对应的遗传多样性，VP1 区域不仅可作为肠道病毒属内不同血清型分类的依据，还可作为小 RNA 病毒科内不同属的分类参考。Chu 等通过实验证明，VP4 的核甘酸序列相对保守，变异幅度仅为 17.5%~24.4%，因此 VP4 区域也可用于分子流行病学和基因分型的研究靶片段。马来西亚、日本、澳大利亚多国研究者对 VP1、VP2 和 VP4 区域肠道病毒分子分型的符合率进行比较，肠道病毒 A 组分型结果的符合率为 100%。虽然 VP2、VP4 区域分别与 VP1 区域病毒分型结果高度符合，但 VP2、VP4 区域分型结果不能涵盖 B 组和 C 组的所有病毒。

20 世纪 90 年代末，Oberste 等设计引物扩增肠道病毒 VP1 部分序列，将获得的核甘酸序列与 GenBank 中的标准毒株序列进行对比，以此来判断肠道病毒血清型别。从此，分子分型技术的研发和应用促使肠道病毒研究领域实现第二次飞跃。越来越多的研究者对肠道病毒 VP1 区域扩增引物进行改良和修饰。到目前为止，对传统法可鉴定的血清型，分子分型技术同样可鉴定出来，且获得更多的基因型别，这为肠道病毒的变异研究拓展了方向。近年来，美国疾病预防控制中心已用分子分型技术替代了传统的中和试验法，从而对肠道病毒血清型进行快速筛查和鉴定。

第八节　人类细小病毒 B19

一、HPV B19 病原学

HPV B19 是常见的病毒之一，病毒颗粒直径为 18~26 nm，无囊膜包裹，病毒基因组是由约 5 500 碱基组成的单链 DNA，该病毒属细小病毒科，是红细胞病毒属的成员，是细小病毒科唯一使人类致病的病毒。HPV B19 在分子生物学上有独特性，末端回文序列长达 365 个碱基，G、C 含量高，使得 HPV B19 二级结构牢固，而不易克隆入细菌中。HPV B19 同其他小 DNA 病毒一样有种属特异性。有两种壳蛋白：VP1（83 kDa）和 VP2（58 kDa），VP2 占优势，VP1 位于壳体外部，易与抗体结合。此外，HPV B19 有一非结构蛋白 NS1，其可引起细胞死亡，但其作用与细胞毒素不同，它主要与病毒复制、基因转录及靶细胞的凋亡有关。HPV B19 对热稳定，56℃ 30 min 仍可存活。一般病毒灭活的方法不会阻止血液传播。

HPV B19 仅在人原始红细胞（包括晚期红系前体细胞和红系祖细胞）中复制增殖，有很强的组织特异性或亲嗜性，是红细胞生成的抑制因子。其致病机制与 P 抗原、NS1 蛋白密切相关。P 抗原为红细胞糖苷酯（Gb4），是 HPV B19 与细胞结合的特异性受体，是病毒与宿主细胞的一个结合点，还需要协同受体 – 整合素 α5 β1 共同作用才可进入宿主细胞。Ku80 自身抗原可能也是 P 抗原协同受体。P 抗原主要存在于幼红系细胞（包括有核红细胞和巨核细胞），也见于胎盘滋养细胞、血小板、心细胞、肝细胞和内皮的组织及滑膜上。P 抗原的表达始于胚胎时期，妊娠前 3 个月呈高表达，4~6 个月开始下降，约第 8 个月时几乎检测不到。约十万分之一的人缺乏红细胞 P 抗原而不被感染。NS1 蛋白与 HPV B19 的毒力有关，具有以下功能：①调控病毒转录复制作用；②诱导细胞凋亡；③诱导 p21/WAF1 表达导致 G1 期停止；④是炎症因子 IL-6 的转录启动子，引起心肌炎和肝炎等。HPV B19 进入原始红细胞后，NS1 诱导靶细胞凋亡致使造血功能受损；HPV B19 作用于胎儿心肌的 P 抗原可引起心肌炎，导致高输出量的心源性衰竭；HPV B19 还可作用于胎盘绒毛毛细血管的内皮细胞，破坏绒毛结构致使其功能受损，从而影响母婴之间物质交换；也可能通过此方式传播病毒感染胎儿。

二、HPV B19 与妇产科感染

（一）HPV B19 在孕妇中的流行病学

HPV B19 感染在世界各地普遍发生，无明显地域特征，每 3~5 年流行一次。妊娠合并 HPV B19 易感人群为幼儿园和小学老师、幼儿护理人员和家中有幼儿的女性。孕妇发生急性感染概率为 1%~2%，在 HPV B19 感染的流行期，可达到近 10%。胎盘母婴传播率为 33%~51%，有 5%~16% 的感染孕妇出现了严重的胎儿发病和死亡。传染源主要为 2~7 岁急性感染儿童，传播途径以呼吸道传播为主，还有血制品、母婴传播。24%~84% 的女性在妊娠前已获得 HPV B19 IgG 抗体，母体 IgG 抗体可携带终生，因此病毒一般不会通过胎盘感染胎儿。在母体感染的病例中，高达 75% 的病例无症状，但仍可经胎盘感染胎儿。HPV B19 感染多发于晚冬、早春季节，孕妇、儿童易感，孕妇易感因素包括：①血清抗体阴性，尤其处于免疫抑制及免疫妥协状态；②在家中或工作中频繁接触学龄期及学龄前期儿童；③营养状态差、精神压力大、生活不规律致免疫力降低。病毒血症期出现在孕妇感染 1 周后，通常持续 5 日。母婴传播发生在孕妇感染后 1~3 周即孕妇病毒血症期，在病毒血症后期即感染第 10~12 日可检测到 HPV B19 特异性 IgM 抗体，持续 2~5 个月，IgG 于感染后 2 周出现，可持续多年，对机体有保护作用。

（二）HPV B19 感染对孕妇和妊娠的影响

当发生 HPV B19 感染 10~14 日后，大约 50% 的女性可出现鼻周及眼眶周围红疹及轻度发热、关节痛和头痛等非特异性的病毒感染症状。感染后 1 周母体血液的病毒载量达到高峰，此时最容易发生母婴传播，胎儿迅速形成病毒血症，可引起以下不良妊娠结局。

1. 非免疫性胎儿水肿（NIHF） 是 HPV B19 宫内感染的最常见的不良妊娠结局，主要表现为胸腔积液、皮下水肿、腹水、心包积液，还可能伴胎盘水肿、羊水过多。18%~27% 的 NIHF 与 HPV B19 感染有关。其可能的发生机制为：① HPVB19 嗜红细胞系前体细胞，导致红细胞生成障碍造成严重贫血；②肝炎及贫血引起的缺氧造成肝功能低下导致低蛋白血症；③感染和缺氧引起胎儿脉管炎及内皮损伤造成血管壁通透性增加；④贫血和心肌炎致心力衰竭。90%NIHF 于妊娠中期 13~20 周发生，因为 HPVB19 对快速分裂的细胞尤其是红系祖细胞具有特殊嗜性，妊娠中期胎儿红细胞快速增长且寿命较短，不能形成有效的免疫反应来对抗感染，故胎儿尤其易受伤害。

2. 胎儿丢失 包括自然流产和死胎。妊娠 9~16 周时感染 HPV B19 容易发生流产。当感染发生在妊娠后半期时，流产率降低；在妊娠后 2 个月几乎不发生流产。有研究显示，2%~3% 的自发性流产与 HPV B19 感染有关。近年来文献报道，HPV B19 可能是除 TORCH 感染之外造成孕妇复发性流产的重要病原体之一，可能是因为免疫缺陷的孕妇不能产生特异性抗体来清除 HPV B19，病毒的持续感染导致习惯性流产。

孕妇 HPV B19 感染引起胎儿死亡的发生率为 4%~16%，NIHF 胎儿病死率为 50%~98%。妊娠 20 周前感染 HPV B19 对胎儿影响最大。Enders 等研究发现妊娠 20 周前感染 HPV B19，胎死宫内发生率为 11%，可能因此期血红蛋白储量低、对贫血的耐受性差、免疫力低所致。妊娠 20 周后感染 HPV B19，胎死宫内发生率为 6.3%，妊娠晚期胎儿死亡可不伴水肿，可能与血红蛋白储备增加、抗原消减和胎儿免疫系统逐渐成熟有关。

3. 胎儿畸形 国外大样本的病例对照研究显示，HPV B19 感染孕妇生育先天畸形儿发生率并不比普通人群先天畸形的发生率高。但国内有有关先天畸形的报道，如无脑儿、先天心脏畸形等，其中关于先天性心脏病报道较多，表明 HPV B19 宫内感染与先天性心脏病密切相关，其可能与 HPV B19 心肌细胞膜上的 P 抗原结合，影响心脏的发育有关。HPV B19 与胎儿畸形的关系还需展开大样本调查进一步研究证实。此外，有研究表明 HPV B19 感染可致早产、宫内发育迟缓，可能与感染致胎膜炎、胎盘炎症有关。

三、HPV B19 感染的诊断

目前，感染患者临床表现多属非特异性且无症状感染率高，因此，HPV B19 感染的诊断主要依赖于血清学特异性 IgG 和 IgM 抗体检测和 DNA 检测。

流行病学史和临床症状主要包括：①接触史；②症状，掌拍颊样皮疹、关节痛等典型症状占25%，肌肉痛、无力、发热等轻微或不典型症状约占 50%，25% 为无症状感染。

妊娠期间可疑 HPV B19 感染时，母体血清学检测是最早和最有效的诊断方法。现最常用的是 ELISA 检测特异 IgG 或 IgM 抗体。在感染 HPV B19 7~10 日后母体血清中可检测到 IgM 抗体，其在 10~14 日到达高峰，并在 2~3 个月下降。IgG 抗体产生较慢，感染 2 周后可在母体血中检测到，约在感染后 4 周达到平台，并可携带终生。可根据 IgG 和 IgM 的比值或免疫荧光滴度判断是否存在 HPV B19 急性感染。如果 IgM 滴度大于 IgG 滴度，显示最近感染 HPV B19，体内病毒将会继续增殖，胎儿的症状可能会继续发展。虽然检测母体血中的 IgM 含量的敏感性和特异性较高，但是此方法有两个缺点：①在感染病毒 7 日内，孕妇体内未产生 IgM 抗体，IgM 呈阴性；②在胎儿已出现水肿症状时，母体血中 IgM 的水平已经下降或很低，大多检测不到。以上两种情况会出现假阴性结果。IgG 抗体滴度很大，IgM 滴度很小或无为既往感染，再感染概率小。NS1–IgG 抗体及 VP2–IgM 抗体可用于近期感染诊断。VP1–IgG 亲和力测定可区分近期原发感染和既往或再次感染。

当患者体内缺乏足够的抗体，免疫妥协或免疫抑时，血清学抗体检测是不准确的。而大多数胎儿对 HPV B19 不产生 IgM 与 IgG 抗体，因此也不能使用胎儿血清抗体检测。此时，可使用基于 PCR 的方法检测 HPV B19 的 DNA 来测定孕妇或胎儿是否感染。研究显示，应用常规方法检测血中 IgM 的敏感性为 29%，而 PCR 为 100%。但是，HPV B19 的 DNA 可在体内持续多年，因此，PCR 检测值较低不能证明近期感染。

第九节　流感病毒

一、流感病毒病原学

流感病毒，是正黏病毒科（*Orthomyxoviridae*）的代表种，包括人流感病毒和动物流感病毒，人流感病毒根据其核蛋白的抗原性可以分为甲（A）、乙（B）、丙（C）三型，是流感的病原体。其中甲型流感病毒抗原性易发生变异，多次引起世界性大流行。例如，1918~1919 年的大流行中，全世界至少有 2 000 万~4 000 万人死于流感；乙型流感病毒对人类致病性也比较强，但是乙型流感病毒未引起过世界性大流行；丙型流感病毒只引起人类不明显的或轻微的上呼吸道感染，很少造成流行。甲型流感病毒于 1933 年分离成功，乙型流感病毒于 1940 年获得分离，丙型流感病毒直到 1949 年才成功分离。

根据流感病毒感染的对象，可以将病毒分为人类流感病毒、猪流感病毒、马流感病毒及禽流感病毒等类群，感染鸟类、猪等其他动物的流感病毒，其核蛋白的抗原性与人甲型流感病毒相同，但是，甲型、乙型和丙型流感病毒的分类只是针对人流感病毒的，因此通常不将禽流感病毒等非人类宿主的流感病毒称作甲型流感病毒。在核蛋白抗原性的基础上，流感病毒还根据血凝素和神经氨酸酶的抗原性分为不同的亚型。

流感病毒呈球形，新分离的毒株则多呈丝状，其直径为 80~120 nm，丝状流感病毒的长度可达 4 000 nm。流感病毒结构自外而内可分为核心、基质蛋白及包膜三部分。病毒的核心包含了存储病毒信息的遗传物质及复制这些信息必需的酶。流感病毒的遗传物质是单股负链 RNA（ss-RNA）。ss-RNA 与核蛋白相结合，缠绕成核糖核蛋白体（ribonucleoprotein，RNP），以密度极高的形式存在。与 ss-RNA 结合的核蛋白除了核糖核蛋白体，还有负责 RNA 转录的 RNA 多聚酶。甲型和乙型流感病毒的 RNA 由 8 个线性节段组成，全长约 13.6 kb。丙型流感病毒则比他们少一个节段。第 1、2、3 个节段编码的是 RNA 多聚集酶，第 4 个节段负责编码血凝素；第 5 个节段负责编码核蛋白，第 6 个节段编码的是神经氨酸酶；第 7 个节段编码基质蛋白，第 8 个节段编码的是一种能起到拼接 RNA 功能的非结构蛋白，这种蛋白的其他功能尚不得而知。丙型流感病毒缺少的是第 6 个节段，其第 4 节段编码的血凝素可以同时行使神经氨酸酶的功能。基质蛋白构成了病毒的外壳骨架，实际上骨架中除了基质蛋白（M1）之外还有膜蛋白（M2）。M2 蛋白具有离子（主要是 Na^+）通道和调节膜内 pH 的作用，但数量很少。基质蛋白与病毒最外层的包膜紧密结合有保护病毒核心和维系病毒空间结构的作用。当流感病毒在宿主细胞内完成其繁殖之后，基质蛋白分布在宿主细胞细胞膜内壁上，成型的病毒核心衣壳能够识别宿主细胞膜上含有基质蛋白的部位，与之结合形成病毒结构，并以出芽的形式突出释放成熟病毒。包膜是包裹在基质蛋白之外的一层磷脂双分子层膜，这层膜来源于宿主的细胞膜，成熟的流感病毒从宿主细胞出芽，将宿主的细胞膜包裹在自己身上之后脱离细胞，感染下一个目标。包膜中除了磷脂分子之外，还有两种非常重要的糖蛋白：血凝素和神经氨酸酶。这两类蛋白突出病毒体外，长度为 10~40 nm，被称作刺突。一般一个流感病毒表面会分布有 500 个血凝素刺突和 100 个神经氨酸酶刺突。在甲型流感病毒中，血凝素和神经氨酸酶的抗原性会发生变化，这是区分病毒毒株亚型的依据。血凝素呈柱状，能与人、鸟、猪、豚鼠等动物红细胞表面的受体相结合引起凝血，故而被称作血凝素。血凝素蛋白水解后分为轻链和重链两部分，后者可以与宿主细胞膜上的唾液酸受体相结合，前者则可以协助病毒包膜与宿主细胞膜相互融合。血凝素在病毒导入宿主细胞的过程中扮演了重要角色。血凝素具有免疫原性，抗血凝素抗体可以中和流感病毒。神经氨酸酶是一个呈蘑菇状的四聚体糖蛋白，具有水解唾液酸的活性。当成熟的流感病毒经出芽的方式脱离宿主细胞之后，病毒表面的血凝素会经由唾液酸受体与宿主细胞膜保持联系，这需要由神经氨酸酶将唾液酸水解，切断病毒与宿主细胞的最后联系，使病毒能顺利从宿主细胞中释放，继而感染下一个宿主细胞。因此，神经氨酸酶也成为流感治疗药物的一个作用靶点。

流感病毒的传染源主要是患者，其次为隐性感染者，被感染的动物也可能是一种传染源。主要传播途径是带有流感病毒的飞沫，经呼吸道进入体内，少数也可经共用手帕、毛巾等间接接触而感染。流感病毒侵袭的目标是呼吸道黏膜上皮细胞，偶有侵袭肠黏膜的病例。流感病毒侵袭肠黏膜会引起胃肠型流感。病毒侵入体内后依靠血凝素吸附于宿主细胞表面，经过吞饮进入胞质；进入胞质之后病毒包膜与细胞膜融合释放出包含的 ss-RNA；在细胞核内，病毒的遗传物质不断复制并与核蛋白、RNA多聚酶等组建病毒核心；最终，病毒核心与膜上的 M 蛋白和包膜结合，经过出芽释放到细胞之外，复制的周期大约为 8 h。流感病毒感染将导致宿主细胞变性、坏死乃至脱落，造成黏膜充血、水肿和分泌物增加，从而产生鼻塞、流涕、咽喉疼痛、干咳及其他上呼吸道感染症状，当病毒蔓延至下呼吸道，则可能引起毛细支气管炎和间质性肺炎。流感病毒感染者临床表现及病情严重程度差别很大。流感病毒感染临床上可分为：①单纯型：全身中毒症状重而呼吸道症状相对较轻；②肺炎型：较少见，表现如同一般间质性肺炎，严重者可致死亡；③其他类型：如脑炎型流感、胃肠型流感和心肌炎型流感。

流感病毒抵抗力较弱，不耐热，56℃ 30 min 即可使病毒灭活。室温下传染性很快丧失，但在 0~4℃能存活数周，-70℃以下或冻干后能长期存活。病毒对干燥、日光、紫外线及乙醚、甲醛、乳酸等化学药物也很敏感。

二、流感病毒与产科感染

严重的流感可使孕妇病死率增加，流感病毒对胎儿的影响是负面的。Saxen 报道妊娠早期感染者，胎儿神经管畸形机会增加。Mc Gregor 等报道流感病毒可直接感染胎儿。Kunugi 等报道，胎儿接触甲型流感病毒成年后可能有发生精神分裂症倾向。Arronsson 等报道流感病毒感染胎儿后可长期存留在脑部。近年来，一项对 50 例受到流感病毒感染的孕妇的分析表明，感染时间在妊娠期 1~3 个月中发生胚胎停育 9 例，先兆流产 6 例，胎儿畸形 1 例，说明孕妇是受流感感染的高危人群，特别是妊娠早期受感染者容易出现不良的妊娠结局。

三、流感病毒感染的诊断

在流行期结合临床症状诊断流感并不困难，但要确诊或流行监测时必须进行实验室检查，主要包括病毒分离培养、血清学诊断和快速诊断方法。

（一）病毒的分离与鉴定

通常采取发病 3 日内患者的咽洗液或咽拭子，经抗生素处理后接种于 9~11 日龄鸡胚羊膜腔和尿囊腔中，于 33~35℃孵育 3~4 日后，收集羊水和尿囊液进行血凝试验。如血凝试验阳性，再用已知免疫血清进行血凝抑制试验鉴定型别。若血凝试验阴性，则用鸡胚再盲目传代 3 次，仍不能出现血凝则判断病毒分离为阴性，也可用组织培养细胞（如人胚肾或猴肾）分离病毒，判定有无病毒增殖可用红细胞吸附方法或荧光抗体方法。

（二）血清学诊断

收集患者急性期（发病 5 日内）和恢复期（病程 2~4 周）双份血清，常用血凝抑制试验检测抗体。如果恢复期比急性期血清抗体效价升高 4 倍以上，即可做出诊断。正常人血清中常含有非特异性抑制物，因此在进行血凝抑制试验前可用胰蛋白酶等处理血清，以免影响血凝抑制试验结果。血凝抑制试验所用的病毒应当是与当前流行密切相关的病毒株，反应结果才能确切。补体结合试验只能检测核蛋白、基质蛋白的抗体。这些抗体出现早、消失快。因此，补体结合试验只能作为是否新近感染的指标。

（三）快速检测

对患者进行快速诊断，主要是采用间接或直接荧光抗体法、ELISA 法检测病毒抗原。常取患者鼻甲黏膜印片或呼吸道脱落上皮细胞涂片，用荧光素标记的流感病毒免疫血清进行免疫荧光染色检查抗原，或用 ELISA 检查患者咽漱液中的抗原。用单克隆抗体经免疫酶标法仅用 24~72 h 即可快速检测甲、乙型流感病毒在感染细胞内的病毒颗粒或病毒相关抗原。PCR、核酸杂交或序列分析等方法也被用于检测流感病毒核酸或进行分型。

第十节　麻疹病毒感染

一、麻疹病毒病原学

麻疹病毒是麻疹的病原体，分类上属于副黏病毒科麻疹病毒属。麻疹病毒为球形或丝形，直径为 100~300 nm，核心为单负链 RNA，不分节段，基因组全长约 16 kb，基因组有 N、P、M、F、H、L 6 个基因，分别编码 6 个结构和功能蛋白：核蛋白（nucleo protein，N）、磷酸化蛋白（phosphoprotein，P）、M 蛋白（membrane protein，M）、融合蛋白（fusion protein，F）、血凝素蛋白（hemagglutinin，H）和依赖 RNA 的 RNA 聚合酶（large polymerase，L）。核衣壳呈螺旋对称，外有包膜，表面有两种刺突，即血凝素和溶血素，它们的成分都是糖蛋白，但性质各异。血凝素只能凝集猴红细胞，还能与宿主细胞受体吸附。溶血素具有溶血和使细胞发生融合形成多核巨细胞的作用。血凝素和溶血素均有抗原性，产生的相应抗体具有保护作用。麻疹病毒包膜上无神经氨酸酶。

麻疹病毒的唯一自然储存宿主是人。急性期患者是传染源，患者在出疹前 6 日至出疹后 3 日有传染性。其通过飞沫传播，也可经用具、玩具或密切接触传播。麻疹传染性极强，易感者接触后几乎全部发病。发病的潜伏期为 9~12 日。CD46 是麻疹病毒受体，因此，具有 CD46 的大多组织细胞均可为麻疹病毒感染的靶细胞。经呼吸道进入的病毒首先与呼吸道上皮细胞受体结合并在其中增殖，继之侵入淋巴结增殖，然后入血（在白细胞内增殖良好），形成第一次病毒血症。病毒到达全身淋巴组织大量增殖再次入血，形成第二次病毒血症。此时开始发热，继之病毒在结膜、鼻咽黏膜和呼吸道黏膜等处增殖而出现上呼吸道卡他症状，包括咳嗽、流涕、打喷嚏、鼻塞等。病毒也在真皮层内增殖，口腔两颊内侧黏膜出现中心灰白、周围红色的 Koplik 斑，3 日后出现特征性皮疹，皮疹形成的原因主要是局部产生超敏反应。一般年幼患者皮疹出齐 24 h 后，体温开始下降，呼吸道症状 1 周左右消退，皮疹变暗，有色素沉着。有些年幼体弱的患者，易并发细菌性感染，如继发性支气管炎、中耳炎，尤其易患细菌性肺炎，这是麻疹患者死亡的主要原因。大约有 0.1% 的患者发生脑脊髓炎，它是一种Ⅳ型超敏反应性疾病，常于病愈 1 周后发生，呈典型的脱髓鞘病理学改变及明显的淋巴细胞浸润，常留有永久性后遗症，病死率为 15%。免疫缺陷儿童感染麻疹病毒，常无皮疹，但可发生严重致死性麻疹巨细胞肺炎。百万分之一麻疹患者在其恢复后若干年，多在学龄期前出现亚急性硬化性全脑炎（subacute sclerosing panencephalitis，SSPE）。亚急性硬化性全脑炎属急性感染的迟发并发症，表现为渐进性大脑衰退，1~2 年死亡。经研究发现，患者血清及脑脊液中虽有高效价的 IgG 或 IgM 抗麻疹病毒抗体，但是用这些抗体很难分离出麻疹病毒。现认为脑组织中的病毒为麻疹缺陷病毒，由于在脑细胞内病毒 M 基因变异而缺乏合成麻疹病毒 M 蛋白的能力，从而影响病毒的装配、出芽及释放。因此，将亚急性硬化性全脑炎尸检脑组织细胞与对麻疹病毒敏感细胞（如 HeLa、Vero 等）共同培养，可分离出麻疹病毒。

麻疹病毒抗原性较稳定，只有一个血清型，但近年来的研究证明，麻疹病毒抗原也有小的变异。根据核苷酸序列不同，世界上流行株可分为 8 个不同的基因组，15 个基因型。麻疹病毒抵抗力较弱，加热 56℃ 30 min 和一般消毒剂都能使其灭活，对日光及紫外线敏感，对一般消毒剂如甲醛溶液、过氧乙酸、乳酸和乙醚等均敏感。

二、麻疹病毒与产科感染

孕妇感染麻疹病毒后，临床表现通常典型，多为中度以上发热、咳嗽、流涕、球结膜充血、皮疹等。热程为 2~10 日。发热后 0~6 日出疹（中位数为 4 日），皮疹开始至出齐 5~9 日（中位数为 6 日），皮疹出齐后 6~10 日消退。支气管炎是最多见并发症，结膜炎、肺炎、喉炎相对较少，通过综合治疗，一般不会出现脑炎、心肌炎等重症麻疹。但是麻疹病毒感染孕妇尤其是在妊娠早期感染可导致孕妇自然流产。麻疹病毒感染也可导致胎儿早产和早产新生儿死亡。胎儿宫内窘迫是麻疹病毒感染孕妇后的另一个负面作用。自发性流产、早产的重要原因是母体病毒通过血循环至胎盘引起胎盘损害，使胎盘的物质交换和转运能力下降，能量供给不足，供血减少致胎儿发育受阻甚至死亡。麻疹病毒感染孕妇还有可能会造成胎儿畸形。

临近分娩感染麻疹的孕妇可经胎盘将麻疹病毒传给胎儿，使新生儿感染。文献报道，妊娠期麻疹病毒感染距分娩时限与新生儿是否感染麻疹有关，间隔 3 周以上分娩则新生儿麻疹的发病率明显降低。丙种球蛋白并不能完全阻断麻疹母婴传播，但如果发生新生儿麻疹，应用丙种球蛋白可减轻病情，缩短病程。因此，妊娠晚期感染麻疹病毒，应重视对新生儿感染的防治措施：围生期感染的患者，在保证母婴安全的前提下，应避开麻疹传染期终止妊娠，可予解痉或肾上腺能 β 受体兴奋剂，以阻断宫缩，赢得时间，减少新生儿麻疹的发生；若患者在产科病房，必须隔离处在麻疹传染期的母亲；新生儿丙种球蛋白静脉注射预防麻疹。

三、麻疹病毒感染的诊断

典型麻疹病例无须实验室检查，根据临床症状即可诊断。对轻症和不典型病例则需做微生物学检查以求确诊。病毒分离是麻疹病毒感染诊断的金标准，可取患者发病早期的血液、咽洗液或咽拭子经抗生素处理后，接种于人胚肾、猴肾或人羊膜细胞中培养。病毒增殖缓慢，经 7~10 日可出现典型的融合性细胞病变效应，即有多核巨细胞、胞内和核内有嗜酸性包涵体，再以免疫荧光法确认接种培养物中的麻疹病毒抗原。

血清学诊断可以相对快速地诊断感染。取患者急性期和恢复期双份血清，采用血凝抑制实验，也可采用补体结合试验或中和试验。抗体滴度增高 4 倍以上即可辅助临床诊断。除此之外，也可用间接荧光抗体法或 ELISA 检测 IgM 抗体。

除此之外，还可以用荧光标记抗体检查患者卡他期咽漱液中的黏膜细胞有无麻疹病毒抗原。用核酸分子杂交技术或基于 PCR 的方法检测细胞内的病毒核酸。

第十一节　流行性腮腺炎病毒感染

一、MuV 病原学

MuV 属于副黏病毒科（*Paramyxoviridae*）腮腺炎病毒属的成员，是引起腮腺炎的病原体。MuV 基因组为不分节段的 ss-RNA，含有大约 15 500 个核苷酸，在两端序列之间按 3′-NP-P-M-F-SH-HN-L-5′ 的顺序排列着编码 7 种病毒蛋白的基因。其中，SH 基因的变异程度是最大的，因此一般选用 *SH* 基因作为分型依据。*SH* 基因全长为 316 bp，编码 57 个氨基酸残基，功能尚不清楚，对于病毒的复制是一种非必需蛋白。2002 年，Johansson 建议基因型的分类标准以 *SH* 基因核苷酸差异为标准，限定基因型型内差异为 2%~4%，型间差异为 8%~18%；与其他基因型比较，*SH* 基因核苷酸差异 ≥ 6% 的为新基因型。截至 2004 年，MuV 已发现了 12 个基因型，分别命名为 A~L 基因型。其中 A 基因型与 B~L 基因型之间差异要远大于 B~L 基因型之间的差异。在 *HN* 和 *F* 基因中也同样发现 A 基因型与 B~D 基因型之间的差异也要大于 B~D 基因型之间的差异。不同基因型 MuV 的分布具有地域性，其中 C~E、G、H 基因型主要出现在西半球，而 B、F、I、L 基因型主要出现在亚洲。我国的 MuV 主要流行株为 F 基因型。MuV 呈球形，直径为 80~300 nm，胞膜上有神经氨酸酶、血凝素及具有细胞融合作用的 F 蛋白。该病毒仅有一个血清型，因与副流感病毒有共同抗原，故有轻度交差反应。

MuV 耐寒，对低温有相当的抵抗力，–50~–70℃可活 1 年以上，在 4℃时其活力可保存 2 个月，37℃时可保持 24 h，55~60℃ 20 min 死亡。MuV 对紫外线及一般消毒剂敏感，强紫外线下仅活半分钟，甲醛溶液、30% 甲酚皂溶液、75% 乙醇溶液等接触 2~5 min 灭活。该病毒只有一个血清型。自然界中，人是唯一的病毒宿主。

Muv 感染引起腮腺炎，临床以腮腺非化脓性肿胀、疼痛伴发热为主要症状。因其临床症状较轻，且是一种自限性疾病。该病发生的病理变化及造成的危害并非仅局限于腮腺，病毒能够侵犯多个脏器和中枢神经系统，由此导致出现多种临床症状。常见的并发症有病毒性脑膜炎和脑炎、睾丸炎、附睾炎，此外还有卵巢炎、胰腺炎、心肌炎等，严重者可导致伤残或死亡。约 10% 的患者由于 MuV 感染、扩散而发生无菌性脑膜炎、睾丸炎或其他腺体的炎症，病死率为 116/10 万 ~318/10 万，其中主要涉及腮腺炎脑炎和其他中枢神经系统症状的患者。目前，接种疫苗是预防 MuV 感染的唯一有效手段。

腮腺炎属于全球流行传染病中的一种，尽管 MuV 的流行和暴发无明显的季节和地域性，且不受气候等因素的影响，但是冬春季的发患者数要多于夏季。

MuV 的流行仅限于人类，被感染者的 MuV 是唯一的传染源，儿童、青少年为腮腺炎的易感人群。

发病高峰在 2~9 岁，MuV 传播途径主要为接触患者的唾液、唾液污染的食品和物品及空气飞沫等。MuV 感染者中 30% 无明显的临床症状，即亚临床感染，其排毒时间与出现临床症状患者一样，此为该病的控制带来许多困难，所以在某种意义上，MuV 的亚临床感染更具有流行病学意义。患者感染 MuV 后可获得终生免疫，但也有个别抗体水平较低的人出现 MuV 的二次感染。

二、MuV 与妇产科感染

MuV 感染女性除引起一般的腮腺炎症状外，有时可导致并发卵巢炎，占成年女性的 5%~7%，主要症状包括腰部酸痛、月经失调，严重时可以扪及肿大卵巢伴压痛，但未见由此导致的不孕。

目前，尚无明确证据显示妊娠期孕妇感染 MuV 其症状重于一般人群感染者，通常而言，孕妇感染 MuV 症状一般较轻。一些小样本研究表明，MuV 感染孕妇可导致胎儿流产概率增至 2 倍以上，同时 MuV 感染还可导致胎儿缺陷。但是，对 501 个孕妇的大样本研究表明，妊娠期间感染过 MuV 的那些孕妇，胎儿缺陷及流产概率与对照组无显著差异。因此，不能肯定病毒是否有致畸性或可使胎儿受损、丢失的机会增高。但是也不能排除这类风险。

三、MuV 感染的诊断

MuV 感染主要依据病史、体检和实验室检查进行诊断。诊断要点包括：①发病前 2~3 周有流行性腮腺炎接触史。②初病有发热、头痛、咽痛。腮腺肿大以耳垂为中心，向前、向下和向后扩大，边缘不清，触之疼痛，有弹性感，常一侧先肿大，2~3 日后对侧亦肿大。腮腺管口红肿，或同时有颌下腺肿大。③并发脑膜炎、睾丸炎、卵巢炎和胰腺炎等。实验室检查包括：①外周血象，白细胞总数正常或稍增加，淋巴细胞比例增多。②血清和尿淀粉酶，淀粉酶增高，并与腮腺肿胀程度呈正比。③补体结合试验或 ELISA 法检测 MuV 特异抗体。④分离到 MuV 病毒颗粒，或检测到病毒 RNA。

第十二节　风疹病毒感染

一、RV 病原学

RV 是披膜病毒科（*Togaviridae*）风疹病毒属（*Rubivirus*）的唯一成员，人是其唯一的自然宿主。RV 是一单股正链的 RNA 病毒，与披膜科的其他病毒无交叉抗原。

RV 病毒体呈球形，直径为 60~70 nm，外层为一松散囊膜，表面有 5~6 nm 的小刺突，中央为二十面体的核壳体，直径为 30~40 nm，分子质量约为 3.8×10^6 Da，基因组长 9 757 个核苷酸左右，富含 GC（69.5%）。RV 的基因组 RNA 包括 2 个长的 ORF：一个是 5′ 近端的 ORF，编码两种非结构蛋白 P150 和 P90，参与病毒的复制；另一个是 3′ 近端的 ORF，编码结构蛋白其编码的 3 种结构蛋白为衣壳蛋白 C 和 2 种包膜糖蛋白 E_1、E_2，其分子质量分别为 33、58、42~47 kDa，它们是 RV 的主要蛋白抗原，抗原表位主要存在于 E_1 膜蛋白上，E_1 为包膜糖蛋白，与 E_2 共同构成病毒包膜的刺突，在 E_1 和 E_2 的 N 端分别有 20 个和 23 个疏水性氨基酸残基残基，它们可以作为信号肽将 2 种糖蛋白转运到内质网腔，衣壳蛋白 C 及 E_1 和 E_2 糖蛋白之间的切割都是由信号肽酶来完成的。研究表明，E_1 蛋白基因序列的株间变异程度与全株基因序列变异程度相近，因此，各国研究人员多将 E_1 蛋白基因作为 RV

的某一病毒株代表基因进行分析。E_1 分子质量为 57 kDa，由 412~418 个氨基酸残基残基组成，富含脯氨酸和半胱氨酸，其不同株间氨基酸残基序列有差异，但抗原决定簇聚集区的氨基酸残基序列相同 E_1 蛋白分为 3 个部分，即膜外区（E_1~L446）、跨膜区（G447~A468）和膜内区（K469~R481）。迄今已发现，E_1 蛋白的 481 个氨基酸残基残基中只含有 3 个天冬酰胺（Asn）连接的 Asn–X–Thr 形式的 N–糖基化位点，分别位于 Asn76、Asn177 和 Asn209。在 E_1 中这 3 个糖基化位点都被糖基化，每个位点连接的糖链的分子质量约为 2 000 kDa。尽管糖基化位点连接的寡糖并不与 E_1 抗原表位结构直接相关，但它们对维持 E_1 蛋白的正常折叠和形成稳定的 E_1 免疫抗原表位有重要作用。衣壳蛋白 C 含有 299 个氨基酸残基残基，不含糖基侧链，呈碱性，富含脯氨酸和精氨酸，这有利于其与 40S 的 RNA 相连，包绕病毒基因共同组成核衣壳。

风疹是在 18 世纪末被发现的。1962 年 Parkman 等成功地从非洲绿猴肾（VMK）细胞分离 RV，同年 Weller 及 Neva 成功地在人羊膜细胞中分离出 RV，从而使风疹的防治工作取得突破性的进展。1965~1966 年研制出了几种风疹减毒株并获得临床试验，1969~1970 年风疹疫苗投入市场应用。迄今为止，全世界有 40 个国家和地区已在过去 10 多年里开展了分子流行病学监测并有了 RV 的基线基因数据，但很多国家和地区的 RV 基因型仍然未知。风疹病毒学监测开始于 20 世纪 90 年代，至今已有 7 个基因型（1B、1C、1D、1E、1F、2A 和 2B）和 3 个临时基因型（1a、1g 和 2c）被确定，不同 RV 基因型具有各自的地理分布特征，不同地区有该地区流行的本土流行株或优势流行株，同时 RV 流行也和年代有一定的相关性。

风疹感染分为先天和后天两种。后天感染即是通常说的风疹（acquired rubella），先天感染指先天性风疹综合征。RV 由呼吸道传播，潜伏期一般为 10~21 日，自然 RV 感染的特征为发热、咳嗽、流涕、咽痛、头痛、食欲缺乏、淋巴结病和皮肤发疹等，通常很快恢复，年龄越大，症状可加重。皮疹先起于面部，一日内布满全身，但手掌、足心、头皮不受侵犯，儿童很少有或无构成性的症状，但成人可能经历 15 日低热、头疼等不适与轻微伤风和结膜炎的前驱症状。耳后枕部和较晚的颈部以淋巴结病为特征，且先于出疹 5~10 日出现关节痛或关节炎，在风疹感染的成年女性中的发生率可高至 70%。这些症状也常见于某些其他病毒感染，鉴别诊断包括麻疹、登革、细小病毒 B19、人疱疹病毒 –6 型、柯萨奇病毒、埃可病毒感染等，有时可误诊为麻疹或猩红热，因此，风疹的临床诊断是不可靠的，这些疾病的鉴别诊断在儿童中很难。另外，估计有 30%~50% 风疹感染的临床是不明显的，只能靠血清学方法来诊断。其他风疹有关的并发症包括血小板减少性紫癜，发生率约 1/3 000，脑炎发生率为 1/6 000。

二、RV 与妇产科感染

风疹本身并不严重，但 RV 对公众健康最大的威胁是它的致畸性。孕妇感染 RV 可对婴儿产生先天性损害，尤其是妊娠的前 3 个月如果感染 RV，病毒可经血侵犯胎儿，导致自发流产、死胎或胎儿感染，从而引起严重的出生缺陷，包括白内障、耳聋、心脏病或智力低下，即为先天性风疹综合征。

孕妇或者育龄期女性感染 RV，特别是妊娠的前 3 个月感染，则胎儿感染 RV 的风险可高至 90%，易导致先天性风疹综合征。在妊娠第 8 周感染 RV，先天性风疹综合征发生率为 85%，9~12 周为 52%，而 20 周后感染导致先天性风疹综合征很罕见。RV–IgM 抗体阳性，如证实为 20 周前感染，可考虑侵入性产前诊断。有报道，先天性风疹综合征在世界上不同地区发展中国家的发生率为（0.4~2.2）/1 000 活胎。孕妇感染风疹后，病毒通过胎盘感染胎儿，由于病毒破坏了细胞的有丝分裂，干扰了组织器官的生长发育，可导致死流产或出生后婴儿先天性损害，包括失明（RV 干扰晶状体正常代谢而导致先天性白内障）、耳聋、先天性心脏缺损、智力发育不全、唇腭裂、腭裂、小头等畸形后果及发育迟缓、骨炎、血小板减少性紫癜、肝脾大、溶血性贫血等非畸形后果，先天性风疹综合征可以表现为畸形和非畸形，有即发和迟发，有暂时和永久性损害。概括地说，先天性风疹综合证不同的临床表现分成 3 种情况：①一过性新生儿期表现，主要表现为出生时体重低、肝脾大、脑膜炎、血小板减少性紫癜等，这些症状可以在短期内自发痊愈。②永久性器官畸形和组织损伤，包括心脏缺陷、眼睛缺陷、中枢神经系统问题、小头畸形、感觉神经性或中枢听觉性耳聋。③慢性疾病或自身免疫引起的晚发疾病，由于先天性风疹综合征婴儿在出生后多年 RV 仍存活于某些组织器官内，因此，有些婴儿出生后不一定即刻出现症状，而在数周数月数年后才逐渐表现出来甚至 10 余年后还可有严重的进行性神经系统退行性变，包括糖尿病行为和认知困难及进展性全脑炎等。

三、RV 感染的诊断

RV 感染一般是根据流行病史、临床症状和体征及实验室诊断而进行诊断。实验室诊断主要包括以下三类方法。

（一）病毒分离

病毒分离常用的临床标本有咽拭子、外周血、单核细胞、胚胎、新生儿血浆和尿液，先将标本预处理，将处理后的标本接种于 Vero 细胞试管中然后对 RV 进行检测，通常使用的方法有：细胞病变效应；用免疫荧光直接检测 RV 特异性单克隆抗体；将病毒感染的细胞进行离心，收集细胞，用戊二醛将细胞团块固定 2 h，经饱和醋酸铀和柠檬酸铅染色，通过透射电镜，以不同放大倍数观察病毒颗粒。

病毒分离是一种很准确的方法，但培养周期长、操作复杂、生物影响因素多，不宜被一般实验室采用，适用于基础研究。免疫血清学方法是一种很常用的方法，它不需要对血清样本进行预处理，临床应用操作简便，适用于 RV 感染的实验室诊断和大规模现场调查，但该方法易受抗体产生时间的限制，可由于采血时间不当而引起假阴性反应；并且一些其他病毒（如 EB 病毒）的感染还可引起假阳性反应。

（二）血清学诊断技术

风疹的血清学试验主要有：①免疫试验（酶免疫法），是一种测量特异性 IgG 抗体的最普通的方法，敏感、简单、易行、可自动化，主要有间接法和捕获法，前者会受类风湿因子（RF）的影响，需预先中和 RF 以避免假阳性；而后者不受 RF 干扰。②血凝抑制试验，曾经是标准参考试验，应用最广，结果与保护性免疫的发生密切相关但敏感性较低，不易于标准化，且由于残存的非特异性抑制因子（血清中的脂蛋白），易出现假阳性结果。③乳胶微粒凝集试验，快速，简单，但结果判断比较主观，通常不推荐用于血清学调查。④间接免疫荧光抗体试验（IFAT），具有快速操作简单特异高度灵敏和定量特点，但应注意排除假阳性 RF，且成本较高，不易基层医院推广。⑤中和试验，早期的中和试验分析是用 VMK 细胞来完成的，连续细胞系 RK-13 和 Vero 细胞也可用于中和试验分析。

（三）分子生物学检测技术

目前，国外普遍采用逆转录巢式 PCR（reverse transcription nest PCR，RT-nPCR）方法。另外，Vyse AJ 等首次报道在急性感染 RV 症状出现 2 日或 2 日以内，可用 RT-nPCR 检测唾液中的病毒 RNA，在此之前唾液仅用于抗体检测。除 PCR 方法外，还可用克隆 RV cDNA 进行核酸杂交的方法检测出胎盘组织中（如绒毛膜）病毒的 RNA。

核酸杂交法也可用于诊断 RV 感染且优于免疫学方法，不会造成假阳性反应，但仍有假阴性问题。RT-PCR 也可用于 RV 感染诊断。定量 PCR（quantitative RCR，qRCR）的灵敏度、特异性进一步提高，不需要通过内标来解决假阴性问题，从而避免了由于竞争抑制平台效应等因素而导致无法准确定量的问题。

第十三节　水痘 – 带状疱疹病毒感染

一、VZV 病原学

VZV 为疱疹病毒属，人疱疹病毒 α 亚科病毒。VZV 也被称为人疱疹病毒 3 型（HSV-3）。此病毒呈砖形，直径为 150~200 nm，有立体对称的衣壳，内含双链 DNA 分子。VZV 基因组有 71 个基因，编码 67 个不同蛋白，包括 6 种糖蛋白 gE、gB、gH、gI、gC 和 gL。在受感染的细胞中，病毒糖蛋白 gE、gB 和 gH 极为丰富，在病毒体的胞膜中也存在这些糖蛋白。VZV 只有一个血清型，一般动物和鸡胚对 VZV 不敏感，在人或猴成纤维细胞中增殖，并缓慢产生细胞病变，形成多核巨细胞，受感染细胞核内可见嗜酸性包涵体。VZV 对体外环境的抵抗力较弱，在干燥的痂内很快失去活性。

人是 VSV 的唯一自然宿主。该病毒可以引起两种不同的病症即水痘和带状疱疹。对此病毒免疫力低的儿童初次感染后，发生水痘，这是一种普通的伴随有高热及水疱疹的疾病。水痘患者是主要传染源，VSV 经呼吸道、口、咽、结膜、皮肤等处侵入人体。病毒先在局部淋巴结增殖，进入血液散布到各个内脏继续大量增殖。经 2~3 周潜伏期后，全身皮肤广泛发生丘疹、水疱疹和脓疱疹，皮疹分布主要是向心性，以躯干较多。皮疹内含大量病毒，感染的棘细胞（prickle cell）内生成嗜酸性核内包涵体和多核巨细胞。水痘消失后不遗留瘢痕，病情一般较轻，但偶有并发间质性肺炎和感染后脑炎（0.1%）。部分患者被感染后成为带病毒者而不发生症状。病毒具有亲神经性，感染后可长期潜伏于脊髓神经后根神经节的神经元内，当机体受到某些刺激，如发热、受冷、机械压迫、使用免疫抑制剂、X 线照射、白血病及肿瘤等细胞免疫功能损害或低下时，潜伏病毒激活，病毒沿感觉神经轴索下行到达该神经所支配的皮肤细胞内增殖，在皮肤上沿着感觉神经的通路发生串联的水疱疹，使受侵犯的神经和皮肤产生激烈的炎症，形似带状。皮疹一般有单侧性和按神经节段分布的特点，由集簇性的疱疹组成，多发生于腰腹部和面部，伴有疼痛；年龄愈大，神经痛愈重。患水痘后机体产生特异性体液免疫和细胞免疫，终身不再感染。但对长期潜伏于神经节中的病毒不能被清除，故不能阻止病毒激活而发生带状疱疹。

二、VSV 与妇产科感染

育龄女性 VZV 感染率为 5%，孕妇感染 VZV 很少见，感染率约为 0.07%，但是一旦发生，则可能对孕产妇、胎儿和新生儿产生很多不利影响。

由于孕妇妊娠期免疫力低下，VZV 感染引起带状疱疹后可引起肺炎、肝炎及身体其他部位感染甚至危及生命。但是，带状疱疹是潜伏性 VZV 病毒再次发作引起的，此时孕妇体内已存在抗体，所以不会发生病毒血症。妊娠期水痘在孕妇中的发病率约为 1:2 000，妊娠期水痘对母体的影响除了发热、水疱外，有时可以非常严重如引起肺炎。有报道显示，妊娠期水痘合并肺炎患者病死率为 28%，而单纯妊娠期水痘病死率为 10%。尽管水痘合并肺炎病死率高，但是肺炎并不是常见并发症。随着呼吸窘迫和呼吸衰竭处理能力的提高及大剂量应用阿昔洛韦的良好效果，妊娠期合并水痘并发肺炎的病死率明显下降。妊娠期合并水痘中并发肺炎者，病情程度不一。患者通常在出疹后第 2~6 日出现肺部症状，可以仅表现为非特异性的轻度咳嗽。随病情进一步加重，患者可出现胸痛、咯血、呼吸困难及青紫，体检会发现发热、肺部啰音及哮鸣音。这些都可能危及孕妇，有可能发生胎盘早剥、流产或早产等后果。所以，对于妊娠水痘患者，即使症状轻微，也应该与内科医生立即联系，建议患者入院严密监测。

孕妇感染 VZV 而患上水痘可通过胎盘传播，导致先天性或新生儿水痘，也可能会发生自然流产、胎死宫内及胎儿先天性畸形，还可使胎儿发生一种先天性水痘综合征，包括肢体发育不全、反应迟钝及发育障碍等。母亲患上水痘的时间影响胎儿受累的频率和种类。一项对 1 610 例妊娠合并 VZV 感染的研究表明，妊娠早期感染 VZV 引起胎儿畸形的概率为 0.7%，妊娠 20 周前（包括妊娠早期）引起胎儿畸形的概率为 0.9%，20 周后感染 VZV 不会导致胎儿畸形。胎儿的感染程度和母亲感染程度没有相关性。带状疱疹常与母亲体内潜伏 VZV 再激活有关，孕妇体内有一定的抗体水平，故孕妇患带状疱疹对胎儿和新生儿影响较小，而孕妇患水痘更易引起胎儿感染。胎儿 VZV 感染引起的畸形包括：皮肤瘢痕、肢体发育不良、耳聋、眼畸形（包括小眼畸形、白内障、视神经萎缩、失明等）、神经系统缺陷（包括小头畸形、脑皮质萎缩、脑发育不全、运动和感觉缺陷、显性麻痹、抽搐和智力障碍）等。妊娠早期孕妇感染 VZV 患水痘可引起死胎、流产、胎儿小头畸形、小眼畸形、脑内钙化等神经系统畸形；妊娠中期孕妇感染 VZV 可导致宫内发育迟缓及先天性畸形；妊娠晚期孕妇感染 VZV 可导致胎儿宫内窘迫、败血症和死胎等。

新生儿 VZV 感染均由母婴传播造成。母源性抗体通常对胎儿有保护作用，胎儿可通过胎盘从母血中获得对 VZV 感染的特异抗体，故新生儿期发生 VZV 感染罕见。当新生儿在母体发生病毒血症却未产生抗体时出生，就会有很高的风险患新生儿水痘，危及生命。如果母体在分娩前 5 日内或产后 48 h 内首次感染 VZV 并患上水痘，则新生儿容易发生新生儿水痘，常出现于生后 5~10 日，病情常很严重，可出现 DIC、肺炎和肝炎。有报道显示，在母亲患水痘后 4~5 日分娩的足月儿中先天性水痘的发生率为 10%~20%，病死率为 20%~30%，而在患儿母亲发作水痘后 5 日或 5 日以上才分娩的新生儿，其感染常出现于生后 5 日内，由于母亲产生抗病毒抗体，新生儿发病率和病死率显著降低，新生儿症状也比较轻，仅发生轻度水痘或根本无感染表现。从母亲出疹到新生儿出疹的时间为 11 日（9~15 日）。妊娠晚期母亲感染与分娩间隔时间与新生儿感染严重程度和新生儿预后密切相关。

三、VZV 感染的诊断

VZV 感染引起的水痘 - 带状疱疹的临床症状典型，一般可以通过典型的临床症状进行诊断，无须做微生物学诊断。但是，没有典型的临床表现或症状不明显的患者，特别是孕妇和新生儿、免疫缺陷患者的非典型感染及中枢神经系统的 VZV 感染（如面部神经轻瘫的鉴别诊断）等可疑 VZV 感染的诊断应该通过实验室检查来确诊。

这些实验室检查包括：

（1）外周血白细胞计数正常，显微镜检查水疱液或水疱基底组织刮片可见核内有包涵体的巨大上皮细胞。

（2）可从水痘疱液或皮损部位的刮片分离出 VZV，敏感性为 44%。但需 2 周以上时间。

（3）免疫学检查

1）抗原测定：用免疫荧光抗体对皮损部位标本进行染色可以证实 VZV 抗原的存在，并可诊断为急性感染。敏感性高于病毒分离培养，尤其在已经结痂的皮损。

2）抗体测定：水痘病毒遍布世界各地，大多数学龄前儿童都有过初次感染的经历，95% 的成年人呈现血清学阳性。ELISA 和补体结合试验可以确认既往感染和免疫状态，抗体滴度升高较迟，因此对诊断急性感染没有意义。原发感染时抗体的亚型增加较为常见，可以帮助诊断先天感染，对由 VZV 引起的无皮损的脑膜炎的诊断有价值。IgM 增加的检出率只有 50% 左右，在复发感染时 IgM 浓度一般很低，持续 1 周 ~1 个月消失，能被检出的时期很短。VZV 初期感染或复发感染后，会产生特异性的 IgA 抗体。中度免疫抑制的患者如各种病原体感染时、妊娠期间都会使病毒再激活，进而导致机体免疫反应增强，IgA 抗体滴度升高，但不一定会加重临床症状。对 VZV 特异性的 IgG、IgM 和 IgA 抗体，ELISA 试验是常规的检测方法。

（4）分子生物学方法：可直接提取水疱液或水疱基底组织中的 DNA，进行基于 PCR 的实验，检测 VZV-DNA。

孕妇 VZV 感染引起水痘通常根据典型的瘙痒和疱疹等临床表现而诊断，实验室诊断可对无覆盖的皮肤破损或囊液取样后采用基于 PCR 的方法进行检测。据估计，90% 以上的妊娠前人群为 VZV-IgG 血清学阳性。孕妇若存在既往感染或水痘疫苗接种史，在妊娠早期对水痘有免疫力，但是不能排除再发感染。特异性抗体产生于出疹后的 2~5 日，因此，出疹前几日血清 IgG 和 IgM 抗体阴性不能排除水痘的诊断。

对胎儿而言，羊膜腔穿刺、脐带穿刺和绒毛活检技术均可用于胎儿 VZV 感染的宫内诊断。从羊水或绒毛中检测出 VZV-DNA 或从脐带血中检出 VZV 特异性 IgM 可诊断胎儿 VZV 感染。但是，上述方法不能确定胎儿感染的严重程度。超声检查在妊娠 20 周前几乎可以诊断所有由 VZV 感染所致的胎儿异常，包括羊水过多、胎儿水肿、胎儿肝内多灶性低回声和胎儿肢体发育异常等。

新生儿先天性水痘综合征诊断主要依据以下几点：①孕妇 VZV 感染；②新生儿皮肤病损符合皮疹区分布；③血清学检查阳性；④出生后数月内出现带状疱疹而无水痘病史。

（詹晓勇）

参考文献

陈雪梅. 宫内感染的研究进展. 中国医师杂志, 2011, 2（z2）：211-213.

崔爱利. 流行性腮腺炎病毒的分子流行病学研究. 中国疫苗和免疫, 2006, 12（6）：521-526.

方峰. 关于儿童巨细胞病毒感染性疾病诊断与防治的几点认识. 国际儿科学杂志, 2006, 33（2）：143-144.

李秀义, 温和. 风疹病毒研究进展. 医学基础和药学研究, 2008, 7（6）：72-74.

李燕, 郭东辉. 妊娠妇女感染人类细小病毒 B19 的研究进展. 国际妇产科学杂志, 2009, 36（6）：424-426.

林其德. 水痘-带状疱疹病毒　腮腺炎病毒　柯萨奇病毒　流感病毒感染与妊娠. 中国实用妇科与产科杂志, 2003, 19（12）：718-719.

刘佳，陈素华．乙型肝炎以外的病毒性肝炎的母婴传播．中华产科急救电子杂志，2014（3）：14-17.

孙向东．流感病毒研究进展．医学研究杂志，2011，40（12）：25-27.

王洁，李越希，张云．单纯疱疹病毒的检测研究进展．中国公共卫生，2002，18（8）：1012-1014.

王谢桐．美国妇产科医师协会"妊娠期水痘 – 带状疱疹病毒感染的临床实践指南"解读．中国实用妇科与产科杂志，2016，32（6）：508-510.

王永怡，陈文．女性 HIV 感染的相关问题研究．传染病信息，2008，21（3）：182-185.

袁梦岚，韦业平．人细小病毒 B19 与不良妊娠结局的相关性研究．医学研究与教育，2010，27（1）：89-92.

岳欣，韩国荣，成骢，等．妊娠期麻疹感染对母婴的影响及预防措施．中华传染病杂志，2015（8）：494-495.

查树伟，吴玉璘．人乳头瘤病毒感染与女性生殖器官疾病．中国生育健康杂志，2014，25（1）：86.

中华医学会妇产科学分会产科学组．乙型肝炎母婴传播预防临床指南（第 1 版）．中华妇产科杂志，2013，48（2）：151-154.

Anna A，Kaisa K，Tero V，et al. Seroprevalence，incidence，of prenatal，infections，and reliability，of maternal，history，of varicella，zoster，virus，cytomegalovirus，herpes simplex virus，and parvovirus B19 infection in South-Western Finland. BJOG，2005，112（1）：50-56.

Anzivino E，Fioriti D，Mischitelli M，et al. Herpes simplex virus infection in pregnancy and in neonate：status of art of epidemiology，diagnosis，therapy and prevention. Virology Journal，2009，6（1）：478-485.

Australian Government Department of Health. Human Papillomavirus（HPV）. LAP LAMBERT Academic Publishing，2012.

Avgil M，Ornoy A. Herpes simplex virus and Epstein-Barr virus infections in pregnancy：consequences of neonatal or intrauterine infection. Reproductive Toxicology，2006，21（4）：436-445.

Bharadwaj M，Hussain S，Tripathi R，et al. Human Papillomavirus（HPV）：Diagnosis and Treatment// Animal Biotechnology. Elsevier Inc，2013：95-120.

Caussy D，Goedert J J，Palefsky J，et al. Interaction of human immunodeficiency and papilloma viruses：Association with anal epithelial abnormality in homosexual men. International Journal of Cancer，1990，46（2）：214-219.

Gardella C，Brown Z，Wald A，et al. Risk factors for herpes simplex virus transmission to pregnant women：A couples study. American Journal of Obstetrics & Gynecology，2005，193（6）：1891-1899.

Goodwin T M，Chairman L I M，Paulson R J，et al. Chapter 33. HIV in Pregnancy// Management of Common Problems in Obstetrics and Gynecology. 5th ed. New Jersey：Wiley-Blackwell，2010：150-155.

He C. Research advance of viral hepatitis C and its examination. Port Health Control，2007，12（2）：49-50.

Khaskheli M N，Baloch S，Sheeba A，et al. Acute Hepatitis E Viral Infection in Pregnancy and Maternal Morbidity. Journal of the College of Physicians and Surgeons—Pakistan：JCPSP，2015，25（10）：734-737.

Kumar S. Chapter-67 Hepatitis Viruses// Essentials of Microbiology. 2016：465-475.

Lamont R F，Sobel J D，Carrington D，et al. Varicella-zoster virus（chickenpox）infection in pregnancy. Bjog An International Journal of Obstetrics & Gynaecology，2011，118（10）：1155-1162.

Lawson J S，Glenn W K，Salyakina D，et al. Human papilloma viruses（HPV）and breast cancer. Frontiers in

Oncology，2015，5：277.

Mcintyre J A. Sex，pregnancy，hormones，and HIV. Lancet，2005，366（9492）：1141-1142.

Mishra S，Jha R，Thakur R，et al. Study of maternal and prenatal outcome in pregnant women with acute hepatitis. E viral infection，2016：2300-2303.

Mocarski J E S，Courcelle C T. Cytomegaloviruses and their replication. Fields Virology Edn，1996：2447-2492.

Orenstein W，Reef S E. Rubella Virus// Viral Infections of Humans. Springer US，2014：733-744.

P. R. 默里. 临床微生物学手册. 北京：科学出版社，2005.

Sauerbrei A，Wutzler P. Herpes simplex and varicella-zoster virus infections during pregnancy：current concepts of prevention，diagnosis and therapy. Part Ⅱ：Varicella-zoster virus infections.Medical Microbiology & Immunology，2007，196（2）：95-102.

Schiffman M，Castle P E，Jeronimo J，et al. Human papillomavirus and cervical cancer. Lacet，2007，370：890-907.

Stek A M. HIV in Pregnancy// Management of Common Problems in Obstetrics and Gynecology. 5th ed. 2010，150-155.

Straface G，Selmin A，Zanardo V，et al. Herpes simplex virus infection in pregnancy. Archives of Disease in Childhood，2012，67（10）：1137-1138.

Viruses H. Hepatitis Viruses. Springer Berlin，2008.

Zhou H L，Cheng X H，Gan Y L，et al. The Influence of Human Parvovirus B19 Infection on the Blood System in Pregnant Women in Early Pregnancy. Journal of Guiyang College of Traditional Chinese Medicine，2015，3（37）：20-23.

第八章

衣 原 体

衣原体（chlamydia）是一类能通过微孔细胞滤器，有独特发育周期、细胞内寄生的原核细胞微生物。衣原体革兰染色呈阴性，广泛存在于自然界中，是一种比细菌小、比病毒大的原核微生物，多呈球状、堆状，直径只有 0.2~0.5 μm，有类似细胞壁的膜，一般寄生在动物细胞内。衣原体不能合成高能化合物 ATP 和 GTP，必须由宿主细胞提供，因而成为能量寄生物，是一类专性寄生性微生物，其中沙眼衣原体是对人类危害较大的典型代表。

第一节　沙眼衣原体

一、生物学特点

沙眼衣原体是一类专性寄生于细胞内的病原微生物，大小为 200~300 nm，没有细胞壁，有内膜和外膜，但缺乏肽聚糖，似革兰阴性菌，呈卵形体，不能在细胞外繁殖。沙眼衣原体细胞内有 DNA、RNA 和原核生物核糖体，能够合成核酸、蛋白和脂类，但不能合成氨基酸残基，所需氨基酸残基需要宿主细胞供给。1942 年，沙眼衣原体首次被发现，1957 年我国学者汤飞凡教授在鸡蛋卵黄囊中首次成功培养出沙眼衣原体。根据感染部位的趋向性和疾病特征，沙眼衣原体血清型可分为 3 个疾病相关群，即沙眼血清型（A、B、Ba、C）、泌尿生殖器 / 直肠血清型（D、Da、E、F、G、H、I、Ia、J 和 K）和淋巴肉芽肿血清型（L_1、L_2、L_{2a}、L_{2b} 和 L_3）。不同血清型的鉴定传统上依赖于主要外膜蛋白的特异血清标志物，随着大量基因组信息的揭示，当前主要运用基因分型技术进行鉴定。

沙眼衣原体有独特、复杂的繁殖周期，它的整个繁殖周期为 48~72 h，包括两个主要发展阶段：细胞外感染和细胞内增殖（图 8-1）。沙眼衣原体有独特的两相发育周期，原体为感染型，网状体又称始体，为繁殖型。感染过程如下：第一步，原体黏附到宿主细胞，涉及细菌因子（黏多糖 GAG、主要外膜蛋白、OmcB 和 PmpD）或配体与受体间的相互作用，宿主细胞受体主要包括硫酸乙酰肝素、甘露糖受体、甘露糖 -6- 磷酸受体和雌激素受体，宿主膜蛋白二硫化物异构酶可能在原体黏附到子宫内膜上皮细胞中扮演重要角色。不管宿主细胞的类型和物种来源是什么，原体进入细胞都是依赖于黏附位点发生 Rac1 依赖的肌动蛋白重构。第二步，原体通过宿主细胞内吞进入细胞后，仍保持在由宿主细胞膜形成的液泡内，在液泡内原体发展成为代谢活跃型，被称为网状体或始体，始体直径为 500~1 000 nm，类似芽孢，对恶劣环境抵抗力强，没有感染能力。始体不断生长并以二分裂方式进行倍增繁殖，整个细胞内繁殖周期始终在液泡内完成，含有很多始体的液泡被称为包涵体，包涵体常彼此融合甚至可在光镜或荧光显微镜下观察到。每个包涵体内的始体经过数轮分裂繁殖后可产生数千个衣原体后代。尽管衣原体在细胞类大量繁殖，但对细胞的功能没有太大影响，含大量子代原体的包涵体也不会与细胞内的溶酶体和其他内含体融合，还可逃避细胞类的天然免疫。包涵体分泌衣原体蛋白酶样活性因子（CPAF）和始体蛋白酶到细胞质中，降解细胞骨架元件和加工中间纤维蛋白以稳定包涵体，从而最大限度地减少暴露在细胞内的天然免疫中。第三步，开始于原体感染细胞 48 h 后，新的、有感染性的原体通过宿主细胞的裂解或胞外分泌排出到细胞外，从而又可感染新的宿主细胞或传染不同的个体。

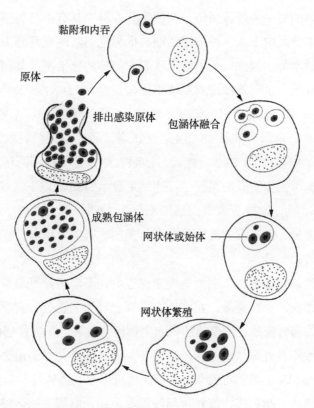

图 8-1　沙眼衣原体的生命周期（Berkowitz and Jerris，2016）

　　通过对环境衣原体基因组的分析揭示衣原体在 7 亿年前就已从共同祖先分化出来，现代衣原体物种含有毒力因子，包括Ⅲ型分泌系统。衣原体基因存在很多系统发育嵌合体，包括大量真核生物起源的基因。沙眼衣原体含大小为 1 043 kb 的单个染色体，GC 含量约为 40%，编码 843 个蛋白基因和 8 个质粒开放阅读框。第一个完整的沙眼衣原体基因组序列发表在 1998 年，到目前为止，已发表超过 100 个。衣原体基因组高度保守，所有已测序的基因组序列大小相似，相似性＞99%。基因组中变异最大的区域位于一个称塑性带（plasticity zone，PZ）的位点，塑性带主要是由细胞毒素基因的差异化删除所致。沙眼衣原体还含有一个染色体外的遗传元件：质粒（pCT），大小约为 7.4 kb，来自不同菌株的质粒序列高度相似，对于染色体基因的表达调控及影响毒力的基因产物很重要。

二、致病性

衣原体感染是由沙眼衣原体引起的一种性传播感染，是世界上最常见的性传播感染之一，在女性中的感染率约为 4.2%，在男性中的感染率约为 2.7%。2013 年全球大约有 1 410 万新发病例。大多数人感染沙眼衣原体以后初始无症状，通常持续感染几周以后会逐渐出现症状。沙眼衣原体感染引起的最常见疾病包括尿道炎、阴道炎、宫颈炎、盆腔炎、输卵管炎和眼疾（沙眼）等。

沙眼衣原体引起的眼疾在全球 50 多个国家流行，特别是非洲的撒哈拉沙漠以南、中东、亚洲及南美的农村地区高发，它的传染与恶劣的卫生条件有关，在家庭成员或密切接触的人员间易于传播。沙眼衣原体既可通过直接接触传播，也可通过共用或接触污染物品、蚊虫等媒介间接传染。根据WHO 公布的数据显示，全球约有 130 万人因感染沙眼衣原体失明，在发展中国家，它仍是导致可防预性失明的首要原因。

生殖器是沙眼衣原体的另一主要传播源，在性活跃人群中具有很高的感染率和发病率。生殖器沙眼衣原体的感染率较高主要是由于未保护的性活动、低免疫力时的重复感染及没有或临床症状轻微致使未及时治疗和停止性活动等。因此，为了降低沙眼衣原体的感染率及其相关疾病的发病率，对高危人群的筛查和治疗是必需的。生殖器沙眼衣原体感染多发生在 15~39 岁人群，尤以 18~25 岁人群特别高发。最近一项国际性研究对来自中国、印度、秘鲁、俄罗斯和津巴布韦的 18 岁以上人群的沙眼衣原体感染情况进行了调查，该研究涉及 18 014 名受试者，研究发现沙眼衣原体在男性中的总体感染率为 3.4%，而在女性中的感染率为 7.8%。然而，沙眼衣原体感染在不同年龄段的发生率差异很大，一项针对英国普通外科实习医生研究的系统性综述结果显示：20 岁以下人群的感染率为 8.1%，20~24 岁人群的感染率为 5.2%，而 25~29 岁人群的感染率仅为 2.6%。除此之外，沙眼衣原体在不同国家和地区的感染率也有很大差异，最高发的地区为非洲、美国、英国及南美等，我国也有较高的发生率，不同地区的发生率存在较大差异。

沙眼衣原体感染生殖器官在男性中主要表现为尿道炎，不经治疗可缓解，但多数转变成慢性，周期性加重，并可合并附睾炎、直肠炎等；在女性中主要表现为阴道炎、宫颈炎、盆腔炎等，持续感染可上行至输卵管，引起输卵管炎症，生殖道沙眼衣原体还可显著增加宫颈癌的发生风险。

衣原体的感染可导致不良妊娠结局及其他并发症，而且当胎儿经阴道分娩时，衣原体从母亲传染给新生儿的概率高达 65% 以上。新生儿感染沙眼衣原体可引起衣原体性结膜炎、迟发性新生儿肺炎等，对新生儿健康造成极大伤害。孕妇终止妊娠也与沙眼衣原体、解脲支原体感染密切相关，上海市第六人民医院金山分院董晓娟等发现在终止妊娠孕妇子宫颈管中的沙眼衣原体和解脲支原体的检出率分别达到 58.5% 和 49.6%，而在正常孕妇中的阳性率为 14.6% 和 8.5%，而且与终止妊娠次数呈正相关。沙眼衣原体感染还与稽留流产密切相关，深圳市光明新区人民医院朱雷则报道稽留流产孕妇的生殖道沙眼衣原体感染率达 34.7%，而正常人工流产组中的检出率仅为 7.8%。除此之外，沙眼衣原体持续感染生殖道，还可造成输卵管不孕、异位妊娠、早产、死胎和死产等不良妊娠结局。可见，所有夫妇计划受孕前都应进行衣原体等病原菌的筛查和治疗。

三、微生物学检验

沙眼衣原体的实验室检验经历了从镜检法、培养法、抗原或抗体检测到核酸检测的发展过程。标本来源可包括女性子宫颈拭子、男性尿道口分泌物拭子或尿液。实验室检验包括：①细胞学镜检法：

涂片吉姆萨染色、碘染色或帕氏染色直接镜检可发现沙眼衣原体包涵体，但镜检法敏感性和特异性低，WHO 不推荐作为子宫颈沙眼衣原体感染的诊断手段，只适用于新生儿眼结膜刮片的检查。②细胞培养法：为沙眼衣原体诊断的金标准，特异性几乎 100%，但因方法复杂难以在临床工作中应用。③抗原检测：包括直接荧光抗体法和 ELISA 法，是国内临床最常用的方法，但敏感性及特异性较低。④抗体检测：对诊断无并发症的生殖道感染价值不大，但在输卵管炎或盆腔炎性疾病时血清抗体可明显升高，方法有补体结合试验、ELISA 法及免疫荧光法，新生儿衣原体肺炎中沙眼衣原体 IgM 抗体滴度升高，有诊断意义。

乳胶法：采用高度特异性的抗体抗原反应及免疫层析分析技术。试剂含有被预先固定于膜上检测区（T）的衣原体抗体，检测时，裂解过的样本滴入试剂加样孔（S）内，样本与预包被的乳胶颗粒结合的衣原体抗原特异性的抗体反应。然后，混合物随之在毛细效应下向上层析。如是阳性，乳胶 – 抗体复合物在层析过程中先与样本中的衣原体抗原结合，随后结合物会被固定在膜上衣原体抗原特异性的抗体结合，在检测区会出现一条红色条带；如是阴性，则检测区内将没有红色条带。无论衣原体抗原是否存在于临床样本中，一条红色条带都会出现在质控区（C）内。质控区内所显现的红色条带是判定是否有足够样本，层析过程是否正常的标准，同时也作为试剂的内控标准。

核酸检测：主要包括核酸扩增检测和直接检测核酸的技术（即基因探针技术）。核酸扩增检测主要包括 PCR、连接酶链式反应（LCR）。核酸检测法因其高敏感性、高特异性、操作简单而且适合检测各种样本，包括尿液和阴道拭子、子宫颈和尿道拭子等，已成为目前诊断沙眼衣原体感染最常用的方法。目前，商家已开发出基于不同技术的多种核酸扩增检测试剂盒可供使用。

四、临床意义

约有 70% 的女性和 50% 的男性感染泌尿生殖道沙眼衣原体后没有症状，导致在感染后的几个月或更长时间内缺乏治疗，大大增加了持续感染或反复传播病原体的机会。即使有临床症状表现出来时，在被感染的 1~3 周症状非常轻微，而且常常难以与其他感染性病原菌（如淋病奈瑟菌）引起的症状进行区分。沙眼衣原体阴道炎的临床症状通常包括阴道白带增多、排尿困难、性交后或月经期出血等，衣原体性盆腔炎的症状包括骨盆、子宫等轻微疼痛。有症状的和无症状的衣原体感染都是引起盆腔炎和异位妊娠的重要原因。沙眼衣原体感染可引起严重的输卵管免疫病理学病变，即使在没有盆腔炎的情况下，静息或未经治疗的输卵管炎也会导致不孕不育。孕妇感染生殖道沙眼衣原体导致各种不良妊娠结局发生的风险显著增加，包括早产、死产、新生儿死亡和新生儿体重低下等。沙眼衣原体还是新生儿结膜炎的最主要原因，也是导致初生婴儿肺炎的最常见原因之一。结膜炎症状通常出现在分娩后的 2 周之内，主要表现在眼黏性分泌物和眼睑肿胀；若新生儿鼻咽部感染则可导致肺炎，而衣原体肺炎通常在分娩后 4~17 周可出现症状。

在男性中，衣原体感染通常发生在尿道，有 30%~50% 的非淋性尿道炎是由沙眼衣原体感染引起的。有症状的男性通常表现为尿道分泌物和排尿困难，有时伴有睾丸疼痛。有 4%~8% 的同性恋男性直肠感染沙眼衣原体，感染早期大多数没有症状，发展成为衣原体直肠炎的男性有相同的症状，包括里急后重感、腹泻和直肠出血等。口咽部感染可表现为咽炎或喉咙痛，但这种病例很稀少。

因此，对沙眼衣原体进行检测或筛查，有利于病因学确诊，从而有针对性地治疗，防止病原体的传播。了解沙眼衣原体的生活史及传播途径，有利于人们主动防御，高危人群应每年进行沙眼衣原体的筛查和治疗，特别是那些性伴侣为衣原体阳性的人群也需接受治疗。

第二节　性病淋巴肉芽肿

性病淋巴肉芽肿是由沙眼衣原体血清型 L_1、L_2、L_{2a}、L_{2b} 和 L_3 感染引起的系统性疾病。性病淋巴肉芽肿在美国和欧洲等发达国家和地区偶发，但在非洲、亚洲和南美洲等热带及亚热带地区流行。性病淋巴肉芽肿是一种性传播疾病，在性工作者中形成一些小的流行点，但也可以以自体接种的方式通过亲密的非性接触传播、传染甚至可发生在实验室工作者身上。

一、生物学特点

沙眼衣原体性病淋巴肉芽肿血清型的生命周期与其他血清型一样，具感染性的原体黏附到上皮细胞后以细胞吞噬、胞饮或受体调节的内吞等方式进入细胞后，发展成为网状体，网状体在细胞内繁殖，经过 48~72 h 发展成为成熟的原体，通过裂解细胞或细胞分泌到细胞外。性病淋巴肉芽肿血清型 L_1~L_3 比其他任何生殖道血清型具有更强的侵袭力，能感染上皮层和下面的软组织，侵袭黏膜下层的连接组织并蔓延到附近的淋巴结。沙眼衣原体的性病淋巴肉芽肿血清型主要是通过生殖器或直肠黏膜上皮细胞进入体内，或直接侵入皮肤，然后通过淋巴引流迁移到附近的淋巴结，系统性传播可发生菌血症。衣原体可通过诱导炎症因子升高而引起组织炎症和损伤，其内毒素脂多糖可能是它诱导促炎症因子的最主要抗原。沙眼衣原体还可下调宿主的免疫反应从而促进细菌长期持续感染。因细胞调节和抗体调节的免疫反应只能给予部分、短期的免疫保护，所以沙眼衣原体自然感染后仍然易发生再次感染。

二、致病性

性病淋巴肉芽肿在非洲、印度、东南亚、南美洲和加勒比等地区流行。尽管沙眼衣原体血清阳性率较高，但与 HSV、梅毒或软性下疳等病原因子相比，它引起的生殖器溃疡在总体中所占的比例较低。然而，在一些资源条件受限制的地区，由于诊断能力有限，性病淋巴肉芽肿的真实流行情况很难确定。尽管性病淋巴肉芽肿在发达国家的发生率很低，但过去 10 年，它在北美、欧洲逐渐成为直肠炎暴发的重要病因，特别是在男同性恋群体中。已鉴定出 L_{2b} 血清型是最主要的直肠炎病原因子。一项针对荷兰阿姆斯特丹 35 000 多名男同进行的调查研究中，发现直肠性病淋巴肉芽肿的发生率为 1.2%，在结直肠性病淋巴肉芽肿人群中 HIV 的感染率显著升高。一项纳入了 13 个独立研究的荟萃分析显示：性病淋巴肉芽肿病例中 HIV 的流行率达到 67%~100%。男同性恋中发生性病淋巴肉芽肿的其他危险因子还包括共感染 HCV、其他的性传播感染、未保护性肛交和多个性伴侣等。

男性和女性感染了 L_1~L_3 型沙眼衣原体都可患病，性病淋巴肉芽肿的临床表征发生在 3 个不同的阶段。初始感染在感染位发展为初级损伤，通常为小丘疹、溃疡或黏膜炎症反应。男性中最常见的原发损伤位置为阴茎包皮或龟头，女性中最常见的原发损伤位则为外阴、阴道壁或子宫颈。其他潜在的初级感染部位包括尿道和直肠。沙眼衣原体性病淋巴肉芽肿血清型感染的潜伏期为 3~30 日，初级感染损伤一般是无痛和自限的，常常在几天之内可以自愈而且不留瘢痕，因此，通常不会被患者意识到。

原发感染后的数天或数周内可进展到第二阶段，细菌蔓延到原发灶周围的淋巴结，引起淋巴结病，而且常出现类似流感样的系统性症状，如发热、肌痛和头痛，严重的甚至伴有心神不宁、寒战、厌食和关节痛等症状。有 50% 以上的性病淋巴肉芽肿患者有发热症状，而且与疾病的严重程度有关。受累的淋巴结与原发灶的位置密切相关，通常在原发性阴茎感染的男性中，腹股沟淋巴结最先受到感染，在原发性外阴感染的女性中，腹股沟和股淋巴结最易受到传播，若原发感染发生在直肠，深髂骨淋巴结最易被感染。性病淋巴肉芽肿引起的淋巴结病通常为单侧的，有 10%~20% 的性病淋巴肉芽肿病例在腹股沟韧带的上、下出现腺病的典型"沟痕"特征。淋巴结腺病可能并发形成炎性包块或腹股沟淋巴结炎，炎性包块和腹股沟淋巴结炎可自发破裂并形成瘘或窦道。直肠性病淋巴肉芽肿可发展为肛肠综合征，如结直肠炎、在直肠内和腹膜后腔形成炎性包块，炎性包块的形成是由肠和周围淋巴组织的增生引起。肛肠综合征可导致慢性并发症如结直肠瘘管和狭窄，这类患者除了表现为肛肠痛、直肠排液、便秘或里急后重，还常伴有系统性症状如发热等。沙眼衣原体性病淋巴肉芽肿血清型感染进展到第三阶段时，表现为生殖道的慢性炎症，可涉及纤维化和淋巴管堵塞，从而导致生殖器象皮肿、瘘管、生殖道狭窄或不孕不育。

三、微生物检验

临床医生很难仅仅基于临床症状准确诊断为性病淋巴肉芽肿，它的诊断需利用实验室检测沙眼衣原体进行确证。对于生殖器感染的患者，生殖器损伤处拭子或腹股沟淋巴腺炎抽出物可用于沙眼衣原体的培养、直接免疫荧光分析或核酸扩增分析检测。总体来说，生殖器损伤拭子和淋巴结抽出物的培养阳性率低，只有约 30% 的性病淋巴肉芽肿病例的腹股沟腺炎脓液沙眼衣原体培养阳性，低于子宫颈和尿道来源样本的分离率。直接免疫荧光检测和酶联免疫吸附分析由于其低敏感性和低特异性，已被核酸检测取代。核酸扩增检测具有高敏感性和特异性，而且可以区分性病淋巴肉芽肿型与非性病淋巴肉芽肿型沙眼衣原体，对不同部位来源的不同类型的标本都适合。因此，核酸扩增检测在临床上已广泛使用。

四、临床意义

性病淋巴肉芽肿的确诊有利于临床上根据病原体特点进行针对性治疗和防治。对于性病淋巴肉芽肿的治疗，WHO 推荐首选多西环素，其次选用阿奇霉素。对于孕妇，美国 CDC 推荐使用红霉素碱。伴有 HIV 感染的性病淋巴肉芽肿患者通常需要延长治疗期。腹股沟淋巴结腺炎需要针吸或切开引流排出里面的液体，以免破裂形成瘘管或窦道。所有诊断为性病淋巴肉芽肿的患者都应检测 HIV。性病淋巴肉芽肿患者开始出现症状的前 60 日内的所有有性接触的性伴侣都应进行检查和治疗。

（刘本荣　熊玉娟）

参考文献

陈磊，黎英，沈鸿程，等. 广东省 2014 年性病流行状况分析. 皮肤性病诊疗学杂志，2016，23（1）：3-7.

陈曦，刘朝晖．生殖道沙眼衣原体感染的流行病学现状．中国性科学，2016，25（1）：95-97．

董晓娟，何婵凤，王妍，等．孕妇生殖道沙眼衣原体与解脲脲支原体感染对胚胎停育的影响分析．中华医院感染学杂志，2016，26（8）：1868-1870．

刘朝晖，薛凤霞．女性生殖道沙眼衣原体感染诊治共识．中国实用妇科与产科杂志，2015，31（9）：791-793．

朱雷．生殖道沙眼衣原体和解脲支原体感染与稽留流产的关系及临床意义．中国医学创新，2013，10（7）：116-117．

Allan L. Truant. Manual of Commercial Methods in Clinical Microbiology. International Edition，2nd ed. JohnWiley & Sons，Inc.，2016．

Berkowitz F E，Jerris R C. Practical Medical Microbiology for Clinicians. JohnWiley & Sons，Inc.，2016．

de Vrieze N H，van Rooijen M，Schim van der Loeff MF，et al. Anorectal and inguinal lymphogranuloma venereum among men who have sex with men in Amsterdam，the Netherlands：trends over time，symptomatology and concurrent infections. Sexually Transmitted Infections，2013，89（7）：548-552．

Faro S，Monif G R G，Baker D A. Infectious Diseases in Obstetrics and Gynecology. 6th ed. Taylor & Francis Ltd，2008．

Guerra L O，Boga Je A，Su'arez J F，et al. Human Emerging and Re-emerging Infections：Bacterial & Mycotic Infections. JohnWiley & Sons，Inc.，2016．

Judith Wasserheit，Holger Schünemann，Patricia Garcia，et al. WHO guidelines for the treatment of Chlamydia trachomatis. World health organization website，2016．

Lemonovich T L，Salata R A. Sexually Transmitted Diseases：Chancroid and Lymphogranuloma Venereum. JohnWiley & Sons，Inc.，2012．

Meyer T. Diagnostic Procedures to Detect Chlamydia trachomatisInfections. Microorganisms，2016，4（3）．

Rönn M M，Ward H. The association between Lymphogranuloma venereum and HIV among men who have sex with men：systematic review and meta-analysis. Bmc Infectious Diseases，2011，11（1）：1-8．

Zhu H，Shen Z，Luo H，et al. Chlamydia TrachomatisInfection-Associated Risk of Cervical Cancer：A Meta-Analysis. Medicine，2016，95（13）．

第九章

支 原 体

　　支原体是在 1898 年发现的，是一种简单的原核细胞。支原体是细菌的一个种属，又称霉形体，为目前发现的最小、最简单的细胞，也是一种没有细胞壁的原核细胞。支原体没有细胞壁，因此对很多抗生素（如青霉素或其他 β - 内酰胺类抗生素）不敏感。支原体是迄今为止发现的最小的可独立生存、自我复制的生物，它既可寄生，也可腐生，在无氧情况下也可生存，可以变成不同的形状。支原体革兰染色不能着色，可用吉姆萨染色检测，它可穿过细菌过滤器，对干燥和渗透压波动很敏感。支原体作为人类、哺乳动物、爬行动物、鱼类、节肢动物和植物的寄生体广泛存在于自然界，目前已知有 150 多种，与人类疾病相关的有十多种。能引起人类疾病的支原体称为人类支原体，从人体分离的支原体有 16 种，对人致病的有 5 种，即肺炎支原体、解脲支原体、生殖支原体、人型支原体及发酵支原体。肺炎支原体是引起非典型肺炎和其他呼吸系统紊乱的重要原因，而生殖支原体可导致盆腔炎。

第一节　生殖支原体

　　生殖支原体是一类生活在人体尿道和生殖道中纤毛上皮细胞内的微小病原菌，在 1981 年首次被报道，在 1983 年被鉴定为新的支原体种属。生殖支原体感染人体可引起明显的病征，还是 HIV 传播的协同因子。生殖支原体也是一种可通过性传播的病原体，它的感染能导致尿道炎，在女性中可导致宫颈炎和盆腔炎等。1995 年发布了生殖支原体的完整基因组序列，序列总长度约为 580 kb，包含 525个基因。

一、生物学特点

　　在电镜下，生殖支原体为带有较窄末端部分的瓶形细胞，细胞微拉长，有点像花瓶，长为0.6~0.7 μm，宽为 0.3~0.4 μm，尖端为 0.06~0.08 μm，当尖端部分延伸到窄的颈部时底部变宽，末端有一帽子结构，末端部分在它黏附到宿主细胞表面过程中起关键作用，末端部分还有一个特殊区域被称为细毛，在其他的支原体中则没有这一结构。血清学检查表明生殖支原体不属于已知的其他支原体种属，基因组序列比较也显示它与其他支原体（如人型支原体和微小脲原体）明显不同，特别是在能量产生通路上的基因序列与其他支原体种存在差异。

生殖支原体基因组为一环状 DNA 分子，序列全长为 580 070 bp，包含 525 个基因。Scott N. Peterson 和他的团队于 1991 年利用脉冲电场凝胶电泳技术得到生殖支原体的第一张遗传图谱，他们于 1993 年利用随机测序对生殖支原体的基因组进行了初步研究，发现了 100 993 bp 核苷酸序列和 390 个蛋白编码基因。随后，他们与基因组研究机构的人员进行合作，于 1995 年利用鸟枪法测序得到了生殖支原体的完整基因组序列，也是自流感嗜血杆菌之后测序得到的第二个细菌基因组序列。生殖支原体基因组仅鉴定到 470 个编码区域，包括 DNA 复制、DNA 转录和翻译、DNA 修复、细胞转运和能量代谢所需的基因。2006 年，他们进一步报道只有 382 个基因是生殖支原体生物学功能所必需的。

二、致病性

生殖支原体于 1980 年从两个非淋病奈瑟菌尿道炎男性患者的尿道样本中首次被分离出来，1981 年由 Joseph G. Tully 的团队首次报道。由于当时技术条件限制，支原体的分离培养困难，培养周期长，阳性率低；另外，生殖支原体的致病性尚未证实，导致生殖支原体的研究进展缓慢。随着 PCR 技术的发明和应用，越来越多的生殖支原体感染病例被报道。1993 年 Horner P.J. 用 PCR 方法从 103 例急性尿道炎症患者中检出生殖支原体阳性 24 例（阳性率 23.3%），从 53 例无尿道炎的患者中检测出生殖支原体阳性 3 例（阳性率 5.6%）。同年，Jensen J.S. 也用 PCR 方法从尿道样本中检出生殖支原体 DNA，总体阳性率约为 17.1%，有尿道炎性症状的患者中的检出率达 76.4%。从而进一步证实，生殖支原体感染与尿道炎症等疾病有关。人体感染了生殖支原体后会产生临床症状或综合症状，但有时候有些个体没有症状。它可引起尿道炎症，通常导致泌尿道有脓性黏液流出或小便时有灼烧感。在女性中，它还可引起宫颈炎和盆腔炎，包括子宫内膜炎和输卵管炎。女性感染生殖支原体也可能在性生活后发生出血，生殖支原体感染还与输卵管性不育有关。对于男性来说，生殖支原体感染的最常见症状是小便时伴有疼痛或阴茎有水性排出物。不像其他的支原体感染，生殖支原体感染与细菌性阴道病无关，但与 HIV 感染的严重程度高度相关。生殖支原体感染与女性生殖系统综合征有确切的相关性，它使孕妇早产、自发性流产及女性宫颈炎和盆腔炎的发生风险显著增高。女性不孕也与生殖支原体感染密切相关，当它与其他协同感染因子共同感染男性时，与男性不育也有显著相关性。

三、微生物检验

1. **分离培养法** 生殖支原体在培养基中生长缓慢，对营养要求极高，临床样本更难培养，通常需要培养 1~3 个月才能长出。1981 年 Tully 发明了 SP-4 培养基，从 13 份尿道分泌物样本中分离培养出 2 株生殖支原体。SP-4 培养基的配方如下（来自 ATCC 培养基配方）：

PPLO 肉汤（BD 255420）	11.0 g
胰蛋白胨（BD 211705）	10.0 g
葡萄糖	5.0 g
H_2O	625.0 mL

混匀、溶解，调 pH 至 7.5，121℃，高压蒸汽灭菌 15 min。

无菌加入以下成分：

支原体生长添加剂（CMRL 1066）（10×）　　　　　　　50.0 mL

酵母提取液　　　　　　　　　　　　　　　　　　　35.0 mL

TC 蛋白水解物和酵母自溶液（TC yeastolate）（2% 溶液）（BD255772）　100.0 mL

胎牛血清（热灭活）　　　　　　　　　　　　　　　170 mL

酚红溶液（0.1% 溶液）　　　　　　　　　　　　　20.0 mL

支原体生长添加剂：在 1 瓶 CMRL-1066 粉末中加入 1.0 L 双蒸水，混合使溶解，然后过滤除菌。这种支原体生长添加剂也可从 ATCC 得到，货号为 ATCC20~2206（粉末，98.0 g）或 ATCC 20~2207（溶液 10×，100.0 mL）。

上述胎牛血清可以用新生牛血清代替。

酵母提取液：

Bakers' 酵母（活的，压制的，无淀粉）　　　　　　250.0 g

蒸馏去离子水　　　　　　　　　　　　　　　　　1.0 L

将酵母与水混合，121℃，15 磅，高压灭菌 90 min，静置分层，移除上清液。调 pH 至 6.6~6.8。可通过在 SP-4 培养基中加入 0.8% Noble 琼脂固体化，用于克隆菌株，观察菌落。

2. 血清学诊断　1984 年 Taylor-Robinson D 和 Furr PM 等利用微量免疫荧光技术（MIF）检测血清中生殖支原体特异抗体，在 31 例急性盆腔炎患者中，有 40% 的患者生殖支原体抗体升高 4 倍以上，对于生殖支原体的感染有较好的诊断价值，从而建立起生殖支原体的血清学诊断方法。后来，Taylor-Robinson 等进一步发展出间接微量免疫荧光技术检测非淋病奈瑟菌尿道炎患者生殖支原体抗体，其敏感性和特异性有所提高。生殖支原体与另外一种人类病原体（肺炎支原体）存在几个相同的结构特征，由于交叉反应，致使血清学诊断缺乏足够的特异性。

3. 核酸检测　由于培养和血清学诊断都不能作为生殖支原体的常规诊断方法，对生殖支原体感染的鉴定完全依赖于核酸扩增检测，表 9-1 列举了已发表的部分核酸扩增检测法和引物序列。大部分 PCR 都是基于检测位于 MgPa 黏附素基因内的 DNA 序列。然而，MgPa 黏附素基因的某些部分是高变的，靶向这些区域的 PCR 引物将不能很好地从临床样本中鉴定出生殖支原体感染。表 9-1 中某些单个的核酸扩增检测中所用引物在不同生殖支原体株间的错配最高达到 15 个位点。16S rRNA 基因也被用来设计靶向引物检测生殖支原体，但因该基因区域与肺炎支原体的同源性很高，导致设计敏感性好、特异性高的靶向引物或探针非常困难。自从 2002 年 Yoshida 等建立了 RT-PCR 法检测生殖支原体以来，其他研究者也建立了好几个实时定量 PCR 方法检测该病原体。鉴于该方法敏感性、特异性和稳定性好，还降低了其他扩增子的污染等优点，因此，RT-PCR 法已成为诊断生殖支原体感染的主要方法。

表 9-1　已发表的部分 PCR 检测诊断生殖支原体的引物名称、序列及引物对应基因组参考序列的位置

靶基因和 PCR 检测法	上游引物			下游引物		
	名称	序列	位	名称	序列	位
MgPa 常规 PCR	MgPa-1	AGTTGATGAAACCTTAACCCCTTGG 1 mismatch in 1 strain	180–204	MgPa-3	CCGTTGAGGGGTTTTCCATTTTTGC	436–460
MgPa 常规 PCR （半巢式）	Mg1 (outer f)	TGTCTATGACCAGTATGTAC 1 mismatch in 3 strains	3837–3856	Mg2 (outer r)	CTGCTTTGGTCAAGACATCA 1 mismatch in 6 strains	4191–4210

（续表）

靶基因和PCR检测法	上游引物			下游引物		
	名称	序列	位	名称	序列	位
	Mg3 (inner f)	GTAATTAGTTACTCAGTAGA	3910–3929			
MgPa 常规 PCR （半巢式）	Mg1a (outer f)	GGTTAACTTACCTAGTGGCTTTGATC 1 mismatch in 5 strains	3864–3889	Mg2	CTGCTTTGGTCAAGACATCA 1 mismatch in 6 strains	4191–4210
MgPa 常规 PCR	G3A	GCTTTAAACCTGGTAACCAGATTGACT 1 mismatch in 1 strain	3755–3781	G3B	GAGCGTTAGAGATCCCTGTTCTGTTA	4236–4261
MgPa 常规 PCR	MgPaW1	AAGTGGAGCGATCATTACTAAC	–85–（–63）	MgPaWR1	CCGTTGTTATCATACCTTCTGA	389–410
MgPa 常规 PCR （半巢式）	MGS–1	GAGCCTTTCTAACCGCTGC	38–56	MGS–4	GTTGTTATCATACCTTCTGAT	388–408
				MGS–2	GTGGGGTTGAAGGATGATTG Up to 10 mismatches in 11 strains	691–710
MgPa 常规 PCR	MgPa–1~mod	TGAAACCTTAACCCCTTGG 1 mismatch in 1 strain	186–204	MgPa–3–mod	AGGGGTTTTCCATTTTTGC	436–454
MgPa 常规 PCR	MgPa–476	ATGGCGAGCCTATCTTTGATCCTTTTAA 1 mismatch in 2 strains	476–503	MgPa–903	TTCACCTCCCCACTACTGTTCTTATGC Up to 15 mismatches in 15 strains	903–929
MgPa 实时–PCR (TaqMan)	MgPa–355F	GAGAAATACCTTGATGGTCAGCAAb 1 mismatch in 1 strain	355–378	MgPa–432R	GTTAATATCATATAAAGCTCTACCGTTGTTATC	400–432
16S rRNA 常规 PCR	Mge 1	GAATGACTCTAGCAGGCAATGGCTG	451–475	Mge 2	ATTTGCTCACTTTTACAAGTTGGCT	1236–1260
16S rRNA 常规 PCR （微孔板杂胶）	Mg16S–45F	TACATGCAAGTCGATCGGAAGTAGC	57–81	Mg16S–447R	AAACTCCAGCCATTGCCTGCTAG	459–481
16S rRNA 常规 PCR	16SFG2	CCTTATCGTTAGTTACATTGTTTAA	1108–1132	16SRG	TGACATGCGCTTCCAATAAA 1 mismatch with 16S rRNA SNP	1429–1448
16S rRNA 常规 PCR	My–ins	GTAATACATAGGTCGCAAGCGTTATC	532~557	MGSO	TGCACCATCTGTCACTCTGTTAACCTC	1024–1050
16S rRNA 常规 PCR （微孔板杂胶）	My–ins	GTAATACATAGGTCGCAAGCGTTATC	532~557	MGSO–2	CACCATCTGTCACTCTGTTAACCTC	1026–1050
16S rRNA 实时–PCR (TaqMan)	My–ins	GTAATACATAGGTCGCAAGCGTTATC	532~557	MGSO–2	CACCATCTGTCACTCTGTTAACCTC	1026–1050
16S rRNA 实时–PCR （荧光共振能量转移探针）	Mg16S–45F	TACATGCAAGTCGATCGGAAGTAGC	57–81	Mg16S–447R	AAACTCCAGCCATTGCCTGCTAG	459–481
P115 (MG298) 实时–PCR （荧光共振能量转移探针）	p115~f	CCCATCGTCAAGGTACAATGATGA	2817–2840	p115~r	GCATTTTCAAGTTCAACTGCAAAGG	2892–2916

（续表）

靶基因和PCR检测法	上游引物			下游引物		
	名称	序列	位	名称	序列	位
gap (MG301) 实时-PCR （荧光共振能量转移探针）	Mg-gap-605f	GTGCTCGTGCTGCAGCTGT	605~623	mg-gap-794r	GCTTGATTTACTTGTTCAACA GATGGAC	767~794

引自 Shipitsyna E, et al. Cuidelines for the laboratory diagnosis of mycoplasma genitalium infections in East European Countries. Acta Derm Venereol 2010, 90: 461-467.

四、临床意义

生殖支原体在人群中具有高感染率，尤其是在性活跃人群中特别高发，感染后的潜伏期长，容易通过性传播或母婴传播。对于有以下临床指征的患者应考虑检测生殖支原体感染情况：男性有尿道炎（特别是采用多西环素治疗没有效果的尿道炎患者）、附睾炎、前列腺炎（伴有尿道炎）、生殖支原体阳性的性伴侣等；女性有宫颈炎、尿道炎、盆腔炎、生殖支原体阳性的性伴侣等。2014年WHO更新的性传播疾病临床指南中指出，有15%~25%的男性尿道炎患者是由感染生殖支原体所致，如果男子因持续性尿道炎需要新的抗生素治疗，且怀疑其致病原因是性传播因子，在其初始诊断前2个月内的性伴侣都应进行相关检查和适当治疗。

对生殖支原体进行检测或筛查，有利于病因学确诊，从而有针对性地治疗，防止病原体的传播。了解生殖支原体的生活史及传播途径，有利于人们主动防御，高危人群应每年进行生殖支原体的筛查和治疗。

第二节　解脲脲原体

Uu属于支原体科脲原体属中唯一确定的一个种，通常称为脲原体。在文献中，特别是在英文文献中，"脲原体"一词使用最广，下文也将使用"脲原体"一词。脲原体与女性生殖健康关系最为紧密，可引起泌尿生殖道感染，是非淋病奈瑟菌性尿道炎的重要病原体。80%孕妇的生殖道内带有脲原体，因此可经过胎盘感染胎儿而导致早产、死胎，或在分娩时感染新生儿，引起呼吸道感染，此外，还可引起女性不孕症。

一、生物学特点

脲原体可以黏附在不同的人类细胞上，包括红细胞、精细胞和尿道上皮细胞等。它的关键毒力因子是多带抗原，多带抗原是一种暴露在表面的脂蛋白，它与识别受体TLR1、TLR2和TLR6等结合而激活核因子 κB（NFκB）。脲原体表达磷脂酶A和磷脂酶C。羊水中脲原体的存在可促使IL-6、IL-8、IL-10、脑源性神经营养因子、粒-巨噬细胞集落刺激因子、单核细胞趋化蛋白-1、巨噬细胞炎症蛋白-1和基质金属蛋白-9的水平上升，这些都会导致羊膜炎症及促炎症调节因子的产生，如IL-1β、IL-6和最终引起早产的前列腺素等。脲原体还表现出IgA蛋白酶活性，可以破坏黏膜的

IgA，从而使微生物更易定居在黏膜表面。脲原体的尿素酶活性可使它能分解尿素产生氨，由于氨可改变 pH 从而对宿主组织产生毒性。

人感染脲原体后，脲原体开始黏附在泌尿生殖道上皮细胞表面的受体上，通常不进入组织和血液。脲原体引起细胞损害的原因有：①黏附于宿主细胞表面的脲原体从细胞吸收营养，从细胞膜获得脂质和胆固醇，从而引起细胞损伤；②脲原体代谢产生的有毒物质，如溶神经支原体能产生神经毒素，引起细胞膜损伤；③脲原体含有尿素酶，水解尿素产生大量氨，对细胞有毒害作用。脲原体除可黏附于细胞、巨噬细胞表面外，还可以黏附于精子表面，从而阻止精子运动，其产生的神经氨酸酶样物质可干扰精子与卵子的结合，这是脲原体感染引起不育不孕的原因之一。脲原体感染宿主后与其免疫系统相互作用，产生广泛的异常免疫反应，包括多克隆激活 T 细胞和 B 细胞增殖，激活巨噬细胞、NK 细胞和细胞毒 T 细胞的溶细胞活力，并能产生多种器官的自身抗体，刺激淋巴细胞、单核细胞及巨噬细胞产生细胞因子，造成组织损伤。此外，脲原体与宿主各类细胞间相互作用发现，脲原体可逃避宿主的免疫监督，脲原体紧密牢固地吸附于宿主细胞表面，能逃避黏膜纤毛的清除作用及吞噬。细胞的吞噬在无特异性抗体调理前，吞噬细胞的吞噬作用很差，脲原体与宿主细胞膜具有相似的抗原成分而逃避宿主的免疫监控，形成长时间的寄生，而诱发多种疾病。在动物实验中发现，小鼠腹腔巨噬细胞可以杀灭脲原体，而中性粒细胞的作用不大。在体外，IgG1 和 IgG2 抗体有调理作用，可加强巨噬细胞对脲原体的杀伤作用。脲原体对机体的危害主要有以下形式：

1. **损害宿主细胞膜**（damage to host cell membrane） 脲原体不产生强力毒素，在其代谢过程中仅产生中等强度毒素如 H_2O_2 和超氧化物自由基（superoxide radical）等，可导致宿主细胞膜氧化损害。脲原体的脲素酶分解尿素释放的氨亦是一种毒力因子，可能影响组织直接接近活的脲原体。Kim 等发现脲原体感染后在子宫内膜产生的前列腺素 E_2 和 F_{2a} 显著减少，而前列腺素是植入和维持妊娠所必需的。脲原体干扰前列腺素产生，可能是由于其有很强的磷酸脂酶 A_2 活性。脲原体磷酸脂酶能够释放过量的花生四烯酸，导致前列腺素合成的底物抑制，可以影响妊娠或妊娠结局。

2. **致畸和致癌效应**（teratogenesis and oncogenic effect） 缺乏细胞壁的脲原体和宿主细胞膜密切接触，可在局部引起两个膜的融合或是膜成分交换，直接"注入"脲原体细胞质内含物，包括水解酶进入宿主细胞质。因此，脲原体的核酸酶和超氧化物自由基结合可引起致畸效应。外周血白细胞培养中引入发酵支原体会发现姐妹染色体交换增加。脲原体感染的细胞可观察到染色体失常、细胞形态学的改变及对细胞转化的影响。脲原体在感染宿主中既可诱发瘤样生长亦可引起癌症，还可诱发细胞凋亡，使宿主细胞 DNA 分裂成 200 bp 左右大小的多聚体。DNA 片段和细胞凋亡的共同生化特点通常是由于内生的核酸内切酶催化引起的。

3. **黏附宿主细胞**（adhesion to host cell） 大多数人和动物支原体有很强的黏附到呼吸道和泌尿道上皮细胞内层的能力，但是很少侵犯组织。因此，它们被认为是表面寄生物。支原体黏附宿主细胞是感染定居的先决条件，黏附能力消失转变成感染性消失，随着感染性和毒力的恢复，可恢复细胞黏附表型。

脲原体有 2 个生物变种（生物变种 1 和 2），14 个血清型。生物变种 1（biovar 1）又称细小脲原体，生物变种 2（biovar 2）称解脲脲原体，以前称解脲脲原体 T–960 生物变种（*U. urealyticum T-960 biovar*）。人体分离的脲原体主要是生物变种 1（Up），分 3 个亚型，4 个血清型：包括血清型 1、3/14 和 6 型。生物变种 2（Uu）亦分 3 个亚型，包括 10 个血清型：亚型 1 为血清型 2，5，8，9；亚型 2 为血清型 4，10，12，13；亚型 3 为血清型 7，11。细小脲原体和 Uu 与泌尿生殖道感染密切相关。脲原体的基因型与血清型相对应，用常规血清分型方法很难鉴定脲原体血清型和亚型。目前多采用 16S rRNA 和 16S rRNA-23S rRNA 基因区,尿素酶亚单位基因区和多带抗原基因 5′ 端设计系列靶引物,可对脲原体两个生物变种和 14 个血清型、亚型进行基因分型鉴定。Uu 包括 10 个大基因组血清型（大小 0.88~1.2 mbp）；细小脲原体包括 4 个小基因组血清型（0.75~0.76 mbp）。细小脲原体血清变种 3（*U. parvum* serovar 3 str. ATCC 700970，NC_002162）全基因组序列大小 751 719 bp 组成环状染色体, G+C= 25 mol%，与其他任何一种细菌基因组相比，其是最小的序列。其基因组含有 613 个预知蛋白编码基因和 39 个 RNA 编码基因，53% 蛋白编码基因组承担着生物学作用。脲原体含有 5 种蛋白成分：尿素酶、IgA 蛋白酶（immunoglobulin-A protease）、磷脂酶 A 和磷脂酶 C、多带抗原。脲原体的致病作用与其酶的作用机制相关。尿素酶的作用是分解尿素产生氨，IgA 蛋白酶是一种丝氨酸蛋白酶（serine protease）使脲原体能够侵犯泌尿生殖道黏膜,损害免疫系统。脲原体磷脂酶由其改变前列腺素生物合成,引起早产。H_2O_2 作为毒力因子，是肺炎支原体和其他支原体的溶血素。然而，脲原体溶血素活性不受过氧化氢酶抑制，因此，脲原体溶血素活性可能是酶的作用。脲原体有 2 种溶血素（hlyA 和 hlyC）：*hlyC* 基因有一个肺炎支原体相应的直向同源基因，然而肺炎支原体溶解红细胞是 H_2O_2 的作用，而脲原体主要溶血素是 hlyA。hlyA 直向同源基因有溶血素和细胞毒活性的两种作用，可能这是一种新的脲原体毒力因子。

脲原体全基因组序列中有 4 个不同基因组序列或基因区，包括 16S rRNA 基因组、16S-23S rRNA 基因空间区、尿素酶基因亚单位 ureA、ureB、ureC 和多带抗原基因组 5′ 端。在多带抗原 5′ 端基因区内是有差异的，其血清型 3 序列和血清型 4 只有 3 个碱基差异；而血清型 3、14 和血清型 1、6 序列却有显著性差异。细小脲原体和 Uu 生物群之间在 16S rRNA 基因区存在差异< 1% 的位点，176~177 和 180~183，16S rRNA 是高度保守区。尿素酶是脲原体的一种毒力因子，包括尿素酶亚单位基因组 ureA、ureB 和部分 ureC。脲原体多带抗原是感染时的免疫原，是重要的毒力因子，其基因组含有生物群和血清型特异区，它们作为脲原体系统发育研究的靶区。

二、致病性

脲原体是正常生殖道菌群的一部分，其检出率可达 40%~80%，属于机会致病菌，可成为非淋性尿道炎、前列腺炎、尿结石、妇科疾病、不孕不育和新生儿慢性肺部疾病等疾病的致病因素，与多种生殖道疾病发生发展有关。脲原体是男性发生非淋性、非衣原体感染性尿道炎的一个主要致病因素。在印度，有两项研究揭示脲原体在非淋性尿道炎患者中的感染率分别为 11% 和 16.1%。在我国，泌尿生殖道感染患者中脲原体的检出率为 25%~50%，在孕产妇生殖道中的检出率也达到 30% 左右。脲原体在阴道中的定居率范围很宽（8.5%~77.5%），定居率的高低与性活跃度密切相关，特别是拥有多个性伴侣的女性其阴道脲原体检出率高。尽管脲原体在细菌性阴道炎患者中的检出率达到 62%~97%，但它是否为阴道炎致病菌的角色尚不清楚。

在不孕的女性下生殖道中，脲原体感染的检出率较高甚至在盆腔炎患者的输卵管中分离到脲原体，脲原体可附着在精子表面，从而降低精子的运动能力。可从患有绒毛膜羊膜炎的早产孕产妇的羊水中分离到脲原体，它是未足月胎膜早破产妇羊水中鉴定到的最常见微生物。与羊水脲原体阴性的孕妇相比，羊水脲原体阳性的孕妇更易早产。最新的一项研究发现在 150 个胎膜早破的孕妇中，有 96% 的个体感染了解脲支原体。在来自自发早产结局孕妇的胎盘中，脲原体培养阳性率达到 40% 以上，而且显示出组织学绒毛膜羊膜炎。脲原体感染还与其他不良妊娠结局有关，如自发性流产等。

脲原体感染有时还会导致新生儿的呼吸系统疾病，在极低出生体重婴儿（＜1 000 g）的气管抽吸物中脲原体的检出阳性率显著增高。脲原体对新生儿的感染既能发生在子宫内，也可能在出生时被母婴传播。脲原体感染还可能通过干扰正常的视网膜血管形成而导致早产婴儿的视网膜病变。尽管脲原体感染与男性不育之间不存在显著相关性，但不育男性的精子质量受脲原体感染影响，精液浓度和精子活性下降。

脲原体还被认为是 HIV 的协同感染因子，在没有临床症状的伴有尿道炎的 HIV 患者中，脲原体的检出率明显升高。脲原体可降解尿素，使得尿液的 pH 升高，其中的氨可直接损伤尿路上皮，使形成结石的风险显著增加，因此脲原体的感染与感染性尿路结石密切相关，在感染性结石患者的尿中可分离到脲原体，它生活在抗生素不能进入的尿路结石空隙内，因此，持续感染导致结石的快速生长，在数周内可充满部分或整个肾盂。

三、微生物检验

适合脲原体检测的标本包括尿道拭子、尿液、子宫拭子和子宫内膜组织等。带塑料轴的涤纶拭子、藻酸钙及聚酯拭子比常用的棉拭子更合适，因棉拭子对支原体有抑制效应。样本的转运应使用，如 SP4、2SP、PPLO 等肉汤培养基，如果样本不能立即送至实验室处理，需冷藏保存。脲原体被认为是一种安全级别为二级的病原体，因此实验室处理应在不低于二级安全的操作橱中进行。含拭子的 PPLO 肉汤涡旋后丢弃拭子，然后样本于 500 g 离心 30 min，将样本浓缩 10 倍，再用 0.45 μm 膜过滤器过滤。取滤液进行镜检，利用革兰染色排除其他致病菌感染，对于离心后的样本（如羊水），DNA 荧光素（如吖啶橙和 Hoechst33258）染色后镜检可能较有用。培养是脲原体检测的金标准，但脲原体生长缓慢、培养条件苛刻，培养的成功率不高。脲原体培养常用的培养基包括 SP4 肉汤和琼脂、Shepard's 肉汤和琼脂及 PPLO 肉汤和琼脂，培养基中需添加尿素，最佳 pH 为 6.4。脲原体的生长不会使肉汤培养基变混浊，但会使培养基的 pH 升高，使培养基由黄色变成红色。样本接种支原体培养基后应置于 37℃，含 5% CO_2 的培养箱中培养，每 2 日观察 1 次，当培养基变红且未变混浊，可判断为培养阳性。可把培养阳性的肉汤培养接种到琼脂培养基上，解脲支原体可在琼脂培养基上形成煎鸡蛋样菌落。

脲原体的血清诊断方法包括微免疫荧光法、代谢抑制法和酶免疫分析法，但由于脲原体在健康人群中普遍存在，导致抗体滴度变化很难解释疾病状态等，因此，血清学诊断很难达到诊断目的。核苷酸检测因易于操作、快速、准确等特征已成为脲原体检测的最常用方法，基于凝胶电泳的传统 PCR 分析主要靶向 16S rRNA 与 23S rRNA 之间的基因间隔区及尿素酶基因和多带抗原。而 RT-PCR 分析主要靶向尿素酶基因及其亚单位或多带抗原。由于脲原体是健康人群下泌尿生殖道的常见共生体，来源于这些地方的标本获得阳性 PCR 分析结果通常是可预期的，因此，通过实时定量 PCR 分析确定细菌载量的增加是更有价值的临床感染指征。来自男性尿道炎患者的尿道样本、呼吸窘迫症新生儿患者的气管穿刺液和脑脊液细胞增多症新生儿患者的血液或脑脊液及通常为无菌状态位置的样本，若为脲原体 PCR 结果阳性，应考虑为具有临床意义的感染诊断。

四、临床意义

脲原体是人体的黏膜寄生物，亦是人体生殖泌尿道的共生物，可引起尿道炎等一系列泌尿生殖道疾病。此外，免疫力低下的患者可引起脓肿和化脓性关节炎。脲原体感染可成为非淋性尿道炎、前列腺炎、尿结石、妇科疾病、不孕不育和新生儿慢性肺部疾病等的致病因素，因此，了解脲原体的生物学特点和致病性，检出脲原体感染可帮助临床医生确定病因，进行有针对性的治疗，为特定人群提供防止传染的防御措施。

第三节　人型支原体

一、生物学特点

人型支原体与肺炎支原体、生殖支原体和 Uu 一起成为最主要的 4 个支原体物种，人型支原体是第一个分离到的人类支原体物种，其细胞形态及菌落特征与解脲支原体相似，但人型支原体的能量代谢途径较特殊，依赖于精氨酸的降解，这种能量代谢方式在其他已知支原体种属中很少见，它还可以穿透细胞膜进入胞内。人型支原体的基因组序列也于近年来测序完成，其基因组大小为 660~700 kb，其中一株四环素抵抗菌株（ATCC 33131）的基因组大小为 695 214 bp，比早期完成测序的 PG21T 基因组约大 30 kb。

二、致病性

尽管人型支原体存在于人正常菌群中，但当人型支原体载量异常升高或进入到正常无菌的位置则会引起疾病，其和解脲支原体一样属于机会致病菌。人型支原体在阴道炎患者中有较高的检出率，在宫颈炎、子宫内膜炎、盆腔炎、前列腺炎等患者的病理部位也经常检出，大量证据表明人型支原体是这些疾病的致病因子或协同致病因子之一。有 30%~50% 的盆腔炎患者是由沙眼衣原体和淋病奈瑟菌引起的，也有大约 10% 的急性盆腔炎患者是由人型支原体致病的；在细菌性阴道炎患者的阴道刮取物培养物中，人型支原体和解脲支原体的滴度明显升高。孕妇生殖道感染人型支原体通常导致不良的妊娠结局，如绒毛膜羊膜炎、自发性早产和胎膜早破性早产等，孕妇感染人型支原体易母婴传播给胎儿，通常引起胎儿呼吸道感染，导致新生儿呼吸窘迫症。截至 2015 年年底，全球有 8 例感染性心内膜炎患者的患病部位成功地分离到人型支原体，人型支原体可能是其致病因子。人型支原体与男性不育之间是否存在相关性还存在争议，有研究报道，人型支原体感染与男性不育之间不存在显著相关性，而且不会影响不育男性的精子质量。人型支原体的黏附蛋白 P100 和 akaP50 在其侵袭宿主细胞的过程中扮演重要角色，蛋白质的碳端高度可变，可能是导致其黏附能力差异及不完全抗体反应的原因所在。最新的研究鉴定出 2 个蛋白编码基因（*Lmp1* 和 *Lmp-1*）可能与人型支原体感染上产道密切相关。

三、微生物检验

培养人型支原体的基本培养基与脲原体相同，如 PPLO 肉汤等，但需要添加精氨酸，培养基的最佳 pH 为 7.0，由于人型支原体是需氧的，因此只需培养在 37℃培养箱中，不需要 CO_2 环境。人型支原体代谢精氨酸释放氨，使培养基 pH 升高，其生长使培养基由黄变粉红，但培养基不会变混浊。人型支原体的核苷酸检测方面已发展出成熟的 PCR 检测和 RT-PCR 检测法，检测靶序列通常为 16S rRNA 和精氨酸代谢基因，在泌尿生殖道来源的样本中，人型支原体的直接 PCR 检测阳性率约为

15%。人型支原体直接 PCR 检测法较人型支原体培养法更快速、省时省力，适合大量样本的检测。

四、临床意义

人型支原体在阴道炎患者中有较高的检出率，在宫颈炎、子宫内膜炎、盆腔炎、前列腺炎等患者的病理部位也经常检出，大量证据表明人型支原体是这些疾病的致病因子或协同致病因子之一。因此，了解人型支原体的生物学特点和致病性，检出其感染可帮助临床医生确定病因，进行有针对性的治疗，为特定人群提供防止传染的防御措施。

（刘本荣　熊玉娟）

参考文献

郑拉洁，苏卫东，黄育丹. 34 周以下早产儿解脲脲原体感染临床特征分析. 临床儿科杂志，2016，34（1）：1-6.

周运恒，马红霞，石晓星，等. 人型支原体合并解脲脲原体感染的检出率和耐药性分析. 中国感染与化疗杂志，2014，14（1）：11-14.

Allen-Daniels M J，Serrano M J，Pflugner L P，et al. Identification of a gene in Mycoplasma hominis associated with preterm birth and microbial burden in intra-amniotic infection. Am J ObstetGynecol，2015，212（6）：779.e1-779.e13.

Calcutt M J，Foecking M F. Complete Genome Sequence of Mycoplasma hominis Strain Sprott（ATCC 33131），Isolated from a Patient with Nongonococcal Urethritis. Genome Announc，2015，3（4）：e00771-e00815.

Capoccia R，Greub G，Baud D. Ureaplasma urealyticum，Mycoplasma hominis and adverse pregnancy outcomes. Current Opinion in Infectious Diseases，2013，26（3）：231-240.

Citti C，Blanchard A. Mycoplasmas and their host：emerging and re-emerging minimal pathogens. Trends in Microbiology，2013，21（4）：196-203.

Fanfair R N，Workowski K A. Clinical update in sexually transmitted diseases-2014. Cleveland Clinic Journal of Medicine，2014，81（2）：91-101.

Gagneuxbrunon A，Grattard F，Morel J，et al. Mycoplasma hominis，a Rare but True Cause of Infective Endocarditis. Journal of Clinical Microbiology，2015，53（9）：3068-3071.

Hartmann M. Genital Mycoplasmas. Journal of the German Society of Dematology，2009，7：371-378.

Huang C，Long X，Shuang J，et al. Ureaplasma urealyticum，and Mycoplasma hominis，infections and semen quality in 19 098 infertile men in China. World Journal of Urology，2016，34（7）：1039-1044.

Jensen J S，Borre M B，Dohn B. Detection of Mycoplasma genitalium by PCR amplification of the 16S rRNA gene. Journal of Clinical Microbiology，2003，41（1）：261-266.

Ken B. Waites，Cécile Bébéar. Manual of Commercial Methods in Clinical Microbiology：Mycoplasma. International Edition，2nd ed. John Wiley & Sons，Inc.，2016.

Kokkayil P，Dhawan B. Ureaplasma：Current perspectives. Indian J Med Microbiol 2015（33）：205-214.

Ona S，Molina R L，Diouf K. Mycoplasma genitalium：An Overlooked Sexually Transmitted Pathogen in Women? Infectious Diseases in Obstetrics & Gynecology，2016，2016（3）：1-9.

Shipitsyna E，Savicheva A，Solokovskiy E，et al. Guidelines for the laboratory diagnosis of mycoplasma genitalium infections in East European countries. Acta Dermato-Venereologica，2010，15（44）：461-467.

第十章

螺旋体感染

第一节　梅毒螺旋体

梅毒螺旋体包括致病性和非致病性两大类。对人致病的有苍白密螺旋体（*Treponemata pallidum*）和品他密螺旋体（*T. carateum*）2 个种。苍白密螺旋体又分 3 个亚种：苍白亚种（subsp. *pallidum*）、地方亚种（subsp. *endemicum*）和极细亚种（subsp. *pertenue*），分别引起人类梅毒、地方性梅毒和雅司病。品他密螺旋体引起人类品他病。

一、生物学特性

（一）形态特性

梅毒螺旋体长为 6~15 nm，宽约 0.1 nm，有 8~14 个致密而规则的螺旋，两端尖直，运动活泼。梅毒螺旋体基本结构由外至内分别为外膜、细胞壁、3~4 根内鞭毛及细胞膜包绕的原生质体，内鞭毛能使梅毒螺旋体进行移行、屈伸、滚动等方式运动，革兰染色阴性，但不易着色，用 Fontana 镀银染色法染成棕色，常用暗视野显微镜直接观察悬滴标本中的梅毒螺旋体。

（二）培养特性

梅毒螺旋体不能在无生命的人工培养基中生长繁殖。Nichols 株对人和家兔有致病性，接种家兔睾丸或眼前房能缓慢繁殖并保持毒力，若将其转种至含多种 M 基酸的兔睾丸组织碎片中，在厌氧条件下虽能生长繁殖，但失去致病力，此种菌株称为 Reiter 株。Nichols 株和 Reiter 株可作为梅毒血清学检查法的诊断抗原。采用棉尾兔（cottontail rabbit）上皮细胞，在微需氧条件下（1.5% O_2、5% CO_2、93.5% N_2）33℃培养时，梅毒螺旋体可生长繁殖并保持毒力。

（三）抗原构造

梅毒螺旋体抗原主要有分子质量分别为 15 kDa、17 kDa、34 kDa、44 kDa、47 kDa、10 kDa 等的外膜蛋白，其中 47 kDa 外膜蛋白（TpN47）表达量最高，且免疫原性较强，其次为 TpN5 和 TpN17。鞭毛蛋白是由 33 kDa、33.5 kDa 核心蛋白亚单位和 37 kDa 鞘膜蛋白亚单位组成的聚合结构，其中 37 kDa 鞘膜蛋白亚单位含量高且免疫原性强。梅毒螺旋体 Nichols 株染色体基因组为一个 1 138 011 bp

的环状 DNA。

（四）抵抗力

梅毒螺旋体抵抗力极弱，对温度和干燥特别敏感，离体后干燥 1~2 h 或 50℃加热 5 min 即死亡。血液中的梅毒螺旋体 4℃放置 3 日可死亡，故血库 4℃，冰箱储存 3 日以上的血液通常无传染梅毒的风险。其对化学消毒剂敏感，1%~2% 苯酚处理数分钟即死亡，对青霉素、四环素、红霉素敏感。

二、致病性和免疫性

（一）致病性

1. **致病物质**　梅毒螺旋体有很强侵袭力，但尚未证明其具有内毒素和外毒素，对其毒力因子和致病机制了解甚少。有关致病物质有：①荚膜样物质（capsule-like substance），为菌体表面的黏多糖和唾液酸，可阻止抗体与菌体结合、抑制补体激活及补体溶菌作用、干扰单核巨噬细胞吞噬作用，有利于梅毒螺旋体在宿主体内存活和扩散。梅毒患者常出现的免疫抑制现象被认为与荚膜样物质有关。②黏附因子（adhesion factor），一些梅毒螺旋体外膜蛋白具有黏附作用，其受体主要是细胞外基质中的纤维连接蛋白（FN）和层粘连蛋白。③透明质酸酶（hyaluronidase），能分解组织、细胞外基质、血管基底膜中的透明质酸，有利于梅毒螺旋体的侵袭和播散。④病理性体液和细胞免疫反应也参与了梅毒螺旋体致病过程，如Ⅱ期梅毒患者血液中常出现梅毒螺旋体相关的免疫复合物、Ⅲ期梅毒患者出现树胶肿等。

2. **所致疾病**　梅毒螺旋体只感染人类引起梅毒，梅毒患者是唯一的传染源。梅毒一般分为后天性（获得性）和先天性两种，前者通过性接触传染，称为性病梅毒，后者从母体通过胎盘传染给胎儿。人输入含梅毒螺旋体的血液或血制品，可引起输血后梅毒。

3. **获得性梅毒**　临床上可分为三期，表现为发作、潜伏和再发作交替的现象。

（1）Ⅰ期梅毒：梅毒螺旋体经皮肤黏膜感染后 2~10 周，局部出现无痛性硬下疳（hard chancre），多见于外生殖器，也可见于肛门和直肠。硬下疳溃疡渗出液中有大量梅毒螺旋体，传染性极强。此期持续约 2 个月，硬下疳常可自愈。进入血液中的梅毒螺旋体潜伏于体内，经 2~3 个月无症状的潜伏期后进入第二期。

（2）Ⅱ期梅毒：全身皮肤及黏膜出现梅毒疹，主要见于躯干及四肢。全身淋巴结肿大，有时累及骨、关节、眼和中枢神经系统，梅毒疹和淋巴结中有大量梅毒螺旋体，部分患者梅毒疹可反复出现数次。Ⅱ期梅毒患者未经治疗，3 周~3 个月后体征也可消退，其中多数患者发展成Ⅲ期梅毒。从出现硬下疳至梅毒疹消失后 1 年的Ⅰ、Ⅱ期梅毒，又称为早期梅毒，传染性强，但组织破坏性较小。

（3）Ⅲ期梅毒：又称晚期梅毒，多发生于初次感染 2 年后，也可见潜伏期长达 10~15 年的患者。此期病变波及全身组织和器官，呈现为慢性炎性损伤，常见损害为慢性肉芽肿，局部组织可因动脉内膜炎所引起的缺血而坏死，以神经梅毒和心血管梅毒最为常见，皮肤、肝、脾和骨骼可被累及，导致动脉瘤、脊髓痨或全身麻痹等。此期病灶内梅毒螺旋体少、传染性小，但组织破坏性大、病程长，疾病损害呈进展和消退交替出现，可危及生命。

4. **先天性梅毒**　是梅毒孕妇患者的梅毒螺旋体通过胎盘进入胎儿体内引起的全身感染，可导致流产、早产或死胎，新生儿出生后可有皮肤病变、马鞍鼻、锯齿形牙、间质性角膜炎、先天性耳聋等特殊体征，俗称"梅毒儿"。

（二）免疫性

梅毒的免疫为传染性免疫或有菌性免疫，即感染梅毒螺旋体的个体对梅毒螺旋体的再感染有抵抗力，若梅毒螺旋体被清除，免疫力也随之消失。梅毒螺旋体侵入机体后，首先可被中性粒细胞和单核巨噬细胞吞噬，但不一定被杀死，只有在特异性抗体及补体协同下，吞噬细胞可杀灭梅毒螺旋体。疾病后期感染的机体可产生特异性细胞免疫和体液免疫，其中以Ⅳ型超敏反应为主的细胞免疫抗梅毒螺旋体感染作用较大。在梅毒螺旋体感染的所有阶段，患者可产生梅毒螺旋体抗体和心磷脂抗体。梅毒螺旋体抗体可在补体存在的条件下，杀死或溶解梅毒螺旋体，同时对吞噬细胞有调理作用。心磷脂抗体又称反应素（reagin），能与生物组织中的某些脂质发生反应，无保护作用，仅用于梅毒血清学诊断。此外，梅毒患者体内常发现有多种自身抗体，如抗淋巴细胞抗体、RF、冷凝集素等，这提示可能存在自身免疫反应。

三、微生物学检查

（一）病原学检查

病原学检查的最适标本是首先硬下疳渗出液，其次是梅毒疹渗出液或局部淋巴结抽出液，可用暗视野显微镜观察有动力的梅毒螺旋体，也可用直接免疫荧光或 ELISA 法检查。组织切片标本可用 Fontana 镀银染色法染色后镜检。

（二）血清学试验

1. 非螺旋体抗原试验　用正常牛心肌的心脂质（cardiolipin）作为抗原，测定患者血清中的反应素（抗脂质抗体）。国内常用快速血浆反应素试验（rapid plasma reagin test，RPRtest）和甲苯胺红不加热血清试验（tolulized red unheated serum test，TRUST），前者以碳颗粒作为载体，结果呈黑色，后者以甲苯胺红为载体，结果呈红色，均用于梅毒初筛。性病研究实验室实验（venereal disease reference laboratory，VDRL）是神经性梅毒唯一的血清学诊断方法，也可用于梅毒初筛，但国内使用极少。因上述试验采用非特异性抗原，故一些非梅毒疾病如红斑性狼疮、类风湿关节炎、疟疾、麻风、麻疹等患者血清也可呈现假阳性结果，必须结合临床资料进行判断和分析。

2. 螺旋体抗原试验　采用梅毒螺旋体 Nichols 株或 Reiter 株作为抗原检测患者血清中特异性抗体，这种方法特异性高但操作烦琐。国内主要采用的螺旋体抗原试验有梅毒螺旋体血凝试验（treponema pallidum hemagglutination assay test，TPHA test）、梅毒螺旋体明胶凝集试验（treponemal pallidum particleagglutination assay test，TPPA test）、微量血凝试验梅毒螺旋体抗体微量血凝试验（microhemagglutination assay for antibody of Treponema test，MHA-TP test）、荧光密螺旋体抗体吸收试验（fluorescent treponemal antibody-absorption test，FTA-ABS test）等。梅毒螺旋体制动（treponemal pallidum immobilizing，TPI）试验用于检测血清标本中是否存在能抑制梅毒螺旋体活动的特异性抗体，虽有较高特异性，但需使用大量的活梅毒螺旋体，现已少用。此外，近年来报道用单一或多种重组 TpN 蛋白为抗原建立的 ELISA 或梅毒螺旋体 IgG 抗体捕获 ELISA、免疫印记迹法等，也有良好的检测效果。由于新生儿先天性梅毒易受过继免疫的抗体干扰，部分患儿不产生特异性 IgM，故诊断较为困难。当脐血特异性抗体明显高于母体、患儿有较高水平特异性抗体或抗体效价持续上升时才有辅助临床诊断价值。

第二节　回归热螺旋体

　　回归热螺旋体是引起回归热的病原体。根据传播媒介昆虫的不同,回归热可分为两类:一类为虱传回归热,或称流行性回归热;另一类为蜱传回归热,又称地方性回归热。我国流行的回归热主要是虱传回归热。回归热的临床特点有急起急退的高热、全身肌肉酸痛、一次或多次复发、肝脾大,重症可出现黄疸和出血倾向。流行性回归热主要通过体虱在人类中传播。当虱吸吮患者血液后,螺旋体从中肠进入血液、淋巴大量繁殖,不进入唾液和卵巢。螺旋体经皮肤创伤进入人体,在血流中大量繁殖。患者高热持续 3~4 日后热退,隔 1 周左右又高热;反复发作 3~9 次,亦有多达十余次者。地方性回归热主要通过软蜱传播,储存宿主是啮齿类动物。螺旋体在蜱的体腔、唾液、粪便内均可存在,以卵传代。故蜱叮咬人后,病原体可直接从皮肤创口注入体内。地方性回归热的病程及临床表现与流行性回归热相似,只是病程较短、症状较轻。回归热螺旋体的检查可取发热期外周血制成湿片,暗视野显微镜检查可见螺旋体运动活泼;直接涂片后吉姆萨染色或瑞特染色(Wright 染色),镜检可见螺旋体长为红细胞直径的 2~4 倍,螺旋稀疏不规则,呈波状。如果发热期未能查到螺旋体,取抗凝血 0.2~1 mL 接种乳鼠腹腔,每日取尾静脉血镜检,1~3 日可查到大量疏螺旋体为阳性;也可用 BSK(Barbour-Stoenner-Kelly)复合培养基培养蜱或患者血液中的回归热螺旋体。回归热螺旋体的抗原易自发变异,血清学诊断十分困难。

一、生物学性状

(一)形态特性

　　回归热螺旋体长为 10~30 μm,宽约 0.3 μm,有 3~10 个不规则的螺旋,运动活泼,革兰染色阴性,吉姆萨染色呈紫红色,瑞特染色呈棕红色。

(二)培养特性

　　回归热螺旋体微需氧,最适生长温度为 28~30℃,在含血液、血清或动物蛋白的液体培养基上能生长,但分裂繁殖一代约需 18 h,在体外传数代后,其致病性丧失。其在鸡胚绒毛尿囊膜上生长良好。

(三)抗原结构

　　回归热螺旋体含有类属抗原和特异性抗原,但抗原性极易变异。在病程中,同一个患者体内可以分离出几种抗原结构不同的变异株。

二、致病性和免疫性

(一)致病性

　　回归热螺旋体潜伏期为 3~10 日,之后患者出现高热,持续 3~5 日退热,约 1 周后又出现高热,如此反复发作达 3~10 次。患者的表现以急起急退的反复周期性高热、全身肌肉酸痛、肝脾大为临床特点,重症可出现黄疸和出血倾向。

(二)免疫性

　　回归热螺旋体感染后可以产生高浓度的抗体,与补体协同可裂解回归热螺旋体。但回归热螺旋体外膜蛋白极易发生变异，所形成的突变株可以逃避抗体的攻击，突变株繁殖到一定数量时则引起第二次高热。如此反复多次，直至机体产生的多种特异性抗体能对各种变异株发挥作用，回归热螺旋体方被清除。感染回归热螺旋体后免疫力维持时间短暂。

三、微生物学检查

采集发热期的外周血标本，直接涂片后进行吉姆萨染色，光镜下可见比红细胞长数倍、并且有疏松螺旋的螺旋体（退热期血液中常无螺旋体）。

第三节　伯氏疏螺旋体

伯氏疏螺旋体（*Borrelia burgdorferi*）是莱姆病的病原体。莱姆病最初于 1977 年在美国康涅狄格州的莱姆镇发现。5 年后 Burgdorferi 从硬蜱体内和患者身上分离出伯氏疏螺旋体，并证实莱姆病为蜱媒传染病。该病分布广泛，全球已有 70 多个国家报告发现该病。目前，我国已证实多个省和自治区人群中存在莱姆病的感染。

一、生物学特性

（一）形态特点

伯氏疏螺旋体长 10~40 μm，宽 0.1~0.3 μm，两端稍尖，运动活泼，有扭转、翻滚、抖动等多种运动方式。在培养基中数个螺旋体可不规则地缠绕一起呈卷圈状。不同菌种周浆鞭毛数为 2~100 个。周浆鞭毛与运动有关。革兰染色阴性，但不易着色。Fontana 镀银染色、吉姆萨染色或瑞特染色较好。

（二）培养特性

伯氏疏螺旋体营养要求高，培养基需含有长链饱和与不饱和脂肪酸、葡萄糖、氨基酸残基和牛血清蛋白等。其需氧或微需氧，5%~10% CO_2 促进生长，适宜温度为 35℃。它生长缓慢，在液体培养基中分裂一代至少需要 6~18 h，一般需培养 1~3 周方可观察到生长。在 1% 软琼脂固体培养基中的菌落常生长呈细小、边缘整齐、直径 0.5 μm~1 mm 的菌落。

（三）抵抗力

伯氏疏螺旋体抵抗力弱，60℃ 1~3 min 即死亡，用 0.2% 甲酚皂或 1% 苯酚处理 5~10 min 即被杀死，对青霉素、红霉素等敏感。

二、致病性

（一）致病物质

伯氏疏螺旋体致病物质及其作用机制迄今尚未完全明了，主要是表面黏附蛋白和内毒素等多种因素综合作用的结果。

1. 表面黏附蛋白　伯氏疏螺旋体表面有 OspB 等黏附蛋白，这些黏附蛋白使其具有黏附并侵入某些组织细胞的能力，将伯氏螺旋体加至人皮肤或成纤维细胞。螺旋体也能黏附到人脐带静脉内皮细胞。

2. 内毒素样物质　伯氏疏螺旋体细胞壁中有多糖磷脂复合物（LPS）组分，具有内毒素作用。伯氏疏螺旋体新分离株对小鼠毒力强，在人工培养基中多次传代后可丧失毒力。

（二）所致疾病

莱姆病是一种由伯氏疏螺旋体感染引起的自然疫源性传染病。病原体的储存宿主主要是野生和驯养的小型哺乳动物和鸟类，硬蜱是主要传播媒介。伯氏疏螺旋体在蜱的中肠生长繁殖，当蜱叮咬宿主时，可通过染有病原体的肠内容物反流、唾液或粪便传播该病原体。

莱姆病是一种全身感染的慢性疾病。患者的个体差异明显，轻者可为亚临床感染或仅累及单个系统，严重者可同时出现皮肤、神经系统、关节、心脏等多脏器损害。人被硬蜱叮咬后，伯氏疏螺旋体在局部繁殖，经 3~30 日潜伏期，在叮咬部位出现一个或数个慢性移行性红斑，伴头痛、发热、肌肉和关节疼痛。随后红斑逐渐扩大，形成外缘有鲜红边界、中央呈退行性变的圆形皮损，皮损直径可达 5~50 mm；一般 2~3 周后皮损自行消退，偶留有瘢痕或色素沉着。晚期主要表现为慢性关节炎、慢性神经系统或皮肤异常。未经治疗的莱姆病患者，约 80% 可发展至晚期，时间长短不一，可在发病后约 1 周内出现，也可超过 2 年后出现，主要表现为慢性关节炎、周围神经炎和慢性萎缩性肌皮炎。

（三）免疫性

伯氏疏螺旋体感染主要依赖特异性体液免疫，感染后可产生特异性抗体，但抗体应答迟缓。

三、微生物学检查

伯氏疏螺旋体的培养和直接镜检较为困难，目前诊断莱姆病主要依靠血清学试验和分子生物学检验技术。

（一）标本采集

标本采集为早期取病损皮肤组织、淋巴结抽出液、血液、关节滑膜液、脑脊液、尿液等。

（二）直接检查

直接检查是指用暗视野显微镜直接观察标本中的伯氏疏螺旋体的形态和运动，该法简便、直观。因患者标本内螺旋体数量太少，故阳性率低，诊断价值不大，可作为一种辅助检测手段。

（三）血清学检测

血清学检测是诊断莱姆病的主要方法。检测患者血清和脑脊液中的抗体可用 ELISA 及间接免疫荧光抗体试验等。伯氏疏螺旋体抗体常用 ELISA 检测 IgM 和 IgG，结果可疑者再用免疫印迹（Western Blot，WB）法加以证实。

（四）分子生物学检测

分子生物学检测可从皮肤、血液、脑脊液等中分离出多种临床标本，用 PCR 技术检测标本中伯氏疏螺旋体的特异 DNA 序列，该法具有快速且敏感性高的特点。

（五）分离培养与鉴定

从感染蜱中分离螺旋体较易，而从破损皮肤中分离较难。体外培养可将标本接种在 BSK 复合培养基中，35℃培养 2~3 周，观察其生长情况（少数需培养至 12 周）。其间，定期用暗视野显微镜检查，阴性可盲传一次。

第四节　钩端螺旋体

钩端螺旋体属种类较多,包括问号钩端螺旋体(*Leptospira interrogans*)和腐生性双曲钩端螺旋体(*L. bijexa*),并陆续有新种发现。其中,问号钩端螺旋体能感染人和动物,引起人畜共患的钩端螺旋体病,腐生性双曲钩端螺旋体为无致病性腐生微生物。

一、生物学特性

（一）形态特性

钩端螺旋体长为 6~12 μm,宽为 0.1~0.2 μm,螺旋细密而规则,形似细小珍珠排列的细链。其菌体一端或两端呈钩状,运动活泼,常呈“C”“S”或“8”字形。电镜下观察钩端螺旋体为圆柱状,最外层为外膜,其内为螺旋状的肽聚糖层和细胞膜包绕的原生质,有两根细丝位于外膜和肽聚糖层之间,各由一端伸展至菌体中央,但不重叠。革兰染色阴性,但不易着色。Fontana 镀银染色法,Fontana 钩端螺旋体被染成棕褐色。暗视野显微镜下可见钩端螺旋活泼的旋转运动。

（二）培养特性

钩端螺旋体培养要求较高,常用 Korthof 培养基,需加 10% 兔血清或牛血清,血清除促进钩端螺旋体生长外,还能中和其在代谢过程中产生的毒性物质;需氧或微需氧;适宜生长温度为 28~30℃。人工培养基中生长缓慢,分裂一次需 6~8 h。其在液体培养基中,培养 1~2 周,呈半透明云雾状生长;在固体培养基上,培养 1~3 周,可形成透明、不规则、扁平、直径约 2 mm 的菌落。

钩端螺旋体对热抵抗力弱,60℃即死亡:0.2% 甲酚皂溶液、1:2 000 氯化汞、1% 石炭酸处理 10~30 min 被杀灭;此螺旋体对青霉素敏感。在湿土或水中可存活数月,这对本菌的传播有重要意义。

二、致病性

钩端螺旋体主要以猪和鼠类为储存宿主,动物感染问号钩端螺旋体后可在肾脏中长期存活并持续通过排尿污染水和土壤。人接触污染的水和土壤而感染。

（一）致病物质

1. **内毒素样物质**　钩端螺旋体的细胞壁中含有内毒素样物质（endotoxin-like substance, ELS）或称脂多糖样物质（lipopolysaccharide-like substance, LLS）,其引起的病理变化与内毒素相似,只是活性较低。重症患者的症状与病变亦与革兰阴性菌内毒素血症类同。

2. **溶血素**　波摩那型、犬型、七日热型等钩端螺旋体可产生溶血素,能破坏人、牛、羊和豚鼠红细胞膜而溶血。溶血素不耐热,56℃ 30 min 失活,对氧稳定;可被胰蛋白酶破坏;注入人体可导致出血、贫血、肝大、黄疸。

3. **细胞毒性因子**　钩端螺旋体患者急性期血浆中存在一种细胞毒性因子（cytotoxicity factor, CTF）,可致小鼠肌肉痉挛、呼吸困难而死。

（二）所致疾病

钩端螺旋体病简称钩体病,是一种人畜共患传染病;孕妇感染钩端螺旋体也可感染胎儿,导致流产。

钩端螺旋体能穿透完整的黏膜或经皮肤破损处进入人体，进入后即在局部迅速繁殖，并经淋巴系统或直接进入血循环引起菌血症。随后可侵入肝、脾、肾、中枢神经等，引起组织和器官的损伤。由于钩端螺旋体的血清型别不同、毒力不一，宿主免疫水平差异，临床表现轻重相差甚大。轻者类似感冒，仅出现自限性发热；重者可有明显的肝、肾、中枢神经系统损害，肺大出血、黄疸、休克甚至死亡。钩端螺旋体病的特点是起病急、高热、乏力、全身酸痛、眼结膜充血、腓肠肌压痛、浅表淋巴结肿大等。

（三）免疫性

钩端螺旋体感染 1~2 周后，机体可产生特异性抗体。特异性抗体有调理、凝集和溶解钩端螺旋体和增强单核巨噬细胞的吞噬作用。这种特异性抗体主要依赖特异性体液免疫，具有一定的保护作用。

三、微生物学检查

（一）标本采集

钩端螺旋体可从临床标本和自然界的水中分离获得。临床标本主要包括血液、尿液、脑脊液和房水。发病早期（1周内）取血液，2周后取尿液，有脑膜刺激者取脑脊液，有眼部并发症者可取眼房水，用于钩端螺旋体的病原学检查。

（二）直接检查

将标本行差速离心集菌后做暗视野显微镜检查，或用 Fontana 镀银染色法染色后镜检。染色法检查，以提高特异性和敏感性。

（三）血清学检测

血清学检测要采集病程早、晚期双份血清，一般在病初和发病后第 3~4 周各采 1 次。有脑膜刺激症状者采取脑脊液检测特异抗体。

（四）分子生物学检测

用 PCR 技术、同位素或生物素标记的 DNA 探针技术检测钩端螺旋体 DNA 片段，较培养法快速、敏感。此外，限制性内切酶指纹图谱可用于钩端螺旋体的鉴定、分型及抗原变异研究。

（五）分离培养与鉴定

将每份血液标本接种 2~3 管 Korthof 培养基 28℃培养。多数阳性标本在 1~2 周可见培养液呈轻度混浊，以暗视野显微镜检查有无钩端螺旋体存在。尿液标本一般需离心后取沉渣接种 2~4 管 Korthof 培养基，且培养基中需加抑菌剂（5- 氟尿嘧啶）。

（周永年　张丽中　周　燕）

参考文献

李明远，徐志凯. 医学微生物学. 北京：人民卫生出版社，2015：224-231.

刘运德，楼永良，王辉，等. 临床微生物学检验技术. 北京：人民卫生出版社，2015：257-266.

刘志云，郝琴，万康林. 莱姆病的免疫学研究进展. 中国人兽共患病学报，2010，26（10）：960-962.

戚中田. 医学微生物学. 北京：科学出版社，2015：182-191.

杨吉飞，关贵全，牛庆丽，等. 环介导恒温扩增对莱姆病病原伯氏疏螺旋体的分型鉴定. 微生物学通报，2010，37（6）：866-871.

Castro R，Prieto E S，Santo I，et al. Evaluation of an Enzyme Immunoassay Technique for Detection of Antibodies against Treponema pallidum. J Clin Microbiol，2003，41（1）：250-253.

第十一章

真菌性感染

第一节　真菌的生物学特性

真菌（fungus）是一类具有典型细胞核，有核膜和核仁，胞质内有完整的细胞器，不含叶绿素，无光合作用，细胞壁含有壳多糖和 β–D– 葡聚糖的真核细胞型微生物。真菌分布广泛，种类繁多，估计自然界中共有 150 万种以上，目前已被人类发现和描述过的有 10 万余种，其中大部分对人体无害甚至有利。与人类和动物疾病相关的真菌有 500 余种，能引起人类感染性、中毒性及变态反应性疾病的致病真菌有 50 余种。近年来，抗菌药物、免疫抑制剂及肿瘤药物等的广泛应用，导致机体菌群失调和免疫功能降低，从而使条件致病真菌感染明显增加。

真菌门分为 5 个亚门，分别为鞭毛菌亚门（Mastigomycotina）、接合菌亚门（Zygomycotina）、子囊菌亚门（Ascomycotina）、担子菌亚门（Basidiomycotina）和半知菌亚门（Deuteromycotina）。

真菌按形态可分为单细胞和多细胞两类。单细胞真菌主要为酵母菌（yeast）和酵母样菌（yeast-like），菌体呈圆形或卵圆形，其形成的菌落为酵母菌型或类酵母菌型，临床常见的有假丝酵母菌和新型隐球酵母菌（cryptococcus neoformans）。多细胞真菌由菌丝和孢子组成，菌丝伸长分支，交织成团形成菌丝体（mycelium），并长有各种孢子，这类真菌称为丝状菌（filamentous fungus），俗称霉菌。其形成的菌落为丝状型，对人致病的有皮肤癣菌等。有些真菌可因营养、温度、氧气等环境条件的改变，而两种形态发生互变，称为二相性（dimorphic）。真菌的菌落形态、颜色变化及真菌不同生长时期的镜下特征是正确鉴定的重要依据。

一、真菌的镜下形态

（一）菌丝

1. 菌丝特性　菌丝是由孢子出芽形成的。孢子在环境适宜的条件下长出芽管，逐渐延长呈丝状即菌丝，横径一般为 5~6 μm，显微镜下菌丝的形态不同，如螺旋状、球拍状、结节状、鹿角状、破梳状等，可作为鉴别真菌的重要标志。当菌丝不断生长、分支并交织成团时，被称为菌丝体。

2. 菌丝结构　菌丝按结构分为有隔菌丝和无隔菌丝：①有隔菌丝（septate），菌丝在一定的间距形成横隔，称为隔膜（septum），它把菌丝分成多个细胞，每一个细胞含有一个至数个核，隔膜中有小孔，可使细胞质与细胞核从一个细胞流到另一个细胞。绝大部分的病原性真菌为有隔菌丝，如皮肤癣菌、曲霉等。②无隔菌丝（nonseptate hypha），菌丝中无横隔，但其内有多个核，整条菌丝就是一个多核单细胞，如毛霉和根霉。

3. 菌丝功能　菌丝按其功能可分为以下三类：①营养菌丝（vegetative mycelium），是指深入到培养基内或从被寄生的组织中吸取营养物质的菌丝。②气生菌丝（aerial mycelium），是指向空气中生长的菌丝。③生殖菌丝（reproductive mycelium），是指气生菌丝体发育到一定阶段可产生孢子的那部分菌丝。

（二）孢子

孢子是真菌的繁殖结构，是由生殖菌丝产生的一种繁殖体，分为有性孢子和无性孢子两类。病原性真菌大多是通过形成无性孢子而繁殖。无性孢子按形态不同分为三种。

1. 分生孢子（conidium）　是真菌中最常见的一种无性孢子，由生殖菌丝末端的细胞分裂或收缩形成，也可由菌丝侧面出芽形成。分生孢子又分为大分生孢子（macroconidium）和小分生孢子（microconidium）两种：①大分生孢子，由多个细胞组成，体积较大，多呈梭状、棒状或梨状；②小分生孢子，仅由一个细胞构成，体积小。

2. 叶状孢子（thallospore）　由菌丝内细胞直接形成，有三种类型：①芽生孢子（blastospore），由细胞出芽生成，多数芽生孢子生长到一定大小即与母体脱离，若不脱离，形成菌丝状，被称为假菌丝，隐球酵母菌和假丝酵母菌等是以芽生孢子的方式繁殖，假丝酵母菌易形成假菌丝。②厚膜孢子（chlamydospore）由菌丝内胞质浓缩、胞壁增厚形成，是真菌抵抗环境而形成的一种孢子形式，其代谢降低，抵抗力增强。厚膜孢子在适宜的条件下又可出芽繁殖。大多数真菌在不利环境中都能形成厚膜孢子。③关节孢子（arthrospore），由菌丝细胞壁变厚并分隔成长方形的节段而形成，多出现于陈旧的培养物中。

3. 孢子囊孢子（sporangiospore）　菌丝末端膨大形成孢子囊，内含许多孢子，孢子成熟后则破囊而出，如毛霉、根霉等形成孢子囊孢子。此外，尚有有性孢子，分为卵孢子、结合孢子、子囊孢子和担孢子，多见于非致病性真菌。

二、真菌的菌落特征

（一）酵母样菌落

酵母样菌落形态与一般细菌菌落相似，但较大些，菌落表面光滑、湿润、柔软、边缘整齐、奶酪样。菌细胞以单细胞芽生方式繁殖，不形成真、假菌丝。新型隐球菌的菌落属于此型。有些单细胞性真菌孢子出芽形成芽管，芽管延长不与母细胞脱离，形成假菌丝。假菌丝由菌落向培养基深部生长，这种菌落称为类酵母型（或酵母样）菌落，如念珠菌属的多种菌种。

（二）丝状型菌落

丝状型菌落是多细胞真菌的菌落形式，由许多芽管、分支的菌丝体和分生孢子组成。菌落呈羊毛状、鹅毛状、棉絮状、绒毛状和粉末状，正反面呈不同的颜色。曲霉、青霉、毛霉和皮肤癣菌等的菌落属于此型。丝状型菌落的形态、结构和颜色常作为鉴别真菌的依据。

二相性真菌在35~37℃条件下培养，在体内或在含动物蛋白的培养基上可形成酵母型菌落；在22~28℃条件下培养，在普通培养基上可形成丝状型菌落如马尔尼菲蓝状菌、组织胞质菌、粗球孢子菌、副球孢子菌和申克孢子菌等。

三、真菌的培养特性

真菌的营养要求不高，在一般的细菌培养基上能生长。常用沙氏培养基培养，pH 为 4.0~6.0，需较高的湿度与氧气。浅部病原性真菌的最适培养温度为 22~28℃，生长缓慢，1~4 周才出现典型菌落。某些深部病原性真菌一般在 37℃生长最好，生长速度快，经 3~4 日即可长出菌落，其营养要求和培养条件与一般病原性细菌相似。由于细菌和污染真菌生长快速而影响病原性真菌的检出，分离培养真菌时常在沙氏培养基中加入一定量的氯霉素和放线菌酮，前者用于抑制细菌，后者用于抑制污染真菌的生长。

四、真菌的变异性

真菌易发生变异，在人工培养基中多次传代或孵育过久，可出现形态结构、菌落性状、色素及毒力等改变，用不同的培养基或不同温度培养真菌，其性状都有改变。

五、真菌的抵抗力

真菌对干燥、阳光、紫外线及一般化学消毒剂有耐受力，对热敏感，一般 60℃ 1 h 可杀死真菌菌丝和孢子，100℃时大部分真菌在短时间内死亡。真菌对常用抗细菌的抗生素不敏感，灰黄霉素、制霉菌素、两性霉素 B、克霉唑等对部分真菌有抑制作用。

第二节　假丝酵母菌属

假丝酵母菌属又称念珠菌属，有 150 多个种，常见致病的有 11 种，如白色假丝酵母菌、热带假丝酵母菌、克柔假丝酵母菌、光滑假丝酵母菌、近平滑假丝酵母菌、星形假丝酵母菌、克菲假丝酵母菌（*C.kefyr*）、季也蒙假丝酵母菌、维斯假丝酵母菌（*C.viswanathii*）、葡萄牙假丝酵母菌、都柏林假丝酵母菌等，其中以白色假丝酵母菌为最常见的致病菌。

一、白色假丝酵母菌

白色假丝酵母菌又称为白色念珠菌，广泛分布于自然界，通常存在于人的体表、口腔、上呼吸道、肠道和阴道黏膜上，一般在正常机体中数量少，与机体处于共生状态，不引起疾病，为条件致病性真菌。当机体免疫功能或一般防御力下降或正常菌群相互制约作用失调，白色假丝酵母菌可侵犯人体多个部位，引起各种假丝酵母菌病。例如，女性的假丝酵母菌性阴道炎、外阴炎；男性假丝酵母菌龟头炎、包皮炎；体质虚弱婴儿的鹅口疮；假丝酵母菌肠炎、肺炎、膀胱炎、肾盂肾炎和心内膜炎等；中枢神经系统白色假丝酵母菌病，如脑膜炎、脑脓肿等。

（一）生物学特性

白色假丝酵母菌形态呈圆形或卵圆形，很像酵母菌，直径为 3~6 μm，比葡萄球菌大 5~6 倍，革兰阳性，但着色不均匀，出芽方式繁殖。在病灶标本中常见真菌细胞出芽生成假菌丝，假菌丝长短不一，并不分枝。在血琼脂或沙氏培养基上，37℃或室温孵育 2~3 日后，生成灰白乳酪样菌落，涂片镜检，可看到表层为卵圆形芽生细胞，底层有较多假菌丝。在玉米吐温 –80 培养基上可形成假菌丝和厚膜孢子，科玛嘉显色培养基上 24 h 呈现翠绿色菌落。

（二）致病性及诱发因素

10%~20% 非孕妇及 30%~40% 孕妇阴道中有此菌寄生，但菌量极少，呈酵母相，并不引起症状。阴道的弱酸性环境能保持阴道的自洁功能，正常人阴道 pH 为 3.7~4.5，当阴道的弱酸性改变为 pH 5.5 后，假丝酵母菌大量繁殖，并转变为菌丝相，才引发阴道炎症状。常见诱发原因主要有妊娠、糖尿病、大量应用免疫抑制剂、广谱抗生素及接受大量雌激素治疗。引起人类假丝酵母菌病的主要是白假丝酵母菌，占 80%~90%。随着时代的变迁，假丝酵母菌耐药的增加，其菌种发生改变，白假丝酵母菌在外阴阴道炎中的比例有所下降，而其他假丝酵母菌所致的外阴阴道炎增加。

（三）感染途径

1. **主要为内源性感染**　假丝酵母菌除寄生阴道外，也可寄生于人类口腔、肠道，这 3 个部位的假丝酵母菌可互相传播，一旦条件适宜即可引起感染。

2. **直接和间接感染**　少部分患者可通过性交直接感染，极少患者可能通过接触被污染的衣物等间接感染。

（四）发病机制

白色假丝酵母菌感的发病机制包括附着、发芽、蛋白酶、菌落转换等多种因素。以假丝酵母菌外阴阴道炎的发病机制研究为例。

1. **附着**　假丝酵母菌为了寄居至阴道黏膜，首先要附着在阴道上皮细胞上，白色假丝酵母菌比热带假丝酵母菌、克柔假丝酵母菌等更易黏着在阴道上皮细胞上。但是，阴道细胞在接受假丝酵母菌的程度上却存在着相当大的人与人之间的个体差异。同样顽固的假丝酵母菌外阴阴道炎女性的阴道细胞也并没有显示出其对假丝酵母菌的亲和力有所增加。所有的白色假丝酵母菌似乎都有寄居在黏膜表面的能力，所以阴道黏膜当然就是假丝酵母菌易寄居的地方。酵母菌的附着性是由于酵母菌表面的甘霜糖蛋白所致，它是通过与宿主细胞的糖蛋白的受体结合来完成。此外，疏水力和静电引力也促进附着。附着（或称黏附）作用是假丝酵母菌黏膜定植和入侵机体的重要环节。没有附着能力的假丝酵母菌不致病。

2. **芽管和菌丝的形成**　假丝酵母菌黏附阴道黏膜上皮细胞后，菌体出芽形成或假菌丝形成。菌丝的形成是假丝酵母菌有效获取营养的方式。同样芽管的形成增加了白色假丝酵母菌附着于阴道或口腔上皮脱落细胞的能力，芽管及菌丝体的形成，助长了白色假丝酵母菌对阴道黏膜上皮的侵害。若内源性或外源性因素增加或助长发芽，可以引起有症状的阴道炎的发生。相反，若抑制假丝酵母菌附着后发芽，则可预防无症状的带菌女性发生急性假丝酵母菌阴道炎。菌丝能沿皮肤黏膜的沟隙生长，借助机械力穿过表皮或上皮细胞面再行繁殖。菌丝在皮肤黏膜感染和播散性感染中都是假丝酵母菌毒力的重要组成部分。

3. **分泌蛋白酶**　白色假丝酵母菌能分泌多种蛋白水解酶，如碱性磷酸酶、磷脂酶和分泌性羧基蛋白酶等。上述各种水解酶有助长芽管穿透到完整的黏膜上皮细胞。急性假丝酵母菌阴道炎患者比无症状的带菌者蛋白溶解作用强。

4. **菌落的转换**　同一株白色假丝酵母菌可在某些条件下出现几种菌落形态，为高频率可遗传的表型变异。白色菌落转换为不透明菌落，不透明菌落中的细胞与原来的白色菌落中的细胞不但在表型上不同，而且对真菌药物的抗药性升高，具有新的毒力，这包括附着能力、发芽能力、产生蛋白酶和形成菌丝体的能力都增加。不透明细胞似乎是一种特别的、侵犯组织的暂时状态。菌落转换使其攻击侵犯身体不同部位的能力发生改变并改变了抗原性，增加了假丝酵母菌的致病能力。

5. 炎性反应　假丝酵母菌体成分可激活补体旁路途径，产生补体趋化因子和过敏毒素，致局部血管扩张、通透性增高、局部水肿和炎性细胞浸润。吞噬细胞在局部聚集，并吞噬细菌，同时释放溶酶体酶类，致局部组织损伤。假丝酵母菌阴道炎发病机制的关键问题是无症状的阴道寄居是如何转变为有症状的假丝酵母菌外阴阴道炎。在无症状的带菌状态下，假丝酵母菌主要呈非菌丝状态，细菌数量相对较少，在此情况下，假丝酵母菌与寄居处有保护作用的菌丝存在及其局部防御机制之间保持巧妙的平衡。当存在使假丝酵母菌毒性增强的因素或局部防御机制减弱时，就会出现有症状的阴道炎。

二、光滑假丝酵母菌感染

光滑假丝酵母菌为人体的一种腐生菌，可导致泌尿生殖道感染，也是新生儿的条件致病菌。在镜下形态为卵圆形芽生孢子，细胞尖端单芽，无真假菌丝，不产生厚壁孢子。在沙氏培养基上，25~37℃孵育2~3日，形成奶油色乳酪样菌落，在科玛嘉显色培养基上呈紫色菌落。近年来，光滑假丝酵母菌的临床分离率逐年上升。

三、热带假丝酵母菌感染

热带假丝酵母菌广泛分布于自然界，在人体体表和外界相同的腔道中也存在，是先天性免疫缺陷患者的条件致病菌，可引起皮肤、黏膜和内脏假丝酵母菌病，是一种双相型单细胞酵母菌。热带假丝酵母菌是生殖器假丝酵母菌病的第二病原菌。在沙氏培养基上形成米色或灰色的酵母样菌落，有时表面有褶皱。它为芽生，有假菌丝，菌丝上芽生孢子可产生分支或呈短链状，有厚壁孢子、无孢子囊，一般情况下呈卵圆形的单壁细胞。其大小为 $2\ \mu m \times 6\ \mu m$，成群分布，尚可见分隔的假菌丝，革兰染色阳性。热带假丝酵母菌在人体中可见到不同期表现，无症状时为酵母型，呈圆形或椭圆形；在侵犯黏膜组织致病时，常表现为菌丝型，为长条形的假菌丝。在沙氏培养基上生长呈米色或灰色，有时表面有皱褶，在科玛嘉显色培养基上呈蓝灰色或铁蓝色菌落。

四、克柔假丝酵母菌感染

克柔假丝酵母菌可引起系统性假丝酵母菌病，特别是先天性免疫缺陷患者和大量接受抗菌药物治疗的患者。在沙氏培养基上生长48~72 h呈柔软、灰黄色，菌落较小、光滑，镜检为卵圆形真菌孢子，无菌丝，不出芽，血清芽管试验阴性，科玛嘉显色培养基上24 h出现淡粉红色菌落。

第三节　其他真菌

一、新型隐球菌感染

（一）生物学特性

1. 形态特性　在组织中呈圆形或卵圆形，直径一般为4~6 μm，菌体周围有肥厚的荚膜，荚膜较菌体大 1~3 倍，折光性、旋光性强，一般染料不易着色，难以发现，称隐球菌，用墨汁负染色法镜检，在黑色背景下可镜检到透明荚膜包裹着菌细胞，菌细胞常有出芽，但不生成假菌丝。

2. 培养特性　在沙氏琼脂及血琼脂培养基上，于 25℃ 和 37℃ 均能生长，而非病原性隐球菌在 37℃ 不能繁殖。培养数日后生成酵母型菌落，初呈白色，一周后转淡黄或棕黄、湿润黏稠。本菌能分解尿素，以此与假丝酵母菌鉴别。

（二）致病性

隐球菌属包括 17 个种和 8 个变种，其中对人类致病最主要的是新型隐球酵母菌，是土壤、鸽类、牛乳、水果等的腐生菌，可存在于人口腔中，也可侵犯人和动物，一般为外源性感染。对人类而言，它通常是条件致病菌。

本菌大多由呼吸道传入，在肺部引起轻度炎症，或隐性传染。亦可由破损皮肤及肠道传入。当机体免疫功能下降时可向全身播散，主要侵犯中枢神经系统，发生脑膜炎、脑炎、脑肉芽肿等，此外，可侵入骨骼、肌肉、淋巴结、皮肤黏膜引起慢性炎症和脓肿。

（三）实验检查

脑脊液中可见圆形厚壁并围以厚荚膜的酵母菌样细胞。在沙氏培养基上形成棕黄色黏液样菌落。脑内或腹腔注射小白鼠可导致死亡。用血清学方法检出隐球菌荚膜聚糖抗原，对该病诊断可提供重要帮助，在已确诊的隐球菌脑膜炎患者中，94% 脑脊液和 70% 血清标本中可检出该菌抗原。

二、酿酒酵母菌感染

酿酒酵母菌属于真菌界，子囊菌门，酵母纲，酵母目，酵母科，属内包括 41 个种和 6 个变种，临床常见为酿酒酵母菌（*Saccharomyces cerevisiae*）。

（一）生物学特性

1. 形态与染色　在玉米培养基上培养 3~4 日，可见圆形、卵形、椭圆形和腊肠形等多种形态，不产生真、假菌丝。子囊内含 1~4 个圆形或椭圆形光滑的子囊孢子。酿酒酵母菌革兰染色阳性。

2. 培养特性　在沙氏培养基上室温培养，生长迅速，形成乳白色、有光泽、边缘整齐的菌落。酿酒酵母菌在科玛嘉显色培养基上呈紫色凸起菌落。

（二）属内鉴定与属间鉴别

1. 属内鉴定　酿酒酵母菌能同化麦芽糖、蔗糖、半乳糖、蜜三糖和海藻糖，可兹鉴别。

2. 属间鉴别　与其他类似酵母属真菌的鉴别为酵母属菌落多为奶油色，发酵产物主要为乙醇和 CO_2，不同化乳糖和高级烃类，硝酸盐还原试验阴性为本菌的特征，可与其他属相鉴别。

（三）致病性

酿酒酵母菌在环境中普遍存在，也是胃肠道和皮肤的正常菌群。免疫功能低下患者中，各种原因可致真菌血症、败血症、心内膜炎、腹膜炎、肝脓肿及播散性感染，也有酿酒酵母菌引起阴道炎的报道。

（陈松涛　张随法　王云霞）

参考文献

陈东科. 实用临床微生物学检验与图谱. 北京：人民卫生出版社，2011.

刘运德. 微生物学检验. 2 版. 北京：人民卫生出版社，2006.

倪语星. 临床微生物学与检验. 4 版. 北京：人民卫生出版社，2007.

戚中田. 医学微生物学. 北京：科学出版社，2014.

徐志凯. 医学微生物学实验指导（八年制配教）. 北京：人民卫生出版社，2016.

第十二章

寄 生 虫

第一节 阴道毛滴虫

阴道毛滴虫是寄生在人体阴道和尿道的一种鞭毛虫，多引起女性滴虫性阴道炎和泌尿道炎症，本虫也可感染男性泌尿和生殖系统，造成相应部位的炎症病变。阴道毛滴虫引起的疾病属性传播疾病。

一、生物学特点

阴道毛滴虫无包囊，仅有滋养体期。其滋养体活体呈梨形或椭圆形，体长可达 30 μm，宽 10~15 μm，无色透明，有折光性，体态多变，活动力强，经固定染色后在显微镜下可见虫体前 1/3 处有一椭圆形的泡状核，核上缘有 5 颗排列成环状的毛基体复合体，由此发出 5 根鞭毛，4 根向前的为前鞭毛，1 根向后沿波动膜外缘内侧延伸的为后鞭毛，同时发出波动膜，波动膜位于虫体背侧，鞭毛和波动膜为阴道毛滴虫的运动器官。阴道毛滴虫借前端 4 根鞭毛的摆动向前运动并以波动膜的扑动做出旋转式运动。虫体有 1 根轴柱，纤细透明，纵贯虫体，自后端伸出体外。胞质内有深染的颗粒，为阴道毛滴虫特有的氢化酶体。

阴道毛滴虫生活史简单，仅有滋养体阶段而无包囊阶段。滋养体主要寄生于女性阴道，尤以阴道穹部多见，偶可侵入尿道。男性感染者一般寄生于尿道、前列腺，也可侵及睾丸、附睾及包皮下组织。虫体以纵二分裂法繁殖。滋养体既处于繁殖阶段，也处于感染和致病阶段。该虫通过直接或间接接触方式在人群中传播。

阴道毛滴虫属厌氧寄生原虫，对外环境有较强的适应性，能在 25~42℃中生长繁殖，3~5℃仍能存活 21 日，在半干燥状态下生存能力较差，但尚能生活 6 h。pH 为 5.5~6.0，为最适宜生长繁殖，pH > 7.5 或 pH < 4.5 时，生长受抑制。在人体体液中，状态不同，在白带中可见繁殖，在精液中也可见繁殖，但在尿中未见繁殖。虫体内进行厌气性及嗜气性代谢、糖分解，ACA– 环上的酶基本在虫体内都含有，细胞呼吸色素系酶有 ATP 酶，能利用的营养液有肝糖、葡萄糖、果糖各种氨基酸残基蛋白等。在培养基中加入葡萄糖，同样促使繁殖旺盛。

二、致病性

阴道毛滴虫的致病力随着虫株及宿主生理状况、免疫功能、内分泌及阴道内细菌或真菌感染等而改变，尤其是女性在妊娠及泌尿生殖系统生理失调时更易出现炎症。感染初期，阴道毛滴虫对阴道上皮细胞黏附，并产生细胞外毒性因子。黏附过程除涉及至少4种黏附蛋白的参与外，还与阴道毛滴虫的阿米巴样变形有关，已报道毛滴虫分泌的毒性因子包括：细胞分离因子、两种半胱氨酸蛋白酶（30 kDa 和 6 kDa）及一种溶血毒素。溶血作用可能是滴虫与红细胞直接作用的结果。感染数天后，阴道黏膜出现充血、水肿、上皮细胞变性脱落，白细胞炎症反应。健康女性阴道因乳酸杆菌作用使pH 维持在 3.8~4.4，从而可抑制其他细菌生长，不利于滴虫生长，称为阴道的自净作用。然而，阴道毛滴虫在阴道中消耗糖原，妨碍乳酸杆菌的酵解作用，影响乳酸浓度，从而使阴道 pH 转为中性或碱性。妊娠及月经后的阴道生理周期使 pH 接近中性，这些都有利于滴虫繁殖，因而感染和复发率较高。

三、微生物学检验

（一）标本采集与运送

1. 采集前准备　取分泌物前 24~48 h 避免性交、阴道灌洗或局部用药，取分泌物时阴道窥镜不涂润滑剂。

2. 标本采集　用洁净的棉签在女性受检者阴道穹后部、子宫颈及阴道壁上取典型分泌物，直接涂片法可用少量无菌生理盐水润湿，其他检测则放入洁净试管中直接送检。男性患者取前列腺液或尿液送检。

3. 标本运送　取材后应立即送检，避免因放置时间太久影响滴虫的活动性或虫体受到破坏使检查结果受到影响。冬季气温较低时注意标本的保温。

（二）实验室检测

1. 直接涂片法　将采集标本的拭子直接涂在滴有盐水的载玻片上，保证涂抹均匀，用低倍镜观察有无阴道毛滴虫。直接涂片法是诊断滴虫病的传统方法，操作简便、快速，为临床常用的方法。但该法只能检测活虫，虫体易与白细胞相混淆，检测结果与操作人员技术熟练程度有关，该法敏感度为35%~80%。临床高度怀疑感染而单次检测结果阴性者可多次送检以提高检出率。

2. 悬滴法　先在一盖玻片周边涂一薄层凡士林，中间滴 1~2 滴生理盐水。将阴道分泌物涂于生理盐水中，翻转盖玻片小心覆盖在具有凹孔的载玻片上，稍加压两片黏合，液滴即悬于盖玻片下面，镜检。悬滴法对阴道毛滴虫的检出率与直接涂片染色法相当，但是其操作相对烦琐，目前已被直接涂片染色法取代，临床较少应用。

3. 涂片染色法　将待测标本涂在玻片上，待自然干燥后可用不同染液染色，如革兰染色、瑞特染色、吉姆萨染色、PAS 染色或利什曼染色。这种方法不仅可看到滴虫的形状和内容，还能同时看到阴道内存在的其他微生物。涂片染色法也可用吖啶橙染色，荧光显微镜检查。有研究认为涂片染色法在性病流行的人群中有应用价值，但在湿片法检查为阴性的滴虫感染病例中，其敏感度并不高。

4. 培养法　对可疑患者，若多次涂片染色法未能发现滴虫时，可送培养。培养基主要是肝胰糖培养基，一般用 12 mL 或 6 mL 的螺旋有盖培养管，可以将阴道分泌物或尿道分泌物放入培养管内，加入青霉素 1 000 U/mL、链霉素 1 mg/mL 以去除杂菌，置 36 ± 0.5℃温箱中培养，每隔 24 h 接种 1 次，48 h 后取培养混匀液 1 滴涂片，直接镜检或者染色镜检。培养法的敏感性高，可达 90%，被认为是检测滴虫病的最敏感的方法，先后有数种培养基问世。虽然培养法敏感性较高，但因费时（3 日以上），每日都要检查，临床较少应用。

5. 免疫学方法　检测阴道毛滴虫特定的抗原。常用的免疫学方法有荧光抗体检查法、ELISA 法、胶乳凝集法等，其阳性率较涂片染色法高，但目前临床一般不采用免疫学方法检查。

6. 分子生物学方法　目前，针对阴道毛滴虫的多个基因序列设计了多个引物，检测技术也包括荧光原位杂交法、DNA 探针杂交、PCR 法、PCR-ELISA 法及 Nest-PCR 等。分子生物学方法敏感性和特异性均较其他方法高，但因为检查费用等因素，临床尚未大规模应用。

四、临床意义

阴道毛滴虫感染潜伏期通常为 4~28 日。25%~50% 患者在感染初期无症状。有症状者的主要症状是阴道分泌物增多，外阴瘙痒，间或有灼热、疼痛、性交痛等。感染急性期持续 1 周或数月，病情轻重常有波动，月经期后症状加重。随后白带减少，症状减轻，亦可完全消失，但患者成为带虫者。分泌物典型特点为稀薄脓性、黄绿色、泡沫状、有臭味。分泌物呈脓性是因为分泌物中含有白细胞，若合并其他感染则呈黄绿色；呈泡沫状，有臭味是因为滴虫无氧酵解糖类，产生腐臭气体。瘙痒部位主要为阴道口及外阴。若合并尿路感染，可有尿频、尿痛，有时可见血尿。女性患者检查常发现从阴道穹及子宫颈轻度充血到广泛糜烂、瘀点及肛周糜烂、颗粒状易碎及潮红的子宫内膜（草莓状子宫颈）。在粪便或阴道分泌物中找到活动的阴道毛滴虫可确诊。

感染本虫的产妇，在阴道式分娩过程中，可将阴道毛滴虫传染给婴儿。婴儿的感染主要见于呼吸道和眼结膜。其主要表现为呼吸道和结膜的炎症病变。

阴道毛滴虫感染与宫颈癌可能相关，据 Zhang 等调查，我国 4%~5% 的宫颈癌是由于阴道毛滴虫感染所致。阴道毛滴虫感染还是增加 HIV 感染的因素。

五、流行病学

阴道毛滴虫呈全球性分布，滴虫性阴道炎遍及世界各地，据估计，美国每年女性感染人数为 300 万，全世界为 1.8 亿，国外资料表明，阴道毛滴虫感染率与性接触次数有关，成年无性生活的女性感染率为零。本虫在我国的流行也很广泛，各地感染率不等。我国 20 世纪 50 年代已婚女性阴道毛滴虫的感染率为 20% 左右，20 世纪 70 年代发病率明显下降，近年来，国外一些国家或地区由于受性解放的思想影响，阴道滴虫病发病又有上升，以性功能旺盛期为易感年龄。

本病传染源是患者和带虫者，由于男性感染阴道毛滴虫后常无症状，易成为感染源。传播途径包括直接传播和间接传播两种方式。前者主要通过性交传播；后者包括通过公共浴池，浴盆、浴巾、游泳池、坐式马桶污染的器械及敷料等间接传播。

第二节　刚地弓形虫

刚地弓形虫（*Toxoplasma gondii*）简称弓形虫，属真球虫目、弓形虫科。该虫呈世界性分布，在温血动物中广泛存在，猫科动物为其终宿主和重要的传染源。中间宿主包括哺乳动物和人等。目前，多数学者认为全世界只有刚地弓形虫一个种，一个血清型。刚地弓形虫是一种重要的机会致病原虫，在宿主免疫功能低下时，可引起人兽共患的弓形体病，可致严重后果。

一、生物学特点

刚地弓形虫的生活史中有 5 种主要形态：①滋养体即速殖子（tachyzoite），呈香蕉形或半月形一端较尖，一端钝圆；②包囊（可长期存活于组织内），呈圆形或椭圆形，直径为 10~200 μm，破裂后可释出缓殖子（bradyzoite）；③裂殖体；④配子体；⑤囊合子。前 3 期为无性生殖，后 2 期为有性生殖。刚地弓形虫生活史的完成需双宿主：在终宿主（猫与猫科动物）体内，上述 5 种形态俱存；在中间宿主（包括禽类、哺乳动物和人）体内则仅有无性生殖而无有性生殖，无性生殖常可造成全身感染，有性生殖仅在终宿主肠黏膜上皮细胞内发育造成局部感染，囊合子由猫粪排出，发育成熟后含 2 个孢子囊，各含 4 个子孢子，在电镜下子孢子的结构与滋养体相似，囊合子被猫舔食后，在猫肠腔中，囊内的子孢子逸出，侵入回肠末端黏膜上皮细胞进行裂体增殖，细胞破裂后裂殖子逸出，侵入附近的细胞，继续裂体增殖，部分则发育为雌雄配子体，进行配子增殖，形成囊合子，后者落入肠腔，在适宜温度（24℃）和湿度环境中，经 2~4 日发育成熟，抵抗力强，可存活 1 年以上，如被中间宿主吞入，则进入小肠后子孢子穿过肠壁，随血液或淋巴循环播散全身各组织细胞内以纵二分裂法进行增殖，在细胞内可形成多个虫体的集合体，称假包囊（pseudocyst），囊内的个体即滋养体或速殖子，为急性期病例的常见形态，宿主细胞破裂后，滋养体散出再侵犯其他组织细胞，如此反复增殖，可致宿主死亡，但更多见的情况是宿主产生免疫力，使原虫繁殖减慢，其外有囊壁形成，称包囊，囊内原虫称缓殖子，包囊在中间宿主体内可存在数月、数年甚至终生（呈隐性感染状态）。

二、微生物学检验

（一）标本采集与运送

1. 标本采集　不同检测方法所需的标本不同。

涂片染色法可取急性期患者的血液、脑脊液、腹水、胸腔积液、羊水、骨髓、脐带血、淋巴结、尿、支气管灌洗液等经 2 000 r/min 离心 10 min 后取沉淀物涂片待检；也可采用绒毛、肝、肺等活组织穿刺物标本。

当虫体较少时，可将待检体液或组织磨碎，加适量无菌生理盐水稀释或制成混悬液，注射于小白鼠腹腔内做动物接种分离法或细胞培养法。

血清学试验可抽取待检者静脉血 3~4 mL 于无添加管或分离胶促凝管，离心分离血清待检测。

分子生物学检测可直接采用急性期患者的血液、脑脊液、腹水、胸腔积液、骨髓、尿、支气管灌洗液等标本。

2. 标本运送　用于抗体检测的标本 4℃可储存数日，冷冻可储存时间更长。除非运送时间超过一周或温度极高，标本可在常温下运送。除抗体检测之外，其他试验采集标本前应与实验室联系以确保标本正确地采集和处理。

（二）实验室检测方法

1. 病原学检测

（1）直接镜检法：取待检测离心后的体液标本或活组织穿刺物涂片，经干燥、固定后做瑞特或吉姆萨染色，镜检可找到滋养体或包囊，但阳性率不高，亦可做直接荧光抗体法检查组织内刚地弓形虫。

（2）动物接种和组织培养法：取待检体液或组织悬液，接种于小白鼠腹腔内，可产生感染并找到病原体，第一代接种阴性时，应盲目传代 3 次，或做组织细胞（猴肾或猪肾细胞）培养以分离、鉴定刚地弓形虫。

（3）抗原检测 –ELISA：血清或体液中的循环抗原比特异性抗体出现早，是病原体存在的确证，可使用 ELISA 双抗体夹心法检测。

2. 抗体检测　血清学检测刚地弓形虫抗体是目前临床实验室主要的诊断方法，通常不能根据一种抗体做出确诊，需进行多种抗体联合检测。

（1）IgG 抗体检测

1）IgG 抗体 Sabin-Feldman 染色试验（DT）：为经典的特异性血清学方法，其原理是采用活滋养体在有致活因子的参与下与样本中的特异性抗体作用，使虫体表膜破坏而不为亚甲蓝所染。镜检时 60% 虫体不被蓝染者为阳性，如测定滴度，则以 50% 虫体不被着色者为血清最高滴度。虫体多数被蓝染者为阴性。DT 检测的早期 IgG 抗体通常出现于感染 1~2 周，6~8 周滴度达到高峰。该试验操作费时，且需活虫体，保存和制备困难，因此，常规实验室应用受到限制，但此方法可以作为刚地弓形虫检测的金标准。

2）IgG 抗体 – 凝集试验

A. 直接凝集（DA）：是以甲醛固定的刚地弓形虫悬液作为抗原与被检血清直接进行反应，用以检测血清中的特异性抗体，如发生凝集，则为阳性反应。阳性反应出现时间通常只需几分钟，该方法简便快捷，无种属特异性。

B. 乳胶凝集：未经处理的患者血清与抗原致敏的乳胶颗粒反应。如果有刚地弓形虫抗体，则发生凝集。乳胶微粒凝集试验操作简便价廉，可用于刚地弓形虫 IgG 抗体筛查。由于非特异性 IgM 反应，可出现少量假阳性。

C. 鉴别凝集（AC/HS）：比较丙酮处理（AC）速殖子和甲醛处理（HS）速殖子的凝集反应有助于区别急性和慢性感染。急性感染患者血清标本可使 AC 和 HS 虫体悬液均凝集；慢性感染患者血清标本 HS 高低度凝集，AC 低滴度凝集或阴性。

3）IgG 抗体 – 间接血细胞凝集试验（IHA）：是将患者血清和经鞣酸处理的可溶性虫体抗原致敏红细胞共同孵育，如果患者体内存在刚地弓形虫抗体，红细胞将凝集。IHA 试验具有微量、快速、敏感等优点，适用于大量血清标本流行病学调查检测，缺点是红细胞质量和抗原的变化较难控制，且可以与血吸虫病患者血清产生交叉反应，特异性不高。IHA 检测的抗体迟于 DT 出现，不适于患者早期诊断。

4）IgG 抗体 – 间接荧光抗体试验：采用甲醛固定完整速殖子涂片经空气干燥后作为抗原，患者血清与抗原涂片孵育，加入荧光素标记抗人免疫球蛋白抗体。IgG 抗体 – 间接荧光抗体试验已替代 DT 广泛应用。抗核抗体患者可出现假阳性反应。

5）IgG 抗体 –ELISA 试验：是刚地弓形虫 IgG 抗体筛查应用最广泛的试验。可溶性抗原包被于固相载体；患者血清与抗原、酶标记抗人抗体（结合物）和底物孵育；分光光度计读取颜色变化。IgG 抗体 –ELISA 试验结果较 DT 和 IgG 抗体 – 间接荧光抗体试验敏感性高。

6）IgG 抗体：ELISA-IgG 抗体检测经改变测定模式或改良后可用于确定刚地弓形虫 IgG 抗体结合抗原的亲和力，并已发现是一个判断慢性感染的最有用的指标，可排除急性感染。检测方法为同时检测双份血清标本，其中一份经尿素处理分离低亲和力抗体，计算两个终点滴度比值，以百分数表示。

（2）IgM 抗体检测

1）IgM 抗体 – 间接免疫荧光抗体试验：与 IgG 抗体 – 间接免疫荧光抗体试验相似，只是采用了抗 IgM 的结合物，多数患者感染 1 周后滴度升高，6~9 个月转为阴性。

2）IgM 抗体 –ELISA 试验：主要有捕获法和间接法两种类型，检测新生儿先天性刚地弓形虫感染的阳性率较 IgM 抗体 – 间接免疫荧光抗体试验高。急性获得性感染可在感染的 6 个月内检测到 IgM 抗体，最长可至 18 个月，该试验不适用于确定孕妇感染的时间。

3）IgM 抗体 – 免疫吸附凝集试验：同时采用了 IgM 抗体 –ELISA 试验中的 IgM 捕获步骤和 DA 试验中完整虫体抗原，此试验用于先天性感染的诊断，比 IgM 抗体 – 间接免疫荧光抗体试验和 IgM 抗体 –ELISA 试验更敏感。缺点是比 IgM 抗体 –ELISA 试验可在更长的感染时间内检测到 IgM 抗体。

（3）IgA 抗体检测：刚地弓形虫 IgA 抗体检测是判断新生儿感染的一个附加方法。所有怀疑先天性感染的新生儿应同时检测血清 IgA 和 IgM 抗体，先天性感染的新生儿 IgA 抗体比 IgM 抗体更常见。

（4）IgE 抗体检测：刚地弓形虫 IgE 抗体检测是确定急性感染的辅助指标。血清 IgE 抗体可持续数月，阴性结果并不能排除急性感染。

3. 分子生物学检测　确定是否感染，可应用 PCR 技术检测患者体内虫体 DNA。靶基因可从 *B1* 基因和 AF146527 序列等选取。血液、尿液、脑脊液、羊水、眼部体液和支气管灌洗液刚地弓形虫 DNA 检测阳性是活动性感染的有力证据，但虫体 DNA 阴性并不能排除弓形体病。

三、临床意义

刚地弓形虫抗体广泛存在于人群中，但临床上弓形体病患者却相对较少，说明绝大多数的感染都是隐性的，没有明显的症状和体征。弓形体病分先天性和获得性两类。

1. 先天性弓形体病　只发生于妊娠初期女性，经胎盘血流传播。孕妇感染有无症状与胎儿感染的危险性无相互关系。前瞻性研究表明，先天性感染的发生率和严重性与孕妇受染时间的早晚有关：妊娠前 3 个月内感染刚地弓形虫的孕妇，如不接受治疗则可引起 10%~25% 先天性感染而导致自然流产、死胎、早产和新生儿严重感染；妊娠中期与后期感染的孕妇分别可有 30%~50%（其中 72%~79% 可无症状）和 60%~65%（其中 89%~100% 可无症状）的可能性使胎儿感染。受染孕妇如能接受治疗，则可使先天性感染的发生率降低 60% 左右。母体在妊娠前感染刚地弓形虫的，一般不会传染给胎儿。受染胎儿或婴儿多数表现为隐性感染，有的出生后数月甚至数年才出现症状。受到感染而能存活的儿童常因脑部先天性损害而致智力发育不全或癫痫，有的成年后会出现视网膜脉络膜炎。先天性弓形体病的典型表现为脑积水、大脑钙化灶、视网膜脉络膜炎和精神、运动障碍。此外，患者可伴有全身性表现，在新生儿期即有发热、皮疹、呕吐、腹泻、黄疸、肝脾大、贫血、心肌炎、癫痫等。融合性肺炎是常见的死亡原因。受到感染的母亲在生下一胎先天性感染的婴儿后，因本身成为慢性感染者，故少见次胎再出现先天性感染的。

2. 后天获得性弓形体病　可因虫体侵袭部位和机体反应性而呈现不同的临床表现。因而，无特异症状，须与有关疾病鉴别。患者多数与职业、生活方式、饮食习惯有一定关系。淋巴结肿大是后天获得性弓形体病最常见的临床类型，多见于颌下和颈后淋巴结。刚地弓形虫常累及脑、眼部，引起中枢神经系统异常表现，在免疫功能低下者，常表现为脑炎、脑膜脑炎、癫痫和精神异常。刚地弓形虫眼病的主要特征以视网膜脉络膜炎为多见，成人表现为视力突然下降。婴幼儿可见手抓眼症，对外界事物反应迟钝，也有出现斜视、虹膜睫状体炎、葡萄膜炎等，多见双侧性病变，视力障碍外常伴全身反应或多器官病损。

多数隐性感染者，当患有恶性肿瘤，施行器官移植时，长期接受免疫抑制剂、放射治疗、细胞毒剂等医源性免疫受损情况下或先天性、后天性免疫缺陷者，如艾滋病患者、孕妇等都可使隐性感染状态转为急性重症，使原有病症恶化。据美国 CDC 报告，在 14 510 例艾滋病患者中，并发刚地弓形虫脑炎者有 508 例，大多在 2~8 个月死亡。另有资料表明，在 81 例弓形体病患者中伴有霍奇金病者 32 例、淋巴肉瘤 9 例、白血病 15 例。

后天获得性弓形体病侵袭部位和机体反应性而呈现不同而导致病情轻重不一，从亚临床性至暴发性感染不等。其可为局限性或全身性：①局限性感染以淋巴结炎最为多见，约占 90%。常经及颈或腋窝部，质韧，大小不一、无压痛、不化脓，可伴低热、头痛、咽痛、肌痛、乏力等。累及腹膜后或肠系膜淋巴结时，患者可有腹痛。临床表现可似传染性单核细胞增多症或 CMV 感染，但弓形体病引起单核细胞增多综合征者很可能不足 1%。较少见者尚有心肌炎、心包炎、肝炎、多发性肌炎、肌炎、胸膜炎、腹膜炎等，视网膜脉络膜炎极少见。②全身性感染多见于免疫缺损者（如艾滋病、器官移植、恶性肿瘤，主要为霍奇金病、淋巴瘤等）及实验室工作人员等，常有显著全身症状，如高热、斑丘疹、肌痛、关节痛、头痛、呕吐、谵妄，并发生脑炎、心肌炎、肺炎、肝炎、胃肠炎等。

四、流行病学

刚地弓形虫呈世界性分布，广泛存在于多种哺乳动物，人群感染也相当普遍。英、美调查成人感染率一般为 16%~40%，有的达 70%，而欧洲大陆和拉丁美洲调查的成人感染率为 50%~80%，法国人高达 90%，全世界有 25%~50% 受感染，中国人阳性感染率为 5%~20%，部分地区高达 30% 以上。估计全球约有 10 亿人感染刚地弓形虫，其中多数为隐性感染。弓形体病与气候、地理等自然条件关系不大，但常与生活习惯、生活条件、接触猫科动物及其来源产品等因素有关。弓形体病及其感染没有严格的地区分布界线，寒、温、热带地区均有分布。其感染率在性别上也未发现显著性差别。动物饲养员、屠宰工、猎人、剥兽皮工人、刚地弓形虫实验室工作人员及兽医等接触刚地弓形虫较多的职业容易受到刚地弓形虫感染。该病的感染率与养猫呈正比，与地势高低呈反比。本病与获得性免疫缺陷综合征患者关系密切，有 5%~10% 的艾滋病患者合并刚地弓形虫感染。该虫的易感家畜有猪、猫、牛、羊、犬、马、兔等；野生类有猩猩、浣熊、狼、狐狸、野猪等，家畜的阳性率可达 10%~50%，可食用的肉类感染相当普遍，常形成局部暴发流行，严重影响畜牧业发展，亦威胁人类健康。

第三节　疟原虫

疟原虫为按蚊传播的孢子虫，是疟疾的病原体。寄生于人体的疟原虫有 4 种，即间日疟原虫（*Plasmodium vivax*）、三日疟原虫（*P. malariae*）、恶性疟原虫（*P. falciparum*）和卵形疟原虫（*P. ovale*），分别引起间日疟、三日疟、恶性疟和卵形疟。间日疟原虫、恶性疟原虫和卵形疟原虫均专性寄生于人体，三日疟原虫可感染人及非洲猿类。我国主要感染为恶性疟和间日疟，偶尔有传入性三日疟和卵形疟。

一、生物学特点

（一）形态

疟原虫的基本结构包括核、胞质和胞膜，环状体以后各期尚有消化分解血红蛋白后的最终产物——疟色素。血片经吉姆萨或瑞特染液染色后，核呈紫红色，胞质为天蓝至深蓝色，疟色素呈棕黄色、棕褐色或黑褐色。4 种人体疟原虫的基本结构相同，但发育各期的形态又各有不同，可资鉴别。除了疟原虫本身的形态特征不同之外，被寄生的红细胞在形态上也可发生变化。被寄生红细胞的形态有无变化及变化的特点，对鉴别疟原虫种类很有帮助。

疟原虫在红细胞内生长、发育、繁殖，形态变化很大。一般分为 3 个主要发育期。

1. 滋养体期　为疟原虫在红细胞内摄食和生长、发育的阶段。按发育先后，滋养体有早、晚期之分。早期滋养体胞核小，胞质少，中间有空泡，虫体多呈环状，故又称为环状体。以后虫体长大，胞核亦增大，胞质增多，有时伸出伪足，胞质中开始出现疟色素。间日疟原虫和卵形疟原虫寄生的红细胞可以变大、变形，颜色变浅，常有明显的红色薛氏点；被恶性疟原虫寄生的红细胞有粗大的紫褐色茂氏点；被三日疟原虫寄生的红细胞可有齐氏点；此时的滋养体称为晚期滋养体，亦称大滋养体。

2. 裂殖体期　晚期滋养体发育成熟，核开始分裂后即称为裂殖体。核经反复分裂，最后胞质随之分裂，每一个核都被部分胞质包裹，成为裂殖子，早期的裂殖体称为未成熟裂殖体，晚期含有一定数量的裂殖子且疟色素已经集中成团的裂殖体称为成熟裂殖体。

3. 配子体期　疟原虫经过数次裂体增殖后，部分裂殖子侵入红细胞中发育长大，核增大而不再分裂，胞质增多而无伪足，最后发育成为圆形、卵圆形或新月形的个体，称为配子体；配子体有雌、雄（或大小）之分：雌（大）配子体虫体较大，胞质致密，疟色素多而粗大，核致密而偏于虫体一侧或居中；雄（小）配子体虫体较小，胞质稀薄，疟色素少而细小，核质疏松、较大、位于虫体中央。

（二）生活史

寄生于人体的 4 种疟原虫生活史基本相同，需要人和按蚊 2 个宿主。疟原虫在人体内先后寄生于肝细胞和红细胞内，进行裂体增殖。在红细胞内，除进行裂体增殖外，部分裂殖子形成配子体，开始有性生殖的初期发育。在蚊体内，完成配子生殖，继而进行孢子增殖。

1. 在人体内的发育　分红细胞外期（肝细胞内发育增殖）和红细胞内期（红细胞内发育增殖及配子体形成）。

（1）红细胞外期（简称红外期）：当唾腺中带有成熟子孢子的雌性按蚊刺吸人血时，子孢子随唾液进入人体，约经 30 min 后随血流侵入肝细胞，摄取肝细胞内营养进行发育并裂体增殖，形成红细胞外期裂殖体。成熟的红细胞外期裂殖体内含数以万计的裂殖子。裂殖子胀破肝细胞后释出，一部分裂殖子被巨噬细胞吞噬，其余部分侵入红细胞，开始红细胞内期的发育。间日疟原虫完成红细胞外期的时间约 8 日，恶性疟原虫约 6 日，三日疟原虫为 11~12 日，卵形疟原虫为 9 日。

一般认为，间日疟原虫和卵形疟原虫的子孢子具有遗传学上不同的两种类型，即速发型子孢子和迟发型子孢子。当子孢子进入肝细胞后，速发型子孢子继续发育完成红细胞外期的裂体增殖，而迟发型子孢子视虫株的不同，需经过一段或长或短（数月至年余）的休眠期后，才完成红细胞外期的裂体增殖。经休眠期的子孢子被称为休眠子。恶性疟原虫和三日疟原虫无休眠子。

（2）红细胞内期（简称红内期）：红细胞外期的裂殖子从肝细胞释放出来，进入血流后很快侵入红细胞。裂殖子侵入红细胞的过程包括以下步骤：①裂殖子通过特异部位识别和附着于红细胞膜表面受体。②红细胞广泛性变形，红细胞膜在环绕裂殖子处凹入形成纳虫空泡。③裂殖子入侵完成后纳虫空泡密封。在入侵过程中裂殖子的细胞表被脱落于红细胞中。侵入的裂殖子先形成环状体，摄取营养，生长发育，经大滋养体、未成熟裂殖体，最后形成含有一定数量裂殖子的成熟裂殖体。红细胞破裂后，裂殖子释出，其中一部分被巨噬细胞吞噬，其余再侵入其他正常红细胞，重复其红细胞内期的裂体增殖过程。

完成一代红细胞内期裂体增殖，间日疟原虫约需 48 h，恶性疟原虫需 36~48 h，三日疟原虫约需 72 h，卵形疟原虫约需 48 h。恶性疟原虫的早期滋养体在外周血液中经十几小时的发育后，逐渐隐匿于微血管、血窦或其他血流缓慢处，继续发育成晚期滋养体及裂殖体，这两个时期在外周血液中一般不易见到。

疟原虫经几代红细胞内期裂体增殖后，部分裂殖子侵入红细胞后不再进行裂体增殖而是发育成雌、雄配子体。恶性疟原虫的配子体主要在肝、脾、骨髓等器官的血窦或微血管里发育，成熟后始出现于外周血液中，在无性体出现后 7~10 日才见于外周血液中。配子体的进一步发育需在蚊胃中进行，否则在人体内经 30~60 日即衰老变性而被清除。

4 种疟原虫寄生于红细胞的不同发育期，间日疟原虫和卵形疟原虫主要寄生于网织红细胞，三日疟原虫多寄生于较衰老的红细胞，而恶性疟原虫可寄生于各发育期的红细胞。

2. 在按蚊体内的发育 当雌性按蚊刺吸患者或带虫者血液时，在红细胞内发育的各期原虫随血液入蚊胃，仅雌、雄配子体能在蚊胃内继续发育，其余各期原虫均被消化。在蚊胃内，雄配子体核分裂成 4~8 块，胞质也向外伸出 4~8 条细丝；不久，每一小块胞核进入一条细丝中，细丝脱离母体，在蚊胃中形成雄配子。雄配子体在蚊胃中游动，此后，钻进雌配子体内，受精形成合子。合子变长，能动，成为动合子。动合子穿过胃壁上皮细胞或其间隙，在蚊胃基底膜下形成圆球形的卵囊。卵囊长大，囊内的核和胞质反复分裂进行孢子增殖，从成孢子细胞表面芽生出子孢子，形成数以万计的子孢子。子孢子随卵囊破裂释出或由囊壁钻出，经血淋巴集中于按蚊的涎腺，发育为成熟子孢子。当受染蚊再吸血时，子孢子即可随唾液进入人体，又开始在人体内的发育。在最适条件下，疟原虫在按蚊体内发育成熟所需的时间：间日疟原虫为 9~10 日，恶性疟原虫为 10~12 日，三日疟原虫为 25~28 日，卵形疟原虫约为 16 日。

疟原虫在蚊体内发育受多种因素影响，如配子体的感染性（成熟程度）与活性、密度及雌雄配子体的数量比例，蚊体内生化条件与蚊体对入侵疟原虫的免疫反应性和外界温、湿度变化对疟原虫蚊期发育的影响。

二、微生物学检测

（一）标本采集与处理

1. 用于制作血片的标本需用乙二胺四乙酸二钾（EDTA-K_2） 0.2 μL 抗凝静脉血 1 mL，轻轻摇动抗凝，另可直接采集末梢血液涂片待检。疟疾在畏寒、寒战时取血制作厚血片。

2. 血清学试验 可抽取待检者静脉血 3~4 mL 于无添加管或分离胶促凝管，离心分离血清待检测。

3. 标本储存 血液凝集、溶血，EDTA-K_2 抗凝管血量小于 0.5 mL 或抽血时间超过 4 h 为不合格标本，不能用于制作血片。血清学试验标本 4℃可保存 7 日，冷冻可保存更久。

（二）病原学检测

1. 薄血片法 以常法制成薄片，血膜完全干燥后即可染色。染色法为瑞特或吉姆萨染色。

2. *厚血片法* 在洁净玻片上，滴患者血液 2 滴，用推片角将血液由内向外转涂成直径约 1 cm，厚薄均匀的血膜，在室温中自然干燥，在干燥的血膜上滴加蒸馏水数滴，完全覆盖血膜，溶血数分钟。脱去血红蛋白的血膜呈浅灰色，倾去溶血液，不必待干，进行染色，染色法同薄片，干后镜检。

（三）免疫学检测

1. *循环抗体检测* 常用的方法有间接荧光抗体试验、间接血凝试验和 ELISA 试验等。抗体在患者治愈后仍能持续一段时间，且广泛存在着个体差异，因此检测抗体主要用于疟疾的流行病学调查、防治效果评估及输血对象的筛选，而在临床上仅作为辅助诊断。

2. *循环抗原检测* 利用血清学方法检测疟原虫的循环抗原能更好地说明受检对象是否有活动感染。常用的方法有放射免疫测定、抑制法 ELISA 试验、夹心法 ELISA 试验和快速免疫色谱测试卡（ICT）等。

（四）分子生物学检测

PCR 和核酸探针已用于疟疾的诊断，分子生物学检测技术的最突出的优点是对低原虫血症检出率较高。用核酸探针检测恶性疟原虫。国内学者采用巢式 PCR 技术扩增间日疟原虫 *SSU rRNA* 基因 120 bp 的特定片段，其原虫敏感性达 0.1 个 / μL 血。

三、致病机制及临床表现

疟原虫的主要致病阶段是红细胞内期的裂体增殖期。致病力强弱与侵入的虫种、数量和人体免疫状态有关。

（一）潜伏期

潜伏期指疟原虫侵入人体到出现临床症状的间隔时间，包括红细胞外期原虫发育的时间和红细胞内期原虫经几代裂体增殖达到一定数量所需的时间。潜伏期的长短与进入人体的原虫种株、子孢子数量和机体的免疫力有密切关系。恶性疟的潜伏期为 7~27 日；三日疟的潜伏期为 18~35 日；卵形疟的潜伏期为 11~16 日；间日疟的短潜伏期为 11~25 日，长潜伏期为 6~12 个月或更长。

我国河南、云南、贵州、广西和湖南等省的志愿者进行多次感染间日疟原虫子孢子的实验观察表明，各地均兼有间日疟长、短潜伏期两种类型，而且两者出现的比例有由北向南短潜伏期比例增高的趋势。由输血感染诱发的疟疾，潜伏期一般较短。

（二）疟疾发作

疟疾的一次典型发作表现为寒战、高热和出汗退热 3 个连续阶段。发作是由红细胞内期的裂体增殖所致，当经过几代红细胞内期裂体增殖后，血中原虫的密度达到发热阈值（threshold），如间日疟原虫为 10~500 个 / μL 血，恶性疟原虫为 500~1 300 个 / μL 血。红细胞内期成熟裂殖体胀破红细胞后，大量的裂殖子、原虫代谢产物及红细胞碎片进入血流，其中一部分被巨噬细胞、中性粒细胞吞噬，刺激这些细胞产生内源性热原质，它和疟原虫的代谢产物共同作用于宿主下丘脑的体温调节中枢，引起发热。

随着血内刺激物被吞噬和降解，机体通过大量出汗，体温逐渐恢复正常，机体进入发作间歇阶段。红细胞内期裂体增殖是发作的基础，因此，发作具有周期性，此周期与红细胞内期裂体增殖周期一致。典型的间日疟和卵形疟隔日发作 1 次；三日疟为隔 2 日发作 1 次；恶性疟隔 36~48 h 发作 1 次。若寄生的疟原虫增殖不同步时，发作间隔则无规律，如初发患者。不同种疟原虫混合感染时或有不同批次的同种疟原虫重复感染时，发作也多不典型。疟疾发作次数主要取决于患者治疗适当与否及机体免疫力增强的速度。随着机体对疟原虫产生的免疫力逐渐增强，大量原虫被消灭，发作可自行停止。

（三）再燃和复发

疟疾初发停止后，患者若无再感染，仅由于体内残存的少量红细胞内期疟原虫在一定条件下重新大量繁殖又引起的疟疾发作，称为疟疾的再燃。再燃与宿主抵抗力和特异性免疫力的下降及疟原虫的抗原变异有关。疟疾复发是指疟疾初发患者红细胞内期疟原虫已被消灭，未经蚊媒传播感染，经过数周至年余，又出现疟疾发作。关于复发的机制仍未阐明清楚，其中子孢子休眠学说认为由于肝细胞内的休眠子复苏，发育释放的裂殖子进入红细胞繁殖引起的疟疾发作。恶性疟原虫和三日疟原虫无迟发型子孢子，因而只有再燃而无复发。间日疟原虫和卵形疟原虫既有再燃，又有复发。

四、流行病学

疟疾是严重危害人类健康的疾病之一，据 WHO 统计，世界上仍有 90 多个国家为疟疾流行区，全球每年发病患者数达 3 亿~5 亿，年死亡人数达 100 万~200 万，其中 80 % 以上的病例发生在非洲。中华人民共和国成立前，我国疟疾流行严重，流行地区可分为四类。

1. 高疟区　在北纬 25° 以南，即南岭山脉以南地区，是我国疟疾流行最严重的地区。除间日疟、恶性疟和三日疟外，卵形疟也偶有报道。恶性疟和混合感染比例均高。

2. 稳定中疟区和低疟区　在北纬 25° ~33°，即南岭山脉和秦岭、淮河之间地区，以间日疟为主，兼有恶性疟，常有暴发流行。

3. 非稳定低疟区　北纬 33° 以北，即秦岭、淮河以北地区，疟疾流行相对较轻，间日疟原虫为唯一虫种，但亦有因恶性疟输入而引起的流行。

4. 天然无疟区　包括青藏高原、西北地区、内蒙古自治区的荒漠和东北林区。新疆伊犁河流域和南疆少部分地区仅有少数间日疟发生。

据不完全统计，20 世纪 40 年代我国每年至少有 3 000 万以上疟疾患者，病死率约为 1%。20 世纪 50 年代初期，全国有疟疾流行的县（市）计 1 829 个，占当时县（市）总数的 70%~80%。

随着抗疟工作的进展，恶性疟流行范围逐渐缩小，1995 年后除海南、云南两省仍有恶性疟流行外，其余各省、自治区、直辖市已无恶性疟传播。疟疾病死率已由 1950 年的 0.49% 下降至 1998 年的 0.08%。1996~1998 年全国疟疾发病降至 3 万余例，但 2000 年疫情又出现回升，复发患者数为 26.6 万，尤其在我国中部地区的江苏、河南、安徽、湖北等省曾出现过局部暴发流行。

人群带虫率是反映疟疾流行程度的一个重要指标。20 世纪 50 年代南部和西南部各省、自治区居民带虫率一般在 10%~20%，高的达 50% 以上，中部地区人群带虫率一般为 5%~10%。经过多年大规模抗疟，人群带虫率逐年降低。除了海南、云南两省人群带虫率尚在 1%~3% 外，其余各省、自治区、直辖市均在 1% 以下。

第四节　耻阴虱

耻阴虱（phthirus）属虱目，是哺乳动物的体外寄生虫。耻阴虱为阴虱病的病原体，主要寄生在人体阴毛和肛门周围体毛上，其叮咬附近皮肤而引起瘙痒。

一、生物学特点

（一）形态

耻阴虱是体型宽短似蟹，灰白色。胸部较宽，前足及爪较细小，中、后足胫节和爪明显粗大。腹部短宽，前4节融合，前3对气门排成斜列。第5~8节侧缘各有锥形突起，附有刚毛。雌虱体长为1.5~2.0 mm，雄虱较雌虱稍小。

（二）生活史和习性

耻阴虱寄生于人体，主要寄生在体毛较粗、较稀处，如阴部及肛门周围的毛上，偶见于大腿和腹部的毛中，亦见于睫毛，产卵于毛的根部。耻阴虱的发育为渐变态，须经历虫卵、若虫、成虫3个阶段。

1. 虫卵 耻阴虱的虫卵一般都紧附在阴毛的毛干根部上，呈淡红色或铁锈色的椭圆形，0.8 mm×0.3 mm，类似于点状血痂。虫卵黏附在毛发或纤维上，游离端有盖，盖上有气孔和小室。

2. 若虫 若虫从卵盖处孵出，孵化期约为1周。若虫是耻阴虱自卵孵化后，成长为成虫之前的形态。若虫的样子与成虫相似，但是要小很多。若虫的成长期亦为1周左右。

3. 成虫 若虫经3次蜕皮发育成成虫，耻阴虱的成虫呈灰白色或褐色，雌虫一般比雄虫大。一般阴虱的寿命是30日，但所有脱离人体的耻阴虱均会在2日内死亡。

耻阴虱若虫和雌雄成虫都嗜吸人血，若虫每日至少需吸血1次，成虫则需数次，耻阴虱对湿度与温度都敏感，既怕热怕湿又怕冷。体表是耻阴虱的最适温湿度，耻阴虱一般情况下不会离开人体。只有当人体患病或剧烈运动后体温升高，或死后身体变冷，耻阴虱才会离开原宿主。

二、微生物学检查

耻阴虱感染者有3个明显特征：瘙痒、红疹、青色瘀斑。耻阴虱感染患者通常无须实验室检查，必要时可在显微镜或放大镜下发现阴虱成虫或虫卵，再进行辨认。

三、临床意义

耻阴虱主要引起阴虱病，阴虱病是由寄生在人体阴毛和肛门周围体毛上的耻阴虱叮咬附近皮肤，而引起瘙痒的一种皮肤接触性传染性寄生虫病。患者或其配偶有不洁性接触史，或发病前在外住宿而患病。主要的发病部位在阴毛区和肛周附近，也可见于腋毛、胸毛区。常见的自觉症状为剧烈瘙痒，晚间为甚，主要局限于耻骨部，也可累及肛周、下腹部、腋部、睫毛及小腿，其配偶或性伴可有类似症状。可见阴毛上黏附有灰白色砂粒样颗粒（虱卵）和缓慢移动的耻阴虱，耻阴虱也可一半钻入皮内，一半露于皮外，皮损为抓痕及血痂，或散在片状蓝色出血瘀斑，常见于股内侧、下腹部和腰部。这是因为耻阴虱在吸血时，唾液进入血液而使血红蛋白变性所致。杀灭耻阴虱后，这种青色斑可持续存在数月之久。患者内裤上常有点状污褐色血迹，为阴虱吸血处出血所致，过度搔抓可继发毛囊炎、脓疱疮和疖细菌感染。耻阴虱还可传播回归热及斑疹伤寒等传染病。

并发症：①毛囊炎，因搔抓引起毛囊细菌感染。瘙痒是最突出的症状，从而引起立即进行搔抓的主观感觉，是皮肤病最常见的共同症状。②脓疱疮继发性感染，产生局限性表皮空腔隆起，内含混浊的脓液。脓疱系原发于皮肤由丘疹水疱演变而成。脓疱大小深浅不等，周围可有炎性红晕，浅脓疱干涸后变成脓痂愈后不留瘢痕，脓疱较深可形成溃疡愈后可留瘢痕。③皮疹，阴虱病患者皮肤上可见灰青色或淡青色斑疹。

四、流行病学

阴虱病的传染源主要是阴虱病患者和带虫者。而它就是经过性接触传播的，而且阴虱病患者常伴发其他性传播疾病，阴虱病患者多为 15~25 岁未婚青年，而 25 岁以后它的发病率会随着年龄的增长而逐渐降低，35 岁以上的阴虱病患者相对少见。阴虱也可能经由其他密切接触传播，如接触受污染的马桶座圈或床铺等，都可能会被传染致病。而耻阴虱感染者的附有虱卵的阴毛脱落下来，如果粘在共用物品上，而该物品若被他人在短期之内使用，则也有可能将阴虱传播。阴虱病常见于 15~19 岁的女性。本病常见于寒冷的农村地区，而卫生条件差、性混乱是引起该病流行的主要因素。

（陈珊珊）

参考文献

方顺丽. 阴道毛滴虫的分子流行病学及抗药性研究. 广州：中山大学，2005.

胡雪影. 疟疾诊断方法研究进展. 安徽预防医学杂志，2016（4）：255–259.

惠清法，艾彩莲. 阴道毛滴虫感染研究进展. 延安大学学报：医学科学版，2005，3（4）：5–7.

宋印娥. 阴道毛滴虫病的流行现状及诊治研究进展. 实用医院临床杂志，2010，07（6）：139–141.

Yai，Oishivianna L E，Martinscortez R，et al. Evaluation of experimental Toxoplasma gondii（Nicolle and Manceaux，1909）infection in pigs by bioassay in mice and polymerase chain reaction. Brazilian Journal of Veterinary Research & Animal Science，2003，40（3）：756–766.

第三篇
产科感染性疾病

第十三章

细菌性感染疾病

第一节 绒毛膜羊膜炎

一、定义

妊娠期或分娩期由于胎膜早破、细菌性阴道病等病原微生物进入羊膜腔，引起的羊水、胎膜（羊膜、绒毛膜、蜕膜）、胎盘的非特异性感染称为绒毛膜羊膜炎（或羊膜腔感染综合征）。它可导致产妇、胎儿及新生儿的一系列并发症，引起新生儿感染，是围生儿及产妇发病率、死亡率增高的重要原因。

二、发病机制

正常情况下，健康育龄女性阴道内存在各种细菌及其他微生物。妊娠后，母体雌激素水平升高，阴道上皮内糖原合成增加，母体免疫力下降，当孕妇发生胎膜早破、细菌性阴道病、某些阴道宫腔操作时，即有可能发生绒毛膜羊膜炎。

妊娠晚期微生物侵入羊膜腔的4种途径为：①由阴道、宫颈上行性感染；②经胎盘血行扩散；③由腹腔经输卵管逆行播散；④侵入性操作如羊膜腔穿刺、经皮胎儿血取样、绒毛取样等。

绒毛膜羊膜炎通常由多种微生物感染引起，2/3合并绒毛膜羊膜炎的孕妇行羊水穿刺培养可发现至少两种微生物感染。其中，解脲支原体是最为常见的病原体。厌氧菌（包括GV）、革兰阴性–肠杆菌及GBS为常见的病原体。相比较足月绒毛膜羊膜炎患者，未足月绒毛膜羊膜炎患者中厌氧菌更为常见。

三、临床表现

临床型绒毛膜羊膜炎多出现于胎膜早破的患者，但在胎膜完整的患者中也可发生。主要临床表现为体温升高、子宫压痛、母体心率过快（>100次/分）、胎儿心率过快（>160次/分）及脓性或臭味羊水。体温升高是诊断绒毛膜羊膜炎的必要条件，所有绒毛膜羊膜炎患者均可出现。母体心率过快（>100次/分）及胎儿心率过快（>160次/分）分别可出现于50%~80%及40%~70%的绒毛膜羊膜炎患者中。子宫压痛和羊水异味可出现于4%~25%的患者中。

亚临床型绒毛膜羊膜炎患者通常不会出现上述临床表现，而仅表现为早产或胎膜早破（特别是未足月胎膜早破）。

四、诊断

绒毛膜羊膜炎无特异、敏感指标，多数呈亚临床经过，早期诊断较为困难。

绒毛膜羊膜炎临床诊断标准：母体体温 ≥ 38℃ 及具备以下 2 个或以上高危因素。①白细胞升高症（ > 15×10^9/L）及中性粒细胞 GR% > 80%；②孕妇心动过速（ > 100 次 / 分），原因不明的胎儿心率 > 160 次 / 分；③子宫压痛；④羊水异味。

临床诊断不确定时，可进行以下辅助检查：①羊水穿刺并进行羊水细菌培养阳性为诊断的金标准，但需时长，难以快速诊断；②行羊水革兰染色看是否有细菌或大量白细胞（ > 6 个 / 高倍镜视野）；③检测羊水中葡萄糖含量是否偏低（ < 15 mg/dL）；④检测羊水中白细胞计数是否偏高（ > 30 个 / mm^3）。

五、治疗

绒毛膜羊膜炎一旦确诊，就要考虑引产和抗感染治疗。只有将感染的妊娠组织排出，绒毛膜羊膜炎才有治愈的可能。

1. 引产时机　确保母胎最好的结局，不过分强调时间上的限制。一旦发生绒毛膜羊膜炎，应立即终止妊娠。根据胎龄、胎儿体重、子宫颈成熟度来确定终止妊娠的方式。合并剖宫产手术指征者，可采用剖宫产。

2. 母体抗感染治疗　一般首选青霉素类，头孢菌素类亦可酌情选用，大环内酯类如阿奇霉素因组织内高浓度可持续 7~10 日亦可视为治疗的一线药物。阴道内病原菌种类多，多为需氧、厌氧菌的混合感染，有必要联合应用甲硝唑或替硝唑治疗。

3. 新生儿的治疗　新生儿一经娩出即应行咽、耳鼻、脐血等细菌培养加药敏试验。通常联合应用青霉素和氨苄西林为初选药，待细菌培养明确和症状明显时决定其用量及疗程。

六、母儿结局

1. 对母体影响　可使母体产程异常、宫缩乏力、产后出血及子宫内膜炎的风险增加。但危及母体生命的并发症如脓毒血症、凝血功能障碍性疾病等发生率极低。

2. 对胎儿及新生儿的影响　感染性羊水可被胎儿吞咽和吸入，受感染的胎儿易发生肺炎、肠炎、脑膜炎和败血症等。新生儿可出现围生期死亡、窒息、早发新生儿脓毒血症、感染性休克、脑膜炎、心室内出血、大脑白质损伤、脑瘫等长期并发症及早产相关并发症。多数研究发现，神经系统发育迟缓及脑瘫是足月、近足月及极早期早产绒毛膜羊膜炎患者新生儿的远期并发症。

七、预防

（1）及时诊断难产和宫缩乏力的异常分娩及时使用催产素。

（2）足月妊娠胎膜早破的孕妇，使用缩宫素或前列腺素预处理进行引产。

（3）孕妇早产胎膜早破无宫缩时，使用广谱抗生素如氨苄西林或加红霉素 7 日。

（4）遵照 CDC 和美国妇产科医师学会（American College of Obstetricians and Gynecologists,

ACOG）产前预防 GBS 感染的指南进行。

（5）早产胎膜未破的孕妇，遵循产前 GBS 预防指南，但是使用广谱抗生素预防绒毛膜羊膜炎并没有明确效果。

（陈　娜）

第二节　感染与早产

早产是新生儿死亡和患病的首要因素。美国报道的早产率略低于 12%，中国为 5%~15%，其中大约 80% 为自发性早产。导致早产的 4 种主要病因为：宫内感染、蜕膜出血、子宫伸展过度及母体或胎儿应激。其中，感染导致的早产约占早产的 40% 以上，是早产的主要原因。发生在妊娠 30 周前的早产的 80% 是由感染引起的。与早产有关的感染包括系统性感染（全身感染）和宫内感染，但绝大多数与早产相关的还是宫内感染。本文主要讨论宫内感染导致的早产。

一、早产的定义

1964 年，WHO 将早产定义为胎儿出生体重为 1 000~2 499 g，妊娠满 28 周但不满 37 周分娩者，其中孕龄小于 32 周称为早产。早产可分为自然早产和干预性早产。自然早产包括自发性早产、胎膜早破早产及感染性早产。干预性早产是指孕妇因妊娠并发症或合并有内外科疾病，继续妊娠会对母儿造成严重不良后果，不得不及早进行医疗干预而终止妊娠。

二、宫内感染

妊娠期的宫内感染是包括羊水、胎膜（绒毛膜、羊膜）和胎盘及胎儿的感染。宫内感染是诱发早产的病因。

宫内感染的病原菌主要是细菌，多数病原菌来源于阴道，提示下生殖道感染与上行性的羊膜腔感染有关。宫内感染的主要病原菌为：GBS、大肠杆菌、解脲支原体、类杆菌属、GV、梭形杆菌和人型支原体等，多数是毒力相对较低的条件致病菌。病毒感染少见，常见的非孕妇的生殖道感染如淋病奈瑟菌和衣原体则很少见。微生物侵入宫腔、羊膜腔而引起早产有以下 4 种途径：①由下生殖道上行感染；②血行经胎盘扩散；③由腹腔经输卵管逆向播散；④侵入性操作，如羊膜腔穿刺、经皮胎儿血取样、绒毛取样等。其中，经阴道、子宫颈的上行感染为主要途径。

三、感染诱发早产的发病机制

动物实验、体外及人体研究均证实了感染导致早产的机制为：一方面，细菌入侵绒毛膜蜕膜间隙，它们释放的内毒素和外毒素激活蜕膜细胞产生各种细胞因子，如 IL-1、IL-6、IL-8、TNF 等，进而激活前列腺素合成系统合成和释放前列腺素，引起子宫收缩。前列腺素致子宫收缩、宫口扩张，反射性促进垂体缩宫素的释放，维持并促进产程进展。同时，子宫的前列腺素可以产生蛋白水解酶，水解子宫颈附近胎膜的细胞外物质，使组织的张力强度降低，胶原纤维减少，胎膜的脆性增加，使胎膜破裂。

另一方面，绒毛膜感染使前列腺素降解酶活性降低，从而使前列腺素增多。

另一机制与胎儿相关：胎儿感染激活胎儿下丘脑－垂体－肾上腺轴，胎儿胎盘释放肾上腺皮质激素释放激素，导致皮质激素释放，进而使前列腺素增加，诱发分娩发动。

四、临床表现

宫内感染常常是亚临床的慢性感染，无典型的临床症状，很少出现发热、白细胞升高、腹痛和恶臭的白带，早期也很少出现胎儿心动过速。因此，早期的临床诊断和识别主要依靠以下细胞因子在羊水、子宫颈阴道分泌物和母血中的异常升高或降低（表13-1）。在所有细胞因子中IL-6诊断价值最大。但由于羊水检查需行羊膜腔穿刺，属有创检查，羊水中各种细胞因子的测定还不能广泛用于临床。

表 13-1　与宫内感染相关的各种细胞因子在早产症状孕妇中的表现

羊水	子宫颈阴道分泌物	母血浆
细菌培养阳性	BV（+）	G-CSF↑
葡萄糖↓	G-CSF↑	TNF-α↑
白细胞↑	TNF-α↑	IL-6↑
G-CSF↑	IL-1↑	C-反应蛋白↑
TNF-α↑	IL-6↑	
IL-1↑	IL-8↑	
	胎儿纤维连接蛋白（fFN）↑	

fFN是蜕膜和绒毛膜之间细胞外基质产生的蛋白复合物，位于绒毛膜和蜕膜之间，起黏附作用。正常情况下，妊娠20周后，阴道穹后部分泌物中fFN应为阴性。感染时，绒毛膜和蜕膜之间发生错位，fFN漏入到阴道穹后部分泌物中，检测呈阳性（> 50 ng/mL）。目前，fFN的检测已广泛用于早产的预测，特别是对有先兆早产症状孕妇的早产预测，具有较高的阴性预测价值，这在一定程度上减少了临床对早产的过度诊断和治疗。

超声测量子宫颈长度是另一个有临床价值的预测和早期诊断早产的指标。其对诊断子宫颈功能不全和子宫过度膨胀引起的早产有明确的意义。整个妊娠期子宫颈长度应 ≥ 30 mm，如果宫颈长度 < 30 mm（或 < 26 mm，国内结果）且有先兆早产症状者的早产风险显著增加。最新的研究显示，子宫颈长度缩短与感染标志物如细胞因子和fFN阳性是相关的。这说明，对于一部分病例，感染也是导致子宫颈缩短的原因。缩短的子宫颈也容易使感染上行到宫腔。

五、诊断

临床上，早产可分为先兆早产和早产临产两个阶段。先兆早产指有规则或不规则宫缩，伴有子宫颈管的进行性缩短。早产临产需符合下列条件：出现规则宫缩（20 min ≥ 4次，或60 min ≥ 8次），伴有子宫颈的进行性改变；子宫颈扩张1 cm以上；子宫颈展平 ≥ 80%。对于有子宫颈缩短伴早产症状而其他原因不能解释的孕妇应考虑到感染的可能，并可结合fFN的测定来协助诊断。

六、治疗

胎膜早破和生殖道感染是引起宫内感染的重要因素。预防胎膜早破、治疗生殖系统感染、注意妊娠期卫生是预防早产的有力措施。GBS、大肠杆菌是羊膜腔感染、新生儿败血症、产褥感染的常见致病菌。因此，应用抗生素能有效降低产褥感染及早产的发生。给予胎膜早破者抗生素治疗，不仅能防止下生殖道感染的扩散，而且能延长妊娠期，降低新生儿感染率。Yudin 等用甲硝唑治疗有细菌性阴道病的孕妇发现，在治疗 72 h 后，70% 以上的孕妇宫颈黏液中的 IL–1、IL–6、IL–8 明显下降，并在治疗 1 个周期后，阴道的菌群恢复正常。Adwards 把 1 695 例早产胎膜早破患者分为 3 组，分别给予氨苄西林、替卡西林及不用抗生素，结果显示抗生素的治疗可降低子宫内膜炎、新生儿脓毒血症的发生率。国外文献报道，合并细菌性阴道病的孕妇，使用抗生素和未用抗生素两者相比，早产发生率为 18% 和 39%，低出生体重儿发生率为 14% 和 33%，胎膜早破的发生率为 5% 和 33%，因此，抗生素的使用在感染性早产中非常重要。

（王　茜）

第三节　孕妇 B 族链球菌感染

一、定义

B 族链球菌（group B streptococcus，简称 GBS），又称无乳链球菌，是一种革兰阳性细菌，主要定植在阴道、胃肠道、尿道及小于 90 日婴儿上呼吸道等部位。妊娠期或分娩期感染 GBS 称为孕妇 GBS 感染。它是引起新生儿败血症、肺炎、脑膜炎等严重感染的主要病原菌之一。早发型 GBS 感染常于出生 24 h 或 24 h 内出现，但也可在出生后 1 周内发生。迟发型 GBS 感染常在出生后 4~5 周发生，时间范围为出生后 7~89 日。GBS 感染发生于 3 个月以上的婴儿中。GBS 感染最常见于出生时胎龄小于 28 周的婴儿或有免疫缺陷史的儿童。GBS 通过母体的羊水或在分娩过程中经产道传播给新生儿，从而引起新生儿 GBS 早发型感染。

二、发病机制

GBS 为革兰染色阳性球菌，一般按溶血与否分为 α（不完全溶血）、β（完全溶血）及 γ（不溶血）3 种，GBS 属 β 溶血性链球菌；根据细胞壁上具有特异性的 S 物质，GBS 分为 Ⅰa、Ⅰb、Ⅰc、Ⅱ、Ⅲ、Ⅳ、Ⅴ 等至少 7 个血清型，另外，约 1% 的 GBS 无 S 物质，为不定型。GBS 的毒力与型特异的荚膜多糖抗原、脂磷壁酸、神经氨酸酶等有关。已知的 7 种血清型中，Ⅲ型含脂磷壁酸和神经氨酸酶最多，因而毒力最强。美国学者发现，所有血清型中，Ⅰa、Ⅲ及Ⅴ型最常见，占所有分离菌株的 60% 以上，其中 Ⅰa 型多见于育龄女性，而Ⅲ、Ⅴ型多见于非育龄女性。从世界范围来看，发达国家中，Ⅲ型是主要致病菌，占 60% 左右，而在发展中国家，Ⅰb、Ⅰc 和Ⅱ型是主要致病菌，约占 74%。对妊娠女性来说，影响较大的感染部位是子宫颈、阴道、直肠、肛门和泌尿道。研究证明，GBS 广泛种植于泌尿生殖道，与宿主的严重感染性疾病有密切关系。

三、临床表现

妊娠期 GBS 感染的高危因素包括肥胖、高血压、血糖异常、多产、高龄、低龄和既往性生活活跃等。子宫颈及直肠的 GBS 可上行感染胎膜，引起局部炎症反应，造成胎膜早破。GBS 沿生殖道继续上行感染可引起胎儿宫内感染。GBS 菌体及其毒性产物刺激羊膜及蜕膜细胞产生 TNF、前列腺素等活性物质，可引起早产、胎膜早破。此外，GBS 感染还可引起尿路感染、孕产妇败血症、绒毛膜羊膜炎、产后子宫内膜炎等感染性疾病。

新生儿 GBS 感染多数经母体母婴传播，阴道分娩新生儿 GBS 母婴传播率为 45.2%、剖宫产为 25.9%。新生儿 GBS 感染疾病分为早发型和迟发型，早发型 GBS 感染是指 GBS 引起出生后 1 周内新生儿发病，迟发型 GBS 感染发生于出生后 7~89 日，早发型比迟发型更为常见，占新生儿 GBS 感染的 75%~80%。超过 90% 的早发型 GBS 感染的临床症状出现在生后 24 h 内，主要表现为发绀、呼吸困难甚至呼吸暂停等，败血症和暴发性肺炎症状，少数表现为昏睡及颅内压增高等脑膜炎症状，治疗不及时病情恶化时出现循环障碍及体温调节异常等症状。迟发型 GBS 感染主要表现为败血症、脑膜炎，少数患儿出现蜂窝织炎或骨关节炎。随着抗生素的使用，早发型 GBS 感染的病死率已由 50% 降至 5%，足月新生儿 GBS 感染的病死率仅为 2%~3%，但早产儿的病死率仍高达 30%。此外，与早发型 GBS 感染相比迟发型 GBS 患儿的病死率较低，仅为 2%~6%，但迟发型患儿的预后较差、并发症较多，约 50% 迟发型 GBS 感染引起脑膜炎的患儿出现听力丧失、脑积水或语言发育障碍等后遗症。

四、GBS 感染的诊断

GBS 的定植率与地域、年龄、社会经济状况有关。国内报道，孕妇的 GBS 定植率为 3.5%~32.4%。最新的美国 CDC 的指南建议对 35~37 周的孕妇进行直肠阴道 GBS 的筛查，指出可用 PCR 方法对 GBS 进行筛查。

（一）细菌培养法

选择性 GBS 培养基是诊断 GBS 的金标准。细菌培养法分为细菌培养、形态鉴定和生化鉴定等多个步骤。其中，CAMP 试验、色素试验和马尿酸试验虽是 GBS 特有的生化试验，但也会出现假阳性和假阴性的情况，所以，并非所有 GBS 都可依此鉴定。细菌培养法特异度高，可获知细菌的药物敏感性，但耗时（至少 48 h）且敏感性相对较低。不同的培养基检出率差别较大。CDC 推荐采用 Lim 肉汤培养基。

（二）荧光定量聚合酶链反应（quantitative fluorescence PCR，QF-PCR）

高灵敏度、高阴性预测值是衡量一种筛查方法较好的参数，国外的研究报道的 PCR 法的灵敏度为 90.9%~98.3%，阴性预测值为 91.6%~98.4%，国内的研究不多，时春艳等报道的 PCR 法的灵敏度为 97.2%，游艳琴等报道的 PCR 法的阴性预测值为 99.3%。分析其显著优于细菌培养法的原因主要有以下几个方面：①细菌培养法检测的是能养活的细菌菌落，而 QF-PCR 检测的是 GBS 的基因，不管细菌可否养活，都能检测到 GBS 的存在；②细菌培养法无法检测到较小的细菌菌落，即便细菌能养活，如果菌落很小的话，也会产生假阴性的结果；③肛门、阴拭子中有拮抗 GBS 的其他微生物的存在，在细菌培养的过程中有可能影响 GBS 菌落的生长，从而导致假阴性结果的产生。

（三）其他筛查方法

近年来，细菌性疾病的抗原检测进展很快。常用的方法有 GBS 抗原检测、乳胶微粒凝集试验、协同凝集试验、对流免疫电流和 ELISA 等。这些方法的优点是快速，但一些假阳性的问题还有待解决。

五、GBS 感染的治疗

预防新生儿 GBS 感染的途径包括妊娠晚期母体使用药物或注射疫苗，预防性使用抗生素类药物是目前采用的主要治疗方法。GBS 对青霉素和大部分 β - 内酰胺类抗生素敏感。青霉素是治疗 GBS 感染的抗生素，预防新生儿 GBS 感染需静脉注射给药，口服抗生素无效。分娩前 4 h 以内用药不但不能起到预防作用，而且可能掩盖感染症状，延误治疗。因此，GBS 感染预防性使用抗生素应在分娩前 4 h 以上，一般给予抗生素直至分娩结束。妊娠小于 37 周的早产或胎膜早破 GBS 检测阳性的孕妇，预防性使用抗生素至少 48 h。首次使用抗生素治疗 GBS 需给予 500 万 U 青霉素或 2 g 氨苄西林作为负荷剂量，随后每 4 h 静脉注射 250 万 U 青霉素或 1 g 氨苄西林，直至分娩。青霉素过敏者可以每 8 h 静脉注射 0.9 g 克林霉素或每 6 h 注射 0.5 g 红霉素。可疑新生儿脓毒血症时，应立即静脉给予青霉素或氨苄西林等抗生素，用药 48~72 h，直至实验室培养结果报告。若无并发脑膜炎，用药疗程为 10 日；若并发脑膜炎，用药至脑脊液培养阴性，疗程至少 2 周。

六、GBS 感染的预防

随着 GBS 耐药率的增加，疫苗的使用可能是预防 GBS 感染的未来趋势。目前认为母体使用荚膜多糖蛋白疫苗后预防新生儿 GBS 感染效果最好，是未来 GBS 疫苗的发展方向。GBS 荚膜多糖蛋白结合疫苗已经进入临床试验，但其安全性还有待研究。

（王　茜）

第四节　围生期败血症

一、定义

败血症又称脓毒血症，是一种以感染引起全身炎症为特征的临床综合征。其根据严重程度的不同，依次可分为脓毒血症、严重脓毒血症及脓毒性休克。

二、发病机制

脓毒血症是一种合并重度感染的临床综合征。其以远离感染部位的组织中出现炎症的主要体征（血管扩张、白细胞聚集、毛细血管通透性增加）为特征。全身炎症反应综合征（systemic inflammatory response syndrome，SIRS）是一种与脓毒血症相同的临床综合征，合并非感染性损伤（如急性胰腺炎、肺挫伤）。目前，关于脓毒血症和 SIRS 的发生和发展的理论主要集中在炎症应答失调上，包括大量、不受控制的促炎介质释放引发一系列反应，从而导致广泛性组织损伤的可能性。这一反应可导致多器官功能障碍综合征（mutiple organ dysfuncti on syndrome，MODS），这是脓毒血症和 SIRS 病死率高的原因。

三、临床表现及诊断

脓毒血症的诊断标准包括感染（明确的或疑似的）和部分以下几种指标。

（一）全身指标

体温高于 38.3℃或低于 36℃，心率大于 90 次 / 分或大于其年龄正常心率加 2 个标准差，呼吸急促，神志改变，明显水肿或液体正平衡（持续 24 h 大于 20 mL/kg），无糖尿病的情况下高血糖症（血糖＞

140 mg/dL 或 7.7 mmol/L）。

（二）炎症指标

白细胞增多（白细胞计数＞12 000/μL）或白细胞减少（白细胞计数＜4 000/μL），白细胞计数正常，未成熟白细胞所占比例大于10%，血浆 C-反应蛋白大于正常值加2个标准差，血浆降钙素原大于正常值加2个标准差。

（三）血流动力学指标

低动脉压，即收缩压（SBP）＜90 mmHg，平均动脉压（MAP）＜70 mmHg，或成人收缩压下降＞40 mmHg 或低于其年龄段正常值减2个标准差。

（四）器官功能障碍指标

动脉低氧血症（动脉血氧分压［PaO_2］/ 吸入氧浓度［FiO_2］＜300），急性少尿［进行充分的液体复苏后，尿排出量仍＜0.5 mL/（kg·h）至少持续2 h］，肌酐升高值多于0.5 mg/dL 或 44.2 μmol/L，凝血功能异常国际标准化比值（international normalized ratio，INR）＞1.5 或活化部分凝血活酶时间（activated partial thromboplastin time，APTT）＞60 s，肠梗阻（肠鸣音消失），血小板减少（血小板计数＜100 000/μL），高胆红素血症（血浆总胆红素＞4 mg/dL 或 70 μmol/L）。

（五）组织灌注指标

1. **高乳酸血症（＞1 mmol/L）** 毛细血管再充盈能力下降或皮肤出现花斑。

2. **严重脓毒血症** 是指脓毒血症引起的组织血液灌流不足或器官功能障碍，伴下列任何一项被认为是感染所致的表现：①脓毒症性低血压。②乳酸超过实验室正常范围的上限。③尽管进行充分的液体复苏，尿排出量仍＜0.5 mL/（kg·h）超过2 h。④在无肺炎作为感染源的情况下，急性肺损伤伴 PaO_2/ FiO_2＜250，在肺炎作为感染源的情况下，急性肺损伤伴 PaO_2/ FiO_2＜200，肌酸酐＞2 mg/dL（176.8 μmol/L），胆红素＞4 mg/dL（34.2 μmol/L），血小板计数＜100 000/μL，凝血功能障碍（INR＞1.5）。脓毒症性低血压是指在排除其他原因所致低血压后，收缩压＜90 mmHg、平均动脉压＜70 mmHg、收缩压下降＞40 mmHg 或低于其年龄段正常值减2个标准差。脓毒症性组织灌注不足是指感染所致的低血压、乳酸增多或少尿。

3. **脓毒性休克** 是指脓毒症引起的、尽管给予充分液体复苏仍持续存在的低血压状态，充分的液体复苏可指输入晶体液 30 mL/kg（一部分可以是当量的白蛋白），脓毒性休克是一种血管舒张性休克或分布性休克。换句话说，脓毒性休克是由全身血管阻力显著降低所致，常有伴心输出量增加。

四、治疗

（一）首要治疗措施

早期给予液体和抗生素是治疗严重脓毒症及脓毒性休克患者的基础。

（二）稳定呼吸

应对所有脓毒症患者进行辅助供氧，并通过脉搏血氧测定持续监测患者的氧合情况。可能需要进行气管插管及机械通气，以满足脓毒症伴随的呼吸做功的增加，或者用于保护气道，因为脓毒症常合并脑病或意识水平降低。

（三）评估灌注

一旦患者的呼吸状态稳定，应评估灌注是否充足。低血压是灌注不足最常见的体征，但在未出现低血压时也可发生严重灌注不足，尤其是在脓毒症早期时。例如，在脓毒症早期，皮肤表现为温暖、潮红则提示终末器官关注不足。随着脓毒症向休克进展，皮肤会因血液流向重要器官而出现发凉。其他灌注不足的体征包括心动过速（心率＞90次/分）、意识混沌或躁动及少尿或无尿。在出现或不出现低血压的情况下，血清乳酸水平升高（如＞1 mmol/L）可以是器官灌注不足的一种表现，因而它也是初始评估的重要组成部分。

（四）建立静脉通道

应尽快为疑有脓毒症的患者建立静脉通道。尽管建立外周静脉通道对部分患者可能就已足够了，特别是在进行初始复苏时，但大多数患者在其治疗过程中某个时点需要建立中心静脉通道。

（五）恢复灌注的措施

快速恢复灌注主要通过静脉补液（通常为晶体溶液）实现。是否添加如血管加压药治疗、正性肌力治疗和输血的治疗方法，取决于患者对液体复苏的反应、是否有心肌功能障碍的证据及是否存在贫血。液体复苏的目标是早期恢复灌注，以预防或限制多器官功能障碍及降低病死率。建议测量以下目标：①平均动脉压≥65 mmHg{平均动脉压=[（2×舒张压）+收缩压]/3}。②尿排出量≥0.5 mL/（kg·h）。③液体治疗效果的动态或静态预测指标。例如，当中心静脉通路可用时测得中心静脉压（CVP）为8~12 mmHg（静态测量指标），或呼吸时桡动脉脉压变化（动态测量指标）。④当中心静脉通路可用时，测得中心静脉（上腔静脉）血氧饱和度≥70%；如果使用的是肺动脉导管，则测得混合静脉血氧饱和度≥于65%。尽管尚无妊娠期早期目标导向治疗的前瞻性研究，对孕妇脓毒症的处理应与非妊娠患者的脓毒症类似。但是，在妊娠晚期较晚阶段静脉血氧饱和度下降，所以妊娠晚期应用该目标可靠性较小。

（六）控制脓毒灶

尽快确认并处理原发灶和感染灶是至关重要的。这是最基本的治疗手段，而其他大部分的干预措施纯粹是支持治疗。抗生素应在就诊最初6 h内或更早时给予。

（七）糖皮质激素

糖皮质激素在脓毒血症中作为治疗药物的研究由来已久，因为脓毒血症的发病机制中包括宿主强烈而且具有潜在破坏力的炎症反应。多项随机试验的证据提示，有严重脓毒症性休克（确定为收缩压＜90 mmHg）且适当的液体复苏及血管加压药治疗无效的患者最有可能从皮质类固醇治疗中获益。

（八）营养支持

营养支持能改善危重患者的营养结局，如体重和上臂肌肉量。然而，目前尚不清楚营养支持是否能够改善重要的临床结局（如机械通气的持续时间、住院时间和病死率）及何时启动营养支持。胰岛素强化治疗高血糖及胰岛素抵抗在危重患者中很常见，这与患者是否具有糖尿病病史无关。有关最佳血糖范围尚存争议。大多数临床医生以血糖水平为140~180 mg/dL（7.7~19 mmol/L）为目标。

（九）体外降温

控制发热对于严重脓毒症及脓毒性休克既有潜在益处也有不良反应，该措施的净效应还不确定。体外降温48 h，包括应用自动降温毯、冰褥或冰袋，以使中心体温达到36.5~37℃。体外降温患者不用经受退热剂潜在的不良反应，就能缩短控制发热的时间。

（十）正处于研究中的治疗方法

多种正处于研究中的治疗方法将会单独详细讨论，这些包括细胞因子和毒素失活治疗、血液滤过治疗、他汀类药物治疗和β受体阻滞剂治疗。

产科感染可能需要收入重症监护治疗病房（ICU），尤其是并发严重脓毒症或脓毒性休克时，已有报道称严重脓毒症或脓毒性休克发生于 0.002%~0.01% 的所有分娩中。这类感染是发生并发症和死亡的一个重要原因。在脓毒性休克和多器官衰竭的妊娠患者中，报道的母体病死率为 20%~28%。早期发现、及时识别感染源、针对性的治疗败血症或者脓毒性休克与预后及生存率密切相关，发现后，尽早进行中央血流动力学监测，诊断 1 h 内开始适当的经验性静脉抗生素，传染病专家和 ICU 专业人员共同参与。

（欧　婕）

第五节　产后子宫内膜炎

一、定义

产后子宫内膜炎是指子宫蜕膜的感染，感染可延伸至子宫肌层或累及子宫旁组织，属于常见的产褥病。

二、发病机制

产后子宫内膜炎通常由多种生殖道需氧和厌氧菌的混合微生物感染引起。剖宫产术，特别是阴道分娩中转剖宫术是产后子宫内膜炎最重要的危险因素。其他危险因素包括绒毛膜羊膜炎、滞产、胎膜破裂时间延长、多次阴道检查、宫内胎儿监测或子宫监测、羊水粪染、人工剥离胎盘、社会经济地位较低、母亲糖尿病或严重贫血、早产、阴道助产、过期妊娠、HIV 感染、GBS 感染、鼻部携带金黄色葡萄球菌、阴道大量无乳链球菌或大肠杆菌定植。

三、临床表现

产后发热、与体温升高相应的心动过速、中下腹疼痛和子宫压痛是子宫内膜炎女性典型的临床表现。一些患者还会出现脓性恶露、寒战、头痛、不适感和（或）厌食等其他表现。

辅助检查：白细胞计数升高，但在产后女性中，可能继发于妊娠期生理性白细胞增多和临产而影响判断。产后核左移和中性粒细胞计数升高提示感染过程。产后子宫内膜炎可无特征性的超声表现。

四、诊断

产后子宫内膜炎的诊断为排除性临床诊断，即详细的病史询问和体格检查后排除其他病因的产后发热后诊断。出现一个或多个上述临床发现可支持诊断，但是这些表现均为非特异性。

（一）明确微生物学病因

不复杂的感染确定微生物学病因并不重要，因为应用广谱抗生素的经验性治疗通常是有效的。

（二）子宫内膜培养

不常规进行子宫内膜培养，因为很难通过子宫颈得到未被污染的组织标本。此外，培养获得结果较晚，临床指导意义不大。

（三）宫颈培养或其他检查

如果患者之前未进行淋病和衣原体检测或之前检测结果为阳性，或患者存在获得性传播感染的高风险，则需要进行淋病和衣原体检测。

（四）血培养

仅 5%~20% 的产后子宫内膜炎患者会出现菌血症，但血培养花费很高，且结果通常也不会改变初始经验性抗生素治疗方案。因此，我们不对所有子宫内膜炎女性进行血培养。但对经验性抗生素治疗无效、患者免疫功能受损或出现败血症者，血培养有助于指导抗生素的选择。

五、治疗

（一）治疗目标

治疗目标为缓解症状、预防后遗症（如腹膜炎、输卵管炎、卵巢炎、蜂窝织炎或脓肿、脓毒性盆腔血栓性静脉炎）。

（二）药物选择

常用的有效药物治疗方案为克林霉素（900 mg 静脉给药，每 8 h 1 次）联合庆大霉素，治愈率可达 90%~97%。此外，克林霉素加一种氨基糖苷类，并且包含具有抗脆弱拟杆菌组和其他耐青霉素厌氧性细菌活性药物的治疗方案比不包含这类药物的方案更好。

目前报道的与克林霉素联合庆大霉素疗效相当的药物治疗方案包括：头孢替坦、头孢西丁、头孢唑肟、哌拉西林（联合或不联合三唑巴坦）及氨苄西林、舒巴坦。对于在普通筛查中被发现存在 GBS 定植的患者，推荐在克林霉素联合庆大霉素的基础上加入氨苄西林或者改用氨苄西林加舒巴坦。

（三）治疗时长

持续治疗至患者临床症状有所改善（无子宫底压痛）且至少 24 h 无发热。若存在菌血症，停用静脉抗生素后继续口服抗生素治疗，完成共 7 日的抗生素治疗疗程。

（四）结局

大多数感染较轻微患者，可经抗生素治愈。

六、预防

（一）剖宫产时预防性使用抗生素

无论是择期还是非择期剖宫产，在切开皮肤前 60 min 内使用单剂预防性抗生素能显著降低剖宫产后子宫内膜炎的发生率。

（二）针对阴道分娩预防性使用抗生素

阴道分娩后子宫内膜炎的发生率很低（小于 3%），不常规应用预防性抗生素。目前尚无随机试验评估是否需对行侵入性操作（如人工剥离胎盘术）的女性预防性使用抗生素。

（三）细菌性阴道病女性

妊娠后期对症状性细菌性阴道病女性进行治疗可减少产后子宫内膜炎的发生。

（陈　娜）

第六节　孕妇下尿路感染

一、定义

女性在妊娠期间易患尿路感染，特别是下尿路感染，这是妊娠期常见的泌尿系统炎症，与女性妊娠和女性尿道的生理、解剖特点有关。下尿路感染包括无症状菌尿（asymptomatic bacteriuria，ASB）和急性膀胱炎（acute cystitis）。无症状菌尿指间隔 2 次清洁中段尿标本中细菌数 > 100 000/mL，没有尿路感染的症状，在有症状患者中尿细菌数 > 100/mL 且尿白细胞 > 7 个 /mL。

二、发病机制

妊娠期尿路感染的致病菌谱与非孕妇基本相似，由于女性尿道相对较短而且接近肛门，来源于消化道的微生物常常定植于泌尿系统。最常见的致病菌是大肠杆菌，其次为肺炎克雷伯菌、奇异变形杆菌、肠球菌、葡萄球菌、产气肠杆菌等。

三、临床表现

无症状性尿路感染即无任何临床症状。妊娠期急性膀胱炎典型常表现为少尿、脓尿和血尿，尿频、尿急、尿痛等尿路刺激症状，一般不伴发热、乏力等全身症状，但以上症状均不是妊娠期尿路感染所特有，非妊娠尿路感染女性也可能出现上述症状。

下尿路道症状包括尿痛、尿频、尿急、耻骨上压痛、血尿、尿失禁，不伴全身症状，其中尿频是孕妇经常出现的生理表现，与血容量、肾小球滤过率及肾血浆流量增加有关，很难鉴别。

四、诊断

（一）临床表现

妊娠期增大的子宫可能会掩盖体征。无症状菌尿通常没有症状，或者仅有一过性的表现而被忽视。急性膀胱炎在触诊时有耻骨上压痛。肾盂肾炎患者表现为发热，肋部叩痛，右侧常见。胎心率可能因孕妇发热而加快，超过 160 次 / 分。

（二）实验室检查

1. 尿标本采集　患者自行留取清洁、中段尿进行检查，尽量避免阴道分泌物的交叉污染。不主张常规导尿进行检查，因为导尿本身有可能导致细菌侵袭。留取标本后尽快送检，在室温下放置过久会导致假阳性结果，如果不能马上转送标本建议放在 4℃冰箱中保存。

2. 尿常规检查　检出亚硝酸盐、白细胞、红细胞及蛋白阳性，提示尿路感染可能大，但需除外尿液浓缩或阴道分泌物污染的原因。

3. 尿沉渣检查　尿液细胞学发现大量白细胞则符合肾盂肾炎，大量红细胞则可能为链球菌感染导致的肾小球肾炎，大量尿蛋白要可疑肾病综合征或子痫前期，大量脂肪提示膜性肾小球肾炎。

五、治疗

对无症状菌尿及膀胱炎患者首选口服抗生素治疗，一般建议连续治疗 10~14 日，治疗后 1~2 周复查尿培养阴性为治愈。如果尿培养仍为阳性，要考虑更换抗生素，并持续抑菌治疗到产后 6 周。

口服抗生素治疗方案包括头孢氨苄 500 mg，每日 1 次；氨苄西林 500 mg，每日 1 次；呋喃妥因（nitrofurantoin）100 mg，每日 2 次；磺胺甲唑 1 g，每日 1 次。如果菌尿持续存在或症状加重要考虑更换抗生素治疗，然后持续预防性抗生素（呋喃妥因）治疗至产后。呋喃妥因是安全有效的药物，可以每晚 1 次作为预防性抑菌治疗，在临产和分娩期不宜应用，因为胎儿或新生儿红细胞酶系统不成熟，可能导致溶血性贫血。

如果有尿培养的药敏结果，应该按照药敏结果进行治疗。但通常在没有培养结果之前就开始针对大肠杆菌的经验治疗，依据医院或科室内的敏感药物选择用药。据报道，28%~39% 的大肠杆菌对青霉素耐药，对磺胺甲唑及一代头孢菌素的耐药率分别达 31% 及 19%，要避免选用本院耐药的抗生素治疗。

六、预后

下尿路感染如不积极治疗，细菌可侵入输尿管及肾盂，产生上尿路感染，上尿路感染产生肾盂肾炎，有的甚至产生急性肾盂肾炎（aute pyelonephritis）甚至导致母亲的肾功能衰减。妊娠期严重尿路感染若处理不当可引起母体感染性休克、妊娠期高血压综合征、贫血等，对胎儿可引起胎儿宫内发育迟缓、胎膜早破、早产、呼吸窘迫综合征、先天畸形及胎儿死亡等严重后果。因此，对妊娠期合并的尿路感染加以正确分析及合理治疗，具有重要的意义。

七、预防

年龄、文化程度、既往尿路感染史、经产状况、流产史、血红蛋白水平是妊娠期尿路感染的主要危险因素。预防妊娠期尿路感染应注意以下几点：①加强妊娠期保健，适时选择妊娠，避免反复流产，积极纠正贫血。②注意局部卫生，每日清洗外阴，更换内裤。③节制性生活，睡前或性生活后排尿，保持大便通畅。④鼓励妊娠期患者多左侧卧位以利尿液引流，尽量避免仰卧位。⑤坚持每日多饮水，2~3 h 排尿 1 次以冲洗膀胱和尿道，避免细菌繁殖。⑥积极筛查并治疗无症状性菌尿，选用敏感的抗生素进行治疗。⑦注意外阴或阴道的无菌操作，同时加强妊娠期尿常规及清洁中段尿培养检查。

妊娠期间激素和解剖的变化增加了尿液储积的机会和膀胱输尿管反流，女性本身尿道比较短，妊娠期增大的腹部也不容易进行会阴的清洗，所以妊娠期发生尿路感染的风险增加。无症状菌尿占妊娠期发生明显症状尿路感染病因的 70%。部分发达国家建议妊娠期常规行尿培养，我国 2011 年制定的《孕产期保健工作规范》中没有建议妊娠前保健中常规进行尿培养。

（康　妮）

第七节　孕妇肾盂肾炎

一、定义

妊娠期间激素和解剖的变化增加了尿液储积的机会和膀胱输尿管反流，女性本身尿道比较短，妊娠期增大的腹部也不容易进行会阴的清洗，所以妊娠期发生尿路感染的风险增加。尿路感染包括无症状菌尿、膀胱炎、肾盂肾炎。15%~50%的急性膀胱炎会上行感染发生肾盂肾炎。妊娠期最常见的尿路感染为肾盂肾炎，发生率约为2%，表现为发热、腰痛、肋部叩击痛，并有明显的菌尿，其他症状还包括恶心、呕吐、尿频、尿急、尿痛。

二、发病机制

大肠杆菌是最常见的尿路感染的致病菌，占80%~85%。该菌为肠道中的主要细菌，能耐受阴道的酸性分泌物，并黏附于泌尿道的上皮细胞，产生的毒素能降低输尿管的蠕动及抑制巨噬细胞的活性，因此，具有较强的致病力。其次为克雷伯菌、变形杆菌、葡萄球菌及假单胞菌属、GBS，分别占5%、3%、3%、2%和1%。GBS是产科临床中重要的病原体，产程中传染导致的新生儿GBS感染可以导致肺炎、脑膜炎、败血症甚至死亡。如果尿中含脓而培养阴性可能与衣原体感染有关，占非细菌性尿路感染的30%。

妊娠期发生尿路感染的高危因素包括妊娠期糖尿病、泌尿系统疾病（神经源性膀胱、畸形）、妊娠前及妊娠期尿路感染史、镰状细胞贫血。严重的肾盂肾炎可能导致感染性休克、呼吸衰竭甚至死亡，母亲并发症还可能导致胎儿缺氧、胎盘血供不足。一项24 000例孕妇发生尿路感染的研究表明，尿路感染增加早产（体重OR为1.5~5）和低出生体重（体重OR为2.8~5.6）的风险。

三、临床表现

1%~4%的孕妇发生急性肾盂肾炎，高达20%~40%的无症状菌尿孕妇会发展为肾盂肾炎。早期治疗无症状菌尿能够使急性肾盂肾炎的发生率降低90%。

多数有不同程度的全身症状，起病急骤，突然出现寒战、发热，体温大于38℃，头痛，全身酸痛，乏力、食欲减退、恶心、呕吐等；泌尿系统症状表现为腰痛、血尿、脓尿、尿频、尿急、尿不尽、膀胱刺激、尿道口烧灼感等症状；血常规提示白细胞升高，尿常规及沉渣镜检可见细菌增多，白细胞数量增多，脓尿、白细胞管型、尿液中白细胞酯酶和亚硝酸盐有助诊断；尿培养时，清洁中段尿培养出致病菌。许多患者未培养出致病菌，原因是既往已使用抗生素抑制了细菌的生长。

四、诊断

（一）临床表现

妊娠合并急性肾盂肾炎的起病较急，主要表现为发热、腰痛、肋部叩击痛，并有明显的菌尿，其他症状还包括恶心、呕吐、尿频、尿急、尿痛。一侧或者两侧腰肋角有压痛，肾区叩击痛。

（二）实验室检查

1. **尿液采集**　患者自行留取清洁、中段尿进行检查，尽量避免阴道分泌物的交叉污染。不主张常规导尿进行检查，因为导尿本身有可能导致细菌侵袭。留取标本后尽快送检，在室温下放置过久会导致假阳性结果，如果不能马上转送标本建议放在4℃冰箱中保存。

2. 尿培养　是妊娠期尿路感染诊断的标准方法。对肾盂肾炎入院治疗的患者、感染复发者或对最初治疗不敏感的患者应行尿培养检查。每毫升尿中细菌数＞100 000才有意义。培养结果可以识别特殊的病原体并行抗生素敏感试验。

3. 尿常规检查　出现亚硝酸盐、白细胞、红细胞及蛋白阳性提示尿路感染可能大。需除外尿液浓缩或阴道分泌物污染的原因。

4. 尿沉渣检查　尿液细胞学发现大量白细胞则符合肾盂肾炎，大量红细胞则可能为链球菌感染导致的肾小球肾炎，大量尿蛋白要可疑肾病综合征或子痫前期，大量脂肪提示膜性肾小球肾炎。

（三）影像学检查

在评估妊娠期尿路感染时不建议常规进行影像学检查。对复发性尿路感染或可疑泌尿系结石患者行双肾、输尿管超声有意义。但增大的子宫经常使肾脏超声的效果和结论均不明确。泌尿系结石与肾盂肾炎的表现类似，都可能出现血尿、肋部疼痛、寒战、食欲缺乏，泌尿系结石没有合并肾盂肾炎时通常没有发热。超声有助于鉴别诊断。

静脉肾盂造影（intravenous pyelography，IVP）一定要在平衡利弊（明确诊断的好处与接受放射线照射的风险）后进行，妊娠期接触放射线的剂量不应该超过3~5 rads，一般IVP的剂量为0.4~1 rads。妊娠期接触放射线可能与出生后儿童发生良性及恶性肿瘤相关。

五、治疗

（一）一般治疗

教育患者注意会阴卫生，减少泌尿道再次感染的风险，包括不要坐浴、大便或小便后用手纸从前向后擦拭、上厕所前洗手、使用湿巾清洗外阴、使用液体肥皂可以避免固体肥皂上沾染细菌、洗澡时先洗外阴。一般饮食和活动均不受限制，除非病情严重无法进食、可能需手术干预时禁食水。肾盂肾炎住院治疗的重症患者要限制活动，有并发症可能昏迷者尽量避免单独活动。

（二）抗生素治疗

急性肾盂肾炎的孕妇应该入院静脉给予10~14日的头孢类抗生素或庆大霉素，对复发或持续存在的尿路感染、合并泌尿系结石者应该在整个妊娠期给予预防性抗生素，并定期监测尿常规和培养。

（三）其他治疗

肾盂肾炎患者通常因有恶心、呕吐而导致脱水，所以应补充足量液体、纠正水电解质及酸碱失衡，改善全身情况；体温过高时应予以物理降温或对乙酰氨基酚退热治疗；呕吐严重可用止吐药；取左侧卧位，有利于尿液引流及感染的清除。入院给予静脉抗生素治疗，治疗的同时注意观察并预防发生肺水肿、急性呼吸窘迫综合征（acute respiratory distress syndrome，ARDS）。肾盂肾炎还可能发生早产，需要进行评估并早期干预治疗。有内科并发症及严重并发症时要找相关专科会诊。

妊娠期尿路感染很少需要外科手术治疗，除非怀疑存在病理原因才进行手术。膀胱镜可以帮助鉴别尿道或膀胱憩室、膀胱结石、下泌尿道损伤、间质性膀胱炎或膀胱癌等。逆行输尿管置管或经皮肾造瘘仅限于缓解输尿管绞痛、梗阻，很少在妊娠期行碎石术，如果必须手术，考虑在中妊娠期手术。如果在晚妊娠期急诊手术要考虑同时娩出胎儿。

（四）后续治疗

肾盂肾炎患者出院后通常应继续口服 1~2 周口服抗生素以预防复发，完成治疗后 7~10 日复查尿培养，仍为阳性时还要继续治疗，可使用呋喃妥因 100 mg，每晚睡前服头孢氨苄（250 mg）抑菌治疗，持续整个妊娠期；培养阴性者可每月做尿培养 1 次。该病的复发率约为 20%。

当肾盂肾炎治疗 72 h 未见明显改善时，应重新评估抗生素的使用是否恰当（包括药物的种类与用量）及有无潜在的泌尿系统疾病如泌尿系梗阻等。可以采用肾脏超声检查了解有无肾盂扩张、泌尿系结石及肾或肾周围脓肿等，但应指出妊娠期泌尿系统的改变可使超声检出结石的敏感性降低，阴性结果仍需进一步检查。IVP 可以显示肾脏集合管系统有助于了解结石及肾结构异常，上述检查需权衡利弊后施行，确定梗阻后应由泌尿外科协助进行专科处理。

初级医院对发生 ARDS、肾衰、败血症休克等严重并发症的肾盂肾炎患者，要及时转院，转院之前与上级医院联系，改善患者一般状况，有医护人员陪同并携带病情和治疗摘要，确保转院期间的安全。

六、预防

重视妊娠早期对孕妇进行无症状性菌尿筛查。如诊断无症状性菌尿，需及时给予抗菌药物治疗，并继续检测菌尿有无复发，还同时强调积极治疗下尿路感染。

（康　妮）

第八节　新生儿相关细菌性感染——新生儿眼炎

新生儿眼炎是最常见的新生儿眼病，系新生儿出生后 28 日内发生的结膜炎，亦称新生儿结膜炎。病因包括细菌、病毒及化学刺激等。新生儿眼炎属眼科急症，无论病情轻重缓急都必须做病因学诊断，及时治疗，不得延误。

一、临床表现

新生儿眼炎表现为结膜红肿充血、眼睑水肿伴有脓性分泌物。具体分类如下。

1. 新生儿淋菌性眼炎　通常起病急，发病时间较衣原体眼炎早且严重，常在出生后 1~4 日，病程进展极其迅速，可发生累及角膜的超急性化脓性结膜炎，并发角膜溃疡，角膜穿孔，使患儿失明。淋病奈瑟菌感染孕妇出现胎膜早破时其新生儿发生新生儿淋菌性眼炎危险性升高。此外，新生儿淋病奈瑟菌感染可出现鼻炎、头皮感染、肛门直肠感染、脐炎、败血症、关节炎、脑膜炎。

2. 新生儿衣原体性眼炎　该病有时也被称为新生儿包涵体性结膜炎或包涵体脓溢。类似新生儿淋菌性眼炎的表现，但结膜反应较轻，由于新生儿免疫系统尚未成熟，无滤泡形成。本病通常在出生后 5~14 日起病，但有胎膜早破母亲分娩的婴儿发病更早，结膜病变一般持续 6~12 周，从结膜轻度肿胀伴眼部水样分泌物（可变为黏脓性）到眼睑显著肿胀伴结膜充血增厚（球结膜水肿）不等。渗出物附着在结膜上可形成假膜。结膜也可能脆性增加而产生血性分泌物。此病通常不会累及角膜，重症可致结膜瘢痕，形成微血管翳，但极罕见，偶见于超过 2 周未治疗的患儿，一般不会导致视力丧失。

3. 新生儿化学性结膜炎　滴 1% 硝酸银眼液所致的新生儿化学性结膜炎最常见，约有 90% 发病迅速，一般轻度发作，用药数小时后出现结膜充血、水肿、干涩及伴有水样分泌物，某些患儿也会出现眶周水肿，该病通常为自限性，24~48 h 自行消退。

二、临床诊断

新生儿一旦出现结膜炎症状，必须立即全面检查，包括母亲病史、婴儿的健康状况及全身体检以确定眼部感染的程度及全身累及的情况，并进行实验室检查以确定其确切的致病原因。

三、实验室诊断

1. 新生儿淋菌性眼炎　对患儿结膜分泌物进行染色和培养：革兰染色表现为特征性的细胞内革兰阴性双球菌，此法有高度敏感性和特异性，可做出快速诊断，如果阳性，需进行血液培养，了解全身累及情况，此外，还应进行母体子宫颈分泌物培养。

2. 新生儿衣原体性眼炎

（1）标本采集：沙眼衣原体检测的标本使用铝制杆涤纶头试子采集，应在 2~8℃状态下立即运送，并在 24 h 内处理。如果延迟处理，标本应在 –70℃条件下保存。储存在 –20℃条件下或无霜的冰箱内会杀死微生物，并不推荐。

（2）染色：通过吉姆萨染色发现嗜碱性细胞内包涵体即可诊断。如无包涵体，也可发现多形核及单核淋巴细胞。

（3）培养：通过微生物培养分离出沙眼衣原体是金标准。如果采样充分、运输合理及实验室人员技能熟练，培养的特异性和敏感性几乎是 100%。将样本接种到组织培养液中，48~72 h 后显微镜下使用荧光素共轭的物种特异性单克隆抗体进行鉴定，确认沙眼衣原体是否为阳性。

（4）核酸扩增检测：目前 FDA 批准的有 3 种，包括 PCR、转录介导的扩增（TMA）、链置换扩增（SDA），与培养法同样有高度敏感性和特异性，但目前尚无足够数据证实；抗原检测方法，包括直接荧光抗体法和酶免疫法。

3. 新生儿化学性结膜炎　革兰染色仅有多形核、淋巴细胞而无病原菌。如果两者都存在，应对分泌物进行培养。

四、治疗

1. 新生儿淋菌性眼炎　住院隔离治疗，常规处理包括全身抗生素治疗，可采用头孢噻肟 100 mg/（kg·d）静脉注射或肌内注射，分 2 次。无高胆红素血症者还可使用头孢曲松 125 mg/（kg·d）静脉注射或肌内注射，低出生体重儿为 25~50 mg/（kg·d）。如果淋病奈瑟菌对青霉素敏感，可开始使用青霉素 10 万 U/（kg·d），分 2 次。局部结膜感染治疗间期为 7 日，播散性疾病治疗间期为 10~14 日。新生儿淋菌性眼炎应频繁使用无菌盐水冲洗结膜。角膜受累时，则用 0.5% 阿托品点眼，每日 1~2 次。一般没必要局部使用抗生素膏，但可使用 1% 四环素或红霉素眼药膏，前 6 h 中 1 次 /h，以后 4 次 / 日，共 14 日。感染母体的所有性伙伴应进行诊断及治疗。

2. 新生儿衣原体性眼炎　推荐口服红霉素 50 mg/（kg·d），分 4 次口服，治疗 14 日。期间治疗还包括清洁眼睑，局部给予 1% 四环素软膏，起初 1 次 /h，而后减少频次，直至 4 次 / 日，疗程为 14 日。红霉素对 80%~90% 的结膜炎病例有效，应密切随访，如感染没有消退，可能需要第二疗程的治疗。此外，阿奇霉素 20 mg/（kg·d），治疗 3 日（即 1 个疗程）可能对结膜炎有效。母亲及性伙伴进行沙眼衣原体感染的评估及治疗。

3. 新生儿化学性结膜炎　仅需使用蘸无菌盐水或无菌水的棉签轻轻擦眼睛，其他无须特殊治疗。

五、预防

1. 母体筛查、预防性传播疾病　对孕妇进行生殖道感染的普查，并对性病患者进行适当的治疗，随访至分娩。但在我国，产前衣原体筛查和治疗并不包括在产前保健内。

2. 出生时眼部用药进行预防　新生儿一出生尽快用蘸无菌水的无菌棉签对其眼睑及周围皮肤进行冲洗，然后用单剂局部抗生素预防新生儿眼炎，如 1% 硝酸银滴眼液、0.5% 红霉素眼膏、1% 四环素眼药膏、2.5% 聚维酮碘滴眼液等。

（王丽丽）

第九节　妊娠期李斯特菌感染

李斯特菌属细菌为短小的革兰阳性无芽孢兼性厌氧杆菌，对外界环境耐受性较强，可在较高的盐浓度（10% 氯化钠）及宽泛的 pH（4.5~9）和温度范围（0~45℃）生长。根据基因组序列、毒力及分解糖的能力，可将其分为 7 个种，分别是单核细胞性李斯特菌（亦称产单核细胞李斯特菌）、伊氏李斯特菌（亦称绵羊李斯特菌）、英诺克李斯特菌（亦称无害李斯特菌）、韦氏李斯特菌、塞氏李斯特菌、格氏李斯特菌和莫氏李斯特菌。妊娠期女性是李斯特菌病的高发人群。

一、流行病学

单核细胞性李斯特菌是一种人畜共患病的致病菌，可使人和动物患李斯特菌病。李斯特菌常生活于土壤、河水、植物、屠宰场废弃物及动物源食品中（肉、奶及其制品、海产品等）。它是引起食源性疾病的重要细菌之一，牛奶和奶制品通常和李斯特菌病的暴发有关，软奶酪制品是污染最多的，可引发胃肠炎、败血症、脑膜脑炎和流产等。孕妇感染李斯特菌可发生在妊娠的任何时期，最常发生于妊娠晚期。

二、致病基因及发病机制

李斯特菌溶解素（LLO）是由 *hly* 基因编码的蛋白，是一种孔形成毒素，是主要的毒力因子，可破坏吞噬体，使细菌进入胞液并在其中繁殖，失去后导致细菌毒力的丧失。P60 蛋白是一种胞壁质水解酶，它是单核增生李斯特氏菌重要毒力因子。单核增生李斯特氏菌能产生两种磷脂酶 c：PI PLC 和 PC PLC。PI PLC 可辅助细菌逸出初级吞噬体，而细菌在细胞与细胞之间的扩散过程中，PC PLC 则表现出一定的活性作用。

单核细胞增生李斯特菌一般经胃肠道感染,侵入肠上皮细胞后被单核巨噬细胞吞噬,并随其扩散到局部淋巴结,最后到达内脏器官,引起全身性感染。单核细胞性李斯特菌可穿越宿主的3个屏障——肠屏障、血脑屏障和胎盘屏障,侵入机体后可以在专职和非专职吞噬细胞(如上皮细胞、肝细胞及成纤维细胞等)中生存和繁殖。妊娠期高浓度的胎儿蛋白及母体激素使胎儿母体结合部位(胎盘)细胞介导的免疫功能受到抑制,多胎妊娠时此种免疫抑制作用更加明显,因而感染李斯特菌的危险性更大。

三、临床表现

妊娠女性的李斯特菌病可能以发热、寒战和背痛为起病特征,非特异性流感样疾病是常见的表现。有文献报道,222例孕妇感染单核增生李斯特氏菌病例发热占65%,流感样症状占32%,腹痛或背痛占21.5%,呕吐、腹泻仅占7%。感染可能轻微,不给予治疗也可缓解,如果未行血培养则可能漏诊。慢性携带单核增生李斯特氏菌与反复流产之间的关系目前还尚无定论。以色列一项研究提示女性生殖道单核增生李斯特氏菌携带与反复流产相关,但另有一项研究显示,在86例有2次或2次以上胎儿丢失的女性中,子宫颈及子宫内膜均未培养出李斯特菌。

孕妇感染单核增生李斯特氏菌可直接危害胎儿,造成死胎、早产或新生儿感染等严重后果。李斯特菌造成胎儿感染的主要途径可能是血行性胎盘胎儿感染。新生儿感染单核增生李斯特氏菌的病死率非常高,有报道为25%~50%。李斯特菌病根据发病时间分为早发型和晚发型。早发型一般在生后1~2日发病,最常见表现为败血症,极个别严重病例可表现为播散性微脓肿或微肉芽肿。晚发型一般在生后7~14日发病,94%以上的婴儿表现为脑膜炎。新生儿脓毒性肉芽肿是宫内严重的特征性感染,可能经胎盘传播引起。存在此疾病的婴儿在多个内脏器官(肝、脾、肺、肾和脑)中存在播散性脓肿和(或)肉芽肿,可能出现丘疹性或溃疡性皮损。

四、诊断

培养脑脊液或血液中的微生物是确诊李斯特菌病的唯一方法。对于疑似李斯特菌性胃肠炎的患者可使用特殊的选择性培养基进行粪便培养。目前还有用于分析 *hly* 基因(编码李斯特菌溶血素O)的实时 PCR 试验,该技术似乎具有特异性,比培养法更为敏感,但尚未上市。孕妇李斯特菌菌血症没有特异性临床指标,且不常见中枢神经系统侵袭。因此,对于所有发热的孕妇,当没有其他显而易见的解释(如尿路感染或咽炎)时,应考虑进行血培养。出现任何症状(包括腹泻)的患者都应进行粪便培养和血培养。

五、治疗

李斯特菌对头孢菌素类抗生素天然耐药,阿莫西林是治疗李斯特菌病的首选药物。妊娠期李斯特菌病救治的关键在于早期识别,及时给予足量的阿莫西林 3~12 g/d,疗程按照脑膜炎为 7-28 日;也有推荐联合应用庆大霉素 5 mg/(kg·d),3~5日。对于青霉素过敏者,可以使用红霉素 4 g/d,疗程为7~14日。目前,普遍接受的妊娠晚期李斯特菌病的治疗疗程是发病开始至妊娠结束。尽管没有前瞻性循证医学的证据,但考虑到血培养存在阳性率低、有导致严重不良妊娠结局的风险、阿莫西林治疗副作用少和治疗效果明确、迅速等原因,一些妊娠期李斯特菌病例数多的国家和地区推荐：对于高危情况下给予经验性治疗，包括临产时发热、早产，尤其是在有李斯特菌病暴发时。分娩时积极做好宫腔分泌物培养，胎盘胎膜送病理检查，同时做好新生儿血培养，严密监测新生儿 C-反应蛋白及白细胞的变化，密切观察临床表现，必要时予抗生素应用，及时处理，减少围产感染引起的新生儿死亡。

六、预后

国内外近年来报道的新生儿李斯特病中，病死率在 25% 左右。虽然李斯特病较为凶险，但只要早期发现可疑征兆，积极合理抗感染及对症处理，李斯特菌病治愈率是可以显著提高的。因此，妊娠期早期识别、正确治疗李斯特病是改善新生儿预后的重要环节。

（刘玉婷）

第十节　妊娠期结核病

妊娠期结核病是由结核分枝杆菌引起的，是主要经呼吸道传播的慢性传染病。结核病是继 HIV 感染之后的全球第二大死亡原因，也是导致女性死亡的前三大死亡因素之一。

一、流行病学

近年来，由于 HIV 感染的流行、多重耐药结核杆菌的增多、贫困、人口流动等，全世界结核病的发生率有所回升。尚无证据显示妊娠会增加结核的风险，妊娠女性结核感染的发病率与非妊娠女性相似。妊娠合并肺结核占妊娠女性的 2%~7%。

二、发病机制

妊娠在一定程度上使结核病恶化。妊娠期新陈代谢旺盛，机体既要满足母体本身的需要，又要满足胎儿营养和物质代谢的需要，母体各器官乃至整个机体的负担加重。血中雌激素浓度增加，使肺间质的亲水性提高，引起肺水肿，使上呼吸道黏膜充血、水肿，易于发生感染。早孕反应影响孕妇进食，孕妇能量及营养容易缺乏，影响机体的免疫力。此外，妊娠期血容量增多导致生理性贫血、血中胆固醇浓度增多，都为结核病的恶化创造了条件。妊娠合并结核患者中，最常见的产科并发症为自然流产率高、胎儿宫内生长发育迟缓、妊娠期间体重增加不理想。

三、临床表现

结核分枝杆菌感染分为潜伏性与活动性两种状态。潜伏性结核感染被定义为机体对结核分枝杆菌抗原有持续的免疫应答，无活动性结核临床证据但仍有发展为活动性结核病的风险并具传染性的一种状态。妊娠期结核病临床表现与一般结核病临床表现相似，主要表现为咳嗽、咳痰、咯血、乏力、食欲缺乏、午后潮热盗汗、消瘦等。由于这些症状无特异性，易被妊娠期早孕反应及妊娠后体重增加掩盖，加之与上呼吸道感染及肺部感染等疾病的表现难以鉴别，所以，发现和确诊结核感染时，结核病往往已进展为重症肺结核或有肺外结核表现，严重者甚至合并呼吸衰竭、急性呼吸窘综合征、并发结核性脑膜炎、结核性腹膜炎等。

四、诊断

肺结核的筛查主要依靠临床症状、影像学检查及结核菌素皮肤试验。然而，妊娠期机体处于免疫抑制状态，结核临床表现不典型，易被妊娠期早孕反应、妊娠期体重增加及肺部感染等表现掩盖，且妊娠期接受 X 线检查相对禁忌，难以通过影像学早期发现病变，这些原因导致了妊娠期结核早期易忽略和延误治疗。

五、治疗

大量临床研究证实，异烟肼（isoniazid, INH）、乙胺丁醇（ethambutol, EMB）和对氨基水扬酸钠（PAS）对胎儿无明显影响，可按常规使用。虽然利福平（rifampcin, RFP）在动物实验中有致畸胎作用，但多数学者认为对人类没有致畸作用，即使有致畸作用也仅在最初 3 个月内，故一般认为妊娠 3 个月后可应用利福平。目前，有关妊娠期使用吡嗪酰胺（pyrazinamide, PZA）的资料有限，其致畸性的证据不足，所以只有对异烟肼及利福平耐药者才使用吡嗪酰胺。链霉素可通过胎盘进入胎儿体内损害第八对脑神经，引起新生儿耳聋；氧氟沙星等氟喹诺酮类药物对胎儿有致畸作用，故均应忌用。卡那霉素对听神经和肾小管也有不同程度的毒性，应慎用。

美国胸科协会美国疾病控制与预防中心建议，结核菌素皮肤试验阳性、X 线检查（胸部平片或 CT 片等）阴性、具发病高危因素（来自结核病高发区、居住条件差、HIV 感染、药瘾者等）的孕妇应行预防性治疗。治疗方案为异烟肼，每日 300 mg 和维生素 B6，每日 50 mg 同服，至产后 3~6 个月，证实异烟肼预防活动性结核病的有效率为 60%~90% 甚至高达 98%。

在美国，针对妊娠期活动性结核的初始治疗方案通常包括应用异烟肼、利福平和乙胺丁醇 2 个月，之后用异烟肼和利福平治疗 7 个月，总疗程为 9 个月。国内推荐首选治疗方案为异烟肼 300 mg，乙胺丁醇 750 mg，均每日 1 次，口服，疗程为 1~1.5 年；病情需要时加用利福平 450 mg（3 个月内慎用），每日 1 次，口服，疗程为 9 个月~1 年；对于伴有高热、毒性症状明显的患者，可用对氨基水扬酸钠 129 mL 加于 5% 葡萄糖液 500 mL 中，每日静脉滴注，持续 1~2 个月，待病情好转后，根据不同妊娠期再选用相应的联合抗结核药物治疗。

下列情况之一的孕妇应考虑终止妊娠（最好在 3 个月内进行）：①粟粒性肺结核；②严重肺结核伴肺功能减退，估计不能耐受继续妊娠及分娩；③早孕反应重，对症治疗无效者；④活动性肺结核不愿继续妊娠者或需及时应用明显胚胎毒性抗结核药物者；⑤孕妇出现抗药性或需用其他胚胎毒性较大的抗结核药物时。

六、预后

妊娠期合并肺结核患者，产妇重症结核的发生率和预后与肺结核的诊治时机有关。产前诊治的妊娠期合并肺结核患者，妊娠不影响结核病的发展过程，对结核病预后并无太大影响。对产前未治疗的妊娠合并肺结核患者，分娩可使结核病情加重，并发症增加，死亡比例增高。这可能与分娩期产妇用力屏气及分娩后腹压急剧下降等致活动性结核播散有关，加之产后疲劳机体抗病能力下降也可能引起产后重症结核病发生率增多。因此，尽早诊断尤其是产前诊断，恰当的妊娠期治疗，可减少重症结核病的发生和产妇的死亡。

（刘玉婷）

第十一节　妊娠期感染性心内膜炎

一、定义

妊娠期感染性心内膜炎（infective endocarditis，IE）是指由妊娠期病原微生物经血行途径引起的心内膜、心脏瓣膜、邻近大动脉内膜的感染并伴赘生物的形成。赘生物主要由血小板和纤维素的团块组成，内含大量微生物和少量炎症细胞。受累部位以心脏瓣膜最常见，亦可见间隔缺损部位、腱索、心内膜。妊娠合并感染性心内膜炎的发病率约为 0.006%，伴心脏瓣膜病或者先天性心脏病孕妇中，发病率为 0.5%。患病孕妇及其胎儿的病死率均较高，分别为 33% 及 29%。最常见并发症为瓣膜关闭不全导致的心功能不全，其次为动脉栓塞。

二、临床表现

1. 发热　一般为弛张型低热，多伴寒战、食欲减退和消瘦等，头痛、背痛和肌肉关节痛常见。

2. 心脏杂音　多为新出现的反流性心脏杂音。

3. 皮肤及其附属器和眼的五大表现　皮肤瘀点、Osler 小结、Janeway 斑、Roth 斑、指和趾甲下线状出血。

4. 栓塞　不明来源的栓塞。

5. 贫血　为轻、中度，感染抑制骨髓所致。

三、实验室及其他检查

1. 血培养　是诊断感染性心内膜炎的重要方法，也是药敏试验的基础，血样本应在抗生素治疗前在严格无菌操作下采集，每次采血量为 10~20 mL，间隔 1 h 以上多次采血。

2. 超声心动图　经胸超声心动图及经食管超声心动图对感染性心内膜炎诊断的敏感性分别为 40%~63% 和 90%~100%，主要诊断依据为赘生物、脓肿及新出现的人工瓣膜瓣周瘘。

3. 尿常规　尿液常有镜下血尿和轻度蛋白尿。

4. 血常规　血液亚急性者常见正常细胞性贫血，白细胞计数正常或轻度增高。

四、治疗

1. 药物治疗

（1）抗生素的使用：所有感染性心内膜炎患者均需要抗生素治疗，需选择敏感抗生素，大剂量、足疗程使用，50% 以上的患者单独抗生素治疗便可取得良好的效果。故目前药物治疗仍是妊娠期合并感染性心内膜炎的患者首选治疗方法。临床上可疑感染性心内膜炎患者要根据感染的严重程度、感染瓣膜的类型及耐药病原体等风险因素选择个体化方案。针对不同的病原体选择不同的抗生素。所以，对临床上妊娠期可疑感染性心内膜炎的患者敏感抗生素的选择，可有效控制感染，降低母胎病死率。

（2）抗凝剂的使用：感染性心内膜炎患者若行形成术或金属瓣膜置换，术后需使用抗凝剂，以减少血栓形成风险。常用抗凝剂包括：低分子肝素和华法林。前者不通过胎盘组织，无致畸作用，但抗凝效果不如华法林。在妊娠期口服华法林 5 mg 以下对胎儿是相对安全的。

2. **手术治疗**

（1）手术指征：妊娠期心脏手术较非妊娠期母婴病死率更高，但是妊娠合并感染性心内膜炎一经诊断必须及时处理，一般急性感染性心内膜炎患者在感染未控制前是不提倡手术治疗的。心脏手术可在感染控制后 4~6 周进行。但是，单独药物治疗的患者因充血性心力衰竭（congestive heart failure，CHF）可致母婴病死率高达 51%。因此，我们认为，经药物治疗效果不满意，或出现以下情况则需要急诊手术：充血性心力衰竭、急性血流动力学障碍、各系统血栓形成、持续脓毒症、传导障碍或真菌性心内膜炎。

（2）手术对胎儿的影响：文献报道体外循环（cardiopulmonary bypass，CPB）下行心脏瓣膜手术可致母婴病死率达 17% 和 30%。①妊娠期心脏手术对胎儿风险：即使理想的条件下（包括体外循环等设施、高灌流率及常温灌注），发生胎儿窘迫、胎儿生长受限、流产及早产的概率也相当高。因为，体外循环会导致系统性炎症、非搏动性血流、低血压和低体温，使得子宫血流不能自行进行调节，胎盘血流低灌注，而低灌注压可导致胎儿缺氧、酸中毒、流产、早产或者胎死宫内。故体外循环中应该保持高血流速、搏动性、常温灌注（符合欧洲心脏协会指南）。②心脏手术方法：感染性心内膜炎主要是心脏瓣膜赘生物形成，所以有效的手术方式为赘生物清除 + 瓣膜成形（修补）或瓣膜置换。文献报道瓣膜成形术更有优势，因心脏原因导致的院内或远期病死率更低，更好地保护左心室功能，继发感染性心内膜炎风险更低，而且与瓣膜置换相比不需要长时间的抗凝治疗。并且，瓣膜置换在急性期有很高的再感染风险。目前瓣膜置换材料有同体瓣膜、生物瓣膜、机械瓣膜。

3. **终止妊娠时机** 因为妊娠合并感染性心内膜炎是罕见病例，何时终止妊娠，目前尚无足够的经验，这主要取决于孕妇瓣膜功能受损的严重程度、心功能、赘生物大小、孕周、并发症及胎儿宫内情况等综合因素。妊娠早期疾病急性期，若感染未能控制，随时有感染扩散导致菌血症、败血症、心功能恶化、心力衰竭、猝死、流产及胎死宫内等，需要及时终止妊娠；若感染得到很好的控制，则可以继续妊娠，但需密切监测母胎状况，若再次出现紧急情况需及时终止妊娠。考虑到孕周的问题，妊娠中期胎儿存活率较低，一般除非紧急情况才实施剖宫产手术。总之，妊娠感染性心内膜炎起病凶险、母婴病死率高，临床上需对妊娠期有不明原因的发热和心脏杂音的患者引起足够的重视，应高度警惕感染性心内膜炎存在，快速做出诊断，予敏感足量抗生素强力抗感染，采取最佳治疗手段，确立最佳手术时机及联合产科、麻醉科、心脏内科、心脏外科及新生儿科医生共同协作，可有效降低母婴风险。妊娠期间心脏手术是可行的，剖宫产终止妊娠是最适宜的分娩方式。

（孔令丹　马良坤）

第十二节　妊娠期阑尾炎

一、定义

妊娠期阑尾炎是较常见的妊娠期外科疾病，是特殊类型的阑尾炎，发病率为 1:（1 000~2 000）。

二、发病机制

因妊娠期激素改变、免疫系统受抑制及盆腔充血等因素，阑尾易充血，炎症发展快，容易发生阑尾坏死、穿孔。大网膜被增大的子宫推移，难以包裹炎症，一旦穿孔不易使炎症局限，从而造成弥漫性腹膜炎。若炎症波及子宫浆膜层，可诱发子宫收缩，引起流产、早产或胎儿宫内窘迫甚至胎死宫内。

三、临床表现

（一）腹痛

腹痛是最早、最常见的症状，不过经典的脐周痛转移右下腹痛少见，多为麦氏点附近的右下腹痛及右下腹压痛和（或）反跳痛。妊娠早期发生急性阑尾炎时，右下腹麦氏点或稍高部位可有压痛；妊娠中期和晚期，随着妊娠子宫的增大，盲肠与阑尾的解剖位置逐渐被推向上方、外方和后方，纯粹的麦氏点已失去意义，如果阑尾是盲肠后位，患者经常抱怨在右下腹隐痛而不是局部压痛。这样的患者直肠或阴道检查比腹部检查更容易引起疼痛。

（二）胃肠道症状

胃肠道症状以恶心、呕吐、厌食为主，而便秘和腹泻少见。

（三）腹膜炎体征不典型

由于妊娠子宫覆盖，阑尾位置相对深而腹壁变薄松弛，炎症时压痛不典型，肌紧张和反跳痛不明显。其主要由于妊娠中、晚期阑尾被增大的子宫覆盖而相对位于腹腔深处，妊娠后腹肌被伸直，而使压痛、肌紧张、反跳痛不明显，有时易与右输尿管炎疼痛相混淆；妊娠子宫也可能抑制网膜和阑尾之间的接触。

（四）发热

体温大于 38.3℃，随后伴白细胞、C- 反应蛋白升高，与普通阑尾炎相类似，但妊娠期体温、白细胞生理性升高，有研究表示这些实验室数据并不是诊断的可靠证据。

（五）尿频、排尿困难

有些患者主诉尿频、排尿困难、直肠症状，如腹泻和里急后重，主要与阑尾在盆腔里的位置有关。

四、诊断

孕妇特殊的生理状况和解剖位置改变、白细胞的生理性升高，妊娠期阑尾炎临床表现常不典型，给诊断带来困难，如果未能及时识别及处理，将对母婴的生命造成严重威胁。外科、妇科医生需密切合作，综合临床表现和实验室检查（即血常规白细胞计数及分类中性升高），超声排除右侧卵巢肿瘤蒂扭转、异位妊娠、右输尿管结石、胆囊炎、右侧急性肾盂肾炎。结合腰大肌实验、闭孔内肌实验、直肠内触诊，力争早确诊和及时手术治疗。

五、治疗

妊娠期急性阑尾炎的有效治疗是阑尾切除，阑尾切除术的并发症很少。妊娠早期是胎儿各器官形成的重要时期，非手术疗法中多种药物的应用，有时会造成胎儿发育畸形，所以妊娠早期阑尾炎应果断行阑尾切除术，即使采用非手术治疗治愈，以后也难免会复发，再次手术时由于粘连及子宫增大等原因，手术难度增大、危险性增加。妊娠晚期阑尾炎也应选择手术治疗，此时即使激惹子宫，引起子宫收缩，造成早产，胎儿也易成活。

症状出现后延迟手术治疗超过 24 h 会大大增加阑尾穿孔的风险，手术治疗相对于阑尾穿孔造成流产风险低很多，如发生广泛性腹膜炎或腹腔脓肿，流产和早产的风险会大大增加。考虑到临床诊断妊娠期阑尾炎的困难程度和阑尾穿孔造成胎儿流产的高风险，允许妊娠期阑尾切除术后病理的阴性结果，MRI 和 CT 可以有效减低阴性手术的概率，但是很多孕妇不愿妊娠期进行相关影像学检查，因此提高了阴性手术的概率。术中即使是外观正常的阑尾也建议切除，因为术后病理可能是急性炎症，切除也避免后续发生阑尾炎的可能。围术期的抗生素应选择广谱抗生素，因为其不仅能覆盖革兰阴性菌和阳性菌，同时也能覆盖厌氧菌。仅单独使用抗生素治疗并不推荐，因其存在短期或长期失败的可能性。

六、预后

妊娠期患急性阑尾炎的预后与妊娠时期和手术时阑尾病变严重程度相关，妊娠早期，阑尾炎症诊断较易，预后良好。越接近妊娠晚期，诊断越困难，误诊概率越大，延误治疗导致阑尾穿孔甚至发生弥漫性腹膜炎，致使孕妇病死率增高。

（康　妮）

第十三节　盆腔化脓性血栓性静脉炎

一、定义

盆腔化脓性血栓性静脉炎（suppurative thrombophlebitis，SPT）是指在菌血症的情况下与炎症相关的静脉血栓形成。组织学检查发现静脉壁内炎症及化脓。静脉腔内可能可见血栓伴或不伴脓液，伴血管周围性炎症的证据。经适当的抗生素治疗 72 h 后菌血症仍然持续的患者，应怀疑其存在化脓性静脉炎，尤其是有血管内插管的情况下，可根据培养数据及血栓形成的放射学检查证据做出诊断。

二、临床表现

盆腔化脓性血栓性静脉炎主要表现为两种形式：其中一种最常见的形式是单侧或者双侧卵巢静脉的急性栓子即卵巢血栓性静脉炎（ovarian thrombophlebitis，OVT），患者的典型表现为中度发热，伴有产后 48~96 h 发生的下腹部疼痛，疼痛通常位于受累静脉的同侧，但是可能放射至腹股沟、上腹部或者腹部两侧。同时伴或者不伴有恶心、呕吐和腹胀等。患者查体通常有心动过速、呼吸急促、呼吸困难，如果发生化脓性肺栓塞甚至会出现喘鸣、腹部柔软、肠鸣音消失或者减弱，50%~70% 的患者可触及柔软、绳索样肿物，起源于一侧向头侧延伸至上腹部。需要与之鉴别的疾病是急性肾盂肾炎、肾结石、阑尾炎、阔韧带血肿、附件扭转和盆腔脓肿。

另外一种表现形式是不明原因发热即深部盆腔化脓性血栓性静脉炎，这部分患者通常误诊为产褥期子宫内膜炎，然而仍然持续发热，这部分人的症状不一定很重，除了持续发热和心动过速外少有其他阳性表现。需要与之鉴别的疾病是药物反应、病毒感染、结缔组织疾病复发和盆腔脓肿。

三、诊断

盆腔化脓性血栓性静脉炎的诊断较为困难，主要是排除性的诊断。产后、盆腔手术或者其他盆腔感染后 1 周之内出现不能解释的持续的发热应该考虑化脓性血栓性静脉炎。没有可以确诊的检验或者检查。

实验室检查：如血常规，超过 70% 的盆腔化脓性血栓性静脉炎患者白细胞 $> 12 \times 10^9/$ L，血培养通常是阴性，但是阳性结果对鉴别诊断及抗生素的使用有重要意义，而且早期的阳性率明显高于晚期阳性率。

影像学检查 CT 和 MRI 在确诊盆腔化脓性血栓性静脉炎的卵巢静脉型方面有重要的意义，在发现较大的盆腔血管内的血栓方面敏感性强，在较小的血管中其意义则大打折扣，其中 CT 优于 MRI。

四、治疗

本病原来以外科手术切除或者血管结扎为主要的治疗方法，现在抗生素联合抗凝治疗已经成为最常见的治疗方法。患者应该予抗菌谱包含链球菌、大肠杆菌及厌氧菌的广谱的抗生素。可接受的方案有如万古霉素（一次 15~20 mg/kg，每 8~12 h 1 次，每次剂量不超过 2 g），联合一种具有抗肠杆菌活性的药物，如头孢曲松（一次 1 g，每日 1 次，静脉给药）。当培养及药敏结果可用时，应据此有针对性地应用抗生素。静脉抗生素治疗时间应是体温正常后 48 h 或者血象恢复正常，通常为 4~6 周。

抗凝治疗主要是防止血栓的再次形成或者血栓的扩散。抗凝治疗主要使用低分子肝素（1 mg/kg 皮下注射，每 12 h 1 次），应该使活化部分凝血活酶时间调节至正常值的 1.5~2 倍，从而替代普通肝素的使用，虽然目前并没有关于两者治疗效果的比较研究，静脉肝素持续使用最佳时长同样没有定论，在没有发现栓子或者没有高凝状态相关证据的情况下，低分子肝素建议使用至体温正常后 48 h。如果盆腔的静脉分支在影像学下发现栓子，抗凝则应该持续至少 14 日；如果存在感染性栓子或者栓子累积卵巢静脉、髂静脉或者腔静脉时，低分子肝素或者华法林应至少使用 6 周，并且需要复查影像学检查。

手术治疗方法，在大部分的病例中通常只需要将受累的血管结扎，但是如果发现血栓沿着腔静脉延伸至肾静脉的起始处，则需要行血栓切除术。如果存在明确的脓肿，则建议切除受累血管和同侧的附件和子宫。

（欧 婕）

第十四节　流产后感染

流产后感染指女性流产后 2 周内由于致病菌的感染而发生生殖器官炎症，多表现为急性子宫内膜炎，其次为输卵管炎、急性盆腔炎，个别甚至为盆腔脓肿，严重者可继发败血症、感染性休克、DIC 等。其对女性生殖道健康有极其重要的影响，是导致流产死亡的主要原因。

一、临床表现

流产后感染临床表现各异，一般出现在术后 3~5 日，多表现为发热、寒战、心动过速、呼吸急促、下腹痛、阴道分泌物增加或阴道流血，有时伴有胎盘组织的排出等，具体如下。

1. 子宫内膜炎　包括单纯子宫内膜炎和子宫内膜炎伴妊娠物残留（胎盘组织、胎儿碎片、胎膜），其体征和症状相似，包括发热、子宫增大且有触痛、下腹疼痛及子宫出血程度超出流产后预计水平。

2. 盆腔结缔组织炎、输卵管炎　妇科查体附件区增厚、压痛。

上述盆腔感染症状若继续发展，可进展为脓毒症、败血症，表现为全身中毒症状或出现定力障碍，通常伴有弥漫性腹部压痛、心动过速、高热、虚脱等休克症状。此外，流产后感染的后遗症包括不孕、子宫颈功能异常、异位妊娠和慢性盆腔痛等。

二、诊断

结合患者的明确流产史及上述临床表现即可诊断，结合辅助检查可确诊。

1. 病史　询问有无流产史、具体方式及了解有无盆腔炎症病史。

2. 体格检查　测量体温、脉搏、呼吸、血压，了解有无急性感染征象；双合诊查子宫触痛、附件区压痛。极少数可出现盆腔捻发音，提示气性坏疽可能。

3. 辅助检查　血常规、尿常规、阴道及子宫颈分泌物培养、血培养、胸腹盆 X 线、盆腔超声等检查可协助诊断。

三、治疗

治疗原则为维持正常生命体征，迅速控制感染，尽快清除宫内残留物。

1. 维持正常生命体征　补液、退热、维持水电解质平衡，必要时输血。

2. 预防性抗生素疗法　推荐接受手术流产的患者使用，因为如不给予抗生素，5%~20% 的女性会发生流产后子宫内膜炎。一项 Meta 分析发现，在接受治疗性流产的所有亚组的女性中甚至包括低风险女性（无盆腔炎史和术前衣原体培养阴性），预防性抗生素疗法使围生期的子宫内膜炎最多可减少 50%。一般采用广谱抗生素治疗，抗菌谱需覆盖厌氧菌，如头孢替坦（2 g，静脉给药）加多西环素（100 mg，静脉给药或口服），每 12 h 1 次，疗程为 14 日。或者头孢曲松 250 mg（单次肌内注射）加多西环素 100 mg（每日 2 次，口服，共 14 日），加或不加甲硝唑 500 mg（每日 2 次，口服，共 14 日）。

3. 刮宫术　合并不全流产的患者可给予抗生素治疗同时行刮宫术，以达到止血目的，有条件者最好由经验丰富医生在超声引导下行刮宫术；感染较重而出血不多时，患者可行高效广谱抗生素控制感染后再行刮宫术。刮宫术可用卵圆钳夹出残留组织，忌用刮匙全面搔刮，以免感染扩散。应做到早评估，早处理，避免因患者状态不佳而延误诊治。

4. 对于一些特殊情况的处理　如刮宫术与合理药物治疗不佳或无效者、可疑子宫穿孔及肠管损伤者、盆腔脓肿或附件脓肿形成者、进展期脓毒症患者，可行剖腹探查术，术中必要时切除子宫，去除感染源。

（王丽丽）

第十五节　产后乳腺炎

产后乳腺炎是发生于哺乳期女性的一种局灶性疼痛性乳腺炎症，大多数发生在产后哺乳期最初3~4周，多见于初产妇，当乳腺炎或蜂窝织炎未进行治疗或抗生素治疗无效时，将会发展为局限性化脓积液，即乳房脓肿。

一、临床表现

产后乳腺炎的典型表现为一侧乳房出现质硬、发红的压痛区域，体温超过38.5℃。波动性压痛区域更多提示脓肿。患者可能出现全身性症状，包括肌痛、寒战、不适和流感样症状。在乳房感染的早期阶段，产后乳腺炎表现可能较为轻微，临床体征极少；而晚期感染者可能出现大面积乳房肿胀，伴表面皮肤改变（如红斑）。反应性淋巴结肿大也可引起腋下疼痛和肿胀。脓毒性休克很少发生。

脓肿的解剖位置与临床表现有关，浅部炎症局部充血，水肿明显，易破溃。深部炎症早期表现不明显，易致乳腺大范围脓肿，以全身症状为主。同时伴有严重的乳房疼痛。乳腺炎症易在乳腺实质内扩散，也可向乳腺后间隙扩散，形成乳腺后脓肿。

二、诊断与鉴别诊断

临床上根据乳房局部充血、水肿、压痛及全身症状和脓肿的波动感等典型表现与经验性治疗的疗效来诊断产后乳腺炎；疑难时可通过穿刺抽吸脓液而明确诊断，亦可通过超声诊断进一步明确定位。但需与以下几种疾病相鉴别。

1. 乳房肿胀　鉴别要点为乳房肿胀通常不具有发热和肌痛等全身症状。

2. 乳房脓肿　超声可鉴别乳腺炎和乳房脓肿，还可在超声引导下对乳房脓肿进行引流。

3. 乳管堵塞　乳管内乳汁瘀滞于局部区域从而导致乳房组织肿胀，不存在全身表现，通过这一点可将乳管堵塞与乳腺炎和乳房脓肿相区分。

4. 积乳囊肿　乳汁潴留性囊肿，通过病史、缺乏全身性症状，有时还可通过超声及穿刺抽吸出乳状物质，来与乳腺炎相鉴别。

5. 炎性乳腺癌　可通过体格检查发现增厚、红斑和橘皮样变而与乳腺炎相鉴别。炎性乳腺癌通常伴有腋窝淋巴结肿大。如怀疑炎性乳腺癌，则进行 MRI 可能帮助诊断。恰当的治疗可完全治愈乳腺炎，如果乳腺炎没有如预期那样消退，则应考虑恶性肿瘤。

三、治疗

1. 减轻疼痛和肿胀　使用抗炎药物（如布洛芬）和冷敷或冰袋来减轻局部疼痛和肿胀。

2. 继续母乳喂养　并重点关注改善母乳喂养技巧，尤其是要彻底排空乳房。

3. 根据革兰染色和培养结果调整治疗方案　经验性抗生素治疗，一般选用涵盖金黄色葡萄球菌的抗生素，10~14 日的疗程对降低复发风险是合适的。

4. 引流　针对乳房脓肿，初始治疗方法是引流，并针对脓肿基础病因进行适当的抗生素治疗。

引流有切开引流和针抽吸引流两种方法，当脓肿表面皮肤正常时，应将针抽吸作为脓肿引流的初始方法，可在或不在超声引导下进行；脓肿表面皮肤受损或针抽吸无效的患者需行外科引流。

5. 对症处理　针对副乳，可用芒硝外敷副乳局部，吸尽副乳内的乳汁后一般在 1~2 日消除。除非已经发生了副乳炎，一般没有必要使用抗生素，也没必要停止哺乳。

（王丽丽）

参考文献

丰有吉，沈铿. 妇产科学. 北京：人民卫生出版社，2005.

廖秦平. 妇产科感染病学进展. 北京：北京大学医学出版社，2009.

陆再英，钟南山. 内科学. 7 版. 北京：人民卫生出版社，2008.

牛秀敏，罗营，李逌珺. 产科感染性疾病临床手册. 北京：人民军医出版社，2007.

瑞查得. 女性生殖道感染性疾病. 廖秦平，杨慧霞译. 北京：人民卫生出版社，2010.

时春艳，董悦. 感染与早产. 实用妇产科杂志，2005，21（11）：648-650.

卫生部妇幼保健与社区卫生司. 生殖道感染防治技术指南. 北京：北京大学医学出版社，2011.

严育忠，华静，范惠清，等，围产期 B 族链球菌感染的研究进展. 中华围产医学杂志，2011，14（12）：758-763.

左绪磊. 妇产科感染. 北京：人民卫生出版社，2000：327-329.

ACOG Committee on Practice Bulletins. ACOG Practice Bulletin No.74. Antibiotic prophylaxis for gynecologic procedures. Obstet Gynecol，2006，108（1）：225-234.

Baron E J，Miller J M，Weinstein M P，et al. A guide to utilization of the microbiology laboratory for diagnosis of infectious diseases：2013 recommendations by the Infectious Diseases Society of America（IDSA）and the American Society for Microbiology（ASM）（a）. Clin Infect Dis，2013，57（4）：e22-e121.

Basaran A，Basaran M. Diagnosis of acute appendicitis during pregnancy：a systematic review. Obstet Gynecol Surv，2009，64（7）：481-488.

Campuzano K，Roqué H，Bolnick A，et al. Bacterial endocarditis complicating pregnancy：case report and systematic review of the literature. Arch Gynecol Obstet，2003，268（4）：251-255.

Darville T. Chlamydia infections // Remington J S，Klein J O，Wilson C B，et al. Infectious Diseases of the Fetus and Newborn infant. 7th ed. Philadelphia Elsevier：Saunders，2010.

Declercq E，Barger M，Cabral H J，et al. Maternal outcomes associated with planned primary cesarean births compared with planned vaginal births. Obstet Gynecol，2007，109（3）：669-677.

House J B，Bourne C L，Seymour H M，et al. Location of the appendix in the gravid patient. J Emerg Med，2014，46（5）：741-744.

Kankuri E，Kurki T，Carlson P，et al. Incidence，treatment and outcome of peripartum sepsis. Acta Obstet Gynecol Scand，2003，82（8）：730-735.

Sheehy A，Davis D，Homer C S. Assisting women to make informed choices about screening for Group B Streptococcus in pregnancy：a critical review of the evidence. Women Birth，2013，26（2）：152-157.

Spencer J P. Management of mastitis in breastfeeding women. AM Fam Physician，2008，78（6）：727-731.

Verani J R，McGee L，Schrag S J，et al. Prevention of perinatal group B streptococcal disease-revised guidelines from CDC，2010. mmWR Recomm Rep，2010，59（10）：1-36.

第十四章

病毒性感染疾病

第一节　孕妇感染人类免疫缺陷病毒

一、定义

获得性免疫缺陷综合征又称艾滋病，是由 HIV 引起的一种性传播疾病。HIV 是造成人类免疫系统缺陷的一种病毒，它是一种感染人类免疫系统细胞的慢病毒，属逆转录病毒。

二、发病机制

HIV 选择性地侵犯带有 CD4 的分子，主要有 T4 淋巴细胞、单核巨噬细胞、树突状细胞等。细胞表面 CD4 分子是 HIV 受体，通过 HIV 囊膜蛋白 gp120 与细胞膜上 CD4 结合后，gp120 构像改变使 gp41 暴露，同时 gp120-CD4 与靶细胞表面的趋化因子 CXCR4 或 CXCR5 结合形成 CD4-gp120-CXCR4/CXCR5 三分子复合物。gp41 在其中起着桥的作用，利用自身的疏水作用介导病毒囊膜与细胞膜融合，最终造成细胞被破坏。

三、临床表现

艾滋病毒感染症状取决于感染阶段。感染前几周，人们可能毫无症状，或出现发热、头痛、皮疹或咽痛等流感样症状。随着病毒感染逐渐削弱人体免疫系统，可能会出现其他体征和症状，如淋巴结肿大、体重减轻、发热、腹泻和咳嗽等甚至可能会发生隐球菌脑膜炎、癌症（如淋巴瘤和卡波西肉瘤）等严重疾病。HIV 感染孕妇发生早产、死产、新生儿低出生体重和死亡的风险均高于未感染者。

四、诊断

艾滋病的诊断可根据病史、临床表现和实验室检查。

实验室检查：抗 HIV 抗体阳性，CD4 淋巴细胞总数 $< 200/mm^3$，或 $200\sim500/mm^3$；CD4/CD8 < 1，血清 p24 抗原阳性；外周血白细胞计数及血红蛋白含量下降；β_2 微球蛋白水平增高，合并机会性感染病原学或肿瘤病理依据均可协助诊断。

无任何临床表现，HIV 抗体阳性，CD4 淋巴细胞总数正常，CD4/CD8 > 1，血清 p24 抗原阴性者诊断为无症状 HIV 感染。

五、治疗

1. 抗病毒药物　妊娠期使用抗病毒药物 4 周以上，可有效降低孕妇体内病毒复制水平，减少母婴传播风险。2010 年 WHO 推荐 HIV 感染孕妇自妊娠 14 周开始使用抗病毒药物。《预防艾滋病母婴传播工作实施方案（修订）》中指出，妊娠 28 周开始（28 周后发现尽早开始）口服齐多夫定（AZT）300 mg，每日 2 次，至临产；临产后立即口服 AZT 300 mg，奈韦拉平（NVP）200 mg 及拉米夫定（3TC）150 mg；新生儿生后尽早（6 h 内）单剂量口服 NVP 2 mg/kg（或混悬液 0.2 mL/kg），最多不超过 6 mg/kg（或混悬液 0.6 mL/kg），同时口服 AZT 4 mg/kg（或混悬液 0.4 mL/kg），每 12 h 1 次，连续应用 1 周。如果母亲服用 AZT 的时间不足 4 周，新生儿需连续应用 AZT 4 周。

2. 分娩方式及新生儿的处理　剖宫产可使 HIV 阳性孕妇母婴传播率由 17.6% 下降至 11.7%，如行选择性剖宫产可使母婴传播率下降至 0.8%。美国妇产科医师协会建议所有 HIV 患者都行选择性剖宫产终止妊娠。胎膜早破时，母婴传播危险度增加，因此选择性剖宫产一般应在妊娠 38 周以防胎膜早破或宫缩。胎儿娩出后立即挤出口鼻中的分泌物，用流动的温水洗净胎儿身上母亲的血液和阴道分泌物，特别是头发、外生殖器、皮肤皱褶处，动作应轻柔，避免损伤婴儿皮肤。新生儿应人工喂养。

第二节　孕妇感染肝炎病毒

一、定义

病毒性肝炎是由多种 HV 引起的，以肝脏损害为主的一组全身性传染病。HV 是以侵害肝脏为主引起病毒性肝炎的一组病原体。已知的人类 HV 有 HAV、HBV、HCV、HEV、HFV、HGV。

二、发病机制

1. 甲肝　主要通过粪 – 口途径传播，病毒在肝脏复制，通过免疫介导 NK 细胞、CD8+T 细胞杀伤肝细胞。

2. 乙肝　主要是经血液或血制品、母婴传播和性传播。CD8$^+$ T 细胞识别肝细胞膜表达的 HBcAg 和 MHC–1 导致肝细胞溶解。我国慢性肝炎感染者约有 1.3 亿，其中 30%~50% 是通过母婴传播感染。当孕妇 HBsAg 阳性时，其新生儿 80%~90% 将感染 HBV 并成为慢性携带者。母婴传播包括宫内传播（宫内感染率为 13%~14%），产时传播（分娩期感染占母婴传播的 40%~60%，分娩时新生儿经产道吸吞入含 HBV 的母血、羊水和分泌物等或分娩过程中子宫收缩使胎盘绒毛血管破裂，少量母血渗漏入胎儿血循环引起）和产后传播（母乳、体液或密切接触而传播）。

3. 丙肝　主要经输血或血制品、注射、性交和母婴传播。急性 HCV 感染可能是 HCV 直接致病原因。慢性 HCV 感染是由病毒直接的细胞毒作用及免疫介导所致。

4. 丁肝　主要经输血或注射传播。HDV 通过免疫介导 CD8$^+$T 细胞攻击肝细胞。宿主免疫在肝细胞损伤过程中起重要作用。

5. 戊肝　主要通过粪－口途径传播，也可通过密切接触、食物污染等方式传播。HEV 在体内的定位及感染过程尚未完全弄清。

6. 庚肝　传染源为患者或病毒携带者，经血或肠道外传播。受血者、静脉毒瘾者、接触血液的医务人员等感染率高，也可经母婴传播、性传播。

三、临床表现

妊娠合并肝炎可导致流产、早产、死胎、死产及孕产妇死亡。

1. 甲肝　黄疸、发热、极度乏力、厌油腻、恶心、呕吐、肝区疼痛、肝功能异常。其为自限性疾病，不发展为慢性肝炎。

2. 乙肝　临床表现呈多样性，可表现为无症状病毒携带者、急性肝炎、慢性肝炎及重症肝炎等。HBV 感染与原发性肝癌的发生密切相关。孕妇感染乙肝易出现流产、胎儿畸形、早产、死胎、妊娠期高血压综合征、低出生体重儿、新生儿窒息、新生儿垂直感染及产后出血。

3. 丙肝　大多数患者不出现症状或症状较轻，多为无黄疸型，40%~50% 患者演变为慢性肝炎，进而发展为肝硬化或肝癌。

4. 丁肝　主要是病毒对肝细胞的直接损伤，病情较单纯感染 HBV 的患者严重。

5. 戊肝　少数患者可表现为重症肝炎甚至可导致死亡。孕妇感染时，病情严重，常可发生流产或死产。

6. 庚肝　多为持续感染，常与 HBV、HCV 等重叠感染，但并不加重乙肝和丙肝的临床症状和肝脏酶学变化。

妊娠期 HV 多重感染易使孕妇贫血和肝功能损害加重，胎膜早破、早产及新生儿低出生体重发生率增加。

四、诊断

病毒性肝炎要通过临床表现及实验室检查诊断。

（一）肝功能检查

1. 肝酶测定　ALT 是反映肝细胞功能的最常用指标。天门冬氨酸氨基转移酶（AST）存在于线粒体中，意义同 ALT。血清碱性磷酸酶（ALP）肝外梗阻性黄疸、淤胆型肝炎患者可明显升高。谷氨酰转肽酶（γ-GT）在肝炎活动期可升高。胆碱酯酶（CHE）提示肝脏储备能力，肝功能有明显损害时可下降。

2. 胆红素测定　黄疸型肝炎患者血清胆红素升高。重型肝炎患者血清总胆红素常 > 171 μmol/L。

3. 血清蛋白测定　慢性肝炎中度以上、肝硬化、重型肝炎时血清白蛋白浓度下降，血清球蛋白浓度上升。白蛋白／球蛋白比例下降甚至倒置。

4. 凝血酶原时间（PT）测定　凝血酶原活动度 PTA < 40% 或 PT 延长一倍以上时提示肝损害严重。

5. 血氨浓度测定　重度肝炎，肝性脑病患者可升高。

6. 甲胎蛋白（AFP）　活动性肝炎、肝硬化时可升高。

7. 血糖、胆固醇　重症肝炎时下降明显。

（二）HV 标志物检查

1. 甲肝　抗 HAV-IgM 阳性提示存在 HAV 感染。抗 HAV-IgG 阳性提示既往感染。

2. 乙肝 HBsAg 阳性提示 HBV 感染。HBsAb 阳性表示对 HBV 有免疫力，见于乙肝恢复期、既往感染及乙肝疫苗接种后。HBeAg 持续阳性表明存在 HBV 活动性复制，提示传染性较大，容易转为慢性。HBcAb IgM 高滴度提示 HBV 有活动性复制。仅 HBcAb IgG 阳性提示为过去感染或现在的低水平感染。HBV-DNA 是提示病毒复制和传染性的直接指标。定量对于判断病毒复制程度、传染性大小、抗病毒药物疗效等有重要意义。

3. 丙肝 抗 HCV 是存在 HCV 感染的标志。

4. 丁肝 HDAg 和抗 HDV-IgM 阳性有助于早期诊断。HDV-RNA 阳性是 HDV 复制的直接证据。

5. 戊肝 抗 HEV-IgM 和抗 HEV-IgG 均可作为近期感染 HEV 的标志。

（三）肝活体组织检查

肝活体组织检查能准确判断慢性肝炎患者所处的疾病阶段及预后。

（四）其他实验室检查

其他实验室检查有血常规、尿常规等。

（五）超声、CT、MRI

超声、CT、MRI 可动态的观察肝脾的形态、大小、血管分布等情况。

五、治疗

1. 降低人群 HBV 感染率 加强乙肝疫苗接种是控制乙肝传播的最重要方法。

2. 降低母血中 HBV 载量 HBV 复制活跃的女性，应采取避孕措施，待血中病毒含量降低或病毒滴度明显下降或 HBeAg 阴性后再考虑妊娠。

3. 妊娠后期肌内注射 HBIG 妊娠 20 周以后胎盘可主动转运 IgG 型抗体给胎儿，肌内注射 HBIG 后，HBsAb 可经胎盘传输给胎儿，使其获得被动免疫保护。

4. 主动免疫联合被动免疫 HBsAg 阳性孕妇所生新生儿推荐主被动联合免疫，其保护率可达 80% 以上。第八版教科书《妇产科学》推荐，对 HBsAg 阳性母亲的新生儿，在出生后 24 h 内尽早（最好在出生后 12 h 内）注射 HBIG，剂量为 100~200 U，同时在不同部位接种 10 μg 重组酵母菌或 20 μg 中国仓鼠卵母细胞乙肝疫苗；在 1 个月和 6 个月时分别再次接种第 2 针和第 3 针乙肝疫苗（0、1、6 方案）。HBsAg 阳性母亲分娩的新生儿经主被动联合免疫后，可以母乳喂养。大多数学者认为母亲血中 HBV-DNA 阳性时，不宜哺乳。

5. 抗病毒治疗 替比夫定是目前唯一被美国 FDA 认为妊娠期间抗 HBV 有效的药物，对妊娠的不良反应还未发现，其妊娠期间的安全等级归为 B 级。

6. 对于丙肝 目前无特异性防治对策，一般治疗原则与乙肝相同。

第三节 孕妇感染人类乳头瘤病毒

一、定义

尖锐湿疣是由 HPV 感染所致的生殖器、会阴、肛门部位的表皮乳头瘤样增生，绝大多数由性接触感染。常与多种性传播疾病同时存在。

二、发病机制

HPV 属环状双链 DNA 病毒，目前共发现 100 多个型别，其中有 40 个型别与生殖道感染有关。生殖道尖锐湿疣主要与低危型 HPV-6 和 HPV-11 感染有关。HPV 具有高度组织特异性，能引起皮肤和黏膜的鳞状上皮增殖。

三、临床表现

妊娠期 HPV 感染临床多表现为尖锐湿疣、CIN、宫颈癌。母婴传播新生儿 HPV 感染主要局限于皮肤及黏膜，在新生儿期可引起先天性肛周多发性尖锐湿疣，在婴儿期可引起喉乳头瘤。妊娠期 HPV 感染还可能与胎儿窘迫、新生儿高胆红素血症、胎儿畸形有关。

四、诊断

尖锐湿疣根据临床表现和实验室检查，如组织学检查见凹空细胞、HPV-DNA 检测并进行分型，可做出诊断。

五、治疗

1. **HPV 感染的母婴传播** 包括产道、母血、羊水、胎盘，剖宫产只可降低 HPV 感染率，而不能有效地防止 HPV 母婴传播。

2. **妊娠期最大程度地清除病灶** 有助于降低 HPV 对母婴的影响及降低母婴传播的风险，可据全身情况及病灶特点采用表面化学腐蚀剂或物理消融疗法（如激光、冷冻）、免疫疗法（如干扰素）等。巨大尖锐湿疣可直接行手术切除疣体，待愈合后再行局部药物治疗。

第四节　孕妇流行性腮腺炎

一、定义

孕妇流行性腮腺炎简称流腮，亦称痄腮，俗称猪头疯，是由 MuV 侵犯腮腺引起的急性呼吸传染病。

二、发病机制

多认为该病毒首先侵入口腔黏膜和鼻黏膜，在上皮组织中大量增殖后进入血循环，经血流累及腮腺及一些组织，并在其中增殖，再次进入血循环，并侵犯上次未受波及的一些脏器。也有人认为病毒对腮腺有特殊亲和性，因此，入口腔后即经腮腺导管而侵入腮腺，在腺体内增殖后再进入血循环，形成病毒血症累及其他组织。

三、临床表现

孕妇流行性腮腺炎发病急，主要表现上呼吸道感染症状，如发热、肌痛、乏力、咽痛；扁桃体肿大，一侧或两侧腮腺肿大，以耳垂为中心向前、后、下方扩展，肿处有压痛。MuV 除侵犯腮腺外，尚能侵犯神经系统及各种腺体组织，引起脑膜炎、脑膜脑炎、卵巢炎、胰腺炎等。

四、诊断

孕妇流行性腮腺炎依据临床表现及辅助检查做出诊断。

（一）常规检查

血常规和尿常规一般正常，有并发症者白细胞计数可以升高，有肾功能损害者尿中可出现蛋白和管型。

（二）血清和尿液中淀粉酶测定

90% 的患者发病早期有血清和尿淀粉酶增高。血脂肪酶增高有助于胰腺炎的诊断。

（三）脑脊液检查

有腮腺炎而无脑膜炎症状的患者约半数能从脑脊液中分离出病毒。

五、防治

孕妇感染本病可通过胎盘传染胎儿，而导致胎儿畸形或死亡，流产的发生率也增加。MuV 对胎儿和新生儿有潜在的致畸作用，妊娠合并流行性腮腺炎，宫内感染可能会引起胎儿和新生儿心脏先天畸形，影响出生后的心脏功能。胎儿宫内感染 MuV，还可引起脑积水和大脑导水管狭窄。

妊娠合并流行性腮腺炎，应给予对症治疗、休息及预防继发感染；应加强妊娠期保健，一旦发现胎儿畸形，应终止妊娠。为预防感染，妊娠后应杜绝与流行性腮腺炎患者接触。

第五节　孕妇麻疹

一、定义

麻疹是由麻疹病毒引起的急性呼吸道传染病。临床症状有发热、咳嗽、流涕、眼结膜充血、口腔黏膜有红晕的灰白小点，即麻疹黏膜斑（Koplik 斑）。

二、发病机制

麻疹病毒侵入原发病灶，在该处繁殖，并迅速扩展至局部淋巴组织，由巨噬细胞或淋巴细胞携带，经血液循环到达全身网状内皮细胞，在该处广泛繁殖，引起第二次病毒血症，散布到全身各组织、器官，造成麻疹病变。

三、临床表现

麻疹病毒属副黏液病毒，通过呼吸道分泌物飞沫传播。麻疹患者临床上以发热、上呼吸道炎症、眼结膜炎及皮肤出现红色斑丘疹和颊黏膜上有麻疹黏膜斑，疹退后遗留色素沉着伴糠麸样脱屑为特征。麻疹还常并发中耳炎、喉－气管炎、肺炎、麻疹脑炎、亚急性硬化性全脑炎等严重并发症。治疗麻疹目前尚无特效药物治疗。我国自 1965 年开始普遍接种麻疹减毒活疫苗后发病显著下降。

四、诊断

（一）血常规

血常规显示白细胞总数减少，淋巴细胞比例相对增多。如果淋巴细胞严重减少，常提示预后不好。

（二）血清学检查

酶联免疫吸附试验测定血清特异性 IgM 和 IgG 抗体，敏感性和特异性好。其中，IgM 抗体于病后 5~20 日最高，阳性是诊断麻疹的标准方法。IgG 抗体恢复期较早期增高 4 倍以上即为阳性，也可以诊断麻疹。抗体包括血凝抑制抗体、中和抗体或补体结合抗体。

（三）病原学检查

1. 病毒分离　取早期患者眼、鼻、咽分泌物或血、尿标本接种于原代人胚肾细胞，分离麻疹病毒，但不作为常规检查。

2. 病毒抗原检测　取早期患者鼻咽分泌物、血细胞及尿沉渣细胞，用免疫荧光或免疫酶法查麻疹病毒抗原，如阳性，可早期诊断。

3. 核酸检测　采用 RT-PCR 从临床标本中扩增麻疹病毒 RNA，是一种非常敏感和特异的诊断方法，对免疫力低下而不能产生特异抗体的麻疹患者，尤为有价值。

五、防治

孕妇感染麻疹病情相对较重，易并发肺炎。麻疹病毒可通过胎盘传递给胎儿，妊娠早期可引起自然流产和死胎；妊娠中、晚期发生死产、早产及新生儿麻疹。临近分娩感染麻疹的孕妇可经胎盘将麻疹病毒传给胎儿，使新生儿发生麻疹。故建议妊娠早期麻疹患者终止妊娠；中、晚期可继续妊娠。

目前，主张给麻疹孕妇所分娩的新生儿注射特异性麻疹免疫球蛋白，以提高被动免疫，从而减轻病情。麻疹减毒活疫苗可显著降低麻疹的发病率，但妊娠的前 3 个月内和妊娠期不能接种，以避免减毒活疫苗可能对胎儿产生不利影响。对于漏种的易感者须重视妊娠期的自我防护，如尽量避免接触麻疹患者，避免到拥挤的公共场所等。

第六节　孕妇感染人来细小病毒 B19

一、定义

HPV B19 是小线性单链 DNA 病毒，对红系祖细胞有毒性，是儿科常见的出疹性疾病——传染性红斑的病因。孕妇感染 HPV B19 病毒除了这一轻型自限性感染外，还可使慢性溶血病患者发生再障危象（TAC）及急性多关节病。在免疫缺损患者中可造成持续性感染。

二、发病机制

微小病毒都具有在生长活跃的宿主细胞内进行病毒复制的特征。人类有丝分裂活跃的红系祖细胞是 HPV B19 复制的主要场所，红细胞 P 抗原是 HPV B19 的细胞受体，HPV B19 对红系成分有明显的亲和性, 其靶细胞为幼稚红细胞, 它能特异性地感染和溶解靶细胞, 导致红系急性自限性造血停滞。此外, 细胞免疫功能紊乱及造血细胞过度凋亡也可能在 HPV B19 致骨髓衰竭的发病机制中起重要作用。

三、临床表现

1. **第 5 病 (EI)**　这是急性 HPV B19 感染引起的最常见的轻型儿童疾病, 典型表现是面颊部边界清晰的红斑即 "掌拍颊", 躯干及肢体近端一过性网状斑丘疹出现, 疹前 1 周可能有发热、轻微呼吸道症状和周身不适, 而出疹时常无明显症状。

2. **再障危象**　对于一个已患有溶血的患者, 急性 HPV B19 感染会引起一过性再障危象发生。

3. **持续感染与单纯性红细胞发育不良**　持续性 HPV B19 感染, 会使先天性免疫缺损 (Nezelof's 综合征) 患者、儿童淋巴细胞白血病和其他癌的化疗后或缓解期的患者及艾滋病患者出现单纯性红细胞发育不良这一溶血性疾病。

4. **孕妇感染 HPV B19**　可扩散至胎儿全身器官, 引起广泛感染, 尤其是该病毒对胎儿快速分裂的细胞 (如骨髓红细胞生成系统) 有很强的亲嗜力, 可致胎儿贫血、缺氧、心力衰竭, 形成水肿型胎儿, 发生流产或胎儿死亡。如病毒感染发生在妊娠的前 20 周, 可导致自然流产和死胎, 如果感染发生在妊娠中期, 可发生胎儿水肿, 有研究表明约有 33% HPV B19 感染引起的胎儿水肿可自发消退, 如水肿不消退或继续恶化将会导致死胎或死产。

5. **孕妇感染 HPV B19 非特异性症状**　关节痛、发热、传染性红斑、流感样症状等。

四、诊断

血清 HPV B19 抗体检测、血常规有助于诊断。

五、治疗

本病为自限性疾病, 大多预后良好。目前, 无论是特异性抗病毒治疗或疫苗治疗都并不理想。一般采用对症治疗和支持治疗。对感染胎儿是否进行宫内输血治疗仍存在争议。

HPV B19 感染不像 CMV、弓形体、RV 感染那样导致胎儿严重畸形, 也不会增加先天畸形的发生率, 而且感染孕妇生出健康胎儿的机会至少在 88% 以上, 遂不建议感染孕妇终止妊娠。

第七节　人类疱疹病毒 -6 型感染 (玫瑰疱疹)

一、定义

人类疱疹病毒 6 (human herpes virus-6, HHV-6) 主要感染人 T 细胞, 而且在形态与生物性方面与疱疹病毒相似, 是引起幼儿急疹和高热惊厥的重要病因。其以水平传播为主。

二、临床表现

1. **婴幼儿感染**　HHV-6 感染通常无症状, 原发感染的婴幼儿或免疫缺陷的患者可出现明显症状。

多数原发感染发生在 6 个月 ~2 岁的儿童，重症者出现婴儿玫瑰疹（即第六病），常突然发作，伴有高热（39~40℃），持续 3~5 日后热度骤降，24 h 内体温降至正常。热退时出现淡红色斑疹或斑丘疹，通常先发生于颈部及躯干，而后蔓延到四肢，而颊、肘、膝以下及掌跖等部位多无皮疹。经 1~2 日皮疹即消退不留任何痕迹。患儿通常一般情况较好，可伴咽部充血和颈淋巴结肿大，重者可发生高热、惊厥、恶心、呕吐、嗜睡等全身症状。

2. 成人感染　HHV-6 抗体阴性的成人和年长儿童患 HHV-6 原发感染后，可出现单核细胞增多症，表现为发热、双侧颈淋巴结肿大，无触痛，可持续 1~3 个月。皮疹多为斑疹，色泽鲜红，可融合成片甚至发展为弥漫性红斑，消退时脱屑较明显。外周血单核细胞明显增多，占白细胞总数的 40%~60%，有时可见异型淋巴细胞。

3. 免疫缺陷患者的感染　接受器官移植的患者和艾滋病患者比正常人更易感染 HHV-6。临床可见发热、白细胞减少、皮疹甚至发生肺炎、肝炎及脑炎。

三、诊断

HHV-6 感染的实验室检测方法包括采集患者的唾液、器官分泌物或外周血单核细胞分离培养病毒、PCR 技术检测病毒 DNA 及 ELISA 法检测血清中特异性 IgM 及 IgG 抗体等。

四、治疗

1. 抗病毒治疗

（1）HHV-6 与 CMV：结构相似，抗病毒治疗方法也相同，更昔洛韦和膦甲酸钠对 HHV-6 有较明显的抗病毒作用，而阿昔洛韦则较差。

（2）HHV-6 原发性感染：症状不严重或免疫功能正常患者，大多无须进行抗病毒治疗。

2. 中药治疗　宜清热解毒，可用珠黄散或五粒回春丹；亦可用五味消毒饮或荆防牛蒡汤加减。

第八节　孕妇感染带状疱疹

一、定义

孕妇感染带状疱疹是由水痘 - 带状疱疹（VZV）引起的急性感染性皮肤病。对此病毒无免疫力的儿童被感染后，发生水痘。部分患者被感染后成为带病毒者而不发生症状。

二、发病机制

病毒具有亲神经性，感染后可长期潜伏于脊髓神经后根神经节的神经元内，当机体受到某种刺激（如创伤、疲劳、恶性肿瘤或病后虚弱等）导致机体抵抗力下降时，潜伏病毒被激活，沿感觉神经轴索下行到达该神经所支配区域的皮肤内复制产生水疱，同时受累神经发生炎症、坏死，产生神经痛。人是 VZV 的自然宿主，皮肤上皮细胞是主要靶细胞。病毒借飞沫经呼吸道或接触感染进入机体，经 2 次病毒血症，病毒大量复制，扩散至全身，特别是皮肤、黏膜组织。

三、临床表现

患者发疹前可有轻度乏力、低热、食欲缺乏等症状，患处皮肤自觉灼热感或者神经痛，触之有明显的痛觉敏感，持续 1~3 日，亦可无前驱症状即出疹。好发部位依次为肋间神经、颈神经、三叉神经和腰骶神经支配区域。患处常首先出现潮红斑，很快出现粟粒至黄豆大小的丘疹，簇状分布而不融合，继之迅速变为水疱，疱壁紧张发亮，疱液澄清，外周绕以红晕，各簇水疱群间皮肤正常；皮损沿某一周围神经呈带状排列，多发生在身体的一侧，一般不超过正中线。神经痛为本病特征之一。病程一般为 2~3 周，水疱干涸、结痂脱落后留有暂时性淡红斑或色素沉着。

病毒侵犯三叉神经眼支，可累及角膜形成溃疡性角膜炎，多见于老年人。病毒侵犯面神经及听神经则表现为外耳道或鼓膜疱疹。膝状神经节受累并侵犯面神经的运动和感觉神经纤维时，患者可出现面瘫、耳痛及外耳道疱疹三联征。水痘 – 带状疱疹常伴有神经痛，在发疹前、发疹时及皮损痊愈后均可发生，但多在皮损完全消退后或者 1 个月内消失，少数患者神经痛可持续超过 1 个月以上。病毒偶可经血液播散产生广泛性水痘样疹并侵犯肺和脑等器官，称为播散型带状疱疹。

四、诊断

血清学检查对确诊有意义，如 VZV 的 PCR 和 ELISA 试验。

五、防治

孕妇在妊娠前 20 周内初次感染 VZV，可导致新生儿各种疾病，如低出生体重儿、肢体发育不全、皮肤瘢痕、局部肌肉萎缩、脑炎、脑皮质萎缩和小头畸形等。

产前咨询如果发现对 VZV 敏感（血清学阴性），应给予孕前疫苗。血清学检查 VZV 抗体仅仅对无 VZV 感染史的女性或接种疫苗有参考价值。接种水痘疫苗后应避孕 3 个月。

一般认为，妊娠后期母亲体内的 VZV-IgG 抗体可通过胎盘进入胎儿体内。但是，产前 5 日到产后 2 日新生儿感染 VZV，有 17%~30% 的病例为重症感染，因为此阶段胎儿体内缺乏母亲的抗体，而机体免疫体系尚未建立。此时，可通过被动输入抗体和抗病毒治疗预防严重的感染。水痘 – 带状疱疹免疫球蛋白（VZIG）为首选预防用药，它的使用，使新生儿病死率由 31% 降到 7%。

很多专家强调抗病毒治疗的重要性。阿昔洛韦、伐昔洛韦、泛昔洛韦为妊娠 B 类药物。目前，医学界倾向于相信抗病毒治疗 HSV 和 VZV 的利大于弊，尤其是在那些妊娠后半期出现的有症状患者、妊娠早期感染且频繁发作或病情严重的患者。

第九节 孕妇病毒性流感

一、定义

流感是由流感病毒引起的急性呼吸道传染病，病毒存在于患者的呼吸道中，在患者咳嗽、打喷嚏时经飞沫传染。其传染性强、传播途径不易控制、传播速度快、传播范围广甚至会出现重症病例（重症肺炎、呼吸衰竭等）。病毒分甲、乙、丙型流感病毒。

二、发病机制

病毒血凝素与呼吸道表面的纤毛柱状上皮细胞的特殊受体结合而进入细胞，在细胞内进行复制。在神经氨酸酶协助下，新的病毒颗粒不断地释放并播散，继续感染其他细胞，被感染的细胞发生变性、坏死、溶解或脱落，产生炎症反应，引起发热、头痛、肌痛等全身症状。

三、临床表现

流感为丙类传染病，患者多有高热（39~40℃），伴寒战，病程为3~5日，全身症状明显，如头痛、全身肌肉酸痛、乏力，可有中耳炎、肺炎、脑炎等并发症。

一般来说，妊娠早期流感对胎儿的影响相对较大。因为此时是胎儿各个器官发育形成的关键时期，流感病毒或药物都有可能导致胎儿畸形，如胎儿先天性心脏病、唇裂、脑积水、无脑儿和小头畸形等。

妊娠中期和晚期流感对胎儿的影响相对较小，因为这个时期胎儿的各个器官基本形成。但若是这个时期发生严重流感，长时间高热会妨碍胎儿的发育。妊娠末期，严重的咳嗽也可引起胎膜早破甚至早产。

四、诊断

流感在大流行期间可根据临床症状进行诊断，但流感早期散发病例或非流行期间要结合流行病学史、临床表现、实验室检查综合诊断。

实验室检查：①血常规，白细胞总数正常或降低，淋巴细胞增高，若合并细菌感染，白细胞总数及中性粒细胞上升。②病毒分离，起病3日内患者口咽含漱液或上呼吸道分泌物接种于鸡胚或组织培养可分离出病毒。③血清抗体检测，患者早期和恢复期2份血清，抗体效价4倍以上为阳性。④免疫荧光法检测抗原，取患者鼻黏膜压片染色找包涵体，免疫荧光抗体检测抗原为阳性。⑤鼻咽分泌物经敏感细胞增殖1代后呈抗原阳性。⑥可用RT-PCR检测病毒核酸。

五、防治

孕妇发生流感的危险性特别高。全球疫苗安全咨询委员会（Global Advisory Committee on Vaccine Safety，GACVS）讨论了关于孕妇，尤其是妊娠初期，使用季节性流感灭活疫苗的建议。GACVS得出结论认为，在妊娠所有阶段接种流感疫苗的危险及其效益都须重新予以考虑，因为流感本身对孕妇（进而对胎儿）造成的危险较大，而季节性流感灭活疫苗对孕妇和胎儿造成的危险则可能较小。但该建议并不适用于流感危险较低的地区，也不适用于减毒活疫苗，后者不应在妊娠期接种。

第十节　孕妇的预防接种

一、定义

预防接种是把疫苗（用人工培育并经过处理的病菌、病毒等）接种在健康人的身体内使人在不发病的情况下，产生抗体，获得特异性免疫的过程。

二、目的

根据疾病预防控制规划，按照国家和省级规定的免疫程序，由合格的接种单位和接种人员给适宜的接种对象进行接种疫苗，以提高人群免疫水平，达到预防和控制传染病发生和流行的目的。

三、孕妇应常规接种两种疫苗

1. 破伤风疫苗　完成破伤风疫苗初免程序的孕妇，如果末次免疫距妊娠的间隔时间超过 5 年，必须在妊娠期加强 1 剂疫苗；未免疫的女性应尽可能在妊娠早期开始 3 剂疫苗接种；未完成免疫接种的孕妇必须在妊娠期完成免疫程序；第 1 剂和第 2 剂的间隔为 2 个月，第 2 剂和第 3 剂的间隔为 6 个月；如果不能在妊娠期完成 3 剂疫苗接种，至少要在预产期前 20 日完成第 2 剂接种；当有破伤风接种指征时，可以使用破伤风 – 白喉类毒素疫苗（DT），以预防白喉。

2. 流感疫苗　建议健康孕妇在妊娠 14 周后于流感季节前数月接种流感疫苗，以降低孕妇发生严重流感的危险性。

四、孕妇的疫苗接种

对孕妇进行疫苗接种，必须评估在这个特殊时间段接种疫苗的医学、法律和社会危险性，着眼点在于保护孕妇和新生儿。对于疫苗不能诱导充分保护性免疫应答或接种后可能发生严重不良反应的特殊情况必须分别加以分析。当有接种指征时，含灭活病毒或细菌和类毒素的疫苗可用于孕妇而不会对胎儿造成危险。然而，活疫苗在妊娠期是禁忌的，必须指导育龄女性在活病毒疫苗接种后避孕 4~12 周。怀孕或准备怀孕的女性不应该接种水痘疫苗。

五、特殊情况下孕妇接种疫苗

甲肝疫苗和乙肝疫苗可用于妊娠期暴露的易感孕妇。肺炎球菌疫苗可用于严重肺炎球菌高危孕妇。脊髓灰质炎灭活疫苗、脑膜炎球菌疫苗（结合或多糖疫苗）、口服减毒或灭活伤寒疫苗都能在特殊流行病学情况下于妊娠期使用。相对于疫苗对胎儿潜在危险性，在孕妇和（或）胎儿罹患疾病危险性更大的情况下，骨髓灰质炎减毒活疫苗、黄热病疫苗和狂犬病疫苗可用于孕妇。

（李新燕）

参考文献

程蔚蔚，朱关珍，王彩燕. 妊娠合并乙型肝炎病毒感染对妊娠结局的影响. 中国实用妇科与产科杂志，2004，20（2）：87-90.

华云晖，毛军，张春玲. 妊娠合并肝炎病毒多重感染对母婴及妊娠结局的影响. 江苏医药，2004，30（5）：356-357.

聂青和，白雪帆，程勇前. 妊娠合并乙型肝炎　丙型肝炎的传播机制及预防进展. 中国实用妇科与产科杂志，

2004, 20（2）：72-74.

谭华霖，刘奇志，熊振玲. HPV 感染合并妊娠 6 例分析. 实用医学杂志，2006，22（13）：1549-1550.

王爱玲，王潇滟，窦丽霞，等. 中国 HIV 感染孕产妇早产及其影响因素分析. 中华流行病学杂志，2015，36（4）：349-353.

王芳，方利文，王临虹，等. 妊娠前后获知 HIV 感染对预防母婴传播干预措施利用的影响. 中华预防医学杂志，2010，44（11）：1018-1022.

吴炜林，程周祥，王睿，等. 艾滋病感染孕产妇 15 例母婴阻断综合干预措施探讨. 中国妇幼健康研究，2014，25（1）：66-68.

卓树洪，叶晓光，龙昭华，等. 妊娠合并病毒性肝炎的病原学及预后分析. 广州医学，2004，25（5）：554-555.

Cacciola I, Cerenzia G, Pollicino T, et al. Genomic heterogeneity of hepatitis B virus（HBV）and outcome of perinatal HBV infection. J Hepatol, 2002, 36（3）：426-432.

Shiraki K. Perinatal transmission of hepatitis B virus and its prevention. J Gastroenterol Hepatol, 2000, 15［5（Suppl）］：E11-E14.

WHO. Antiretroviral drugs for treating pregnant women and preventing HIV infection in infants: towards universal access. http://www.who.int/hiv/pub/mtct/arv-guidelines-mtct.pdf［2010-06-05］.

第十五章

妊娠期 TORCH 感染

妊娠期 TORCH 感染是指在妊娠期一组以病毒感染为主的病原体的总称，包括弓形体感染、RV 感染、CMV 感染、HSV 感染及其他病原微生物引起的感染。近年来将微小病毒 B19，EB 病毒、HIV 引起的感染及肠病毒感染、梅毒、淋病等性传播疾病也列入其中。妊娠期 TORCH 感染可引起母婴传播，而导致胎儿先天畸形、流产、早产、死胎、胎儿宫内发育迟缓及新生儿期乃至青春期发育障碍等一系列不良妊娠后果。妊娠期监测 TORCH 感染状况，对可能出现的不良妊娠结局，预防先天病原体感染，做好优生优育工作具有重要意义。

第一节　刚地弓形虫感染

一、病原学

刚地弓形虫系原虫类寄生虫，是一种人畜共患病的病原体，孕妇感染后 30%~40% 传给胎儿。以猫科动物为终宿主，以人、猪、羊等为中间宿主。人类对刚地弓形虫有一定的先天免疫力，故感染后不一定会出现急性症状，只形成包囊而呈长期隐性感染。包囊的抵抗力较强，在胃内能耐受 3 h，56℃ 15 min 杀死。包囊在人体内能寄生数月或数年甚至终生。妊娠早期感染刚地弓形虫，病情严重者可发生流产、严重先天畸形和生长发育异常。经胎盘传播主要发生在妊娠晚期（可达 80%），但多为亚临床表现，感染胎儿出生时症状不明显，以后逐渐表现出来，脑和眼症状多见。新生儿感染症状较轻，以淋巴结和内脏症状多见。

二、流行病学

与人类关系密切的家畜，如猫、犬、猪、羊等均可成为传染源。孕妇经胎盘能感染胎儿。孕妇及胎儿均为易感染人群，以经口感染为主。刚地弓形虫流行广泛，在我国发生率为 4%~9%，胎儿宫内感染率为 0.5%~1%。孕妇多为食用含有包囊的生肉和未煮熟的肉类、蛋类、未洗涤的蔬菜水果等或接触带有虫卵的猫等动物的排泄物而感染。母儿传播：血行性经胎盘感染胚胎或胎儿，胎儿分娩过程中接触病原体感染的软产道而感染，出生后通过母乳、唾液等而感染。

三、对胎儿发育的影响

孕妇患弓形体病对胎儿的影响程度与孕妇感染弓形体的时期密切相关。妊娠 20 周前感染弓形体，11% 发生宫内感染，妊娠 20 周后感染者宫内感染率为 45%。胎儿受损严重者在妊娠早期居多，常发生流产、死胎或出生缺陷等，幸存者智力低下。妊娠中期感染胎儿可引起死胎、早产、脑内钙化、脑积水、小眼球等严重损害，妊娠晚期感染可致胎儿肝脾大、黄疸、心肌炎，或生后数年甚至数十年出现智力发育不全、听力障碍、白内障及视网膜脉络膜炎。值得注意的是，胎儿宫内感染刚地弓形虫可以表现为潜伏型。新生儿出生后第 1 个月内无临床表现，而在第 2~7 个月后出现视网膜脉络膜炎。眼及中枢神经系统症状可延迟至数年后甚至直到成年时方发病。

四、孕妇感染刚地弓形虫的诊断

孕妇感染刚地弓形虫，多数无典型症状，但免疫功能低下的孕妇，常引起多器官病变，如心肌炎、非典型肺炎、视网膜脉络膜炎，预后欠佳。确诊应依据实验室检查：ELISA 检测血清弓形体 SIgM、SIgG 抗体。若弓形体 SIgM、SIgG 均阳性，则提示孕妇近期感染弓形体。若仅弓形体 SIgM 阳性，则提示孕妇为急性弓形体感染。若仅弓形体 SIgG 阳性，则提示孕妇曾感染弓形体，而且已产生免疫力。若弓形体 SIgM 及 SIgG 均阴性，提示孕妇未感染过弓形体，体内对弓形体也无免疫力；PCR 技术扩增弓形体 DNA 片段后，再用地高辛标记弓形体 DNA 探针杂交法灵敏度高、特异性强。弓形体宫内感染的产前诊断结合应用以下方法：B 型超声显像检查胎儿中枢神经系统发育异常；抽取羊水或胎儿血，检测弓形体 SIgM，或采用 PCR 技术检测弓形体 DNA；由于 IgM 分子质量大，不能通过胎盘，新生儿出生时脐血清刚地弓形虫 SIgM 抗体阳性，说明有宫内感染。

五、治疗

首选乙酰螺旋霉素，0.5 g，每日 4 次，连用 2 周，间歇 2 周可重复 1 个疗程。妊娠中期和晚期还可选用乙胺嘧啶片，用药同时注意补充叶酸。对感染弓形体的孕妇分娩的新生儿，即使外观正常，也应给予乙酰螺旋霉素治疗，30 mg，每日 4 次，连用 1 周。

第二节　风疹病毒感染

一、病原学

RV 呈不规则球形，病毒内核为正链单股 RNA 与 1 个核衣壳蛋白（C），3 个囊膜蛋白，对人均有抗原性，病毒表面有由脂蛋白组成的囊膜，含病毒血凝素，能凝集人 Q 型红细胞。RV 能在敏感细胞的胞质中复制。RV 不耐热，56℃ 30 min 灭活，在 -60℃ 能长时间生存，易被紫外线、脂溶剂灭活。

二、流行病学

人群普遍易感染 RV，传染源为风疹患者，其上呼吸道分泌物于出疹前 1 周至出疹后 5 日均有传染性。孕妇感染 RV 后，经胎盘传给胚胎或胎儿。先天性风疹综合征的发生率因罹患风疹的妊娠月份不同而异。妊娠 12 周以前感染 RV，80% 发生宫内感染，妊娠 13~14 周感染者宫内感染率为 54%，而妊娠中期末感染者宫内感染率为 25%。

三、对胎儿发育的影响

孕妇罹患风疹可引起病毒血症，导致胎盘水肿、纤维化、血管内皮细胞变性和坏死、血管周围炎以致绒毛破坏。对胚胎及胎儿的有害作用主要是引起炎性改变和抑制胚胎、胎儿细胞的增殖与分化，致使某些脏器、器官的数目减少和发育不良，引起先天异常，包括动脉导管未闭、肺动脉狭窄、房间隔缺损、小眼球、白内障、青光眼、听力障碍、神经系统发育障碍等。

四、诊断

典型病例可依据临床表现做出初步诊断。典型临床表现即斑丘疹，先从颜面开始出现，继而向躯干、四肢蔓延，3 日后皮疹消退，不留色素沉着，低热，颈部等淋巴结肿大。外周血象白细胞数减少，淋巴细胞增多，偶见异形淋巴细胞或浆细胞。但亚临床感染则诊断困难，需行病毒分离或做血清学检测以助诊断。孕妇血清检测出 RV-SIgG 抗体，提示孕妇感染过 RV，而且对 RV 已有免疫力。宫内感染的产前诊断孕妇对风疹敏感，感染后引起绒毛水肿、坏死，进而导致流产、死胎、畸形。妊娠期风疹的流产和死胎发生率为正常妊娠的 2~4 倍。对妊娠早期和妊娠中期 20 周以前初次感染 RV 的孕妇，为确定胎儿是否被 RV 感染，可通过绒毛活检，抽取羊水，采取脐静脉血或胎儿血，行 RV 抗原检测或检测 RV-SIgM 抗体及采用 PCR 技术检测 RV 基因。

五、治疗

目前尚无特效的治疗方法，妊娠早期一经确诊为原发感染，应对孕妇及家属交代对胎儿及新生儿的可能影响，以决定胎儿的取舍。若继续妊娠，应于孕妇感染 5~7 周后或妊娠 21 周后检测羊水中或脐血特异性 IgM 抗体，以明确有无宫内感染，并通过 B 超检查、胎儿 MRI 检查及羊水中 RV-RNA 负荷量来预测胎儿结局。

六、预防

RV 抗体阴性育龄女性应接种 RV 疫苗，但妊娠前 1 个月和妊娠期禁止接种。

第三节　巨细胞病毒感染

一、病原学

CMV 是细胞内感染病毒，是最常见的宫内感染病原体，具有高度种属特异性，只能感染人类，复制周期为 36~48 h。CMV 在 pH < 5 环境仅能生存 1 h，既不耐酸，也不耐热。20% 乙醚 2 h，56℃ 30 min，紫外线照射 5 min 均可使 CMV 灭活。

二、流行病学

CMV 传染源主要是患者、无症状 CMV 隐性感染者和长期慢性 CMV 携带者。人体感染 CMV 后，几乎所有体液均含有 CMV，可以长期或间歇地从这些体液排出 CMV。CMV 感染在全世界极普遍，我国 90% 以上成年人体内已有抗 CMV 抗体，但多为无症状的隐性感染。CMV 原发感染的孕妇中有 30%~40% 发生宫内感染。继发感染者宫内感染发生率仅为 0.5%~1%。CMV 宫内感染的婴儿中仅 10%~15% 有症状，其中 20%~30% 将死亡。85%~90% 出生时无症状，但其中 5%~15% 远期会发生感觉神经性耳聋、视力障碍、精神运动发育迟缓和学习障碍等后遗症。研究表明，反复自然流产者 CMV-IgM 阳性率为 58.8%，因此，也是导致流产的重要原因。

三、临床表现

CMV 感染多为亚临床表现，部分病例表现为单核细胞增多症症状，且有发热、咽红、淋巴结肿大等表现。妊娠早期感染易发生自然流产和死胎，胎儿宫内发育迟缓（IUGR）少见。有症状的先天 CMV 感染是一种多器官系统损害的疾病，中枢神经系统感染后果最为严重，50% 以上有症状的先天感染有小头畸形。眼部损害较 RV 和弓形体少见。

四、对胎儿发育的影响

胚胎期 CMV 感染主要侵犯胎儿中枢神经系统和心血管系统，导致心、脑、眼、耳发育及功能异常，脑是最易受侵犯的部位。妊娠晚期感染可导致胎儿心、肺、脑、肝、肾等多脏器的炎症病理改变，亦可单独表现为肝炎，常并发胆道梗阻。若在妊娠早期 CMV 原发感染，对胎儿的损害则更严重。

五、CMV 感染的诊断

证实孕妇体内有 CMV 侵入，不论有无症状或病变，均属 CMV 感染，确诊依靠实验室的病原学和血清学检查。病原学检查包括：细胞学检查、病毒培养、特异性单克隆抗体检测 CMV 抗原、核酸杂交技术（用于快速定量检测孕妇尿液标本中的 CMV-DNA）、PCR 技术（检测 CMV-DNA）。血清学检查包括：补体结合试验、间接免疫荧光法（单份血清 CMV-SIgM 抗体阳性则提示有近期感染）、ELISA 法（血清 CMV-SIgM 阳性则表明有 CMV 近期感染）。

六、宫内感染的产前诊断

诊断胎儿是否有 CMV 感染的方法有：①绒毛活检，绒毛 CMV-DNA 阳性，是否一定会经胎盘循环感染胎儿尚有争议，故其价值有待于进一步研究；②羊膜腔穿刺，羊水中检测发现 CMV 或其基因片断是可靠的胎儿感染 CMV 的诊断依据；③脐静脉穿刺，抽取胎血进行病原分离、PCR 或 CMV-IgM 检测。最近的研究表明，人巨细胞病毒（Human cytomegalovirus，HCMV）晚期 mRNA 的检测结果阳性是判断宫内活动性感染的最可靠指标，对胎儿预后的估计有重要价值。

第四节　单纯疱疹病毒感染

一、病原学

HSV 完整的病毒颗粒是圆形，最内层是病毒双链线状 DNA 构成的核心，其外尚有 3 层壳体结构。HSV 有 2 个血清型，即 HSV-Ⅰ型和 HSV-Ⅱ型。HSV-Ⅰ型主要引起上半身皮肤、口腔黏膜等处感染，但很少感染胎儿。HSV-Ⅱ型属性传播疾病，主要引起生殖器疱疹。孕妇感染 HSV-Ⅱ型，能传播给胎儿。HSV 对脂溶剂和热敏感，易被溶解破坏，紫外线照射及常用消毒剂易于杀灭 HSV。

二、流行病学

人类是 HSV 唯一的自然宿主，传染源是患者及无症状 HSV 携带者。在人群中，HSV-Ⅱ型感染很普遍，主要通过性交、口 - 生殖器、手 - 生殖器侵入人体。成年人中 HSV 抗体阳性率为 70%~80%。原发感染后少数病毒能长期潜伏体内呈隐性感染，因妊娠使孕妇体内 HSV 再活化而复发。孕妇发病为非孕妇的 2~3 倍。

三、传播途径

HSV-Ⅱ型主要通过性接触传播，妊娠期生殖器疱疹致新生儿受累者，85% 通过感染的产道引起胎儿感染，10% 为产后感染，只有 5% 为宫内感染，后者主要由经胎盘或生殖道上行性感染所致。

四、对胎儿发育的影响

胎儿感染 HSV 多指分娩时受产道内的 HSV 而感染，或胎膜破裂后上行引起胎膜、胎盘感染。早期子宫内膜感染时，可发生流产。宫内感染亦可发生于孕妇毒血症时，通过胎盘感染胎儿。妊娠 20 周内感染 HSV，流产率可高达 34%；妊娠 20 周以后感染，则早产率明显升高，低出生体重儿居多。宫内感染 HSV 的胎儿可见有小头、小眼球、视网膜脉络膜炎、大脑半球萎缩、发育迟缓、智力障碍，严重病例可致死亡。但目前公认经胎盘严重感染胎儿的病例却较少见。经产道感染的新生儿常表现为全身播散性，新生儿病死率高达 70%~80%，幸存者多遗留中枢神经系统后遗症。

五、HSV 感染的诊断

HSV 感染依据病史及下生殖道典型溃疡及疱疹诊断并不困难，但应进行以下检查以确诊：水疱液中分离出 HSV，最好鉴别出Ⅰ型或Ⅱ型；应用 PCR 技术检测出 HSV-DNA；ELISA 检测孕妇血清 SIgM 抗体；在水疱底部刮片行吉姆萨染色，光镜下见棘突松解，有数个核的气球形细胞和嗜酸性核内包涵体；将水疱液、唾液等接种在人胚成纤维细胞或兔肾细胞，培养 48 h 即可做出诊断，并有免疫荧光技术证实 HSV 病毒颗粒。

六、宫内感染 HSV 的产前诊断

目前认为，HSV 宫内感染严重病例极少见，发生先天发育异常的患儿极少。宫内感染的诊断主要采用 H 型超声显像法及胎儿超声心动图检查，检测出先天异常胎儿。必要时可抽取羊水或脐带血进行 HSV–SIgM 检测。新生儿出生时取脐静脉血，检测 HSV–SIgM > 22 mmol/L，提示宫内感染。

第五节　其他感染

一、人类疱疹病毒 –6 型感染

（一）病原学

HHV–6 为有包膜的线性双链 DNA 病毒，衣壳为二十面体立体对称。HHV–6 在人类的感染是普遍存在的，1986 年美国首先从 6 例淋巴增生性疾病的外周单个核细胞分离到一种新病毒。这种病毒的形状结构与疱疹病毒科的其他成员相似，但分子病毒学和免疫学研究则显示它与 HSV、VZV、CMV 和 EB 病毒均不同，故命名为 HHV–6。HHV–6 主要感染 CD4 T 细胞。HHV–6 分为 2 种亚型：HHV–6A 和 HHV–6B。根据遗传学的特征、对于单抗反应性、细胞的亲噬性、疾病的主要症状，都表明了 HHV–6A、HHV–6B 属于 β–疱疹病毒亚科。此病毒宿主范围较狭窄。HHV–6 的原发感染多见于 6 个月~2 岁的婴儿，可引起幼儿丘疹或婴儿玫瑰疹，成人一般不引起临床症状，但可抑制机体的免疫反应。HHV–6 与人类的多种疾病有关，如多发性硬化症（MS），但机制不清。

（二）流行病学特征及传播途径

HHV–6 主要感染儿童，3~7 日后就能在血清中查到抗 HHV–6 抗体，2 周时 IgM 达高峰，2 周后 IgG 开始升高，90% 儿童及成人均可查到 IgG，HHV–6 在人群中的感染是普遍存在的，HHV–6 原发感染多见于 6 个月~2 岁婴幼儿，高峰期在 6~9 个月，血清流行病学表明，60%~90% 儿童及成人血清中查到抗 HHV–6 的抗体。HHV–6 感染无地区差异性，传播途径还不明确。但是，HHV–6 能在唾液腺中、上皮细胞内复制，说明可经唾液途径传播，尤其是 HHV–6B。从母体及婴儿体内分离出 HHV–6 的核酸序列表明，HHV–6 可能存在母婴传播，没有确切的证据表明能通过性传播，贫困也是 HHV–6 感染的危险因素。

（三）实验诊断

1. 病毒分离　从早期原发感染病患儿唾液和外周淋巴细胞标本，接种经 PHA 或 IL–2 激活的人脐血或外周淋巴细胞，培养分离 HHV–6，用单抗免疫荧光染色检测病毒的早期抗原。

2. 血清学诊断　主要应用的是荧光免疫、酶免疫。早期检测到 IgM，双份血清 IgG 升高 4 倍以上，均支持 HHV–6 感染，也可用特异性的单抗检测血清中的病毒抗原。

3. 组织活检　对于免疫耐受的个体并伴有器官特异性症状的个体敏感性。

4. PCR 检测　包括定量 PCR、多重 PCR、RT–PCR 等，用于检测 HHV–6 的 DNA。

（四）治疗

HHV–6 感染一般为自限性，不需要抗病毒治疗，很少引起器官特异性症状，但如果发生脑炎等，则需特异性治疗。丙氧鸟苷、膦甲酸、西多福韦（Cidofovir）均有抗 HHV–6 的活性。丙氧鸟苷具有抑制 HHV–6A、HHV–6B 活性，但对于 HHV–6A 的 50% 抑毒浓度高于 HHV–6B。膦甲酸对两者均有效，而阿昔洛韦对于该病毒一般无效。Cidofovir 抑制活性较强。

二、孕妇水痘 – 带状疱疹病毒感染

（一）病原学

VZV 是一种 B 型 α – 疱疹病毒，属疱疹病毒科家族（共包括 8 种疱疹病毒），为线状双链 DNA 病毒。这类病毒可使人类及其他灵长类动物感染而发病。水痘为密切接触传染的良性疾病，15 岁以下感染率达 90% 以上。妊娠期水痘发病率为 1~7/10 000。带状疱疹为潜伏 VZV 复发所致，年长或免疫功能底下者多见，发病率低于水痘，为 0.5/10 000。

（二）流行病学特征

水痘 – 带状疱疹出现于女性在妊娠期 20 周内感染 VZV 后降生的新生儿个体，发病概率为 0.4%~2.0%。感染水痘 – 带状疱疹的胎儿可表现为进行性生长发育迟缓，相貌丑陋。育龄女性在妊娠期能否感染 VZV，其中两个重要的影响因素是分娩年龄及个体对 VZV 的暴露程度。

（三）产前诊断

原发 VZV 感染无症状者只有 5%，潜伏期为 10~12 日。带状疱疹主要为单侧躯干疼痛及皮疹，皮疹沿躯干分布，为成群分布的斑丘疹，迅速形成水痘，最终结痂。并发症包括肺炎、咽炎、关节炎及各种出血。孕妇对水痘的易感性与非孕妇相同。带状疱疹是以沿一支或多支感觉神经根分布区域的疼痛为特征，皮损多呈单侧分布，发展过程同水痘。

（四）对母儿影响

妊娠早期感染水痘可引起流产。妊娠期水痘不会引起早产或死胎。带状疱疹很少引起早产，主要经胎盘传播给胎儿。妊娠期急性水痘可引起胎儿染色体断裂，会增加将来患白血病的概率。先天水痘主要表现为皮肤、骨骼、神经及眼异常。神经异常包括小头畸形、大脑皮质及小脑萎缩、癫痫及精神运动迟缓、自主运动功能不全。带状疱疹孕妇发生宫内感染者极少，胎儿主要表现为小头小眼畸形、白内障、马蹄内翻足。

（五）实验室检查

1. 血清学检查　脐血 VZV-IgM 阳性可确诊先天感染。
2. 病毒分离　取水痘及疱疹液，咽分泌液及血培养，可明确有无病毒感染。
3. 病毒 DNA 检测　目前可用分子杂交、PCR 等技术进行诊断，阳性率高。

（六）预防

对于健康的育龄期女性而言，在妊娠前有必要通过追溯水痘患病史或水痘疫苗接种记录来明确自身对 VZV 的免疫状况，如果既未患过水痘又未接种过疫苗，应进行 VZV-IgG 抗体的检测。这种检测在西方发达国家颇为普遍。如果 IgG 抗体阴性，则需要接受 2 剂次的水痘疫苗接种，间隔 4~8 周。如果在第 1 剂疫苗接种后，间隔超过 8 周，仍可直接补种第 2 剂水痘疫苗。另外，可在孕妇产后直接实施接种，水痘疫苗不会对母乳喂养产生副作用。值得注意的是，由于我们不清楚水痘疫苗对胎儿的发育有何影响，因此在妊娠期间严禁接种水痘疫苗。但如果孕妇接触 VZV 后，应在 72~96 h 给予 VZV-IgG 抗体免疫球蛋白，可起到有效的预防作用。对于在宫内感染 VZV 的新生儿来说，如果在出生后给予水痘免疫球蛋白，疾病发作的概率是 50%，但病死率会大幅下降。因此，及时针对水痘病毒实施被动免疫是有效地预防先天性水痘综合征的手段。

第六节　TORCH 感染与新生儿出生缺陷

一、刚地弓形虫感染

刚地弓形虫被认为是孕妇宫内感染导致胚胎畸形的五大病原体（TORCH）之首，导致胎儿常见的畸形有脑积水、脑弱化、无脑畸形、瘫痪、精神和智力障碍、小眼畸形先天白内障。以脑积水、大脑钙化灶、视网膜脉络膜炎和精神运动障碍为先天性弓形体病典型症候，称为先天性弓形体病四联征，其中三联是中枢神经系统病变，可见中枢神经系统是最常受累部位。据此认为，刚地弓形虫有嗜中枢神经系统的特性，主要侵犯人的脑组织，在脑组织中有其生存的最适宜条件。妊娠早期感染率虽低，但胎儿损害重，常导致死亡而自然流产。刚地弓形虫主要侵犯中枢神经系统，可有脑积水、小头畸形、脑钙化、肝脾大、腹水、胎儿生长受限等。新生儿可有抽搐、脑瘫、视听障碍、智力障碍等，其病死率达 72%，发病越晚，中枢神经系统损害与智力障碍发生率越低。此外，尚有小头畸形伴小眼球或无眼球、白内障等，出生后智力低下，严重者发生死胎，新生儿出生后第 1 个月内无临床表现，而在第 2~7 个月后出现视网膜脉络膜炎。眼及中枢神经系统症状可延迟至数年后甚至直到成年方发病。

二、RV 感染

孕妇感染 RV 后，85% 有明显的症状，为全身病毒感染，类似感冒的症状，如累及胎儿可致先天性风疹综合征，有 5 个主要出生缺陷，按发生频率从高到低的顺序为先天性耳聋、智力障碍、先天性心脏病和青光眼、白内障。其感染后能直接通过胎盘屏障，传播给胎儿的感染率随妊娠期的进展而降低。感染妊娠早期胚胎发育异常的危害性明显高于妊娠晚期，因此妊娠期确定风疹感染的时间很重要。孕妇患风疹可引起病毒血症，导致胎盘水肿、纤维化、血管内皮细胞变性、坏死、血管周围炎以致绒毛破坏。RV 对胚胎及胎儿的有害作用主要是引起炎性改变和抑制胚胎、胎儿细胞的增殖与分化，致使某些脏器、器官的数目减少和发育不良，引起先天异常，包括动脉导管未闭、肺动脉狭窄、房间隔缺损、小眼球、白内障、听力障碍、神经系统发育障碍等。

三、CMV 感染

妊娠早期感染 CMV，由于妊娠早期胎盘功能不完善，病毒可使胎盘感染，引起绒毛和毛细血管内皮受损，破坏胎盘屏障，病毒进入胎儿体内，胎儿免疫系统未发育成熟，不能识别病毒抗原，使得病毒在胎儿体内复制、侵袭和损害中枢神经系统、心血管系统及肺、肝、肾等器官造成死胎、畸形、流产，引起不良结局。CMV 为细胞内感染病毒，是最常见的宫内感染病原体。70% 以上的女性都感染过 CMV，但只有活动性 CMV 感染的孕妇才会将病毒传染给胎儿，其母婴传播率为 20%~40%。CMV 感染多为亚临床表现，部分病例表现为单核细胞增多症症状，且有发热、咽红、淋巴结肿大等表现。妊娠早期感染 CMV 易发生自然流产和死胎，胎儿宫内发育迟缓少见。有症状的先天 CMV 感染是一种多器官系统损害的疾病，中枢神经系统感染后果最为严重，50% 以上有症状的先天感染有小头畸形。眼部损害较 RV 和弓形体少见。胚胎期 CMV 感染主要侵犯胎儿中枢神经系统和心血管系统，导致心、脑、眼、耳发育及功能异常，脑是最易受侵犯的部位。妊娠晚期感染可导致胎儿心、肺、脑、肝、肾等多脏器的炎症病理改变，亦可单独表现为肝炎，常并发胆道梗阻。若在妊娠早期 CMV 原发感染，对胎儿的损害则更严重。其出生后 3~30 个月的智力发育指数（MDI）及运动发育指数（PDI），均显著落后于非感染儿童。

四、HSV 感染

HSV 感染多发生于分娩时受产道内的 HSV 而感染，或胎膜破裂后上行引起胎膜、胎盘感染以致胎儿受累。HSV 宫内感染可导致流产、早产、胎儿生长受限、小头、小眼球，视网膜脉络膜炎、大脑半球萎缩、智力障碍，严重病例可致死亡。目前，公认经胎盘严重感染胎儿的病例却较少见。经产道感染的新生儿常表现为全身播散性，新生儿病死率高达 70%~80%，幸存者多遗留中枢神经系统后遗症。孕妇感染 HSV 可垂直感染胎儿，诱发流产、早产、死胎和畸形。胎儿通过产道可引起新生儿感染，病变局限于皮肤。新生儿先天性缺陷包括大脑萎缩、颅内钙化、脉络膜视网膜炎等。孕妇合并致命性 HSV 感染，如疱疹性肝炎、疱疹性脑炎，应终止妊娠，一般在 HSV 感染不是终止妊娠指征。

（李新燕　杨姗姗　张秋妍　白芳芳）

参考文献

黄国香，王铮，胡边. 妊娠期 TORCH 感染. 中国优生与遗传杂志，2005，13（5）：128.

王肖平，朱庆义. 太原地区妊娠期感染 TORCH 的母婴传播及围产儿结局. 中国优生与遗传杂志，2000，8（4）：64-65.

杨柳，许海蓉，杨玲，等. 妊娠期 TORCH 感染的检测分析. 医学争鸣，2009，（21）：2270.

Ding Z Y, Xu F, Chen D Z, et al. A multifactorial analysis of the pregnancy outcomes incytomegalovirus-infected women. Gynecol Obstet Invest，2015，80（2）：106-112.

Neu N，Duchon J，Zachariah P. TORCH infections. Clin Perinatol，2015，42（1）：77-103.

Prasoona K R，Srinadh B，Sunitha T，et al. Seroprevalence and influence of torch infectionsin high risk pregnant women：a large study from South India. J Obstet Gynaecol India，2015，65（5）：301-309.

Rasti S，Ghasemi F S，Abdoli A，et al. TORCH "coinfections" are associated with increased risk of abortion in pregnant women. Congenit Anom（Kyoto），2016，56（2）：73-78.

Wang X，Jie W U. Relationship between TORCH infections and pregnant outcomes：a Meta-analysis. Jiangsu Medical Journal，2011，37（4）：432-435.

第四篇

妇科感染性疾病

第十六章

生殖道性传播疾病

生殖道性传播疾病是性活跃女性人群最常见的妇科问题，生殖道性传播疾病的传播途径包括两性性生活。这种传播性疾病可以导致多种不良后果：不孕、癌症甚至死亡。孕妇感染病原体后，绝大部分病原体还可通过胎盘、产道、哺乳或密切接触感染胚胎、胎儿或新生儿，导致流产、早产、胎儿生长受限、死胎、出生缺陷或新生儿感染等，严重危害母婴健康。

新中国成立前，我国性病曾一度泛滥，20世纪60年代经艰苦卓绝的努力消灭了梅毒、淋病、软下疳、淋巴肉芽肿和腹股沟肉芽肿等经典性病，但80年代后又死灰复燃并迅速蔓延流行，目前性传播疾病在我国已属重大和常见传染病。

我国目前重点防治的性传播疾病是梅毒、淋病、生殖道沙眼衣原体感染、尖锐湿疣和生殖器疱疹5种。

第一节　淋　病

一、定义

淋病是指由淋病奈瑟菌（俗称淋球菌）引起的泌尿生殖系统的化脓性感染为主要表现的一种性传播疾病。

二、流行病学

全球每年约有6 200万淋病患者，淋病主要在欠发达和发展中国家流行。在我国，1982~1999年，淋病发病率持续上升，在性传播疾病中曾居首位。从2000年开始，发病率大幅下降（除2003年和2013年稍有回升），据中国疾病预防控制中心报告，2006年全国梅毒病例报告数首次超过淋病，目前我国淋病发生率位居性传播疾病第二位。

三、传播途径

淋病奈瑟菌可以通过阴茎、阴道、口腔、肛门感染，婴儿可通过分娩接触感染。感染后可在女性尿道、子宫颈、子宫、输卵管及口腔、咽喉、眼和肛门中生长繁殖。

四、临床表现

外阴及尿道口红肿、灼痛或瘙痒，主要临床特点为大量脓性白带及尿道口和子宫颈口有脓性分泌物溢出或流出，常伴有尿频、尿急、尿痛、排尿困难，也可并发前庭大腺炎，如发展为上行感染则可引起淋菌性宫颈炎、子宫内膜炎、输卵管炎，导致下腹坠痛、异位妊娠、不孕。妇科检查可见宫颈水肿、充血、子宫颈口排出黏液脓性分泌物，有时伴子宫体及附件区压痛，也可侵犯眼、咽部、肛周甚至血行播散感染引起关节炎、肝周炎、败血症、心内膜炎或脑膜炎等。

妊娠早期淋菌性子宫颈管炎可致感染性流产和人工流产后感染，妊娠晚期易发生绒毛膜羊膜炎、胎膜脆性增加、胎膜早破，胎儿可发生宫内感染和早产。宫内感染常导致胎儿生长受限，胎儿宫内窘迫和死胎，早产发生率为17%，分娩后淋菌性子宫内膜炎和附件炎（输卵管卵巢炎）可持续，严重者可致播散型淋病性产褥感染。

五、诊断

（一）分泌物涂片

分泌物涂片见中性粒细胞内有革兰阴性双球菌可初步诊断。

（二）淋菌培养

淋菌培养是诊断淋病的金标准。

（三）核酸扩增实验

核酸扩增实验即 PCR。

六、预防

目前尚无对淋病奈瑟菌有效的疫苗用于淋病的预防。淋病产妇分娩的新生儿要注意新生儿播散性淋病的发生，应尽快预防性使用0.5%红霉素眼膏及头孢曲松钠25~50 mg/kg（最大剂量不超过125 mg）单次肌内注射或静脉注射。

七、治疗

治疗首选第三代头孢菌素，如头孢曲松钠250 mg单次肌内注射；头孢克肟400 mg单次口服；对头孢类过敏或不能耐受者可用阿奇霉素2 g单次肌内注射。合并衣原体感染的孕妇可选用阿奇霉素1 g顿服进行治疗。对于播散性淋病可用头孢曲松1 g肌内注射或静脉注射，每日1次，连用10日，症状改善24~48 h后改为头孢克肟400 mg口服，每日2次，连用7日。

第二节　梅　毒

一、定义

梅毒是一种由苍白螺旋体引起，可导致全身多器官病变和损害的慢性全身性性传播疾病，俗称花柳病、杨梅疮。先天梅毒又称胎传梅毒，胎儿经胎盘获得，常因孕妇患早期梅毒所致，胎传梅毒危害远大于成人梅毒。根据病程可将梅毒分为早期梅毒和晚期梅毒。早期梅毒指病程在两年之内的一期梅毒和二期梅毒及感染一年内的早期潜伏梅毒；晚期梅毒指病程在两年之上并已出现皮肤、黏膜、骨骼、眼睛梅毒性损害，神经、心血管、内脏梅毒及晚期潜伏梅毒。此外，还可根据其传播途径不同分为先天梅毒和后天梅毒。

二、流行病学

梅毒最早在美洲发现，后传入欧洲，17 世纪初经广东沿海传入我国。新中国成立前，梅毒在我国的蔓延甚为广泛，一些大城市的发病率达到 4.5%~10%，某些少数民族地区高达 48%。新中国成立后，人民政府采取了封闭取缔妓院的果断措施，并大力开展群众性性病防治，通过十几年的努力终于彻底灭绝了梅毒等性病的流行。但自 1979 年中国大陆再现第一例梅毒病例以来，梅毒和其他性传播疾病一样在我国死灰复燃，而且迅速蔓延。目前，我国梅毒疫情不断加重，新发报告病例已经超过淋病，位居我国法定报告传染病发病率的第三位，性传播疾病的第一位。

三、传播途径

梅毒螺旋体主要通过性接触传播，还可由梅毒孕妇借血行经胎盘传播给婴儿。

四、临床表现

一期梅毒主要表现为发生在外阴、阴道、子宫颈、肛门甚至唇或乳头的无痛性硬结及溃疡，即硬下疳；无痛、质韧的局部淋巴结炎及 3~6 周后出现的全身淋巴结炎。

二期梅毒的病变主要发生于皮肤黏膜上，也可伴发皮肤附件损害，如脱发，但多见于男性，好发于颞部，呈虫蛀状脱落。二期梅毒的皮肤损害种类甚多，一般为双侧外生殖器对称性鳞屑性疹，可分为斑疹、丘疹及脓疱疹三型，其中脓疱疹较少见。此外，还有一些特殊的皮肤损害，如扁平湿疣、银屑病样梅毒疹、环状丘疹性梅毒疹，二期梅毒的黏膜表现有黏膜白斑、弥漫性红斑性梅毒疹、梅毒性舌炎、扁桃体炎等。因黏膜比皮肤薄弱，病变易向周围浸润，呈弥漫性扩展并易形成溃疡。

梅毒螺旋体经胎盘传给胎儿可引起流产、死胎、早产及先天梅毒。先天梅毒儿占死胎 30% 左右。幸存的先天梅毒儿早期表现为皮肤大疱、皮疹、鼻炎及鼻塞、肝脾大、淋巴结肿大；晚期梅毒多出现在 2 岁以后，表现为楔状齿、鞍鼻、间质性角膜炎、骨膜炎、神经性耳聋等，其病死率及致残率明显增高。

五、诊断

（一）病原体检查

病原体检查采取暗视野显微镜检查或 Fontana 镀银染色显微镜检查法，取硬下疳损害渗出液或淋巴结穿刺液来检测梅毒螺旋体，但检出率较低。

（二）血清学检查

血清学检查主要有：①非梅毒螺旋体抗原血清学试验：包括 VDRL、RPR 试验、不加热血清反应素试验（USR）及 TRUST。非梅毒螺旋体抗原血清学试验简便、快速、敏感性和特异性较好，也可用于疗效观察、判定有无感染复发等，但要注意，某些急慢性感染性疾病如肺炎、亚急性细菌性心内膜炎、传染性肝炎、慢性肾炎等及一些结缔组织疾病及伴有自身抗体的疾病如类风湿关节炎、系统性红斑狼疮、自身免疫性贫血、结节性多动脉炎等，本试验可以出现生物学假阳性反应，要用梅毒螺旋体特异性抗原血清试验验证，并结合临床进行鉴别。对血清学阳性孕妇所分娩的新生儿均应采用非梅毒螺旋体试验进行定量评价，若脐血或新生儿血中 RPR 或 VDRL 滴度高于母血的 4 倍，可诊断先天梅毒。②梅毒螺旋体血清试验：常用的方法有 FTA–ABS、TPHA、TPPA、梅毒螺旋体酶联免疫吸附试验（TP–ELISA）及血清特异性 IgG 抗体（该抗体终身阳性，故不能用于观察疗效，鉴别复发和再感染）。

（三）脑脊液检查

脑脊液检查主要用于诊断神经梅毒，包括脑脊液 VDRL、白细胞计数、蛋白测定等。

（四）PCR 检测羊水梅毒螺旋体 DNA

PCR 检测羊水梅毒螺旋体 DNA 主要用于胎儿梅毒感染的产前诊断，可结合 B 型超声检查所提示的胎儿水肿、腹水、胎盘增厚、羊水过多等进行诊断。

六、预防

目前暂无有效的疫苗预防梅毒，为了减少梅毒的发病率和病死率，国家制订了详尽的战略措施，对个人来讲，安全的性行为和负责任的性伴通知及良好的治疗依从性至关重要。

本节重点指出妊娠期梅毒的筛查和治疗：对所有孕妇均应在首次产前检查时进行梅毒血清学筛查，一旦确诊，即给予青霉素正规治疗，妊娠早期和晚期应各进行 1 个疗程的治疗，对妊娠早期以后发现的梅毒，尽可能在妊娠期完成 2 个疗程治疗，中间间隔 2 周。

七、治疗

（一）早期梅毒

早起梅毒包括一期、二期和病期一年以内的潜伏梅毒。

1. 常规用药　普鲁卡因青霉素 80 万 U 肌内注射，连用 10~14 日；苄星青霉素肌内注射，每侧臀部 120 万 U，共 240 万 U，每周 1 次，共 2~3 次。

2. 替代用药　头孢曲松 1 g，肌内注射或静脉给药，连续 10 日。

3. 对青霉素过敏者　多西环素 100 mg 口服，每日 2 次，连服 15 日；盐酸四环素 / 红霉素 500 mg，每日 4 次，口服，连服 15 日（肝、肾功能不全者禁用）。

（二）妊娠梅毒

1. 常规用药　普鲁卡因青霉素 80 万 U 肌内注射，连用 10 日，或苄星青霉素肌内注射，每侧臀部 120 万 U，共 240 万 U，每周 1 次，共 3 次；妊娠初 3 个月内注射 1 个疗程，妊娠末 3 个月内注射 1 个疗程。

2. 对青霉素过敏者　红霉素 500 mg，每日 4 次，口服，早期梅毒连服 15 日，晚期梅毒连服 15 日；妊娠初 3 个月和妊娠末 3 个月各进行 1 个疗程。

3. 所生新生儿　应用青霉素补治。

（三）晚期梅毒

晚期梅毒指三期及晚期潜伏梅毒。

1. 常规用药　普鲁卡因青霉素 80 万 U，肌内注射，连用 20 日，必要时停药 2 周后再给第二个疗程；苄星青霉素肌内注射，每侧臀部 120 万 U，共 240 万 U，每周 1 次，共 3 次。

2. 对青霉素过敏者　多西环素 100 mg 口服，每日 2 次，连服 30 日；盐酸四环素 / 红霉素 500 mg，每日 4 次，口服，连服 30 日（肝、肾功能不全者禁用）。

（四）胎传梅毒（先天梅毒）

1. 早期先天梅毒（2 岁以内）

（1）脑脊液异常者：水剂青霉素 10~15 万 U/kg（出生 7 日内 7.5 万 U/kg）静脉滴注，每日分 2 次滴注，共 10~14 日；普鲁卡因青霉素每日 5 万 U/kg，肌内注射，连用 10~14 日。

（2）脑脊液正常者：苄星青霉素 5 万 U/kg，单次肌内注射，分两侧臀肌内注射（若因条件受限而未能检测脑脊液者，可按脑脊液异常者治疗）。

2. 晚期先天梅毒（2 岁以上） 普鲁卡因青霉素每日 5 万 U/kg，肌内注射，连用 10 日为 1 个疗程（不能超过成人剂量）。替代疗法：对青霉素过敏者可用红霉素治疗，每日 7.5~12.5 mg/kg，分 4 次口服，共 4 日。

（五）心血管梅毒

心血管梅毒应住院治疗，如合并心力衰竭，首先加以控制，待心功能可代偿时，为避免赫氏反应，开始青霉素治疗前 1 日口服泼尼松 20 mg，每日 1 次，连续 3 日，并且应从小剂量开始注射青霉素：水剂青霉素首日 10 万 U，1 次肌内注射；第 2 日 10 万 U，分 2 次肌内注射；第 3 日 10 万 U，分 2 次肌内注射；自第四日起按如下方案治疗：①普鲁卡因青霉素 80 万 U 肌内注射，每日 1 次，连续 20 日为 1 个疗程，共 2 个疗程或更多，疗程间停药 2 周。②苄星青霉素 240 万 U，双侧臀部肌内注射，每周 1 次，共 3 次。③对青霉素过敏者：多西环素 100 mg，每日 2 次，连服 30 日；或盐酸四环素 / 红霉素 500 mg 每日 4 次口服，连服 30 日。

（六）神经梅毒

神经梅毒也应住院治疗，为避免赫氏反应，可在开始青霉素治疗前 1 日口服泼尼松 20 mg，每日 1 次，连续 3 日。

1. 常规用药 水剂青霉素每日 1 800 万 ~2 400 万 U，静脉给药（300 万 ~400 万 U/4 h），连用 14 日；继续用苄星青霉素肌内注射，每侧臀部 120 万 U，共 240 万 U，每周 1 次，连续 3 周；普鲁卡因青霉素，每日 240 万 U 肌内注射，同时加用丙磺舒 500 mg 口服，每日 4 次，连用 10~14 日，必要时再用苄星青霉素 240 万 U，分为双侧臀部肌内注射，每周 1 次，连续 3 周。

2. 替代用药 头孢曲松 2 g，每日 1 次，肌内注射或静脉给药，连续 10~14 日。

3. 对青霉素过敏者 多西环素 100 mg 口服，每日 2 次，连服 30 日；盐酸四环素 / 红霉素 500 mg，每日 4 次，口服，连服 30 日。

注意：当强效抗生素如青霉素轰炸式治疗梅毒并且导致大批梅毒螺旋体死亡崩解时，大量螺旋体蛋白及内毒素释放，进而被机体吸收，在 3~12 h 发生流感样症状，体温上升、全身不适、皮疹加重、四肢关节疼痛、畏冷、寒战、内脏及中枢神经系统梅毒症状突然恶化，此种反应称为赫氏反应。其出现于首次注射强有力抗螺旋体药物时。

第三节　软下疳

一、定义

软下疳又称第三性病，是由杜克雷嗜血杆菌感染引起的经典性病之一，主要通过性接触传播，以生殖器部位发生疼痛性溃疡伴腹股沟淋巴结化脓性病变为特征，也有无症状病菌携带者。此病潜伏期短，一般为 2~5 日。人类可以重复感染杜克雷嗜血杆菌，不存在完全保护性免疫。

二、流行病学

本病在世界范围内流行，特别在非洲、亚洲及南美洲等发展中国家流行，临床上男性多于女性。到目前为止，对软下疳的临床诊断尚无可靠方法，易发生误诊，需要与其他性传播疾病如梅毒、生殖器疱疹、性病淋巴肉芽肿等疾病相鉴别。软下疳是 HIV 的促发因素，美国及其他国家发现在软下疳患者中 HIV 感染率增高，此外，大约 10% 的软下疳患者也同时合并梅毒螺旋体及生殖器疱疹病毒的感染。因此，控制软下疳有助于控制 HIV 及其他性传播疾病。

三、传播途径

软下疳的传播途径为无保护性行为。

四、临床表现

（一）生殖器部位软下疳

男性多见于包皮边缘、包皮内板、系带、冠状沟、龟头、阴茎及肛门等处。女性多见于大阴唇、小阴唇、后联合、舟状窝、阴道前庭、尿道口周围、阴蒂、肛门、肛周及阴道等处。本病自身接种性强，损害可迅速累及外阴、耻骨、下腹、脐及股部。

（二）生殖器部位外软下疳

生殖器部位外软下疳常见于手、乳房、唇、口腔及眼结膜等处。

（三）皮肤损害

软下疳初起在侵入部位发生炎性小丘疹，迅速变为小脓疱，2~3 日后脓疱破溃，扩大形成溃疡。溃疡大小不一，直径为 3~20 mm，呈圆形或椭圆形碟状，周围红肿显著，基底呈颗粒状肉芽组织，触之易出血，表面覆盖灰黄色脓性分泌物，性质柔软，边缘锐利不整，触痛明显。溃疡数目通常为 1~2 个，由于自身接种，还可继发 2~5 个卫星状小溃疡，多时达十余个。溃疡经 2~3 周或 1~2 个月愈合，残留瘢痕组织。

（四）自觉症状

软下疳常伴烧灼感和疼痛，发生于外阴者自觉症状轻微，发生于阴道可有轻微阴道炎，发生于尿道者局部有烧灼感。全身症状较少见，有时可有低热，全身不适。本病不引起全身扩散，但有报道发生需氧菌和（或）厌氧菌继发感染者。

（五）异型下疳

1. 一过性软下疳（transient chancroid）　溃疡小，数天后即可消退，但 2~3 周后可出现腹股沟淋巴结肿大。

2. 崩蚀性软下疳（phagedenic chancroid）　多继发于奋森螺旋体感染。损害初为小溃疡，迅速扩大，并向深部发展，形成广泛深层组织坏死，常引起大出血和外阴部遭破坏。本型较少见。

3. 匐行性软下疳（serpiginous chancroid）　也称蛇行性软下疳。多个损害互相融合，或通过自身接种形成长而弯曲、状如蛇行或匐行性损害。

4. 巨大软下疳（giant chancroid）　开始为小溃疡，迅速向四周扩展，侵及相当大的范围，形成巨大溃疡。

5. 毛囊性软下疳（follicular chancroid） 原发于毛囊处，初起似毛囊炎，不久形成毛囊部帽针头大小的小溃疡。多见于男性外阴部及女性阴毛区。

6. 丘疹性软下疳（papular chancroid） 也称隆起性软下疳。初起为小丘疹，以后形成溃疡，边缘隆起，形似二期梅毒扁平湿疣。

7. 矮小软下疳（dwarf chancroid） 溃疡微小，似生殖器疱疹所致的糜烂，但边缘整齐如刀切。

五、诊断

（一）涂片染色检查

涂片染色检查可从溃疡边缘深部或基底部取材，先用生理盐水洗净患部，取其渗出物。如为淋巴结穿刺取材，应从健康皮肤处进针，以免形成瘘管。涂片时应从玻片的一端推向另一端，以保持细菌的特征形态。涂片固定后可用革兰、瑞特、吉姆萨或巴氏染色。约 50% 可查见长 1~2 cm 末端钝圆的二极染色的短小杆菌，革兰染色阴性，单个或沿黏液丝方向呈团状或平行排列小群聚集。溃疡处常有与杜克雷嗜血杆菌相似的短小杆菌污染，但污染菌无"鱼群样"特征。

（二）病原菌培养

病原菌培养可从横痃或溃疡损害处取材。常用培养基为淋病奈瑟菌胎牛血清培养基、Mueller-Hinton 巧克力培养基等。病原菌 2 h 内接种，置于 5%~10% CO_2 和饱和湿度环境中，于 33~34℃ 至少培养 48 h。杜克雷嗜血杆菌的菌落直径为 2 mm，呈光滑的半球形，黏性极强。

（三）生化试验

对已分离出的杜克雷嗜血杆菌，应进行生化试验进行鉴定，有氧化酶试验和硝酸盐还原试验等。

（四）免疫学检查

间接免疫荧光抗体试验（IIF）用于杜克雷嗜血杆菌外膜成分起反应的单克隆抗体检测生殖器溃疡分泌物涂片。酶免疫试验在培养阳性的本病患者中检出率为 93%，可用于大规模人群的筛选检查。

（五）分子生物学检查

分子生物学检查有核酸杂交技术和核酸扩增检测等，后者又分为 PCR 和 LCR。^{32}P 标记的 DNA 探针已用于鉴定培养中的杜克雷嗜血杆菌。用 PCR 技术检测生殖器溃疡中的杜克雷嗜血杆菌对本病的诊断有一定价值。

（六）体征

1. 皮肤溃疡 显示 3 个层带，典型者有诊断意义。

（1）浅层：即基底，较狭窄，由中性粒细胞、红细胞、纤维蛋白和坏死组织组成。吉姆萨或革兰染色可检出杜克雷嗜血杆菌。

（2）中层：较宽，有多数新生血管形成，血管内皮细胞显著增生，可导致血管腔闭塞，有血栓形成和继发性坏死。浅层和中层间可见有水肿。

（3）深层：主要为成纤维细胞增生，淋巴细胞和浆细胞密集浸润。

2. 受累淋巴结 呈重度急性炎症反应，有中性粒细胞浸润及坏死。

六、预防

预防为早期诊断、早期治疗，彻底治愈患者以减少传染源。由于可能存在无症状的杜克雷嗜血杆菌携带者，许多学者推荐对即使缺乏临床表现的接触者也应进行预防性治疗。加强教育，切实禁止嫖娼卖淫活动可切断本病的传播途径。

七、治疗

1. 药物性系统治疗

（1）阿奇霉素 1 g，单次口服（孕妇及哺乳期女性慎用）。

（2）头孢曲松 250 mg，单次肌内注射。

（3）环丙沙星 500 mg，口服，2 次 / 日，疗程为 3 日（禁用于孕妇及哺乳女性和年龄 < 17 岁者）。

（4）碱基红霉素 500 mg，口服，4 次 / 日，疗程为 7 日。

2. 局部治疗

（1）针对未破溃的丘疹或结节：外用鱼石脂，红霉素软膏。

（2）针对溃疡形成：用 1/5 000 高锰酸钾或 H_2O_2 冲洗，然后，外涂红霉素软膏，因软下疳易于自身接种，应做好局部清洁消毒。

（3）针对淋巴脓肿：有波动感的淋巴结一般需要穿刺抽吸，穿刺应在远处正常皮肤刺入脓腔抽吸脓液，因切开引流可延迟愈合，目前不主张应用。

3. 合并 HIV 感染的处理　这类患者有溃疡愈合更慢，疗程要更长，短程治疗往往失败，应用两种以上抗生素联合用药。有条件时应从病灶中分离杜克雷嗜血杆菌做抗生素敏感试验。

第四节　性病淋巴肉芽肿

一、定义

性病淋巴肉芽肿又称腹股沟淋巴肉芽肿（lymphogranuloma inguinale）、第四性病，俗称"鱼口""便毒"，与梅毒、淋病和软下疳一起统称为经典性病，导致性病淋巴肉芽肿的病原体是沙眼衣原体的一种侵袭性 L 血清型（L_1、L_2、L_3）。

二、流行病学

性病淋巴肉芽肿在东非、西非、印度、部分东南亚国家、南美及加勒比地区呈地方性流行。性病淋巴肉芽肿患者常合并 HIV 感染。性病淋巴肉芽肿病例合并 HIV 感染的比率高达 67%~100%。

我国自 20 世纪 80 年代以来偶有报告，但都为临床诊断，尚无实验室诊断确诊病例。

三、传播途径

人是自然宿主，主要通过性接触传播，女性无症状携带者是主要的传染源，主要侵犯淋巴组织。

四、临床表现

病原体主要侵犯外生殖器、腹股沟淋巴结、肛门和直肠等，性病淋巴肉芽肿潜伏期为 3~30 日，平均为 7~10 日，约 80% 的女性感染者为无症状携带者。

在病程早期可见不易发现的脓性水疱疹，伴腹股沟、外阴溃疡，淋巴结肿大，腹股沟部可有明显触痛，在与患者接触 10~20 日后，皮肤出现红色或紫蓝色硬结是本病的显著特征之一。早期可出现肛门直肠淋巴水肿，并伴有排便时疼痛，大便带血丝。从早期到晚期的时间为 1~2 年，也有若干年者，晚期症状主要表现为生殖器象皮肿和肛门直肠综合征。

性病淋巴肉芽肿的生殖器象皮肿是发生于本病后期的一种严重的损害。由于淋巴管慢性炎症而形成阴唇、阴茎、阴囊的象皮样肿胀，继而表面可发生疣状增殖及息肉样生长，合并会阴象皮肿可造成明显的外生殖器变形。

性病淋巴肉芽肿的肛门直肠综合征是本病常见的一种并发症。此综合征由直接接种或直肠周围淋巴结炎破溃所致，病理改变是肛门和直肠黏膜水肿、出血、坏死组织脱落，甚而累及整个乙状结肠。初期患者会有腹泻、里急后重感，随着肠道进行性狭窄，可出现便秘、腹痛，亦可发生直肠阴道瘘及直肠周围脓肿。晚期会形成肛门口瘢痕、直肠狭窄。

口腔生殖器性交者可发生溃疡性舌炎和淋巴结病，晚期也可能发生癌变。

五、诊断

（一）性病淋巴肉芽肿衣原体的分离培养

从皮损或淋巴结抽吸液中培养出衣原体（沙眼衣原体）并用分子生物学方法鉴定为 L 血清型沙眼衣原体即可明确性病淋巴肉芽肿的诊断。

（二）抗原检测

抗原检测多采用直接免疫荧光试验（DIF）或间接免疫荧光试验。

（三）分子生物学诊断

1. 核酸扩增　PCR 最常用，以检测有无沙眼衣原体 DNA。

2. 分型测定　对沙眼衣原体细胞培养阳性或 DNA 检测阳性的标本，需进一步用基因测序、沙眼衣原体基因分型反向杂交试验等分子生物学方法进行分型测定。

（四）血清学诊断

1. 非特异性血清学检查　可测出高 γ 球蛋白血症，清蛋白 / 球蛋白比例倒置，IgA、IgG 增高，轻度贫血，白细胞增多，红细胞沉降率加快，梅毒反应素血清试验假阳性，冷沉球蛋白和 RF 阳性等。

2. 微量免疫荧光技术　血清中型特异性沙眼衣原体抗体滴度为 1:512 时有诊断意义。

3. 补体结合试验　血清中检测到高水平沙眼衣原体抗体为 1:64 时有诊断意义。

4. 酶免疫法　最常用的是 ELISA，用于对有临床症状的患者进行特异性血清学试验，有助于性病淋巴肉芽肿的诊断，但不能用于无症状性病淋巴肉芽肿感染者的诊断。应注意，此实验与肺炎衣原体有某种程度的交叉反应。

5. 对流免疫电泳法　此为检查衣原体抗体的一种简便、快速和特异的试验。约有 90% 的患者能被本试验证实。

六、预防

女性无症状携带者是主要的传染源，因此，对确诊病例、可疑患者和与发病前 30 日内与患者有性接触者应给与及时治疗，减少传染源的数量、控制疾病的传播，同时筛查可能存在的其他性传播疾病。发现性病淋巴肉芽肿病例应报告有关部门，应用避孕套或节制性生活可避免与携带者的感染性接触。

七、治疗

1. **药物治疗** ①多西环素 100 mg 口服，每日 2 次，共 21 日。若无改善可重复治疗 1 个疗程。②阿奇霉素 1.0 g 口服，每周 1 次，共 3 次；或克拉霉素 250 mg 口服，每日 2 次，共 21 日。③莫西沙星 400 mg，每日 1 次，共 14 日。孕妇或哺乳期女性宜采用红霉素 500 mg 口服，每日 4 次，共 21 日。

2. **局部治疗** 早期淋巴结肿大可用 0.1% 依沙吖啶溶液做局部热敷；溃疡形成可用 H_2O_2 或高锰酸钾溶液洗涤后涂以抗生素软膏，脓肿应抽吸而不应切开。肛管狭窄应每周予以扩张。

3. **手术治疗** 严重的狭窄需要结肠造瘘改道。生殖器象皮肿可行外阴病灶切除及整形术。

第五节 腹股沟肉芽肿（杜诺凡病）

一、定义

腹股沟肉芽肿（granuloma inguinale）是一种慢性、溃疡性、肉芽肿性具有局部破坏性的性传播疾病，常发生于外阴、会阴及腹股沟区。病原体为肉芽肿荚膜杆菌，即镜下所见的杜诺凡小体。此小体是包裹在单核白细胞中的细菌。

二、流行病学

在抗生素出现前，腹股沟肉芽肿全球性流行，但在今天仅在少数发展中国家中有流行，最常见于印度、巴西、澳大利亚、中国及一些南太平洋岛屿、西印度群岛、非洲地区。

三、传播途径

肉芽肿荚膜杆菌主要通过性接触传播，无保护的性行为及多个性伴侣是腹股沟肉芽肿的危险因素。在一些国家，危险因素有种族的偏向性，这种偏向性主要是由于社会经济状况而非真正的种族易感性引起，如美国黑种人比白种人发病率高，新几内亚的原住民发病率比欧洲人高，澳大利亚的土著人发病率比白种人高。

四、临床表现

腹股沟肉芽肿在女性最常累及大小阴唇内侧和子宫颈。6% 的病例会出现生殖器以外的损害，如面部、口腔、唇和喉部等。极少数可经血播散至子宫、输卵管、附睾、骨、肝等部位，偶然亦可见关节炎和骨髓炎。

恶臭分泌物为其特征性表现。病变始于丘疹，继而发展为溃疡，伴发粗而红的颗粒带，边界清晰溃疡愈合十分缓慢，卫星状小溃疡可融合成大的病变。淋巴渗透较少见，但皮肤病变与淋巴管叠合时可导致淋巴结炎。腹股沟肿胀较常见，晚期可形成脓肿（腹股沟淋巴结炎）。在极少数情况下，腹股沟肉芽肿表现为慢性宫颈病变，子宫颈发红并伴有溃疡或形成肉芽组织，产生以含淋巴细胞、巨细胞及组织细胞为组织学特点的慢性炎性渗出物，子宫颈表面病变与宫颈癌相似，应与宫颈癌及其他子宫颈新生物鉴别。

慢性病变可累及尿道和肛门区，引起明显不适，阴道口狭窄可造成性交困难或不能性交，行走及坐位均可引起疼痛。

五、诊断

1. 组织病理学检查　溃疡表面下取材直接涂片，可在单核白细胞内发现革兰染色阴性双极杆菌，在瑞特染色下可看得更清楚。涂片检查阴性时应取活检，病变部活检常发现肉芽组织有浆细胞和散在的巨噬细胞浸润，有杆状胞质内包涵体（Mikulics 细胞）存在。溃疡边缘常可见假性上皮瘤样增生。活检或涂片做瑞特、吉姆萨或 Fontana 镀银染色时，如发现大单核细胞中有一个或多个细胞包涵体含有杜诺凡小体即可做出腹股沟肉芽肿的诊断。

2. 组织培养　接种于鸡胚卵黄囊中，可检测到肉芽肿荚膜杆菌。

3. 间接免疫荧光试验　检测抗肉芽肿荚膜杆菌抗体。

4. 核酸扩增检测　采用 PCR 扩增，在病损中可扩增出目标 DNA。核酸扩增检测具有敏感性和特异性高的特点。

腹股沟肉芽肿应与梅毒、性病巴肉芽肿、软下疳、生殖器疱疹、生殖器癌、皮肤结核、深部真菌病、皮肤阿米巴等疾病鉴别。本病也有时与其他疾病同时存在，当生殖器部位皮损病期较长，缓慢进展时（数周~数月）应考虑本病。

六、预防

腹股沟肉芽肿不存在真正的种族易感性，而与经济状况相关的卫生习惯有重要的关联，因此，注意个人卫生是最好的预防方法，坚决杜绝多个性伴侣同时存在也是有效的预防措施，此外，发现暴露后立刻治疗可迅速控制感染发生。

七、治疗

美国 CDC 的推荐治疗方案：甲氧苄啶 + 磺胺甲噁唑 2 片，每日 2 次，至少 3 周；或多西环素 100 mg 口服，每日 2 次，共 3 周，其他方案有环丙沙星 750 mg，每日 2 次，共 3 周，或红霉素 500 mg 口服，每日 4 次，共 2~3 周；或阿奇霉素 1 g 口服，每周 1 次，共 3 周。对上述口服药物治疗效果不佳时推荐加用庆大霉素 1 mg/kg，静脉注射，每 8 h 1 次。

性伴侣必须同时治疗，如果性伴侣在出现症状前或已有临床症状的在 60 日内有过性接触，应当采用上述方案之一进行治疗。妊娠及哺乳期女性以红霉素治疗为主。对形成生殖器象皮肿的病例可考虑行外阴病灶切除及整形术。

第六节　尖锐湿疣

一、定义

尖锐湿疣又称生殖器疣或性病疣，主要由 HPV 低危型 HPV-6 和 HPV-11 感染引发的性传播疾病，其发病率仅次于淋病和梅毒，常与多种性传播疾病同时存在。

二、流行病学

尖锐湿疣无明显的流行病学特征。

三、传播途径

尖锐湿疣主要在性活跃人群中发生和传播，以 20~30 岁为发病高锋，与尖锐湿疣患者性接触后是否发病，在很大程度上取决于侵入病毒的数量和机体免疫力。

四、临床表现

尖锐湿疣临床可见于女性下生殖道，子宫颈、阴道、外阴及肛周部位出现尖刺状、表面潮湿之赘生物，故而得名，融合后可形成乳头状、菜花状或鸡冠状团块，初发于潮湿和性交摩擦部位，如阴道口、阴唇、尿道口、处女膜，也可扩散到外阴其他部位或肛周，非黏膜区的湿疣则表现为角化过度，类似于寻常疣，女性尖锐湿疣大多数无症状，有时可有瘙痒、疼痛，性交后出血和阴道分泌物增多。

喉部尖锐湿疣大多数病例报告发生在婴儿，主要由 HPV-6 和 HPV-11 引起，病毒经胎盘传染，围生期或生后感染还不清楚；成人喉部尖锐湿疣则和口交有关，巨大尖锐湿疣又称癌样尖锐湿疣，表现为疣体过度增生，类似鳞癌，但组织学示良性病变，与 HPV-6 感染有关，

妊娠期湿疣生长很快，阴道口的湿疣可在分娩时出血，并易使新生儿发生生殖器软疣及喉乳头状瘤。故妊娠早期发现湿疣应尽早治疗，争取在分娩前治愈，若发现过晚或临产前治疗效果不理想，应考虑行剖宫产结束分娩。

五、诊断

1. 阴道镜检查　病理切片见角化不良及挖空细胞支持诊断。
2. 醋酸试验　阳性，病变区病理切片核酸杂交可检测到 HPV-11、HPV-6 等相关序列。
3. PCR 检测　见特异性 HPV-11 、HPV-6 扩增区带也有助于诊断。

六、预防

进行卫生宣教和性行为的控制是预防尖锐湿疣的最好方法；阴茎套具有预防 HPV 感染的作用；在开始性行为前（男性和女性）施行包括 HPV-6 和 HPV- 11 的 HPV 疫苗注射也是有效的预防措施。尖锐湿疣的病愈判断标准为治疗后疣体消失，目前多数学者认为，治疗后 6 个月无复发者，则复发机会减少。

七、治疗

1. 冷冻治疗　利用 -196℃ 的低温液体氮，采用压冻法治疗尖锐湿疣，促进疣组织坏死脱落。本法适用于数量少、面积小的湿疣，可行 1~2 次治疗，间隔时间为 1 周。
2. 激光治疗　通常用 CO_2 激光，采用烧灼法治疗尖锐湿疣，本疗法最适用于阴茎或肛周的湿疣。对单发或少量多发湿疣可行一次性治疗，对多发或面积大的湿疣可行 2~3 次治疗，间隔时间一般为 1 周。
3. 电灼治疗　采用高频电针或电刀切除湿疣。本疗法适用于数量少、面积小的湿疣。原理是使用安全适度的电流去掉病变组织，再以火花放电灼除残存病损，操作时需要注意不要损伤到其他正常

组织。

4. 微波治疗　采用微波手术治疗，利多卡因局部麻醉，将杆状辐射探头尖端插入尖锐湿疣直达疣体基底，当看到疣体变小、颜色变暗、由软变硬时，则热辐射凝固完成，即可抽出探头。凝固的病灶可以用镊子夹除。为防止复发，可对残存的基底部重复凝固一次。

5. 药物治疗

（1）0.5% 鬼臼毒素酊：是首选的药物。方法是将药液涂于疣体上，每日用药 2 次，连续 3 日为 1 个疗程。如果疣体没有脱落，则在休息 4 日后做第二疗程治疗，可连续用药 3 个疗程。不良反应主要是局部疼痛、红肿，没有发现全身性不良反应。孕妇禁用。

（2）10%~25% 足叶草酯酊：由于毒性较大，已逐渐被其提纯产物 0.5% 鬼臼毒素酊所代替。每周 1 次，每次用药药量不应超过 0.5 mL，1~4 h 后将药液洗去；用药 6 次未愈应改用其他疗法。孕妇禁用。

（3）30%~80% 三氯乙酸溶液：这是一个化学腐蚀剂，应由有经验的医护人员使用，不宜交患者本人使用。每日 1 次，将药液直接涂于皮损上，用药 6 次未愈应改用其他疗法。

（4）2.5%~5% 氟尿嘧啶软膏：主要作用为干扰并抑制 RNA 的合成。外用，每日 1~2 次，至疣体脱落，若周围正常皮肤黏膜出现红肿、糜烂，则应暂停使用。

（5）5% 咪喹莫特（imiquimod）乳膏：咪喹莫特属于非核苷类异环胺类药物，外用可通过诱导机体产生干扰素、TNF 和白细胞介素等细胞因子，发挥免疫调节作用，主要用于治疗 HPV 感染引起的外生殖器和肛周尖锐湿疣。

（6）鸦胆子制剂：常用单味鸦胆子或鸦胆子的复方制成油剂、糊剂、软膏直接点涂疣体使之枯萎脱落。有一定的刺激性，要注意掌握鸦胆子的分量和使用方法。Polyphenon E 于 2007 年年底在美国上市，用于临床治疗，这是一种绿茶提取物，主要成分是茶多酚，可外用治疗肛周和外生殖器尖锐湿疣。Polyphenon E 主要通过诱导细胞凋亡和介导细胞周期的失常，达到抑制感染 HPV 细胞的目的，从而有助于清除尖锐湿疣皮损。Polyphenon E 不良反应轻微，患者易耐受，同时，它也是一种强抗氧化剂，可以保护红细胞的 ATP 酶，并抑制多种能够参与产生炎性介质的酶和激酶。

6. 氨基酮戊酸光动力学治疗　是一种联合应用光敏剂及相应光源，通过光动力学反应选择性破坏肿瘤组织的全新治疗技术。

7. 孕妇尖锐湿疣的治疗　孕妇可选用 50% 三氯醋酸溶液外用或电凝、激光、冷冻等物理治疗及外科手术治疗。因物理治疗后组织坏死脱落可持续达 4~6 周，故应在妊娠 32 周前使用。

治疗方法的选择及注意事项：外生殖器部位中等大小以下的疣体（单个疣体直径 < 0.5 cm，疣体团块直径 < 1 cm，疣体数目 < 15 个），一般适宜外用药物治疗。前庭、尿道口、阴道壁和子宫颈口的疣体大小和数量均超过上述标准者，建议用物理方法治疗。物理疗法治疗后尚有少量疣体残存时，可再用外用药物治疗。无论是药物治疗还是物理治疗，都必须做醋酸试验，尽量清除包括亚临床感染在内的损害，以减少复发。患者多合并其他感染，治疗前应进行必要的检查，局部合并有炎症或其他感染时，应先控制其他感染及炎症，以免导致治疗后皮损扩散。治疗后应进行随访，尖锐湿疣治疗后的最初 3 个月，应嘱咐患者每 2 周随诊 1 次，如有特殊情况（如发现有新发皮损或创面出血等）应随时就诊，以便及时得到恰当的临床处理，同时应告知患者注意皮损好发部位，仔细观察有无复发，复发多在最初的 3 个月，3 个月后，可根据患者的具体情况，适当延长随访间隔期，直至末次治疗后 6 个月。

无论用何种方案治疗，一旦疣体被除去，应保持局部清洁和干燥，促进创面愈合，可局部外用抗生素软膏，必要时可口服抗生素，以防继发细菌感染。

第七节　生殖器疱疹

一、定义

生殖器疱疹是由 HSV 感染所引发的一种在世界范围内广泛流行的性传播性疾病，主要表现为生殖器及肛门部位皮肤溃疡性病变。HSA 分为 HSA-1 和 HSA-2 两个血清型。原发性生殖器疱疹主要由 HSA-2 引起，占 70%~90%。近年来，口－生殖器性行为方式导致 HSA-1 引起的生殖器疱疹的比例逐渐增加。复发性生殖器疱疹主要由 HSA-2 引起。HSV 具有很强的免疫原性，可诱导机体的免疫应答而产生特异性抗体，但是抗体不能够清除病毒，却常常诱导超敏反应和炎性反应，导致组织器官发生病理改变，最终发生疾病。HSV 感染的重要特点是病毒能在宿主体内建立潜伏感染，并且在一定条件下，如发热、应激、疲劳、免疫功能低下等情况下，可以被再次激活而致病情反复发作，并可通过胎盘及产道感染新生儿。感染潜伏期为 2~7 日。

二、流行病学

生殖器疱疹在世界范围内广泛流行。WHO 估计全球每年新发病例为 2 000 万，位居性传播疾病的第 4 位。目前，在西方发达国家，生殖器疱疹的发病率仅次于非淋菌性尿道炎和淋病，也是最常见的性传播溃疡性疾病。在我国，生殖器疱疹的发病率约为 2.79/10 万，位居我国性病发病率第 5 位。据统计，近年来我国生殖器疱疹的发病率迅速上升，部分省市的生殖器疱疹比梅毒更为多见，南方生殖器疱疹的流行较北方严重。生殖器疱疹患者中有临床症状者不足 40%~50%，故实际生殖器疱疹病例数可能更多。

三、传播途径

密切接触和性接触传播是生殖器疱疹主要的传播途径。生殖器疱疹患者是在与性伴的性接触中感染上本病的，而这些性伴通常不知道自己已患上了生殖器疱疹，这就是生殖器疱疹广泛蔓延的原因之一。HSV-1 常由飞沫和唾液传播，也可以经胎盘传给胎儿，引起胎儿流产、早产、死胎、先天畸形等；而 HSV-2 几乎是通过性行为传播，也可通过产道传给新生儿，引起新生儿疱疹。

四、临床表现

女性患者的病变部位多见于大小阴唇、阴蒂阴道及子宫颈，个别累及尿道及周围皮肤。约 80% 的女性患者存在排尿困难，约 70% 的女性患者出现发热、头痛、萎靡不振和肌痛。首次生殖器 HSA-2 或 HSA-1 感染的典型临床表现为在性行为 4~7 日后出现生殖器两侧簇状红丘疹或水疱，伴有疼痛、刺痒或烧灼感。水疱破裂后迅速侵蚀，形成小片皮肤甚至全部外阴表面痛性溃疡及肛周溃疡。严重感染时有双侧腹股沟淋巴结肿大和发热并可并发无菌性脑膜炎或骶神经根脊髓炎，后者可导致神经痛、尿潴留、便秘等。疱疹性宫颈炎可产生大量水样分泌物。个别患者的初发感染不出现任何不适，病变持续 2~6 周后愈合无瘢痕。偶尔情况下，原发性 HSA-2 生殖道感染可引起弥散性感染。

孕妇患有生殖器疱疹而致新生儿受累者，有 85% 通过产道引起胎儿感染，10% 为产后感染，仅有 5% 为宫内感染，后者主要由经胎盘或生殖道上行性感染所致。孕妇近分娩时患生殖器疱疹，母儿传播率为 30%~50%，而有复发性疱疹病史或在妊娠早期患生殖器疱疹的孕妇，母婴传播率不到 1%。

多数原发性生殖器疱疹在妊娠早期并不引起自然流产或死胎的发生率增高。但妊娠晚期生殖器疱疹可致早产。严重宫内感染病例罕见。新生儿感染者，35% 的感染局限在眼部或口腔，30% 发生脑炎等中枢神经系统疾病，25% 发展为伴有多器官损害的播散性疾病，其幸存者中 20%~50% 出现严重发育障碍和中枢神经系统后遗症。

五、诊断

1. **核酸扩增检测**　诊断敏感性强且可分型。

2. **血清学检测**　用 ELISA 检测孕妇血清及新生儿脐血特异性 HSV-IgG 和 HSV-IgM，以区分原发性或复发性生殖器疱疹，脐血中 HSV-IgM 阳性提示宫内感染。

3. **抗原试验**　用直接免疫荧光试验或 ELISA 检测皮损标本中的 HAS 抗原，是一种临床快速诊断方法。

4. **病毒培养**　取皮损处标本进行病毒培养、分型和药物敏感试验。急性期水疱液中可培养出病毒，但原发病痊愈后 2 周即查不出病毒。

六、预防

杜绝多性伴侣、禁止卖淫嫖娼等危险性行为，洁身自爱是目前预防生殖器疱疹的有效方法。此外，正确使用合格的阴茎套也能对男女双方起到很好的保护预防作用。

新生儿 HSV 感染的预防也很重要。首先，应对孕妇生殖器疱疹进行血清学检测；有生殖器疱疹病史或已知有生殖器疱疹感染者应在产前尤其是分娩时仔细检查生殖器部位有无生殖器疱疹的典型或不典型损害出现。其次，有活动性生殖器疱疹损害的孕妇应予破膜前行剖宫产术，以预防新生儿 HSA 感染的发生；病程超过 1 周的复发性生殖器疱疹可经阴道分娩，分娩时避免有创干预措施如人工破膜、胎头吸引或产钳助产等，以减少新生儿暴露于 HSV 的机会。胎儿如果经产道分娩，需对新生儿注射丙种球蛋白做应急预防。再次，HSV 活动性感染的产妇，乳房若没有活动性损伤可以哺乳，但应严格洗手。最后，哺乳期可以用阿昔洛韦或伐昔洛韦，因为该药在乳汁中的药物浓度很低，400 mg 口服，每日 3 次，连用 5 日，或 800 mg 口服，每日 2 次，连用 5 日。

外用杀微生物剂如 Savvy（可破坏病原体细胞膜或病毒包膜）、Carraduard（角叉菜胶）、Emmelle（硫酸糊精）等，可直接吸附病原体及其靶细胞，并阻止病原体和靶细胞的结合，是预防性传播感染的研究热点之一，但目前尚处于临床前研制或临床试验评价中。

HSA 疫苗应该是预防生殖器疱疹的最佳手段，但目前尚无临床可应用的 HSA 疫苗。

七、治疗

1. **初次感染生殖器疱疹**　①阿昔洛韦 400 mg 口服，每日 3 次，连用 7~10 日，或 200 mg 口服，每日 5 次，连用 7~10 日。②伐昔洛韦 250 mg 口服，每日 3 次，连用 7~10 日。③万昔洛韦 1 000 mg 口服，每日 2 次，连用 10 日。

2. 复发性生殖器疱疹　①阿昔洛韦 400 mg 口服，每日 3 次，连用 5 日，或 800 mg 口服，每日 2 次，连用 5 日。②伐昔洛韦 125 mg 口服，每日 2 次，连用 5 日。③万昔洛韦 500 mg 口服，每日 2 次，连用 5 日。阿昔洛韦类也可制成软膏或霜剂局部涂布，但局部用药较口服用药疗效差，且可诱导耐药，因此一般不推荐使用。但对乙酰氨基酚（必理通片）或者 2% 利多卡因凝胶（局部麻醉剂）可以用来缓解疼痛。阿昔洛韦在妊娠期间使用是安全的，不会导致胎儿畸形，孕妇服用通常没有不良反应。

第八节　生殖道支原体感染

一、定义

由某些致病支原体侵入生殖道而导致的感染称为生殖道支原体感染。感染人类的支原体有十余种，和女性生殖道感染有关的主要有以下 3 种：Uu、生殖道支原体和人型支原体。

二、流行病学

国内流行病学调查，性成熟女性子宫颈和阴道内 Uu 的携带率为 40%~80%；男性尿道携带率则较低。母体携带者经产道生产的婴儿中，有 38% 能在皮肤、咽部、耳道或泌尿生殖道分离出 Uu，3 个月~2 岁后逐渐减少，较大儿童及无性活动的女子携带者低于 10%。故下生殖道 Uu 的存在不能说明其有感染或疾病存在。国内流行病学调查报道，Uu 在人群中广泛传播，居民中的携带率为 10%~30%，大部分为无症状 Uu 携带者。

三、传播途径

生殖道支原体感染在成人主要通过性接触传播。新生儿则可经胎盘途径获得如母婴传播或分娩时经产道感染；此外，生殖道与原体感染也可通过患者或携带者的内裤、卫生用具及未经严格消毒的妇产科检查器械导致传播。新生儿生殖道与原体感染主要引起结膜炎和肺炎。

四、临床表现

生殖道支原体感染的潜伏期为 1~3 周，女性生殖道支原体感染在初期常导致外阴阴道炎和宫颈炎，可出现外阴瘙痒、分泌物增多、白带异味、阴道黏膜充血、子宫颈充血水肿、宫颈口黏液脓性分泌物等症状，但多数患者无明显自觉症状。如下生殖道感染上行至盆腔，可并发急性或亚急性输卵管炎，表现为下腹部坠痛、附件区触痛，当病情发展为盆腔结缔组织炎时，可扪及盆腔包块，子宫周围触痛明显且有发热。当感染扩及泌尿系统时，急性期症状体征与其他非淋病性尿道炎相似，主要有不同程度的尿频、尿急、排尿痛，尿道口轻度红肿，挤压尿道可见少量稀薄浆液性或稀薄脓性分泌物溢出，女性患者感染支原体还可能导致肾盂肾炎、不孕不育、宫内感染、流产、羊水过多、早产、胎膜早破、绒毛膜炎、子宫内膜炎等。宫内感染导致胎儿先天性心脏病的发病率和围生期病死率显著升高。

五、诊断

1. **支原体培养** 取阴道或尿道分泌物联合培养，可获较高阳性率。
2. **PCR 分子检测** 较培养法快速、敏感、特异且可分型。
3. **血清学检查** 无症状患者血清人型支原体及 Uu 特异抗体水平低，再次感染后血清抗体可显著升高。

六、预防

杜绝多性伴侣、禁止卖淫嫖娼等危险性行为，洁身自爱是预防生殖器支原体感染的有效方法。此外，正确使用合格的阴茎套也能对男女双方起到很好的保护预防作用。

七、治疗

（1）多西环素 100 mg 口服，每日 2 次，连用 10 日（首选）。

（2）阿奇霉素 1 g 单次顿服。

（3）红霉素 500 mg 口服，每日 4 次，连用 10 日。

（4）克林霉素 150~300 mg 口服，每日 3 次，连用 10 日。

（5）环丙沙星 500 mg 口服，每日 2 次，连用 7 日。

（6）妊娠期和哺乳期应避免使用多西环素和喹诺酮类药物，可选用阿奇霉素或红霉素。

第九节　生殖道沙眼衣原体感染

一、定义

由某些致病沙眼衣原体侵入生殖道而导致的感染称为生殖道沙眼衣原体感染。沙眼衣原体有 18 个血清型，与泌尿生殖道感染有关的是中间 8 个血清型（D~K），其中 D、E、F 型最为常见。致病沙眼衣原体主要感染柱状上皮及移行上皮而不向深层侵犯，可引起宫颈黏膜炎、子宫内膜炎、输卵管炎，最终导致不孕、异位妊娠等疾病。

二、流行病学

女性生殖道沙眼衣原体感染在发达国家占性传播疾病的第一位，我国沙眼衣原体感染率也在逐年升高，但仍然远远低于支原体的感染率。

三、传播途径

成人主要经性接触传播，故生殖道衣原体感染多发生在性活跃人群，潜伏期为 1~3 周。临床特点是无症状或症状轻微，不易察觉，病程迁延，常并发上生殖道感染。

四、临床表现

生殖道沙眼衣原体感染的临床表现因感染部位不同而异，以宫颈黏膜炎常见，主要表现为阴道分泌物增加且呈黏液脓性、性交后出血。若伴有尿道炎，则出现排尿困难、尿急、尿频。妇科检查见子宫颈管口出现黏液脓性分泌物、子宫颈红肿、黏膜脆性增加。若宫颈黏膜炎未能及时诊治，可引起上行感染并进一步发生子宫内膜炎和输卵管卵巢炎，患者可主诉下腹痛、低热等症状。由于输卵管发生炎症、粘连及瘢痕形成，衣原体感染的严重并发症之一是输卵管炎症所致的不孕症或输卵管妊娠。衣原体感染的宫颈炎孕妇可把感染传染给新生儿，该类产妇所产新生儿，约有 10% 在 2~3 个月龄时发生衣原体肺炎。衣原体感染后还可引起新生儿中耳炎。越来越多的证据表明妊娠期衣原体感染是造成早产和产后感染的危险因素。

五、诊断

1. PCR　敏感性和特异性均高，但要注意防止污染造成的假阳性。

2. 细胞培养分离诊断沙眼衣原体　其敏感性为 70%~90%，特异性最高，几乎 100%，但需要 3~7 日才能做出诊断。

3. 核酸扩增检测　敏感性 / 特异性高；美国 FDA 推荐使用此方法。

4. 抗原检测　包括直接荧光抗体法和酶联免疫吸附试验，是目前国内临床最常用的方法，但敏感度及特异度较低。

六、预防

杜绝多性伴侣、禁止卖淫嫖娼等危险性行为，洁身自爱是预防生殖道沙眼衣原体感染的有效方法。此外，正确使用合格的阴茎套也能对男女双方起到很好的保护预防作用。

七、治疗

1）多西环素 100 mg 口服，每日 2 次，连用 10 日（首选）。

2）阿奇霉素 1 g 单次顿服。

3）红霉素 500 mg 口服，每日 4 次，连用 10 日。

4）克林霉素 150~300 mg 口服，每日 3 次，连用 10 日。

5）环丙沙星 500 mg 口服，每日 2 次，连用 7 日。

6）妊娠期和哺乳期应避免使用多西环素和喹诺酮类药，可选用阿奇霉素或红霉素。

第十节　生殖道人类乳头瘤病毒感染

一、定义

由某些致病 HPV 侵入生殖道而导致的感染称为生殖道 HPV 感染。

HPV 是一种嗜上皮病毒，它的感染可以引起人体皮肤、黏膜部位的增生性病变，导致良性疾病或恶性肿瘤。低危型 HPV 和生殖道尖锐湿疣的发生密切相关，高危型 HPV 的持续感染是 CIN（Ⅰ~Ⅲ级，一组程度不同的宫颈癌前病变）乃至宫颈癌的必要发病条件。99.7% 以上的宫颈癌组织可检测到 HPV 基因。在发展中国家，宫颈癌是女性癌症的第一死亡因素。我国 HPV 感染所致的尖锐湿疣发病率呈上升趋势，且在所有性病中最高。我国宫颈癌的发病率和病死率有增加趋势，并且发病年龄呈年轻化趋势。

高危型 HPV 同时也是阴道上皮癌、外阴上皮癌、口腔癌、肛门癌、喉头癌、阴茎癌等恶性肿瘤的首要发病因素。

二、流行病学

HPV 感染可发生在全世界各个地区，流行病学调查显示全球 HPV 的感染率呈上升趋势。流行病学资料显示，HPV-16 是世界范围内最常见的感染亚型，且无地域差异。而某些 HPV 亚型存在明显的地域差异。HPV-16、HPV-18 在西方发达国家属于最常见的感染型别，约占 HPV 阳性的 70% 以上；HPV-45 在非洲西部宫颈癌组织中很常见。在我国，除 HPV-16 外，HPV-52、HPV-58 在女性人群中检出率也比较高。其中，北京市、江西省主要是 HPV-16、HPV-58 感染类型，西藏地区主要是 HPV-16、HPV-33 感染类型；而浙江省、福建省最常见的感染亚型是 HPV-52，其次是 HPV-33。

三、传播途径

（一）接触传播

1. 直接接触　是 HPV 的主要传播途径，主要是通过性行为接触传播。

2. 间接接触　是指接触了被 HPV 污染了的物品，如内裤、浴盆、便器、毛巾等，或通过非性行为接触感染，而皮肤和黏膜的损伤是感染的重要基础。

（二）母婴传播

垂直传播又称母婴传播，HPV 可以通过胎盘和孕妇在分娩过程中经产道或产后与胎儿密切接触（如哺乳），母体内的 HPV 可传给胎儿、新生儿、婴儿。

（三）医源性传播

医源性传播是指医务人员在给患者进行治疗与护理时，由于防护不当，造成自身感染或通过污染器械将 HPV 传染给患者；另有研究报道，用激光治疗尖锐湿疣产生的烟雾中存在 HPV，也可引起感染。

四、临床表现

（一）临床分类

1. 潜伏感染　HPV 感染人体后不出现任何临床表现，也无可见的组织病变，但是实验室可以检测到病毒 DNA。

2. 亚临床感染　HPV 感染人体后不出现任何明显的临床表现，也无肉眼可见的组织病变，但有细胞学改变，阴道镜可见异常，醋酸试验阳性，病毒 DNA 及蛋白检测为阳性。

3. 临床感染　HPV 感染人体后出现任明显的临床表现，肉眼可见组织病变、细胞学改变，阴道镜可见异常，醋酸试验阳性，病毒 DNA 与蛋白检测为阳性。

（二）常见临床表现

1. 皮肤疣　分 3 种类型，分别是寻常疣、扁平疣和深部跖疣。

2. 尖锐湿疣　详见本章第六节尖锐湿疣。

3. 肿瘤　高危型 HPV 在人体内持续感染，可引起细胞永生化，最终导致宫颈癌、肛周癌、口腔癌等恶性肿瘤。

五、诊断

与低危型 HPV 密切相关的生殖道尖锐湿疣已在本章第六节详细描述，本节仅集中讨论与高危 HPV 密切相关的宫颈癌。

（一）宫颈癌的筛查

国际癌症研究中心（International Agency for Research on Cancer，IARC）强调，若没有持续 HPV 感染，则女性发生宫颈癌的可能性几乎为零，故检测高危型人乳头状瘤病毒（HR-HPV）对宫颈癌的筛查和追踪管理十分有效。

1. 细胞学筛检　对 CIN Ⅲ 检出的敏感性只有 51%，一次阴性结果不能完全排除 CIN Ⅲ。第一年敏感性为 51%，第二年为 $51\%+51\%\times49\%=76\%$，第三年为 $76\%+76\%\times24\%=88\%$。

2. 应用 HPV 筛检　大量资料表明检测高危型 HPV 对于查出 CIN Ⅲ 较细胞学筛检更为敏感，具有高阴性预期值：5~10 年内不会出现 CIN Ⅲ。其和细胞学筛检相似，仅具有中度特异性和阳性预期值。

3. 细胞学和 HPV 同时检测（Co-test）　在发达国家 95% 女性选择联合检测，阴性预期值高达 99%。细胞学（-），HPV（-）每 3~5 年筛检 1 次，如细胞学（-），HPV（+）12 个月后复检细胞学和 HPV。

4. HPV 16/18 型检测　作为 HPV（+）测定结果的补充检测，以确定是否需立即做阴道镜检或可一年后随访。例如，仅依赖 HPV 持续性的观察，存在失访的风险，另外对某些女性 12 个月后再复检，可能间隔太长。

5. HPV 和其他生物标志（Biomarkers）检测结合使用　后者包括 E6/E7、Ki-67、P16、MCM2、TOP2 等，用于区别 HPV 一过性感染或持续感染并已发展至高级别癌前病变。

（二）HPV 检测技术

1. 第二代杂交捕获技术（HC2）　针对 HR-HPV 的定性及病毒载量检测技术。

2. Cervista 酶切信号放大技术　是一种高危型 HPV-DNA 的新型检测技术。

3. 应用 RT-PCR 法（Cobas HPV）　对子宫颈脱落细胞进行 HPV-16、HPV-18 及其他 12 型 HR-HPV 检测。

4. 温扩增技术（RT-LAMP）　应用反转录环介导等温扩增技术（Loop-mediated isothermal amplification，LAMP）检测 HPV。

5. 高通量基因测序技术　HR-HPV 分型检测的较为精准的基因检测方法。

6. HPV E6、E7 mRNA　分析 HPV E6、E7 致癌基因表达的分子检测方法。

六、预防

（一）一般性预防

一般性预防应避免不洁性生活、过早性生活及无保护性性生活，注意个人卫生，另外，应注意饮食和精神调养，保护和提高机体免疫力。

（二）特异性预防

特异性预防主要指 HPV 疫苗的适时预防接种。此类疫苗对正常人群有预防免疫效果，但对于已经感染过的人没有免疫作用，同时，HPV 疫苗对宫颈癌患者也没有治疗效果。

1. 疫苗种类　国际上从 2006 年开始应用的有 HPV-16/HPV-18 二价和四价（HPV-6、HPV-11、

HPV-16、HPV-18）疫苗，可保护 70% 以上的人群免受 HPV 感染；2014 年 12 月美国 FDA 批准上市的 9 价疫苗（抗 HPV-6、HPV-11、HPV-16、HPV-18、HPV-31、HPV-33、HPV-45、HPV-52、HPV-58），可保护更广泛的人群免受 HPV 感染。

2. 接种时机　最好在 HPV 感染前及首次性生活前接种疫苗，一般在 9~26 岁的年龄段。首次接种分 3 次（0、2、6 月），如 11~12 岁接种，13~18 岁可补种。

七、治疗

宫颈癌是目前唯一病因明确的肿瘤，因此，在高危型 HPV 感染后病毒清除应该尽早进行，以彻底切断病源，阻止癌变进展或复发。但 HPV 的清除是一个国际性难题，科学家们历经多年潜心研究，至今在国际、国内范围内尚无一种被正式认定的药剂可以有效对抗或清除 HPV。据笔者所知，目前正在我国研究应用有一定发展潜力的抗 HPV 外用药剂有以下几种：

1. 瑞贝生（REBACIN）　是由美国华裔科学家在美国研制、在中国制药的一种外用凝胶，其关键药效学机制是有效抑制 HPV 病毒内 E6、E7 致癌基因的表达，此外还可覆盖病变部位，促进炎症损伤的宫颈上皮组织修复，减少再感染机会，起到阻断病毒进入细胞的通道，封闭 HPV 的细胞受体，遏制细胞内的 HPV-DNA 复制过程的作用。

2. 派特灵　一种中药外用药剂，据实验数据报道，对 HPV 有效清除率高达 88.9%。

3. 外用红色诺卡菌（Nocardia）细胞壁骨架（Nr-CMS）　是一种外用的非特异性免疫调节剂，能增强体内巨噬细胞和 NK 细胞的免疫活性，促进免疫细胞吞噬和杀灭病原体，提高人体抗感染的能力，消除局部炎症，加快糜烂面的愈合。

（任风格）

参考文献

蔡昌金，梁连辉，吴昌辉. 衣原体和支原体感染与盆腔炎症的关系探讨. 中国热带医学，2006，6（4）：709-710.

陈旭. 梁学林教授治疗耐药性解脲支原体感染及继发不孕症经验. 中华中医药学刊，2007，25（6）：1115-1117.

丁原全，马乾章. 中医辨证与支原体感染浅析. 辽宁中医杂志，2002，29（12）：716.

顾金花，郑华，钟淑霞. 生殖器疱疹患者 530 例 HSV 抗体型别检测分析. 中国皮肤性病学杂志，2012，26（2）：137-138.

郭在培，刘宏杰，张谊之，等. 重组人干扰素 α2b 软膏治疗生殖器疱疹和尖锐湿疣近期疗效观察. 临床皮肤科杂志，2002，31（3）：169-170.

国家卫生和计划生育委员会. 2014 中国卫生和计划生育统计年鉴. 北京：中国协和医科大学出版社，2014.

中国主要年份甲乙类法定报告传染病发病率、死亡率及病死率统计（1950~2013）.

季卉，李富荣，童秋生，等. 复发性生殖器疱疹患者黏附分子 ICAM-1、L- 选择素和 P- 选择素的表达.

广东医学，2002，23（4）：367-369.

金艳，曹树军，杨道华，等. P16 INK4a 蛋白及人乳头瘤病毒检测对宫颈癌前病变的预测价值. 中国全科医学，2012，35（29）：3368-3370.

李欢梓，李志玲，汪艳珠，等. 红色诺卡氏菌细胞壁骨架治疗宫颈 HPV 亚临床感染的疗效评价. 中国麻风皮肤病杂志，2012，28（3）：161-164.

刘爱英. 软下疳的发病机制研究进展. 国际皮肤性病学杂志，2000（1）：22-25.

卢娜，刘秀君，刘畅，等. 吉-赫氏反应 1 例报告. 中风与神经疾病，2011，28（10）：950.

马丁. 妇产科疾病诊疗指南. 第 3 版. 北京：科学出版社，2013.

冉青珍，梁雪芳，张文菁，等. 中药对女性生殖道耐药性解脲支原体感染的治疗作用. 辽宁中医学院学报，2006，8（2）：85.

沈铿，马丁. 妇产科学. 第 3 版. 北京：人民卫生出版社，2015.

史亮亮，付正英. 女性生殖道支原体感染中医药研究进展. 四川中医，2013（2）：152-153.

万晓春，杨慧娟，周晓燕，等. 高危型 HPV 亚型及亚型组合检测宫颈癌及高级别宫颈上皮内瘤变的比较研究. 中国癌症杂志，2014，25（5）：342-348.

王海英，高来强，聂燕，等. 尖锐湿疣的药物治疗进展. 中国性科学，2015，24（8）：69-71.

王晓春，王千秋，郑和义. 性传播感染. 北京：科学出版社，2010：110-112.

魏杰崇. 性病性淋巴肉芽肿的诊断与治疗. 中国实用妇科与产科杂志，1998（2）：81-82.

吴移谋，王千秋. 性传播疾病. 北京：人民卫生出版社，2016.

于艳秋，于洪钧. 生殖器疱疹研究和治疗进展. 中国中西医结合皮肤性病学杂志，2014，13（2）：130-133.

张岱，刘朝晖. 生殖道支原体感染诊治专家共识. 中国性科学，2016，25（3）：80-82.

张生枝，邵华江，马建婷. 人乳头瘤病毒 E6/E7mRNA 检测在宫颈病变筛查中的应用价值. 中国实验诊断学，2014（4）：582-585.

赵剑英. 中西医结合治疗解脲支原体泌尿生殖道感染. 浙江中西医结合杂志，2007，17（5）：308-309.

赵晶，朱虔兮. 我国常见生殖系统疾病流行概析. 生殖与避孕，2016，36（7）：589-595.

中国疾病预防控制中心性病控制中心. 梅毒、淋病、生殖器疱疹、生殖道沙眼衣原体感染诊疗指南（2014）. 中华皮肤科杂志，2014，47（5）：365-372.

周自广，郭书萍. 15% Polyphenon E 乳膏治疗尖锐湿疣有效性与安全性的 Meta 分析. 山西医科大学学报，2009，40（2）：173-176.

祖瑜，文萍，何君，等. 膦甲酸钠联合胸腺五肽治疗生殖器疱疹 60 例临床观察. 中国皮肤性病学杂志，2012，26（4）：371-372.

Bonnar P E. Suppressive valacyclovir therapy to reduce genital herpes transmission：good public health policy? Mcgill J Med Mjm An International Forum for the Advancement of Medical Sciences by Students，2009，12（1）：39-46.

Cheng P H. Quantitation of genital herpes virus DNA by polymerase Chain Reaction and ELISA. Chin J Sex Transm Infect，2002，（1）：27-30.

DeCherney A H，Nathan L. Current Obstetric & Gynecologic Diagnosis & Treatment. 11th ed. New York：McGraw-Hill Companies，2012.

Gayet-Ageron A，Sednaoui P，Lautenschlarer S，et al.Use of Treponema pallidum PCR in Testing of Ulcers for

Diagnosis of Primary Syphilis. Emerg Infest Dis，2015，21（1）：127-129.

Gu W，Yang Y，Lei W，et al. Comparing the performance characteristics of CSF-T R UST and CSF-VD R L for syphilis：a crosssectional study. BMJ，2013，3（2）：1-5.

Kuznik A，Habib A G，Manabe Y C，et al. Estimating the public health burden associated with adverse pregnancy outcomes resulting from syphilis infection across 43 countries in sub-Saharan Africa. Sex Transm Dis，2015，42（7）：369-375.

Roomi M W，Kalinovsky T，Cha J，et al. Effects of anutrient mixture on immunohisto-chemical localization of cancer markers in human cervical cancer HeLa cell tumor xenografts in female nude mice. Exp Ther Med，2015，9（2）：294-302.

Roumier T，Capron M，Dombrowicz D，et al. Pathogen induced regulatory cell populations preventing allergy through the Th1/Th2 paradigm point of viem. Immunol Res，2008，40（1）：1-17.

See S，Scott E K，Levin M W. Penicillin-induced Jarisch Herxheimer reaction. Annals of Pharmacotherapy，2005，39（12）：2128-2130.

Solano F J，Wilkinson E J. p16INK4a Immunohistochemical and Histopathologic Study of Pap Test Cases Interpreted as HSIL Without CIN2~3 Identification in Subsequent CervicalSpecimens. Inter J Gynecol Pathol，2015，25（15）：181-189.

Stockfleth E，Meyer T. The use of sinecatechins（PolyphenonE）ointment for treatment of external genital warts. Expert Opin Biol Ther，2012，12（6）：783-793.

第十七章

下生殖道感染性疾病

第一节 非特异性外阴炎

一、外阴脓疱病

（一）定义

外阴脓疱病即外阴毛囊炎，以外阴毛囊或毛囊周围感染为主，病原体多为金黄色葡萄球菌、表皮葡萄球菌及白色葡萄球菌。

（二）临床表现

外阴部自阴阜至大阴唇外面的皮肤面附着有阴毛。外阴部易沾染尿液、粪便、白带，使外阴皮肤经常处于潮湿的环境中，适于细菌生长。搔抓、摩擦、高温、潮湿、多汗为本病的诱发因素。本病也可见于手术前备皮之后，是细菌侵犯毛囊及其所属皮脂腺引起的急性、亚急性化脓性感染。

本病临床表现为外阴皮肤毛囊口周围皮肤发红、肿胀及疼痛，逐渐形成圆锥形脓疱，其中心为一根穿出的阴毛。脓疱可为单发或多发，相邻的小脓疱可相互融合形成大脓疱，同时伴有外阴严重充血、水肿及疼痛。脓疱溃破后可排出少量脓血，数日后可痊愈而不留瘢痕，但常反复发作。如果炎症加重，可形成疖肿。反复发作者，要注意检查是否同时患有糖尿病。

（三）诊断

本病根据临床表现即可作出初步诊断。辅助检查为血常规检查，其中白细胞和中性粒细胞可有升高。必要时毛囊分泌物可做细菌培养和药敏实验，以利抗生素的选择。

（四）治疗

保持外阴局部清洁、干燥，不要搔抓，可先用1:5 000的高锰酸钾溶液或清热解毒的中药坐浴，再外涂2.5%碘酊及抗生素软膏或四黄膏、金黄膏。如果被感染的毛囊较多，疼痛明显，则应适当休息。形成多个小脓疱或融合形成大脓疱者可全身运用抗生素治疗。

（五）流行病学与预防

有关本病的流行病学统计资料，目前尚缺乏详尽报道。炎热的夏季发病率较高。保持外阴清洁，勤换、勤洗、勤晒内裤，可以减少其发生，外阴有创伤和炎症时应避免盆浴或大池洗澡，以防交叉感染。

二、外阴疖病

（一）定义

外阴疖病实际上是毛囊炎向深部发展而成的急性脓肿，多发生在大阴唇外侧，重者可导致腹股沟淋巴结肿大或全身发热。外阴疖病为外阴皮肤毛囊或汗腺被侵入金黄色葡萄球菌或白色葡萄球菌等病菌而引起的单个毛囊及其所属皮脂腺的急性化脓性感染。多个疖同时或反复发生感染，经久不愈，称为疖病。其病原菌与外阴毛囊炎相同。

（二）临床表现

本病临床表现为圆形紫红色的硬结略高于周围皮肤，硬结边缘不清楚，局部皮肤肿胀、疼痛。腹股沟淋巴结肿大，明显触痛。疼痛随病程进展加剧，硬结的中央变软，表面皮肤变薄并有波动感，不久破溃，脓液排出后疼痛立即缓解减轻，周围红肿也随之消退，最终愈合形成瘢痕组织。

（三）诊断

本病根据临床表现即可作出初步诊断。辅助检查可见血液中白细胞及中性粒细胞增高，建议行脓液病原菌培养和药敏试验。

（四）治疗

病变严重或有全身症状者应口服、肌内注射或静脉滴注抗化脓性感染药物，必要时可根据脓液培养及药敏选择抗生素。病变早期可采用热水袋热敷、红外线、超短波、透热疗法等，这些方法均有助于减轻疼痛、炎症消散或促进脓肿成熟软化。局部治疗可用 1:5 000 高锰酸钾溶液坐浴，擦干后未形成脓头者可用 2% 碘酊外涂，或每日外敷 10% 鱼石脂软膏。已形成脓肿者应立即切开排脓引流，不可挤压，以免引起血行扩散。

（五）流行病学与预防

有关本病的流行病学统计资料，目前尚缺乏详尽报道。维生素缺乏及外阴阴道炎患者，糖尿病、肾炎和长期使用糖皮质激素及机体免疫功能低下者皆易发病；外阴瘙痒症患者、不注意清洁外阴者，也易发生感染。

保持外阴清洁，勤换、勤洗、勤晒内裤，可以减少本病的发生。

三、外阴丹毒

（一）定义

外阴丹毒是受损的外阴皮肤黏膜感染溶血性链球菌所致的局部皮肤、皮下组织内淋巴管及周围组织的急性炎症，少数由血行感染引发。

（二）临床表现

本病临床表现为发病急剧，多为单侧性。本病常先有恶寒、发热、头痛、恶心、呕吐等前驱症状，然后出现皮疹并迅速蔓延向周围形成一片水肿性红斑，境界清楚，局部红肿热痛。严重者红斑表面触之皮肤灼热明显，双侧腹股沟淋巴结肿大、压痛。一般病情多在 4~5 日达高峰，消退后局部可留有轻度色素沉着及脱屑。在红斑基础上发生水疱、大疱或脓疱者，分别称为水疱型、大疱型和脓疱型丹毒；炎症深达皮下组织并引起皮肤坏疽者，称为坏疽型丹毒；多次反复发作者，称复发型丹毒。有些严重患者由于细菌的扩散及毒素的作用，还可发生全身中毒症状及血栓形成如肾炎、心肌炎及海绵窦血栓形成甚至因支气管肺炎、败血症而死亡，常见于年老体弱患者及女婴。丹毒更常发生于四肢，外阴部丹毒表现与其极其类似。

（三）诊断

本病根据临床表现即可作出初步诊断。血常规可见白细胞总数升高，以中性粒细胞为主，可出现核左移和中毒颗粒。

（四）治疗

本病以全身治疗为主。早期、足量、高效的抗生素治疗可减缓全身症状、控制炎症蔓延并防止其复发。首选青霉素，每日 480 万 ~640 万 U 静脉滴注，一般于 2~3 日后体温恢复正常，持续用药 2 周左右以防止其复发；青霉素过敏者可选用红霉素或喹诺酮类药物。局部可辅助使用 25%~50% 硫酸镁或 0.5% 呋喃西林液湿敷，并外用抗生素软膏（如莫匹罗星软膏、诺氟沙星软膏等）。

（五）流行病学与预防

有关本病的流行病学统计资料，目前尚缺乏详尽报道。外阴丹毒的严重程度与患者的易感性及免疫力相关，任何使机体抵抗力下降的情况（如长期营养不良、慢性肝病、糖尿病、尿毒症等）均可成为本病的诱发因素。

四、外阴化脓性大汗腺炎

（一）定义

外阴化脓性大汗腺炎为发生于大汗腺的慢性和疼痛性炎症，多发生在腋窝、外生殖器、肛周、腹股沟、乳晕等部位。病原菌多为金黄色葡萄球菌或链球菌、大肠杆菌或变形杆菌。局部卫生欠佳、多汗、搔抓、摩擦等各种刺激因素均易诱发本病。

（二）临床表现

本病临床表现为有触痛的红色结节，其后结节化脓、破溃、溢脓，可形成潜行性溃疡及窦道。病变分布广泛，如耻骨和生殖器部位受累，可引起行走困难，并有臭味。

（三）诊断

本病根据临床表现即可做出初步诊断，必要时行脓液病原菌培养和药敏试验。

（四）治疗

（1）早诊断、早治疗、足量用药是关键。早期急性损害可使用短程抗生素治疗，如每日四环素或米诺环素，共 10 日，可获得效果。难治的患者，可较长期进行抗生素治疗。必要时可加用糖皮质激素（如泼尼松），疗程为 1 周。

（2）进入窦道期，如仅给予抗生素治疗和简单的切开引流已难以痊愈，应进行彻底的清创切除，范围和深度要适宜。

（3）局部应保持清洁卫生，可用 0.1% 依沙吖啶溶液、0.5% 新霉素溶液或马齿苋煎剂等清洗患处。

（4）为预防术后复发可配合浅层 X 线照射，但注意剂量要适宜。

（5）有报道皮损内注射糖皮质激素、抗雄激素治疗等均有效，但这些只能作为辅助治疗。

（五）流行病学与预防

有关本病的流行病学统计资料，目前尚缺乏详尽报道。本病多发生于青年和中年女性，可能与女性汗腺较发达有关。提高机体免疫力，注意个人良好卫生习惯有可能预防本病的发生。

第二节　外阴阴道寻常型狼疮

一、定义

外阴阴道寻常型狼疮为阴部结核病，常发生在先前感染过结核且已致敏者身上。

二、临床表现

本病多表现为慢性有轻度疼痛的渗出性病变。基本损害为粟粒至豌豆大的狼疮结节，微隆起于皮面，表面薄嫩，用探针探查时，稍用力即可刺入，容易贯通及出血。如用玻片压诊，减少局部充血时，结节更明显，呈淡黄色或黄褐色，如苹果酱的颜色，故称"苹果酱结节"。有的结节往往破溃形成溃疡，其溃疡多浅表，呈圆形或不整形，溃疡表面为红褐色肉芽组织，有少量稀薄脓液，脓液干燥后结污褐色厚痂。在长期病程中有的损害自愈形成较厚的瘢痕，组织毁坏性大，严重者瘢痕收缩，发生畸形。病程可持续多年。

三、诊断

本病可进行结核杆菌病原学检查，但不是所有患者都呈阳性，需行病理检查排除癌症，并检查有无其他部位结核。

四、治疗

一般应用标准抗结核治疗，并监测药物不良反应。局部治疗对小片寻常狼疮，可在局部麻醉下，施行刮除术，术后压迫止血，外敷10%次没食子酸铋。病变早期使用醋酸铝溶液湿敷有效。

五、流行病学与预防

有关本病的流行病学统计资料，目前尚缺乏详尽报道。本病常发生在先前感染过结核，且已致敏者身上。

第三节　外阴阴道假丝酵母菌病

一、定义

VVC以前称霉菌性阴道炎、外阴阴道念珠菌病等，是由假丝酵母菌引起的常见外阴阴道炎症。

二、临床表现

本病病程往往呈急性发作，主要表现为白带增多和外阴瘙痒或烧灼感，可伴尿痛及性交痛。典型白带呈白色稠厚豆渣样。体格检查小阴唇内侧及阴道黏膜上附着白色膜状物，擦净后见黏膜充血、水肿甚至糜烂。阴道内可见较多的白色豆渣样分泌物，可呈凝乳状。

VVC 分为单纯性 VVC 和复发性 VVC。单纯性 VVC 是指发生于正常非妊娠宿主的、散发的，由白色假丝酵母菌引起的轻度 VVC。复发性 VVC 包括：复发性 VVC（RVVC）、重度 VVC 和妊娠期 VVC、非白色假丝酵母菌所致的 VVC 或宿主为未控制的糖尿病、免疫功能低下者。

三、诊断

本病根据症状及体检所见白带特异性即可作出初步诊断。通过实验室检查发现病原体明确诊断。病原菌是以白色假丝酵母菌为主的酵母菌，其他如光滑假丝酵母菌、热带假丝酵母菌、近平滑假丝酵母菌等占少数。病原学检查取阴道分泌物找假丝酵母菌孢子和假菌丝，可采用悬滴法或者涂片法，RVVC 或有症状但多次显微镜检查阴性者，应采用培养法诊断，同时进行药物敏感试验。反复发作的患者应进行血糖、尿糖的检查。

四、治疗

抗真菌治疗包括阴道用药和口服用药两种，根据病情的不同选用相应的治疗方案。

（一）单纯性 VVC

下列方案任选一种，具体方案如下：

1. 阴道用药

（1）咪康唑软胶囊 1 200 mg，单次用药。

（2）咪康唑栓或咪康唑软胶囊 400 mg，每晚 1 次，共 3 日。

（3）咪康唑栓 200 mg，每晚 1 次，共 7 日。

（4）克霉唑栓或克霉唑片 500 mg，单次用药。

（5）克霉唑栓 100 mg，每晚 1 次，共 7 日。

（6）制霉菌素泡腾片 10 万 U，每晚 1 次，共 14 日。

（7）制霉菌素片 50 万 U，每晚 1 次，共 14 日。

2. 口服用药　氟康唑 150 mg，顿服，共 1 次。

（二）重度 VVC

应在治疗单纯性 VVC 方案的基础上，延长疗程。症状严重者，局部应用低浓度糖皮质激素软膏或唑类霜剂。氟康唑 150 mg，顿服，第 1、第 4 日应用。其他可以选择的药物还有伊曲康唑等，但在治疗重度 VVC 时，建议 5~7 日的疗程。

（三）妊娠期 VVC

妊娠早期权衡利弊慎用药物。选择对胎儿无害的唑类阴道用药，而不选用口服抗真菌药物治疗。具体方案同单纯性 VVC，但长疗程方案疗效会优于短疗程方案。

（四）复发性 VVC

治疗原则包括强化治疗和巩固治疗。根据培养和药物敏感试验选择药物。在强化治疗达到真菌学治愈后，给予巩固治疗至半年。

1. 强化治疗方案

（1）阴道用药

1）咪康唑栓或软胶囊 400 mg，每晚 1 次，共 6 日。

2）咪康唑栓 1 200 mg，第 1、第 4、第 7 日应用。

3）克霉唑栓或片 500 mg，第 1、第 4、第 7 日应用。

4）克霉唑栓 100 mg，每晚 1 次，7~14 日。

（2）口服用药：氟康唑 150 mg，顿服，第 1、第 4、第 7 日应用。

2. 巩固治疗方案

目前国内、外没有较为成熟的方案，建议对每月规律性发作 1 次者，可在每次发作前预防用药 1 次，连续 6 个月。对无规律发作者，可采用每周用药 1 次，预防发作，连续 6 个月。对于长期应用抗真菌药物者，应检测肝、肾功能。

（五）其他治疗

其他治疗包括乳酸杆菌生物制剂的使用等。乳酸杆菌生物制剂，可增加阴道 pH，阻断对阴道细胞的黏附并抑制酵母菌的增长，对葡萄球菌、肠杆菌、酵母菌皆有拮抗作用。目前多强调药物治疗，忽视了调整菌群，若能辅以阴道定植活菌制剂调节菌群，对 RVVC 大有裨益。

（六）治疗注意事项

（1）积极去除 VVC 的诱因。

（2）规范化应用抗真菌药物，首次发作或首次就诊是规范化治疗的关键时期。

（3）性伴侣无须常规治疗；RVVC 患者的性伴侣应同时检查，必要时给予治疗。

（4）不常规进行阴道冲洗。

（5）VVC 急性期间避免性生活或性交时使用安全套。同时治疗其他性传播感染。

（6）强调治疗的个体化。

（7）长期口服抗真菌药物要注意监测肝、肾功能及其他有关毒副反应。

五、流行病学与预防

（一）流行病学

国外研究显示，约 75% 的女性一生中患过一次 VVC，45% 的女性经历过 2 次或 2 次以上的发作。本病常发生于育龄期女性。我国 2016 年吴曼等报道，1 358 名妇科门诊患者中确诊为外阴阴道假丝酵母菌性阴道炎的有 267 名，占 19.3%；30~39 岁年龄组感染率为 53.5%；20~29 岁年龄组为 31.4%。2016 年刘小娟等对 VVC 严重程度进行多因素分析，结果显示采用自然避孕法避孕，有妊娠史、阴道分娩史是重度 VVC 的保护因素。白色假丝酵母菌感染及对药物、食物或花草过敏是重度 VVC 的独立危险因素。这说明其发病不仅与感染相关，而且与自身免疫状态密切相关。

（二）预防

（1）存在明显诱因应及时消除，如治疗糖尿病，及时停用广谱抗生素、雌激素等。勤换内裤，用过的内裤、盆及毛巾等均应用开水烫洗。

（2）做好卫生宣教，防止交叉感染。

（3）合理使用广谱抗生素。

（4）防止假丝酵母菌在口腔、肠道与阴道之间的交叉感染。

第四节 滴虫性阴道炎

一、定义

滴虫性阴道炎是指由阴道毛滴虫感染引起阴道上皮细胞内的糖原消耗，阻碍乳酸生成，破坏阴道防御机制，而导致阴道内菌群失调、致病菌生长繁殖，炎症发作。

二、临床表现

本病往往呈急性发作，主要表现为稀薄的泡沫状分泌物增多及外阴部瘙痒，少数有灼热感。有其他细菌混合感染时分泌物亦可呈脓性或带血性，有臭味。部分病例无症状，女性有不适的感觉可能持续 1 周或几个月，然后会因月经或妊娠而明显好转，偶可发生尿频、尿急、尿痛、血尿，或腹痛、腹泻、黏液便，或齿槽溢脓、龋齿。本病常引起尿道炎，可致膀胱炎、前庭大腺炎。检查可见阴道前庭部、阴道等处黏膜轻度水肿、充血或散在出血斑点，阴道穹后部有液性泡沫状或脓性泡沫状分泌物。

三、诊断

根据症状及体检所见白带特异性即可作出初步诊断。通过实验室检查发现病原体明确诊断。取新鲜阴道分泌物或尿液、前列腺液，加盐水涂片镜检，常用的方法是悬滴法，可发现活动的毛滴虫。留取标本前，应清洗会阴部、尿道口周围。标本于检查前应注意保暖。在多次悬滴液镜检阴性时也可做阴道分泌物涂片染色法（革兰或巴氏染色）找滴虫，必要时可用培养法。

四、治疗

（一）全身治疗

全身治疗是治疗滴虫性阴道炎的主要方法。全身治疗可采用口服甲硝唑，每次 200 mg，单次口服或每日 2 次，7 日为 1 个疗程。治疗期间，少数患者有胃肠反应，如恶心、呕吐等，如出现皮疹、白细胞减少等现象应立即停药。此外，妊娠早期及哺乳期应尽量避免全身使用甲硝唑，必须用药时尽量局部应用。

（二）局部用药

局部用药对控制症状较好，但常不能彻底消灭滴虫，停药后容易复发，故多与全身用药同时使用，尤其是对某些比较顽固的病例。分泌物较多时可采用 0.5%~1% 的乙酸或乳酸或 1:5 000 高锰酸钾溶液擦洗阴道，也可用中药制剂擦洗或坐盆治疗，然后用甲硝唑 200 mg，每晚 1 次置入阴道内，10 次为 1 个疗程，也可用双唑泰栓、替硝唑泡腾片等药片阴道用药。

（三）性伴侣治疗

目前性伴侣及症状出现前 4 周的性伴侣均应进行治疗。

五、流行病学与预防

（一）流行病学

阴道毛滴虫是寄生在人体阴道和泌尿道的鞭毛虫，其滋养体主要寄生于女性阴道，尤以阴道穹后部多见，偶可侵入尿道。致病力随着虫株及宿主生理状况、免疫功能、内分泌及阴道内细菌或真菌感染等而改变，尤其是女性在妊娠及泌尿生殖系统生理失调时更易出现炎症。男性感染者一般寄生于尿道、前列腺，也可侵及睾丸、附睾及包皮下组织。

阴道毛滴虫主要传播途径包括：通过性交直接传播；通过非性交间接传播，如各种浴具、衣物、器械或游泳池等；医源性传播，如通过污染的器械及敷料传播。

（二）预防

（1）做好卫生宣教，积极开展普查普治，消灭传染源。

（2）严格游泳池、浴池的卫生管理。

（3）对公用物品，如床单、浴巾等要消毒，医疗单位做好消毒隔离，以防交叉感染。

第五节　细菌性阴道病

一、定义

细菌性阴道病是由于阴道内微生态平衡失调，乳酸杆菌受抑制，同时致病性厌氧菌、GV、类杆菌属、变形菌属及支原体等大量繁殖引起的内源性混合感染。

二、临床表现

部分患者为急性发作，主要表现为阴道分泌物增多，为均匀一致的稀薄白带，白带可呈牛奶状，有腥臭味，有时有泡沫。一些患者尚可出现外阴瘙痒及烧灼等不适症状。检查发现阴道内乳白色匀质分泌物多，而阴道黏膜无充血等炎症表现。病程呈现反复发作。但也有症状不典型甚至无症状者，占10%~50%。

三、诊断

本病根据临床表现及实验室检查阳性结果即可做出诊断，以病原学诊断为主，需先行阴道分泌物病原学检查，排除其他阴道炎，再行下列细菌性阴道病的检测。

（一）Amset 4 项实验室诊断指标

患者出现至少3项可诊断为细菌性阴道病：①革兰染色片缺乏革兰阳性短杆菌，查见混合细菌菌群，即为大量革兰阴性或革兰染色能变的短杆菌，也见其他革兰阴性或阳性细菌。②阴道分泌物pH > 4.5。③胺试验阳性，即将10%KOH溶液滴1~2滴在阴道分泌物的玻片上发出烂鱼般胺臭味。④线索细胞阳性。线索细胞是细菌性阴道病的特征性表现。阴道上皮细胞表面附有大量阴道小杆菌或小球菌（主要为GV），使细胞呈颗粒状外观，细胞边界模糊不清。这种诊断方法目前仍在临床广泛应用，为临床诊断的金标准，但常受多种因素的影响。阴道pH受近期性生活（精液为碱性）、排卵前后激素变化、月经期、阴道冲洗和药物等影响。胺试验受主观影响较大。容易发生过度诊断及治疗的情况。

（二）革兰染色（Nugent 评分）

Nugent评分是20世纪90年代由Robea Nugent提出，2006年，被美国CDC推荐为实验室细菌性阴道病诊断的金标准。该法利用油镜观察大杆菌（乳酸杆菌）、小杆菌或球菌（GV、普雷沃菌及动弯杆菌等）并计数。Nugent评分法受主观影响较小。

（三）微生物酶快速检测法

20 世纪 80 年代后期，发现组成细菌性阴道病的微生物代谢常产生某些酶，据此出现了细菌性阴道病检测的新方法。常用的微生物酶快速检测法有唾液酸酶活性和脯氨酸氨酞酶活性检测。

（四）多胺法

与细菌性阴道病相关的厌氧菌在代谢的过程中产生丁二胺和三甲胺等，通过检测胺类来证实细菌性阴道病的存在。多胺法检测为客观指标，可替代 Amsel 诊断法中氨气味评价的主观性。

（五）阴道细菌培养

细菌性阴道病为阴道菌群失调，常为多种厌氧菌大量过度繁殖，而非单一细菌感染，且阴道内正常情况下有 20 多种需氧及厌氧菌存在，因其不具特异性，阴道细菌培养意义不大。但厌氧菌的分离培养对复发性细菌性阴道病有一定的意义。

四、治疗

（一）全身用药

1. 甲硝唑　是最有效的首选药物，可采用每次 500 mg，每日 2 次，7 日为 1 个疗程。连续 3 个疗程效果最好。使用甲硝唑治疗及随后 24 h 内避免饮酒。

2. 克林霉素　也是目前被认为另一有效的药物，可给予每次 300 mg 口服，每日 2 次，7 日为 1 个疗程。

（二）局部用药

局部用药有每晚甲硝唑 400 mg 置入阴道内，共 7 日；或用 24 h 缓释阴道栓剂；或用 0.1%~2% 的克林霉素药膏剂阴道内置入，每晚 1 次，连用 7 日。

（三）微生态制剂

细菌性阴道病是阴道内菌群失调所致，所以可用微生态制剂治疗。最常用的微生态制剂是乳酸杆菌活菌胶囊，每晚 1 粒放入阴道，共用 10 日；也可采用阴道内放入 pH 为 3.5 的乳酸胨 5 mL，或用 1% 乳酸溶液擦洗阴道，每日 1 次，连续 7 日。

（四）妊娠期用药

妊娠期细菌性阴道病可导致绒毛膜羊膜炎、胎膜早破及早产。细菌性阴道病孕妇发生产褥感染的概率也比正常人群高。孕妇治疗指征：①有症状的孕妇；②有早产或妊娠不良结局等高危因素无症状细菌性阴道病孕妇。2006 年，美国 CDC 孕妇推荐治疗方案为：甲硝唑 500 mg 口服，一日 2 次，共 7 日；甲硝唑 250 mg 口服，一日 3 次，共 7 日。建议采用以甲硝唑或克林霉素口服治疗为主。在美国 FDA 药品分类中，甲硝唑为妊娠 B 类药物，妊娠期应用甲硝唑的安全性已被证实和接受。多项研究及 Meta 分析不能证明妊娠期间使用甲硝唑与新生儿致畸及基因突变相关，但国内药典中甲硝唑仍是妊娠及哺乳期禁用的药物。

五、流行病学与预防

（一）流行病学

在阴道感染的发病中，细菌性阴道病占 50%~60%，VVC 占 20%~30%，滴虫性阴道炎占 5%~10%，细菌性阴道病是妇科最常见的阴道感染性疾病。其人群发病率不同报道的差异很大，从 10%~50% 均有报道。但我国多数报道在 10%~20%。2003 年，我国对 15 省（市）9 551 例已婚女性进行的调查显示，细菌性阴道病患病率更低，为 5.3%。该调查显示易患因素包括年龄小、无业人员和服务行业人员、家庭经济收入偏低、使用宫内节育器及有人工流产史。细菌性阴道病与多种妇产科疾病相关。

（二）预防

阴道内各种微生物群相互制约、相互作用、相互依赖，共处于阴道微生态环境中并保持着协调与平衡。在正常情况下，乳酸杆菌与其他微生物共存于阴道，处于微生态平衡状态。大量服用抗生素（杀灭需氧菌）、频繁性交（改变阴道 pH）、免疫功能低下和激素改变等情况下都可以造成阴道菌群的紊乱。阴道内乳酸杆菌数目减少或缺失，而其他阴道微生物群数量增加导致发病。预防措施包括合理使用广谱抗生素，勤换内裤，做好卫生宣教等。

第六节　混合性阴道炎

一、定义

混合性阴道炎是指阴道受多种病菌（如霉菌、细菌、滴虫等）、原虫感染而引起的炎症性病变，也是阴道菌群失调的局部表现。临床实践上，单纯某一种病原感染的很少，多数是混合感染，如病毒感染多继发于细菌感染或治疗之后。混合性感染的诊治均较单一阴道炎症困难。若混合感染未得到及时诊治，易导致感染反复发作和治疗失败。

二、临床表现

混合性阴道炎一般比相应的单纯感染导致的症状和体征更多，常为多种症状的叠加或组合。例如，沙眼衣原体 + 细菌性阴道病比单纯的细菌性阴道病或沙眼衣原体感染发生宫颈黏膜异位易出血的频率更高，可占 83%；沙眼衣原体 +VVC 比单纯沙眼衣原体感染更容易出现灰白匀质或白色干酪样分泌物；沙眼衣原体 + 细菌性阴道病比单纯沙眼衣原体感染患者更容易主诉异常阴道分泌物；生殖道疣 +VVC 比单纯 VVC 更容易发生排尿困难、腹痛等症状。

混合性阴道炎的临床表现不特异，可以无明显的症状和体征，可以呈现某一种病原体感染的临床表现，也可以出现多种病原体感染的临床表现。

三、诊断

常规行阴道微生态检查是发现混合感染的重要手段。结合阴道分泌物性状、pH、胺试验，通过分泌物湿片镜检查找线索细胞、滴虫、菌丝、芽孢及孢子，进行白细胞计数和需氧菌性阴道炎（aerobic vaginitis，AV）评分，可同时对细菌性阴道病、滴虫性阴道炎、VVC 及 AV 做出诊断。

四、治疗

（一）抗生素联合治疗

混合性阴道炎具有抗生素治疗时间长、治疗后易复发等特点。混合感染的复杂性和在治疗过程中的易复发性，单纯应用一种药物很难获得良好疗效，目前多主张在治疗阴道混合性感染时要针对病因选择合适的抗生素，尽可能覆盖抗菌谱，联合用药以覆盖所有病原体。其中 Uu、沙眼衣原体、阴道念珠菌是阴道感染的主要致病微生物，而且多为混合感染。因此，联合用药常包括针对这类感染的药物，如硝呋太尔和制霉菌素混合制剂、甲硝唑和硝酸咪康唑混合制剂等。

（二）其他治疗

及时恢复阴道优势菌群，重建阴道微生态平衡，以减少复发及再发。混合性阴道感染采用抗生素治疗，在抑制病原微生物的同时打破了阴道微生态平衡，使微生态菌群优势发生改变，原有优势菌，如乳酸杆菌被大量杀灭，而具有耐药性的病原微生物和条件致病菌大量繁殖，严重影响抗生素的疗效，并易引起再次感染。随着对阴道微生态认识和研究的深入，维护阴道正常菌群的微生态平衡已经受到越来越多的重视。临床中，除了乳酸杆菌活菌制剂外，微生态制剂中还有乳酸杆菌代谢产物（含有脂肪酸、乳酸菌素、硬脂酸等多种抗菌物质）应用于混合性阴道感染的治疗。以乳酸杆菌活菌制剂为主的微生态疗法联合抗生素疗法成为治疗混合性阴道感染的有效手段。

五、流行病学与预防

有关本病的流行病学统计资料，目前尚缺乏详尽报道。预防措施包括合理使用广谱抗生素，勤换内裤，做好卫生宣教等。

第七节　萎缩性（老年性）阴道炎

一、定义

萎缩性（老年性）阴道炎是因体内雌激素水平降低，阴道黏膜萎缩，乳酸菌不再为优势菌，其他病原体过度繁殖或入侵而引起的阴道炎症。

二、临床表现

本病的主要临床表现是白带增多，白带呈淡黄色、脓性，常有臭味；有时带有血性，呈桃花脓样甚至发生阴道少量出血。常伴有下腹及阴道坠胀不适和阴道灼热感，外阴可有瘙痒及灼痛，有时出现尿频、尿痛。体格检查阴道呈老年性改变，皱襞消失，上皮菲薄，黏膜明显充血，常伴有散在的点状或小片状出血灶或浅表的小溃疡甚至形成粘连及狭窄。

三、诊断

本病根据年龄及临床表现即可作出初步诊断。临床上本病主要应与其他病原体引起的阴道炎相鉴别，应取阴道分泌物涂片查真菌、滴虫及淋菌等。此外，血性白带应与子宫恶性肿瘤鉴别；阴道壁溃疡应与阴道疾病鉴别，必要时可行分段诊刮或局部活检。

四、治疗

（一）激素治疗

针对病因补充雌激素制剂是治疗萎缩性阴道炎的主要方法，既可局部给药又可全身给药，全身给药可用替勃龙 2.5 mg，每日 1 次，对同时需激素替代治疗的患者，也可选用其他雌孕激素制剂连续联合用药。阴道局部可用雌三醇软膏，每晚 1 次，连续 1~2 周；也可用结合雌激素软膏、氯喹那多 – 普罗雌烯（可宝净）阴道片或普罗雌烯（更宝芬）阴道胶囊等。

（二）抑制细菌生长

局部可用 1% 乳酸阴道擦洗，或者使用阴道用乳酸菌胶囊每日 1 次。感染严重者，可用甲硝唑 0.4 g 或诺氟沙星 0.2 g 或替硝唑泡腾片 1 片，每日 1 次，放入阴道内，共 7~10 日。伴外阴瘙痒或灼痛者，局部可用氟轻松或地塞米松类软膏涂擦。

五、流行病学与预防

有关本病的流行病学统计资料，目前尚缺乏详尽报道。本病多见于绝经后女性。少数中、青年女性则由于手术切除双侧卵巢，接受盆腔放疗，产后哺乳过长，卵巢功能被疾病所破坏而致病。

第八节　婴幼儿外阴阴道炎

一、定义

婴幼儿外阴阴道炎是指发生于婴幼儿的阴道炎症，常见于 5 岁以下幼女，多与外阴炎并存。

二、临床表现

本病多呈急性发作，主要症状为阴道分泌物增多，呈稀水样或脓性，有臭味；分泌物的刺激造成外阴瘙痒，表现为用手搔抓外阴、哭闹不安；有时也可伴尿频、尿痛。医生应询问患者有无用手搔抓外阴，阴道分泌物的性状，有无放置异物进阴道，有无蛲虫病史及其母亲有无阴道炎病史。体格检查可见外阴、阴蒂红肿甚至有溃破处，常有抓痕；尿道口及阴道口黏膜充血、水肿，有时可见小阴唇粘连；阴道有脓性分泌物流出。

三、诊断

本病根据患者的症状及体格检查所见即可作出初步诊断。临床上诊断本病主要应注意排除阴道、子宫颈的恶性肿瘤。必要时可取分泌物做涂片检查或细菌培养；怀疑阴道有异物时，可做肛查，触及异物，必要时可在麻醉下用鼻镜或小号子宫镜放入阴道内直接观察。

四、治疗

根据致病菌及药物敏感试验，可在阴道内滴入抗生素。外阴瘙痒可局部涂擦 0.5% 氢化可的松软膏。若有阴道异物必须取出。若发现蛲虫，需要行驱虫治疗。抑制细菌生长，可用 1:5 000 高锰酸钾溶液或 0.5%~1% 乳酸溶液坐浴，若有粘连者局部可外涂雌激素软膏。

五、流行病学与预防

幼女体内雌激素缺乏，内外生殖器均未发育成熟，阴道黏膜薄，阴道酸度降低，易受感染而发病。

常见的病原体有葡萄球菌、链球菌及大肠杆菌等，滴虫或念珠菌也可引起感染。细菌感染的感染途径多见于外阴部不清洁，如大便的污染、蛲虫感染，在阴道内误放各种异物等；滴虫或念珠菌等感染则多通过患病的母亲、保育员或其他患病儿童的衣物、洗涤用具、手等间接传染。因此，预防需注意外阴清洁和交叉感染。

第九节　前庭大腺炎

一、定义

前庭大腺炎是指病原体入侵前庭大腺引起的炎症。前庭大腺位于两侧大阴唇下 1/3 的深部，腺管开口于小阴唇内侧靠近处女膜处，因解剖部位、发病部位的特点，在性交、分娩或其他情况污染外阴部时，病原体容易浸入而引起炎症。

二、临床表现

本病往往呈急性发作，多发生于一侧，外阴疼痛明显，常伴有发冷、发热、寒战；有时可伴有大小便困难甚至不能行走。体格检查可见患者大阴唇下内 1/3 处红肿块，大小如鸽蛋至鸡蛋，表面皮肤发红、变薄、触痛明显，有波动感，周围组织水肿。

急性炎症发作时，病原体首先侵犯前庭大腺腺管，腺管呈急性化脓性炎症，腺管口往往因肿胀或渗出物凝聚而阻塞，脓液不能外流，积集而成前庭大腺脓肿，此时局部可触及波动感，脓肿内张力增大时，可自行溃破，如破孔小，引流不畅，脓肿可反复急性发作。脓肿侧腹股沟淋巴结可肿大，有压痛。

三、诊断

临床上根据急性病程、外阴局部红、肿、热、痛，伴发热等不适即可初步诊断本病。前庭大腺脓肿诊断确立后，需要检查病情的严重程度，查血常规是必要的。而为了治疗上更有效，应该做分泌物的病原学检查，以便针对性治疗。

四、治疗

（一）抗生素治疗

一旦确诊，应给予抗生素治疗使炎症局限。根据病原体选择适当抗生素（口服或肌内注射），如病情严重，可静脉滴注。首选青霉素类或头孢类，皮试过敏者可选用红霉素或喹诺酮类药物。用药至局部症状缓解。

（二）局部治疗

局部可辅助使用 25%~50% 硫酸镁溶液或 0.5% 呋喃西林溶液湿敷，并外用抗生素软膏（如莫匹罗星软膏、诺氟沙星软膏等）。

（三）手术治疗

脓肿形成时需要行脓肿切开引流并造口术。前庭大腺造口术是在囊肿表面黏膜与皮肤交界处行纵行切开，直达囊腔，切口与囊肿等长，排出内容物后用生理盐水冲洗囊腔，用 1 号丝线或 4-0 号肠线间断缝合囊壁与黏膜切口缘，术后创腔应放置凡士林纱引流 1 周，每日换引流条。

五、流行病学与预防

有关本病的流行病学统计资料，目前尚缺乏详尽报道。本病预防上应注意外阴清洁，加强卫生宣教；预防复发应从手术期着手，术后愈合中尽量保持造口后前庭大腺开口通畅，让肉芽组织从囊的底部向上生长，直到囊腔长满关闭，不易复发。如果切口闭合，则易复发或形成囊肿。

第十节　前庭大腺囊肿

一、定义

前庭大腺囊肿是指前庭大腺管因非特异性炎症阻塞导致腺体分泌液不能排除而滞留形成的囊肿，或由于腺管急性化脓性炎症，腺管开口因肿胀或渗出物凝聚而阻塞，脓液不能外流，积存而形成脓肿。

二、临床表现

本病发展速度比较缓慢。小型囊肿可无症状，大型囊肿可有外阴坠胀感或有性交不适、行动不便。继发感染时可有局部红肿及疼痛。体格检查可见一侧少数为双侧大阴唇后下方见囊性肿物，椭圆形、大小不等。

三、诊断

前庭大腺囊肿诊断较容易，通过触诊扪及增大的囊肿，即可作出初步诊断。本病主要应与腹股沟疝及前庭大腺囊腺瘤鉴别，排除后两者即可诊断出本病。

四、治疗

治疗原则小的囊肿不必做特殊处理，门诊定期随诊即可。较大的囊肿目前多主张行前庭大腺囊肿造口术，此术损伤少，方法简便，术后还可恢复腺体功能。近年有人应用 CO_2 激光造口效果良好。合并感染时按前庭大腺脓肿处理。

五、流行病学与预防

有关本病的流行病学统计资料，目前尚缺乏详尽报道。本病预防上应注意预防分娩时会阴与阴道裂伤形成瘢痕或避免会阴侧切术时损伤腺管。

第十一节　生殖器疥螨病

一、定义

疥螨是一种永久性寄生螨类，寄生于人和哺乳动物的皮肤表皮层内，引起一种有剧烈瘙痒的顽固性皮肤病，即疥疮。疥螨常寄生于人体皮肤较柔软嫩薄处，如指间、腕屈侧、肘窝、腋窝前后、腹股沟、外生殖器、乳房下等；发生于外生殖器时即为生殖器疥螨病。

二、临床表现

疥螨寄生部位的皮损为小丘疹、小疱及隧道，多为对称分布。丘疹淡红色，针头大小，可稀疏分布，中间皮肤正常；亦可密集成群，但不融合。隧道的盲端常有虫体隐藏，呈针尖大小的灰白小点。剧烈瘙痒是疥疮最突出的症状，由于剧痒、搔抓，可引起继发性感染，发生脓疮、毛囊炎或疖肿。

三、诊断

本病根据接触史及临床症状即可作出初步诊断，必要时行病原学检查。检出疥螨的方法包括直接用针尖自隧道盲端取出疥螨，或用消毒的矿物油滴于皮肤患处，再用刀片轻刮局部，将刮取物镜检。

四、治疗

患者治疗前应用热水、肥皂洗澡，彻底清洁皮肤，局部应用扑灭司林软膏、硫黄软膏等治疗，治疗期间不要洗澡更衣。治疗结束后彻底清洗可能污染的衣服床品。症状严重影响生活睡眠的可用口服抗组胺药物及镇静安眠药物辅助治疗。患者在治疗后，瘙痒症状会持续数周，可能是由于治疗后皮肤的免疫反应所造成，不一定为治疗失败。结痂型疥疮患者，务必加强物理性地去除角质，如沐浴时以毛巾或海绵搓洗患部。

五、预防

本病的预防主要是加强卫生宣教，注意个人卫生。避免与患者接触及使用患者的衣被。发现患者应及时治疗，家庭成员与亲密接触者即使没有症状也要接受治疗，以减少潜伏期疥虫的进一步传播。患者的衣服需煮沸或蒸气消毒处理。

第十二节　阴虱病

一、定义

阴虱病是由阴虱引起的一种寄生虫传染病，主要通过密切接触传播。阴虱以吸人血为生，其吸人血的同时释放毒汁从而引起瘙痒性皮炎。

二、临床表现

患者常有性接触传染史，潜伏期为 14 日，平均为 6 日。患者主诉阴毛部瘙痒，检查可见阴部皮损主要为抓痕、血痂或散在片状青斑。

三、诊断

本病根据近期发生的局限于阴毛部位的剧烈瘙痒等临床表现即可作出初步诊断，肉眼或显微镜下查见阴虱或虱卵即可确诊。本病需与疥疮、瘙痒症、疱疹鉴别。

四、治疗

剃除阴毛，热水、肥皂清洗外阴，中药百部 30 g 煎水疱洗外阴，每日 1 次。局部选用外搽 50% 百部酊、10% 硫黄软膏、0.3% 除虫菊酯或 25% 苯甲酸苄脂乳剂，每日 1~2 次。所使用药物要既能杀死阴虱，又能杀死虱卵，目前使用药物均要求与阴虱或虱卵密切接触 1 h 以上。

告诉患者治疗后由于变态反应，瘙痒可继续存在一段时间。让其有思想准备。可外用皮质类固醇霜剂，也可同时口服抗组胺药 3~4 日。首次治疗后 4~7 日随访。

五、预防

本病的发生与卫生习惯不良有关。预防复发需在治疗的同时对内裤、浴巾等进行煮沸消毒。性伴侣同时治疗，预防再感染。

第十三节　外阴传染性软疣

一、定义

外阴传染性软疣是一种病毒性传染性皮肤病。本病的传染途径可有直接接触和间接接触，包括性接触，成人发生于阴股部的传染性软疣多是由于性接触引起的。因此，WHO 将其列入性传播性疾病之一。

二、临床表现

本病的潜伏期为 2~3 周，初起为粟粒大、半球形丘疹，生长缓慢，可增至绿豆或豌豆大，呈淡红、乳白或正常皮色，表面有蜡样光泽，中心有脐窝，可从中挤出或挑出白色物质，损害可单发或多发，散在分布，自觉微痒，搔抓后继发感染则基底红肿、疼痛，有脓性分泌物及硬结。本病属自限性，一般可持续数月至数年。

三、诊断

本病根据典型临床表现即可做出诊断。本病的病原体是传染性软疣病毒，属痘类病毒。因不能在组织培养细胞中繁殖而妨碍了对其 DNA 的分析，病原学只有通过电镜才能做出诊断。

四、治疗

本病一般不需要全身用药，局部治疗包括干燥法、冷冻法、刮除及根部化学腐蚀法。

五、流行病学与预防

有关本病的流行病学统计资料，目前尚缺乏详尽报道。预防应避免不洁性行为。

第十四节　宫颈炎

一、定义

宫颈炎是妇科常见疾病之一，包括子宫颈阴道部炎症及子宫颈管黏膜炎症。因子宫颈管阴道部鳞状上皮与阴道鳞状相延续，阴道炎症均可引起子宫颈阴道部炎症。子宫颈管黏膜上皮为单层柱状上皮，抗感染能力较差，易发生感染。临床多见的宫颈炎是急性子宫颈管黏膜炎，若急性宫颈炎未经及时诊治或病原体持续存在，可导致慢性宫颈炎症。

二、临床表现

（一）急性宫颈炎

外源性宫颈感染主要为性传播疾病病原体如淋病奈瑟菌及沙眼衣原体，主要见于性传播疾病的高危人群。内源性感染宫颈炎的病原体与细菌性阴道病病原体、生殖支原体感染有关，但也有部分患者的病原体不清楚。发病前1周常有不洁性交史，或性伴侣有感染史，部分患者下生殖道感染无症状。

有症状者主要表现为白带增多、宫颈充血水肿、易出血，黏液脓性分泌物。若合并尿路感染，可有尿道灼热或尿频、尿道口充血、挤压有分泌物排出。若合并上行感染，可有盆腔炎表现，表现为子宫内膜炎、输卵管炎，症状较轻。

（二）慢性宫颈炎

慢性宫颈炎可由急性宫颈炎迁延而来，也可由病原体持续感染所致，病原体与急性宫颈炎相似。

慢性宫颈炎多无症状，少数患者可有阴道淡黄色或脓性分泌物增多，性交后出血，月经间期出血，偶有分泌物刺激引起外阴瘙痒不适。妇科检查可发现子宫颈呈糜烂样改变，或有黄色分泌物覆盖子宫颈口或从子宫颈口流出。

特殊的慢性宫颈炎病变包括慢性子宫颈管黏膜炎，病变局限于颈管黏膜及黏膜下组织，子宫颈阴道部光滑，外口流脓性分泌物，颈管黏膜增生外突，子宫颈口充血发红，宫颈肥大。慢性炎症长期刺激使子宫颈管局部黏膜增生并向宫颈外口突出而形成宫颈息肉，或慢性炎症引起宫颈组织反复充血、水肿，腺体及间质增生导致子宫颈不同程度肥大。

三、诊断

（一）急性宫颈炎

急性宫颈炎根据临床症状体征即可做出初步诊断，必要时需行病原学检查。

（二）慢性宫颈炎

慢性宫颈炎主要需与子宫颈的常见病理生理改变（CIN 或早期宫颈）及子宫颈恶性肿瘤相鉴别。为了排除 CIN 及宫颈癌需要行以下检查：宫颈刮片，HPV 测定，阴道镜。必要时行活检。

四、治疗

（一）急性宫颈炎

急性宫颈炎主要为抗生素治疗。治疗原则针对病原体，以全身治疗为主。详见相关章节。

（二）慢性宫颈炎

慢性宫颈炎治疗原则以局部治疗为主。不同病变采用不同的治疗方法。

（1）表现为糜烂样改变者，若为无症状的生理性柱状上皮异位无须处理。

（2）糜烂样改变伴有分泌物增多、乳头状增生或接触性出血，可给予局部物理治疗，包括激光、冷冻、微波等方法，也可给予中药治疗或其作为物理治疗前后的辅助治疗。但治疗前必须经筛查排除 CIN 和宫颈癌。

（3）持续性宫颈管黏膜炎症患者，需了解有无沙眼衣原体及淋病奈瑟菌的再次感染、性伴侣是否已进行治疗、阴道微生物群失调是否持续存在。针对病因给予治疗。病原体不清者，尚无有效治疗方法，可试用物理治疗。

（4）宫颈息肉行息肉摘除术，术后将切除息肉送病理组织学检查。

（5）子宫颈肥大一般无须治疗。

五、流行病学与预防

（一）流行病学

慢性宫颈炎是妇科疾病中最为常见的一种疾病。有些由急性宫颈炎治疗不当而来。既往流行病学调查显示发病率可高达 40%。

（二）预防

（1）平时应注意外阴阴道卫生，必要时弱酸配方的女性护理液能保持外阴清洁，防止病原菌侵入。

（2）平素房事有度，避免房劳过度。注意性卫生，配偶要注意清除阴茎的包皮垢。

（3）实行计划生育，采取避孕措施，尽量避免多次人流对子宫颈的机械性损伤。同时妇科手术操作要严格无菌，防止医源性的感染、损伤。

（4）避免分娩时损伤子宫颈，如发现宫颈裂伤应及时缝合，并使用抗生素预防感染。

（5）注意经期、流产期及产褥期卫生，经期、产后应严禁性交、盆浴，避免致病菌乘虚而入。定期做妇科检查，发现宫颈炎症予以积极治疗。

（6）宫颈炎的急性期要加以控制，彻底治疗，以防止转变为慢性宫颈炎。

（杨炜敏）

参考文献

刘朝晖，廖秦平. 妇科及计划生育门诊外阴阴道假丝酵母菌病流行病学调研. 中国实用妇科与产科杂志，2005，21（4）：223-224.

刘朝晖，廖秦平. 外阴阴道假丝酵母菌病（VVC）诊治规范修订稿. 中国实用妇科与产科杂志，2012，28（6）：401-402.

刘朝晖，王晓莉，廖秦平. 外阴阴道假丝酵母菌病患者阴道局部免疫环境状态研究. 中华妇产科杂志，2006，12：843-844.

刘晓娟，耿女，王辰，等. 外阴阴道假丝酵母菌病严重程度影响因素的 Logistic 回归分析. 现代妇产科进展，2016，25（5）：321-324.

马玉楠. 细菌性阴道病及其诊断. 中华检验医学杂志，2000，23（5）：303-304.

石一复. 重视阴道微生态与阴道炎诊治的关系. 中华妇产科杂志，2009，44（1）：3-5.

吴曼，梁少琴，吴华梅，等. 妇科门诊患者外阴阴道假丝酵母菌感染情况调查. 中国性科学，2016，25（5）：68-71.

郑建华，王宇光. 外阴阴道假丝酵母菌病的诊治. 中国实用妇科与产科杂志，2005，21（3）：8-9.

Biggs W S, Williams R M. Common gynecologic infections. Prim Care, 2009, 36（1）：33-51.

Centers for Disease Control and Prevention. Sexually Transmitted Diseases Treatment Guideline. MMWR, 2010, 59（RR-12）：61-63.

Fan S R, Liao Q P, Liu X P, et al. Vaginal allergic response in women with vulvovaginal candidiasis. Int J GynecolObstet, 2008, 101（1）：27-30.

Osset J, Gaxcia E, Bartolome RM, et al. Role of lactobacillus as protector against vaginal candidiasis. Med Clin（Barc）, 2001, 117（8）：285-288.

Peixoto F, Camargos A, Duarte G, et al. Efficacy and tolerance of metronidazole and miconazole nitrate in treatment of vaginitis. Int J GynaecolObstet, 2008, 102（3）：287-292.

Reid G, Dols J, Miller W. Targeting the vaginal microbiota with probiotics as a means to counteract infections. Curr Opin Clin Nutr Metab Care, 2009, 12（6）：583-587.

Shi Y, Chen L, Tong J, et al. Preliminary characterization of vaginal microbiota in healthy Chinese women using cultivation independent methods. J ObstetGynaecol Res, 2009, 35（3）：525-532.

Sobel J D, Nyirjesy P, Kessary H, et al. Use of the VS sense swab in diagnosing vulvovaginitis. J Womens Health, 2009, 18（9）：1467-1470.

Suvas P K, Dech H M, Sambira F, et al. Systemic and mucosal infection program protective memory CD8 T cells in the vaginal mucosa. J Immunol, 2007, 179（12）：8122-8127.

Villagrana-Zesati R, Reyna-Figueroa J, Ortiz-Ibarra J. Short term therapy for mixed vaginal infections. Int J GynaecolObstet, 2006, 92（2）：149-150.

Yan D H, Lu Z, Su J R. Comparison of main lactobacillus species between healthy women and women with bacterial vaginosis. Chin Med J，2009，122（22）：2748-2751.

ZozayaHinchliffe M，Lillis R，Martin D H，et al. Quantitative PCR assessments of bacterial species in women with and without bacterial vaginosis. J Clin Microbiol，2010，48（5）：1812-1819.

第十八章

上生殖道感染

第一节 盆腔炎

一、定义

盆腔炎是由女性上生殖道炎症所引起的一组疾病，包括子宫内膜炎、输卵管炎、输卵管卵巢脓肿和盆腔腹膜炎等。炎症可局限于一个部位，也可同时累及几个部位，以输卵管炎、输卵管卵巢炎最常见。

二、病因

盆腔炎多发生于性活跃期、有月经的女性，初潮前、绝经后或未婚女性很少发生盆腔炎，若发生盆腔炎也往往是邻近器官炎症的扩散。本病的发病率受性传播疾病的影响较大，估计占女性性成熟人口的1%~2%。本病在世界各地的发病率因地区不同，差异较大，主要与社会经济状况、婚姻家庭道德观念、性文化、性行为等有关。

病原体通常分为外源性病原体和内源性病原体，往往是两者同时合并存在。外源性病原体包括淋病奈瑟菌、沙眼衣原体及支原体，支原体有人型支原体、生殖支原体及解脲支原体三种。内源性病原体则为来自原寄居于阴道内的菌群，包括需氧菌及厌氧菌。通常可以仅为需氧菌感染，也可以仅为厌氧菌感染，但以需氧菌及厌氧菌混合感染多见。

三、临床表现

本病可因炎症轻重及范围大小而有不同的临床表现。轻者无症状或症状轻微。常见症状为下腹痛、阴道分泌物增多。腹痛为持续性，活动或性交后加重。病情严重可出现发热甚至高热、寒战、头痛、食欲缺乏。月经期发病可出现经量增多、经期延长。若有腹膜炎，出现消化系统症状如恶心、呕吐、腹胀、腹泻等。若有脓肿形成可有下腹包块及局部压迫刺激症状。

患者体征差异较大，轻者无明显异常发现，或妇科检查仅发现宫颈举痛或宫体压痛或附件区压痛。严重病例呈急性病容,体温升高,心率加快,下腹部有压痛、反跳痛及肌紧张甚至出现腹胀、肠鸣音减弱或消失。盆腔检查：阴道可见脓性臭味分泌物；子宫颈充血、水肿。阴道穹触痛明显须注意其是否饱满；宫颈举痛；宫体稍大，有压痛，活动受限；子宫两侧压痛明显，若为单纯输卵管炎，可触及增粗的输卵管，压痛明显；若为输卵管积脓或输卵管卵巢脓肿，可触及包块且压痛明显，不活动；宫旁结缔组织炎时，可扪及宫旁一侧或两侧片状增厚，或两侧宫骶韧带高度水肿、增粗，压痛明显；若有盆腔脓肿形成且位置较低时，可扪及阴道穹后部或阴道穹侧部有肿块且有波动感。

四、诊断

（一）最低诊断标准

子宫颈举痛或子宫压痛或附件压痛为 CDC 推荐的最低诊断标准，其强调了对于轻度盆腔炎诊断的敏感性，如果符合最低诊断标准，就可以开始抗生素治疗。

（二）支持盆腔炎诊断的附加条件

支持盆腔炎诊断的附加条件有：①口腔温度 ≥ 38.3℃；②子宫颈或阴道脓性分泌物；③阴道分泌物镜检发现白细胞增多；④红细胞沉降率加快；⑤ C– 反应蛋白升高；⑥实验室检查证实有子宫颈淋病奈瑟菌或沙眼衣原体感染存在。

（三）特异性诊断标准

子宫内膜活检显示有子宫内膜炎的组织病理学证据；经阴道超声或 MRI 检查显示输卵管管壁增厚、管腔积液，可伴有盆腔游离液体或输卵管、卵巢包块；腹腔镜检查结果符合盆腔炎表现。

五、治疗

治疗原则为以抗生素抗感染治疗为主，必要时行手术治疗。根据经验选择广谱抗生素以覆盖可能的病原体，包括淋病奈瑟菌、沙眼衣原体、支原体、厌氧菌和需氧菌等。

要注意所有的治疗方案都必须对淋病奈瑟菌和沙眼衣原体有效。目前推荐的治疗方案中，抗菌谱应覆盖厌氧菌。一经诊断立即开始治疗，及时合理的应用抗生素与远期预后直接相关。选择治疗方案应综合考虑有效性、费用、患者依从性和药物敏感性等因素。

（一）门诊治疗

若患者一般状况好，症状轻，能耐受口服抗生素，并有随访条件，可在门诊给予口服或肌内注射抗生素治疗。常用方案：①头孢曲松钠 250 mg，单次肌内注射，或头孢西丁钠 2 g，单次肌内注射，同时口服丙磺舒 1 g，然后改为多西环素 100 mg，每日 2 次，连用 14 日，可同时口服甲硝唑 400 mg，每日 2 次，连用 14 日；或选用其他第三代头孢菌素与多西环素、甲硝唑合用。②氧氟沙星 400 mg 口服，每日 2 次，或左氧氟沙星 500 mg 口服，每日 1 次，同时加服甲硝唑 400 mg，每日 2~3 次，连用 14 日；或莫西沙星 400 mg，每日 1 次，连用 14 日。

（二）住院治疗

若患者一般情况差，病情严重，伴有发热、恶心、呕吐；或有盆腔腹膜炎；或门诊治疗无效；或不能耐受口服抗生素；或诊断不清，均应住院给予抗生素药物治疗为主的综合治疗。

1. **支持疗法**　卧床休息，给予高热量、高蛋白、高维生素流食或半流食，补充液体，注意纠正电解质紊乱及酸碱失衡，高热时采用物理降温。尽量避免不必要的妇科检查，以免引起炎症扩散，有腹胀应行胃肠减压。

2. 抗生素治疗

（1）头霉素类或头孢菌素类药物：如头孢西丁钠 2 g，静脉滴注，每 6 h 1 次。加多西环素 100 mg，每 12 h 1 次，静脉滴注或口服。头孢菌素类如头孢呋辛钠、头孢曲松钠、头孢噻肟钠也可选用。

（2）克林霉素与氨基糖苷类药物联合方案：克林霉素 900 mg，每 8 h 1 次，静脉滴注；庆大霉素先给予负荷量（2 mg/kg），然后给予维持量（1.5 mg/kg），每 8 h 1 次，静脉滴注。

（3）青霉素类与四环素类药物联合方案：氨苄西林 / 舒巴坦 3 g，静脉滴注，每 6 h 1 次，加多西环素 100 mg，每日 2 次，连服 14 日。

（4）喹诺酮类药物与甲硝唑联合方案：氧氟沙星 400 mg，静脉滴注，每 12 h 1 次；或左氧氟沙星 500 mg，静脉滴注，每日 1 次，加甲硝唑 500 mg，静脉滴注，每 8 h 1 次；可选莫西沙星 400 mg，静脉滴注，每 24 h 1 次。

3. 手术治疗　对于药物治疗无效、脓肿持续存在或脓肿破裂的患者行手术治疗，可根据情况选择经腹手术或腹腔镜手术。原则是以切除病灶为主。

（三）中药治疗

适宜的中医、中药治疗盆腔炎也可产生一定的疗效，中药主要为活血化瘀、清热解毒的药物，如银翘解毒汤、安宫牛黄丸或紫血丹等。

盆腔炎患者出现症状前 60 日内接触过的性伴侣应进行检查和治疗。在女性盆腔炎患者治疗期间，应避免无保护的性生活。

妊娠期盆腔炎可增加孕产妇死亡、死胎和早产的风险，因此，建议可疑盆腔炎的孕妇住院接受静脉抗生素治疗。

六、母儿结局

女性在妊娠期患有盆腔炎，如不能及时治疗，可能会造成盆腔炎蔓延感染，容易影响胎儿的生长发育，引起胎膜早破、流产或早产甚至死胎等，严重时引起母儿感染性休克甚至危及生命。

七、预防

（1）注意性生活卫生，减少性传播疾病。

（2）及时治疗下生殖道感染。

（3）公共卫生教育，提高公众对生殖道感染的认知及预防感染的重要性。

（4）严格掌握妇科手术指征，做好术前准备，术时注意无菌操作，预防感染。

（5）及时治疗盆腔炎，防止后遗症发生。

第二节　慢性输卵管炎的后遗症

一、定义

慢性输卵管炎如未能得到及时正确的治疗，可由于盆腔粘连、输卵管阻塞而导致不孕、输卵管妊娠、慢性盆腔痛、炎症反复发作等后遗症。

二、病因

输卵管是盆腔炎中最常见的受累部位，多经阴道逆行感染引发子宫内膜炎，进一步累及输卵管。慢性输卵管炎是妇科常见病，多发生于 25~35 岁。月经期、流产期及产褥期女性生殖道的防御能力减低或不注意卫生，化脓细菌侵入，极易引发输卵管感染，因此，可导致慢性输卵管炎的发生。慢性输卵管炎会导致输卵管管道狭窄、阻塞和管道黏膜坏损，输卵管及卵巢周围粘连，因而影响生育调节，导致不孕、异位妊娠和一些卵巢功能障碍。

病原体有内源性及外源性两个来源：外源性病原体主要为性传播疾病的病原体，如沙眼衣原体、淋病奈瑟菌等；内源性病原体主要包括金黄葡萄球菌、大肠杆菌等。

三、临床表现

（一）症状

1. **腹痛** 下腹有不同程度疼痛，多为隐性不适感，腰背部及骶部酸痛、发胀、下坠感，常因劳累而加剧，由于盆腔粘连，可能有膀胱、直肠充盈痛或排空时痛或其他膀胱直肠刺激症状，如尿频、里急后重等。

2. **月经不调** 以月经过频、月经量过多为最常见，可能是盆腔充血及卵巢功能障碍的结果，由于慢性炎症导致子宫纤维化，子宫复旧不全或粘连所致的子宫位置异常等，均可引起月经过多。

3. **不孕症** 输卵管本身受到病损的侵害，形成阻塞而致不孕，以继发不孕较为多见。

4. **痛经** 因盆腔充血而致成瘀血性痛经，多半在月经前 1 周开始即有腹痛，越临近经期越重，直到月经来潮。

5. **其他** 如白带增多、性交疼痛、胃肠道障碍、乏力、劳动受影响或不耐久劳、精神神经症状及精神抑郁等。

（二）体征

1. **腹部检查** 除两侧下腹部可有轻度触痛外，很少有其他阳性发现。

2. **妇科检查** 子宫颈多有糜烂、外翻、有黏液脓性白带，子宫常后倾或后屈，活动度较正常为差，一般移动子宫颈或宫体有疼痛感，轻症仅在双侧附件处触及增厚条索状输卵管；重者则可在盆腔两侧或子宫后侧方扪及大小不等、不规则和固定的包块，多有压痛，壁厚实而粘连，严重的囊性肿块多为脓肿；壁薄，张力大而稍能活动者，多为输卵管积水。

四、诊断

急性盆腔生殖器官炎症后出现上述症状，即可考虑为慢性附件炎，即使无急性病史，有上述一系列症状亦可高度怀疑，如检查时仅发现宫旁组织稍增厚而无包块，则可进行输卵管通液检查或输卵管造影，如证明输卵管不通，慢性输卵管炎的诊断即基本上可以确立。早期的超声波、腹腔镜检查及病原体检测，有助于慢性输卵管炎的诊断。

五、治疗

（一）保守治疗

除较大的输卵管积水或输卵管卵巢囊肿外，其余类型的慢性附件炎均应首选保守治疗。其包括中医中药、抗菌药物和肾上腺皮质激素、物理治疗,如阴道穹侧部抗生素封闭、宫腔输卵管内注射抗生素,可选用糜蛋白酶、透明质酸酶等治疗粘连等。

(二)合并不孕的治疗

在保守治疗的基础上,可于每次月经干净后行输卵管通液术,术中注意无菌操作。

(三)手术治疗

40岁以上、反复发作、治疗效果不佳的慢性附件炎或较大的输卵管积水或输卵管卵巢囊肿可施行手术切除或腹腔镜治疗,但要尽量保留卵巢皮质,维持卵巢功能。对久治不愈的不孕患者,输卵管造影提示双侧输卵管梗阻,可在腹腔镜下行输卵管伞端分离或造口术;在宫腔镜直视下逆行向输卵管内插入输卵管镜,同时进行检查和疏通。此外,还有放射介导选择性输卵管造影和疏通术。

六、预防

(1)注意性生活卫生,减少性传播疾病,当阴道有出血症状时应禁止性生活。

(2)注意个人清洁卫生。

(3)注意自身营养保健,增强自身体质,减少患病机会。

(4)严格掌握妇科手术指征,做好术前准备,术时注意无菌操作,预防感染。

(5)及时治疗附件疾病,应遵守治疗原则,彻底治疗,防止转为慢性。

第三节　输卵管卵巢脓肿

一、定义

输卵管卵巢脓肿为盆腔炎中严重的病理类型之一。其由子宫内膜炎、化脓性输卵管炎蔓延至卵巢而形成。卵巢与输卵管相互粘连、融合,形成输卵管卵巢炎或脓肿,其脓壁由卵巢间质与输卵管共同组成。急性输卵管卵巢脓肿多发生于生育年龄女性,发病率以25~35岁最高,青春期前后及更年期女性较少见。

二、病因

本病病因为月经期不注意卫生或有性生活,放置节育器或未采用避孕措施,流产后或分娩期无菌操作不严格或术野污染,产后胎盘残留,产褥期子宫复旧过程长,子宫的抵抗力也较低。子宫或附件有创检查及抵抗力低下和邻近器官的炎症蔓延是输卵管卵巢脓肿发生重要的始动因素。

常见的病原菌为一般非特异化脓菌和特异性淋病奈瑟菌,多为厌氧菌、需氧菌并存或(和)肠道多种细菌所致的混合感染,存在于下生殖道的感染,如淋病奈瑟菌性宫颈炎、衣原体性宫颈炎及细菌性阴道炎均与其发生密切相关。近年来,由沙眼衣原体和支原体感染引起的输卵管炎呈日益上升的趋势。两者可以单独感染或双重感染。当输卵管邻近器官有炎症病变时,如阑尾炎等,可直接接触蔓延至附近同侧输卵管。

三、临床表现

慢性输卵管卵巢脓肿起病隐匿,缺乏典型的下腹疼痛、发热、白细胞升高等炎症表现,包块为囊实混合性，因实性部分为卵巢和输卵管系膜，炎症状态下血运丰富，所以影像学很容易误诊为恶性肿瘤。

临床医生应详细询问病史。多数盆腔炎性包块患者有反复下腹痛伴腰部不适病史甚至伴有发热史。病程比较长，无明显腹胀、食欲缺乏等消化系统症状，往往一般状态比较好。检查有下腹压痛，或伴有反跳痛及肌紧张；双合诊检查附件可扪及肿块，子宫压痛。鉴别特点：慢性炎症包块一般没有明显的边界，包块表面比较平滑，与子宫粘连紧密，有条索向盆壁放散，包块质地韧，多伴有触痛不适，同时伴有韧带增粗变韧硬。恶性肿瘤包块多数可触及肿瘤的边界，质地比较坚硬，有包块表面不平结节感，或伴有盆底腹膜增厚不平，多不伴韧带增粗变韧硬，包块无明显触痛不适。实验室检查有白细胞增高，部分患者有 CA125 的升高。CA125 升高不明显，一般 < 200 U/mL，如为恶性肿瘤，CA125 升高明显，如 > 500 U/mL，应高度考虑恶性肿瘤可能。虽然彩超或 CT 在输卵管卵巢脓肿与盆腔恶性肿瘤的鉴别上有一定的困难，但仍可发现一些输卵管卵巢脓肿的影像特点。

四、诊断

大部分输卵管卵巢脓肿病例根据临床及超声表现即可作出初步诊断，但部分诊断困难者需借助 CT 与卵巢肿瘤或囊肿、子宫内膜异位囊肿及腹盆腔其他来源的脓肿进行鉴别。

应用腹腔镜对附件炎性肿块进行鉴别诊断，即可确定诊断（准确性 > 90%），判断疾病的严重程度及对患者以后生育功能的影响做出估计，不仅可明确诊断，而且可同时进行手术治疗。

五、治疗

炎性包块一般可行抗感染治疗，具体治疗方案可参见盆腔炎治疗，给药途径以静脉滴注为主，其收效快。但慢性输卵管卵巢脓肿所形成的包块抗炎不能彻底消退，最终治疗多需要手术，但是手术时机的选择对患者预后有重要意义，如果患者入院后立即开腹探查，由于盆腔广泛粘连，不但增加手术的难度，同时也增加了手术中肠管、膀胱及输尿管等副损伤机会，术后发生包裹积液的机会也会增加。因此，应尽量选择在抗感染治疗后再进行手术治疗。

反复感染发作局部形成脓肿或可疑脓肿者，应早进行剖腹探查。一般认为脓肿一旦形成，仍以手术治疗为主，方法应根据具体情况决定。输卵管卵巢脓肿经抗生素治疗 48~72 h 后；腹腔内的脓肿，位置较高，无法切开引流，且药物治疗效果不好；脓肿直径 > 5 cm 或继续增大或双侧性脓肿；经抗生素药物治疗控制后，附件脓肿局限化；脓肿破裂。这些情况应考虑腹腔镜手术治疗。未生育者应尽量保留其生育功能，年轻患者应尽量保留卵巢，维持卵巢的生理功能，提高日后的生育机会及生活质量。年龄较大已有子女者应行双侧附件切除。

六、对母婴影响

妊娠期盆腔脓肿临床极为少见，且容易漏诊，常导致自然流产、早产、胎膜早破、绒毛膜羊膜炎及孕妇、围产儿的感染和死亡等不良妊娠结局。

七、预防

盆腔炎急性期发作应及时规范化治疗，特别是急性期临床症状不典型者如支原体、衣原体感染所致者应引起充分重视,避免失治或延误诊治。阻断病原是预防反复发作的重要途径,加强全社会性卫生,提高自我防御和自我保护意识,同时严格遵守各种宫腔操作和计划生育手术的规程,避免医源性感染。

第四节 肝周围炎

一、定义

肝周围炎指盆腔感染后,经右结肠旁沟到肝脏膈面引起肝脏包膜炎症,同时伴有右上腹部疼痛的综合征。

二、病因

本病多继发于宫腔内操作所导致的宫颈炎,炎症上行可导致感染,也可由盆腔炎自右结肠旁沟上行到肝脏膈面,炎症也可通过血行途径发病,还可以是其他部位炎症导致。淋病奈瑟菌及衣原体感染均可引起本病。

三、临床表现

本病临床表现没有明显特征性,主要表现为右上腹固定疼痛,深呼吸或咳嗽时右季肋缘疼痛。大多数患者主诉为右上腹疼痛,仅少数患者表现为下腹部不适,患者可有低热,可有阴道分泌物增多,阴道分泌物检出淋菌和衣原体。慢性肝周炎患者只有上腹痛或轻微下腹痛甚至无症状,也有合并机械性肠梗阻的报道。部分患者在膈肌与肝包膜间形成不同程度的粘连,因此,急性炎症时可累及同侧胸膜,出现右下肺呼吸音降低。X 线表现为肋膈角消失、模糊或见有少量积液。实验室检查可有白细胞计数升高,红细胞沉降率增快,C- 反应蛋白阳性;PCR 方法检测子宫颈分泌物,80% 以上的患者为沙眼衣原体阳性,且 75% 左右的患者能检测到衣原体抗原;大多数患者的肝功能正常。

四、诊断

本病一般需通过腹腔镜、开腹等方法确诊,但它们均为有创检查,一般不建议应用。现在主要依靠影像学检查,通过腹部 CT 和实验室检查等非创伤性手段可做出诊断,超声价值非常有限,少数仅可显示局限肝包膜增厚和腹腔少量积液,缺少特征性。

肝周围炎患者,CT 平扫显示肝包膜有不同程度增厚,可呈较均匀或不均匀增厚,可有包膜下积液呈较广泛或局限性积液。部分患者伴有胸膜腔积液。增强 CT 具有特征性,动脉期可见肝包膜明显增厚及均匀性强化及局部肝实质受累的斑片状或楔状强化。

五、治疗

本病通过抗生素积极治疗,大部分患者能够治愈,具体治疗方案可参见盆腔炎治疗。

六、对母婴的影响

妊娠期肝周围炎临床极为少见,可能导致自然流产、早产、胎膜早破、绒毛膜羊膜炎及孕妇、围产儿的感染和死亡等不良妊娠结局。

七、预防

盆腔炎急性期发作应及时规范化治疗。严格遵守各种宫腔操作和计划生育手术的规程，避免医源性感染。

第五节 盆腔结核

一、定义

盆腔结核是由结核分枝杆菌引起的女性生殖器炎症，又称结核性盆腔炎，多见于 20~40 岁女性，也可见于绝经后的老年女性。我国属于结核病高负担国家，结核病患者数居世界第二位，结核病严重影响着我国人民的身体健康，并给国家医疗卫生事业带来负担。女性盆腔结核作为结核病的一种，其发病率也呈逐年增加的趋势，近年因耐多药结核、艾滋病的增加及对结核病控制的松懈，盆腔结核发病率有升高趋势。本病是危害女性健康的重大疾病之一。

二、病因

该病是全身结核的表现之一，绝大多数为继发感染，常继发于肺结核、肠结核、腹膜结核、肠系膜淋巴结的结核病灶，也可继发于骨结核或泌尿系统结核。本病以血行传播最多见，上行感染者极为罕见。青春期正值生殖器发育时期，血供丰富，结核菌易借血行传播，使生殖器受累，多数患者在日后发现生殖器结核时，其原发病灶已愈。原发性女性生殖系统结核罕见。

三、临床表现

本病依病情轻重、病程长短而异，有的患者无任何症状，有的患者则症状较重。

1. 月经失调　早期因子宫内膜充血及溃疡，可有月经过多。多数患者就诊时患病已久，子宫内膜已遭受不同程度破坏，而表现为月经稀少或闭经。

2. 下腹坠痛　由于有盆腔炎症和粘连，可有不同程度的下腹坠痛，经期加重。

3. 全身症状　若为活动期，可有结核病的一般症状，如发热、盗汗、乏力、食欲缺乏、体重减轻等，有时仅有经期发热。

4. 不孕　管腔由于输卵管黏膜破坏与粘连而阻塞；或由于输卵管周围粘连，有时管腔尚保持部分通畅。但黏膜纤毛被破坏，输卵管僵硬、蠕动受限，丧失其运输功能，也不能受孕，故绝大多数患者为不孕。生殖器结核常为原发性不孕患者的主要原因之一。

5. 全身及妇科检查　由于病变程度与范围的不同而有较大差异，较多患者因不孕行诊断性刮宫才发现患有子宫内膜结核，而无明显体征和其他自觉症状。较严重患者若有腹膜结核，检查时腹部有柔韧感或腹水征，形成包裹性积液时，可触及囊性肿块，边界不清，不活动，表面因有肠管粘连，叩诊呈空响音。子宫一般发育较差，往往因周围有粘连使活动受限。若附件受累，在子宫两侧可触及大小不等及形状不规则的肿块，质硬、表面不平、呈结节状突起，或可触及钙化结节。

四、诊断

（一）腹腔镜检查

腹腔镜检查能直接观察子宫、输卵管表面有无粟粒样结节，并可取材活检或培养。

（二）结核菌检查

取月经血、宫腔刮出物或腹腔液进行涂片抗酸染色查找细菌或细菌培养，此法准确，但常需 1~2 个月才能得到结果。分子生物学方法如 PCR 技术，方法快速、简便，但有可能出现假阳性。

（三）子宫内膜病理检查

子宫内膜病理检查是诊断子宫内膜结核最可靠的依据。

（四）X 线检查

1. **胸部 X 线** 必要时做消化道或泌尿系统 X 线检查，以便发现原发病灶。

2. **盆腔 X 线** 发现孤立的钙化点，提示曾有盆腔淋巴结核病灶。

3. **子宫输卵管碘油造影** 可能见到以下征象：①宫腔呈不同形态和不同程度狭窄或变形，边缘呈锯齿状；②输卵管管腔有多个狭窄部分，呈典型的串珠状或显示管腔细小而僵直；③输卵管、盆腔淋巴结、卵巢部位有钙化灶；④若碘油进入子宫一侧或两侧静脉丛，应考虑有子宫内膜结核的可能。该检查对诊断盆腔结核帮助较大，但可将输卵管管腔中的干酪样物质及结核菌带到腹腔，故造影前后应使用链霉素及异烟肼等抗结核药物。

（五）结核菌素试验

结核菌素试验阳性说明体内曾有结核分枝杆菌感染，若为强阳性，说明目前仍有活动性病灶，但不能说明病灶部位；若为阴性，一般情况下表示未有过结核分枝杆菌感染。

五、治疗

治疗以抗结核药物治疗为主，休息营养为辅的治疗原则。

（一）抗结核药物治疗

抗结核药物治疗的用药原则：早期、规律、全程、适量、联用。采用异烟肼、利福平、乙胺丁醇及吡嗪酰胺等抗结核药物联合治疗 6~9 个月，可取得良好疗效。推荐两阶段短疗程药物治疗方案，前 2~3 个月为强化期，后 4~6 个月为巩固期或继续期。

（二）支持治疗

急性患者至少应休息 3 个月，慢性患者可以从事部分工作和学习，但要注意劳逸结合，加强营养，适当参加体育锻炼，增强体质。

（三）手术治疗

出现以下情况应考虑手术治疗：①盆腔包块经药物治疗后缩小，但不能完全消退；②治疗无效或治疗后又反复发作者，或难以与盆腹腔恶性肿瘤鉴别者；③盆腔结核形成较大的包块或较大的包裹性积液者；④子宫内膜结核严重，内膜破坏广泛，药物治疗无效者。为避免手术时感染扩散，减少盆腔器官广泛粘连、充血而导致手术操作困难，也有利于腹壁切口的愈合，术前应抗结核治疗 1~2 个月。手术以全子宫及双侧附件切除术为宜。年轻女性尽量保留卵巢功能；病变局限于输卵管而又迫切希望生育者，可行双侧输卵管切除术，保留卵巢及子宫。盆腔结核所致的粘连常较广泛而紧密，术前应口服肠道消毒药物并做清洁灌肠，术时应注意解剖关系，避免损伤。

六、对母婴影响

多数患者结核中毒症状不明显，病情恶化多发生在胎儿娩出后及哺乳期间。新生儿可能发生先天结核及后天感染，应全面体检，与患者隔离，避免哺乳，防止延误治疗。

七、预防

要增强体质，做好卡介苗接种，积极防治肺结核、淋巴结结核和肠结核等。

第六节　宫内节育器相关性感染

目前，在我国育龄期女性的计划生育服务中，宫内节育器是一种最为常见的避孕方式，与其他避孕手段相比，其具有有效、安全、长期的优势。其常见的并发症有疼痛、异常出血、感染、子宫穿孔等。

一、定义

宫内节育器相关性感染是由于放置宫内节育器的相关宫腔操作所导致的感染。

二、病因

宫内节育器作为一种异物在宫腔内压迫组织能引起局部子宫内膜损伤，同时也干扰了正常情况下的免疫反应，破坏了生殖道内正常菌群的生态平衡系统，造成生殖道局部防御功能降低，这给带入宫腔的细菌创造了繁殖机会；月经期沉着在宫内节育器表面的蛋白质增加了细菌附着的能力，经期宫腔内水液样环境，也促使细菌易于从经期开放的子宫颈进入宫腔，形成带细菌性宫内节育器；放置宫内节育器后子宫异常出血，血性分泌物本身又是微生物的良好培养基，使细菌得以滋生、繁殖、蔓延而引起感染。这些原因都可导致盆腔感染。此外，其还可引起各种病毒如 CMV、HSV-2、人类乳头状瘤病毒（HPV）、白色念珠菌、支原体、衣原体等的感染。

三、临床表现

感染症状主要表现为阴道出现血性或脓性分泌物，伴有不同程度的下腹部坠痛感。

（一）急性盆腔感染

放置宫内节育器是一种宫腔操作，手术本身可能引起感染，国际上对放置宫内节育器引起急性感染有明确诊断标准：即感染一般在放置宫内节育器 20 日后发生，同时具备下列 4 项中的 3 项且 2 项为必备条件：①体温＞38℃；②下腹部压痛及肌紧张；③阴道检查时宫颈举痛；④单侧或双侧附件压痛或伴有肿块。

（二）慢性盆腔感染

宫内节育器并发盆腔炎的原因多为放置宫内节育器后后阴道不规则出血或经期延长，有利于细菌生长繁殖，导致细菌上行性感染，病原体除一般细菌外，厌氧菌、支原体、衣原体、放线菌可引起非常严重的盆腔感染，宫颈涂片检查具有诊断价值。

四、诊断

有放置宫内节育器的相关宫腔操作并结合急慢性感染的临床表现及宫颈涂片等相关实验室检查即可诊断本病。

五、预防及治疗

本病应以预防为主，选择合适人群，置器前最好能对子宫颈管内的内分泌物进行致病菌的分离或鉴定，对阳性患者治疗后再置器。在放置宫内节育器操作时，操作人员必须严格执行无菌操作规程，并掌握相关适应证，术前要对受术者进行详细检查，尤其是子宫大小，选择与受术者匹配的节育器。

术后预防性使用抗生素。女性在放置宫内节育器后，必须注意会阴部与性生活卫生，定期冲洗下体。出现感染症状的女性，可以合理选用广谱抗生素进行治疗，必要时可以取出节育器。出现盆腔脓肿者，必须住院接受手术治疗，常见的术式为经阴道穹后部行切开引流术，并加以理疗。有盆腔炎史者禁忌放置。

第七节　盆腔放线菌病

一、定义

盆腔放线菌病是放线菌引起人兽共患的一种渐进性、化脓性、肉芽肿性的亚急性至慢性感染性疾病，以局部扩散、化脓或肉芽肿性炎症、多发脓肿和窦道瘘管为特征。女性生殖道源性盆腔放线菌病是盆腹腔放线菌病的一部分。典型的盆腔放线菌病可形成输卵管、卵巢脓肿，粘连病灶可侵及肠管、膀胱、后腹膜和腹壁，广泛的粘连和压迫甚至形成窦道和瘘，类似于晚期卵巢癌。

盆腔放线菌病约占病例的20%。盆腔放线菌病因缺少特异性表现而难以诊断，发热、体重降低和腹痛等症状见于多种疾病，术前能够诊断的病例不到10%。而且感染能够直接播散至邻近组织，在腹壁上形成窦道或累及肛周部位。盆腔放线菌病绝大部分与宫内节育器有关。患者应用宫内节育器病史较长（超过2年），有发热、阴道分泌物、盆腹腔痛或体重降低等临床表现。有研究者根据宫内节育器与放线菌病的关系建议每5年更换1次宫内节育器。围绝经期取出宫内节育器可能是最好的盆腔放线菌病预防措施。不同材质宫内节育器相关放线菌病的差异目前尚不明确。

二、病因

放线菌属细菌为革兰阳性厌氧菌，因能长成有分支的细丝并盘绕成团而得名。最常见的对人体致病的是衣氏放线菌，存在于口腔、鼻咽（扁桃体隐窝）、胃肠道和女性生殖道等，当组织损伤或炎症引起组织缺氧局部抵抗力下降时，可引起内源性感染。

目前认为，放线菌感染女性生殖道的途径可能有：①宫内放置节育器，可能由宫内节育器刺激使子宫内膜不同程度受损、宫内菌群失调、子宫内膜血供不足所致。②口咽部放线菌经性活动传播至生殖道。③由直肠传播至阴道，再上行感染宫腔及卵巢等部位。

三、临床表现

本病临床表现隐匿，缺乏特异性，可有发热、盗汗、乏力、消瘦、食欲减低、体重下降、慢性下腹痛、下腹不活动肿块、腹围增加、不规则阴道出血、子宫积脓、白带增多异味、血性白带、性交痛等。本病因侵蚀周围组织、纤维化引起输尿管梗阻、肾功能受损、肠梗阻、下肢淋巴水肿等。

四、诊断

实验室检查可有白细胞、中性粒细胞增高，红细胞沉降率、C- 反应蛋白升高，CEA、CA125 等肿瘤标记物正常或稍高。超声检查可见子宫积脓、输卵管卵巢脓肿或卵巢肿物、质地不均包块。

放线菌本身检出率低，且缺乏特异性的辅助检查方法，绝大多数病例为术中或术后诊断，易造成不必要的器官切除。坏死组织或脓液中发现黄色或棕黄色的"硫黄颗粒"在诊断放线菌病有特异性。放线菌在镜下表现为颗粒呈菊花状，由棒状长丝放射状排列组成，中心由分枝菌丝交织而成。巴氏涂片查找放线菌"硫黄颗粒"可以预测盆腔放线菌病，但漏诊率高，并且容易与假丝酵母菌、曲霉菌、诺卡菌等混淆。此外，还可病原菌培养，但盆腔放线菌病并非原发感染，多为混合感染，故不能培养出纯的放线菌，很难得到细菌学诊断。细针穿刺活组织病理检查、免疫荧光检测、腹腔镜检查、CT、MRI 检查亦可辅助诊断盆腔放线菌病。

五、治疗

本病预后良好，一旦确诊，首选足量长疗程青霉素治疗，视病情轻重给予 1 000 万 ~2 000 万 U 静脉滴注，持续 2~6 周后改为口服，2~4 g/d，持续 2~6 个月。放线菌多是与大肠杆菌、链球菌等其他细菌协同致病，治疗需联合应用广谱抗生素。对青霉素过敏的患者应用三代头孢菌素、四环素等，其他还可用红霉素、磺胺、链霉素、氯霉素、万古霉素、克林霉素和林可霉素等。治疗应个体化，脓肿形成、有波动感时可行脓液引流。中小脓肿（直径＜8 cm）考虑保守治疗，治疗同时超声监测脓肿，24~48 h 抗感染治疗无效则手术。手术宜采取开腹手术，切除坏死组织、瘘管窦道、局限慢性纤维化病灶。切除病灶满意者术后静脉滴注抗生素治疗 15 日后，改为口服抗生素 3 个月，并随访 2~3 年。如广泛感染或处于炎性反应急性期可抗生素治疗，待病灶局限后进行手术。手术的目的在于切除坏死组织和瘘管，引流脓肿，解除脏器梗阻，多点活组织检查（活检）和改善抗生素疗效等。

涂片阳性但无临床表现的患者不必取出宫内节育器及应用抗生素治疗，应严密观察。长期使用宫内节育器者应定期行子宫颈涂片检查，如涂片阳性且出现临床症状，即取出宫内节育器，予抗生素治疗，6 周后重复涂片检查，如为阴性才可放置新的宫内节育器。绝经患者应及时取出宫内节育器。

临床发现，患者使用宫内节育器的同时出现盆腔包块，怀疑恶性盆腔肿瘤时应首先除外盆腔放线菌病，拟诊恶性肿瘤时应慎重，取材活检或术中冰冻切片明确诊断，以免过度治疗。

六、预防

盆腔放线菌病与宫内节育器的使用关系密切，所以宫内节育器使用者特别是使用时间较长者，应定期行宫颈刮片检查，如发现放线菌，则进一步检查是否合并盆腔放线菌病，即使无盆腔放线菌病也要取出宫内节育器，检查宫腔内有无放线菌存在，同时辅以短期抗生素治疗。另外，长期使用或曾经长期使用宫内节育器患者，如发现盆腹腔肿瘤，应考虑有无盆腔放线菌病可能。

第八节　宫内其他感染

一、定义

宫内其他感染是指孕妇感染不同来源的病原体从而导致胎儿感染。本病主要经胎盘循环引起母婴传播，此外也可经孕妇生殖道上行扩散。虽孕妇多无症状，但如果胎儿发生了感染，则会有严重的后遗症。

二、病原体类型

目前已证实引起宫内感染的病原体有：①病毒：CMV、RV、HSV、HBV、HCV、HIV、HPV、HPVB19、肾综合征出血热（HFRS）病毒、EB病毒；②原虫：刚地弓形虫；③螺旋体：苍白密螺旋体；④支原体：解脲支原体；⑤衣原体：沙眼衣原体；⑥细菌：GBS、淋病奈瑟菌（淋菌）、结核杆菌。引起宫内母婴传播率最高的为一、二期梅毒，其次为原发性 CMV 感染、乙肝。宫内感染可为一种或多种病原体感染。宫内感染与早产性胎膜早破、羊水粪染、生殖道感染有关。下面将概述常见的其他感染。

三、梅毒

梅毒是由苍白密螺旋体引起的慢性全身性疾病，早期表现为皮肤黏膜损害，晚期能侵犯心血管、神经系统等重要脏器，造成劳动力丧失甚至死亡。梅毒孕妇还能通过胎盘将病原体传给胎儿引起早产、死产或娩出先天梅毒儿。一、二期梅毒孕妇的传染性最强，梅毒病原体在胎儿内脏（主要为肝、肺、脾、肾上腺等）和组织中大量繁殖，引起妊娠 6 周后的流产、早产、死胎、死产。未治疗的一、二期梅毒几乎 100% 传给胎儿。早期潜伏梅毒孕妇感染胎儿的可能性达 80% 以上，且有 20% 早产。未治疗的晚期梅毒孕妇感染胎儿的可能性约为 30%。晚期潜伏梅毒孕妇，虽性接触已无感染性，感染胎儿的可能性仍有 10%。通常，先天梅毒儿占死胎的 30% 左右。由于对孕妇艾滋病、梅毒、乙肝的常规筛查和干预，现在先天梅毒的发病率已很低。梅毒的病死率及致残率很高，故妊娠梅毒应从妊娠早期开始抗梅治疗。梅毒早期主要表现为硬下疳、硬化性淋巴结炎、全身皮肤黏膜损害，晚期表现为永久性皮肤黏膜损害，并可侵犯心血管、神经系统等多种组织器官而危及生命。实验室检查主要有：

（1）病原体检查：取早期病损处分泌物涂片，用暗视野显微镜检查或直接荧光抗体检查梅毒螺旋体确诊。

（2）血清学检查：①非梅毒螺旋体试验，包括 VDRL 和 RPR 试验等，可行定性和定量检测。同一实验室同一方法两次检测相差 2 个倍比稀释度（4倍）有意义。其用于筛查和疗效判断，但缺乏特异性，确诊需进一步做螺旋体试验。②梅毒螺旋体试验，包括荧光螺旋体抗体吸附试验（FTA-ABS）和梅毒螺旋体被动颗粒凝集试验（TP-PA）等，测定血清特异性 IgG 抗体，该抗体终生阳性，故不能用于观察疗效、鉴别复发或再感染。

（3）脑脊液检查：主要用于诊断神经梅毒，包括脑脊液 VDRL、白细胞计数及蛋白测定等。

（4）先天梅毒：产前诊断很困难，B 型超声检查可以提示甚至诊断，胎儿水肿、腹水、胎盘增厚、羊水过多等均支持感染，但感染胎儿的超声检查也可正常。PCR 检测羊水中梅毒螺旋体 DNA 可诊断。治疗首选青霉素。早期梅毒包括一、二期及病期一年以内的潜伏梅毒：苄星青霉素 240 万 U，单次肌内注射，亦有建议 1 周后重复 1 次。晚期梅毒包括三期及晚期潜伏梅毒：苄星青霉素 240 万 U，单次肌内注射，每周 1 次，连用 3 次。青霉素过敏者，首选脱敏和脱敏后青霉素治疗。

四、淋病

淋病是由革兰染色阴性的淋菌引起的以泌尿生殖系统化脓性感染为主要表现的性传播疾病。孕妇感染淋菌并不少见，占 0.5%~7%。妊娠期任何阶段的淋菌感染，对妊娠预后均有影响。妊娠早期淋菌性子宫颈炎，可导致感染性流产与人工流产后感染；妊娠晚期易发生胎膜早破，胎膜早破使孕妇发生羊膜腔感染综合征，导致分娩时出现滞产。其对胎儿的威胁是早产和胎儿宫内感染。有资料报道早产发病率为 17%。胎儿感染易发生胎儿窘迫、胎儿宫内发育迟缓甚至导致死胎、死产。胎儿幸存经阴道娩出，可发生新生儿淋菌结膜炎、肺炎甚至淋菌败血症。分泌物培养是筛查淋病的金标准。分泌物涂片检查见中性粒细胞内有革兰阴性双球菌可初步诊断。此外，筛查淋病的方法还有核酸扩增检测。由于耐青霉素菌株增多，治疗首选第三代头孢菌素为主。头孢菌素过敏者可选用阿奇霉素。

五、GBS 感染

GBS 是一种寄生于人类下消化道及泌尿生殖道的条件致病菌。研究表明，不同地区、不同种族的妊娠晚期女性 GBS 带菌率为 6.5%~36.0%，国内报道的孕妇 GBS 带菌率为 10.1%~32.4%。它是国际公认的导致严重围生期感染的重要致病菌，在西方国家的围生期感染中占第一位，一旦发生早发型感染则新生儿病死率可高达 50%。它也是孕产妇生殖道感染的重要致病菌，可导致泌尿系统感染、羊膜绒毛膜炎、产褥感染、孕产妇败血症和早产。宫内感染诊断标准：产时产妇发热，体温 ≥ 38℃；产妇脉搏 > 100 次 / 分；胎儿心动过速，胎心率持续 > 160 次 / 分；孕妇末梢血白细胞计数 > 15.0×10^9/L，中性粒细胞比例明显升高；子宫压痛；羊水有臭味。符合任何两项者诊为宫内感染。GBS 阳性孕妇宫内感染率显著高于阴性孕妇宫内感染率；其所分娩的新生儿感染率、胎儿窘迫和产后出血发生率显著高于阴性孕妇。实时 PCR 检测 GBS 有较高特异度和敏感度，有望成为妊娠晚期常规检测 GBS 一种方法。治疗可选用青霉素。

六、沙眼衣原体感染

沙眼衣原体不仅是沙眼的病原体，也是引起女性生殖道感染最常见的病原体。孕妇子宫颈沙眼衣原体感染率为 11.7%~12.2%。孕妇生殖道衣原体感染可发生垂直传播，垂直传播率为 35%~40%。此感染有宫内感染（少见）、产道感染（多见）、产褥期感染（少见）。活动期感染在妊娠早期易发生流产，妊娠期易发生胎膜早破、早产。沙眼衣原体培养是诊断沙眼衣原体感染的金标准。抗原检测包括直接荧光抗体法和 ELISA。核酸扩增检测敏感性和特异性高，应防止污染的假阳性。血清学检查：用补体结合试验、ELISA 或免疫荧光技术检测血清特异抗体。新生儿通过软产道感染可出现眼结膜炎、肺炎。新生儿衣原体感染为全身性疾病。新生儿血清衣原体 IgM 阳性表明宫内感染，咽部分泌物可检出衣原体。孕妇治疗首选阿奇霉素 1 g 顿服或阿莫西林 500 mg 口服，每日 3 次，连用 7 日。不推荐使用红霉素，同时应治疗性伴侣。

七、支原体感染

　　支原体是一类介于细菌与病毒之间的最小原核微生物。它可寄生于人体泌尿生殖道，而在孕妇的下生殖道寄生率更高，可达 80%，并可通过下生殖道感染胎盘及脐血导致胎儿宫内感染。60% 支原体感染的胎盘组织中有绒毛膜羊膜炎病理改变，并可引起胎儿宫内发育迟缓、早产、胎膜早破、低出生体重儿等不良妊娠结局。另外，稽流流产与解脲支原体宫内感染密切相关，子宫颈分泌物 Uu 感染与稽流流产无明显相关。实验室检查主要是支原体培养，取阴道和尿道分泌物联合培养，可获得较高阳性率。PCR 技术较培养法更敏感、特异、快速，对临床诊断有价值。孕妇治疗首选阿奇霉素 1 g 顿服，替代疗法为红霉素 0.5 g 口服，每日 2 次，连用 14 日。

（李新燕）

参考文献

陈文杰，毛新峰. 输卵管卵巢脓肿的 MRI 诊断价值. 现代实用医学，2012，24（9）：1040–1041.

邓姗，黄惠芳. 盆腔放线菌病. 中华妇产科杂志，2003，38（3）：180–181.

狄文，吴霞. 美国疾病与预防控制中心 2006 版盆腔炎诊治指南解读. 中国实用妇科与产科杂志，2008，24（4）：241–243.

李敏，王庆一，蔡桂丰. 盆腔感染合并肝周围炎及其病原体研究. 广州医药，2004，35（1）：38–39.

刘朝晖，廖秦平. 盆腔炎致病微生物及治疗方案研究. 实用妇产科杂志，2010，26（7）：522–524.

罗营，糜若然. 放线菌病和盆腔放线菌病. 国际妇产科学杂志，2001，28（3）：164–166.

库启录，张润. 盆腔结核 68 例诊治体会. 青海医药杂志，2014（5）：23–25.

王明乾，杜丽敏. 输卵管卵巢脓肿的诊断鉴别诊断及治疗. 中国实用妇科与产科杂志，1998（6）：331–332.

殷丽丽，杨清，王玉. 宫内节育器类型及置器年限与女性生殖道感染关系研究. 中国实用妇科与产科杂志，2015，31（6）：559–562.

Sweet，R L. 女性生殖道感染性疾病. 廖秦平，杨慧霞译. 北京：人民卫生出版社，2010.

第十九章

尿路感染性疾病

第一节　膀胱炎

一、定义

膀胱炎是一个比较模糊的概念，与尿路感染较难区别，为了与尿路感染相鉴别，又称为膀胱三角区炎。尿路感染是诱发膀胱炎的重要因素，膀胱炎占尿路感染总数的 50%~70%。细菌感染是诱发膀胱炎的重要因素，但是并非唯一因素。膀胱炎依据致病原因不同可分为细菌性膀胱炎和非细菌性膀胱炎。正常膀胱具有尿液抗菌、黏膜抗菌、尿液机械冲洗及膀胱颈括约肌、尿道外括约肌阻止细菌等防御措施，进入膀胱的细菌能否繁殖，取决于膀胱黏膜的防御能力、病菌数量和毒性及下尿路排出的通畅性。

二、发病机制

（一）常见的非特异性膀胱炎

常见的非特异性膀胱炎的致病菌是大肠杆菌、副大肠杆菌、变形杆菌、绿脓杆菌、粪链球菌和金黄色葡萄球菌。多数是通过经尿道的逆行感染所致。女性尿道短并与阴道邻近，因此更易发生膀胱炎。

（二）膀胱本身存在病变

膀胱本身如有膀胱结石、异物和留置导尿管时，或存在尿路梗阻及排尿障碍时更易发生非特异性膀胱炎。

1. **膀胱内在因素**　如膀胱内有结石、异物、肿瘤和留置导尿管等，破坏了膀胱黏膜防御能力，有利于细菌的侵犯。

2. **膀胱颈部以下的尿路梗阻**　引起排尿障碍，失去了尿液冲洗作用，残余尿则成为细菌生长的良好培养基。

3. **神经系统损害**　如神经系统疾病或盆腔广泛手术（子宫或直肠切除术）后，损伤支配膀胱的神经，造成排尿困难而引起感染。

三、临床表现

（一）急性膀胱炎

急性膀胱炎常突然起病，排尿时尿道有烧灼痛、尿频，往往伴尿急，严重时类似尿失禁，尿频尿急常特别明显，每小时可达 5~6 次，每次尿量不多甚至只有几滴，排尿终末可有下腹部疼痛。尿液混浊，有时出现血尿，常在终末期明显。耻骨上膀胱区有轻度压痛。部分患者可见轻度腰痛。炎症病变局限于膀胱黏膜时，常无发热及血中白细胞增多，全身症状轻微，部分患者有疲乏感。女性新婚后发生急性膀胱炎被称为蜜月膀胱炎。急性膀胱炎病程较短，如及时治疗，症状多在 1 周左右消失。

（二）慢性膀胱炎

尿频、尿急、尿痛症状长期存在，且反复发作，但不如急性期严重，尿中有少量或中量脓细胞、红细胞。

四、诊断

（一）急性膀胱炎

急性膀胱炎症状多较典型，一般诊断并不困难。根据尿频、尿急和尿痛的病史，尿液常规检查可见红细胞、脓细胞，尿细菌培养每毫升尿细菌计数超过 10 万即可明确诊断。

（二）慢性膀胱炎

慢性膀胱炎在诊断方面除全身一般检查外，最重要的是查明致病菌的种类及药物敏感试验的结果、寻找引起感染持续或复发的原因。慢性非特异性膀胱炎须与其他类型膀胱炎相鉴别，如结核性膀胱炎、间质性膀胱炎、化学性膀胱炎等。

（三）辅助检查

1. 实验室检查

（1）尿常规检查：白细胞计数（或血小板计数）≥ 10 个 / 高倍视野，可有红细胞，但无管型。尿沉渣涂片革兰染色，白细胞 ≥ 15~20 个 / 高倍视野；如有尿道脓性分泌物，应行涂片检查以排除淋病奈瑟菌感染。

（2）中段尿培养 + 药物敏感试验：菌落 ≥ 10^8/L。致病菌以革兰阴性杆菌多见，常为大肠埃希杆菌、铜绿假单胞菌、产气荚膜梭菌、变形杆菌属等。革兰阳性球菌（金黄色葡萄球菌、链球菌属为主）少见，可为混合感染。

2. 其他辅助检查

（1）超声检查：对急性膀胱炎感染意义不大，用于鉴别排除泌尿系结石、肿瘤。慢性膀胱炎超声下可见膀胱腔缩小，膀胱壁普遍增厚。

（2）尿路造影：对反复发作的慢性膀胱炎造影可以发现膀胱容积缩小，膀胱边缘毛糙或不规则、膀胱颈部形状改变及膀胱形态改变。

（3）CT 检查：对反复发作保守治疗无效的慢性膀胱炎进行 CT 检查了解膀胱壁是否有广泛不规则增厚、膀胱缩小和内外缘不光滑的表现，乳头状瘤样型腺性膀胱炎可以了解对肌层的侵犯深度。坏疽性膀胱炎还可见膀胱内气体、盆腔内炎性渗出液。

（4）膀胱镜检查：保守治疗无效的可以行膀胱镜检查，直接观察尿道和膀胱黏膜的病理改变，发现膀胱微小病变，同时了解有无膀胱颈和尿道梗阻，可以进行取材进行病理检查，对慢性膀胱炎进行进一步确诊检查和分类。

五、治疗

（一）一般疗法

多饮水、避免刺激性食物、热水坐浴或耻骨上热敷可改善局部血液循环，减轻症状。口服碳酸氢钠或枸橼酸钾碱性药物碱化尿液，减少对尿路的刺激。黄酮哌酯盐（泌尿灵）、颠茄、阿托品，可解除膀胱痉挛。一些特殊情况下的无症状菌尿患者不需要常规抗菌药物治疗，需要密切观察病情。

（二）雌激素替代疗法

绝经后女性经常会发生尿路感染，并易重新感染。雌激素的缺乏引起阴道内乳酸杆菌减少和致病菌的繁殖增加是感染的重要因素。雌激素替代疗法以维持正常的阴道内环境，增加乳酸杆菌并清除致病菌，可减少尿路感染的发生。

（三）抗菌药物治疗

治疗本病应根据病原菌诊断结果，选用合适的抗菌药物。在药敏结果之前，患者可选用复方磺胺甲噁唑、头孢菌素类、喹诺酮类药物。大肠杆菌是尿路感染的最主要病原菌，经验性治疗尿路感染或多重耐药菌株，特别是产 β - 内酰胺酶菌株，可选用碳青霉烯类抗菌药物（亚胺培南、厄他培南、美罗培南）。呋喃妥因对尿路感染分离的大肠杆菌有很高的敏感性。铜绿假单胞菌对头孢哌酮钠舒巴坦钠和阿米卡星的耐药率较低（分别为 15% 和 15.8%）。粪肠球菌对呋喃妥因和磷霉素的耐药率很低（6.8%和 8%），可用于临床尿路感染的治疗。此外，粪肠球菌对氨苄西林的耐药率也相对较低（27.7%）。

六、预防

多饮水，以增加排尿，可预防甚至治疗感染；热淋浴，可减轻疼痛；服用维生素 C，可以酸化尿液，干扰细菌生长；排便后，由前向后擦拭肛门，可预防感染复发；性交前男女双方清洗生殖器官，以免病原体由性交被带入膀胱；性交后清洁生殖器，可将女性尿道口的细菌由尿液送出；注重个人卫生，穿棉质内衣裤，较容易保持干爽洁净，但勿清洁过度。

七、预后

急性膀胱炎经治疗后，病情一般可迅速好转，尿中脓细胞消失，细胞培养转阴。应尽量采用短程的 3 日疗法，避免不必要的长期用药，以免产生耐药性或增加不良反应，但要加强预防复发的措施。若症状不消失，尿脓细胞继续存在，培养仍为阳性，应考虑细菌耐药和有感染诱因，要及时调整更合适的抗菌药物，延长应用时间以期达到彻底治愈。

第二节 急性尿道综合征

一、定义

急性尿道综合征是一组症状群，并非指一种疾病，又称为尿频 - 排尿困难综合征，多见于女性，包括尿频、尿急、尿痛及耻骨上不适等。

二、病因

急性尿道综合征的病因有很多学说，如有激素失衡学说、过敏学说、尿道周围纤维化学说、神经功能障碍学说及精神因素学说等。但是，这些学说都缺乏有力的证据支持，没有被广泛接受。在有泌尿系感染症状的女性中，40%~50% 的患者属此综合征，但需 3 次中段尿细菌培养阴性，又确实排除了泌尿系结核菌、真菌、厌氧菌、衣原体和淋病奈瑟菌感染才可诊断。目前，认为急性尿道综合征可能为非微生物引起，包括尿道动力学异常、外用避孕药等化学物质的过敏等，也可能是焦虑性神经官能症部分症状。

三、临床表现

急性尿道综合征在成年女性，特别是绝经女性，最为多见。其主要症状为尿频、尿急、尿痛及耻骨上不适等，不少患者排尿急迫和下坠感十分明显，还伴有会阴部、下腰部疼痛。本病根据起病缓急和病程可分急性型和慢性型。急性尿道综合征，常因性生活或过分劳累而导致急性发作，上述症状虽十分严重，但会在 1~2 日完全消失，此后又会反复发作。慢性尿道综合征的膀胱刺激症状不十分严重，可持续数月不缓解，对抗菌药物治疗效果不明显。

四、诊断

（一）临床症状

诊断本病的临床症状有尿频、尿急、尿痛、排尿困难及尿潴留等，需要通过仔细评价依据泌尿系的系统检查，包括尿细菌定量培养、特异病原体检测（如衣原体、支原体淋菌等）、排泄性尿路造影、膀胱尿道镜检查、尿动力学检查、排尿日记等。以排除法诊断本病，但除外下列疾病；性传染性疾病、尿道炎、尿道周围腺炎、尿道旁腺炎、尿道憩室、膀胱炎、间质性膀胱炎、放射性膀胱炎、膀胱结石、膀胱肿瘤、不稳定膀胱、膀胱出口痉挛等。

（二）辅助检查

1. 病原学检查

（1）清洁中段尿定量细菌培养菌落计数 ≤ 10^5 CFU/mL，或膀胱穿刺尿培养无细菌生长者。要求尿道综合征的诊断必须做 3 次中段尿细菌定量培养无真性细菌尿，又排除了各种假阴性的可能。尿细菌培养假阴性主要可见于：①患者在近 7 日内用过抗菌药物；②尿液在膀胱内停留不足 6 h，细菌没有足够的时间繁殖；③收集中段尿时，消毒药不慎混入尿标本内。若培养致病菌为大肠杆菌、克雷伯菌、变形杆菌、凝固酶阴性葡萄球菌等则拟诊为尿路感染，而不诊断为尿道综合征。

（2）排除特殊细菌感染，如真菌、结核菌、淋病奈瑟菌、厌氧菌、L 型细菌、衣原体和支原体等。①真菌感染常发生在人体免疫功能低下的基础上，或大剂量使用广谱抗生素后。若尿路刺激症状明显，有气尿（念珠菌对糖发酵产气），导尿标本细菌菌落数 ≥ 10^3 CFU/mL 或新鲜尿镜检 10 个视野，平均菌体 1~3 个 / 高倍视野可诊断。②结核菌感染，对于不明原因的白细胞尿，多次常规细菌培养阴性，尿路刺激症状不缓解，既往曾有其他系统结核病史，应怀疑泌尿系结核的可能性，需要做 24 h 尿沉渣找结核杆菌，如 3 次检查均为阴性，则 70% 可排除结核菌感染的可能；若做晨尿结核杆菌培养 3 次阴性，则 90% 可排除结核菌感染的可能。目前，临床已广泛运用结核菌 DNA 的 PCR 检查，其敏感性高，特异性较差，要认真正规操作结果才可靠。③衣原体感染，临床上对仅有尿路刺激症状而无细菌尿患者检测衣原体。较简单的方法是标本涂片排除衣原体感染；用标本涂片吉姆萨染色查包涵体边较简单，但阳性率不高；用 ELISA 法或单克隆抗体免疫荧光直接涂片法检测衣原体抗原，均有较高的敏感性与特异性，也可以应用多聚酶链式反应可检测衣原体和支原体 DNA。

2. 排泄性尿路造影　可排除器质性疾病。

3. 膀胱尿道镜检查　经膀胱镜观察可以除外膀胱结石、异物，除外尿道憩室、囊肿、息肉。绝经后女性尿道综合征的膀胱可见三角区黏膜变薄、脱落、充血、溃疡形成。

4. 尿动力学检查

（1）尿流率图：可测知排尿量、尿流时间、尿流速度，并做残尿量的判定，借以了解膀胱、尿道的排尿功能。

（2）尿道压力图：可测得最高尿道压、尿道关闭压、尿道功能性长度，并可协助诊断压力性尿失禁等疾病。

（3）注入及排空膀胱的容积压力图：可测量膀胱的容量，并了解膀胱在储尿期及排尿期的问题。

（4）肌电图：测定外括约肌的功能，并得知逼尿肌与括约肌有无协调。通过尿道外括约肌肌电图检测，识别神经源性疾病，如逼尿肌和括约肌共济失调及膀胱功能不稳定和功能性排空障碍等。

五、治疗

（一）药物治疗

1. 抗生素治疗　依据细菌学检查应用短期口服敏感抗生素，切勿盲目使用抗菌药物，无菌性尿道综合征的尿路刺激症状较突出，易被误诊为尿路感染。患者长期误用抗生素不仅症状未改善，还会导致药物不良反应甚至造成菌群失调。治疗泌尿系感染常用的头孢类和喹诺酮类抗生素均有一定的肝肾毒性甚至可引起急性肾衰竭，老年人、原有肾脏疾病及高敏体质患者尤易发生。氨基糖苷类抗生素主要经肾脏排泄并在肾脏蓄积，主要损害肾小管，严重时引起急性肾衰竭；此类药物还有较明显的耳毒性。磺胺类药物不良反应也较多，常见的有消化道症状、肝肾损害、粒细胞减少等。长期应用广谱抗菌药物，体内敏感菌被抑制而未被抑制者趁机繁殖，在体内防御功能低下时可引起二重感染，还可造成肠道菌群失调。因此，临床医生应该严格掌握抗菌药物的适应证，避免滥用。

2. 雌激素补充治疗　短期服用雌激素适用于 50 岁以上或绝经后雌激素低下者，其机制是女性尿道下部与阴道的远端均起源于胎儿的尿生殖窦，在膀胱三角区、尿道黏膜及平滑肌都有雌激素受体，这些组织对雌激素缺乏很敏感；绝经后，尿道口和膀胱三角区的黏膜都同时萎缩，尿道缩短，膀胱张力减弱，补充雌激素后，能改善上皮营养，促进血液循环，增强尿道张力，所以疗效显著。其多主张全身用药或阴道给药。

3. 其他药物治疗　局部注射曲安西龙，可干扰胶原纤维形成，从而减少瘢痕形成。另外，近年有人用盐酸黄酮哌唑及镇静剂、钙离子拮抗剂、前列腺抑制剂等治疗，结合局部热疗而缓解症状。丙咪嗪有很强的抗胆碱作用，它能抑制膀胱平滑肌的收缩，从而解除膀胱的高敏状态，降低膀胱压。硝苯地平抑制钙离子释放，从而起到调整和改善泌尿道平滑肌细胞舒缩功能障碍的作用。酒石酸托特罗定由纯种稞麦花粉提纯而成，具有改善逼尿肌功能、松弛尿道平滑肌的作用。盐酸特拉唑嗪为长效 α 受体阻滞剂，有松弛膀胱颈平滑肌，降低尿道闭合压，提高尿流率的作用。

临床还需根据尿动力学检查结果进行针对性治疗。如果检查结果为不稳定性及低顺应性膀胱，则给予黄酮哌酯或盐酸维拉帕米等抑制膀胱收缩的药物及镇静药，辅以膀胱功能锻炼及心理暗示治疗。如果检查结果为逼尿肌无力，则给予坦索罗辛、盐酸特拉唑嗪等药物，辅以尿道射频治疗及膀胱功能锻炼。如果检查结果为膀胱颈梗阻及远端尿道狭窄，则给予坦索罗辛治疗，并行尿道扩张术。赛庚啶是一种 H_1 受体拮抗剂，有作者报道其对急性无菌性尿道综合征疗效较好。

4. 中医药辨证治疗　中医将无菌性尿道综合征辨证分为以下 5 种证型：①肝气郁结型：治疗宜疏肝解郁为主，方选沉香散、逍遥丸加减；②下焦湿热（膀胱湿热）型：治宜清热利湿为主，方选八正散加减；③脾气亏虚型：治宜补中健脾益气，方选补中益气汤加减；④肾阴亏虚（阴虚内热）型：治宜益气养阴，泻火通淋，方选清心莲子饮、知柏地黄丸加减；⑤肾虚血瘀型：治宜益肾养阴，活血化瘀，方选桃核承气汤加减。实践证明，综合运用中西医治疗方法，辅以心理治疗有较好的临床疗效。

（二）精神心理治疗

当激素水平下降时，患者可出现一系列下丘脑与自主神经之间的平衡失调症状，曾有腺垂体各种激素分泌不足而引发精神障碍和精神症状的病例。给予镇静及抗抑郁剂，安定 2.5 mg，谷维素 20 mg，均每日 3 次口服可以稳定情绪，对临床症状的消除有促进作用。本病存在心理因素，因此，对患者进行耐心解释很有必要，使他们正确认识本病并积极配合治疗。

（三）生物反馈治疗及行为治疗

生物反馈训练和自我膀胱训练让患者充分认识病情，主动参与治疗，控制排尿，逐渐延长排尿间隔时间；坚持治疗，重建正常的排尿功能。

（四）手术治疗

1. 尿道扩张　这是一种古老而常用的方法。患者在尿道扩张时，应行热水坐浴及短期口服 SMZ+TMP，但要避免长期使用抗生素。

2. 尿道松解术　尿道阴道隔远端 1/2 弹力组织是增加尿道综合征的病因，通过手术去除尿道阴道隔间的组织索，然后反折阴道壁盖于尿道上重建阴道层。

3. 其他外科治疗方法　还有尿道冷冻术（Sand 曾报道此法较尿道扩张有效）、去除 Skene 腺的梗阻等。

六、预防

预防应多饮水，有宫颈炎和阴道炎的患者应积极处理。有尿道病变或解剖异常的患者应及时进行手术治疗。老年性阴道尿道炎的患者服用小剂量雌激素，或局部应用抗生素，雌激素制剂常可以取得很好的疗效。

七、预后

尿道综合征的病因不清，临床上无尿路感染证据，在排除尿路结核菌、真菌、厌氧菌、淋病奈瑟菌及衣原体感染的情况后，经正规的抗生素疗程治疗效果不明显，症状反复发作，可以做出尿道综合征的诊断，目前治疗方法有很多种，但疗效不一，为取得较好疗效，应采用综合治疗。

（姜艳华）

参考文献

冯凤芝，朱兰. 女性尿道综合征的诊治进展. 现代妇产科进展，2005，14（2）：147-148.

刘国庆. 妇幼泌尿外科学. 北京：人民卫生出版社，2011.

Das Gupta R，Fowler C J. The management of female voiding dysfunction；fowler's syndrome-a contemporary update. Curr Opin Urol，2003，13：293-299.

Javlya V A，Ghatak S B，Patel K R，et al. Antibiotic susceptibility patterns of Pseudomonas aeruginosa at a tertiary care hospital in Gujarat Indian. JPharmaco，2008，40：230-234.

Lautenbach E，Fishman N O，Bilker E B，et al. Risk factors for fluoroquinolone resistance in nosocomial Escherichia coli and Klebsiellapneumoniae infections . Arch Inem Med，2002，162：2469-2477.

Matsumoto T，Muratani T. Newer carbapenems for urinary tract infections. Int J Antimicrob Agents，2004，24：s35-s38.

Mtulu B，Mtulu N，Yucesoy G. The incidence of Chlamydia trachomatis in women with urethral syndrome. Int J Clin Pract，2001，55：525-526.

Olson R P，Harrell L J，Kaye K S. Antibiotic resistance in urinary isolates of Escherichia coli from college women with urinary tract infections. Antimicrob Agents Chemother，2009，53：1285-1286.

Parsons C L. Prostatitial cystitis，chronic pelvic pain，and urethral syndromes hare a common pathophysiology：lower urinary dysfunctional epithelium and potassium recycling. Urology，2003，62：976-982.

Thean Y T，Siew Y N，Wan X N. Clinical significance of coagulase-negative staphylococci recovered from nonsterilesites. J clin Microbiol，2006，44：3413-3414.

第二十章

手术后患者感染性疾病

第一节　全子宫切除术后阴道残端脓肿和蜂窝织炎

一、定义

全子宫切除术后血管蒂部或阴道残端会渗出少量的分泌物，出血后血液积聚成血肿，若局限在阴道残端上的血肿继发感染而发生脓肿；阴道残端脓肿和蜂窝织炎多在住院后期和出院后可发生。

二、发病机制

阴道微生态是一个非常敏感的系统，在受到内源性和外源性因素影响时，很容易发生改变。子宫切除术可导致阴道菌群较大范围的变化，包括乳酸杆菌和类白喉菌减少及需氧性菌与厌氧性菌增加，革兰阴性杆菌主要是大肠杆菌和各种拟杆菌增加。另外，大多数研究者发现，当应用预防性或治疗性抗生素的时候，阴道菌群也发生变化，抗生素的应用导致了敏感菌群的下降和相应耐药菌的增加。

三、临床表现

阴道残端脓肿和蜂窝织炎多在手术后早期出现高热、寒战，手术后期可有盆腔痛、腰痛、直肠压迫症状，阴道流黄水样白带。

四、诊断

（一）症状

全子宫切除术后 30 日内，出现发热、会阴坠胀感，阴道流黄水或有脓性分泌物。

（二）体征

妇科检查有盆腔组织增厚、压痛，伴有或不伴有肛门坠胀感，阴道残端充血、有硬结和触痛，有或没有血性、有时有脓性分泌物或黄水样白带。

（三）辅助检查

1. 血常规　白细胞增高，以中性粒细胞增高为主。

2. 病原学检查　取阴道分泌物进行细菌培养,常见病原菌大肠杆菌、脆弱拟杆菌、肠球菌属、厌氧菌等的继发感染或混合感染。

3. C-反应蛋白　升高,敏感性高,无特异性,降钙素原升高。

4. 阴道超声检查　可见残端强回声区或不规则包块。

五、治疗

术后不明原因发热者,应警惕阴道残端感染,注意观察阴道分泌物的量、性质、颜色,监测体温及临床症状,重视患者主诉,及时行妇科检查、彩超检查等,早期明确诊断阴道残端切口感染,积极治疗,减少对患者更大的危害。

(一)营养支持

恶性妇科肿瘤和合并内科疾病术前存在营养不良和低蛋白血症术中出血较多的患者,当发生阴道残端切口感染时,在应用广谱抗生素的同时应给予纠正贫血,纠正低蛋白血症,进食状况差可以给予氨基酸残基及脂肪乳等支持治疗。

(二)抗生素的应用

发生在手术后 24 h 内的感染通常由革兰阳性球菌引起,偶尔由革兰阴性杆菌引起,发生在 48 h 之后的感染则多由厌氧菌引起,在开始选择抗生素时应考虑到它起作用的时间,早发型感染中,广谱青霉素或头孢菌素是最佳选择。治疗妇科手术后感染的黄金标准是在肾功能正常的情况下,采用庆大霉素负荷剂量为 2 mL/kg,然后以 1.5 mL/kg 维持剂量,加用克林霉素 900 mg,每 8 h 静脉给药 1 次。甲硝唑可与氨基糖苷类氨苄西林或是两者同时配伍。各种广谱青霉素和头孢菌素类抗生素单独使用,避免了氨基糖苷类药物的潜在毒性。如果阴道残端脓肿,可选择碳青霉烯类药物亚胺培南 – 西司他丁或甲硝唑,如果症状改善或脓肿有缩小趋势,则继续使用抗生素,如果 48~72 h 仍未起效,应手术。静脉持续使用抗生素直到患者不发热及临床症状好转 24~48 h 以后,局部治疗。

(三)阴道残端感染的处理

术后晚期阴道出血常因局部炎症感染致血管暴露而有活动性出血,阴道检查残端有明显溃烂组织,分泌物呈脓性时,有缝线暴露于残端外,缝线作为异物引起肉芽形成,影响伤口愈合,应及时拆除缝线,用优苏纱布局部敷贴,消除腐败组织,然后用小块凡士林纱布填塞,促进肉芽增生而愈合。老年患者阴道局部可加用雌激素类药物,增加阴道上皮抵抗力而促使愈合。

(四)切开引流

如果阴道残端的脓肿过大或阴道残端有一个波动性肿块,应在超声监护下经阴道做穿刺并且用钝器分离阴道残端,然后让切口敞开引流或用一根引流管通过残端放置在盆腔下部进行引流,在发热和盆腔下部的症状消失后拔除引流管,对引流不成功的患者,有指征外科探查进行排空,对阴道残端脓肿的标准治疗是排空和引流,同时结合适当胃肠外抗生素的使用。

(五)阴道残端裂开的处理

当阴道残端切口感染裂开时,如肠管和大网膜脱垂到阴道内,应通过阴道或腹部把肠管或大网膜送入腹腔,切除阴道残端坏死组织,给予缝合。如果肠管嵌顿坏死,应切除坏死的肠管,术后给予抗生素治疗。

六、阴道残端切口感染的预防

控制阴道残端切口感染发病率的关键是预测哪些患者具有术后感染的高危因素,应在术前、术中和术后采取一定的措施预防术后感染。

（一）重视患者全身状况的改善和治疗

妇科手术患者常伴发糖尿病、高血压和免疫抑制性疾病、糖尿病和严重的高血压，影响周围末梢循环，影响血液灌注和氧合作用，使抗生素不能很好地进入组织，而且手术的机械刺激使局部缺氧，围术期高血糖和高血压与伤口愈合不良、感染增加有关。因此，血糖和血压在手术前 1 周应得到很好的控制，手术后糖尿病患者应每 6 h 监测血糖，严格根据血糖水平增加情况调整常规胰岛素的用量，围术期应避免在这些患者中出现常见的感染和伤口愈合方面的并发症。术前服用大剂量类固醇药物的患者，术后应当尽快停止大剂量类固醇的使用，因为它们会抑制伤口愈合和增加伤口感染。术前、术后存在营养不良和贫血的患者，应给予积极纠正和治疗。当通过感染灶行子宫切除术时，可增加术后感染的危险。因此，术前应积极治疗感染病灶，推迟择期手术时间。例如，行子宫颈冷刀锥切的患者宜在术后 48 h 内或 4~6 周后再次行子宫切除术，尽管有学者报道行子宫颈冷刀锥切术后再行子宫切除术不受时间限制而并不增加术后感染率。病态肥胖也会增加感染的风险，其可能与易患糖尿病、延长手术时间有关，而且肥胖患者容易在阴道残端积聚渗液和血液，从阴道进入的细菌引起阴道残端蜂窝织炎及血肿感染和脓肿形成。因此，术前应预防应用抗生素，术后常规给予抗生素治疗。

（二）阴道分泌物检测及治疗

子宫切除术的患者应在术前评估下生殖道的微生态状况，应行阴道分泌物常规检查，如发现阴道菌群改变、细菌性阴道病和大量白细胞，应进一步检查可能存在的相关感染。阴道菌群失调的患者在手术后感染危险增加，术前预防应用抗生素仅部分降低术后感染的危险，子宫切除术后感染的病原微生物是内源性的，当阴道微生物乳酸杆菌占优势时，发生阴道残端感染的危险很低。如果阴道内 GV 占优势，氢离子和氧浓度减少，pH 升高，这种环境变化会引起持续 GV 和专性厌氧菌的生长；兼性细菌的代谢开始由需氧变为厌氧，构成细菌性阴道病的菌群主要是一些毒性很强的细菌，细菌包含可引起炎症的脂多糖，这些细菌协同作用产生毒性很强的因子（如胶原酶蛋白酶等）及细菌共生的营养产物，使共生细菌生长成为共感细菌，在大量细菌接近阴道残端手术野时，会造成全子宫切除术后的多重细菌感染，有氧菌首先引起感染，当组织坏死和含氧减少时，厌氧菌增多，增加组织损伤。全子宫切除术前患细菌性阴道病是手术后感染的高危因素，全子宫切除术前的患者应进行筛查，并使用甲硝唑治疗有细菌性阴道病的患者是预防术后感染的重要手段。

（三）重视无菌操作

应树立无菌概念，进入手室前避免接触败血症患者，在未进行有效洗手的情况下不可连续接触两位或更多的感染患者，患有感染性疾病的手术医生不能进入手术室，术前仔细洗手是防止感染传播的主要方法，常规用肥皂洗手可以有效驱除暂时性的微生物，对常居的菌群则用抗菌制剂来阻止其生长或将其杀灭，手术医生应仔细消毒手术野，术中阴道残端应用碘伏仔细消毒，经阴道操作的患者应仔细消毒阴道和阴道穹部，重视术前常规的阴道准备。

（四）提高手术操作技巧

严格止血防止血肿，缩短手术时间减少细菌进入阴道残端及盆腔的机会，否则容易发生术后感染。行子宫切除术时，细菌自阴道进入盆腔是感染的源泉，阴道残端的线可以为细菌提供管道，使细菌进入盆腔和在阴道残端，阴道残端时常聚集血液，加上坏死组织和缝线，为侵入的细菌提供很好的培养基，这种环境有助于兼性和专性厌氧菌的生长和繁殖，手术部位血供被阻断，吞噬细胞及宿主体液的抗菌因子不能到达细菌聚集的地方，使阴道残端感染和形成脓肿。术中子宫切除时纱垫保护周围组织，防止阴道分泌物逆流入盆腔。阴道残端缝合技巧也影响阴道残端感染发生率，缝合过密会引起残端缺血、缺氧，组织坏死，易于残端感染。缝合较松或间隙较大，阴道残端引起出血，形成血肿，或阴道残端裂开，细菌进入盆腔，术中出血渗血、血肿形成的继发感染也是脓肿形成的一大原因。另外，感染与残端渗液和积血也有关系，渗出明显者可行阴道锁边式缝合，或留置引流管以利引流，减少术后发热加快残端愈合。精细的手术技术可以减少阴道残端切口感染的发生，轻柔的手术操作和缩短手术时间是降低手术后感染发生的基础。

（五）预防应用抗生素

在妇科手术中预防性应用抗生素应该对大多数阴道微生物有作用。第一代及第二代头孢类抗生素具有抗革兰菌和厌氧菌的作用。不存在术前感染的患者在手术 30 min 内给予单次抗生素，当存在临床或亚临床感染时应给予治疗剂量。预防性抗生素的使用时间非常重要，在细菌接种感染前预防性应用抗生素最有效。自切开皮肤 3 h 内，切口及盆腔的感染可以被抗生素抑制，因此，预防性的抗生素应该在术前或皮肤切开时应用，这样当病菌开始入侵切口部位周围组织时，这些组织正好以有效的浓度对抗细菌。术后用抗生素并不能增加它的有效作用。进行子宫切除术患者应当在阴道顶端打开之前，也就是阴道微生物进入腔前使抗生素到达组织中，因此，在手术开始 30 min 内输一种抗生素是比较合适的，对于手术操作时间超过 3 h、失血量超过 1 500 mL 或者使用半衰期短的抗生素时，应当手术中再次给予抗生素。

阴道残端感染控制后预后是良好的。

第二节　手术后盆腔脓肿

一、定义

手术后盆腔脓肿是指手术后内生殖器及其邻近组织的急性炎症进一步发展而形成的盆腔脓肿，包括输卵管积脓、卵巢积脓、输卵管卵巢脓肿及盆腔血肿未及时清除继发感染引起的脓肿。

二、发病机制

盆腔脓肿手术后常有腹部手术史或炎症史，盆腔炎的病原体有外源性和内源性两个来源，两种病原体可单独存在，但通常为混合感染，形成盆腔脓肿的病原菌多为厌氧菌、需氧菌、淋病、衣原体、支原体，而以厌氧菌为主，70%~80% 盆腔脓肿可培养出厌氧菌。手术后，内源性菌群微生态失衡变化或免疫力低下外源性致病菌侵入导致盆腔结缔组织感染未及时治疗或治疗不彻底可能形成脓肿，血肿或积血未及时清除继发感染也可能形成脓肿。盆腔脓肿可局限于子宫一侧或双侧，脓液也可以流入盆腔深部甚至可达直肠阴道隔。

三、临床表现

（一）症状

本病多有高热及下腹部疼痛，以下腹部疼痛为主要症状，有部分患者发病迟缓，缓慢形成脓肿，症状不明显甚至无发热。阴道分泌物增多，有部分患者寒战、脉搏快速，少数患者可有尿频、尿急、腹胀、腹泻等膀胱及直肠刺激症状，腹痛剧烈，排尿或排便时腹痛加剧。

（二）体征

本病下腹部压痛、反跳痛及肌紧张明显，下腹一侧或两侧可触及压痛的包块。妇科检查阴道充血，子宫颈充血，分泌物增多并呈黄白色或黏液脓性，有时有恶臭味，子宫颈举痛；脓肿位于子宫直肠陷窝时，阴道穹后部饱满，有波动感和触痛明显；子宫稍大，压痛，活动受限；附件区可在子宫一侧或两侧触及压痛明显包块，不活动。

四、诊断

（一）典型临床表现

本病典型临床表现为盆腔疼痛、包块形成、发热及白细胞计数增多。

（二）实验室检查

实验室检查血常规检查白细胞计数及中性粒细胞显著增多，C-反应蛋白升高，红细胞沉降率增快。

（三）阴道穹后部穿刺

阴道穹后部穿刺，如吸出脓液，诊断即可确立。如有可能，可将脓液做细菌培养及抗生素敏感试验。

（四）盆腔超声、CT等影像学检查

盆腔超声、CT是最常见的协助诊断盆腔脓肿的影像学检查手段。经阴道超声能有效辨认输卵管卵巢积脓，可显示一侧或双侧附件区肿块，可见囊性或多房分隔的包块，斑点状液体与积聚在盆腔的脓液有关。与超声相比，CT具有更好的敏感性，CT中可见增厚、不规则及回声增强的脓肿壁，多房，囊内液稠厚，同时可发现输卵管系膜增厚。

五、治疗

（一）一般治疗

应半卧位卧床休息，有利于脓液积聚盆腔底部。注意营养，给予高蛋白半流质饮食。避免反复内诊。

（二）抗生素的应用

抗生素的选择强调针对感染的病原体，选用的抗生素应能渗透入脓腔，且疗程更长。一般在药物敏感试验做出之前，先选用厌氧菌、需氧菌、衣原体兼顾的广谱抗生素及联合运用，待药物敏感试验做出后再更换。

1. 第二代头孢菌素或第三代头孢菌素联合甲硝唑方案　如头孢西丁钠2 g，静脉注射，每6 h 1次；或头孢替坦二钠2 g，静脉注射，每12 h 1次；或其他可选用头孢曲松钠、头孢呋辛钠或头孢噻肟钠加甲硝唑500 mg静脉注射，每8 h或12 h 1次。

2. 喹诺酮类药物联合甲硝唑方案　氧氟沙星400 mg静脉注射，每12 h 1次；或左氧氟沙星500 mg加甲硝唑500 mg静脉注射，每8 h或12 h 1次。

（三）手术治疗及其指证

1. 手术治疗　主要用于治疗抗生素治疗不满意的盆腔脓肿。

手术方式应根据具体情况选择经腹手术或腹腔镜手术。手术范围应根据前次手术情况和病变范围、患者年龄、一般状况等全面考虑，原则上应以切除病灶为主。年轻女性应尽量保留卵巢；年龄较大、双侧附件受累或附件脓肿屡次发作者，可行子宫全切除＋双侧附件切除术；极度衰弱或危重患者须按具体情况决定手术范围。脓肿积聚在子宫直肠陷凹或阴道直肠隔患者，行经阴道穹后部切开引流，可

在超声引导下选择部位。术中先吸取盆腔渗出液及脓液送培养和药敏以指导术后选用抗生素。腹腔镜手术可同时取得诊断和治疗的效果。

2. 手术指征

（1）药物治疗无效：盆腔脓肿经药物治疗 48~72 h，体温持续不降，症状加重或包块增大者，白细胞计数持续增高，应及时手术。

（2）盆腔脓肿持续存在：经药物治疗 2 周以上，肿块持续存在或增大，应手术治疗。

（3）脓肿破裂：突然腹痛加剧、寒战、高热、恶心、呕吐、腹胀、腹部拒按或有中毒性休克表现，应怀疑脓肿破裂。若脓肿破裂未及时诊治，患者病死率高。因此，怀疑盆腔脓肿破裂，需立即在抗生素治疗的同时手术治疗。

（四）中医、中药及物理治疗

抗生素治疗的基础上辅以康妇消炎栓、桂枝茯苓胶囊、红花如意丸等中药治疗，对减少慢性盆腔疼痛后遗症的发生具有一定作用。

六、预后

约 25% 的盆腔脓肿会发生一系列严重的临床后遗症，主要是因为组织的结构破坏、广泛粘连、增生及瘢痕形成，引起不孕、异位妊娠、慢性盆腔痛及盆腔炎的反复发生。

第三节　手术切口部位感染

一、定义

手术后发生在切口或手术深部器官或腔隙的感染，通常为术后 30 日以内，有植入物者手术后 1 年以内发生的累及深部软组织（如筋膜和肌层）的感染。其包括浅表手术切口感染、深部手术切口感染和器官（腔隙）感染三种类型。约 2/3 的感染为手术切口的浅表感染。手术切口部位感染导致患者住院时间延长、需要抗生素治疗、需要额外的检查。这些显著增加了医疗费用。

二、发病机制

（一）切口易发感染的因素

切口易发感染的因素众多，主要有全身与局部因素两个方面。全身因素包括年龄、低血容量休克或严重贫血、糖尿病、动脉粥样硬化、细胞毒性药物和放射治疗、全身应用类固醇药物、神经内分泌和免疫反应；局部因素包括切口内异物、切口内坏死或失活组织、切口内凝血块、局部感染、血肿和无效腔、局部血液供应障碍、局部固定不良、局部用药、创面局部外环境等因素。他们不仅影响切口愈合，也容易导致切口感染。

（二）手术部位感染的病原菌

手术部位感染的病原菌，其中革兰阴性菌占 58.4%，革兰阳性菌占 40.8%；大肠杆菌取代金黄色葡萄球菌成为伤口感染的首要病原菌，病原菌依次为：大肠杆菌、金黄色葡萄球菌、铜绿假单胞菌、肺炎克雷伯菌、表皮葡萄球菌。大肠杆菌是引起伤口感染最主要的病原菌，葡萄球菌属是引起伤口感染的主要革兰阳性菌。大部分手术部位感染的病原菌来源于患者皮肤或阴道的内源性菌群。当切口靠近会阴或腹股沟时，病原菌也可能包括粪便菌丛（如厌氧菌和革兰阴性需氧菌）。腹部感染切口分离到的最常见微生物包括大肠杆菌、金黄色葡萄球菌。由于妇科手术涉及阴道和会阴，其手术感染多由革兰阴性杆菌、肠球菌、B组链球菌和厌氧菌引起。

三、临床表现及诊断

（一）表浅手术切口感染

表浅手术切口感染最常见，占外科切口感染的47%。其仅限于切口涉及的皮肤和皮下组织，感染发生于术后30日内，并具有下述情况之一者即可作出临床诊断：①表浅切口有红、肿、热、痛或有脓性分泌物。②临床医生诊断的表浅切口感染，病原学诊断在临床诊断基础上细菌培养阳性。

（二）深部手术切口感染

深部手术切口感染占外科切口感染23%。无植入物手术后30日内、有植入物（如人工关节等）术后1年内发生的与手术有关并涉及切口深部软组织（深筋膜和肌肉）的感染，并具有下述情况之一即可做出临床诊断：①从深部切口引流出或穿刺抽出脓液（感染性手术后引流液除外）。②切口局部有红肿、压痛或伴有体温≥38℃，自然裂开或由外科医生打开的切口有脓性分泌物。③再次手术探查、经组织病理学或影像学检查发现涉及深部切口脓肿或其他感染证据。④在临床诊断基础上病原学诊断分泌物细菌培养阳性。

（三）器官和腔隙的感染

器官和腔隙的感染占32%，术后30日内（如有植入物术后1年内）发生在手术涉及部位的器官或腔隙的感染，通过手术打开或其他手术处理，并至少具有下述情况之一者即可作出临床诊断：①放置于器官或腔隙的引流管有脓性分泌物。②器官或腔隙的液体或组织培养有致病菌。③经手术或病理组织学或影像学诊断器官或腔隙有脓肿。

四、治疗

（一）外科治疗

外科引流是外科手术切口感染的最佳治疗方式。有效的外科引流可彻底清除切口内感染、处理残余病灶，比单独使用抗生素疗效更好；术后发热要及时查看切口有无感染，必要时超声检查了解有无积液或感染病灶，要有效地引流感染切口，待急性炎症消退后，依据情况决定是再次缝合还是保守治疗。

（二）药物及营养治疗

患者应加强抗生素治疗，已经有分泌物或血细菌培养及药物敏感试验结果者，应用足够量的敏感抗生素；无细菌培养结果者，应选用广谱抗生素。药物治疗的同时营养支持治疗，应鼓励患者进食、增强体质；辅以切口手术部位理疗和中医中药治疗。

五、预防

（1）应尽量缩短患者术前住院时间：择期手术患者应当尽可能待手术部位以外感染治愈后再行手术。

（2）重视术前患者的抵抗力：纠正水电解质的不平衡、贫血、低蛋白血症，严格控制糖尿病患者的血糖水平，在术前将患者的抵抗力提高到最佳境地。

（3）皮肤消毒准备前，彻底清洗手术部位及周围区域，去除明显污物。除非在切口周围并将影响手术操作需要备皮，备皮可以在手术开始前进行，最好使用电动推刀，但不建议常规备皮。

（4）抗菌药物选择：抗生素的使用需要考虑很多因素，依据患者的疾病是感染性、非感染性还是存在潜在感染性的危险，可分为治疗性和预防性用药。患者的身体状况、手术大小、创伤的严重程度和手术时机（急诊、择期）都是围术期抗生素使用必须考虑的因素。一般来讲，一代头孢菌素用于非厌氧菌污染手术的预防，二代头孢菌素用于可能被厌氧菌污染的手术。需要做肠道准备的患者，术前一日分次口服不吸收性抗菌药物。

（5）术前皮肤准备：涂擦消毒剂应从内向外呈同心圆状。范围应足够大以备延长切口或做新切口或引流口。

（6）手术人员应严格按照《医务人员手卫生规范》进行外科手消毒。有感染或有菌手术人员，在未治愈前不应当参加手术。

（姜艳华　刘晓瑛　何文凤）

参考文献

曹泽毅. 中华妇产科学. 3 版. 北京：人民卫生出版社，2014.

陈金明，毛泽军. 外科手术部位感染的危险因素及干预措施. 中华医院感染学杂志，2012，22（11）：2302-2304.

陈孝平，汪建平. 外科学. 8 版. 北京：人民卫生出版社，2013.

丁树习，孙红. 子宫切除术后并发症的探讨. 中国实用医药，2011，6（13）：140-142.

管春风，赵卫东，李如霞，等. 阴式全子宫切除术后阴道残端出血21例临床分析. 安徽医药，2013，17（8）：1340-1341.

胡必杰，葛茂军，关素敏. 手术部位感染预防与控制最佳实践，上海：上海科学技术出版社，2012.

胡必杰，刘荣辉，陈文森. 医院感染预防与控制临床实践指引. 上海：上海科学技术出版社，2013.

胡志东，王凤霞，李金，等，2010 年度卫生部全国细菌耐药监测网报告：伤口感染病原菌分布及耐药监测. 中华医院感染学杂志，2012，22（1）：23-27.

贾克娟. 全子宫切除术后 32 例阴道残端脓肿原因分析及治疗经验. 中国实用医药，2014，12（28）：113-114.

郎景和. 北京协和医院医疗诊疗常规妇科诊疗常规. 北京：人民卫生出版社，2012.

李冬莲，李爱明. 全子宫切除术后阴道残端并发症相关因素分析. 中国妇幼健康研究，2011，22（5）：674-675.

李琳，李敏，林华. 腹腔镜全子宫切除术围手术期预防性抗生素应用与否的临床研究. 现代妇产科进展，2015，24（5）：363-365.

李荣. 腹腔镜手术治疗盆腔脓肿的疗效观察. 腹腔镜外科杂志，2013（1）：77-79.

苗娅莉，王建六，魏丽惠. 妇产科手术预防性应用抗生素研究进展. 中国妇产科临床杂志，2005，6（3）：

235.

任红云. 子宫全切术后阴道残端愈合不良的临床分析. 中国当代医药，2013，20（36）：57-58.

孙海珠，路莉，陈秀慧，等. 盆腔脓肿发病机制研究进展. 中国实用妇科与产科杂志，2014，30（7）：573-504.

温雯，陈文玲. 妇产科围手术期预防性应用抗生素疗效分析. 现代妇科进展，2002，11（1）：77.

吴安华，任南，文细毛，等. 外科手术部位感染病原菌分布. 中华医院感染学杂志，2005，15（2）：210-212.

吴在德，吴肇汉，郑树，等. 外科学. 7 版. 北京：人民卫生出版社，2008.

谢幸，苟文丽. 妇产科学. 8 版. 北京：人民卫生出版社，2013.

薛素华，黄婉. 腹式全子宫切除术预防性应用抗生素方法的探讨. 中华实用医学，2003，5（4）：26-28.

杨春明. 实用普通外科手术学. 北京：人民卫生出版社，2014.

张岩，廖秦平. 妇科手术术前感染因素评估及围手术期预防性抗生素应用规范. 中国实用妇科与产科杂志，2014，30（11）：0840-0843.

周宏霞，张荣善. 腹腔镜下全子宫切除术阴道残端缝合方法的探讨. 医药前沿，2014，23（6）：174-175.

Fry D E. Surgical site infections and the surgical care improvement project（SCIP）：evolution of national quality measures. Surginfect（Larchmt），2008，9（6）：579-584.

Gradison M. Pelvic inflammatory disease. American Family Physician，2012，85（8）：791.

Rosenberger L H，Politano A D，Sawyer R G. The surgicai care improvement project and prevention of post-operative infection，Including surgical site infection. Surginfect（Larchmt），2011，12（3）：163-168.

Townsend C，Beauchamp R，Evers B，et al. Sabiston Textdook of Surgery. 18th ed. Saunders：Elsevier Health Sciences，2007.

Turina M，Fry D E，Polk H J. Acute hyperglycemia and the innate system：clinical，cellular，and molecular aspects. Crit Care Med，2005，33（7）：1624-1633.

第二十一章

抗生素相关性妇产科感染

第一节 概 述

抗生素相关性妇产科感染性疾病通常是育龄女性在妊娠期间由于其生殖道局部或其他全身性感染，应用抗生素治疗不当，或机体免疫功能低下，导致生殖道正常菌群微生态平衡失调，从而引起感染，常见的有细菌性阴道病和霉菌性阴道炎等。

一、发病机制

正常状态下，阴道内生存着多种微生物。目前已分离到 50 多种，其中最重要、数量最多的是乳酸杆菌，其在健康女性的阴道分泌物中分离率高达 50%~80%。现已确定定植在正常阴道内的微生物菌群主要由细菌、真菌、原虫、衣原体和病毒等各种微生物组成，它们主要栖居于阴道四周的侧壁黏膜皱褶中，其次是阴道穹，部分在子宫颈。其包括革兰阳性需氧或兼性需氧菌，如乳酸杆菌、棒状杆菌、非溶血性链球菌、肠球菌及表皮葡萄球菌；革兰阴性需氧菌有大肠杆菌、GV 等。厌氧菌包括梭状芽孢杆菌、消化链球菌、拟杆菌及梭杆菌等。此外，还有一些病原体，如动弯杆菌、部分支原体、滴虫及假丝酵母菌等。阴道内各种微生物之间的相互制约，相互作用，相互依赖，使腔内微生物群与宿主、环境保持着协调、动态的平衡。当各种原因，如抗生素的广泛使用、不当的阴道灌洗、全身性免疫低下性疾病、性交、性激素的变化等，破坏了正常阴道菌群的动态平衡，导致阴道菌群失衡，作为优势菌的乳酸杆菌将被抑制或大量减少，对其他微生物的抑制作用减弱，引起病原微生物大量增殖，成为异常优势菌，从而导致生殖道感染的发生。

二、临床表现

抗生素相关性妇产科感染性疾病常发生在抗菌药物的治疗过程中或停药后 1~2 周。发病与药物剂量或给药途径关系不大。

（一）细菌性阴道病

细菌性阴道病的发生通常是由于临床上使用各种抗生素治疗不当，导致阴道菌群失调，乳酸杆菌减少,引起其他病原如 GV、各种厌氧菌、弯曲弧菌等的大量繁殖,实际上是以 GV 为主的一种混合感染。

（二）霉菌性阴道炎

长期应用广谱抗生素和肾上腺皮质激素或免疫抑制剂,可使霉菌感染大为增加,可的松类激素或免疫抑制剂使人体免疫力降低,致使正常阴道内菌群失调,改变了阴道内微生物之间的相互制约关系,抗感染的能力下降,从而诱发霉菌性阴道炎。霉菌性阴道炎在人体的病原菌最主要为假丝酵母菌属,其中 80%~90% 是白色假丝酵母菌引起,故霉菌性阴道炎实际上即假丝酵母菌阴道炎或阴道假丝酵母菌病,与细菌性阴道病的临床表现比较见表 21-1。

表 21-1　细菌性阴道病与霉菌性阴道炎临床表现比较

	细菌性阴道病	霉菌性阴道炎
病因	阴道内正常菌群微生态平衡失调,乳酸杆菌减少,导致其他病原菌 GV 等大量繁殖,细菌性阴道病实际上是以 GV 为主的一种混合感染	长期使用广谱抗生素,使乳酸杆菌减少,霉菌大量繁殖;孕妇由于身体免疫力降低,体内激素分泌增加,使阴道上皮糖原含量增多,为霉菌提供了生长条件
病原	GV 及其他各种厌氧菌大量生长	主要是假丝酵母菌,多为白色假丝酵母菌大量生长
临床症状	阴道口、壁没有明显的炎症,没有瘙痒的感觉;有一半患者可能无症状,或为轻度到中度症状,个别患者外阴可有瘙痒与灼热感,阴道炎较轻	外阴瘙痒、红肿、溃疡;小阴唇、阴道黏膜有不同程度的充血、水肿,上有白膜覆盖,擦去白膜,可见暴露的黏膜红肿、糜烂或有表浅溃疡
白带	稀薄均质状或稀糊状,灰白色、灰黄色或乳黄色,带有特殊的鱼腥臭味	阴道内有较多黏稠的白带,白色凝乳状,似豆腐渣,或呈点状、片状分布

三、诊断

（一）细菌性阴道病

临床诊断标准,下列 4 项中有 3 项阳性即可诊断:①匀质,稀薄,白色的阴道分泌物;②阴道 pH >4.5（pH 通常为 4.7~5.7,多为 5.0~5.5）;③胺试验阳性;④线索细胞阳性。在严重病例中,线索细胞可达 20% 以上,但几乎无白细胞,一般认为,线索细胞阳性为诊断细菌性阴道病所必需的。此外,诊断细菌性阴道病也可参考革兰染色诊断标准,乳酸杆菌为革兰阳性大杆菌,常呈链状排列;GV 为革兰阴性或革兰阳性小杆菌;动弯杆菌为革兰染色变异,弯曲,弧形的小杆菌;普雷沃菌为革兰阴性杆菌,革兰染色标准为每个高倍视野下,形态典型的乳酸杆菌 ≤ 5 个,两种或两种以上其他形态细菌（革兰阴性小杆菌、弧形杆菌或革兰阳性球菌）≥ 6 个。阴道分泌物细菌培养主要是 GV。

（二）霉菌性阴道炎

霉菌性阴道炎分泌物革兰染色,可见革兰阳性菌细胞呈圆形或卵圆形,类似酵母菌,直径为 3~6 μm,着色不均匀。病灶材料中常见霉菌细胞出芽、生成假菌丝,假菌丝长短不一,并不分枝,假菌丝收缩断裂又成为芽生的菌丝。细菌培养为假丝酵母菌生长,主要是白色假丝酵母菌。

四、处理原则

细菌性阴道病,可采用微生态生物制剂疗法,以恢复阴道正常菌群的微生态平衡。霉菌性阴道炎,采用抗霉菌药物治疗,局部用药或进行全身性用药治疗,亦可采用微生态生物制剂疗法,效果良好。

第二节　细菌性阴道病

　　细菌性阴道病是 GV 和一些厌氧菌、人型支原体等增多，乳酸杆菌减少，导致阴道内微生态平衡失调，引起的阴道分泌物增多，白带有鱼腥臭味及外阴瘙痒灼热的综合征。曾被称为嗜血杆菌阴道炎、GV 阴道炎、非特异性阴道炎，1984 年正式命名为细菌性阴道病。本病局部炎症不明显，10%~50% 患者可无任何症状与体征。本病发病率为 15%~64%，多发于 15~44 岁育龄期女性，是育龄女性最常见的阴道感染性疾病。其发病与妇科手术、多次妊娠和多个性伴侣有关。本病的临床表现是有不同程度的外阴灼热感，有的患者出现性交痛，极少数患者出现下腹疼痛、性交困难及排尿异常感，阴道黏膜上皮在发病时无明显充血表现。

一、症状体征

　　患者突出的症状是鱼腥气味的阴道分泌物增多，有大量胺类挥发的气味。特别是新患者，坐了一会儿，站起走路，发觉有此气味，影响社交，造成精神负担。性交时碱性前列腺液引起胺类挥发，臭味加重。阴道镜发现阴道壁炎症不明显，有均匀一致的白色分泌物。分泌物的 pH > 4.5。另外，取分泌物加一滴 10%KOH 溶液，可闻到胺味（胺试验），阴道分泌物革兰染色可见乳酸杆菌减少，其他细菌增加。患细菌性阴道病时会出现琥珀酸，用气液相分析仪检测阴道液，以琥珀酸 / 乳酸 > 0.4 作为诊断细菌性阴道病的临界值。与临床诊断比较，其敏感性达 56%~89%，特异性达 80%~96%，但需有气相检测仪器，因此临床上采用不多。

二、诊断与鉴别诊断

（一）诊断

　　本病一般无须做 GV 或其他厌氧菌的培养，因为相当一部分健康女性及 40% 细菌性阴道病患者成功治疗后，培养 GV 仍为阳性。厌氧菌培养也是非特异性的。因此，本病的诊断主要根据临床症状体征，其标准：①均匀一致的白色阴道分泌物；②分泌物 pH > 4.5；③分泌物加 10%KOH 溶液出现胺味；④分泌物涂片染色镜检：线索细胞阳性，其被认为是诊断细菌性阴道病所必需。此外，革兰染色中革兰阳性乳酸杆菌减少，GV 增加。符合以上标准中任何 3 项（但最后一项是必需的）即可确定诊断出本病。

（二）鉴别诊断

　　滴虫性阴道炎虽有泡沫样有气味的分泌物和 pH 升高，但在生理盐水滴片中可见活动的滴虫。白细胞多时应考虑到宫颈炎的可能性。线索细胞表面有很多细菌，边缘呈锯齿状而不清晰，通常作为细菌性阴道病诊断的指标。加 0.1% 亚甲蓝盐水做湿片，细菌染成深蓝色，易与乳酸杆菌区别。

三、并发症

　　本病常见并发症与妇科宫颈炎、盆腔炎同时发生，也常与滴虫性阴道炎同时发生。在妊娠期，细菌性阴道病可引起不良的围生期结局，如绒毛膜羊膜炎、羊水感染、胎膜早破、早产及剖宫产后或阴道产后子宫内膜感染等。

1. 盆腔炎　有盆腔炎的女性生殖道分泌物中，最常分离出的菌群与细菌性阴道病的菌群一致，包括拟杆菌属、消化链球菌、GV 等。

2. 异常子宫出血和子宫内膜炎　异常子宫出血由子宫内膜炎所致，异常子宫出血由感染的子宫内膜对卵巢激素的异常反应或由子宫内膜受到感染或炎症的直接破坏所致。

3. 妇科术后感染　在手术终止妊娠的女性中，妊娠合并细菌性阴道病女性的盆腔炎发病率是未合并细菌性阴道病女性者的 3.7 倍。

4. 宫颈癌　细菌性阴道病、宫颈上皮瘤样变及生殖道 HPV 感染有着相同的流行病学关系，细菌性阴道病的厌氧菌代谢产生了阴道分泌物中的氨及有致癌作用的亚硝酸氨。

5. HIV 感染　细菌性阴道病患者可增加 HIV 传播的危险性。当 pH 升高时，HIV 的生存能力和黏附能力也随之增加，并且可能使传播更为容易。

6. 不孕和流产　细菌性阴道病患者由输卵管因素不孕症发生率增高。在助孕治疗中，细菌性阴道病患者和非细菌性阴道病患者胚胎种植率相似，但细菌性阴道病患者的妊娠早期流产率高于非细菌性阴道病者。

四、治疗

1. 一般治疗　保持外阴清洁、干燥，避免搔抓。不食用辛辣刺激性食品。勤换内裤，用温水洗涤，不可与其他衣物混合洗，避免交叉感染。

2. 药物治疗　①甲硝唑：目前认为有可靠疗效，每日 2 次，连服 7 日。②美帕曲星（克霉灵）：共用 3 日。③甲砜霉素（喜霉素）：对多种革兰阴性及革兰阳性菌均有效，且对厌氧菌生长有良好疗效。④林可霉素及氨苄西林：尚可选用，近年来，主张对无症状者无须治疗。

3. 局部疗法　可使用外用药物治疗，如甲硝唑栓，每晚 1 次，连用 7 日。

4. 并发症治疗　检出其他病原体者，针对其他病原体用药，避免滥用抗生素。注意全身用药情况，可同时给予支持及免疫疗法，注意药物不良反应。

5. 微生态生物制剂　对调节阴道正常菌群，维持微生态平衡具有重要的作用。目前，临床以乳酸杆菌作为益生菌的重要成员，用其制成的乳酸杆菌活菌制剂，治疗细菌性阴道病。据报道，总有效率为 85%，并且无明显的不良反应。乳酸杆菌制剂治疗细菌性阴道病效果明显，在国内外已经得到共识。

第三节　霉菌性阴道炎

霉菌性阴道炎或念珠菌性阴道炎即 VVC，是由假丝酵母菌引起的一种常见多发的外阴阴道炎症性疾病。白色假丝酵母菌是 VVC 最常见的致病菌，其他如光滑假丝酵母菌、热带假丝酵母菌、近平滑假丝酵母菌等只占少数。假丝酵母菌是一种条件致病菌，对热的抵抗力不强，加热至 60℃ 1 h 即可死亡，但对干燥、日光、紫外线及化学制剂等的抵抗力较强。10%~20% 非孕女性及 30% 孕妇阴道中有此菌寄生，但菌量少，不引起症状。只有当全身及阴道局部免疫能力下降，尤其是局部细胞免疫力下降，或由于其他感染长期应用抗生素不当的治疗，使假丝酵母菌大量繁殖，才会引发阴道炎症状。

一、病因

VVC 分为两类：①单纯性 VVC，包括散发性或非经常发作，临床表现轻到中度，感染的致病菌主要是白色假丝酵母菌。②复杂性 VVC 或复发性 VVC，患者经常反复发作，临床表现症状重，病原体可能为非白色假丝酵母菌，宿主免疫功能异常，免疫力低下，治疗效果差。

二、临床表现

1. VVC 的典型症状　是外阴瘙痒，其症状时轻时重，时发时止，瘙痒严重时坐卧不宁，寝食难安，炎症较重时还可能出现排尿痛、性交痛等，白带增多是本病的主要症状。

2. 妇科检查　白带呈白色黏稠、豆腐渣样或乳凝块状；阴道黏膜红肿，严重的形成浅溃疡。取阴道分泌物放于 10%KOH 溶液的玻片上，在显微镜下找到菌丝。若有症状而多次镜检为阴性，可用培养法确定病原学诊断。

三、诊断

1. 症状　外阴瘙痒、灼痛，还可伴有尿痛及性交痛等症状，白带增多。

2. 体征　外阴潮红、水肿，可见抓痕或皲裂，小阴唇内侧及阴道黏膜附着白色膜状物，阴道内可见较多的白色豆渣样分泌物，可呈凝乳状。

3. 实验室检查　①悬滴法：10% KOH 溶液悬滴、镜检，菌丝阳性率为 70%~80%。②涂片法：革兰染色镜检，菌丝阳性率为 70%~80%。③培养法：RVVC 或有症状但多次显微镜检查阴性者，应采用培养法诊断，同时进行药物敏感试验。根据临床表现和实验室检查结果，可以确定诊断本病。

四、治疗

（一）抗菌药物治疗

1. 单纯性 VVC 治疗　可选择局部应用或全身治疗，以局部短疗程抗真菌为主，治愈率可达80%~90%。

（1）阴道用药：①咪康唑软胶囊 1 200 mg，单次用药。②咪康唑栓或软胶囊 400 mg，每晚 1 次，共 3 日。③咪康唑栓 200 mg，每晚 1 次，共 7 日。④克霉唑栓或片 500 mg，单次用药。⑤克霉唑栓100 mg，每晚 1 次，共 7 日。⑥制霉菌素泡腾片 10 万 U，每晚 1 次，共 14 日。⑦制霉菌素片 50 万 U，每晚 1 次，共 14 日。

（2）口服用药：氟康唑 150 mg，顿服，共 1 次。

2. 复发性 VVC 治疗　一年内有症状的 VVC 发作 4 次或 4 次以上称为 RVVC。RVVC 患者应注意检查是否合并其他感染性疾病，并及时消除诱因。治疗包括强化治疗和巩固治疗。根据培养和药物敏感试验选择药物。在强化治疗达到真菌学治愈后，给予巩固治疗至半年。

（1）强化治疗　①口服用药：氟康唑 150 mg，顿服，第 1、第 4、第 7 日应用；②阴道用药：咪康唑栓或软胶囊 400 mg，每晚 1 次，共 6 日。咪康唑栓 1 200 mg，第 1、第 4、第 7 日应用。克霉唑栓或片 500 mg，第 1、第 4、第 7 日应用。克霉唑栓 100 mg，每晚 1 次，7~14 日，治疗至真菌检测结果转阴。

（2）巩固治疗　目前国内外没有较为成熟的方案，建议对每月规律性发作 1 次者，可在每次发作前预防用药 1 次，连续 6 个月。

3. 治疗原则　①积极去除 VVC 的诱因。②规范化应用抗真菌药物，首次发作或首次就诊是规范化治疗的关键时期。③性伴侣无须常规治疗，但 RVVC 患者的性伴侣应同时检查，必要时给予治疗。④不主张阴道冲洗。⑤VVC 急性期间避免性生活。⑥同时治疗其他性传播疾病。⑦强调治疗的个体化。⑧长期口服抗真菌药物应注意监测肝、肾功能及其他有关毒副反应。

4. 妊娠期 VVC 治疗　治疗时必须考虑的首要问题是药物对胎儿有无损害；治疗以局部用药为主，不予全身用药，仅限于有症状和体征的孕妇。

（二）阴道乳酸杆菌活菌制剂治疗

1. 治疗方案　患者在确诊后，首先是采用抗真菌药物强化治疗 1 个疗程，参考 2004 年中华妇产科分会制定的《外阴阴道念珠菌病诊治规范（草案）》中 RVVC 的强化治疗部分；其次是停药 3~7 日经真菌学检测转阴，在下次月经干净后 3~7 日再行真菌学检测，若仍为阴性，则采用强化治疗时所选药物进行巩固治疗 1 次；再次是月经干净后 3~7 日，行真菌学检测仍为阴性，则采用阴道乳酸杆菌活菌制剂治疗，1 次 / 日，巩固治疗，每次 1 枚（250 mg），阴道给药，连用 10~15 日。使用阴道乳酸杆菌活菌制剂期间，禁用口服广谱抗生素。每次随诊时，患者行阴道真菌学检查，填写症状、体征记录表，并记录不良反应情况。在使用阴道乳酸杆菌活菌制剂巩固治疗后的 3 月，每次月经干净后 3~7 日对患者进行随诊。整个治疗期间禁止性生活，在随访期间如有性生活，则需全程使用避孕套。

2. 疗效分析　停药 1 个月时，复查以确定 RVVC 阴道乳酸杆菌活菌制剂巩固治疗的有效率；停药 3 个月，复查了解复发情况。①痊愈：症状体征全部消失或正常，②显效：症状、体征改善 ≥ 66%；③有效：症状体征改善 > 30% 但 < 66%；④无效：改善 ≤ 30%。

3. 微生物疗效评定　根据随诊时阴道内分泌物真菌学检查的结果进行评定：有效时真菌（−）；无效时真菌（+）。

4. 总有效率　根据临床所得资料，分别计算采用阴道乳酸杆菌活菌制剂巩固治疗的总有效率和复发率。据杨毅等研究报告，26 例 RVVC 患者经乳酸杆菌活菌制剂巩固治疗，在停药后 1 个月时评定临床疗效和微生物疗效。结果：①临床疗效：痊愈 15 例（57.7%），显效 3 例（11.5%），有效 3 例（11.5%），无效 5 例（19.3%），总有效率（治愈率 + 显效率 + 有效率）为 76.9%。②微生物疗效：有效 20 例（76.9%），无效 6 例（23.1%）。

5. 复发率　阴道乳酸杆菌活菌制剂巩固治疗后的复发情况，确认为有效的 20 例 RVVC 患者，在停药后 3 个月随访时，出现复发的有 1 例，复发率为 5%（1/20）。使用阴道乳酸杆菌活菌制剂巩固治疗患者均无明显不适感。

（王肖平）

参考文献

迟博，徐红，徐朝欢. 乳酸杆菌活菌制剂治疗细菌性阴道病疗效和安全性的系统评价. 中国妇幼保健，2011，26（3）：467–471.
范爱萍，薛凤霞. 需氧菌性阴道炎及其混合感染的临床特征分析. 中华妇产科杂志，2010，45（12）：

904-908.

李彩霞，刘维达，龚向东等. 阴道细菌群落多样性及外阴阴道念珠菌病相关白念珠菌基因多态性研究. 北京协和医学院博士生论文，2013.

李连青，朱庆义，刘俊芬，等. 阴道加德纳式菌对细菌性阴道病的病原学诊断评价. 中华医院感染学杂志，2005，15（2）：226-230.

刘红芳，黄进梅，薛汝增，等. 阴道局部免疫状态与复发性外阴阴道念珠菌病发病的关系. 皮肤性病诊疗学杂志，2011，18（6）：369-372.

王敏，王欣彦. 常见阴道感染的抗生素应用. 中国实用妇科与产科杂志，2012，28（7）：493-496.

杨慧霞，樊尚荣（中华妇产科学分会感染性疾病协作组）. 外阴阴道念珠菌病诊治规范（草案）. 中华妇产科杂志，2004，39（6）：430-434.

杨毅，王友芳，郎景和. 阴道乳酸杆菌活菌制剂对复发性外阴阴道念珠菌病巩固治疗的初步临床探讨. 实用妇产科杂志，2007，23（12）：749-750.

中华医学会妇产科学分会感染性疾病协作组. 滴虫阴道炎诊治指南（草案）. 中华妇产科杂志，2011，46（4）：318.

周亚芬，张静. 妇科门诊细菌性阴道病发病率及相关危险因素分析. 中华医院感染学杂志，2013，23（4）：852-854.

Bradshaw C S, Sobel J D. Current Treatment of Bacterial Vaginosis-Limitations and Need for Innovation. J Infect Dis, 2016, 214（Suppl 1）：s14-s20.

Gonçalves B, Ferreira C, Alves C T, et al. Vulvovaginal candidiasis: Epidemiology, microbiologyand risk factors. Crit Rev Microbiol, 2015, 21: 1-23.

Gunther L S, Martins H P, Gimenes F, et al. Prevalence of Candida albicans and non-albicans isolates from vaginal secretions: comparative evaluation of colonization, vaginal candidiasisand recurrent vaginalcandidiasis in diabetic and non-diabetic women. Sao Paulo Med J, 2014, 132（2）：116-120.

Herbst-Kralovetz M M, Pyles R B, Ratner A J, et al. New Systems for Studying Intercellular Interactions in Bacterial Vaginosis. J Infect Dis, 2016, 214（Suppl 1）：s6-s13.

Marconi C, Duarte M T, Silva D C, et al. Prevalence of and risk factors for bacterial vaginosis among women of reproductive age attendingcervical screening in southeastern Brazil. Int J Gynaecol Obstet. 2015, 131（2）：137-141.

Muzny C A, Schwebke J R. Pathogenesis of Bacterial Vaginosis: Discussion of Current Hypotheses. J Infect Dis, 2016, 214（Suppl 1）：s1-s5.

Romero Herrero D, Andreu Domingo A. Bacterial vaginosis. Enferm Infecc Microbiol Clin, 2016, 34（Suppl 3）：14-18.

Xia Q, Cheng L, Zhang H, et al. Identification of vaginal bacteria diversity and it's association with clinically diagnosed bacterial vaginosis by denaturing gradient gel electrophoresis and correspondence analysis. Infect Genet Evol, 2016, 44: 479-486.

第五篇

妇产科感染病原学诊断

第二十二章

阴道分泌物检查

阴道分泌物是女性生殖系统分泌的液体，俗称"白带"，主要来自宫颈腺体、前庭大腺及阴道黏膜，部分由子宫内膜、输卵管等分泌，其中混杂着阴道寄生菌群。阴道壁被覆非角化型复层扁平上皮。在卵巢分泌的雌激素作用下，上皮细胞内聚集大量糖原。阴道菌群较复杂，乳酸杆菌是健康阴道中的主要菌种，一般不致病，处于微生态平衡状态。浅层细胞脱落后，糖原在阴道杆菌作用下转变为乳酸，能防止病菌侵入子宫。如果这种平衡被破坏，互相制约作用消失，酸碱平衡失调，致病菌得以繁殖，则产生相应的炎症和临床症候群，此时分泌物的性状、酸碱度、内容、菌群均发生病理性变化。阴道上皮的脱落和新生与卵巢活动周期密切相关，因而根据阴道脱落上皮细胞类型不同可推知卵巢的功能状态。因此，可通过阴道分泌物涂片检查对阴道清洁度、VVC、滴虫性阴道炎、细菌性阴道炎及卵巢的功能状态作出诊断。

第一节　标本采集与理化检验

一、标本采集

标本采集前 24 h 内，禁止性交、盆浴、阴道检查、阴道灌洗和局部上药等，以免影响检查结果。取材所用消毒的刮板、吸管或棉拭子必须清洁干燥，不黏有任何化学药品或润滑剂。阴道检查使用阴道镜，阴道镜插入前可用少许生理盐水湿润，动作要轻柔，尽量避免摩擦引起的出血。不同检查目的可不同部位取材。一般采用生理盐水浸湿的消毒棉拭子自阴道深部或阴道穹窿后部、子宫颈管口等处取材。检查滴虫和念珠菌等细菌时用棉签拭子于阴道高位取材，于含 0.5 mL 生理盐水的 EP（Eppendorf）管搅拌后，弃拭子，送含分泌物的 EP 管检测。淋病奈瑟菌、沙眼衣原体、HPV 于子宫颈和子宫颈内部取材；淋病奈瑟菌、GBS 于肛门、直肠及阴道取材。

二、理化检验

1. 性状　正常阴道分泌物为白色稀糊状，一般无气味，量多少不等，与雌激素水平高低及生殖器官充血情况有关。近排卵期白带量多，清澈透明、稀薄似鸡蛋清，排卵期 2~3 日后白带混浊黏稠、量少、行经前量又增加。妊娠期白带量较多。

白带异常可表现为色、质、量的改变。大量透明黏稠白带常见于应用雌激素药物后或卵巢颗粒细胞瘤时；阴道口有灰白色分泌物流出，阴道壁表面有稀薄而均匀一致的灰白色分泌物，而阴道壁无明显炎症，这些症状可以提示细菌性阴道病；黄色或铜绿色有臭味的脓性白带多见于滴虫或化脓性细菌性感染；泡沫状脓性白带常见于滴虫性阴道炎；其他脓性白带见于慢性宫颈炎、老年性阴道炎、子宫内膜炎、宫腔积脓、阴道异物等；豆腐渣样白带为 VVC 所特有，常伴有外阴瘙痒；血性白带应警惕恶性肿瘤的可能，如宫颈癌、宫体癌等；有时某些宫颈息肉、子宫黏膜下肌瘤、老年性阴道炎、重度慢性宫颈炎和宫内节育器引起的副反应也可在白带中见到血液；黄色水样白带可由病变组织的变性、坏死所致，常发生于子宫黏膜下肌瘤、宫颈癌、子宫体癌、输卵管癌等。

2. pH 检查　青春期后卵巢性激素的刺激，使黏膜上皮细胞内含有丰富的糖原，经乳酸杆菌分解作用后变成乳酸，使阴道分泌物呈弱酸性，可防止致病菌在阴道内繁殖，这是阴道的自净作用。取阴道分泌物，用精密 pH 试纸（pH 为 3.8~5.4）测试比对。正常时 pH 为 4.5；患有滴虫性或细菌性阴道炎时白带的 pH 上升，可＞5~6；细菌性阴道病 pH ＞4.5。

3. 清洁度检查　在生理状态下，女性生殖系统由于阴道的组织解剖学和生物化学特点足以防御外界病原微生物的侵袭。阴道上皮为复层扁平上皮，除上皮细胞最底层外，均含有不同量的糖原。同时，受卵巢功能的影响，阴道上皮有周期的变化及脱落，脱落后细胞破坏释放出糖原，借阴道杆菌作用，糖原转化为乳酸，使阴道 pH 保持在 4~4.5，只有阴道杆菌能在此环境中生存。因此，正常健康女性的阴道本身有自净作用，形成自然防御功能。

将阴道分泌物加一滴生理盐水涂片，先用低倍镜观察，再用高倍镜观察。多视野观察白细胞（或脓细胞）、上皮细胞、乳酸杆菌、杂菌的多少。

阴道清洁度可分为 4 度。Ⅰ度：显微镜下见满视野阴道上皮细胞和大量阴道杆菌，几乎无球菌，白细胞或脓细胞 0~5 个 / 高倍视野；Ⅱ度：镜下可见阴道上皮细胞，有部分阴道杆菌，可有少许杂菌，白细胞或脓细胞 5~15 个 / 高倍视野；Ⅲ度：镜下见有少量阴道上皮细胞及阴道杆菌，有大量杂菌，白细胞或脓细胞 15~30 个 / 高倍视野；Ⅳ度：镜下未见到阴道杆菌，除少量上皮细胞外主要是脓细胞与杂菌，白细胞或脓细胞＞30 个 / 高倍视野。其中，Ⅰ～Ⅱ度属正常，Ⅲ～Ⅳ度为异常白带，表示阴道炎症，如淋菌性阴道炎、真菌性阴道炎、滴虫性阴道炎等特异性阴道炎及葡萄球菌、链球菌、大肠杆菌等非特异性阴道炎。

4. 胺试验　阴道分泌物加 10%KOH 溶液释放出特殊难闻的"鱼腥味"或氨味为胺试验阳性。细菌性阴道病呈阳性，缺乏氨味并不排除细菌性阴道病。

5. 支原体、衣原体检测　取阴道分泌物检测，可确诊支原体、衣原体感染的非淋菌性阴道炎。如果有性生活，特别是性交疼痛者、小腹坠胀者、有 2 个以上性伴侣者、持续用药不好转或反复发作者、宫颈糜烂者都需要检查。

6. 药敏试验　确诊为非淋菌性阴道炎通过药敏试验选择合适的抗生素，药物敏感试验中 S 为敏感，M 为中敏，R 为耐药。

7. 雌激素水平　通过对阴道细胞学检查以测定雌激素水平高低而用于诊断某些病变，正常生育年龄女性阴道细胞可在一定范围内波动，月经前后雌激素水平多为轻度波动，排卵前后为中高度波动。雌激素水平高度低落见于产后、哺乳期、闭经、绝经后卵巢功能衰退，亦见于双侧卵巢切除、盆腔放射治疗后，原发或继发性卵巢功能减退等。雌激素水平过高，角化细胞持续增长 60%~70% 或 90%，多见于子宫内膜增生过长、卵巢女性化肿瘤等。

第二节　阴道微生物显微镜检查

一、GV

GV 和某些厌氧菌是引起细菌性阴道病的重要病原体，通常取患者阴道分泌物做革兰染色镜检，可见阴道鳞状上皮上覆盖了许多革兰阴性短杆菌或球菌，细胞边缘模糊不清，胞质呈毛玻璃状的线索细胞。涂片上线索细胞＞20% 是细菌性阴道病的首要诊断依据。临床医生根据胺试验阳性及有线索细胞即可做出细菌性阴道病的诊断。

除对 GV 形态学鉴别外，还可进行阴道菌群检查，细菌性阴道病时乳酸杆菌减少，GV 等厌氧菌增加，可计算乳酸杆菌和 GV 的数量变化，以此作为细菌性阴道病的诊断参考。一般取阴道分泌物涂片，革兰染色，用油镜观察 3~5 个 / 油镜视野，计算各种菌的数量。乳酸性杆菌为革兰阳性杆菌，（1~5）$\mu m \times 1$ μm，常成双，单根、链状或栅状排列，非细菌性阴道病乳酸杆菌＞5 个 / 油镜视野，仅见少许 GV。细菌性阴道病不仅可见到 GV，还有其他革兰阴性或阳性杆菌，无乳酸杆菌或＜5 个 / 油镜视野。

二、真菌

阴道真菌多为白色假丝酵母菌，偶见阴道纤毛菌、放线菌等。采用悬滴法于低倍镜下可见到白色假丝酵母的卵圆形孢子和假菌丝。在涂片找到芽生孢子和假菌丝时，多为 VVC；仅有芽生孢子时，报告为芽生孢子阳性。假菌丝和成群的卵圆形芽孢在镜下观察略带淡绿色折光，假菌丝的菌丝节间有明显的狭窄部，芽孢往往集中于菌丝分隔处，偶可见分割的真菌丝，必要时另做革兰染色，油镜检查，可见到卵圆形革兰阳性孢子或与出芽细胞相连接的假菌丝成链状及分支状。

三、滴虫

滴虫性阴道炎患者外阴灼热、痛、瘙痒，阴道分泌物呈稀脓性或泡沫状，将此分泌物采用生理盐水悬滴法置于低倍显微镜下观察，可见波动状或螺旋状运动的虫体将周围白细胞或上皮细胞推动。高倍镜下可见虫体为 8~45 μm，呈倒置梨形，大小多为白细胞的 2~3 倍，虫体顶端有前鞭毛 4 根，后端有后鞭毛 1 根，体侧有波动膜，借以移动。滴虫可在 25~42℃存活，使用温的 9 g/L 氯化钠溶液对滴虫具有较好的保存效果，方可观察到阴道毛滴虫的活动。阴道分泌物中查到阴道分泌物滴虫是诊断滴虫性阴道炎的依据。

四、淋病奈瑟菌

淋病奈瑟菌的检查首先采用涂片法，子宫颈管内分泌物涂片的阳性率最高，为 100%；阴道上 1/3 部分为 84%；阴道口处为 35%。一般需将子宫颈表面脓液拭去，用棉拭子插入子宫颈管 1 cm 深处停留 10~30 s，旋转 1 周取出，将分泌物涂在玻片上，革兰染色后油镜检查，找革兰阴性双球菌，双球菌形似肾或咖啡豆状，凹面相对，除散在于白细胞之间外，还可见其被吞噬于中性粒细胞质内。因淋病奈瑟菌对各种理化因子抵抗力弱，涂片法可被漏诊，必要时可进行淋病奈瑟菌培养，且有利于菌株分型和药过敏试验。

五、衣原体

泌尿生殖道沙眼衣原体感染是目前很常见的性传播疾病之一，由于感染后无特异症状，易造成该病流行，引起急性阴道炎和宫颈炎。衣原体感染的白带脓性黏液，与细菌感染的脓性白带不同。取脓性分泌物涂片，吉姆萨染色，有进时可见到细胞内包涵体，但阳性率很低。过去采用的传统的组织培养分离衣原体的方法，技术难度大，特异性敏感性均不理想，且费时费钱。目前，应用较多的是荧光标记的单克隆抗体的直接荧光抗体法，可快速确定是何种血清型衣原体敏感。DNA 探针技术可将阴道分泌物经磷酸盐缓冲液（PBS）稀解，离心后沉淀物经蛋白酶 K 水解，酚 / 氯仿抽提等处理后与沙眼衣原体探针，如外膜蛋白基因的高度保守序列或 TE-55DNA 探针等进行斑点杂交，可检出沙眼衣原体的 15 个血清型，而与其他细菌、病毒、立克次体等无交叉反应，敏感性和特异性均为 95% 左右。DNA 探针方法对泌尿生殖道衣原体疾病的诊断、流行病学调查和无症状衣原体携带者的诊断很有意义。

六、HSV

HSV 多取病损处分泌物涂片进行细胞学检测、病毒培养或荧光抗体检测。在妊娠期感染的监测中，可采取子宫颈部位分泌物做包涵体检查。HSV 以侵犯阴道鳞状上皮多见。感染早期细胞轻度或中度增大，核呈嗜碱性不透明的匀质毛玻璃样外观，偶伴有核空泡化。核的增殖与胞质肿大而形成多核或巨大细胞。感染晚期可发现细胞核内有嗜伊红包涵体，周围有透明晕，由于阴道分泌物检查阳性率低，病毒培养操作复杂费时，近年来对 HSV 的检查主要采用荧光抗体检查或分子生物方法诊断，特别是利用 HSV 基因组中特异性强的 DNA 片段区分 HSV-Ⅰ和 HSV-Ⅱ，胸腺激酶的寡核苷酸探针和 RNA 探针进行分子杂交，可快速而灵敏地对 HSV 感染作出诊断。

七、人巨细胞病毒

人巨细胞病毒（HCMV）是先天感染的主要病原，孕妇阴道分泌物的人巨细胞病毒检查对妊娠期监测尤其重要，常用宫颈拭子采取分泌物送检。人巨细胞病毒实验室诊断方法除传播病毒分离法外，光镜检测包涵体阳性率极低，电镜可直接见到典型的疱疹病毒类形态结构，但无特异性，目前还可采用 HCMV 的快速诊断法，即 CC-ABC 法，将标本接种于人胚肺成纤维细胞培养细胞，使病毒在敏感细胞中增殖，培养 2 日后收获，再用针对人巨细胞病毒早期抗原的单克隆抗体，利用生物素亲和素的放大作用染色鉴定。人巨细胞病毒亦可用人巨细胞病毒 DNA 片段或 RNA 探针与样品进行斑点杂交、夹心杂交或 PCR 分子杂交来检测，临床最常用的方法是用 ELISA 法检测孕妇血清中人巨细胞病毒 IgM 来诊断活动性感染。

（宣瑞红）

参考文献

陈德灵, 阮鑫丹, 柳萍飞. 阴道分泌物微生态检测指标的临床应用. 中国微生态学杂志, 2007, 19（2）: 215.

潘克女, 张辉, 邵听军. 白带常规检测在妇科常见疾病诊断中的意义. 中国卫生检验杂志, 2010, 20（8）: 1975-1976.

第二十三章

宫颈细胞学检查

第一节　标本采集与制片

一、标本采集

宫颈细胞学检查适用于健康体检的已婚女性或 18 岁以上有性生活的女性，也适用于白带增多、血性白带、性生活出血及阴道不规则出血者。若妇科检查异常时，如宫颈柱状上皮异位、子宫颈接触性出血、子宫颈形态异常、子宫颈湿疣及其他医生认为有必要也可以进行细胞学检查。

1. 宫颈细胞学刮片法　取膀胱截石位，用阴道镜将子宫颈充分暴露，将刮板细端或细胞刷放入子宫颈口，在宫颈癌好发部位及子宫颈移行带处随时针方向旋转一周即 360°，轻轻刮取该处的黏膜及分泌物。然后将取下的分泌物均匀地涂在有编号的玻片上，立即固定于 95% 的乙醇内 15 min，或将小刷头放入装有保存液的小瓶中或将小刷子在保存液中上下刷动，将细胞刷入小瓶中，带好瓶盖。固定好的玻片取出后用巴氏染色法染色。

宫颈刮片检查前，还应注意以下几个问题：①刮片前 24 h 内被检查者避免性生活；②计划检查前 24~48 h 不要冲洗阴道或使用置入阴道的栓剂，也不要进行阴道内诊检查；③有炎症时先进行治疗，然后再刮片，以免片中充满大量白细胞和炎性细胞，从而影响诊断；④检查最好安排在非月经期进行；⑤取材所用刮板、小刷子必须清洁、干燥、不沾有任何化学药品或润滑剂；⑥若白带过多，应先用无菌干棉球轻轻擦净子宫颈表面黏液再取材；⑦取材力度要适中，过重可能导致出血，过轻可能造成所取细胞数量偏少；⑧取材可能造成子宫颈表面少量出血，一般无须特殊处理。

2. 阴道穹后部液吸取法　由于生殖道各部位脱落的上皮细胞或癌细胞均可汇集于阴道穹后部，故此处是采集细胞的常见部位。但阴道穹后部吸取的成分，癌细胞常较刮片少，且有不同程度的退化变性，炎症细胞多，对诊断带来一定困难。采集时将玻璃管的橡皮球捏紧。排除气体，从阴道外口插入伸到阴道穹后部，左右轻轻移动，边移动边吸取，然后随即将吸管取得标本在玻片上涂抹，涂抹要均匀，切忌不宜太厚。

3. 子宫管腔吸取法　用于诊断子宫颈管内膜癌及子宫腔内肿瘤。如检查宫颈癌，则只需将采取标本的吸管插入子宫颈管内口处吸取即可。若检查子宫腔，须先用子宫探针测知子宫腔的位置和深度后再以吸管插入子宫腔底部，然后慢慢边吸边退，吸出标本后，将标本均匀涂片。

二、制片技术

巴氏染色是现代细胞学之父 George N. Papanicolaou 教授首先建立的，是世界公认的标准的宫颈细胞学染色方法。巴氏染色有固定、核染色、胞质染色、透明、封片 5 个步骤。

1. 固定　细胞制片的迅速固定是制片过程中关键的一步，否则会影响细胞学诊断的准确性。对于不同的标本需要不同的固定方法。乙醇作为一种脱水剂能够防止细胞内的酶使蛋白质分解而自融，并凝固细胞内的物质，如蛋白质、脂肪和糖类等，使其保持与组织生活相仿的成分，从而使细胞各部分尤其核染色质易于着色。对于巴氏染色来说，乙醇固定是最为重要的。如果乙醇浓度不足引起的固定不佳，可造成细胞的人为变化，并可导致假阳性或假阴性的诊断。最为常用的固定方法是以 95% 乙醇作为固定液的湿固定法。

制片制备完后，趁标本新鲜而又湿润，立即将其放入盛有 95% 乙醇的固定缸内，制片在固定液内至少保持 15~30 min，固定时间通常不超过 1 周。如果细胞制片需要送至另一实验室或邮寄他处染色时，可以固定 15 min 后，把制片取出后立即密封入容器中或者使用甘油防止制片干燥。因为无论固定前还是固定后的制片，如果发生干燥后都会影响染色的效果。为了防止细胞污染，凡是使用过的固定液，必须过滤后才能再使用。使用时间过长的固定液，必须用乙醇相对密度计测定，乙醇浓度低于 90% 时应该及时更换新液。

标本在新鲜时及时固定是保证染色效果的重要因素。例如，苏木素对细胞核的染色，巴氏染色中胞质的特殊着色作用，均可因标本干燥后固定而大受影响。标本在固定 15 min 后取出，立即加数滴甘油于制片上，装入密封的小盒中。实验室在收到标本后，先浸入 95% 乙醇溶液中，使甘油溶去，再进行染色。

2. 核染色　使用苏木素染液，浸染时间一般在 3~5 min，但是必须随气温和染料情况而酌情改变。夏季或放置较久的苏木素染液容易着色，时间要缩短；冬季或新配制的苏木素染液和应用已久较稀释的苏木素染液不易着色，时间要延长。在使用苏木素染色时，一般有两种方法：①过染法是首先有意识地进行深染，其次通过盐酸酸化过程使核染色趋于合适。这种方法能够在酸化过程中把胞质内黏附多余的苏木素染料去掉，使胞质染色更为鲜艳、清晰、多用于黏液多的标本。②淡染法是在核染色过程中，严格掌握染色时间，使核染色适宜而不用盐酸酸化，但是胞质中少量的苏木素会影响 EA 染色的质量，主要用于黏液少的标本，避免在酸化和自来水冲洗的过程中使细胞成片脱落。在使用苏木素染色时，一定要每日进行过滤，否则苏木素结晶会影响染色的质量。一般苏木素染液可以使用较长时间，所以每日增加少量新鲜染液即可。碱化亦称返蓝过程，可以使用饱和碳酸锂或 3% 氨水碱化，目的是使苏木素及早显色，时间约数秒。更重要的是流水冲洗，可使蓝色显得更鲜艳，碱性溶液亦需要充分漂清才不会妨碍下一步的胞质着色及标本制成后的颜色保存。分化和碱化溶液至少每日更换新液。巴氏染色法将胞核染为深蓝色。

3. 胞质染色　胞质染色在巴氏方法中亦称为 OG-EA 染色，它包括橙黄 G（OG）和 EA 两部分染色。橘黄 G 是一种小分子染料，能够很快地作用于胞质，一般染色时间不宜过长，通常为 1~2 min。鳞状上皮底层、中层及表层角化前细胞胞质染绿色，表层不全角化细胞胞质染粉红色，完全角化细胞胞质呈橘黄色；高分化鳞癌细胞可染成粉红色或橘黄色；腺癌胞质呈灰蓝色；中性粒细胞和淋巴细胞、吞噬细胞胞质均为蓝色；红细胞染粉红色，黏液染成淡蓝色或粉红色。

4. **透明** 是染色的最后一步，使细胞的色度与细胞的重叠不至于影响镜下检查。这是在脱水与制片封固之间的一项重要步骤。最常用的透明溶剂是二甲苯，二甲苯的折射率为1.494，载玻片的折射率为1.515，两者较为匹配。如果二甲苯溶液出现颜色或变得浑浊，一定要更换新液。

5. **封片** 封固制片可以避免空气干燥的影响，制片经长期存放不褪色是非常重要的。一般使用24 mm×50 mm 或24 mm×60 mm 的盖玻片，用二甲苯调配的中性树胶进行封固。

6. **制片基本操作流程** 95% 乙醇固定（15 min）→清水冲洗多次→苏木素染液（3~5 min）→清水冲洗3 次→95% 乙醇漂洗→橙黄染液（1~10 s）→95% 乙醇漂洗→100% 乙醇漂洗→EA50（3~5 min）→95% 乙醇漂洗→95% 乙醇漂洗→无水乙醇漂洗→无水乙醇（2 min）→二甲苯（2 min）→中性树胶封片。

第二节　镜检与分类

宫颈细胞学检查有传统的巴氏五级分类法和近几年广泛使用的 TBS 诊断系统两种。巴氏五级分类法是早期使用的细胞学分类方法，以级别来表示细胞学改变的程度。

一、巴氏五级分类法

1. **Ⅰ级** 正常，未见异常细胞。

2. **Ⅱ级** 炎症，发现异常细胞，但均为良性。

3. **Ⅲ级** 可疑，发现可疑恶性细胞，包括性质不明确的细胞，细胞形态明显异常，难于肯定其良恶性，需要近期复查核实。未分化或退化的可疑恶性细胞与恶性裸核。

4. **Ⅳ级** 高度可疑的癌细胞（恶性细胞），具有恶性特征但不够典型，或特征典型但数目太少，需要复核，如高度可疑的未分化或退化癌细胞，或少数低分化癌细胞。

5. **Ⅴ级** 恶性，发现癌细胞，其恶性特征明显或数目较多，可做互相比较以确定为恶性者，如高分化的鳞癌或腺癌细胞，成群未分化或低分化癌细胞。

巴氏五级分类法每个级别之间有严格的区别，使临床医生仅根据分类级别的特定范围处理患者，实际上Ⅰ、Ⅱ、Ⅲ、Ⅳ级之间的区别并无严格的客观标准，主观因素较多。对癌前病变也无明确规定，可疑癌是指可疑浸润癌还是 CIN 并不明确。不典型细胞全部认为是良性细胞学改变也欠妥，因为偶然也见到 CIN Ⅰ伴微小浸润癌的病例，未能与组织病理学诊断名词相对应，也未包括非癌的诊断。目前，巴氏分级正在逐步被 TBS 诊断系统所取代。

二、TBS 诊断系统

宫颈细胞学 TBS 诊断系统是 1988 年 Koss 首先提出鳞状上皮内病变概念，同年在 Bethesda 召开会议提出的新的宫颈细胞学诊断语言。

1. **标本满意度的判读** 液基细胞涂片应有＞5 000 个保存完好的鳞状细胞及一定量的移行区的化生细胞、子宫颈管细胞等。常规涂片应有保存完好的鳞状细胞 8 000 个及一定量的移行区的化生细胞、子宫颈管细胞等。如果涂片中有异常细胞（ASCUS 及其以上的细胞），不论多少，均判读为满意标本。

不满意标本要重新取材，重新诊断。

2. **生物性病原体**　微生物不是子宫颈筛查的主要目的，但提供这种信息在临床特定环境下还是有意义的。

（1）乳酸杆菌（Doderlein 杆菌）：是女性生殖道最常见的重要正常菌群之一，为革兰染色阳性需氧杆菌。阴道糖原分解成葡萄糖，乳酸杆菌分解葡萄糖成的乳酸，是维持阴道酸性环境的主要酸来源。阴道 pH 正常维持在 4 ± 0.5，可抑制病原微生物生长。巴氏染色阴道涂片，乳酸杆菌呈细长、嗜碱性杆状，分布在细胞表面及涂片的背景中。乳酸杆菌可溶解富含糖原的中间层鳞状上皮细胞——细胞溶解。细胞溶解的特征为中间层鳞状细胞呈虫蚀状及受溶解而胞质不显，正常大小的中间层细胞核，散布于胞质裂解碎片中，孤立核的中间层细胞的出现是这种菌存在的特征，其无或伴有轻微的炎性细胞背景。

（2）阴道嗜血杆菌：为逗号形，小的兼性厌氧革兰阴性球杆菌，是造成细菌性阴道病的最主要原因。细菌性阴道病是指阴道正常菌群失调，各种细菌取代乳酸杆菌成为主要菌群，此时阴道 pH 较高，无明显阴道炎症。线索细胞是阴道嗜血杆菌黏附于鳞状上皮细胞表面，看似一个绒球，表面模糊有斑点和细小颗粒，细胞膜边界模糊不清，这种鳞状上皮细胞为特征性"线索细胞"。线索细胞 ≥ 20%，菌群变化提示细菌性阴道病。

（3）纤毛菌：是革兰阴性非芽孢厌氧杆菌，细长，直或弯，可呈复杂团线状，纤毛菌常与阴道滴虫共同存在。纤毛菌往往提示滴虫存在（尚不足以诊断滴虫），但有阴道滴虫并不一定提示纤毛菌的存在。

（4）放线菌：为无芽孢、厌氧或兼性厌氧革兰阳性菌，正常情况下存在于扁桃体隐窝、牙垢和消化道，不属于阴道正常菌群。女性生殖道放线菌存在常见的原因为使用宫内节育器、流产或手术器械污染。放线菌为成团深嗜碱性、大小不一的球状物，细丝状病原体又称锐角分支，缠绕成团，形似"棉花团样"，周边呈细长的纤毛放射状结构，偶见单支，较粗的纤毛向外周延伸，外观似不规则的"羊毛球"，大量的白细胞黏附于放线菌的小集落上，可见"硫黄颗粒"。

（5）真菌：通常又分为三类，即酵母菌、霉菌和蕈菌。真菌都有明显的细胞壁，以孢子的方式进行繁殖，阴道多为假丝酵母菌属，属于芽生酵母菌，常见的两种为白色假丝酵母菌和光滑假丝酵母菌，又称"白色假丝酵母菌"，孢子及假菌丝两者常共存。假菌丝多呈嗜伊红色到灰棕色，实为孢子经出芽繁殖后，形似竹节样的子细胞结成的长链，有分枝。细胞间连接处较为狭窄，如藕节状。可以看到白细胞核碎片和被菌丝"串起"的缗钱状（烤羊肉串状）鳞状上皮细胞。光滑假丝酵母菌又称球拟酵母菌，为形态大小一致的、小圆形出芽性酵母菌，其周围绕有空晕。不像其他假丝酵母菌属，不形成假菌丝。

（6）阴道滴虫：在女性生殖道内阴道滴虫感染极其常见，阴道及子宫颈的 pH 上升（酸度下降）有利于滴虫的生长，滴虫呈梨形、椭圆形或圆形，嗜蓝色，直径为 $15\sim20~\mu m$，核淡染，空泡状，偏心位，嗜酸性的胞质颗粒常较明显，鞭毛通常不见。纤毛菌往往伴有滴虫感染。在液基涂片中滴虫变圆，显得更小，风筝形者偶尔可见，鞭毛有时可见。鳞状上皮细胞可见细胞核轻微增大和炎性细胞核周小空晕，胞质周边出现大小不一的空洞，可单个存在也可多个存在甚至彼此融合形成丝网状。

（7）寄生虫：在极少数情况下，一些寄生虫或卵可见于宫颈巴氏细胞学检查，如蛲虫、蛔虫、鞭虫、类圆线虫、绦虫、丝虫及吸虫。蛲虫在巴氏涂片呈黄色，有屈光透明的厚膜，一边折叠，在卵内可以到幼虫，也偶尔见游离的幼虫。

（8）HSV：可分为 HSV-Ⅰ与 HSV-Ⅱ，HSV-Ⅰ口腔多见，生殖器疱疹多为 HSV-Ⅱ引起，HSV-Ⅱ多见于不成熟的鳞状上皮细胞、化生细胞和子宫颈管柱状腺细胞。典型特征为"3M"征：多核、可伴核增大、核塑形。多个核紧密重叠或呈镶嵌状。染色质边缘化，导致核膜增厚，核呈均匀的毛玻璃样外观。感染晚期或再次感染时，细胞核内可见致密的嗜伊红核内包涵体，周围有透明晕。感染末期细胞核退化，偶尔可见奇异的巨大多核细胞。

3. 反应性细胞学　良性范畴，可能和下列状况有关，包括典型修复、放射治疗、子宫内避孕器、子宫切除后，发现腺细胞、阴道萎缩等。

（1）与炎症有关的反应性的细胞形态变化（包括典型修复）：细胞核稍增大（达到正常中层鳞状细胞核的 1.5~2 倍或更大），子宫颈管的核增大更明显，又是可见双核或多核，和轮廓光滑、圆整，并大小一致。细胞核可呈空泡状或淡染，但染色质结构和分布仍呈均匀的细颗粒状，可见明显的单个或多个核仁。细胞质可呈多染色性、空泡化或核周空晕，但无周边胞质增厚。细胞常为平铺的单层细胞，伴清晰的细胞边界，水流状核极向，典型的核分裂象，通常见不到核有变化。

（2）与放射有关的反应性细胞变化：细胞明显增大，但核质比没有实质性增高，可有奇形异状的细胞。例如，底层细胞变为梭形、胞质突起变为呈蝌蚪形，易误为癌细胞，这种变形的细胞，核质比正常，核型较规则，染色质无恶性表现，应是化生细胞。增大的细胞核可出现退变改变，包括核淡染、皱缩和染色质模糊不清和核内空泡。胞质空泡化，这种细胞胞质常具有明显的嗜碱性，胞质内可出现大小不一的多个空泡，通常不影响核的形态，但有时有巨大的空泡，空泡边缘厚而染色略深，界限清晰，巨大空泡时核可被推到一边形成印戒细胞。放疗引起的不典型变化类似于一般的不典型的鳞状或腺上皮细胞，但有放射或化疗的病史。一般诊断为：修复倾向放射性改变。若有明显异常，也可诊断为异常鳞状上皮细胞倾向放射性改变、异常宫颈腺细胞倾向放射性改变。

（3）化疗反应细胞变化：主要是细胞膨胀、核增大、染色过深、染色质粗颗粒状、细胞质空泡化等，与放疗反应类似，但胞核变异更多。

（4）免疫抑制后的细胞变化：主要是细胞体积的明显增大，核与胞质同时增大。

（5）口服避孕剂可引起的细胞变化：明显增大、核染色过深等，但停药后变异消失。

（6）与宫内节育器有关的反应性细胞变化：腺细胞可单个或成簇出现，背景干净，细胞质多少不等，大的空泡常常挤压细胞核，呈印戒状，偶见核增大或核质比高的单个上皮细胞，核退变比较明显，核仁可明显，可能出现似砂粒体的钙化。

（7）子宫切除后的腺细胞变化：表现为良性的子宫颈管型的腺细胞，与子宫颈管取材的腺细胞没有区别，可见杯状细胞或化生的黏液细胞，类似于子宫内膜的圆形至立方形细胞。

（8）萎缩：是绝经后女性雌激素水平低下的细胞学表现，伴或不伴有炎症，平铺的单层基底旁细胞，并保持了核的极向，分散及基底旁细胞居多，细胞核普遍增大，可达到中层细胞核的 3~5 倍，核质比可轻度增高。基底旁细胞轻度深染，且核更偏长，染色质分布均匀，细胞质溶解，呈裸核，可出现类似肿瘤素质的大量炎性渗出物和嗜碱性颗粒状背景，变形的基底旁细胞呈橘黄色或嗜酸性，核浓缩，似角化不全细胞，可见多核组织细胞。

（9）淋巴细胞性（滤泡性）宫颈炎：是以淋巴细胞或淋巴滤泡增生为主的炎症反应性表现，可见大量多形性的淋巴细胞，伴有或没有易染小体的巨噬细胞，淋巴细胞呈簇状或流水状。

4. 非典型鳞状上皮

（1）非典型鳞状上皮细胞：意义不明确，简称 ASC-US，对于部分既不能诊断为鳞状上皮病变又不能肯定为正常或反应性改变的细胞学改变的细胞，TBS 系统引入了新的概念，即非典型鳞状上皮细胞，难以明确诊断。非典型鳞状上皮细胞细胞核增大、核面积大约为正常中层鳞状细胞核的 2.5~3 倍（大约

35 μm²）、核质比轻度增加、核和细胞形状有些不一致、可以见到双核细胞、细胞核轻度深染、染色质分布均匀，核异常伴随胞质的强嗜橘黄色改变（非典型角化不全）。和液基涂片中细胞变化相比，传统涂片中细胞可能更大、更扁。

（2）非典型鳞状上皮细胞：不除外高度病变，简称 ASC-H，诊断 HSIL 证据不够充分，则应解释为不除外 HSIL。ASC-H 成堆小细胞，核极向丧失，结构不够清楚，胞质较深，细胞形状具有多形性，碎片中细胞重叠，颇似子宫颈管上皮细胞团，但其边缘轮廓清楚锐利，可与宫颈腺上皮细胞团鉴别，有时细胞单个出现，或呈少于 10 个细胞的小片；偶尔在常规涂片上细胞可以"成串"排列在黏液中。细胞大小等同于化生细胞，其核大约较正常细胞核大 1.5~2.5 倍。核质比接近 HSIL。若出现核的异常如核深染、染色质不规则、核形异常且灶性不规则，则倾向于判读为 HSIL。"密集成片型"为有核的密集细胞的微小活检，核极向可消失，或分辨不清。浓稠胞质，多角形细胞，细胞小片的轮廓清晰锐利，一般考虑为鳞状细胞而不是腺细胞（子宫颈管细胞）分化，这样的细胞团诊断为 ASC-H，这种类型常可能反应的是 CIN Ⅱ 或 CIN Ⅲ（尤其是累及腺体时），反应性、瘤性子宫颈管细胞或者是带有挤压人工假象的萎缩表现，有时也可能归为非典型腺细胞。

5. 低级别鳞状上皮内病变（low-grade squamous intraepithelial lesion, LSIL） 简称 CIN Ⅰ，包括 CIN Ⅰ 及 HPV 感染，它们的生物学行为及临床处理相似，所以统称为 LSIL。

LSIL 最典型的形态学表现为表层鳞状细胞，胞质成熟或为表层性胞质的细胞，细胞大，胞质多，边界清楚，核增大，核面积大于正常中层细胞核的 3 倍，核质比轻度增加。核不同程度深染，伴大小、数量和形状的变化，双核和多核常见。核染色质均匀分布但常呈粗颗粒状，有时染色质呈煤球样或浓缩不透明，一般无核仁，即使有也不明显。核膜轻度不规则，但可光滑。细胞质的边界清楚。挖空细胞是由边界清楚的核周透亮区及浓染的边缘胞质组成，它是 LSIL 的一个特征，但不是判读 LSIL 所必需的；有时胞质浓稠并嗜橘黄色（角化）。挖空细胞或强嗜橘黄色的细胞，必须具备有核的异型性才能诊断 LSIL，只有挖空感而无核的异型性时不足以判读 LSIL。表现为核的异常的"非典型角化不全"应考虑 LSIL。

2001 年美国阴道镜和子宫颈病理学会（ASCCP）建议 LSIL 的早期处理措施是阴道镜检查。

6. HSIL 简称 CIN2.3，HSIL 发生于幼稚细胞中，病变细胞比 LSIL 的细胞小且不成熟。偶见胞质是成熟和重度角化的，细胞可以单个、成片或合胞体样聚集，核深染的细胞团应认真评估，细胞大小不一，可与 LSIL 细胞相似，也可以是很小的基底型细胞，核深染，伴大小和形状的变化。核增大，其变化程度比 LSIL 的更大，一些 HSIL 的细胞核与 LSIL 细胞核的大小接近，但胞质减少，使核质比明显增高，另一些细胞的核质比非常高，但核比 LSIL 的细胞核小得多。染色质可纤细或呈粗颗粒状，分布均匀。核膜轮廓很不规则并常有明显的内凹或核沟。一般无核仁，但偶尔可见，特别是 HSIL 累及子宫颈管腺体时。胞质的形态多样，可表现为不成熟胞质、淡染或化生性浓染，角化性 HSIL 胞质成熟并浓染角化。

HSIL 的特殊排列同样显示在组织学排列的片断上，幼稚细胞并有一定方向性、短梭性形态样和竖立性排列。当 HSIL 累及腺体时，细胞簇可被误认为其起源为腺体，细胞簇中心的细胞呈梭形或漩涡样排列，周围细胞平铺，细胞群的边界光滑圆整，这提示病变的本质是鳞状细胞，然而累及腺体的 HSIL 细胞可在周围栅栏样排列，并形成假复层，这些常是原位腺癌的特点，核的形态也有助于鉴别，因为 HSIL 的细胞的染色质不像 AIS 那样呈粗颗粒状。

HSIL 的处理，大多数 HSIL 的患者阴道镜下取活检时确定为 CIN Ⅱ 或 CIN Ⅲ，ASCCP 建议当细胞学判读为 HSIL 而阴道镜活检没有证实时，应重新复查该患者的细胞学和组织学材料，如再次复查仍支持细胞学 HSIL 时，应行诊断性切除术（LEEP）。

7. 宫颈浸润性鳞癌　宫颈鳞癌的涂片特点：癌细胞的大小、形态显著不一致，可以有明显的核和浆的畸形，可以有明显增大的单个或多个核仁。涂片背景中常有癌细胞碎屑、坏死和出血。从细胞学来看，幼稚细胞取代了成熟细胞并趋向成熟。从组织学来看，侵犯基底膜造成浸润性生长。形态学上是异型性明显的成熟与不成熟细胞的混合。角化型鳞癌细胞学特点：癌细胞单个散在、很少聚集，多形性明显，可以是圆形、梭形、纤维形、蝌蚪形、多角形或不规则形，胞质较丰富，巴氏染色呈红色或蓝色，核形多种，可圆形、卵圆形、梭形或不规则形，染色质块状、粗颗粒状或固缩结构不清，背景中常有角质碎片或"影细胞"。非角化性鳞癌的细胞学特点：癌细胞单个散在或聚集为合体状，核圆形、卵圆形或不规则形，可以有明显的形状大小不同，有时可见单核或多核巨细胞，核染色质增多、分布不均、常能见到明显的单个或多个核仁，胞质多少不一，很少角化，常蓝染，有些病例涂片中的癌细胞表现得比较温和，核呈空泡状，空旷的核带有明显的核仁。

8. 小细胞型鳞癌　涂片特点是细胞小，与多型核中性粒细胞大小相仿，常常单个散在或排列为松散的细胞团，核圆形、卵圆形或不规则形，染色质增多、颗粒粗，核仁不明显，胞质少、不明显或仅见胞质缘，在巴氏染色中小细胞型鳞癌与小细胞未分化癌有时亦很难区别，需借助免疫组化或电镜。细胞学分辨以上两种鳞癌有一定的局限性，在许多病例中各种类型的癌细胞混杂出现，如角化型和非角化型甚至和小细胞形存在于同一涂片中，很难确定哪种类型的细胞为主。

9. 宫颈腺上皮细胞癌前病变　类似于鳞状上皮癌前病变的概念，即腺上皮的不典型增生或称为腺上皮内病变。其有多种分级法和诊断指标。宫颈腺上皮细胞癌前病变分为轻度、中度和重度：①轻度：腺细胞仍保留正常子宫颈管细胞的特征和极性，但核稍增大，核质比轻度倒置、核膜光滑，染色质无明显增加，分布均匀，细胞排列无拥挤现象。②中度：腺细胞轻度大小形态不一致，核增大，细胞有一定的拥挤现象，核质比中度倒置，染色质中度增多，分布均匀或轻度不均匀，核膜光滑。③重度：成片腺细胞可显示拥挤现象，细胞核中－重度不一致，核增大明显，核质比中－重度倒置，核膜光滑或轻度不规则，染色质明显增多，细或粗颗粒状，分布轻度不均匀，胞质稀少，细胞极性有一定的紊乱，但腺细胞改变不够癌细胞的诊断标准。宫颈腺癌近年来比例有上升趋势，有报道认为 10%~20% 或者更多，可能与对其认识水平的提高及取材工具的不断改进有关，也有人认为与口服含孕激素的避孕药有关。宫颈腺上皮细胞癌好发年龄为更年期女性，平均年龄为 50 岁左右，年轻女性中腺癌比例更大，可达 15%~30%。宫颈腺癌好发部位为子宫颈管，向上生长，易侵入间质，向上累及子宫体，有较高的淋巴结转移率。宫颈腺癌比鳞癌生物学行为更易进展，放疗敏感性差，预后比鳞癌差，5 年存活率在 50% 以下，治疗以放疗结合手术和化疗配合放疗为主。

（宣瑞红）

参考文献

曹跃华，杨敏，陈隆文，等. 细胞病理学诊断图谱及实验技术. 北京：北京科学技术出版社，2012.
郝文娜. ASC-US 的组织病理学结果及意义. 济南：山东大学，2011.

侯惠莲，王春宝，刘希，等. TBS报告系统在传统宫颈涂片中的应用价值. 陕西医学杂志，2011，40（10）：1295-1297.

刘冬戈. 宫颈细胞学TBS报告系统应用中的一些问题，解决对策及新进展. 中华医学会病理学分会2010年学术年会，2010.

刘树范. 浅析巴氏五级分类法与TBS描述性诊断报告方式. 中国实用妇科与产科杂志，2003，19（3）：135-137.

赵澄泉，杨敏. 妇科细胞病理学诊断与临床处理. 北京：北京科学技术出版社，2011.

Solomon D，Nayar R. 子宫颈细胞学Bethesda报告系统定义标准和注释. 黄受方，张长淮，余小蒙译. 北京：人民军医出版社，2009.

第二十四章

常见细菌病原学检验

第一节　B 族链球菌及其他链球菌检验

一、生物学特点

依据新的命名规则，原链球菌属中一些菌群独立成属，如肠球菌属、孪生球菌属、乳球菌属、乏养球菌属、颗粒链菌属等。同时一些新发现的菌种不断被命名和增加，成为链球菌属的新菌种，包括少酸链球菌、无乳链球菌、咽峡炎链球菌、停乳链球菌、牛链球菌、马链球菌、变异链球菌、肺炎链球菌、化脓性链球菌等 110 个种和亚种。链球菌为革兰阳性、触酶阴性的兼性厌氧菌，菌体形态呈圆形或卵圆形。GBS，又名无乳链球菌，革兰阳性球菌，菌落直径可达 1 mm，多半透明，β 溶血环窄小，部分无乳链球菌无溶血环，少数可形成较宽的溶血环。

二、致病性

链球菌属细菌引起的感染部位脓液稀薄，淡红色，无臭，由于其溶血性，使感染容易扩散，不易形成脓肿。B 族链球菌（无乳链球菌）是女性生殖道、人体肠道常见的定植菌，10%~30% 女性存在定植，非洲、美国女性定植率更高。妊娠期生殖道感染可引起胎膜早破、早产，产后易导致子宫内膜炎和宫旁结缔组织炎，宫内感染可致晚期流产、死胎、胎儿发育不良、新生儿肺炎、脑膜炎、败血症等。

三、微生物检验

（一）标本采集

根据感染部位不同，用无菌拭子采取相应感染部位分泌物，如为孕妇筛查，则在妊娠 35~37 周采集标本。先擦去外阴分泌物，将 1 根无菌阴道拭子放入阴道 1/3 内，旋转 1 周采取阴道分泌物，再将这根棉拭子插入肛门，在肛门括约肌上 2~3 cm 处轻轻旋转取得直肠分泌物，如用两根拭子采集标本，则分别在阴道和直肠按上述方法采集标本。取材时不需要使用阴道镜。如为新生儿，将无菌棉拭子在新生儿的鼻腔、咽部旋转 1 周采集分泌物。

（二）鉴定

1. **形态染色**　革兰阳性球菌，固体培养基上单个或成双排列，较少呈链状排列，肉汤培养基中呈长链状排列，而肺炎链球菌呈矛头状，成双或链状排列。

2. **培养特性**　在血琼脂平板上菌落可出现三种溶血反应，α溶血周围有灰绿色的狭窄溶血环，β溶血周围有明显较大的完全透明环，γ溶血（不溶血）无异常变化，而肺炎链球菌菌落中央呈脐窝状、表面光滑、灰色、扁平，周围有草绿色α溶血环。

3. **生化反应**　触酶试验阴性，对各种碳水化合物的分解因菌种而异，GBS不被胆汁溶解。肺炎链球菌胆盐溶菌试验阳性，Optochin试验敏感（抑菌环＞14 mm）。

4. **鉴别要点**

（1）形态染色：本菌属为革兰阳性球菌，单个、成双或链状排列，菌落较小，可出现β溶血、α溶血或γ溶血，触酶试验阴性。

（2）根据溶血及关键性试验：对链球菌进行推测性鉴定分群。

1）A族链球菌（化脓性链球菌）：β溶血，杆菌肽敏感。

2）B族链球菌：β溶血，CAMP试验阳性，马尿酸钠试验阳性。

3）C族链球菌（似马链球菌、兽疫链球菌和马链球菌等）：马尿酸钠、6.5%氯化钠耐盐试验均为阴性，杆菌肽耐药（抑菌试验阴性）。

4）D族肠球菌（粪肠球菌、屎肠球菌、鸟肠球菌等）胆汁、七叶苷、6.5%氯化钠耐盐试验阳性，45℃生长。其现归属于肠球菌属。C、F及G族链球菌的鉴定常需用血清学方法。非β溶血性链球菌的鉴别见表24-1。

表24-1　非溶血性链球菌鉴别

菌名	Optochin试验	胆汁溶菌试验	胆汁-七叶苷试验
肺炎链球菌	+	+	-
牛链球菌	-	-	+
其他草绿色链球菌	-	-	-

（3）鉴定：从血琼脂平板上挑取纯菌落，用微生物鉴定仪或传统生化试验进行鉴定。根据涂片染色结果，做触酶试验，选择合适的鉴定卡片，制成适合的麦氏菌液浓度（0.5~3.0麦氏单位），用自动化微生物鉴定仪进行鉴定。

5. **药敏**　参见《抗菌药物敏感试验标准操作规程》及CLSA100-S24最新版本文件。

6. **结果解释**　①草绿色链球菌是人体正常菌群的一部分，通常是不致病的，只有当草绿色链球菌出现在血液等无菌体液中时，鉴定才有意义。②如果检测出链球菌对青霉素敏感，该菌被认为对氨苄西林、阿莫西林-克拉维酸、氨苄西林-舒巴坦、阿莫西林、头孢克洛、头孢唑林、头孢地尼、头孢曲松、头孢吡肟、头孢唑肟、头孢噻肟等头孢类抗菌药物敏感，则不必进行上述抗生素的药敏试验。如果检测出肺炎链球菌苯唑西林抑菌圈≤19 mm，应当检测青霉素的最低抑菌浓度（MIC），因为其可能发生青霉素耐药或中介现象。如果检测出链球菌对红霉素敏感或耐药，则提示该菌对克拉霉素、阿奇霉素、地红霉素敏感或耐药。近年来，青霉素耐药肺炎链球菌（PRSP）及多重耐药（MDRSP）菌株的增加，给临床治疗带来一定的困难。

四、临床意义

B 族链球菌正常寄居于女性阴道和人体肠道，带菌率可达 30% 左右，此菌可引起新生儿感染。肺炎链球菌存在于正常人群的口腔、鼻咽部，属正常菌群，可引起大叶性肺炎或支气管炎。A 族链球菌是引起化脓性感染的主要病原菌，致病力最强，可引起痈、蜂窝织炎、急性咽炎、丹毒、脓疱疮、猩红热、医源性伤口感染和产后感染等。此外，其感染后也可发生急、慢性风湿热和急性肾小球肾炎等严重变态反应性并发症。草绿色链球菌是人体上呼吸道正常菌群，通常不致病。如果在血液内或无菌体液中检出草绿色链球菌，有临床意义。

五、鉴定流程

非溶血性链球菌鉴定流程见图 24-1。

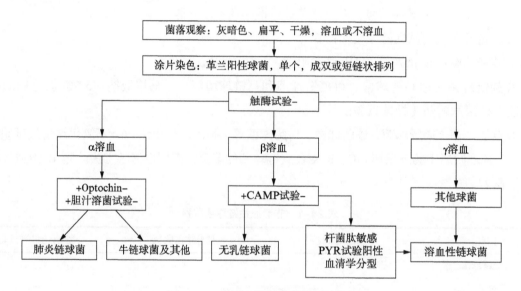

图 24-1　非溶血性链球菌鉴定流程

第二节　阴道加德纳式菌检验

一、生物学特点

GV 是引起的细菌性阴道病的病原菌。其致病性可能与厌氧菌共同作用有关，除引起细菌性阴道病以外，GV 还可致早产、产褥热、新生儿败血症、绒毛膜羊膜炎、产后败血症、脓毒血症、尿路感染、肾周脓肿及膀胱炎等。GV 是一种大小为（1.5~2.5）μm × 0.5 μm，多形性，无荚膜，无鞭毛，革兰染色不稳定的细菌。其在普通琼脂培养基上不生长，在血琼脂培养基、巧克力培养基上生长，但不需要 X 因子、V 因子、辅酶因子。其兼性厌氧，在 CO_2 充足的环境中容易生长，生长最适温度为 35~37℃，pH 为 6.0~6.5。GV 为 S 型菌落，呈 β 溶血，触酶阴性，氧化酶阴性。目前，国内外常用于分离 GV 的培养基有：①阴道（V）琼脂培养基；② Caseman 固体培养基；③ GC 巧克力琼脂培养基；④（含吐温 –80）双层人血琼脂培养基（BHT）；⑤改良人血琼脂培养基等。鉴别培养基有：①以

Caseman 基础培养基配成的鉴别培养基；②以 GC 基础培养基配成的鉴别培养基等。

二、致病性

GV 可存在于健康男女及儿童的肛门、直肠中，也是孕妇阴道内菌群的一部分。GV 和厌氧菌在阴道内过度生长，造成阴道内微生态平衡失调，可引起细菌性阴道病。临床表现为阴道分泌物增多，白带有"鱼腥味"及外阴瘙痒、灼热等。阴道内乳酸杆菌明显减少，GV、拟杆菌、消化球菌及支原体等大量增殖，其病理表现以无炎症病变和白细胞浸润为特点。

三、微生物学检验

（一）标本采集

用无菌拭子采取阴道或阴道外标本，如不能直接接种培养基，应将拭子置于运送培养基中（如 Amies），培养应在 24 h 内进行。

（二）鉴定

1. 分离培养　兼性厌氧，营养要求较高。在人血或兔血琼脂培养基上孵育 48~72 h，可产生 β 溶血，在含其他动物血的平板上不产生溶血。35℃、5%CO_2 环境培养 24 h，可形成极小的灰白色菌落（＜0.5 mm），菌落圆形、光滑、不透明。

2. 镜下形态　GV 革兰染色不定，视菌株和生存条件而不同，染色结果有所差异。临床分离株通常呈革兰阳性，实验室保存株趋向于革兰阴性。显微镜下观察，菌体呈多形性，细小杆菌或球菌，无荚膜、无鞭毛、无芽孢。

3. 生化鉴定　GV 的触酶阴性，无动力，低发酵代谢。大部分 GV 能水解马尿酸钠，分解葡萄糖、麦芽糖、蔗糖、淀粉产酸，不发酵甘露醇，不产生吲哚，不还原硝酸盐，V–P 试验阴性。

4. 药敏试验　本菌对头孢菌素类、糖肽类、林可霉素类和内酰胺酶抑制剂的复合制剂等抗生素敏感，药敏试验首选药物主要有头孢唑林、头孢呋辛、头孢曲松、万古霉素、克林霉素及氨苄西林－舒巴坦。本菌对青霉素类和磺胺类抗生素耐药。

5. 结果解释　健康女性也有 GV，所以细菌性阴道病的诊断标准主要依靠阴道分泌物检测，分泌物直接检测线索细胞，有典型的"鱼腥味"三甲胺味，经 10%KOH 溶液碱化后更明显，GV 培养阳性仅作为细菌性阴道病诊断的支持。

甲硝唑为细菌性阴道病局部治疗和与细菌性阴道病相关的菌群引起的阴道外感染的全身治疗药物。单由 GV 引起的全身感染可用氨苄西林或氧氨苄西林治疗，目前尚未发现有产生 β－内酰胺酶的 GV 株。

四、临床意义

GV 是女性常见的细菌性阴道病病原菌。GV 通过性接触传播，对孕妇造成输卵管异位妊娠、胎膜早破、新生儿早产等不良后果。非孕妇还可能发生盆腔炎、输卵管炎、子宫内膜炎等疾病，对男性则可导致泌尿系统感染及男性不育等。

第三节 淋病奈瑟菌检验

一、生物学特点

奈瑟菌属包括灰色奈瑟菌、延长奈瑟菌、浅黄奈瑟菌、淋病奈瑟菌、乳糖奈瑟菌、脑膜炎奈瑟菌、黏液奈瑟菌、多糖奈瑟菌、干燥奈瑟菌、微黄奈瑟菌、沃氏奈瑟菌等种和亚种。临床上以脑膜炎奈瑟菌和淋病奈瑟菌最为重要。

淋病奈瑟菌为革兰阴性双球菌，直径为 0.6~1.5 μm，菌体呈肾形或咖啡豆形，凹面相对，无芽孢、无鞭毛，新分离株多有荚膜和菌毛。

淋病奈瑟菌抵抗力极弱，对冷、热、干燥和消毒剂敏感，在干燥环境下 1~2 h 死亡，在室温中仅存活 3 h，所以，标本在采集后应立即保温保湿送检，或床旁接种相应培养基。

淋病奈瑟菌营养要求高，培养基中需加入血液或血清等才能生长。本菌在巧克力琼脂培养基上，35℃培养 24~48 h，形成圆形、灰褐色、光滑、湿润、透明或半透明，直径为 0.5~1.0 mm 的光滑型菌落。淋病奈瑟菌根据的菌落大小和色泽，可分为 T_1~T_5 五种类型，新分离株菌落小，为 T_1、T_2 型；人工传代后，菌落可增大或呈颗粒状，为 T_3、T_4、T_5 型。淋病奈瑟菌有自溶性，不易保存。淋病奈瑟菌也可接种于选择培养基，如添加万古霉素、多黏菌素等抑菌剂的 MTM 培养基。

二、致病性

淋病奈瑟菌的致病物质包括外膜蛋白、菌毛、IgA1 蛋白酶及脂多糖。成人淋病主要是通过性接触感染，也可经污染的毛巾、衣裤、被褥等感染，初期为尿道炎、宫颈炎，男性可进展为前列腺炎、附睾炎等，女性可引起前庭大腺炎、盆腔炎等。新生儿经产道感染，可引起淋菌性结膜炎。

三、微生物学检验

（一）标本采集

无菌拭子在阴道穹后部或子宫颈内 1 cm 处停留 10~15 s，蘸取阴道、子宫颈分泌物，采集尿道分泌物时，应弃去前段脓性分泌物，留取后段作为标本。直肠、肛门拭子标本应弃去第一根污染拭子，用第二根拭子蘸取分泌物。新生儿结膜炎患者应取眼结膜分泌物。标本采集后应立即送检，接种选择培养基，如 MTM、Martin-Lewis（ML）或 New York City（NYC）。

（二）鉴定

1. 形态染色　革兰阴性双球菌，肾形或咖啡豆状，常成双排列，凹面相对。

2. 培养特性　初次分离时需在 5%~10%CO_2 环境中生长。在血琼脂平板上 35℃培养 18~24 h，形成灰色、湿润、透明或半透明、不溶血的菌落。本菌在巧克力琼脂平板上，形成圆形、灰蓝色的似露滴状菌落。

3. 生化反应　氧化酶试验阳性，触酶试验阳性，脲酶、吲哚、DNA 酶、硝酸盐还原试验均为阴性，关键生化试验为葡萄糖、麦芽糖、蔗糖分解试验。

4. 鉴别要点　①本菌属特征：革兰阴性双球菌，分解葡萄糖，氧化酶和触酶试验阳性，硝酸盐还原试验阴性。②淋病奈瑟菌与相似菌的鉴别：见表 24-2。③淋病奈瑟菌与卡他莫拉菌的鉴别：淋病奈瑟菌分解葡萄糖，硝酸盐还原试验阴性，而卡他莫拉菌则相反。两者虽可根据标本来源加以区分，但并非绝对，因为通过性行为，卡他莫拉菌也可引起尿道炎，而淋病奈瑟菌也能引起咽喉炎，应引起注意。涂片不典型，做淋病奈瑟菌培养的同时应做普通细菌培养，有细菌生长则排除淋病奈瑟菌。

表 24-2 淋病奈瑟菌与相似菌鉴别的关键性试验

菌名	葡萄糖	麦芽糖	乳糖	蔗糖	硝酸盐	还原 DNA 酶
淋病奈瑟菌	+	–	–	–	–	–
脑膜炎奈瑟菌	+	+	–	–	–	–
卡他莫拉菌	–	–	–	–	+	+

5. 药敏　参见《抗菌药物敏感试验标准操作规程》及美国临床和实验室标准协会（Clinical and Laboratory Standards Institute，CLSI）mL00-S24 最新版本文件。

6. 结果解释　检测出 β-内酰胺酶阳性的淋病奈瑟菌则提示对青霉素、氨苄西林和阿莫西林耐药。脑膜炎奈瑟菌对青霉素、磺胺类、链霉素和金霉素敏感。产酶株引起感染应考虑用头孢曲松或头孢噻肟替代。

四、临床意义

淋病奈瑟菌是淋病的病原菌，可引起男性的尿道炎、附睾炎、前列腺炎及咽喉炎和女性的尿道炎、阴道炎、子宫炎，新生儿经过产道时被感染，可引起淋菌性结膜炎。临床应对淋病奈瑟菌需与灰色奈瑟菌进行区分。脑膜炎奈瑟菌存在于脑膜炎患者和携带者的鼻咽部，通过飞沫经空气传播，冬末春初为流行高峰，感染者多为幼儿和青少年。感染后多数人呈携带状态或隐性感染，少数出现上呼吸道感染症状，仅极少数发展成菌血症，进而累及脑膜、脊髓膜，形成化脓性脑脊髓膜炎。

五、鉴定流程

奈瑟球菌鉴定流程见图 24-2。

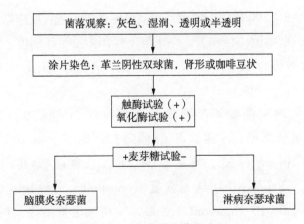

图 24-2　奈瑟球菌鉴定流程

六、RT-PCR 检测淋病奈瑟菌

（一）标本采集

1. 阴道标本　用无菌生理盐水棉球洗去子宫颈外分泌物，再用无菌棉拭子插入子宫颈内，停 5 s

后旋动棉拭子采集子宫颈分泌物，将棉拭子置入无菌玻璃管，密闭送检。

2. 尿道标本　用无菌生理盐水棉球洗净尿道口，再用无菌棉拭子插入尿道约 2 cm，捻动棉拭子采集分泌物，将棉拭子置入无菌玻璃管，密闭送检。

（二）标本保存和运送

采集的标本，在室温放置不超过 8 h，4~8℃不超过 72 h，–20℃保存期 6 个月，应避免反复冻融。

（三）试剂

1. 名称　淋病奈瑟菌核酸扩增（PCR 法）荧光定量检测试剂盒。

2. 试剂盒组成　①DNA 提取液（500 μL/ 管）。②NG 临界阳性质控品（200 μL/ 管）。③NG-PCR 反应管。④NG 阳性定量参考品（1.0×10^4~1.0×10^7 U/mL）4 管。⑤NG 强阳性质控品。⑥DNA 浓缩液。⑦NG 阴性质控品。

（四）仪器

仪器为核酸扩增荧光检测仪（美国 ABI 公司，型号 ABI 7300）。

（五）操作步骤

1. 标本处理　向棉拭子管中加入 1 mL 灭菌生理盐水，充分振荡摇匀，转至 1.5 mL EP 管中，12 000 r/min 离心 5 min，去上清，加 50 μL DNA 提取液充分混匀，置 100℃水浴 10 min，12 000 r/min 离心 5 min，取上清液 2 μL 加入 NG-PCR 反应管中。

2. 质控品处理　取出阳性和阴性质控品，瞬时离心，直接加入 50 μLDNA 提取液充分混匀，100℃水浴 10 min，12 000 r/min 离心 5 min，取上清液 2 μL 加入 NG-PCR 反应管中。

3. PCR 扩增程序　将反应管瞬时离心后，置 ABI 7300 核酸扩增荧光检测仪反应槽内，按对应顺序设置阴性质控品、阳性定量质控标准品梯度及未知标本，并设置样品名称，标记荧光基团种类和循环条件：93℃ 2 min 预变性→进入 93℃ 45 s→55℃ 60 s 10 个循环，然后按 93℃ 30 s→55℃ 45 s，30 个循环。所有设置全部完成后保存文件，最后运行程序。

（六）结果分析

1. 分析条件的设定　ABI 7300 核酸扩增荧光检测仪的条件设置：反应结束后保存检测数据文件。根据分析后图像调节基线的起始值（1~10），终止值（5~20）及循环阈值，使标准曲线窗口下的标准曲线达到最佳（correlation 数值为 –1~–0.97），最后到报告者窗口下记录仪器自动分析计算出的未知标本数值（Qty）。

2. 结果判定　①如果增长曲线不呈典型的 S 曲线或 Ct 值 =30，则实验结果判为小于检测极限；②如果增长曲线呈典型的 S 曲线且 Ct 值＜30，则实验结果按以下方法判断：若样品的 C DNA 总含量＜5.0×10^2 copies/mL，则样品 NG DNA 总含量＜5.0×10^2 copies/mL；若样品的 $5.0 \times 10^2 \leqslant C \leqslant 1.0 \times 10^7$，则样品 NG DNA 总含量 =copies/mL；若样品的 C＞1.0×10^7 copies/mL，则样品 NG DNA 总含量＞1.0×10^7 copies/mL。如果需要精确定量结果，可将提取后的样品稀释至线性范围内再检测。

（七）质控品使用水平和频率

1. 使用水平　阴性、阳性。

2. 使用频率　每批随标本测试。

七、注意事项

（1）试剂使用前要完全解冻，但应避免反复冻融。

（2）试剂盒 DNA 提取液内含不溶于水的物质，取样时需用加样器充分混匀后吸取。如出现因吸头嘴部太细不能吸取或堵塞吸头现象，可先用洁净无污染的剪刀将吸头嘴部减去一截。

（3）所有操作均需符合相关法规要求：国家卫生和计划生育委员会《微生物生物医学实验室生物安全通用准则》和《医疗废物管理条例》。

第四节　杜克雷嗜血杆菌检验

一、生物学特点

杜克雷嗜血杆菌是一种严格的人体寄生菌，兼性厌氧，革兰染色阴性，大小为 1.5 μm×（0.3~0.4）μm，菌体呈球杆状，两端圆，无鞭毛、无荚膜、无芽孢、无运动力、非抗酸，常呈平行或链状排列的"指纹状""鱼群状"或"路轨状"。氧化物酶阳性、触酶阴性，分解氮。

二、致病性

杜克雷嗜血杆菌是软下疳的病原体，临床表现主要为生殖器部位一个或多个疼痛性溃疡，半数以上患者合并腹股沟淋巴结肿大。女性患者可以表现为亚临床，是重要传染源。但未发现软下疳产妇在生产过程中将本病传染给新生儿。

三、微生物检验

（一）标本采集

用无菌拭子从溃疡的底部或边缘取材，也可从未破的横痃中抽取脓液。溃疡分泌物中杜克雷嗜血杆菌相对较多，横痃中如果没有脓肿和破溃，阳性率较低，可查不到细菌，甚至培养也不能发现细菌。

（二）鉴定

1. 形态染色　革兰阴性短小杆菌。

2. 培养特性　在巧克力琼脂平板上 35℃培养 18~24 h，形成微小、无色透明似露滴状的菌落。在血琼脂平板上形成极小、圆形、透明的菌落，并有卫星现象。

3. 生化反应　分解葡萄糖，不分解蔗糖和乳糖，吲哚、触酶和硝酸盐还原试验均为阳性。

4. 鉴别要点　①本菌属特征：革兰阴性小杆菌，多形性，菌落为无色透明似露滴状，卫星现象阳性，生长需要 X、V 两种因子，普通培养基不生长。②嗜血杆菌属的种间鉴别见表 24-3。

表 24-3　杜克雷嗜血杆菌属与相似菌属鉴别的关键性试验

菌名	X因子	V因子	溶血	葡萄糖	蔗糖	甘露醇	木糖	触酶	硫化氢
流感嗜血杆菌	+	+	−	+	−	−	−	+	−

（续表）

菌名	X因子	V因子	溶血	葡萄糖	蔗糖	甘露醇	木糖	触酶	硫化氢
埃及嗜血杆菌	+	+	–	+	–	–	–	+	–
溶血嗜血杆菌	+	+	+	+	–	–	+	+	+
杜克嗜血杆菌	+	–	–	–	–	–	–	–	–
副流感嗜血杆菌	–	+	–	+	+	+	–	V	+
副溶血嗜血杆菌	–	+	+	+	+	–	–	+	+
惰性嗜血杆菌	–	+	–	W	W	–	–	V	–
副嗜沫嗜血杆菌属	–	+	–	+	+	+	V	–	+
嗜沫嗜血杆菌属	W	–	–	+	+	–	–	–	+

5. 药敏　参见《抗菌药物敏感试验标准操作规程》及 CLSI M100–S24 最新版本文件。β–内酰胺酶阳性流感嗜血杆菌提示对青霉素、氨苄西林、阿莫西林耐药（耐药机制大多为 TEM1 型 β–内酰胺酶）。如果流感嗜血杆菌 β–内酰胺酶阴性，而对氨苄西林耐药，提示对阿莫西林–克拉维酸、氨苄西林–舒巴坦、头孢克洛、头孢他啶、头孢尼西、头孢丙烯、头孢呋辛均耐药。

四、临床意义

软下疳是东南亚、非洲、印度等地的流行病，在我国并不常见，但随着性病发病率的升高，其发病率也随之上升。软下疳唯一的传播途径是性传播。男性发病率高于女性，目前尚未发现健康带菌者。

五、鉴定流程

嗜血杆菌鉴定流程见图 24–3。

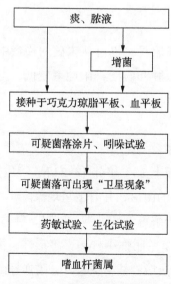

图 24-3　嗜血杆菌鉴定流程

第五节　单核增生李斯特氏菌检验

一、生物学特点

李斯特菌属包括产单核增生李斯特氏菌、格氏李斯特菌、无害李斯特菌、伊氏李斯特菌、斯氏李斯特菌、威氏李斯特菌等。伊氏李斯特菌有 2 个亚种，伊氏李斯特菌伊氏亚种和伊氏李斯特菌伦敦亚种。其中只有单核细胞性李斯特菌对人和动物致病。

单核增生李斯特氏菌为革兰阳性短小杆菌，为（1~2）μm ×（0.4~0.5）μm，通常单个或成双排列。其有 1~5 根周鞭毛，在 18~20℃有动力，在 37℃时动力缓慢；不产生芽孢；一般不形成荚膜，在含血的葡萄糖蛋白胨水中能形成黏多糖荚膜。本菌为需氧或兼性厌氧菌，营养要求不高，在普通培养基上能生长，在含 5% 羊、马、兔血的胰大豆胨琼脂平板上生长良好，可形成狭窄的 β 溶血环，最适生长温度为 30~37℃，因能在 4℃生长，故可冷增菌。其在肉汤中均匀浑浊生长，表面有薄膜形成；在半固体培养基内可出现倒伞形生长。

二、致病性

单核增生李斯特氏菌广泛分布于自然界，水、土壤、人和动物粪便中均可存在，可从土壤、腐败蔬菜、动物饲料、水、冷冻鸡、新鲜的及加工后的肉、生奶、乳酪、屠宰场的废弃物、无症状带菌的人和动物中分离。其常伴随 EB 病毒引起传染性单核细胞增多症，也可引起脑膜炎、菌血症等，近年来，发达国家常因污染奶制品引起食物中毒。健康带菌者是本病的主要传染源，传播途径主要为粪 - 口传播，也可通过胎盘和产道感染新生儿；与病畜接触可致眼和皮肤的局部感染。单核增生李斯特氏菌可穿越宿主的 3 个屏障，即肠黏膜屏障、血脑屏障和胎盘屏障，侵入机体后可以在专职和非专职吞噬细胞（如上皮细胞、肝细胞及成纤维细胞等）中生存和繁殖。感染过程与多种毒力蛋白因子和酶有关。

三、微生物检验

（一）标本的采集

在怀疑宫腔内感染时，采集时用无菌生理盐水浸润阴道镜暴露子宫颈，清除阴道和子宫颈分泌物，轻压子宫颈使分泌物流出，用拭子采集，或用拭子在子宫颈管内 1~2 cm 处转动并停留 10~30 s 取出，立即送检。如为产妇则可在无菌操作情况下取胎盘或胎儿组织。这些标本应立即送检或在 4℃保存 < 48 h。一般建议取两支拭子，一支拭子用来做培养，一支拭子用来做涂片镜检。

（二）鉴定

1. 形态染色　革兰阳性小杆菌。

2. 培养特性　在血琼脂平板上 35℃培养 18~24 h，形成较小、圆形、光滑而有狭窄 β 溶血环的菌落。

3. 生化反应　触酶试验阳性，分解葡萄糖，不分解蔗糖、木糖、甘露醇，甲基红、V-P 和 CAMP 试验阳性，吲哚、脲酶和硝酸盐还原试验阴性。

4. 鉴别要点　①本菌属特征：革兰阳性短杆菌，菌落较小，有狭窄的 β 溶血环，25℃时有动力，37℃时无动力，触酶、CAMP 试验阳性，分解葡萄糖。②单核细胞性李斯特菌与粪肠球菌的鉴别：两者均具有耐盐、耐碱、耐胆汁等特点，但可通过触酶试验加以鉴别。③单核细胞性李斯特菌与无乳链球菌的鉴别：两者 CAMP 试验均为阳性，但产单核细胞性李斯特菌触酶试验阳性，无乳链球菌触酶试验阴性。

5. 药敏 参见《抗菌药物敏感试验标准操作规程》及 CI-SI M45-A2 最新版本文件。

四、临床意义

单核增生李斯特菌在自然界分布很广，水、土壤、人和动物粪便中均可存在，常伴随 EB 病毒引起传染性单核细胞增多症，也可以引起脑膜炎和菌血症等。

五、鉴定流程

李斯特菌鉴定流程见图 24-4。

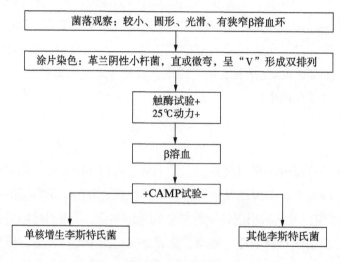

图 24-4 李斯特菌鉴定流程图

第六节 葡萄球菌检验

一、生物学特点

葡萄球菌属是一类触酶试验阳性的革兰阳性球菌，包括金黄色葡萄球菌、表皮葡萄球菌、腐生葡萄球菌、中间型葡萄球菌等 66 个种和亚种。其中，金黄色葡萄球菌是最重要的致病菌。

葡萄球菌革兰染色阳性，球形或椭圆形，直径为 0.5~1.5 μm，呈葡萄串状排列，无鞭毛、无芽孢，除少数菌株外一般不形成荚膜，需氧或兼性厌氧，营养要求不高，最适生长温度为 35℃，最适 pH 7.4，多数菌株耐盐性强。其在普通琼脂平板上培养 18~24 h，形成直径 2 mm 左右、凸起、表面光滑、湿润、边缘整齐的菌落。不同的菌种可产生金黄色、白色或柠檬色等不同颜色的脂溶性色素。金黄色葡萄球菌在血琼脂平板上的菌落呈金黄或黄色，菌落周围有明显的透明 β 溶血环，在肉汤培养基中呈均匀混浊生长。葡萄球菌属的表面抗原主要有 SPA 和多糖抗原两种。SPA 是金黄色葡萄球菌细胞壁上的表面蛋白，具有种属特异性。SPA 有抗吞噬作用，可与人类 IgG 的 Fc 段非特异性结合而不影响 Fab 段与相应抗原的特异性结合。常用含 SPA 的葡萄球菌作为载体，结合特异性抗体后，进行简易、快速的协同凝集试验，检测多种微生物抗原。葡萄球菌抵抗力较强，耐干燥、耐盐，在 100~150 g/L 氯化钠培养基中能生长，对碱性染料敏感，1:10~1:20 甲紫能抑制其生长。

二、致病性

临床实验室通常根据血浆凝固酶试验将葡萄球菌属分为血浆凝固酶阳性葡萄球菌和血浆凝固酶阴性葡萄球菌。血浆凝固酶阳性葡萄球菌中金黄色葡萄球菌最为常见，临床意义最为重要。近年来，抗生素的广泛应用使耐药菌株迅速增多，尤其是耐甲氧西林金黄色葡萄球菌已成为医院内感染最常见的致病菌，治疗困难，病死率高。

三、微生物检验

（一）标本采集

标本采集在怀疑有急性宫腔内感染时，原则上不用宫腔分泌物，以免引起感染播散，用无菌盐水湿润阴道镜暴露子宫颈，清除阴道和子宫颈分泌物，弃之，轻压子宫颈使分泌物流出用拭子采集，或用拭子插入子宫颈管 1~2 cm，转动并 10~30 s 再取出。

（二）鉴定

1. **形态染色** 革兰阳性球菌，成单、双、短链或不规则葡萄状排列。

2. **培养特性** 金黄色葡萄球菌在血琼脂平板上的典型菌落为金黄色，周围有明显的 β 溶血环，部分菌落也可呈灰白色或柠檬色。其在高盐甘露醇平板上呈淡橙黄色菌落。表皮葡萄球菌在血琼脂平板上菌落为白色或柠檬色，多数不溶血。

3. **生化反应** 金黄色葡萄球菌触酶试验阳性，分解葡萄糖、麦芽糖、蔗糖和甘露醇，不分解棉子糖和水杨苷，明胶、血浆凝固酶和 DNA 酶试验阳性，七叶苷试验阴性。

4. **鉴别要点** ①本菌属特征：革兰阳性球菌，呈葡萄状排列，触酶试验阳性。金黄色葡萄球菌在血琼脂平板上菌落呈金黄色或白色，DNA 酶和血浆凝固酶试验均阳性，发酵甘露醇。②与微球菌属的鉴别：葡萄球菌属葡萄糖氧化发酵（O/F）试验为发酵型，镜下以葡萄状排列为主，菌体较小。而微球菌属为氧化型或无反应，镜下以四联排列为主，且菌体较大。③与链球菌属的鉴别：葡萄球菌属葡萄糖 O/F 试验为发酵型，触酶试验阳性；链球菌属葡萄糖 O/F 试验为氧化型，触酶试验阴性。④凝固酶试验阳性葡萄球菌的鉴别见表 24-4。

表 24-4 凝固酶试验阳性葡萄球菌鉴别的关键性试验

菌名	凝固酶	触酶	溶血	碱性磷酸酶	甘露醇	耐热核酸酶	脲酶	精氨酸	V-P	新生霉素耐药
金黄色葡萄球菌金黄色亚种	+	+	+	+	+	+	不是	+	+	-
金黄色葡萄球菌厌氧亚种	+	+	+	+	未确定	+	未确定	未确定	-	-
施氏葡萄球菌聚集亚种	+	+	(+)	+	厌氧生长	+	+	+	+	-
中间葡萄球菌	+	+	不是	+	厌氧生长	+	+	V	+	-
海豚葡萄球菌	+	+	不是	+	(+)	+	+	+	+	-
猪葡萄球菌	不是	+	-	+	-	+	+	V	+	-
水懒葡萄球菌	+	+	+	+	厌氧生长	(±)	+	+	+	-

5. **药敏参见** 《抗菌药物敏感试验标准操作规程》及 CLSIM100 – S24 最新版本文件。

6. **注意事项** ①葡萄球菌分布广泛，故从临床标本中分离到金黄色葡萄球菌并将其定为致病菌时应慎重。应根据凝固酶试验进一步确认，对可疑菌株的鉴定，最好利用商品化的鉴定系统根据生化图谱进行确定。②甲氧西林耐药的金黄色葡萄球菌对多种广谱强效抗菌药物呈多重耐药性。如果检测出耐甲氧西林的葡萄球菌菌株则报告除头孢洛林外，该菌株耐所有青霉素、头孢菌素、碳青霉烯类和 β – 内酰胺药或 β – 内酰胺酶抑制剂类抗生素耐药，同时对氨基糖苷类和大环内酯类抗生素常产生协同耐药。若葡萄球菌属对四环素敏感，则对多西环素和米诺环素敏感。某些菌对四环素中介或耐药，而对多西环素和米诺环素敏感。临床感染葡萄球菌的患者用喹诺酮类治疗 3~4 日后，原来敏感的葡萄球菌易产生耐药。所以，这类葡萄球菌需多次反复进行药敏试验。大环内酯类耐药葡萄球菌包括固有耐药和诱导耐药。所以，临床实验室须对红霉素耐药、克林霉素敏感的分离菌株进行"D"试验，以检测克林霉素诱导性耐药，根据"D"试验结果来报告克林霉素的耐药性。

四、临床意义

葡萄球菌属在自然界分布很广，存在于空气、水、尘埃及皮肤上的葡萄球菌大多数无致病性。金黄色葡萄球菌主要引起局部组织的化脓性感染（疖、痈和创伤感染）及菌血症、心内膜炎等全身性感染，也可引起骨髓炎、化脓性关节炎、肺炎和深部脓肿等。腐生葡萄球菌引起尿路感染、前列腺炎、外伤和菌血症等。溶血葡萄球菌引起心内膜炎、菌血症、腹膜炎、尿路感染、外伤和关节炎等。

耐甲氧西林金黄色葡萄球菌的治疗：轻度感染可选用复方新诺明 SMZ+TMP 和喹诺酮类，严重全身感染可选用万古霉素或其他糖肽类药物。

五、鉴定流程

葡萄球菌的鉴别流程见图 24–5。

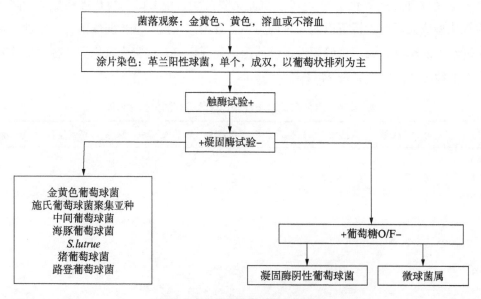

图 24-5 葡萄球菌的鉴别流程

第七节　结核分枝杆菌检验

一、生物学特点

结核分枝杆菌复合群（MTBC）主要包括结核分枝杆菌、牛分枝杆菌、牛分枝杆菌卡介苗、非洲分枝杆菌、田鼠分枝杆菌和坎纳分枝杆菌，它们可以引起人类结核，但以结核分枝杆菌最为常见。

结核分枝杆菌为细长、直或略弯的杆菌，细胞壁富含分枝菌酸，即一种长链、多重交叉连接的脂肪酸和脂质，这可能是其抗酸性、耐干燥和抵抗化学消毒剂作用的物质基础。结核分枝杆菌复合群培养时专性需氧，一定浓度的 CO_2 可促进其生长，最适生长温度为 35℃，营养要求高，普通琼脂培养基上不生长，常用含有马铃薯、鸡蛋等营养成分的罗 – 琴（Lowenstein-Jensen, L-J）固体培养基，或含有血清白蛋白的 Middlebrook 7H10 或 Middlebrook 7H11 固体培养基。35℃、黑暗、含 5%~10% CO_2 的空气及高湿度环境是其最适培养环境。本菌生长缓慢，在最适培养环境条件下，一般在 L-J 固体培养基上培养 2~6 周才能出现肉眼可见的菌落。典型菌落表面粗糙、不透明，边缘不规则、乳白色或淡黄色，外观干燥，常呈颗粒状、结节状或菜花样。其在液体培养基中生长较为迅速，一般 1~2 周即可生长，常形成表面菌膜，培养时提供 5%~10% 的 CO_2 空气环境有助于本菌生长。有毒力的菌株在液体培养基中呈束状生长，若在液体培养基中加入吐温 –80，可使其均匀分散生长，有利于进行药敏试验和动物接种。

结核分枝杆菌易发生形态、菌落、最适生长温度、毒力及耐药性的变异。卡介苗降低牛型结核分枝杆菌的毒力，在甘油、胆汁和马铃薯的培养基中经 13 年 230 次传代而获得的减毒变异株。现已广泛用于人类结核病的防治。

二、致病性

结核分枝杆菌为结核病的病原体，不产生内、外毒素，其毒性物质为索状因子和硫脂。人类对其有较高的易感性，最易受损的器官是肺，绝大多数呼吸道入侵本菌导致感染和发病，很少经消化道和接触感染。人类初次感染以后有较高的免疫力，可阻止入侵的细菌经淋巴和血流播散，但不能预防再感染。

三、微生物检验

（一）标本采集

怀疑宫腔内感染时，采集标本用无菌生理盐水浸润阴道镜暴露子宫颈。清除阴道和子宫颈分泌物，轻压子宫颈使分泌物流出用拭子采集，或用拭子在子宫颈管内 1~2 cm 处转动并停留 10~30 s 取出，立即送检。产妇则可在无菌操作情况下取胎盘或胎儿组织进行检验，亦可取手术留取组织标本送检。这些标本应立即送检或在 4℃保存 < 48 h。

（二）鉴定

1. 形态染色　标本直接涂片或集菌后涂片，一般在载玻片上厚涂片，形成长约 2 cm、宽为 1 cm 的涂片面积，经干燥、紫外线消毒和固定后做金胺 O 荧光染色和抗酸染色。金胺 O 荧光染色后用荧光显微镜在高倍镜下检查，结核分枝杆菌呈现明亮的橘黄色荧光，该法敏感性较抗酸染色高，常用于筛选，阳性者可继续在这张涂片上进行抗酸染色检查，或重新涂片抗酸染色检查。抗酸染色常采用齐–内染色法或冷染色法，染色后油镜观察，至少观察 300 个 / 油镜视野，未发现抗酸菌方可报阴性；找到抗酸菌即可按表报告方式报告结果（表 24-5）。

表 24-5　结核分枝杆菌涂片镜检报告方式

染色方法	镜检结果	报告方式
荧光染色（×450）	未发现抗酸菌（至少检查 70 个 / 高倍视野）	–
	1~2 个抗酸菌 /70 个 / 高倍视野	±（可疑）
	2~18 个抗酸菌 /50 个 / 高倍视野	+
	4~36 个抗醯菌 /10 个 / 高倍视野	2+
	4~36 个抗酸菌 / 每个高倍视野	3+
	>36 个抗酸菌 / 每个高倍视野	4+
抗酸染色（×1000）	未发现抗酸菌（至少检查 300 个 / 油镜视野）	–
	1~2 个抗酸菌 /300 个 / 油镜视野	±（可疑）
	1~9 个抗酸菌 /100 个 / 油镜视野	+
	1~9 个抗醯菌 /10 个 / 油镜视野	2+
	1~9 个抗酸菌 / 每个油镜视野	3+
	>9 个抗酸菌 / 每个油镜视野	4+

2. 培养特性

（1）标本前处理：结核分枝杆菌营养要求高、生长缓慢，培养时若标本中存在其他杂菌，杂菌一般生长较快、易消耗营养，不利于结核分枝杆菌的检出。因此，培养前需对标本进行前处理，以抑制杂菌的生长。结核分枝杆菌培养前处理试剂有：① 2%、3% 或 4% 的 NaOH 溶液；② N– 乙酰 –L– 半胱氨酸（N-acetyl-L-cysteine，NALC），一种液化试剂，常将其与 NaOH 溶液结合使用；③苯扎氯胺，常与磷酸三钠结合使用；④草酸，5% 的草酸可用于铜绿假单胞菌污染的标本处理，其处理的标本可用于肉汤基础培养系统。

（2）分离培养

1）常规培养法：结核分枝杆菌培养阳性是确诊结核菌感染的金标准。改良罗氏培养法是目前成熟的培养方法。取处理过的标本适量接种于 L-J 等结核分枝杆菌培养基，在 35℃、5%~10%CO_2 高湿度黑暗的环境中进行培养，第一周每日观察并记录，以后每周观察一次，连续观察 6~8 周，发现有生长缓慢、干燥、颗粒状、乳酪色像菜花样的菌落，立即涂片抗酸染色，出现阳性结果进一步鉴定试验，该法检测周期长，不利于早期诊断。

2）快速培养法：目前临床上已有多种结核分枝杆菌的自动化快速培养系统如 BACTEC460、MGIT960、MB/BacT 3D 等，这些培养系统具有连续监测培养的能力，可以快速、准确地对培养物进行检测及初步自动分析。分枝杆菌快速培养保养时间平均为 9 日，与传统培养法相比，其大大缩短了培养时间。但其不足之处在于，不能观察菌落形态，对混合培养较难识别、污染菌过度生长、放射性同位素废物的处理和注射器使用过多等问题。

（三）结果解释

1. 固体培养基报告方式　①菌落生长不足斜面 1/4：分枝杆菌培养阳性（× 个菌落）。②菌落生长占整个斜面 1/4：分枝杆菌培养阳性（1+）。③菌落生长占整个斜面 1/2：分枝杆菌培养阳性（2+）。④菌落生长占整个斜面 3/4：分枝杆菌培养阳性（3+）。⑤菌落生长铺满整个斜面：分枝杆菌培养阳性（4+）。⑥培养 8 周仍无菌落生长：分枝杆菌培养阴性。

2. 液体培养基报告方式　①42 日内系统显示阳性，涂片染色抗酸杆菌阳性：分枝杆菌液体培养阳性。②42 日内系统显示阳性，涂片染色为非抗酸杆菌：标本污染，请重送检。③42 日后系统显示阴性，涂片染色无细菌生长：分枝杆菌液体培养阴性。

（四）药敏试验的药物选择

根据 CLSI 关于《分枝杆菌、诺卡菌和其他需氧放线菌的药物敏感性试验；执行的标准——第二版》（CLSI 文件 M24-2A）的推荐，结核分枝杆菌药敏试验的药物主要包括抗结核一线药物乙胺丁醇、利福平、异烟肼和吡嗪酰胺。仅在抗结核一线药物治疗无效时使用的抗结核二线药物，如氨基糖苷类的链霉素、卡那霉素和丁胺卡那及喹诺酮类的氧氟沙星和左氧氟沙星等，因其副作用大而不推荐做常规药敏试验。

四、临床意义

21 世纪全球结核病的控制遇到移民、HIV 感染和耐药三大难题。我国的结核病发病率有逐年增高趋势，且以不典型临床表现居多，女性生殖系统结核也不例外。女性生殖系统结核多继发于身体其他部位的结核如肺结核、肠结核、淋巴结核等，主要是血行播散，经盆腔腹膜直接蔓延为第 2 位，第 3 位是经淋巴扩散，由上行性感染罕见。其中，其主要包括输卵管结核、子宫内膜结核、卵巢结核、宫颈结核、盆腔腹膜结核等。其引起的临床症状很不一致，有些患者根本无症状，而有些则相当严重，主要表现为不孕、月经失调、腹水、盆腔包块、低热、盗汗、乏力、食欲低下、消瘦等全身症状。诊断主要靠病理学诊断和细菌学培养作为诊断的金标准。

五、RT-PCR 检测结核分枝杆菌

（一）标本采集与运送

1. 痰液　用一次性吸痰器，患儿取仰头平卧位，将吸痰管缓缓插入咽喉部，调节负压，将气管深部分泌物缓缓吸入储液瓶中，密封送检。

2. 外周血（抗凝）　用一次性无菌注射器抽取受检者静脉血 2 mL，注入含 EDTA-Na$_2$（乙二胺四乙酸二钠）或枸橼酸钠抗凝剂的玻璃管，立即轻轻颠倒混合 5~10 次，使抗凝剂与静脉血充分混匀。

3. 标本保存和运送　室温放置不超过 8 h，4~8℃不超过 72 h，-20℃保存期 6 个月，应避免反复冻融。标本运送采用 0℃冰壶。

（二）试剂

1. 名称　结核分枝杆菌核酸扩增 TB-PCR 荧光定量检测试剂盒。

2. 试剂盒组成　①DNA 提取液；②TB-PCR 反应管；③临界阳性质控品；④阴性质控品；⑤强阳性质控品；⑥无菌生理盐水。

（三）仪器

仪器为核酸扩增荧光检测仪（美国 ABI 公司，型号 ABI 7300）。

（四）操作步骤

1. 标本及室内质控品处理　①痰液：加入 4%NaOH 溶液，室温液化 30 min 后，吸取 1 mL 置 EP 管中；12 000 r/min 离心 5 min，去上清，加入 50 μL DNA 提取液充分混匀，100℃水浴 10 min；12 000 r/min

离心 5 min，取上清液 5 μL 加入 TB-PCR 反应管中。②外周血（非肝素抗凝）：取 1 mL 生理盐水置于 10 mL 试管中，加入 1 mL 抗凝血混匀，沿管壁缓缓加入盛有 2 mL 淋巴细胞分离液的试管中；置水平离心机，2 000 r/min 离心 20 min，取出后按编号顺序排列好，吸取中间白色淋巴细胞层，于 1.5 mL EP 管中，以下处理同上。③脑脊液、胸腔积液及腹水吸取 1 mL 样本至 1.5 mL EP 管中，以下处理同上。

2. 质控品处理　取出阳性和阴性质控品，瞬时离心，直接加入 50 μLDNA 提取液充分混匀，100℃水浴 10 min，12 000 r/min 离心 5 min，备用。

3. PCR 扩增程序　将反应管瞬时离心后，放入定量 PCR 仪器的反应槽内，按对应顺序设置阴性质控品，阳性定量质控标准品梯度及未知标本，并设置样品名称，标记荧光基团种类和循环条件。ABI 7300 的循环条件：93℃ 2 min 预变性→进入循环（93℃ 45 s → 55℃ 60 s）10 次，然后按 93℃ 30 s → 55℃ 45 s，30 个循环。所有设置全部完成后保存文件，最后运行程序。

（五）结果分析

1. 分析条件的设定　ABI 7300 的条件设置：反应结束后保存检测数据文件。根据分析后图像调节 baseline 的 start 值（1~10）、stop 值（5~20）及 Threshold 值，使 Std curve 窗口下的标准曲线达到最佳（correlation 数值为 -0.97~-1），最后到 Reporter 窗口下记录仪器自动分析计算出的未知标本数值（Qty）。

2. 结果判定　如果增长曲线不呈典型的 S 曲线或 Ct 值 =30，则实验结果为阴性；如果增长曲线呈典型的 S 曲线或 Ct 值＜30，则实验结果为阳性。

第八节　肠道杆菌（大肠杆菌）检验

一、生物学特点

大肠杆菌的生物学特点为革兰阴性，直短杆状，大小（1.1~1.5）μm×（2.0~6.0）μm，单个或成对排列，多数有鞭毛，能运动，某些菌株尤其是引起肠道外感染的菌株有荚膜（微荚膜）和周身菌毛。

培养特性为兼性厌氧，营养要求不高，在血琼脂平板和普通营养琼脂平板上生长良好，35℃培养 24 h，可形成直径为 2~3 mm，圆形、光滑、湿润、灰白色、不透明的菌落，某些菌株在血琼脂平板上可产生 β 溶血，在肠道选择培养基上可发酵乳糖，形成有色菌落。例如，菌落在麦康凯琼脂平板上呈粉红色或红色。

抗原成分主要由菌体（O）抗原、鞭毛（H）抗原和表面（K）抗原组成。① O 抗原：是多糖磷脂复合物，耐热，加热 100℃不能将其灭活，目前已知有 171 种，是血清学分型的基础。② H 抗原：是不耐热的蛋白质，已知有 56 种，均为单相菌株。③ K 抗原：是多糖荚膜抗原，对热稳定，在 K 抗原存在时能阻止 O 抗原凝集。已知有 100 种，不是每个菌株均有 K 抗原。大肠杆菌的血清型分别按 O:K:H 的顺序，以数字表示，如 O_{111}、$K_{58}:H_2$、$O_{157}:H_7$ 等。

二、致病性

大肠杆菌是阴道正常菌群之一，一般不引起阴道感染，但可以上行至盆腔，造成盆腔感染，妊娠期间也是宫内感染、胎膜早破及早产等的常见致病原因。

大肠杆菌单独感染时的脓液无臭味，所致盆腔感染或宫内感染时常为混合感染，大肠杆菌可以产生并释放两种肠毒素，严重感染时可产生内毒素性休克。一般的广谱抗生素对其均有效，但也非常容易产生耐药菌株，应该根据药物敏感试验结果选择应用抗生素。

大肠杆菌的黏附素为重要的致病菌毛，能使细菌紧密黏着在泌尿道和肠道的细胞上，避免因排尿时尿液的冲刷和肠道的蠕动作用而被排除，其特点是特异性高。其包括定植因子抗原Ⅰ、Ⅱ、Ⅲ，集聚黏附菌毛Ⅰ和Ⅲ，束形成菌毛，紧密黏附素，P菌毛，Dr菌毛，Ⅰ型菌毛和侵袭质粒抗原蛋白等。大肠杆菌能产生多种类型的外毒素。它们是志贺毒素Ⅰ和Ⅱ，耐热肠毒素a和b，不耐热肠毒素Ⅰ和Ⅱ，溶血素A等，在尿路致病性大肠杆菌致病中起重要作用。

此外，还有内毒素、荚膜、载铁蛋白和Ⅲ型分泌系统等。载铁蛋白可从宿主获取铁离子，导致宿主损伤；Ⅲ型分泌系统犹如分子注射器，是指细菌接触宿主细胞后，能向宿主细胞内输送毒性基因产物的细菌效应系统，由20余种蛋白组成。

三、微生物学检查

（一）标本采集

临床标本应根据感染类型采集，主要是阴道分泌物和宫颈拭子。

1. 阴道分泌物　除去陈旧的阴道分泌物，使用无菌拭子或吸管采集阴道壁黏膜分泌物，若需涂片检查，应再采集一份拭子。将拭子置于含碳的Amies运送培养基室温2 h内送检，若延迟送检，室温储存不超过24 h。

2. 宫颈拭子　使用不加润滑剂的窥阴器查看子宫颈，使用无菌拭子除去子宫颈口黏液和分泌物，使用新的无菌拭子轻柔地旋转进入宫颈内膜采集分泌物。将拭子置于含碳的Amies运送培养基室温2 h内送检，若延迟送检，室温储存不超过24 h。

（二）鉴定

1. 形态染色　大肠杆菌为革兰阴性、中等大小杆菌，两端钝圆，多呈单个分散排列。

2. 分离培养　将阴道分泌物或宫颈拭子直接画线分别接种于血琼脂平板、伊红-亚甲蓝琼脂平板（或麦康凯琼脂平板或中国蓝琼脂平板）、巧克力琼脂平板和沙氏琼脂平板。35~37℃孵育18~24 h后观察菌落形态。

3. 鉴定（生化反应）

（1）氧化酶试验：用滤纸条蘸取菌落少许，用滴管吸取氧化酶试剂，滴加于滤纸条上的菌落（或直接将试剂滴加于平板菌落上），出现红色至蓝紫色，继而逐渐加深为阳性，不变色为阴性。

（2）硝酸盐还原试验：将大肠杆菌接种硝酸盐生化管，35℃培养18~24 h；加入硝酸盐还原试剂甲液和乙液，立即或10 min内观察结果。如出现红色为阳性。如不出现红色，可于试管内加入锌粉后观察，若出现红色表示硝酸盐仍存在，试验为阴性；若加入锌粉后仍不产生红色，表示硝酸盐已被还原为氨或氮，试验为阳性。

（3）苯丙氨酸脱氨酶试验：将大肠杆菌接种苯丙氨酸生化管，35℃培养18~24 h，加$FeCl_3$试剂，出现绿色为阳性，否则为阴性。

（4）V-P试验：将大肠杆菌接种葡萄糖蛋白胨水培养基，35℃培养24~48 h，加V-P试剂（先加5% α-萘酚乙醇，再加40%KOH溶液），振摇后观察结果。于数分钟内呈红色为阳性。

（5）克氏双糖铁琼脂及脲酶试验：将大肠杆菌接种于克氏双糖铁琼脂及脲酶培养基中，35℃培养18~24 h后观察结果。克氏双糖铁琼脂结果判定：发酵葡萄糖和乳糖产酸产气，则斜面和底层均呈黄色且有气泡产生；只发酵葡萄糖而不发酵乳糖，则底层变黄，斜面仍为红色；如底层变黑，说明该菌产生 H_2S，生成黑色硫化铁沉淀。脲酶结果判定：先观察动力和脲酶反应后，再滴加靛基质试剂。接种线变宽、变模糊、培养基变浑浊，则动力阳性；培养基全部变成红色，则脲酶试验阳性；加入靛基质试剂的界面形成玫瑰红色，则靛基质试验阳性。生化反应结果见表 24-6。

表 24-6　大肠杆菌生化反应结果

氧化酶试验	硝酸盐还原试验	苯丙氨酸脱氨酶试验	V-P 试验	克氏双糖铁琼脂试验				脲酶试验		
				斜面	底层	气体	H_2S	动力	吲哚	脲酶
-	+	-	+	A	A	+	-	+	+	-
-	+	-	+	K	A	-	-	+/-	+	-
-	+	-	+	K	A	+	-	+/-	+	-
-	+	-	+	K	A	-	-	+	+	-

注：A：产酸；K：产碱；+：90% 以上菌株阳性；-：90% 以上菌株阴性。

（6）系统生化反应：大肠杆菌的最后鉴定需通过系列生化反应，也可通过全自动细菌鉴定仪进行鉴定。一般实验室可采用系列生化编码管，根据反应结果编码做出最后鉴定。将细菌接种于上表所示的生化管中，鸟氨酸脱羧酶、赖氨酸脱羧酶及氨基酸残基对照管均需无菌液状石蜡密封，葡萄糖管需倒置，35℃ 培养 18~24 h，观察结果。将每组出现阳性结果指数相加，得出数码累计 AG660，然后从编码表中查找 AG660 对应的细菌为大肠杆菌。

4. 药敏　参见《抗菌药物敏感试验标准操作规程》及 CLSA100-S24 最新版本文件。

5. 结果判读　用游标卡尺量取抑菌环直径，参照 CLSI 的标准判读结果，按敏感（susceptible，S）、耐药（resistant，R）和中介（intermediate，I）报告。

四、临床意义

大肠杆菌是肠道中重要的正常菌群，并能为宿主提供一些具有营养作用的合成代谢产物；在宿主免疫力下降或细菌侵入肠道外组织器官后，即可成为机会致病菌，引起肠道外感染，属于兼性厌氧菌或需氧菌。

五、鉴定流程

大肠杆菌的鉴定流程见图 24-6。

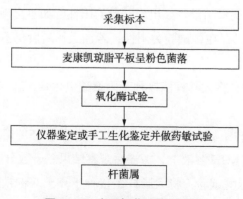

图 24-6　大肠杆菌的鉴定流程

六、致病性大肠杆菌检验

（一）概念

致病性大肠杆菌包括肠产毒型大肠杆菌（ETEC）、肠致病型大肠杆菌（EPEC）、肠侵袭型大肠杆菌（EIEC）、肠出血型大肠杆菌（EHEC）和肠凝聚型大肠杆菌（EAggEC）。经生化反应鉴定为大肠杆菌后，根据血清学试验（O、H和K抗原）、毒性试验（ST和LT肠毒素）临床特征，分别鉴定各种致病性大肠杆菌。

（二）鉴定方法

1. 形态染色、培养特性、生化反应 与普通大肠杆菌相类似。

2. 鉴别要点 在山梨醇麦康凯琼脂平板上呈无色菌落。枸橼酸盐++--，不发酵山梨醇或迟发酵，为本菌的主要特征。

3. 方法 致病性大肠杆菌的鉴定。

1）肠致病型大肠杆菌：婴幼儿水样或蛋花汤样便，鉴定为大肠杆菌后用肠致病型大肠杆菌分型血清进行O:H分型。

2）肠产毒型大肠杆菌：水样便，生化反应符合大肠杆菌特征，需要测定肠耐热性（ST）和肠不耐热性（LT）两种肠毒素及血清分型。其可用免疫学方法，同位素或生物素标记探针杂交试验，PCR试验等检测方法鉴定。

3）肠侵袭型大肠杆菌：细菌性痢疾样便，生化特性与志贺菌相似，不发酵或迟发酵乳糖，赖氨酸脱羧酶阴性，无动力，可用肠侵袭型大肠杆菌O:H血清进行分型鉴定，豚鼠眼结膜试验、Hela细胞侵入试验阳性。

4）肠出血型大肠杆菌：早期为水样便后为血便，肠出血型大肠杆菌有50多个血清型，最具代表性的是大肠杆菌O157:H7。不发酵或迟发酵山梨醇，在山梨醇麦康凯琼脂平板上呈无色菌落。其可用肠出血型大肠杆菌O:H诊断血清进行分型。

（三）临床意义

1. 肠出血型大肠杆菌 引起严重的出血性肠炎、溶血性尿毒综合征的病原体，临床表现为低热、痉挛性腹痛，开始水样便，继而血样便、血尿等症状。

2. 肠致病型大肠杆菌 是婴儿腹泻的重要病原菌，伴有低热、呕吐和腹泻，黏液便不带血。轻者不用抗生素治疗，严重肠致病型大肠杆菌感染者需要用抗生素治疗。

3. 肠产毒型大肠杆菌 是引起旅游者和婴儿腹泻的病原菌，鉴定主要依据肠毒素和血清学鉴定，临床表现为水样腹泻、恶心、呕吐、寒战，有时发生脱水及中毒症状。轻者不用抗生素，较重者用抗生素药物治疗。

4. 肠侵袭型大肠杆菌 与志贺菌有共同抗原，其发病机制与痢疾相似，可引起痢疾样症状，发热和肠炎，黏液血便，便中有红、白细胞。

第九节 厌氧菌检验

一、生物学特点

女性生殖道厌氧菌主要有动弯杆菌、消化链球菌和拟杆菌属等。动弯杆菌革兰染色阳性，但常表现为阴阳不定，抗酸染色阴性，纤细弯杆菌，菌体大小（0.4~0.6）μm×（1.2~4.0）μm，端尖，无芽孢，多根侧生或亚极生鞭毛，单个或成对排列。本菌严格厌氧，生长缓慢，在厌氧血琼脂平板上，37℃厌氧孵育 7 日以上，生长出无色、透明、光滑、凸起的小菌落。本菌触酶、氧化酶阴性，动力阳性，化能有机营养，弱发酵葡萄糖，产物包括乙酸、琥珀酸，有时有乳酸、吲哚阴性，还原硝酸盐。

消化链球菌为革兰阳性厌氧球菌，有时易染成阴性。镜检呈球形或卵圆形，菌体较小，直径为0.5~1.2 μm，成双、四联、成团或短链状排列，无鞭毛、无芽孢。该菌生长缓慢，营养要求较高，吐温 –80 可促进其生长。在厌氧血琼脂平板上，形成光滑、凸起、灰白色、不透明、边缘整齐的小菌落，直径为 1 mm 左右。一般不溶血，偶尔有 α 或 β 溶血，培养物具有恶臭味。生化反应不活泼，很少或不利用碳水化合物，代谢蛋白胨主要产生乙酸，触酶通常阴性，但亦可出现弱的或假的触酶反应。厌氧消化链球菌吲哚试验阴性，不解糖消化链球菌和吲哚消化链球菌吲哚试验阳性，吲哚消化链球菌还可还原硝酸盐。厌氧消化链球菌对聚茴香脑磺酸钠特别敏感，于 5% 聚茴香脑滤纸片周围可出现直径＞ 12 mm 的抑菌环，可用于该菌的快速鉴定，其正确率可达 98%。

拟杆菌为革兰阴性杆菌，大小为（0.8~1.3）μm×（1.6~8）μm，着色不均，多数菌种两端钝圆而浓染，中间不易着色或染色较浅，形似空泡。拟杆菌的陈旧培养物呈明显多形性。在液体培养基，尤其在含糖培养基中为长丝状或其他形状。拟杆菌无芽孢、无鞭毛，脆弱拟杆菌可形成荚膜，部分菌株有菌毛。专性厌氧，营养要求较高，培养基中需加入氯化血红素、维生素 K 及酵母菌浸出物等营养成分。在厌氧血琼脂平板上经 24~48 h 培养后，形成直径 1~3 mm、圆形、微凸、表面光滑、半透明、灰白色、边缘整齐的菌落，多数菌株不溶血。20% 胆汁（或 2 g/L 胆盐）或吐温 –80（0.02%）可促进脆弱拟杆菌群的生长。其在拟杆菌胆汁七叶苷培养基上生长旺盛，菌落较大，能分解七叶苷，使培养基呈黑色，菌落周围有黑色晕圈。

二、致病性

动弯杆菌存在于女性的阴道中，其具体的致病机制不很清楚，可能与女性的细菌性阴道炎，孕妇的胎膜早破及先兆流产有关。

消化链球菌是女性生殖道的正常菌群，是条件致病菌，可引起外阴、阴道及盆腔感染等。厌氧消化链球菌常与金黄色葡萄球菌和溶血性链球菌协同引起严重的创伤感染，称厌氧链球菌肌炎。该菌亦可由原发病灶口腔、牙周和泌尿道感染而引起细菌性心内膜炎。

拟杆菌是人类口腔、肠道及女性生殖道的正常菌群，为条件致病菌，主要引起内源性感染，也可通过多种外源性途径引起机体各系统及组织的外源性感染，如菌血症或败血症、颅内感染、胸腔感染、腹腔感染及女性生殖系统感染等，其中尤以脆弱拟杆菌最常见，占临床厌氧菌分离株的 25%，占拟杆菌群的 60%，其次为多形拟杆菌、吉氏拟杆菌和普通拟杆菌。

三、微生物检验

（一）标本采集

怀疑女性盆腔厌氧菌感染时，可在消毒阴道后从阴道穹后部穿刺抽取盆底的脓液；怀疑子宫腔厌氧菌感染时，可用无菌套管抽取子宫腔内容物。厌氧菌培养原则上主张床旁接种的方法，采集标本后立即接种在预还原的厌氧培养基上，并迅速置厌氧环境中孵育，如无法进行床旁接种时，应尽快送检，并尽量避免接触空气。

（二）鉴定

1. 形态染色 动弯杆菌为革兰染色阳性，但常表现为阴阳不定，抗酸染色阴性，纤细弯杆菌，菌体大小（0.4~0.6）μm×（1.2~4.0）μm，端尖，无芽孢，多根侧生或亚极生鞭毛，单个或成对排列。消化链球菌为革兰阳性厌氧球菌，有时易染成阴性，镜检呈球形或卵圆形，菌体较小，直径为 0.5~1.2 μm，成双、四联、成团或短链状排列，无鞭毛、无芽孢。拟杆菌为革兰阴性杆菌，大小为（0.8~1.3）μm×（1.6~8）μm，着色不均，多数菌种两端钝圆而浓染，中间不易着色或染色较浅，形似空泡。

2. 分离培养 厌氧菌的分离培养通常需要经过初代培养和次代培养。

（1）初代培养：厌氧菌的初代培养一般比较困难，不仅要提供良好的厌氧环境，还应当选择合适的培养基。①标本接种：初代培养时，每份标本至少接种 3 个血琼脂平板，分别放置于有氧、无氧和含 5%~10% CO_2 环境中培养，以分离培养需氧菌、厌氧菌、兼性厌氧菌和苛氧菌。为便于在混合培养物中发现厌氧菌，可在画线接种的一区处放一片 5 μg/ 片的甲硝唑纸片，兼性厌氧菌对甲硝唑不敏感，如纸片周围出现抑菌圈，则提示有厌氧菌存在。还可根据涂片染色结果或标本来源增加一个至数个选择培养基，以提高阳性分离率。②培养方法：常用的厌氧培养方法主要有厌氧袋、厌氧罐、厌氧盒和厌氧手套箱，实验室可根据标本量的多少酌情选用。③结果观察：由于厌氧菌在对数生长期对 O_2 非常敏感，因此初代培养结果应至少在 48 h 后观察。

（2）次代培养或耐氧试验：当初代培养有细菌生长时，次代培养时仍需要做耐氧试验以排除兼性厌氧菌。动弯杆菌在厌氧血琼脂平板上，37℃厌氧孵育 7 日以上，生长出无色、透明、光滑、凸起的小菌落。消化链球菌在厌氧血琼脂平板上，形成光滑、凸起、灰白色、不透明、边缘整齐的小菌落，直径为 1 mm 左右。一般不溶血，偶尔有 α 或 β 溶血，培养物具有恶臭味。拟杆菌在厌氧血琼脂平板上经 24~48 h 培养后，形成直径为 1~3 mm、圆形、微凸、表面光滑、半透明、灰白色、边缘整齐的菌落，多数菌株不溶血。

3. 鉴定

（1）七叶苷水解试验：①斜面法，将待检菌接种在七叶苷琼脂斜面上，经 24~48 h 厌氧培养，观察结果。培养基变黑为阳性，表示七叶苷已经被水解，生成七叶素，后者与培养基中的枸橼酸铁的 Fe^{2+} 反应，生成棕黑色化合物。②微量斑点法，将 0.2 g/L 七叶苷水溶液（淡蓝色）滴加于透明微孔板 2 孔中，再于各孔各加 1 滴待检菌及蒸馏水（对照），35℃ 30~60 min 后，置 366 nm 紫外灯下照射，观察结果。对照孔呈淡蓝色荧光，加菌液孔无荧光者为阳性，说明被水解后荧光消失，与对照相同者则为阴性。脆弱类杆菌能水解七叶苷，本试验阳性。

（2）20% 胆汁（或 2 g/L 胆盐）刺激生长试验：将待检菌接种至 20% 胆汁（或 2 g/L 胆盐）培养基和不含胆汁的对照管中，置 35℃厌氧孵育 24~48 h，观察结果。胆汁能抑制许多厌氧菌的生长，但脆弱类杆菌群和少数其他厌氧菌却能利用胆汁作为营养物质，故生长旺盛。如果含胆汁的培养管中细菌生长旺盛（++），而不含胆汁的对照管中细菌生长一般（+），说明胆汁刺激生长试验阳性；在含胆汁的培养管中抑制生长者为阴性。脆弱类杆菌胆汁刺激生长试验阳性。

（3）明胶液化试验：将待检菌接种于明胶管中，另外设一未接种细菌的明胶管作为对照，经 37℃厌氧孵育 2~5 日，取出置 4℃冰箱中 30 min，观察培养基是否凝固。明胶是一种动物蛋白，能在 20℃凝固，高于 20℃时则液化。某些厌氧菌有明胶酶，能使明胶分解为多肽和氨基酸残基，从而失去凝固力，使半固体的明胶培养基变为流动的液体。

对照管 37℃时呈液化状态，4℃冰箱中凝固。接种细菌的明胶管置 4℃冰箱 30 min 仍不凝固者为阳性，凝固者为阴性。脆弱类杆菌和厌氧消化链球菌明胶液化试验为阴性。

（4）胞外酶快速生化试验：将待检细菌用直径 2 mm 接种环取一满环菌苔加于 0.5 mL 磷酸盐缓冲液中配成浓厚菌液，在一次性微量板中依次加入基质和浓菌液，并观察结果。细菌含有已合成的特异性酶，当其作用于基质时，能发生特异性的酶促反应，迅速使基质分解产生各种可见的变化。试验时将高浓度的细菌接种到高浓度的基质中，由于菌量大，携带的酶也多，基质量充分，故反应速度快。细菌不需要再繁殖，故不必厌氧培养，只需在普通环境下置 37℃孵育 4 h，即能观察结果。

（5）拉丝试验：加 30 g/L KOH 溶液 1 滴滴在载玻片上，取 1 接种环的细菌与之混合，经 1 min 后用接种环轻轻挑起，观察结果。作用 1 min 后用接种环轻轻挑起，能拉丝者为阴性，不能拉丝者为阳性。

4. **药敏试验**　由于厌氧菌生长缓慢，临床不常规开展厌氧菌体外药敏试验，抗厌氧菌治疗可根据指南或采取经验用药，厌氧菌体外药敏试验首选琼脂稀释法，微量肉汤稀释法只推荐用于脆弱拟杆菌群，具体可参见 CLSI M11-A6 药敏试验指南。

5. **注意事项**

（1）接种平板前，厌氧血琼脂平板应该预还原，将平板内溶解氧释放。

（2）培养基要新鲜配制，若储存太久，有氧气溶解在表面或有过氧化物在培养基中，不利于厌氧菌生长。

（3）若厌氧平板上有兼性厌氧菌和专性厌氧菌混合生长时，可利用氨曲南等纸片进行分离提纯。

（4）在厌氧菌标本中（深部脓肿），可能会培养出 2 种以上的厌氧菌及混合菌（需氧菌、厌氧菌），应重视复数菌的分离。

（5）因为多数厌氧菌生长比需氧菌慢，所以厌氧菌一般培养 48 h 才能观察平板，但也有生长快的厌氧菌（如产气荚膜梭菌培养 24 h 即可观察平板）。

（6）有些非专性厌氧菌（如嗜酸乳酸杆菌等）在需氧血琼脂平板生长不良，在厌氧血琼脂平板生长良好。因此，观察平板时要引起足够重视。

（7）菌液浓度：如做胞外酶鉴定，一定要有足够的菌液浓度。

（8）从原始平板挑取菌落进行耐氧试验时，原始平板需继续培养。其目的是防止某些生长缓慢的厌氧菌生长；或若耐氧试验操作失误，可从原始平板上重新挑取菌落。

（9）做耐氧试验时，应尽可能多挑选几个不同的菌落分别接种不同平板，尽量避免漏检。

（10）传统方法鉴定厌氧菌需要活的细菌；而胞外酶法、MALDI-TOF 和 16sRNA 序列测定法不强调活的细菌，但是尚无法进行药物敏感试验。分离出厌氧菌不建议常规药敏，有一些菌种可以做 β-内酰胺酶检测。

四、临床意义

厌氧菌，尤其是无芽孢厌氧菌，是临床常见的致病菌或条件致病菌。从临床标本分离培养出厌氧菌，可及时为临床医生提供病原学诊断报告，对指导临床医生选用抗厌氧药物、及时控制厌氧菌感染具有重要的临床意义。

阴道内有相当多的厌氧菌存在，如发生乳酸杆菌减少时，厌氧菌有可能导致细菌性阴道病。如厌氧菌上行至盆腔，容易与其他致病菌一起造成宫内感染、早产、胎膜早破、产褥感染等后果甚至败血症。

临床常见导致妇科疾病的厌氧菌有动弯杆菌、消化链球菌、拟杆菌等。厌氧菌的检测需要特殊条件，细菌培养仍然是主要的临床检测方法，取材时采用专门的厌氧菌转运培养管能够提高检出率。

五、厌氧菌实验诊断操作规程

（一）标本采集

1. **避开正常菌群的污染** 避免在有需氧菌寄生的部位，如上呼吸道、消化道、女性生殖道和下尿道等与外界相通的腔道内采集标本。应从无正常菌群寄生的部位，如环甲膜以下的气管、支气管和肺部组织、胸腔和腹腔或深部脓肿等部位采集厌氧菌检验标本。不同部位标本的采集方法见表24-7。

表 24-7　不同部位标本的采集方法

标本来源	采集方法
下呼吸道	环甲膜以下穿刺或肺穿刺
胸腔或腹腔	胸腔或腹腔穿刺
泌尿道	膀胱穿刺
女性生殖道	阴道穹后穿刺
封闭性脓肿	直接穿刺，在脓肿边缘靠近正常组织部位
窦道、深部创伤、子宫腔	用静脉注射用的塑料导管穿入感染部位抽取
关节和心包	关节腔或心包腔穿刺
组织	研磨后立即接种，放置厌氧环境培养

2. **严格消毒、避免污染** 经皮肤黏膜组织采集标本时，须严格消毒，以防止皮肤黏膜表面正常菌群的污染。

3. **采用无菌针筒穿刺法采集厌氧菌标本** 抽取深部脓液或体液，尽可能进行床旁接种厌氧培养平板或采用厌氧运送培养基。

4. **避免接触空气。**

（二）标本的运送与处理

1. **厌氧菌培养原则上主张采用床边接种法** 采集标本后立即接种在预还原的厌氧培养基上，并迅速置厌氧环境中孵育。如无法进行床边接种时应尽快送检，并尽量避免接触空气。

2. **氧标本的运送** 无法进行床边接种时，送检标本也必须保持在无氧条件下进行，具体方法如下：①针筒运送法，针筒可用来运送各种液体标本，如血液、脓液和各种穿刺液。用无菌针筒抽取标本后，排除针筒内的空气，针尖插入无菌橡皮塞，隔绝空气，尽快运送至实验室。②无菌小瓶法，装入 0.5 mL 含有 0.000 3% 刃天青的脑心浸液，加橡皮塞后用铝盖密封，以真空泵抽出瓶中空气，再充入含 10% 无氧 CO_2 和 85% N_2 的混合气体，培养基应无色（内有氧则为粉红色），标本注入瓶内即可送检。③厌氧袋或厌氧缸，装入可有效消耗氧气的物质，确保无氧环境，该方法一般用于运送较大的组织块或床边接种的培养皿等。

3. **厌氧标本送至实验室后应尽快接种** 一般应在 20~30 min 内处理完毕，最迟不得超过 1 h，否则大部分厌氧菌将死亡。运送、处理和保存厌氧标本时室温即可，不主张冷藏，因低温对某些厌氧菌不利，而且低温时氧气的溶解度增高。

（三）培养与鉴定

标本采集后按常规方法对于厌氧菌进行分离培养和鉴定。

（戎建荣　郭继强　康建邦　高春艳）

参考文献

陈东科，孙长贵，魏莲花，等. 实用临床微生物学检验与图谱. 北京：人民卫生出版社，2011.

李连青，朱庆义，刘俊芬，等. 阴道加德纳式菌对细菌性阴道病的病原学诊断评价. 中华医院感染学杂志，2005，5（2）：226-230.

刘朝晖，廖秦平. 中国妇科生殖道感染诊治策略. 北京：人民军医出版社，2011.

刘运德，楼永良. 临床微生物学检验技术. 北京：人民卫生出版社，2015.

楼永良，邵世和，张玉妥. 临床微生物学检验技术实验指导. 北京：人民卫生出版社，2015.

倪语星，尚红. 临床微生物学检验. 5 版. 北京：人民卫生出版社，2012.

尚红，王毓三，申子瑜. 全国临床检验操作规程. 4 版. 北京：人民卫生出版社，2014.

沈铿，马丁，狄文，等. 妇产科学. 北京：人民卫生出版社，2015.

王辉，任健康，王明贵. 临床微生物学检验. 北京：人民卫生出版社，2015.

中国合格评定国家认可委员会. CNAS-CI42：医学实验室质量和能力认可准则在临床微生物检验领域的应用说明. 2014.

周庭银. 临床微生物学诊断与图解. 2 版. 上海：上海科学技术出版社，2007.

Patel JB. h M100-S24：Pcrformance Standards forAntimicrobial Susccptibiliy Testin8//Tweniy-FourthInformational SupplementPennsylvania Wayne：Clinical and Laboratory Siandards Insrirutc，2014.

第二十五章

常见病毒病原学检验

第一节 人类免疫缺陷病毒

一、样品采集

HIV 感染检测最常用的样品是血液，包括血清、血浆和全血。唾液或尿液有时也可作为测试样品。常用样品的采集方法如下：①血清样品采集，用注射器抽出一定量静脉血，室温下自然放置 1~2 h，待血液凝固和血块收缩后再用 3 000 r/min 离心 15 min，吸出血清备用。②抗凝血样品采集，用加有抗凝剂的真空采血管或用消毒注射器抽取静脉血，转移至加有抗凝剂的消毒试管，反复轻摇，分离血浆和血细胞备用。采集者应根据实验要求选用适当的抗凝剂，如乙二胺四乙酸（EDTA）、肝素、枸橼酸钠等，如需进行病毒 RNA 测定，应在 4~8 h 分离血浆。

采样注意事项：①采集样品应按临床采血技术规范及试剂盒说明书要求进行。②采集标本时应注意安全，直接接触 HIV 感染者或艾滋病患者血液和体液的操作应戴双层手套。建议采用真空采血管及蝶形针具，以免直接接触血液。

二、样品的保存、运送和接收

样品的保存须遵循以下原则：①用于抗体检测的血清或血浆样品应存放于 –20℃以下，短期（1 周）内进行检测的样品可存放于 4℃；②用于抗原和核酸检测的血浆和血细胞样品应冻存于 –20℃以下，进行病毒 RNA 检测的样品如长期（3 个月以上）保存应置于 –80℃。

样品的运送须遵循以下原则：①实验室间传递的样品应为血清或血浆，除特殊情况外，一般不运送全血。样品应置于带盖的试管内，试管上应有明显的标记标明样品的编号或受检者姓名、种类和采集时间。随样品应附有送检单，送检单应与标本分开，不能混放。②将试管放入专用带盖的容器内，容器的材料要易于消毒处理。在试管的周围应垫有缓冲吸水材料，以免碰碎。如果路程较远或气候炎热，样品应在 2~8℃条件下运送。用于抗体检测的样品可在短期（48 h）内室温递送。每一包装的体积不得超过 50 mL。运送感染性材料必须有记录。③特殊情况下如需对个别样品进行复测，可以用特快专递形式投寄，但必须将盛样品的试管包扎好，避免使用玻璃容器，以保证不会破碎和溢漏。

样品的接收须遵循以下原则：①含有感染性样品的包裹必须在具有处理感染源设备的实验室内由经过培训的工作人员打开，用后的包裹应进行消毒。②核对标本与送检单，检查样品管有无破损和溢漏。如发现溢漏应立即将尚存留的样品移出、对样品管和盛器消毒，同时还要报告有关领导和专家。③检查样品的状况，记录有无严重溶血、微生物污染、血脂过多等情况。④因特殊临床治疗导致自发荧光的样品不可用于荧光方法测试。

三、HIV 病原学检测方法

（一）HIV 抗体检测

HIV 抗体的检测分为初筛试验和确认试验。初筛试验有酶联免疫吸附试验、凝聚试验、斑点杂交试验等，确认试验有免疫印迹、免疫荧光和放免沉淀试验。

1. *初筛试验*　用于血清学初筛试验以检测 HIV 感染后抗体产生与否的试剂盒数目繁多、种类各异。早期生产的 HIV 检测试剂盒主要为酶联免疫实验试剂盒。此法已被广泛应用于传染病的诊断，该法操作容易，大量样本可同时检测，无放射性污染，同时其敏感性和特异性均良好。第一个用于诊断 HIV 的试剂盒于 1985 年问世，到现在用于 HIV 血清学检验的试剂盒已不下百种，原理大多仍以 ELISA 为主，虽然早期产品用于检测艾滋病患者的抗体水平效果良好，但用于无症状感染者的检测效果就受到了挑战，即使是很小数目的假阳性或假阴性反应都可能会在低危险的普通人群调查中产生极大的影响，这种影响在输血者筛选检验时尤为突出，因为如假阳性较高的话，不仅丢弃了大量的可供应用的潜在血源，而且会使确证试验的样本增加从而增加了成本，如是假阴性反应则可能造成输血后传染，其后果不堪设想。

ELISA 问世后不久，其他一些检验技术也相继出现，如乳胶颗粒、红细胞、凝胶颗粒等式样的凝集试验代表着这一类容易操作、经济和快速的检验方法。

2. *确认实验*　有免疫印迹、免疫荧光和放免沉淀试验。以下主要介绍免疫印迹。

免疫印迹是最为广泛应用的用以确证逆转录病毒感染的确证试验。该技术已被应用于许多传染性疾病的诊断，并被公认为是十分特异的一项诊断方法。许多专家至今仍认为，就 HIV 感染诊断而言，免疫印迹为标准方法。但是，免疫印迹试剂制作复杂，成本很高，实验费时，故不宜用于筛选。但免疫印迹试剂的敏感性和特异性均很高，而且一次试验既可测得各类 HIV 抗体情况的综合指标，还可得到 HIV 感染到艾滋病过程中对不同 HIV 蛋白的抗体变化及消长的资料；不仅可以对 HIV 感染做出是与否的答复，还可判断出患者是新近感染还是已处于疾病的晚期。因此，免疫印迹试剂是我国 HIV 血清学检测中最常用的确认试剂，被用作对 ELISA、PA、金标试验中出现的阳性结果进行确认，以排除假阳性。

（1）免疫印迹的原理和操作步骤：免疫印迹的特异性建立在抗原成分的分离及浓缩两个方面。病毒抗原混合物分离成不同的条带，故每一抗原成分相对更加纯化，这为检测针对不同抗原成分的抗体提供了可能。免疫印迹技术上由以下三部分构成：通过聚丙烯酰胺凝胶电泳（SDS-PAGE）将病毒抗原依其分子质量大小而分离；将分离的抗原转移到硝酸纤维膜上；检测样本中是否含有相应的抗原成分的抗体，其技术原理类似 ELISA。

公司已经制备免疫印迹试剂盒好前二部，仅第三部为各实验室需进行操作的。虽免疫印迹第三部分技术要求并不复杂，但各公司产品均有各自的操作程序及要求，故操作时要严格按各试剂盒的要求进行，并按各自的阳性标准进行结果判断。进行免疫印迹第三部分操作时，首先将各硝酸纤维条置入相应槽中，加入含有封闭作用的缓冲液浸泡免疫印迹条膜，通常使用奶粉或血清白蛋白作为封闭的材料，它们可以与纤维膜条上的无蛋白部位结合，使得样本中可能含有的非特异免疫球蛋白不致与免疫印迹条上的无蛋白部位相结合，这对降低非特异性反应十分重要。免疫印迹条膜经封闭后，加入样本培育一定时间，需要注意的是，要避免槽与槽之间可能发生潜在污染的危险。通常是将塑料槽呈 15°角置放于水平的摇床上，在孵育期间，样本中特异抗体将与之相应的抗原发生结合，洗涤将去除非特异结合的血清蛋白。当酶标记复合物加入后，抗人 IgG 就会与样本中的 IgG 结合，最后经酶显色为可见反应，指示出待检血清中含有的抗该种蛋白的抗体。HIV 的抗原依其分子质量大小排列有 gp160、gp120、p66、p55、p51、gp41，p31、p24，p17、p15。免疫印迹检验操作一定要留意防止样本间交叉污染，对照中最好设有弱阳性对照并与样本同时进行检验。操作完成后，要及时读出结果，并将纤维膜条用透明胶纸覆盖保存。一般而言，免疫印迹条膜可长期保存，但随着时间的推移，其显色部的强度将会有一定的减弱。现有一些公司开始生产自动化的免疫印迹系统，这就是一种由计算机控制的可自动加样、培养、读报结果的系统。

（2）免疫印迹的结果解析和判断标准：一般标准来源于厂商制定的判断标准和一些相应的国际或学科组织通过评价比较而建立的诊断标准两个方面。WHO 建议，如果免疫印迹带显示不确定则应在 3 个月后采样再次复查，如经多次复查后仍为阴性或仍为起初的条带，就可基本上排除 HIV 感染的存在。目前，研究者还不清楚为什么有些非 HIV 感染的个体其免疫印迹总是显示出一些可疑的条带。如样本在复检时发现血清转阳，则提示患者在首次检验时甚至在首次检测前就已经感染 HIV，如虽然样本首次的条带符合阳性标准，但其带型的显色强度不足以定为阳性，则提示样本可能已处于血清转阳阶段，应进一步复查。当然，要注意此样本是否由邻近样本的交叉污染引起。

3. HIV 抗体检测程序

（1）检测试剂：筛查的试剂必须是经 CFDA 注册批准、检查合格、临床评估质量优良、在有效期内的试剂。目前，常用的筛查试剂有酶联免疫、颗粒凝集和其他快速诊断试剂。采供血机构进行血液筛查应采用 HIV-1/2 混合型酶联免疫试剂。自采自供血的单位必须进行 HIV 抗体检测，在尚未建立艾滋病筛查实验室的偏远地区可由经过培训的技术人员在规定的场所用快速试剂进行血液筛查。确认试剂必须经 CFDA 注册批准。确认试剂包括免疫印迹试剂、条带免疫试剂及免疫荧光试验试剂。目前，试剂以免疫印迹试剂最为常用。

（2）检测要点：须严格按照试剂说明书操作，不得擅自更改；注意防止交叉污染；严格遵守实验室操作规程的检测要点。

（3）检测程序及流程图：对于筛查试验，标本验收合格后，用筛查试剂进行检测，如呈阴性反应，则报告 HIV 抗体阴性；对呈阳性反应的标本，必须进行重复检测。对筛查呈阳性反应的标本用原有试剂和另外一种不同原理或不同厂家的试剂重复检测。如两种试剂复测均呈阴性反应，则报告 HIV 抗体阴性；如均呈阳性反应，或一阴一阳，需送艾滋病确认实验室进行确认，应尽可能将重新采集的受检者血液标本和原有标本一并送检。

（4）HIV 抗体确认实验流程：确认试验的目的是排除筛查的假阳性，方法有免疫印迹试验、间接免疫荧光抗体试验、放射免疫测定、条带免疫试验等。由于免疫印迹良好的特异性，其至今在许多国家依然被认为是筛查确证 HIV 的金标准。免疫印迹试剂有 HIV-1/2 混合型和单一型。一般先用 HIV-1/2 混合型试剂进行检测，如果呈阴性反应，则报告 HIV 抗体阴性；如果呈阳性反应，则报告 HIV-1 抗体阳性，如果不满足阳性标准，则判为 HIV 抗体不确定。如果出现 HIV-2 型的特异性指示条带，还需要用 HIV-2 型免疫印迹试剂再做单一的 HIV-2 型抗体确认试验，呈阴性反应，报告 HIV-2 抗体阴性；呈阳性反应的则报告 HIV-2 抗体血清学阳性。如需要进行鉴别，还应进行核酸序列分析。

使用免疫印迹法确认时，我国的判定标准为：① HIV-1 抗体阳性：至少有 2 条 env 带（gp41 和 gp160 或 gp120）出现，或至少一条 env 带和 p24 带同时出现。② HIV-2 抗体阳性：同时符合以下两条标准可判为 HIV-2 抗体血清学阳性，符合 WHO 阳性判定标准，即出现至少 1 条 env 带（gp36 和 gp140 或 gp105）；符合试剂盒提供的阳性判定标准。③ HIV 抗体阴性：无 HIV 抗体特异带出现。④ HIV 抗体不确定：出现 HIV 抗体特异带，但不足以判定阳性。HIV-1 抗体特异带包括：env 带（gp160/gp120 和 gp41）；gag 带（p5、p24、p17 或 p18）；pol 带（p66 或 p65、p51、p31）。HIV-2 抗体特异条带包括：env 带（gp140/gp105、gp36）；gag 带（p56、p26、p16）；pol 带（p68、p53、p34）。由于使用的毒株不同，HIV-2 env 抗原也可为 gp125/gp180、gp36。

上述标准为判定免疫印迹试验结果的基本原则，在实际工作中还应参照所用试剂的说明书综合判定，遇疑难情况应报上级实验室解决。

（5）检测结果的报告和处理：HIV 抗体筛查试验呈阴性反应则出具 HIV 抗体阴性报告。筛查试验呈阳性反应，可出具"HIV 抗体待复查"报告，不能出具阳性报告。同时应尽快进行以下处理：填写 HIV 抗体复查送检单，经一名检测操作人员和一名具有中级以上技术职称的人员审核签字；尽可能重新采集受检者的血样；将两份血样（或仅原血样）连同 HIV 抗体复查送检单一并送往当地艾滋病筛查中心实验室，再转送艾滋病确认实验室，或直接送确认实验室确认。筛查中心实验室应尽快用两种试剂进行复测，如结果均阳性或一阴一阳，则应将送检标本和 HIV 抗体复查送检单一并送艾滋病确认实验室确认。如复检结果均为阴性，在送检单上盖上"HIV 抗体阴性"字样图章，并及时将结果反馈送检单位，不必再送实验室确认。此外，应做好检测后咨询。

对于 HIV 抗体确认，HIV 抗体阳性应出具 HIV 抗体阳性确认报告，并按相关规定做好咨询、保密和报告工作；HIV 抗体阴性应出具 HIV 抗体阴性确认报告，如果近期有高危行为，如性乱、注射毒品等，或有急性流感样症状等情况，为排除"窗口期"的可能，可以进行 HIV-1 p24 抗原或 HIV 核酸检测，或 2~3 个月以后再做抗体检测。HIV 抗体不确定出具 HIV 抗体不确定确认报告，在备注中应注明"3 个月后复查"。同时进行以下处理：①随访复查：每 3 个月随访复查 1 次，连续 2 次，共 6 个月，如果检测时暴露时间已超过 3 个月，则在 1、2 个月后随访 1 次即可。前后 2 份样品同时检测，仍呈不确定或阴性则报告 HIV 抗体阴性，如果在随访期间发生带型进展，符合 HIV 抗体阳性判定标准则报告 HIV-1 或 HIV-2 抗体阳性。②必要时可做 HIV 抗原或 HIV 核酸测定，但检测结果只能作为辅助诊断依据，确认报告要依据血清学随访结果。③做好检测后咨询。HIV 抗体确认报告由一名具有高级卫生技术职称的人员复核签字，按原送检程序反馈。如确认对象户口不属于本辖区，确认报告应同时抄送感染者户口所在地的省级艾滋病确认中心实验室。其他系统确认的地方人员（包括本地和外地）也应及时向当地卫生行政部门和省级艾滋病确认中心实验室报告。省级艾滋病确认中心实验室难以确认的标本，送国家艾滋病参比实验室确认。同一受检对象的标本在不同艾滋病确认实验室得到不一致的确认结果时，由国家艾滋病参比实验室和 HIV 确认实验室审评专家组予以仲裁。

（二）HIV-1 p24 抗原检测

在 HIV 感染的一定时期，血清中可出现 p24 抗原，故可经检测 p24 而判断患者是否感染 HIV，除了培养物上清和血清以外，其他体液也可作为抗原检测的样本。研究者已证明 HIV 感染者脑脊液中含有 HIV 抗原，提示 HIV 感染者可能在大脑组织中有病毒的复制。

p24 抗原检测方法夹心 ELISA（三明治）方法：将纯化的抗 –HIV 抗体，包被在 ELISA 板上，加入被检血清样本（经去污剂 Triton 液稀释以裂解病毒），如有病毒抗原存在，抗原将被吸附于固相的特异抗体上，经洗涤后加入酶结合物（抗 p24 抗体酶结合物），培育后再次洗涤，最后加入底物显色。该法敏感性很高，可检出 7~10 pg/mL p24 抗原，可使窗口期缩短 2~3 周，可更早地检测 HIV 感染。

抗原检测也有假阳性结果出现，可能为干扰物质或其他免疫复合物存在所致。所以，任何抗原检测阳性的标本均应进行确证，也就是使用更为特异的中和试验。中和试验原理为当样本中有抗原存在时，经抗 p24 抗体（中和剂）作用后，将未经中和样本和中和后样本同时检验，如果被中和后样本吸光度值减低 50% 以上，就被认为中和试验阳性，如果吸光度值没有太大改变，也就是没有中和反应发生，则中和试验阴性，表明样本中有非特异物质或干扰物质存在，与抗原试验板上结合的物质可能并非 p24。上述这些试验均要复核，再次复核检测，故血清样本至少 1 mL 以上才能保证试验完成。该试验相对而言经费也较昂贵，因此，也难以作为常规方法使用。

检测抗原灵敏度不高的一个最主要的原因为血清中游离的抗原（p24）可能与相应的抗体形成复合物，试剂盒又不能有效地检出复合物上的抗原。一些厂家通过引入分解复合物的机制，使抗原检测灵敏度有了明显提高，该分解机制还可定量游离及复合抗原抗体。除了有复合物存在的因素外，病毒的浓度不高也可能使得抗原检测是阴性。检测抗原可以定性也可以定量，通过比较标准曲线从而推出抗原浓度，一般患者出现 p24 抗原增加常提示预后不佳。

为提高 p24 抗原检出率，p24 抗原检测技术在近年有较大进展。与此有关的检测技术方法有：①免疫复合物裂解检测法（immune complex dissociation，ICD），在该方法中，标本先用盐酸或甘氨酸处理，是抗原抗体复合物分离以增加 p24 抗原浓度，该法敏感性为 90%，鉴于敏感性较低，不宜单独使用；但在不具备先进仪器的偏远地区有较大应用价值，为节省经费可在急性 HIV 感染检测时替代 HIV–RNA 检测。②超敏感酶免疫测定法（ultrasensitive enzyme immunoassay，UEI），又称双位点免疫复合物转移酶免疫测定，利用高亲和力抗体浓缩富集血清中的 p24 抗原，然后进行检测。该法可将检测下限延伸至 0.24 pg/mL，缺点是对试剂要求高，需要一定仪器，操作复杂。③免疫吸附电镜法（immunosorbent electron microscopical method，ISEM），将抗原与抗体的特异性与电子显微镜高分辨力相结合，实现对病毒颗粒的直接特异性检测，灵敏度高，但需昂贵仪器，操作复杂。④线性免疫酶测定（lineal immunoenzymatic assay，LIA）和 Cobas Core HIV Combi ETA 是新近发展起来的第四代 HIV 检测技术，目前基于此原理最敏感的检测试剂盒检测下限为 0.01 pg/mL。

需要注意的是抗原检测是检验可溶性 p24 抗原，并不能确定有无活病毒存在。因此，样本抗原检测结果为阴性并非提示样本无传染性；同样仅有抗原存在的样本中也不能确认样本是有传染性的。确认样本是否具有传染性的标准还在于从样本中能否真正分离出病毒。

（三）非传统 HIV 检测方法

HIV 非传统方式的血清免疫学检测是相对于普通常见方式的检测而言的。传统方式是指以单个患者或受检者的血液为标本，经分离得血清或血浆再经过至少 2 h 不同方法的检测得出结果，在此最常用的方法为 ELISA、免疫印迹、间接免疫荧光抗体试验和放射免疫测定。非传统方式与传统方式的不同在于：①标本来源不同。例如，它可用受检者的唾液、尿液、脑脊液、乳汁等各种不同体液或分泌液替代血液。②检测速度的不同，它可在 15 min 甚至几分钟内快速得出结果。③收集标本的方式不同，传统方式为静脉穿刺后，收集 2~10 mL 血液于试管作为标本，非传统方式可改为微量血液，从受检者耳垂或手指取一滴血作为标本；非传统方法可用多份标本混合在一起检测以替代单份标本的检测从而节省开支。非传统方式检测各有特点，但也有一定的限制性，当前使用的方法主要有以下几种。

1. **唾液中 HIV 抗体测定方法** 以唾液为标本测定 HIV 抗体的方法已经成熟。常用的方法为 ELISA 和免疫印迹，美国 FDA 已经先后批准了以唾液为标本的 ELISA 和免疫印迹试剂盒的生产销售。一般认为这种试剂盒检测 HIV 抗体的特异性为 99%~100%，敏感性为 91%~100%。

2. **尿液中 HIV 抗体测定方法** 早已证实感染了 HIV 的患者，其尿液中含有 HIV 抗体，随后不久报道了用 ELISA 法以尿液为标本测定 HIV 抗体。尿液中 HIV 抗体的浓度明显低于血液中含量，而且个体差异较大，因此，在早期以尿液为标本检测 HIV 抗体的精确性明显低于以血液或唾液为标本的方法。因此，以尿液为标本检测 HIV 抗体就不能正式应用于临床。直至 1996 年，由于技术上的改进，美国 FDA 才首次批准 Seradgn 公司以尿液为标本的 ELISA HIV 抗体测定试剂盒上市。据报道，这一试剂盒检测 11 082 份标本与以血液为标本的 ELISA 试剂盒对照，其灵敏度为 99.00%，特异性为 99.14%，此显示了这一方法的实用性。

3. **多份血清混合测定法** 流行病学调查研究是防治 HIV 和制订防治战略的重要一环。在某一特定群体，如学生、军人、孕妇、同性恋者等的 HIV 感染率的调查中，主要采取群体抽样血清检测 HIV 抗体的方法进行分析。从流行病学角度而言，重要的是这一群体的总的感染率的精确性，这对某一特定个体是否感染并不重要，因此常采用不署名仅编号的方法采集样品。这一研究领域主要的花费是试剂，这是因为一次测定常需成千上万甚至数十万个标本，才能从结果中分析出较正确的判断结论。代替单个个体单份血清分别测定而用多份来自不同个体的标本混合后一次测定被认为是一种很好的节约开支的方法。WHO 推荐采用混合标本测定法的条件为，在中低危人群中预计 HIV 的感染率低于 2%，混合的血清不宜超过 5 份。

4. **微量滤纸全血收集测定法** 微量全血滴于滤纸，空气室温下干燥后用缓冲液洗出作为标本，这样采集到的标本取代用常规静脉穿刺方法而得的标本用于 ELISA 或免疫印迹检测 HIV 抗体。

（四）HIV 核酸检测方法

HIV 核酸检测方法主要是采用基于 PCR 的方法特异扩增 HIV 核酸片段，以判断是否存在 HIV。该方法可以直接检测 HIV-RNA，可在发现血清学变化之前检测 HIV 感染，而且比 p24 抗原检测方法更灵敏，核酸检测再 HIV 感染监测、诊断、研究和疗效观察及预后判断方面均发挥着越来越强大的作用。HIV 核酸监测有定性和定量两类。

1. **HIV 核酸定性检测方法** 有原位杂交、DNA 印迹、RNA 印迹、PCR 和逆转录 PCR（RT-PCR）等，其中，用 RT-PCR 直接检测 HIV-RNA 最常用，敏感度也较高。但是，其需要防止污染等原因造成的假阳性。HIV 核酸定性检测阳性结果可作为 HIV 抗体窗口期早期诊断的辅助诊断指标，但不可单独用于 HIV 感染的确诊。

2. **HIV 核酸定量检测方法** 是指病毒载量测定。感染 HIV 后病情发展速度与血浆中病毒载量呈正相关。HIV 病毒的含量在感染急性期（1~3 周）很高，之后进入平台期有所下降，在感染者进入艾滋病期即感染晚期后病毒载量再次上升。病毒载量检测可用于评估 HIV 感染进程、确定抗病毒治疗方案，监测抗病毒治疗效果。目前，常用定量监测方法都比较成熟，具有较高的敏感性、特异性和可重复性。目前，最常用的 HIV 定量检测方法为 RT-PCR。RT-PCR 可以对反应进行实时监控，无须在扩增后进行终点检测，可以检测血浆病毒载量，也可以检测血液中单个核细胞的前病毒载量。其原理是利用 Taq DNA 聚合酶的 $5'-3'$ 外切核酸酶活性，在 PCR 降解扩增区域内探针的同时，使连接于杂交探针（hybridization probe）的荧光猝灭基因和荧光发射集团分离，产生荧光。荧光强度变化反映 PCR 产物变化，由计算机同步跟踪，直接检测 PCR 产物量变化，通过标准曲线对位置模板进行定量分析，经自动化处理获取定量结果。该方法具有高灵敏度、特异性、自动化程度高的特点。CFDA 也批准了 HIV RT-PCR 检测试剂盒。除了 RT-PCR 外，分支 DNA 信号扩增检测技术（branched-DNA signal amplification，bDNA）、核酸序列扩增检测技术（nucleic acid sequence-based amplification，NASBA）、连接酶促链式反应（LCR）等技术也可用于 HIV 定量检测。

（五）HIV 快速检测方法

传统的 ELISA、免疫印迹和间接免疫荧光抗体试验方法测定 HIV 抗体至少需要 2 h。每次测定过程至少需分别加入 2~5 个阴性和阳性对照标本作为参比。因考虑到经济因素，大都需要收集到成批标本后一次测定，故实际需要得出结果的时间为几日甚至 1 周以上。长时间才能得到结果在临床上常常是不适宜的，特别是对急诊患者，对死亡患者器官供体的判断等更是需马上知道检验结果，因此 HIV 抗体的快速检测法应运而生。所谓快速检测试剂，是指在 20 min 内能得到结果的检测试剂（通常在 10 min 之内），快速试剂的目的就是可以在样品采集现场进行操作及解释结果。这些试剂不需要特定的设备，有些甚至不需要冷藏。结果的判定是通过肉眼可见的斑点或条带，大多数快速试剂有对照斑点或条带，以显示操作的正确性。

至今有数十种 HIV 抗体快速测定试剂盒问世。这些试剂盒按照方法学大体可分为三大类：凝集法（agglatination）、渗透法（flow through）、层析法（chromatographic）。这些方法的原理是将 HIV-1 和或 HIV-2 的不同抗原组合后偶联至不同的固相介质，与样品中相应抗体结核，再通过肉眼可见的变化来判断结果。目前国内所使用的快速试剂其敏感性和特异性均低于 ELISA，因此不适合做常规的 HIV 筛查，但是适用于偏于地区血液筛查、急诊手术用血患者及具有高危行为估计又难以复诊的门诊病例、吸毒犯罪人员体检等。

第二节　单纯疱疹病毒

一、标本的收集和保存

HSV-1 和 HSV-2 可从被 HSV 感染的皮肤黏膜伤口获得，在无症状者中的病毒样本可以通过以前感染部位取样获得，棉拭子是用于组织培养 HSV 的理想选择。不建议使用其他类型拭子，如藻酸钙拭子会降低病毒复现概率。

新鲜水疱中的病毒样本可以使用注射器直接抽取，抽取后可以使用预先湿润的棉拭子吸收剩余的水疱液进行取样。该样本对上皮细胞具有极强的感染性，因此该拭子可以直接置于 1~2 mL 病毒转移培养基中。临床上怀疑有 HSV 感染的病毒样本可以直接在室温下存于病毒转运管，并送于实验室进行检测鉴定。用于转运病毒的管子应是密封、紧凑和不易碎的，一般在 22℃条件下病毒可在这些管中存活 1~2 日。

HSV 样本可以直接从脑膜炎患者的脑脊液中或弥散性感染的外周血白细胞中获得。肝素会干扰病毒分离，因而不应作为抗凝剂使用。HSV 也可从组织样本中获得，用胰蛋白酶处理这些组织样本将不利于病毒分离。HSV-2 可于伴随有尿道炎或膀胱炎的生殖器疱疹的尿液中获得，但是数量较少，或浓度太低，不适用于分离培养；用棉拭子采集的直肠样本也极少含有病毒。采集到的 HSV 样本最好当日进行分离培养，如不能当日使用，必须注意存储及运输条件，可保存于 4℃下，HSV 在该温度下 48 h 内可保持活性。但是，不可将样本保存于 –20℃下。

二、HSV 病原学检测

目前，国内外检测 HSV 的方法大致可分为四类：直接检测病毒、病毒分离与鉴定、免疫学检测和核酸检测。

（一）直接检测病毒

采用疱疹液、皮肤黏膜病灶刮取物、活检组织在免疫电镜下特异地检查感染细胞和组织标本，可发现细胞内不成熟的病毒颗粒，也可将标本涂片用吉姆萨染色，在光学显微镜下检查多巨细胞和细胞内嗜酸性包涵体。这些方法受取样部位和病变时机的影响，敏感性和特异性不高，不适用于临床大规模检测。

（二）病毒分离与鉴定

病毒培养是实验室诊断 HSV 最为敏感的方法，并可对其分离株进行分型，HSV–1 和 HSV–2 感染细胞后能产生典型的细胞病变效应，可采集生殖器附近皮肤、生殖器等病变部位的水疱液及疑似患者脑脊液、角膜刮取物、唾液等标本，接种人二倍体成纤维细胞株 WI38 及其他传代细胞株如 Vero、BHK 等，培养 24~48 h 后，如在显微镜下发现细胞肿胀变圆有巨细胞或融合细胞出现等典型细胞病变和细胞核内包涵体说明有病毒存在。只要有 1~10 个感染性的 HSV 细胞培养就可以检出，而 ELISA 和核酸杂交则需要 10^4~10^6 病毒颗粒，因而病毒分离培养被作为 HSV 检测金标准。细胞培养的病毒分离率因感染特异部位的不同而有差异。通常来说，脑脊液标本中 HSV 培养阳性率很低，不超过 5%。生殖器疱疹标本细胞培养 HSV 阳性率则较高。病毒分离培养耗时耗力，其在临床检验中的应用受到限制。

（三）免疫学检测

1. 抗体检测

（1）酶免疫法：是指将抗体的特异性和酶的生物学放大作用有机结合在一起的特异而敏感的免疫学检测方法。酶可以直接标记在抗体或 SPA 上，也可以利用与抗酶抗体形成免疫复合物，用已知的抗体可以检测出未知抗原，免疫酶方法简便标本检出率为 52.5%~96.1%。该类方法包括 ELISA 间接法，该法主要用 HSV 抗原或病毒特异性糖蛋白作抗原包被，辣根过氧化物酶或碱性磷酸酶标记的抗人特异性抗体为二抗，检测血清内 HSV 抗体（IgG 或 IgM）。使用的包被抗原有两大类，一类是纯化的天然病毒蛋白或重组蛋白；另一类是多肽。据报道，使用多肽作为抗原比使用完整的 HSV 蛋白（gG 或 gD）作为抗原有更好的特异性和抗原性。包被的抗原纯度不高时易出现假阳性。除此之外，还有 ABC–ELISA 法即亲和素 – 生物素化酶复合物 –ELISA 检测体系，以亲和素为中介，一端通过生物塑化抗体联系反应系统，一端通过生物素化酶等接通标记系统，产生多级放大系统。有报道称，利用 ABC–ELISA 法检测 HSV 脑炎患者脑脊液中 HSV–1 IgG 抗体的阳性检出率为 77%。捕获性 ELISA 法利用吸附在膜上的单克隆抗体捕获 HSV 抗原（gG），之后通过 ELISA 法检测检测 HSV 特异性抗体，该法敏感性和特异性均较高。双抗原夹心法也用于 HSV 检测，该法利用重组的 HSV 特异抗原 gG1（HSV–1）和 gG2（HSV–2）作包被抗原，进行酶标记，检测 HSV 特异性 IgG 抗体，特异性较好。

（2）免疫荧光法：是在已知抗原上标记荧光素，当抗原抗体特异结合后，在荧光显微镜下根据荧光来指示抗原抗体复合物的存在从而检测病毒抗体的存在。根据荧光素标记抗体情况可以分为直接法和间接法，直接法标记检出率为 10%~82%。间接法的优点除了增大了荧光抗体的应用谱外还具有二级放大作用，从而提高了阳性率的 80%~90%，但特异性下降。间接免疫荧光抗体试验操作简单，2~3 h 就可以出结果，特别是应用单克隆抗体后特异性高，可用于临床诊断和病毒鉴定免疫荧光。在 HSV 检测中可用的间接免疫荧光法，该法主要以丙酮固定的 HSV（B4327UR 病毒株）感染的 GMK-AH1（绿猴肾细胞）为基础分离病毒抗原，以荧光素标记的羊抗人 IgM 或者抗 μ 链单克隆抗体作为复合物，在荧光显微镜下观察荧光而检测相应抗体。该方法敏感性和特异性均较高，但是操作复杂，干扰因素多使其应用受限。

（3）条带免疫印迹法：利用 SDS-PAGE 将已知特异性抗原分离后，通过电转移转至硝酸纤维素膜表面，利用间接酶免疫法检测标本中抗体。待测抗体即 HSV 抗体，为第一抗体，过氧化物酶标记 HSV 抗体为第二抗体，以第二抗体为结合物，加入底物反应后，若已知抗原位置初显色，则说明检测 HSV。

（4）单步表面细胞质基因组共振法：该法可用于检测人血清中抗 HSV-1 和 HSV-2 抗体，分别位于 HSV-1 和 HSV-2 糖蛋白 B 的 N 端肽段 gB-1（60~73）与 gB-2（55~68）有较强的免疫原性。此法利用这两种肽段作为诊断抗原，检测 HSV-1 和 HSV-2 特异性抗体，检测敏感性分别为 83% 和 86%，特异性分别为 67% 和 100%。

总之，目前可用商业化 EILSA 试剂盒检测 HSV。IgM 抗体可用于 HSV 感染早期诊断，而 IgG 抗体则对 HSV 复发感染和早期诊断意义不大。

2. 抗原检测

（1）免疫荧光法：直接荧光抗体法主要利用荧光素标记的 HSV 特异单克隆抗体，在荧光显微镜下根据荧光来指示抗原抗体复合物的存在，从而检测患者组织或分泌物中的特异 HSV 抗原。此法具有快速、敏感、特异和可靠等优点，可用于检测生殖道分泌物中的 HSV 特异抗原。

（2）酶免疫法：直接酶免疫法，用酶标记的 HSV 特异性单克隆抗体，检测标本中抗原，具有免疫荧光法（IF）的优点，结果判断客观，不需要特殊的设备。间接酶免疫法的基本原理是在待测标本中加入已知的单克隆抗体，生物素标记的第二抗体及辣根过氧化物酶 HRP- 亲和素，经底物显色，镜检细胞呈现棕褐色即为阳性。该法与 IF 比较，无显著性差异，特异性均较好，但是敏感性不高，耗时较长，受组织培养条件限制，不适用于多样本检测。此外，还可利用纯化的抗 -gG1 抗体或单克隆抗体结合在固相载体上，利用酶标记的 gG1 抗原与标本中抗原竞争结合抗体的方法测定 HSV 抗原。

（3）免疫斑点法（IST）：是将待测抗原点于硝酸纤维素膜上，用已知抗体按照 ELISA 操作方法检测抗原，最后加入酶反应底物，若膜出现深色斑点，即为阳性反应。该法灵敏度高，已有将该方法用于检测脑脊液中 HSV 抗原。

（4）免疫印迹法：该法借助特异性抗体鉴定抗原。基本原理和上述的 HSV 抗体检测方法中的条带免疫印迹法相同。所不同的是分离转移的不是已知抗原而是待测蛋白（HSV 抗原），用已知抗体检测，若为阳性即可显色并先输出目标蛋白的位置。

（5）乳胶微粒凝集试验法：将特异性的抗体与乳胶颗粒结合成复合物，当有 HSV 抗原存在时就会形成抗原 - 抗体 - 胶乳聚合物出现肉眼可见的凝集。该方法的优点是快速，不需要特殊仪器，适用于大批标本的筛检，但其敏感性差检出率约为 50%。

（四）核酸检测

核酸检测方法主要包括两大类方法：核酸分子杂交和基于 PCR 的方法。

1. 核酸分子杂交　是采用特异性 HSV-DNA 标记探针与固定在适当载体如硝酸纤维素膜或尼龙膜上待检测标本和核酸单链进行杂交，通过放射显影或者显色方法判断待测样品中是否与探针具有同源性以检测 HSV-DNA。DNA 探针杂交作为一种 HSV 检测手段具有先进性和准确性。其可检出 1 pg DNA 或 28 个感染细胞或 10 个噬菌斑形成单位（plaque forming unit，PFU），与细胞培养相比其特异性为 63%~100% 敏感性为 25.4%~92%。但该方法要求试验条件高，且标记同位素不仅有损害性还不易保存作常规检测而受到限制。近年来，出现的 PCR-ELISA 即 PCR- 微孔板杂交法将 PCR、核酸杂交结合起来，克服了传统方法的诸多弊端。其中，PCR 结合地高辛标记探针，对 HSV 早期感染诊断、监测临床治疗效果及提高 HSV 治愈好转率具有重要意义。

2. 基于 PCR 的方法　PCR 是敏感性高、特异性强的靶 DNA 的快速检测方法。它采用 HSV 基因组中特异的一段基因序列作为引物，以待检标本（患者疱疹液、溃疡底部刮取物及活检组织）的 DNA 为模板进行扩增，检测标本中有无 HSV-DNA 存在。该法能从微量标本中进行检测，可作为 HSV 的早期诊断方法。PCR 技术自建立以来，因其较高的实用性在基因检测方面的广泛应用，在此过程中不断发展，形成了一系列适用于不同目的的特殊方法。

（1）常规 PCR：20 世纪 80 年代末，Boerman 等首次将 PCR 技术用于 HSV 感染引起的脑炎的基因诊断，取代了依赖脑活检做病毒培养这种损伤性大、费事长的诊断方法。PCR 法对于不同标本 HSV 检出率不一致。常规 PCR 法不仅可对标本作常规病毒检测，还可进行分型检测。可利用 PCR 技术检测 HSV gG 这个型间差异最大的糖蛋白基因片段来区分 HSV-1 和 HSV-2。

（2）巢式 PCR（Nestal-PCR）：HSV 引起原发性感染后，多数伴随宿主终生潜伏感染，这种潜伏感染形成、持续和激活机制的研究需要一种具有更高特异性和敏感性的方法来完成。Nestal-PCR 通过内外两对引物扩增产物，经过两次连续方法靶片段，提高 PCR 检测的敏感度，保证产物的特异性。

（3）逆转录 PCR（reverse transcription PCR，RT-PCR）：是以 RNA 为模板经逆转录反应产生 cDNA，再以 cDNA 为模板进行 PCR 扩增。RT-PCR 通过检测 HSV 不同时期的 RNA，不仅可以诊断 HSV 感染，而且有利于 HSV 潜伏感染机制的深入研究。

（4）原位 PCR（in situ PCR，IS-PCR）：以固定组织细胞内的 DNA 或 RNA 作为靶序列，进行 PCR。应用 IS-PCR 可定位与检测 HSV 潜伏感染时三叉神经节中的 HSV-1。利用该方法发现结节性红斑患者红斑内存在 HSV-2 DNA，推测 HSV-2 可能在其发病中起一定作用。IS-PCR 技术特异性很强，它在检测细胞的病毒潜伏感染敏感性方面比其他方法更具有优势。

（5）其他基于 PCR 的方法：包括定量竞争 PCR 法（QC-PCR）。该方法可以对亚临床、临床和生殖器内 HSV 脱落进行定量检测，对 HSV 的抗病毒化疗方法评价具有一定意义。除此之外，快速检测 HSV-DNA 的罗氏荧光定量 PCR 系统（LightCycler PCR）高效检测系统，比一般 PCR 更节省时间，比组织细胞培养和酶免疫法法直接检测 HSV 抗原敏感性更高。

第三节　人类乳头瘤病毒

近年来的研究发现，HPV 有多种基因型（也称亚型），已有 170 多个亚型被确定，其中约有 35 个型别涉及生殖道感染，约 20 个型别与肿瘤有关。HPV 可引起乳腺癌、肛门癌、阴茎癌、女阴癌和宫颈癌，尤其是宫颈癌，95% 以上病例与 HPV 感染相关，HPV 已受到人们的极大关注。

由于 HPV 感染多为隐性亚临床感染，且 HPV 不能在培养环境中稳定生长，大部分 HPV 感染无临床症状或为亚临床感染但可致严重后果，因此，该感染不能作为一个普通的临床疾病或通过常规筛查计划或性传播疾病调查得以发现，只能通过 HPV-DNA 检测得知。目前 HPV-DNA 的检测主要通过应用分子生物学方法，包括核酸杂交方法和 PCR 技术。

一、样本收集

目前，HPV 相关样本采集已报道有多种收集液。理想的样本收集应该避免在杂交前过多进行临床样本处理。这一点对于防止污染，特别是采用杂交前 PCR 扩增方法时特别重要。还需要注意的是，样本收集液中不应该含有 PCR 扩增的抑制物，样本收集液也应具有较长的试用期，在室温下稳定，尽可能捎带冷冻剂和防腐剂。

二、基于 HPV-DNA 的核酸杂交检测

核酸杂交检测方法主要有核酸印迹法（southern blot）、原位杂交、杂交捕获法（HC2、HC3 法）Gervista 法与 Cobas 4800 检测等。各种核酸杂交检测方法有各自的优缺点。

（一）核酸印迹法

核酸印迹法是 HPV 基因分型的金标准，适用于 HPV 分型和 HPV-DNA 分子质量鉴定，灵敏度高，但操作复杂，需新鲜组织标本，不便于临床推广。

（二）原位杂交

原位杂交通过非放射性探针对石蜡组织进行检测，且能做定位检测，假阳性率低，但灵敏度低，大大降低了临床使用价值。除此之外的其他一些基于 HPV-DNA 杂交检测方法获得了较多的应用。

（三）杂交捕获法

杂交捕获法即 HC2 和 HC3 法。这两种方法是利用分子杂交化学发光，使信号放大的原理，是目前唯一通过 FDA 批准的可在临床使用的 HPV-DNA 检测技术，该方法也获得了 CFDA 批准。其原理是先溶解细胞，解链变性核酸，释放 DNA 单链，再采用 HPV-RNA 鸡尾酒探针与 HPV-DNA 杂交，HPV DNA-RNA 复合物与包被再微孔板上的一抗结合，之后携带碱性磷酸酶的二抗与固定的 HPV DNA-RNA 复合物结合，并由碱性磷酸酶催化底物发光用于信号检测。该技术敏感性较好，重复性高，在美国已作为巴氏法筛查宫颈癌的辅助检查，而且在有些国家已经作为宫颈癌筛查的基本方法，可单独使用或与巴氏法联合使用。其目前能一次性精确地检测出 18 种 HPV，其中有 13 种高危型 HPV 亚型，包括 HPV-16、HPV-18、HPV-31、HPV-33、HPV-35、HPV-39、HPV-45、HPV-51、HPV-52、HPV-56、HPV-58、HPV-59 和 HPV-68，而这 13 种病毒亚型就是引起宫颈癌的直接原因。前人研究发现，HC3 也属于 Digene 公司，该公司已于 2007 年被另一家总部在德国的基因测序仪器的生产企业 Qiagen 凯杰公司以 16 亿美金收购开发，它是生产的新一代捕获杂交法，和 HC2 一样也用 RNA 探针，但用一段带有生物素的寡核苷酸代替 HC2 中的特异性抗体，将 RNA-DNA 杂交体固定在链霉素包被的孔中。这段寡核苷酸与 HPV-DNA 的另一段序列互补，从而减少了非特异性杂交造成的假阳性结果。但无论是 HC2 还是 HC3，最大的缺点是不能测定具体的 HPV 型别；只能检测特定的型别库，具体哪一种或哪几种无法确定。对阳性患者进行随访时，如仍为阳性无法确定是原 HPV 感染未愈合还是愈合又新感染了另一型 HPV。另外，加上专利的因素，使这种方法的研究和发展受到一定限制。

（四）Cervista 法

Cervista HPV-HR 和 Cervista HPV-16/HPV-18 两种试剂已于 2009 年获 FDA 批准。Cervista HPV-

HR 批准的临床应用包括 21 岁以上的 ASCUS（无明确诊断意义的鳞状上皮细胞病变）分流和 30 岁或以上女性联合细胞学筛查。Cervista HPV-16/HPV-18 临床上被批准用于 HPV 阳性且细胞学阴性的分流转诊阴道镜管理。

Cervista 法采用基于 Invader 专利技术的 Cleavase 酶切信号放大方法检测高危型 HPV。在等温反映下，有 Cleavase 酶特异性识别并切割分子结构，通过分子杂交和化学信号放大，从而直接检测特定的 HPV-DNA 序列。在第一部初级反应中，两种特异的寡核苷酸序列：探针寡核苷酸和侵入寡核苷酸同时与 HPV-DNA 结合，这种结合将产生寡核苷酸重叠体，形成特殊的"侵入性结构"，重叠体会激活内切酶（Cleavase 酶）活性，并从重叠位点切割，释放侵入寡核苷酸的 5′ 端寡核苷酸序列。在第一步初级反应中，探针在目标 DNA 上不断结合、断开并反复侵入寡核苷酸的 5′ 端的寡核苷酸序列。在第二步次级反应中，5′ 端寡核苷酸序列会与通用的发夹式荧光共振能量转换（fluorescence resonance energy transfer，FRET）寡核苷酸结合形成侵入重叠体，重叠体激活内切酶活性并切割分离 FRET 寡核苷酸上荧光基团与猝灭基团，从而释放萤光信号。这两个反应在同一试管中同时不断进行，通常情况下每个目标序列分子信号可方法 10^7 倍。

Cervista HPV-HR 可检测 14 种高危型 HPV，包括 HPV-16、HPV-18、HPV-31、HPV-33、HPV-35、HPV-39、HPV-45、HPV-51、HPV-52、HPV-56、HPV-58、HPV-59、HPV-66 和 HPV-68，分别采用 A7、A9 和 A5/A6 三组探针。和 HC2 或 HC3 一样，该方法只能检测一个型别库的 HPV，不能具体区分型别。

Cervista HPV-16/HPV-18 可检测并区分 HPV-16 和 HPV-18 型。在 ASCUS 人群种，对于子宫颈 CIN Ⅱ，Cervista 临床敏感度为 92.3%，特异度为 44.2%，阴性预测值为 99.1%，阳性预测率为 8.3%。Cervista 的检测下限分别为：HPV-16、HPV-18、HPV-31、HPV-45、HPV-52、HPV-56 为 1 200~2 500 拷贝 / 反应；HPV-33、HPV-39、HPV-51、HPV-58、HPV-59、HPV-66、HPV-68 为 2 500~5 000 拷贝 / 反应；HPV-35 为 5 000~7 500 拷贝 / 反应。Cervista 在一个试管中自动完成全部反应，持续反应时间为 4 h，无须人工干预，采用邓文反应，直接检测核酸序列，使用荧光信号检测，实验条件要求不高，但是结果准确。此外，其优势还包括：采用人组蛋白基因作为内质控，可以与新柏氏液基细胞学检测（TCT）一次取样。但该方法缺陷为其会与低危型 HPV-67 和 HPV-70 产生较差反应。

（五）Cobas 4800 检测

Cobas 4800 HPV 检测法于 2011 年获得 FDA 批准使用，于 2014 年获得 FDA 批准用于 25 岁及以上女性子宫颈 HPV 感染和宫颈癌一线初筛。FDA 批准 Cobas 4800 的临床应用包括：① 21 岁及以上 ASCUS 女性的分流；② HPV-16 和 HPV-18 型对 21 岁以上女性 ASCUS 的子宫颈高度病变风险评价；③ 30 岁及以上 HPV 阳性且细胞学阴性患者转诊阴道镜；④ 25 岁及以上女性宫颈癌一线初筛。

Cobas 4800 HPV 检测主要包括两个步骤：①自动化样品制备：同时提取细胞及 HPV 的 DNA。②目标 DNA 序列的 PCR 扩增：采用 HPV 和 β- 球蛋白特异性引物，分别对 HPV 的 beta 球蛋白特异性标记的寡聚核苷酸探针进行实时监测。该检测的荧光探针有 4 种，分别是 HPV-16、HPV-18、beta 球蛋白及其余 12 种高危 HPV 型（HPV-31、HPV-33、HPV-35、HPV-39、HPV-45、HPV-51、HPV-52、HPV-56、HPV-58、HPV-59、HPV-66 和 HPV-68）探针，探针分别用不同的荧光染料标记通过实时监测荧光信号确定样本中 HPV 的种类和含量。Cobas 4800 的检测下限分别为：HPV-16、HPV-18、HPV-35、HPV-58 为 600 拷贝 / 毫升；HPV-45 为 150 拷贝 / 毫升；HPV-31、HPV-33、HPV-39、HPV-51、HPV-59 为 300 拷贝 / 毫升；HPV-52 为 2 400 拷贝 / 毫升；HPV-56、HPV-66、HPV-

68 为 1 200 拷贝 / 毫升。

在 ASCUS 女性中 Cobas 4800 对于 CIN Ⅱ 的临床敏感度为 90.0%，特异度为 70.5%，阴性预测值为 99.2%，阳性预测值为 14.0%；HC2 的临床敏感度为 87.2%，特异度为 71.1%，阴性预测值为 99.1%，阳性预测值为 13.7%。该方法直接使用液基细胞学标本，拥有 bata 球蛋白内质控，不存在与低危型 HPV 的交叉反应。

三、基于 PCR 的 HPV-DNA 检测方法

此类检测方法是用 PCR 方法先进行目的基因扩增，然后再使用各种方式进行检测。这一技术手段的出现给 HPV 检测的各个方面提供了巨大的发展空间，因为它能在体外扩增特定的基因，PCR 提供了在复杂的背景下检测这些片段的十分有用的工具，特别是对病毒感染的检测。目的基因扩增是所有 DNA 分析技术中最灵活和灵敏的手段，所以目前认为以 PCR 为基础的检测方法是进行 HPV-DNA 检测及分型的最好方法。它可以应用于检测、病毒负荷定量、DNA 测序和突变分析，也可以进行多重扩增，同时分析多个 DNA 序列。

（一）HPV-DNA 的 PCR 扩增法

1. 型特异性 PCR 法（type-specific PCR，TS-PCR） 是通过具有型特异性的引物，对病变组织提取的 DNA 进行特异性扩增，再用凝胶电泳的方法进行检测，然后通过检验阳性条带的扩增结果与扩增效率，从而对 HPV 感染进行诊断。TS-PCR 方法最关键的步骤是引物的设计、选取，不同类型的 HPV 要选用不同的具有型特异性的引物，针对型间变异最大的区域，通常是 E5/E7 区，设计成能特定扩增单个 HPV 基因型。用 TS-PCR 后即可确定特定型别的 HPV，但这种方法费力，为了检测一个临床样本中 HPV-DNA 的存在，需要分别完成多个型特异的 PCR。

2. 通用引物 PCR 法 是使用通用引物来扩增广谱的 HPV，引物针对的是不同 HPV 型别之间的保守区域。这个保守序列的确定需要来自每个 HPV 基因型的许多序列。HPV 基因组中 L1 区是最保守的区，目前一些通常使用的通用引物就针对这个区，如 GP 5+/6+（扩增 150 bp 左右）、MY 09/11 及其改良的 PGMY（扩增 150 bp 左右）、SPF 10（扩增 65 bp 左右）不含简并碱基而含黄嘌呤，因黄嘌呤可和任何碱基匹配，故合成的引物具有较好的重复性且 PCR 可在优化的退火温度下进行，从而提高了其扩增的效率和重复性。在经过甲醛固定、石蜡包埋等处理后的标本中，DNA 会遭到不同程度降解，这对产生大片段扩增产物的引物不利，而 SPF 扩增的片段长仅为 65 bp，因此提高了扩增的效率（一般来说，PCR 效率随着扩增片段的延长而降低）。总的来讲，各引物有各自不同的特性，都能对广谱 HPV 类型进行检测和分型。以往通用引物也有设在 E1 区的，为提高普通 PCR 的敏感性，也常用 Nest-PCR，如先用 MY09/11 扩增后用其扩增产物作模板再用 GP 5+/6+ 扩增，可检测到较低的病毒含量。

3. RT-PCR 可用 TS-PCR 的功能也可用普通 PCR 的功能对 HPV 分型检测，并提供定量的功能。对于 HPV 的分型检测，一般的 RT-PCR 用型特异性引物，相当于 TS-PCR，仅多了定量的功能，而以分子信标为基础的 RT-PCR 还能同时检测多型 HPV。先用尾部带有一段固定寡核苷酸的通用引物进行两轮的预扩增，使引物的尾部序列插入到扩增子中，然后用分子信标和针对尾部序列的引物连在一起的 "蝎子" 引物进行扩增，分子信标环上的寡核苷酸作为探针，针对扩增区域内不同型别之间的相同序列部位。目前已设计的两个通用探针可检测 40 多种型别的 HPV，其作用与 HC2 相似，可检测一组型别的感染，但不能确定具体型别，可应用于大量样本的筛查。但也有认为，用 1~2 个荧光探针不可

能完全检测到所有型别,需要较多探针的混合,但探针的不同特性导致不易标准化。RT-PCR闭管操作,可有效消除核酸交叉污染,具有实时、高灵敏度的优点,而且具备定量功能。但用于HPV的分型上,型特异RT-PCR的工作量太大,而以分子探针为基础的RT-PCR的"蝎子"引物及探针的有效性需要大量的验证及改良,而且目前RT-PCR实验成本比较高,也限制了其广泛应用。

(二)PCR产物分型检测

PCR是所有分型方法的通用技术。一旦有一个通用引物,分型检测可用多种方法完成,主要有直接测序法、限制性片段长度多态性分析、杂交法(有线性探针反向杂交等)及目前很具影响力的基因芯片(gene chip)法。分型策略如图25-1所示。

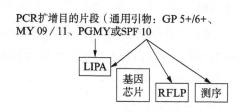

图 25-1 HPV 分型策略

1. **PCR 产物的直接测序法** 可以测定 PCR 产物中的一对引物之间的序列。这种技术对同源性很差的 HPV 基因型能提供强的序列信息,同时也能提供已知 HPV 型别的突变信息。经测序后当未识别序列<5%时,可以与GeneBank数据库中的已知序列进行比较确定型别;当与所有已知型别的序列相似性<90%时即可被认为是新的型别。PCR 产物直接测序法能检测所有型别,并可以避免杂交反应所固有的交叉反应。对 HPV 型特异性检测是一种比较可靠的方法,特别是对检测少见型和发现新的型别有着重要的作用,如检测 HPV-34、HPV-53、HPV-66、HPV-73、HPV-82、HPV-83 等这些不包括在 HC2 中的型别,这其中有高危型和低危型,也有目前不明其危险性的型别。但直接测序法对于混合感染中同步检测不同序列的敏感性不高,有时由于混合型别的存在使测序时序列无法读出从而无法判断型别,标本中含量少的型别容易被忽略而仅仅检测到占主导地位的基因型。虽然,目前的快速测序法可对临床样本进行高通量的常规检测,但序列分析这一步骤仍相对费时、昂贵。改进 PCR 中通用引物对各种 HPV 的扩增效率将有助于不同型别混合存在时的序列分析;同时改进序列分析的分辨能力,尽量减少不能识别的序列将使直接测序法更加实用。

2. **PCR 产物的限制性片段长度多态性(PCR-RFLP)分析法** 用于鉴别 HPV 基因特异性的限制模式源于后 PCR 通用引物扩增 DNA。大多数用于分析的限制性酶是 BamH I、Dde I、Hae III、Hinf I 及 Pst I。不同的 HPV 有不同的序列,如果在限制性位点上有差异,核酸内切酶则不能识别而不能特异性酶解 DNA,从而产生不同的限制性片段,产生不同的电泳条带模式。选择合适的限制性核酸内切酶,或选择几种内切酶的组合,就可以根据特定的条带模式判断 HPV 的型别。这种方法相对比较简单易行,不需要特殊昂贵的仪器设备,费用低。选择内切酶的最佳组合可以检测 HPV 的具体型别,特别是可以检测出 HC2 所不包含的少见的型别,当酶切出现不能判断的条带模式时,结合序列分析可以发现新的型别。用 PCR-RFLP 的方法产生的条带模式判断型别时,可以设计简单的软件协助判断,从而优化此方法的分型判断。但 PCR-RFLP 对 PCR 产物的特异性要求比较高,非特异性条带的出现会导致酶切后分型上的不确定性,所以需要扩增目的片段的通用引物的特异性比较高,而且需要优化 PCR 条件,增加目的条带的特异性。

3. **PCR 产物的杂交分析法** 是最常用的检测 PCR 产物序列的方法。型特异杂交法敏感性较高,一次可检测多个 PCR 产物，并对多重感染的检测能力较强，但其缺点是只能用于检测已知的一定的常见型，对未知型及变异型的 HPV 不能检测，而且不能排除杂交固有的问题，即有交叉杂交存在的可能性。①微孔板杂交：其具体原理是在 PCR 引物的 5′端标记生物素，将 PCR 产物与包被有亲和素的微孔板结合，并与含荧光素的特异性探针杂交，酶标记抗荧光素抗体与之结合进行显色反应，通过测定其吸光度来判断结果。这种方法的优点是微板模式的高通量和自动化及设备的应用减少了手工劳动时间。所以，这作为 HPV 分子诊断中的第一步，区分 HPV 阳性和阴性是很合适的，但用特异探针检测每种 HPV 基因型的鉴定需要大量的 PCR 产物和各种特异性探针。②反向杂交：其中较有名的是线性平行杂交（line probe assay，LiPA），另外还有点杂交（dot blot assay）等。线性杂交分析通过与固定在尼龙膜上的寡核苷酸选择性地杂交。其技术和结果与 Western 印迹很相似。运用线性杂交分析技术，不同的 HPV 基因型可高敏感性地分辨出来，达到 100 纳克（10^{-9} 克）水平。它的过程如下：首先在一个膜条里平行固定了多个探针，其次把用生物素标记的引物扩增目的基因，再次把双链的 PCR 扩增产物在碱性环境下变性后加在上述平行固定的多个探针的膜上，经过杂交和严格的冲洗后，依次加入链霉素生物素复合物和底物，最后根据探针上产生的紫红色沉淀判断相应的型别。这种方法单步即可检测多种 HPV 型别，而且仅需要少量的 PCR 产物。该方法敏感性高，可检测出混合感染中的各个型别，而且使用单一设计，每张膜上能同时对几十个 PCR 产物进行分型，目前常用于 HPV 型别分布的统计研究中。其中 SPF 10~LIPA 法同序列分析和其他的杂交系统相比，其可靠性更高，且也能用于 MY 09/11 扩增产物的 HPV 基因分型。

4. **基因芯片法** 基因芯片也被称为 DNA 芯片、DNA 微阵列（DNA microarray）、寡核苷酸阵列（oligonucleotide array），其原理是采用原位合成或显微点样技术将许多的 DNA 探针固化于支持物表面上，产生二维 DNA 探针阵列，然后与标记的样品进行杂交，通过检测杂交信号来实现快速、并行、高效的检测。

BioMedlab 公司发展了用基因芯片的 HPV 型的检测系统，这个检测系统目前能检测出 22 型 HPV，其中 15 型高危 HPV（HPV-16、HPV-18、HPV-31、HPV-33、HPV-35、HPV-39、HPV-45、HPV-51、HPV-52、HPV-56、HPV-58、HPV-59、HPV-66、HPV-68、HPV-69）和 7 型低危 HPV（HPV-6、HPV-11、HPV-34、HPV-40、HPV-42、HPV-43、HPV-44）。基因芯片法可以一次性对大量标本进行检测分析，具有通量高、速度快、信息量大、所需样品少、污染少等特点，解决了传统核酸印迹杂交技术操作繁杂、自动化程度低、通量低的缺点。用基因芯片来诊断 HPV，和 HC2 一样在有细胞异型的女性管理和宫颈癌的筛查中能起有效的作用。基因芯片的灵敏度和特异性相对其他方法较高，其敏感性（96.0%）高于细胞学的敏感性（83.6%）。基因芯片不仅可用于分型，而且可以对多个型别的混合感染情况同时进行监控，较杂交捕获法更有优势。虽然，目前基因芯片技术成本昂贵，检测的可靠性、实用性还有待于验证，但基因芯片技术对 HPV 的分型检测有广阔的发展前景。

四、其他 HPV 检测方法

（一）分子生物学方法

不管是 HPV-DNA 杂交检测还是基于 HPV-DNA 的 PCR 方法，仅能够发现病毒的存在与否，却不能揭示其病毒的致癌活性。近年来，更多新技术引入全新的概念，将检测对象集中于更具特异性的危险因素，如致癌基因 *E6* 和 *E7* 的表达。E6、E7 是 HPV 的 2 个早期 ORF 其编码的 E6、E7 蛋白在宫颈癌细胞系和癌组织细胞内持续表达，是维持肿瘤细胞处于转化状态所必需的。实时荧光定量 PCR 和逆转录 PCR 方法用于检测 HPV *E6*、*E7* 基因结果可靠，特异性强，为进一步研究子宫颈标本 HPV *E6* 和 *E7* 基因的 DNA 和 RNA 含量，探讨两个基因的含量与宫颈癌变的关系打下了基础，也有助于优化 HPV 有关的癌症，包括宫颈癌的筛查。通过检测 E6/E7 mRNA 可了解人体细胞内 HPV 致癌基因产物的持续表达情况。实时扩增检测方法所取得的临床预测效果明显优于 HPV–DNA 检测方法。通过 E6/E7 mRNA 检测可以很好地排除大量具有良性组织细胞学表征的患者。研究表明，基于 mRNA 的 HPV 检测与基于 DNA 的 HPV 检测具有相近的阴性预测值，而 mRNA 检测的阳性预测值比后者平均提高了 2 倍，从而可避免很多不必要的阴道镜检查。

在治疗 HPV 感染和宫颈癌时（特别是在使用一种新的治疗方法或手段时），可以通过 RT–PCR 及免疫印迹检测治疗前后细胞中 E6、E7 mRNA 和蛋白的表达的情况，来更好地了解治疗的效果，从而判断新方法、新手段的有效性。

Aptima HPV 和 Aptima 16、18/45 两种检测试剂于 2011 年获得 FDA 批准，是第一个认证的 HPV mRNA 检测技术。Aptima 以 HPV E6、E7 mRNA 为检测靶标，采用转录介导的扩增技术，其原理是先提取 HPV E6、E7 mRNA 然后利用一对靶序列特异性引物与靶序列集合，再逆转录酶作用下进行反应，形成 RNA–DNA 杂交分子。逆转录酶水解 RNA–DNA 杂交分子，形成单链 DNA，该单链 DNA 含有 T7 RNA 聚合酶识别的启动子序列，之后引物 2 与单链 DNA 结合，通过逆转录酶合成双链 DNA。T7 RNA 聚合酶结合在启动子上，以 DNA 为模板进行转录，最终 1 分子 DNA 模板可得到 100~1 000 拷贝转录本，这些转录本又作为转录介导的扩增的起始模板，重复上述步骤。反应完成后，可用杂交保护试验对 RNA 产物进行检测。Aptima HPV 可检测 14 种高危型别 HPV（HPV–16、HPV–18、HPV–31、HPV–33、HPV–35、HPV–39、HPV–45、HPV–51、HPV–52、HPV–56、HPV–58、HPV–59、HPV–66 和 HPV–68），不具体区分型别。Aptima 16、18/45 可以区分检测 HPV–16 型、HPV–18 型和 HPV–45 型混合报告不作区分。根据 Aptima 检测说明书，再 ASCUS 人群中，对于 CIN Ⅱ，Aptima 临床敏感度为 86.8%，特异度为 62.9%，阴性预测值为 97.8%，阳性预测值为 20.1%。Aptima 的检测下限为 24~288 拷贝 / 反应。该方法与低危型 HPV–6、HPV–11、HPV–42、HPV–43、HPV–44、HPV–53、HPV–61、HPV–71 和 HPV–81 型存在约 1% 的交叉反应。

（二）临床及阴道镜检查

检查生殖道型 HPV 感染是临床上较为经济和方便的检测方法，但是其敏感性和特异性均较差，通常仅能发现较大湿疣。多数生殖道型 HPV 感染，尤其是子宫颈部位的感染，为扁平疣，肉眼不可见。利用阴道镜特别是在子宫颈上皮涂抹乙酸后，许多子宫颈疾患可以检出。但是，对于那些根据细胞学检测未被预先挑选到的女性和性传播疾病高危女性，阴道镜检测缺乏特异性，与分子生物学方法相比，敏感性也较低。

（三）脱落细胞（巴氏涂片）和组合子活检标本显微镜检测

HPV 感染鳞状细胞的变化差异很大，一些形态学变化与一些特殊的 HPV 型别或群组感染有关。生殖道感染中最具特点的改变是核周围出现空晕，胞质内空晕周围出现高密度边缘，这种类型的细胞称为凹空细胞，可见于脱落细胞和活检标本中。HPV 感染细胞还可出现其他病理改变，如胞质胞核形状、大小改变及核染色质含量分布改变，常常有角化异常。如上述病理改变在生殖道活检标本或涂片中可见，则可报告 HPV 感染，但是这些组织学检测重复性较差，敏感性也较低。

第四节　巨细胞病毒

CMV 为人疱疹病毒科 β 亚科的双链 DNA 病毒。人群感染广泛，不同地区感染率为 40%~90%。CMV 是出生前感染和围生期感染常见病原体，可以导致新生儿先天性畸形，智力低下及流产、早产、死胎和新生儿 CMV 感染等严重后果。CMV 感染的临床表现为非特异性的，诊断必须结合实验室检查，有效地预防和降低 CMV 感染相关疾病的发生，关键是运用早期、快速、准确的检测方法，对病毒检测阳性结果的 CMV 感染者进行早期抗病毒治疗。因此，CMV 病原学检验方法尤为重要。

一、标本采集和储存

（一）用于病毒分离的标本

CMV 可以从各种体液中分离，但常用标本一般来自于尿液、唾液、咽喉洗液和加过抗凝剂的全血。尿液标本应该采用洁净排泄法（clean-voided）进行采集。在检测免疫损伤患者时，血液白细胞培养是有用的，应按照常规白细胞分离法从全血中分离，并注意在实验操作和培养过程中防止污染。由于 CMV 会在冻融过程中失去活性，用于分离的病毒样本应该保存于 4℃冰箱或冰水浴中直到用于病毒培养。病毒培养最好能够尽快进行，运输中的标本最长可保存 48 h。如果确需进行标本冻存，则应在样本中加入同体积的 0.4 mol/L 的蔗糖磷酸盐缓冲液（SPG）来保存，之后放入 –80℃冰箱中或液氮中以维持病毒感染性。尤其需要注意的是样本不能保存于 –20℃，在此温度下 CMV 会失活。

（二）用于直接检测的标本

组织样本、呼吸道分泌物、尿液沉积物、脑脊液、羊水和外周血白细胞均可用于 CMV 的直接抗原检测或者核酸检测。全血血浆或者来自凝集血液血清可用于检测 CMV 的 DNA。压缩涂片、冻存组织和甲醛溶液固定的石蜡包埋组织都能用于原位杂交和组织病理学来检测 CMV。

（三）用于血清学检测的标本

用于检测 CMV 的双份血清应间隔两周进行采集以检测血清中 IgG。急性感染期的血清样应在发病时收集，同时加抗凝剂进行检测。如怀疑是先天性感染，则母子双方的血清都应进行检测。在单份血清中检测 IgM 可以判断是否有急性感染。在检测被怀疑是由 CMV 引起的神经系统疾病的患者时，脑脊液和血清应同时采集用于样本检测。

二、CMV 直接检测

（一）CMV 包涵体和 CMV 颗粒检测

病毒包涵体检测最早出现在 1881 年，Ribber 在死婴肾脏内观察到包涵体细胞；1952 年，Fetterman 在被 CMV 感染婴儿的尿液中找到了特征性的 CMV 包涵体，之后有人在其他体液如唾液中也找到了该病毒包涵体。因此，病毒包涵体检测成了当时确定的 CMV 感染的实验室诊断方法。该方法将标本经苏木素 – 伊红染色或吉姆萨染色，显微镜下观察有无体积增大的细胞和核内的嗜酸性包涵体。该方法简便迅速，但敏感性较低，目前用于 CMV 感染的辅助检测。

对 CMV 颗粒进行形态观察是直接检测 CMV 的方法之一。该方法直接通过电镜对标本中病毒颗粒进行观察，从而确定有无 CMV 感染，该方法直接客观，但是对病毒滴度要求高，设备昂贵，并且需要熟练的技术人员，因此临床应用受限。

（二）病毒分离培养检测

除包涵体检测和病毒颗粒直接观察检测外，细胞培养法病毒分离是检测 CMV 的金标准。在该方法中，患者尿液、唾液、血细胞或者活检组织等标本被接种于人胚胎成纤维细胞，培养 4~6 周，显微镜下观察特征性的致接种细胞病变效应，即细胞肿胀、核变大，胞质核内出现嗜酸性包涵体。由于 CMV 生长缓慢，培养时间长，检测周期需 7~21 日，容易污染，因此细胞培养法不能满足临床的早期检测要求。因此，在此基础上发展了其他的巨细胞培养法。

壳瓶培养法出现于 1984 年，是一种快速病毒分离法。Gleaves 等最先利用低速离心技术和单克隆抗体技术，将尿液标本接种于人胚胎成纤维细胞，36℃下培养 16~36 h 后，用荧光标记或酶免疫法单克隆抗体直接检测 CMV 感染细胞后表达的 α 和 β 蛋白可早期快速检测 CMV。与普通的细胞培养法相比，该方法既保持了其敏感性核特异性（敏感性为 100% 核特异性为 94.5%），又加快了检测速度（最快 36 h 可知结果）。壳瓶培养是将标本接种于 Shellvial 培养瓶，大多数样本在培养 48 h 后呈现阳性结果，其中 30% 样本在 24h 可获得阳性检出，延长培养时间至 3~5 日，可提高阳性检出率。

三、CMV 血清学检测

（一）病毒特异性抗体检测

CMV 感染后可引起机体的体液免疫反应，产生特异性抗体，这些抗体包括 IgM、IgG、IgA 和 IgE。通过检测血清 CMV-IgG 和 CMV-IgM，可间接反映 CMV 感染的存在。IgG 抗体是既往感染的指标，而 IgM 抗体通常被认为是新近感染的指标。CMV-IgM 阳性或 CMV-IgG 滴度升高 4 倍以上，提示活动性 CMV 感染。血清学检测方法很多，包括补体结合试验、间接血凝试验、免疫荧光试验、ELISA 和放射免疫测定，其中 ELISA 法是目前最常用的方法，但是其易被体内高水平 IgG 和 RF 干扰，出现假阳性的缺点。而新生儿及免疫低下者，又可因抗体或抗体延后出现，导致血清学阴性的结果出现。另外，感染最初阶段 IgM 未出现，复发感染的抗体量少，IgM 均不易检出，导致假阴性的诊断。这些因素导致了 CMV 相关抗体测定在 CMV 病原检测种的价值受到了一定的限制。尽管如此，血清学检测简便、快速，可用于：①流行病学调查人群，如女性 CMV 既往感染情况；②筛查器官移植供者和献血者；③评价受者移植术后 CMV 感染的危险程度。

（二）CMV 抗原血症检测

CMV 自我复制周期分为 3 个阶段，其感染细胞后依次表达即刻早期抗原（感染后 1 h 开始表达）、早期抗原（感染后 2~4 h 表达）、晚期抗原（感染后 6~24 h 表达）。抗原血症检测是应用单克隆抗体技术和免疫染色方法检测外周血白细胞的 CMV 抗原。65 kDa 基质磷蛋白（pp65）作为早晚期抗原在感染周期的早晚期均有表达，是活动性 CMV 感染时外周血白细胞种的主要抗原，多形核白细胞中的 CMV-pp65 抗原已被公认为活动性感染的重要标志。pp65 抗原是 CMV 感染后产生的一种结构蛋白，在激活状态的 CMV 感染时，pp65 抗原于 6~24 h 后表达于外周血淋巴细胞、单核细胞、多形核白细胞和血管内皮细胞中，是 CMV 活动性感染的一项早期指标。研究表明，pp65 抗原血症的检测敏感度为 89.1%，特异性为 100%。因此，pp65 抗原血症分析对 CMV 感染早期的发现和诊断有作用，其水平的高低能够帮助临床预测发生 CMV 感染的可能性。在进行 CMV 抗原血症定量检测时，pp65 阳性外周血白细胞数量于 CMV 感染的临床症状直接相关，但是白细胞数量过少则难以检测，而且标本必须在

24 h 内送检, 否则阳性白细胞数量会大减, 使检测敏感性降低。

在 CMV-pp65 抗原检测中, 常见的方法: ①血涂片检测 pp65 抗原, 首先从 2~5 mL 乙二胺四乙酸三钾抗凝静脉血中分离外周血白细胞, 进行涂片和固定, 采用免疫酶技术或者免疫荧光染色(第一抗体为抗 CMV-pp65 单抗, 第二抗体是羊抗鼠免疫球蛋白荧光抗体), 读片计算一定数量的白细胞(通常为 20 万个)中 pp65 阳性细胞数量。②流式细胞术检测抗原血症, 由于 pp65 抗原阳性白细胞所占比例较低, 涂片后镜检不仅费时费力, 也容易漏检。流式细胞术是一项对悬浮细胞状态的细胞进行多参数快速、精确和定量分析的技术。流式细胞术检测 CMV-pp65 抗原的荧光强度与抗原血症阳性细胞数呈正相关, 因此流式细胞术的检测更快速和客观。该方法中, 通常取抗凝静脉血 2 mL, 用常规的淋巴细胞分离液分离单个核细胞, 用磷酸盐缓冲液洗涤 1 次, 之后细胞沉淀后以 0.2% 多聚甲醛固定, 经磷酸盐缓冲液洗涤后, 用破膜剂处理 10 min, 洗涤后制成单细胞悬液, 加入抗 CMV-pp65 单抗, 第二抗体是羊抗鼠免疫球蛋白荧光抗体(可用 FITC), 之后在流式细胞仪上收集并分析 10 万 ~20 万细胞, 计算阳性百分率和平均荧光强度, 通常认为阳性率 > 0.5% 可定义为 CMV-pp65 阳性。

四、CMV 核酸检测

运用分了生物学方法检测 CMV-DNA 或者 CMV-mRNA 是 20 世纪 80 年代后 CMV 感染检测的新技术。与抗原血症检测相比, CMV 核酸检测具有以下优点: ①可用于临床上各种标本, 如血浆、血细胞、羊水、尿液、脑脊液等; ②标本需要量少, 并且可储存; ③快速简便, 可自动化检测。CMV 核酸检测中目前研究较多的有各种 PCR 法、杂交捕获检测和核酸序列依赖扩增法(NASBA), 这些方法的临床价值和优缺点尚待进一步评价。

(一)CMV 定性和定量 PCR 检测

PCR 方法已经用于临床检测多种标本中的 CMV-DNA。由于 CMV 感染后体液中 CMV-DNA 已经限于病毒感染的临床症状或血清学证据出现, 因此 PCR 方法的敏感性较高, 可作为感染的早期指标, 也可检测出潜伏感染时低水平的 CMV-DNA, 定性 PCR 检测结果阴性一般可以排除 CMV 感染, 但是结果阳性不一定是活动性感染, 进一步的判断需要做 CMV-RNA 检测。利用 PCR 法检测 CMV-DNA, 已经用于 CMV 感染的早期检测, 多重 PCR 和 Nest-PCR 是在普通 PCR 方法的基础上发展的定性 PCR 技术。用 Nest-PCR 技术检测白细胞内的 CMV-DNA, 其敏感性和特异性与 pp65 抗原血症分析基本一致, 用于血浆或血清标本, 其特异性好, 但是敏感性不如抗原血症分析。但是, 对于外周血白细胞少的患者, 检测血浆或血清标本是有效地弥补。

定性 PCR 不能鉴别潜伏感染和活动性感染, 定量 PCR 通过检测不同时间点 CMV-DNA 水平, 可监测病毒活跃程度, 对预测 CMV 疾病的发生和观察抗病毒治疗效果更具有临床意义。竞争性定量 PCR 和 RT-PCR 是目前应用较多的方法。研究表明, Taqman RT-PCR 与 pp65 抗原检测有较好的一致性, CMV-DNA 与抗原血症水平相对应。但是, 标本类型的不同可能会影响 PCR 方法的敏感性。两项不同的研究均表明, 以白细胞提取 DNA 作为模板的 PCR 比血浆更为敏感。而检测血浆 DNA 则更为简便, 因此两种标本的临床应用价值尚待进一步研究。

(二)核酸杂交技术

核酸杂交可采用针对 CMV 特异基因序列探针(结合有放射性同位素或生物素的 DNA 或 RNA 探针), 与 CMV-DNA 形成 DNA-DNA 或 RNA-DNA 杂交体, 通过检测底物产生的信号, 准确而直接地检测 CMV。从时间上来看, 核酸杂交检测可在活动性感染 2~3 周前即为阳性, 而 CMV 抗原血症常在活动性感染出现症状同时或数日乃至 1 周才为阳性。核酸杂交受外界因素影响小，由于 DNA 链性状较稳定，即便受到各种因素影响，探针所结合的靶部位未变，不会影响检测的准确性。核酸杂交技术具有快速简便、特异性强、敏感性高等特点，可直接检测外周血标本和胎盘组织、心、肺、肝等活检组织中的病毒产物。

（三）NASBA

外周血白细胞通过从 CMV 感染细胞获得 CMV 抗原和 CMV-DNA，因此，抗原血症及 DNA 血证检测只是体内病毒活动性复制的间接反映。CMV 的转录产物尤其是晚期转录产物为体内病毒复制的直接标识，能更好地判断活动性 CMV 感染和 CMV 疾病。NASBA，是可在 DNA 背景下直接扩增 mRNA 的等温扩增技术，该技术已用于 CMV-mRNA 检测。Gerna 等对 50 名可能感染 CMV 的其他疾病患者分别采用 NASBA 法检测 CMV-pp67 mRNA 并与 CMV-pp65 抗原和白细胞定量 PCR 检测方法进行检测，结果显示这些患者中 CMV-pp67 mRNA 阳性率为 58%，pp65 抗原法阳性率为 78%，白细胞定量 PCR 法阳性率为 76%；CMV-pp67 mRNA 的 NASBA 检测敏感性不如抗原血症和 DNA 血症。这些结果说明，NASBA 法检测 CMV-mRNA 虽然能更直接反应病毒的活跃程度，但其敏感性可能不如 PCR 法和抗原血症检测。

总之，CMV 病原学检测技术中，病毒分离最准确，为检测金标准，但是耗时耗力，结果受标本保存时间影响大。壳瓶培养改进了传统细胞培养，加快了检测速度，可用于早期诊断，但是依然耗时、耗力。因此，其不适合临床推广应用。血清学检查在患者感染一定时间内才可以检测出，不能区分潜伏感染和活动性感染，而且不适用于免疫低下患者的早期检测。抗原血症检测技术是一项快速、敏感的诊断技术，但是易于受抗病毒药物影响。而核酸检测的敏感性和特异性均佳，因此得到越来越多的应用。其他一些新出现的检测方法，如环介导等温扩增法也开始用于 CMV 检测。

第五节　肝炎病毒

HV 引起的病毒性肝炎，是以肝脏的炎症和坏死病变为主的一组传染病，主要通过粪 - 口途径、血液或体液传播。主要的临床表现为疲乏、食欲减退、肝大、肝功能异常，部分病例可以出现黄疸，无症状感染者较常见。

由 HV 感染导致的病毒性肝炎是我国感染率和发病率最高的传染病，其中以乙肝最常见，大约有 25%HBsAg 阳性者可发展为慢性肝病（慢性肝炎、肝硬化、肝癌），乙肝发生肝癌的相对危险率为 10~100 倍。

目前，已经确定的 HV 有 6 型：HAC、HBV、HCV、HDV、HEV 和 HGV。

这些 HV 的共同特点：除了 HBV 属 DNA 病毒外，其余的都属 RNA 病毒；除了 HBV 有 3 个主要抗原抗体系统外，其余的只有一个抗原抗体系统；对 HV 的病原学检测是治疗病毒感染的前提。不同类型的 HV，其检测方法也不一样。

一、标本收集、运输和存储

（一）HAV 标本收集、运输和存储

采用标准的血清分离和储存方法能够保证获得准确的血清学结果。血清可以在 4℃下储存 3 周以上，抗体滴度可以保持稳定，但是血清样本应避免反复冻融。

在症状出现前两周至症状出现数天后收集粪便标本。用含有 0.02% 叠氮钠的磷酸盐缓冲液配置成 20% 粪浆或 50% 唾液，可在 −70℃ 下保存 6 个月，而无抗原性或抗体滴度显著降低。可以收集肝脏活检标本，应用免疫荧光法检测 HAV 颗粒，也可以收集唾液和胆汁用于抗体检测。为了维持感染性，样本应保存于 4℃ 或冻存于 −70~−20℃。

（二）HBV 和 HDV 标本收集、运输和存储

除了 HBV-DNA、HDV-RNA 和 HDV 抗原（HDV-Ag）外，其他 HBV 和 HDV 感染后形成的血清标志物较稳定，无须特殊的采集和保存处理。血清或血浆应该在 24 h 内从全血标本中分离出来。如果实验在 5 日内进行，则须将其保存于 2~8℃ 环境中。如果实验在很久后进行，则需冷冻保存。标本中一般不需要加入抑菌剂，如确需，可加入终浓度为 0.1% 叠氮钠或者 25~50 μg/mL 硫酸庆大霉素。应尽量避免使用肝素抗凝血和溶血标本进行试验。

对于核酸分析，标本应该在 6 h 内处理，并且在 24 h 内进行检测，或存储于 −70℃ 下。采集于 EDTA 抗凝管和柠檬酸盐葡萄糖试管中全血回收的血浆适合做 PCR。如检测 HBV-DNA 和 HDV-RNA 时，肝素抗凝血是唯一能获取的标本，应将标本蛋白去除后，加入肝素酶 I（0.004 U/μL），CaCl₂（0.001 mol/L），Tris-HCL（0.005 mol/L，pH 为 7.6）处理。对于 HDV-RNA，必须分别加入 0.5 U/μL 的 RNA 酶抑制剂和 0.000 6 mol/L 二硫苏糖醇室温下处理 2 h，才可用于 PCR 扩增。

标本采集后应尽快送于实验室，处理后标本或未分离血液如果 24 h 内能够到达实验室，可以室温运输。但是推荐使用盛有至少 5 kg 的苯乙烯泡沫盒运输这些标本。实验室工作人员应将收集来的来自于肝炎患者标本视为潜在危险物，采集和运输过程应注意生物安全。

（三）HCV 和 HGV 标本收集、运输和存储

HCV 抗体检测可用血清或者血浆。HCV-RNA 定性和定量检测通常采用无菌血清，有时也可用血浆。血浆采集时可加入 EDTA、右旋柠檬酸、柠檬酸钠和其他抗凝物质。对于要进行 PCR 分析的样本，应避免使用肝素抗凝。应尽快将全血分离为血细胞成分和血清或血浆，以避免粒细胞加速病毒降解。分离的血清或血浆应尽快冷藏或冷冻。HCV 相关标本，应储存在 −80℃，融化后标本应保持低温。尽管反复冻融不会明显导致病毒降解，但是仍然需要注意尽量避免该情况。

HGV 的稳定性还未详细研究。HGV 和 HCV 都是有包膜的 RNA 病毒，因此，HCV 的收集和存储方法理论上也适用于 HGV 标本。

二、甲肝病毒检测

（一）HAV 血清学检测

在 HAV 急性期患者血清中可以查出抗 HAV-IgM 及 IgG，患者患病后 2 周抗 HAV-IgM 阳性率为 100%，持续 2~3 周，然后迅速下降。因此，检测抗 HAV-IgM 可作为急性期的诊断指标。抗 HAV-IgG 是甲肝的主要中和抗体，一般可从患者血清中查出，此种抗体存在于患者体内很长时间甚至终身，表明曾经有过 HAV 感染。目前，HAV 血清学检测的检测靶标包括 HAV 抗体（HAV-IgM 和 HAV-IgG）和 HAV 抗原（HAV-Ag），主要有以下几种方法。

1. 间接 ELISA 法检测 HAV-Ag　其原理为在已包被抗人 μ 链的酶标板中，加入已知的 HAV-IgM 阳性血清后，若待检血清中含 HAV-Ag，则被其吸附，HAV-Ag 再与经酶标记的甲肝抗体结合，底物显色后，根据颜色判断待检血清中是否含有 HAV-Ag。试验操作简单，可作为 HAV 感染筛查和常规检测甲肝减毒活疫苗感染性滴度的方法。

2. SPA 协同凝集试验检测 HAV-Ag 利用金黄色葡萄球菌细胞壁中的 A 蛋白（SPA）有特异性地与单克隆甲肝 IgG 的 Fc 段结合（IgG3 除外），抗体的 Fab2 段暴露在葡萄球菌的表面，仍保持与相应抗原特异性结合的特性，利用这种特性使之成为抗体致敏的载体颗粒，当待检样本中含有 HAV-Ag 时，即出现反向间接凝集反应。该试验灵敏度和特异性较前几种方法低，结果判断人为影响因素大，但是试验操作简单省时，设备要求低，可作为设备受限时的初步检测方法。

3. ELISA 法检测 HAV-IgM 利用固相载体（如聚苯乙烯）有吸附免疫活性蛋白的特性，将抗人 IgM 特异性 μ 链抗体包被在聚苯乙烯微量滴定板上，并保持其免疫活性，其对血清中 IgM 有特异性选择作用，加入 HAV-Ag 和辣根过氧化物酶标记的抗 HAV-IgG，顺序反应后，再加入酶底物显色，用分光光度计在 492 nm 波长上测量。结果以样品吸光度值与临界值比较来判断。ELISA 法简单方便、经济实惠、不需要特殊设备、操作方便快捷、在一般实验室即可开展，适于大批量人群抗原抗体筛查，但是 ELISA 法在测定中影响因素较多。样本处理时稀释倍数较高会影响检测结果的准确性。在定量检测时，由于 ELISA 法本身的原因，其检测下限为 57.57 mU/mL，因此低抗体浓度的血清不能检出 HAV-IgM。

4. 固相放射免疫测定法检测 HAV-IgM 固相放射免疫测定法（solid-phase radio immunoassay, SPRIA）检测 HAV-IgM 抗体时，在稀释的待检血清中，加入被抗人 IgM 链包被的聚苯乙烯珠，孵育后，血清中 HAV-IgM 抗体与之特异性结合形成抗原抗体复合物，此时加入 HAV-Ag，就形成抗 IgM 抗体 -（HAV-IgM）-（HAV-Ag）复合物。加入碘 125（^{125}I）标记的甲肝抗体，就形成了一个抗 IgM 抗体 -（HAV-IgM）-（HAV-Ag-I$_{125}$ 标记甲肝抗体的复合物。用 γ 射线闪烁计数器测量聚苯乙烯珠每分钟的脉冲数，即可知血清中是否存在 HAV-IgM 抗体。该试验操作复杂，但准确性好、灵敏度高，可超微量测定血清中的 HAV-IgM 抗体。

5. 化学发光微粒子免疫法检测 HAV-IgM 免疫反应和化学发光本身的信号特异性、无放射性危害、可避免人为误差，被誉为目前免疫检测的金标准。化学发光微粒子免疫法（CMIA）是一项新的化学发光技术，具有特异性强、灵敏度高、结果稳定可靠的特点。其检测甲肝抗体的原理是以顺磁性微珠作为包被载体包被 HAV-Ag 后，与标本中的 HAV-IgM 发生免疫反应与之结合为抗原抗体复合物，此时加入吖啶酯标记的抗 HAV-IgM 抗体后形成包被抗原 - 待测抗体 - 吖啶酯标记的抗 HAV-IgM 抗体复合物，在特定的磁场区发生沉积，经反复洗涤使游离抗体与抗原抗体复合物分离，加入预激发液与激发液后，测定其激发光强度即可定量判定标本中的 HAV-IgM 浓度。CMIA 法自动仪器及配套试剂，使人为因素减至最低，该法测定敏感性高，吖啶酯直接标记抗体，结合稳定，不影响抗体的生物学活性和理化特性，所以提高了稳定性和结果的可重复性，使批内差异与批间差异都较小。

6. 微粒子酶免疫分析法检测 HAV-IgM 微粒子酶免疫分析法（microparticle enzyme immunoassay, MEIA）以包被有抗人 IgM 的微粒子与样本 HAV-IgM 结合。随后加入 HAV-Ag，使其与结合到该包被微粒子上的抗 HAV-IgM 反应。接着加入大鼠单克隆的抗 HAV 碱性磷酸酶结合物，与抗 HAV-IgM 和 HAV-Ag 形成的免疫复合物形成结合物。最后加入底物 4- 甲基伞形酮磷酸。碱性磷酸酶标记的结合物将催化该底物的磷酸基团被移除，从而生成荧光产物 4- 甲基伞形酮。此时，通过比较荧光产物比率与平均指数校准品比率，即可测定该样本中的 HAV-IgM 抗体。该法普遍用于定量检测人血清或血浆中的 HAV-IgM 抗体。与 CMIA 相比，其样本检测及抗干扰能力具有等效性，加上其自动化操作，能满足临床实验室检测需要。

7. 斑点金免疫结合试验和胶体金技术检测 HAV-IgM 该方法是 20 世纪 80 年代发展起来的一

种简便快速的床旁免疫检测新技术，1996年，肖乐义等建立了胶体金免疫渗滤试验用于快速检测抗HAV-IgM抗体的方法。斑点金免疫结合试验（DIGFA）法的优点是操作快捷，结果直观可靠，利用细胞单克隆培养的HAV-Ag直接固相在硝酸微孔滤膜上，活性时间更长。胶体金试剂保质期长，保存时间至少为一年。操作步骤简单，不需要仪器，人员培训简单，技术操作容易掌握。DIGFA法对于急诊来说，是一种优化的方法，其优点就是速度快，取得血清后，10 min可判读结果，但只能做定性检测，阳性率低于ELISA法，且对于弱阳性的表现度较差，容易造成弱阳性标本的漏读和误读，有试验表明该方法检测甲肝抗体的灵敏度是92.8%，特异性是92.98%，性价比和准确度方面都逊于ELISA法。

8. 间接免疫荧光技术检测HAV-IgM　该方法用于检测抗HAV-IgM。从甲肝患者的粪便中分离到的甲肝病毒株（BJ1），能够感染A549细胞（人非小细胞肺癌细胞）并产生细胞病变。以感染此病毒的A549细胞制成抗原加上患者待检血清，再加上羊抗人μ链荧光血清，即可用荧光显微镜检查。这一检测方法的特异性及灵敏性均较高。但免疫荧光技术容易产生非特异性反应，因此，要求稳定的实验条件，熟练、有经验的操作人员来判读阴性和弱阳性结果。

（二）HAV分子生物学检测

1. 逆转录PCR（RT-PCR）法　该方法灵敏度高、特异性强，但需专门的仪器设备，操作过程复杂，操作需经专业培训的人员，且由于RNA容易降解，所以RNA的提取过程要求较严格。目前，对该技术的应用主要是利用RT-PCR技术检测甲肝减毒活疫苗的病毒滴度，其重复性好，省时快捷，较组织培养法节约了大量时间。

2. RT-PCR-ELISA法　该方法为半定量的检测方法。方法先通过RT-PCR扩增HAV-RNA，再用ELISA法检测扩增产物。该方法的引物和探针均为特异性，保证了此方法的特异性，而联合利用ELISA法则提高了检测的灵敏度。引物设计上通常在其中一个引物的5'端添加生物素标记。而探针的5'端则添加磷酸修饰，可与PCR产物特异片段杂交。探针通常包被在按计划的微孔板上，RT-PCR产物在稀释后与变性液混合，并与杂交液一起加入微孔板中，按照一般ELISA法进行检测，该方法检测结果判断客观，同时也避免了凝胶电泳和溴化乙锭等化学有毒物质的应用。有试验结果表明，用ELISA法检测PCR产物与凝胶电泳法相比，灵敏度可提高10倍。该方法稳定性高、重复性好。其缺点在于试验必须建立在RT-PCR的基础上，所以检测成本高。

三、乙肝病毒检测

（一）HBV血清学检测

HBV血清学标志包括HBsAg、HBsAb、HBeAg、HBeAb、HBcAb和HBcAb，这些血清标记物代表一定的临床意义（表25-1）。目前常采用酶免疫法、放射免疫测定、MEIA或化学发光法等检测它们。

表25-1　HBV血清学标志物及其临床诊断意义

HBsAg	HBsAb	HBeAg	HBeAb	HBcAb	临床诊断意义
+	-	+	-	+/-	HBV感染、传染性强
+	-	-	+/-	+/-	HBV感染、有传染性
+	-	-	+	-	HBV感染、有传染性
+	-	+/-	+/-	+/-	HBV感染、有传染性、HBV可能变异
+	-	-	-	-	HBV感染潜伏期、有传染性
-	+	-	+/-	+	既往HBV感染已恢复、有保护力

（续表）

HBsAg	HBsAb	HBeAg	HBeAb	HBcAb	临床诊断意义
−	+	−	+	−	既往 HBV 感染已恢复、有保护力
−	+	−	−	−	接种疫苗或既往 HBV 感染已恢复、有保护力
−	−	−	+/−	+	既往 HBV 感染已恢复，无保护力
−	−	−	+	−	既往 HBV 感染已恢复，无保护力
−	−	−	−	−	既往无 HBV 感染，易感人群

注：+ 表示呈阳性；− 表示呈阴性。

1. ELISA 法　是目前应用最为广泛的免疫学检测方法，既可以利用抗体来检测抗原，也可以利用抗原来检测抗体，这种测定方法有三个要素：①固相的抗原或抗体；②酶标记的抗原或抗体；③酶反应底物。常用于 HBV 检测的 ELISA 法主要有以下几种类型：①双抗体夹心法检测 HBsAg 和 HBeAg；②间接法检测特异性 HBsAg（IgG）、HBeAb（IgG）和 HBcAb（IgG）；③捕获法检测 HBcAb（IgM）。ELISA 法操作简单，3~4 h 即可获得检测结果，不需要昂贵的仪器，适合于大批量检测，灵敏度和特异性较好。但 ELISA 法通过酶催化底物的显色反应放大检测信号，其对信号的放大作用有限。有文献报道，ELISA 法检测 HBsAg 为阴性的血液，用 PCR 可检出 HBV-DNA，体内仍有 HBV 复制；同时 ELISA 法检测结果易受许多因素影响，如标本中抗原浓度太高可能导致假阴性；血清中非特异性 IgG 浓度过高或含有 RF，或固相包被的抗原纯度不够，则可能导致假阳性结果。ELISA 灵敏度一般认为在钠克 / 毫升（ng/mL）水平。

2. SPRIA　利用放射性同位素标记已知抗原或抗体，使其与待测的相应抗体或抗原结合，洗去未结合部分，最后用计数器测定放射性强度，从而推算出受检的抗原或抗体含量。SPRIA 灵敏度高，检测生物活性物质可达皮克（pg）水平，比 ELISA 的灵敏度高 20 倍。徐群清等分别采用 SPRIA 与 ELISA 两种方法对 886 名在校大学生进行 HBV 血清标志物检测，结果显示 SPRIA 法检测 HBsAg 的敏感性、准确性和阳性符合率分别为 96%、99.4% 和 98.9%，而 ELISA 法检测 HBsAg 的敏感性、准确性和阳性符合率分别为 87.7%、98.1% 和 95.8%。但由于同位素稳定性差、对环境会造成放射性污染等原因，SPRIA 已很少用于乙肝标志物的检测。

3. MEIA　该方法有 3 个主要技术特点：第一点，将抗原或抗体包被到微粒上，而不是包被在微孔板上，这样包被的抗原（或抗体）可与样本充分混合，从而大大增加了反应面积，提高了反应速度。第二点，结合有抗原抗体复合物的微粒可与玻璃纤维不可逆性结合，通过真空抽干，实现液相和固相的迅速分离。第三点，MEIA 法采用测定荧光信号初速度的方法代替测定终点荧光信号强度的方法，不仅缩短了检测时间，更重要的是荧光信号初速度与标本中抗体（或抗原）浓度具有很好的线性关系，大大提高了定量检测的准确性。雅培公司的 AxSYM 系统便是采用这种方法。彭仕芳等对 1 140 例乙肝患者血清 HBV 标志物用 MEIA 和 ELISA 两种方法检测 HBsAg、HBeAg、HBcAb 和 HBeAb 4 项指标，结果显示 MEIA 法检测的阳性率分别为 94.00%、46.75%、97.96% 和 61.41%，而 ELISA 法检测的阳性率分别为 91.89%、36.14%、93.26% 和 18.11%，即 MEIA 法检测各指标的阳性率均高于 ELISA 法，其中两种方法检测的 HBeAg 和 HBeAb 的阳性率差异有高度显著性（$P < 0.01$）。与 MEIA 法比较，ELISA 法检测 HBsAg、HBcAb、HBeAg、HBeAb 的相对灵敏度分别为 97.46%、94.93%、73.41% 和 41.73%，因此，MEIA 法对血清 HBV 标志物的检出阳性率高于 ELISA 法，特别是对 HBeAg 和 HBeAb

指标的检测。

4. 时间分辨荧光免疫分析法（timed-resolved fluoroimmunoassay，TRFIA） 该方法出现于20世纪80年代，采用稀土元素铕代替普通的荧光素标记，从而具有许多特点：①铕的半衰期是普通的荧光素的1 000倍，通过延迟检测荧光信号，大大提高信噪比；②铕的激发光谱范围宽，发射光谱却非常窄（10 nm）；③铕稳定而且没有放射性。这些特点使其检测灵敏度可达到放射免疫的水平，但确不受放射性核素的使用限制，成为最有发展前途的非放射免疫标记技术。目前，达安基因的TRFIA法乙肝血清标志物5项检测试剂盒均已获得CFDA批准。

（二）HBV 分子生物学检测

目前，HBV分子生物学检测方法主要是基于PCR的检测方法。该方法可以直接定性或定量HBV。慢性乙肝的治疗以抗病毒治疗，因此定量HBV对于指导乙肝的治疗及治疗疗效的评价极为关键。目前，HBV定量检测主要有PCR-ELISA法和RT-PCR技术。

1. PCR-ELISA法 以罗氏的COBAS AMPLICOR为代表，在实时荧光PCR方法还未广泛应用之前，COBAS AMPLICOR是HBV-DNA定量检测的金标准，也曾是美国FDA唯一批准的PCR检测系统，该系统利用荧光标记的特异性单克隆抗体定量检测HBV-DNA的PCR产物，并将标本处理、PCR扩增、ELISA检测这3个过程实现一体化。

2. 实时荧光定量PCR技术（real-time PCR，RT-PCR） 该技术最早由美国Applied Biosystems公司于1996年推出，通过荧光染料或荧光探针实时监测PCR扩增过程，大大提高了检测灵敏度和特异性。普通PCR定量是通过终末扩增产物对初始模板进行定量，终末扩增产物波动性很大，这使得这种定量方法具有很大的不确定性，实时荧光PCR方法引入Ct值概念，即PCR扩增从基线期进入指数期所经离的循环数，Ct值与初始模板的对数值之间具有非常好的线性关系，这使得PCR定量检测方法发生质的飞跃。其中，以Taqman探针为基础的RT-PCR技术因为技术开放，引入探针增强了检测特异性，应用最为广泛。目前，实时荧光PCR方法渐成为HBV载量检测的主要方法，柯华、达安均提供HBV-DNA定量检测产品，罗氏新推出的COBAS Taqman，便是采用RT-PCR技术的DNA定量检测的自动化平台。

（三）HBV 基因分型检测

1988年Okamoto首先提出了HBV基因分型法，随着分子生物学技术的发展，基因分型的方法也在不断进步，渐趋简化、准确。根据HBV全基因组核苷酸序列差异 ≥ 8% 或S基因序列差异 ≥ 4% 的标准，将HBV分为8个基因型，分别命名为A~H。在HBV同一基因型毒株之间，依据HBV全基因序列异质性 ≥ 4%，且 < 8% 的原则提出基因亚型的概念。A基因型进一步分为A1（Aa）、A2（Ae）、A3（Ac）亚型；B基因型基因序列分析分为B1（Bj）、B2（Ba）、B3、B4、B5、B6和B7亚型；C基因型分为C1（Cs）、C2（Ce）、C3、C4、C5和C6亚型；D基因型分为D1、D2、D3、D4、D5和D6亚型；F基因型分为F1、F2、F3和F4亚型。A基因型慢性乙肝患者对干扰素治疗的应答率高于D基因型，B基因型高于C基因型；A和D基因型又高于B和C基因型，对HBV基因型进行及时判定对评估乙肝患者临床预后及选择治疗药物均具有重要意义。目前，HBV分型检测方法主要有以下几种。

1. HBV基因型特异性引物-PCR分型法 对比分析HBV各型全序列或某目标序列（S基因及前S区基因等），找出每种基因型相对于其他各型的独特序列，并据此设计出针对各基因型的独特引物，然后用HBV基因型特异性引物对待测标本进行PCR扩增，不同的特异性引物只能扩增出相应基因型的DNA片段，从而可通过琼脂糖凝胶电泳鉴别。HBV基因型特异性引物-PCR分型法是一种简单、快速、特异的分型方法，可应用于临床诊断和大规模的流行病学调查。Naito 等设计了 A~F 6 种基因型的型特异性引物进行套式 PCR。首先，用共用引物扩增 S 开放读码区；其次，加入特异性引物的混合物进行第二轮 PCR，这样扩增出不同长度的核苷酸片段，从而达到分型的目的。

2. PCR-RFLP 基因分型法　用限制性核酸内切酶切割经 PCR 扩增的待测核酸序列，不同基因型序列产生的限制性片段数目和长度不同，再通过琼脂糖凝胶电泳就可实现 HBV 基因分型，RFLP 是目前临床最常用的 HBV 分型方法，其方法简单且易于操作，但由于 HBV 分子进化速率很快，基因组的变异常导致分型错误甚至无法确定型别。如果限制酶消化待测序列不彻底或 HBV 各基因型混合感染时，会出现复杂条带，导致结果不好解释，且参考序列少，图谱较复杂。

3. DNA 序列分析（DNA sequencing）　基因序列测定是最直接、可信、广泛应用的 HBV 基因分型方法，为 HBV 基因分型的金标准，HBV 全序列分析发现，在不同基因型之间 S 区段异质性最大，而型内 S 区段的异质性最小。由此，可以根据 S 区基因序列异质性 ≥ 4% 的标准代替全序列进行基因分型，从而极大地减少了全序列测定带来的繁重工作量。

（四）HBV 耐药性检测

抗病毒治疗是慢性乙肝最根本的治疗方法。国际公认的抗病毒药物有两大类：干扰素类和核苷（酸）类似物（NA），后者以拉米夫定为代表。HBV 耐药一般包括基因型耐药和表型耐药。当病毒对某些药物产生耐药性时，病毒基因会发生一些明确的突变，而这种基因型耐药往往在表型耐药前 1~3 个月出现，因此，在临床上对病毒进行耐药基因型的检测，将有助于帮助医生及时给出或调整治疗方案，延缓或阻止表型耐药的发生。研究发现，基本核心启动子（BCP）区 A1762T/G1764A 联合点突变，直接影响干扰素抗病毒效果。P 基因酪氨酸 - 甲硫氨酸 - 天门冬氨酸 - 天门冬氨酸（YMDD）变异，即由 YMDD 变异为 YIDD（rtM204I）或 YVDD（rtM204V），并常伴有 rtL180M 变异，导致 HBV 对拉米夫定耐药。HBV 耐药突变株检测常用的方法有以下几种。

1. DNA 序列分析　是检测基因突变最直接最可信的方法，不仅可以确定突变的部位，而且还可以确定突变的性质。测序技术已从科研领域逐渐向临床诊断等应用领域转化。基因测序技术已经成功地运用于对病毒变异的检测中，并且已被 FDA 认可使用于临床检测，开创了临床检测的新时代。

2. PCR-RFLP 分析　错配 PCR 结合 RFLP 分析技术能有效地鉴别野生株和变异株，实验简便、快速，无须特殊仪器，适合于一般实验室应用及大规模临床检验使用，但其缺点是灵敏度不够，不能发现新的位点变异。

3. 实时荧光 PCR 技术　采用相同的正向引物和探针及 3 条不同的反向引物 C、V、I，在不同的反应管中进行 YMDD、缬氨酸（YVDD）和异亮氨酸（YIDD）检测，其中 C 管扩增所有类型的 YMDD 并作为对照，V 管用来扩增 YVDD，I 管扩增 YIDD，因此 V、I 管的扩增曲线反映 V、I 不同的突变类型，有利于 YVDD 和 YIDD 混合型耐药株的检测。3 条不同的反向引物 C、V、I 的末端碱基分别与野生株和 V、I 变异的基序匹配，有利于点突变的变异检测。实时荧光 PCR 方法能计算突变株比例，与测序法符合率非常高，可以作为检测慢性乙肝患者拉米夫定耐药的有效手段。

4. 基因微阵列技术（基因芯片）　基因芯片是一种高通量的检测新技术，在芯片表面集成大量不同的核酸或蛋白探针，将待测的有荧光标记的样品核酸与这些探针进行特异性杂交，从而获取样品分子的数量和序列信息，基因芯片技术由于其具有大通量、快速、灵敏、平行检测基因的优势，已在生物学的各个领域中得到广泛的应用。但其有一定的假阳性和假阴性率，实验数据不容易解释，检测不出新位点的变异。

5. 质谱技术　是分析化学中已经广为使用的技术方法，其基本原理是分析样品在特定的条件下转变为高速运动的离子，这些离子根据质量/电荷比的不同在静电场和磁场的作用下得到分离，用特定的检测器可以记录各种离子的相对强度并形成质谱，与标准质谱图对比，从而确定检测物质的结构。MALDI-TOF-MS 的全称为基质辅助激光解析电离飞行时间质谱法，MALDI-TOF-MS 技术可同时检测目前我国临床适用的四种核苷（酸）类药物的多个耐药位点，检测灵敏度比直接测序法高，有研究报道其最低可检测出 1% 的耐药病毒株。灵敏度、准确率均高于其他方法。周伯平等采用 MALDI-TOF-MS 方法，一次获得 138 份标本的 HBV 基因突变临床检测结果。MALDI-TOF-MS 技术和 DNA 测序同时检测的 33 份标本中，有 10 份检测结果不一致，其中有 2 份 MALDI-TOF-MS 技术未检测到，有 1 例出现 2 个检测位点不一致。

四、丙肝病毒检测

HCV 为嗜肝性慢性病毒。HCV 感染后，患者的起病和临床症状极不典型，以亚临床感染为多见，容易造成漏诊。HCV 感染的慢性化发生率明显高于乙肝，较乙肝易早期出现肝硬化、肝癌，病死率较高。因此，HCV 的检测对 HCV 感染的早期诊断和指导临床治疗有重大的意义。目前，用于 HCV 感染诊断的两项主要指标为抗 -HCV 抗体和 HCV-RNA，现多采用的第三代检测抗 -HCV 酶免疫法试剂增加了 HCV 基因组 NS5 区表达的蛋白作为抗原，进一步提高了试剂的敏感性，但还存在窗口期漏检的问题。HCV-RNA 检测灵敏度高、特异性强，具有早期诊断的意义，但检出率较低，检测复杂，也可出现假阳性。HCV 核心抗原可作为抗 -HCV 检验的补充试验，对处于 HCV 感染窗口期的个体检测有很大价值。这些检测方法具体如下所述。

（一）HCV 血清学检测

1. 抗 -HCV 抗体检测　随着血液制品在世界范围的流通，HCV 感染呈世界性分布，为了控制 HCV 的血液传播，世界各国均开展了对献血员抗 -HCV 抗体的检测。常用的抗 -HCV 诊断试剂采用间接 ELISA 法，其基本原理是以 HCV 抗原包被酶标板，用辣根过氧化物酶标记的抗人 IgG 与被检血清中的抗 -HCV 反应，邻苯二胺（OPD）或 3，3′，5，5′- 四甲基联苯胺（TMB）显色后，根据颜色的深浅进行阴阳性判断。该方法中包被抗原的组成和质量是关键因素。第一代抗 -HCV ELISA 采用的抗原 C100~3 是 HCV 非结构基因（NS3/NS4）和人超氧化物歧化酶基因嵌合后表达的融合蛋白，灵敏度低，漏检率较高；第二代抗 -HCV ELISA 在第一代基础上增加了核心区重组蛋白 C22 和 NS3 区重组蛋白 C33c，虽然在灵敏度和特异性上有很大改善，但仍不能排除由于重组融合蛋白带来的少数假阳性和极少数的漏检。目前，我国多采用第三代抗 -HCV ELISA 试剂，其包被抗原为 HCV 核心抗原、NS3、NS4 和 NS5 抗原，特异性超过 99%，虽然目前缺乏判断其敏感性的金标准，但对于免疫功能正常的 HCV-RNA 阳性感染者，抗 -HCV 检出率也高于 99%。

2. HCV 核心抗原检测　HCV 核心蛋白约含 190 个氨基酸残基，其氨基酸残基序列十分保守，比较已有的 HCV 各分离株的氨基酸残基序列，其同源性超过 95%，在病毒增殖及发病机制中起重要作用，是 HCV 感染的重要标志。

自从 1989 年建立了抗 -HCV 检测方法以来，一些学者也曾经试图建立血清中 HCV 抗原的检测方法，但由于血液中 HCV 抗原含量太低，用常规方法无法检出。近年来，HCV 单克隆抗体的研制成功，已有国内外学者发表了肝组织及分泌物中 HCV 抗原检测成功的报道。国外已有学者报道应用 HCV 基因组 C 区、E 区和 NS 3 区表达抗原制备单克隆抗体检测肝组织中 HCV 相关抗原获得成功。Pasquier 等报道了应用重组 HCV 抗原所获动物抗体测定非甲非乙型肝炎患者精液中 HCV 抗原的技术。国内也报道了应用 HCV 核心区和 NS3 区单克隆抗体对患者外周血单个核细胞内 HCV 抗原的免疫组化检测。对于血清中 HCV 抗原的检测，报道了用荧光酶免疫分析法（FEIA）检测血清中的 HCV 抗原，该方法对重组核心抗原的检测灵敏度可达 20 ng/L，对血清中 HCV 核心抗原的检出与 HCV-RNA 呈正相关，在慢性丙肝患者中的检测率为 92.1%（70/76）。

血清中 HCV 抗原的检测有利于 HCV 感染患者的早期发现，特别是某些免疫功能紊乱、免疫功能低下的患者和某些不产生抗体的携带者。Courouce 和 Lee 等对血清转换前的患者进行了血清中 HCV 抗原的检测，结果表明 HCV 抗原的检出比 HCV-RNA 平均晚 1~2 日，而且与 HCV-RNA 的动力学变化密切相关，可以作为 HCV 复制的标志。

目前，美国 Ortho 公司已推出了用双抗体夹心法定性或定量检测血清样品中总的或游离的 HCV 核心抗原 ELISA 试剂，其基本原理是以基因工程核心抗原免疫小鼠后所获得的纯化抗 HCV 核心抗原单克隆抗体作为固相包被物，用与固相包被物有不同抗原决定簇的抗 -HCV 核心抗原单克隆抗体作为辣根过氧化物酶标记物，与血清中总的或游离的 HCV 核心抗原反应，邻苯二胺显色后进行定性或定量测定，该法不受被测样品中抗 -HCV 的干扰，检测结果准确可靠，与 RT-PCR 方法相比具有方法简单、时间短、对环境要求低及假阳性率低的特点，在临床上可用于 HCV 血清学转换前的早期急性丙肝诊断、抗 -HCV 阳性感染者的病毒血症分析及 HCV 感染者治疗前后病毒血症追踪分析等。2003 年在法国巴黎召开的关于 HCV 核心抗原检测技术的第一届专题会议认为：该试剂对 HCV 核心抗原的检出比抗 -HCV 的检出约早 49 日，可用于供血员的筛查，这将显著提高输血的安全性。但是，由于方法敏感性的限制，HCV-RNA 水平低于 20 000 kU/L 时不宜采用检测 HCV 核心抗原的方法。HCV 核心抗原是 HCV 结构区抗原的一部分，这可能是检出率低的原因之一，若能对非结构区抗原进行联合检测，可能将提高检出率。血清中可存在游离的非结构蛋白 NS3，其保守性相对较高，可用于血清学诊断。国内已有关于献血者血清中 HCV NS3 和核心蛋白抗原检测的报道。

（二）HCV-RNA 检测

HCV 感染后一般到抗体转阳有一个较长的窗口期，平均为 70 日，有的患者窗口期可延长至 6~9 个月或更长，1%~3% 的患者抗 -HCV 可持续阴性，而基因组的复制出现得很早，感染后数天即出现病毒血症。已有输血后即有 HCV 感染发生的报道，这表明抗 -HCV 阴性的献血员中有少数存在 HCV 输血传播的可能性；另外，美国已报道了 1 例抗 -HCV 阴性的器官捐赠者对接受移植者造成 HCV 急性感染；Willemset 等检测克罗地亚不同地区输血中心的 2 718 份抗 -HCV 阴性血浆中有 2.1% 为 HCV-RNA 阳性。因此，直接检测 HCV-RNA 对于筛查窗口期 HCV 感染的献血者和降低输血后 HCV 感染的发病率是必要的。外周血中检出 HCV-RNA 是 HCV 复制活跃的可靠指标，在感染 1~2 周血清中可检测到 HCV-RNA，在感染自然恢复前血清中 HCV-RNA 将达到一个高峰，但 HCV-RNA 在达到峰值或重新出现前数天或数周内偶尔也可能检测不到。在大多数向慢性转化的感染者中，HCV-RNA 含量降低速度逐渐减慢，最后趋于稳定，晚期肝病患者的 HCV-RNA 水平很低甚至无法测出。

HCV-RNA 检测包括定性和定量两种方法，其基本原理就是逆转录 PCR：先经逆转录酶作用，在特异性引物存在下，将 HCV-RNA 逆转录为单链的 cDNA，再通过 PCR 将 cDNA 扩增。定性 PCR 的灵敏度高于定量 PCR，如罗氏公司试剂，定性 PCR 的灵敏度为 50 kU/L，定量 PCR 为 600 kU/L；拜尔公司的定性 PCR（转录介导扩增法，TMA）试剂的灵敏度为 10 kU/L，其定量 PCR 为 615 kU/L，因此定性 PCR 主要用于急慢性丙肝诊断，而定量 PCR 则用于疗效监测。不同定量分析方法中的检测单位与临床标本的 HCV-RNA 实际水平的关系不完全一致，WHO 制订了 HCV-RNA 定量分析单位的国际标准，目前分析方法检测的下限值范围为 30~615 kU/L，上限值范围为（5~7.7）×10^{5}kU/L，特异性为 98%~99%，且不受基因型的影响。

尽管 RT-PCR 检测 HCV-RNA 具有早期、敏感和特异等特点，但该方法在技术和设备上要求较高，且费时，检出率较低，主要原因是：① HCV 在血液和肝组织中的感染滴度很低，且有一定波动；② HCV-RNA 易被血细胞中的 RNA 酶降解，因此如果被检标本保存不当（如反复冻融）将影响检测结果；③ HCV-RNA 还受进食的影响，易与血中脂质及脂蛋白结合，降低检出率；④ RT-PCR 的多步骤实验中任何步骤的问题均易影响其检出；⑤该方法也容易因污染而出现假阳性。因此，RT-PCR 方法难以在常规工作或基层实验室推广，限制了普遍应用。为了使 HCV-RNA 的检测规范化，应采取以下相应措施：对患者在空腹条件下抽血，及早分离血清和进行检测，避免对标本反复冻融，PCR 的整个过程应避免 RNA 酶及 DNA 酶对标本的降解和对模板的污染。

五、HDV、HEV 和 HGV 检测

（一）HDV 检测

近年来，HDV 的特异性检测方法为从肝脏和血清检测 HDV-Ag 或 HDV-RNA，或从血清中检测 HDV-IgG、HDV-IgM，这些检测的结果均可作为诊断的依据。此外，血清中 HDV-Ag 检测也是 HDV 检测方法之一。用免疫酶法或放射免疫测定法检测血清 HDV-Ag，如为阳性，有助于早期诊断。慢性 HDV 感染时，由于血清中抗 HDV 滴度高，HDV-Ag 多以免疫复合物形成存在，须用免疫印迹法分离 HDV-Ag，方法较复杂。肝内 HDV-Ag 可用免疫荧光法或免疫组化技术检测，可发现 HDV-Ag 位于肝细胞核内或位于肝细胞质中，有利于诊断。

HDV-IgG 和 HDV-IgM 的检测可用免疫酶联法或放射免疫测定法检测血清中这两种抗体，这是检测 HDV 常用的方法。在急性 HDV 感染的 3~8 周，绝大多数均可检出 HDV-IgM，可持续至恢复期，个例由于其 HDV-IgM 出现时间与程度不同，在急性感染时数周内须多次检测。HDV-IgM 出现较早，一般持续 2~20 周，用于早期诊断。HDV-IgM 是诊断急性丁肝的标志。当慢性 HDV 感染或 HDV 重叠感染时，HDV-IgM 和 HDV-IgG 是识别慢性丁肝的主要标志。目前检测的 HdAb，实际以 IgG 型为主。

HDV-RNA 的检测通常采用 cDNA 探针斑点杂交法检测；肝组织内 HDV-RNA 用原位杂交或转印杂交法检测。HDV-HDV 阳性是 HDV 复制和 HDV 感染的直接证据。检测血清 HDV-RNA 可用逆转录 PCR（RT-PCR 法）。总之，血清学检测，可检出部分 HDV 感染，尚有相当一部分 HDV 感染只有从肝组织检测 HDV-Ag 才能确诊。

（二）HEV 检测

HEV 检测方法类似于 HDV、HCV、HAV 等 RNA 病毒，主要包含两大类方法即血清学检测方法和分子生物学检测方法。血清学检测以 ELISA 检测 HEV-IgM 或 HEV-IgG。用抗人 IgG μ 链或抗人 IgM μ 链包被反应板，并保持其免疫活性，其对血清中 IgM 或 IgG 有特异性选择作用，加入 HEV-Ag 和辣根过氧化物酶标记的抗 HAV-IgG，顺序反应后，再加入酶底物显色，用分光光度计在一定波长上测量。结果以样品 OD 值与 Cutoff 值比较来判断。一项研究表明，在戊肝系列血清检测中，HEV-IgG 阳性率发病 1 个月为 74.0%，3 个月为 94.0%，6 个月为 38.0%，12 个月为 35.4%；而 HEV-IgM 阳性率发病 1 个月为 92.0%，3 个月为 34.0%，6 个月为 4.0%，12 个月为 1.0%。这说明和其他 HV-RNA 类似，血清中 HEV-IgM 是近期 HEV 感染标志。而 HEV-IgG 则持续时间相对较长，对 HEV 长期感染鉴别诊断

最为重要。

HEV 分子生物学检测方法主要是实时荧光定量 PCR 法检测，目前已经可直接以 HEV-RNA 为模板进行扩增。一项对 200 份血清标本的研究表明，即实时荧光定量 PCR 的 HEV 阳性检出率相对 ELISA 法更高。RT-PCR 检测 HEV-RNA 能客观地反映 HEV 感染、复制及病程变化，修正或补充对 ELISA 法测定结果的判定和解释，有利于 HEV 感染的早期诊断。除此之外，基因芯片技术也可用于 HEV 的检测。目前，已有一种利用"双探针夹心银染"技术快速检测 HEV 的基因芯片方法。该方法的原理是，提取的 HEV-RNA 经过 RT-PCR 扩增，在 PCR 体系中用掺入生物素修饰的 dUTP 扩增得到带有生物素的核酸片段，5′末端 -NH$_2$ 修饰的同源寡核苷酸作为捕获探针固定到处理后的玻片上，该探针识别病毒的带有生物素的核酸片段，而链霉亲和素标记的胶体金与生物素紧密结合，通过银沉积在金颗粒表面放大信号可以目视结果。该方法的检测结果和 RT-PCR 法一致。

（三）HGV 检测

HGV 自 1995 年发现至今已有 21 年。HGV 主要是经血及肠道外传播。与其他 HV-RNA 类似，其检测方法也分为血清学检测和分子生物学检测方法。血清学方法为采用 ELISA 检测血清中 HGV-IgM 或 HGV-IgM，而分子生物学方法为逆转录 PCR 方法检测 HGV 核酸片段。

（詹晓勇）

参考文献

陈俊青，刘霆. 巨细胞病毒感染检测方法的现况和进展. 中国输血杂志，2005，18（5）：428-431.

赖迪辉. 单纯疱疹病毒实验室检测方法的研究进展. 中国计划生育学杂志，2010，18（6）：380-381.

李源，向阳. HPV 感染检测方法及相关问题. 国际生殖健康 / 计划生育杂志，2015，34（6）：457-461.

林鹏. 艾滋病的实验室检查. 华南预防医学，2004，30（5）：62-66.

默里. 临床微生物学手册. 北京：科学出版社，2005.

宋利琼，李金明. 乙肝病毒检测技术及应用的研究进展. 中国病毒性肝炎和艾滋病实验室诊断与临床高峰论坛，2012.

王洁，李越希，张云. 单纯疱疹病毒的检测研究进展. 中国公共卫生，2002，18（8）：1012-1013.

王静. 甲型肝炎病毒检测方法研究进展. 旅行医学科学，2010，13（2）：16-18.

杨璐，杨红英. 甲型肝炎的实验室诊断检测方法研究进展. 国际检验医学杂志，2014，35（7）：885-887.

姚建婷，晋安. HSV 及其实验室检测研究进展. 安徽卫生职业技术学院学报，2010，9（1）：88-89.

张书红. 人巨细胞病毒感染检测方法的研究进展. 医学综述，2009，15（22）：3495-3497.

张媛媛，王秀梅，张丽萍，等. 妊娠期单纯疱疹病毒分型检测应用进展. 武警医学，2015（5）：513-515.

Asratian A A，Danilenko E D，Kazarian S M，et al.［Detection of the markers of hepatites B and C and herpesvirus infection during pregnancy］. Zhurnal Mikrobiologii Epidemiol Immunobiol，2009，（5）：22-27.

Australian Government Department of Health. Human Papillomavirus（HPV）. LAP LAMBERT Academic Publishing，2012.

Bharadwaj M，Hussain S，Tripathi R，et al. Human Papillomavirus（HPV）：Diagnosis and Treatment// Animal Biotechnology. Elsevier Inc，2013：95-120.

Böni J，Clapp J P. PCR Detection of HIV// Species Diagnostics Protocols. Humana Press，2008：93-107.

Cornejo K M，Fraire A E. Cytomegalovirus// Viruses and the Lung. Springer Berlin Heidelberg，2014：43-50.

Johne R，Plenge-Bönig A，Hess M，et al. Detection of a novel hepatitis E-like virus in faeces of wild rats using a nested broad-spectrum RT-PCR. Journal of General Virology，2010，91（Pt 3）：750-758.

Kaufer B B. Detection of integrated herpesvirus genomes by fluorescence in situ hybridization（FISH）. Methods mol Biol，2013，1064：141-152.

Lieberman H M，Labrecque D R，Kew M C，et al. Detection of Hepatitis B Virus DNA Directly in Human Serum by a Simplified Molecular Hybridization Test：Comparison to HBeAg/ Anti-HBe Status in HBsAg Carriers . Hepatology，2007，3（3）：285-291.

Mcfarland W，Busch M P，Kellogg T A，et al. Detection of early HIV infection and estimation of incidence using a sensitive/less-sensitive enzyme immunoassay testing strategy at anonymous counseling and testing sites in San Francisco. Journal of Food Science，2016，81（1）：e56-e64.

Tian Y Q，Zhu Z Y. PCR based detection of herpes virus and its value in screening and treatment of cervical cancer. China Tropical Medicine，2008，8（3）：419-422.

Wang X，Li X，Hu S，et al. Rapid detection of active human cytomegalovirus infection in pregnancy using loop-mediated isothermal amplification. Molecular Medicine Reports，2015，12（2）：2269-2274.

第二十六章

沙眼衣原体检验

第一节　形态学与免疫荧光抗体检测法

衣原体按其生物学特性分为三类：沙眼衣原体、鹦鹉热衣原体和肺炎衣原体。沙眼衣原体是一类在细胞内寄生的微生物，分 3 个生物型，即小鼠生物型、沙眼生物型和性病淋巴肉芽肿生物型，后两者与人类疾病有关。间接微量免疫荧光试验又把沙眼生物型分 A、B、Ba、C、D、Da、E、F、G、H、I、Ia、J、K 14 个血清型；性病淋巴肉芽肿生物型（LGV）分 L_1、L_2、L_{2a} 和 L_3 4 个血清型。

一、致病性与免疫性

衣原体是唯一具有两阶段繁殖周期的严格细胞内寄生的原核生物，分为代谢不活跃的细胞外期和增殖性细胞内期两个阶段。衣原体感染人体后，首先侵入柱状上皮细胞并在细胞内生长繁殖，然后进入单核巨噬细胞系统的细胞内增殖。由于衣原体在细胞内繁殖，导致感染细胞死亡，同时尚能逃避宿主免疫防御功能，得到间歇性保护。衣原体的致病机制是抑制被感染细胞代谢，溶解破坏细胞并导致溶解酶释放，代谢产物的细胞毒作用，引起变态反应和自身免疫。其感染后获得的特异性免疫力较弱，持续时间短，易反复感染，清除不完全可造成持续感染，此外还存在大量无症状的隐性感染。

（一）泌尿生殖道感染

泌尿生殖道感染主要是由沙眼生物变种 D~K 血清型引起的，经性接触传播感染沙眼衣原体后，女性最常见的是引起非淋菌性尿道炎、化脓性宫颈炎，还可经生殖道上行感染，引起子宫内膜炎，急、慢性输卵管炎等盆腔炎症，导致不孕或异位妊娠。妊娠期感染可能出现流产、早产、死胎及产后盆腔炎。此外，经产道感染新生儿，引起新生儿包涵体结膜炎和新生儿肺炎，感染率高达 50%~70%。

（二）性病淋巴肉芽肿

性病淋巴肉芽肿是由沙眼衣原体 LVG 生物型 L_1、L_2 和 L_3 血清型感染引起的，又称第 4 性病，通过性接触直接传染。潜伏期通常为 10~15 日，早期表现为原发性生殖器丘疹或溃疡，称为初疮，通常无症状而被忽视，数日后局部病变愈合，不留瘢痕。中期也称腹股沟横痃期，肿大的淋巴结团块中间有凹陷的腹股沟韧带似沟槽，称沟槽症。后期淋巴结逐渐液化、破溃形成多发性瘘管。女性淋巴结病变多在直肠周围，常伴直肠炎，出现腹痛、腹泻、里急后重、便脓血、腰背痛等。晚期及外生殖器象皮肿和直肠狭窄期，出现在 1~2 年后，因外生殖器及周围淋巴结炎和淋巴管阻塞，出现象皮肿，女性则常见于大小阴唇和阴蒂。直肠及其周围的长期炎症、溃疡和瘘管愈合后留下的萎缩性瘢痕收缩使直肠狭窄。

（三）免疫性

人感染沙眼衣原体后，能诱导产生型特异性细胞免疫和体液免疫，但通常免疫力不强，且为时短暂，因而常造成持续性感染、隐性感染和反复感染，此外，也可能出现免疫病理损伤，由Ⅳ型超敏反应引起，如性病淋巴肉芽肿等。

二、形态学检查

（一）直接涂片染色检测

沙眼衣原体在电镜下观察，原体呈球形或类球形，胞质膜外有刚性细胞壁，壁外有平滑表层。始体的体积较大，形状不甚规则，其包膜富有韧性，无刚性的细胞壁，原体和始体内皆含有 DNA 与 RNA。沙眼衣原体具有特殊的染色性状，不同的发育阶段其染色有所不同。直接涂片镜检，沙眼急性期及性病淋巴肉芽肿患者取结膜或宫颈刮片，进行吉姆萨或鲁戈（Lugol）碘液及荧光抗体染色镜检，检查上皮细胞质内有无包涵体。

1. **直接涂片** 患者扩阴后先用棉签擦去子宫颈分泌物，再用拭子插入子宫颈内 1 cm，停留，转动取出拭子，将宫颈拭子或刮片做涂片，检测上皮细胞胞质内的沙眼衣原体包涵体，方法简便，但检出率低于 30%。

2. **吉姆萨染色** 宫颈刮片或细胞培养物涂片用甲醇固定 10 min，滴加吉姆萨染液染色 30 min，用乙醇快速洗涤，磷酸盐缓冲液洗涤 3 次，取出盖玻片，缓冲甘油封片，镜下观察包涵体并计数。沙眼衣原体成熟的原体吉姆萨染成紫色，与蓝的宿主细胞质对比鲜明，始体呈蓝色。沙眼衣原体感染眼结膜上皮细胞后，在其中增殖并在胞质内形成散在型、帽型、桑葚型或填塞型包涵体，很致密，由密集的颗粒组成，被染成深紫色。

3. **鲁戈碘染色** 沙眼衣原体基质内含有糖原，鲁戈碘染色呈棕褐色斑块。方法：取宫颈刮片或细胞培养物涂片，用甲醇固定 10 min，鲁戈碘液染色 5 min，磷酸盐缓冲液洗涤 3 次，取出盖玻片，缓冲甘油封片，镜下观察并计数。

4. **革兰染色** 一般反应为阴性，但变化不恒定。

5. **超高倍显微镜直接检测** 标本无须染色，也无须生化试剂处理，直接涂片后于放大倍率＞3 000 倍的超高显微镜下直接观察衣原体繁殖体。该法对沙眼衣原体的检出率与直接荧光抗体法及细胞培养法比较无统计学差异（$P > 0.05$），操作简便、费用低。

（二）免疫光抗体染色检测

1. **直接荧光抗体法** 可以检测衣原体各种类型的标本，方法简便、快速、敏感、特异，是一种操作性和实用性都很强的诊断技术。

（1）标本采集与处理：采集子宫颈分泌物，先用无菌棉拭子擦去子宫颈外分泌物，再用第 2 根采样拭子插入子宫颈口 1~2 cm，轻轻转动并停留 30 s 后，取出制备涂片，在空气中自然干燥，用无水乙醇固定涂片标本 5 min，待乙醇全部挥发后即可染色检测或 −20℃冰箱保存待检。

（2）染色镜检：在上述标本载玻片孔内加入 30 μL 异硫氰酸荧光素（FITC）标记的沙眼衣原体单克隆抗体，使其覆盖整个孔，湿盒内室温反应 15 min，取出后用 0.01 mol/L、pH 为 7.2 磷酸盐缓冲液缓冲液冲洗 2 次，每次 5 min，最后用蒸馏水冲洗 1 次，晾干，pH 为 7.2 的缓冲甘油封片。在荧光显微镜下观察，以每个标本孔中看到被染成红色上皮细胞的背景上，找到 10 个或 10 个以上亮绿色、均匀、点状衣原体原体颗粒为阳性。阴性标准是在标本孔每个视野看不到着染颗粒，但可见染成红色的上皮细胞背景。现有商售沙眼衣原体荧光素标记单抗（美国 Syva 公司）可供临床使用。

2. 间接免疫荧光试验 将宫颈涂片或细胞培养物涂片，用 4% 多聚甲醛固定单层细胞 10 min，经预冷磷酸盐缓冲液洗涤 3 次，加入 0.1%Triton x-100 处理 10 min，用预冷磷酸盐缓冲液洗涤 3 次，加入 5% 脱脂牛奶封闭过夜，用预冷磷酸盐缓冲液洗涤，加入兔抗沙眼衣原体血清 200 μL（用 5% 胎牛血清 100 倍稀释），置于 37℃ 干燥箱中 1 h，同上洗涤，加入羊抗兔 IgG-FITC 200 μL（用胎牛血清 100 倍稀释）30 min，用预冷磷酸盐缓冲液洗涤 5 次，每次 5 min，将盖玻片加到载玻片上，缓冲甘油封片，荧光显微镜下（40×）观察，计数。

（三）免疫层析检测法

1. 基本原理 免疫层析检测法是用抗衣原体脂多糖单克隆抗体和羊抗鼠 IgG 多克隆抗体分别固定于固相硝酸纤维素膜上，并和胶体金标记的另一抗衣原体脂多糖单克隆抗体及其他试剂和原料制成。应用胶体金免疫层析技术，采用双抗体夹心的形式建立的衣原体检测方法，用于检测女性子宫颈中衣原体。如加入的标本中含有衣原体抗原，则标本中的抗原与结合有乳胶（胶体金）的单抗结合。复合物由于毛细作用向前扩散移动，在结果窗中与二抗结合出现一条红线，标本即为阳性。

2. 标本采集 用消毒棉球去除外宫颈（子宫颈、阴道部）处多余的黏液，取另一支棉拭伸入子宫颈内 1 cm，滚动 5~10 s，取出棉拭时应避免其与阴道表面接触。如标本不能在 1 日内检测，应将其冷藏（2~8℃），不要冷冻。

3. 检测方法 把采集标本的拭子加至含有衣原体抗原提取液的试管中，在 80℃ 左右的恒温器上加热 10~12 min，取出冷却 5 min。从箔片袋内取出一块检测板，将其水平放置，加 5 滴衣原体抗原提取液至反应板的标本窗中，15 min 后观察结果，30 min 内完成，超出时间出现的阳性结果不予报告。

4. 结果判断 在标本窗和对照窗（质量控制窗）均出现一条线者为阳性，只在对照窗出现一条线者为阴性；两个窗均不出现线条者，重复实验后出现同样的结果，应考免疫层析法检测沙眼衣原体抗原试剂盒失效。

李永哲等报告 1 724 例临床上有阴道炎、宫颈炎及性传播疾病高危人群患者的泌尿生殖道标本中，荧光免疫法检测沙眼衣原体，女性沙眼衣原体感染率为 19.4%。巩文词等报告 579 例妇科临床阴道、宫颈拭子等标本，用间接免疫荧光试验法检测沙眼衣原体，阳性 167 例（28.84%）。范瑛等报告，应用直接荧光抗体法检测 133 例泌尿生殖道沙眼衣原体感染女性患者，感染率为 30.51%。刘原君等报告免疫层析法检测沙眼衣原体，敏感性为 87%，特异性为 98.8%，该试验方法简单，出结果快，但敏感性较差，标本需要有一定量的抗原，抗原含量低时可出现假阴性。

第二节 分离培养与鉴定

沙眼衣原体是引起非淋菌性尿道炎和性病淋巴肉芽肿的重要病原体。此外，沙眼衣原体还可引起宫颈炎、女性不孕症、异位妊娠、流产等多种妇产科疾病。目前对沙眼衣原体的分离培养大多应用 McCoy 细胞或 Hep-2 细胞，比采用鸡胚尿囊分离培养更为简便、实用。

一、培养基

（一）McCoy 细胞培养

1. RPMI-1640 细胞生长液　RPMI-1640 液 90 mL、胎牛血清 10 mL、万古霉素 20 μg/mL、两性霉素 B 5 μg/mL 或庆大霉素注射液 0.125 mL，终浓度为 50 μg/mL。

2. 沙眼衣原体感染液　RPMI-1640 液 90 mL、胎牛血清 10 mL、庆大霉素 50 μg/mL、万古霉素 100 μg/mL、两性霉素 B2.5 μg/mL、放线菌酮 1 μg/mL。

3. 消化液　0.25% 胰酶液与 0.02% EDTA，两者 1:3 混合，用 0.2 μm 抽滤器抽滤灭菌。

4. 冻存液　60% RPMI-1640 生长培养液、30% 胎牛血清、10% 二甲基亚砜（DMSO）。

（二）Hep-2 细胞培养

1. MEM（改良 Eagle 培养液）　MEM 粉 9.6 g、NaHCO_3 2.0 g，加蒸馏水至 1 000 mL，用 0.2 μm 滤器抽滤灭菌，分装至无菌瓶中。

2. 沙眼衣原体感染液　90 mL MEM 液中加入 10 mL 胎牛血清和庆大霉素 50 μg/mL、万古霉素 25 μg/mL、两性霉素 3 μg/mL、放线菌酮 1 μg/mL。

3. 消化液　0.25% 胰酶液与 0.02%EDTA，两者以 1:3 容积混合，0.2 μm 滤器抽滤灭菌

4. 冻存液　60%MEM 生长培养液、30% 胎牛血清、10% 二甲基亚砜。

5. D-Hanks 缓冲液　KCl 0.4 g、磷酸二氢钾（KH_2PO_4）0.06 g、氯化钠 8.0 g、$NaHCO_3$ 0.35 g、$Na_2HPO_4 \cdot 12H_2O$ 0.078 3 g，加蒸馏水至 1 000 mL，调整 pH 至 7.2，15 磅 30 min 高压灭菌（1 磅 ≈ 0.45 kg）。

6. 磷酸盐缓冲液缓冲液　KCl 0.2 g、KH_2PO_4 0.2 g、氯化钠 8.0 g、$Na_2HPO_4 \cdot 12H_2O$ 2.036 g，加蒸馏水至 1 000 mL，调整 pH 至 7.2~7.4，15 磅 30 min 高压灭菌。

7. 蔗糖磷酸盐缓冲液缓冲液　蔗糖 75 g、KH_2PO_4 0.52 g、$Na_2HPO_4 \cdot 12H_2O$ 1.22 g、L- 谷氨酸 0.72 g，溶于 800 mL 水中，用 10 mol/L NaOH 调节 pH 至 7.4。加 H_2O 至 1 000 mL，0.2 μm 滤器抽滤灭菌，分装后 4℃或 –20℃保存。

8. 运送培养基（2SP）　蔗糖 15 g、$K_2HPO_4 \cdot 3H_2O$ 0.218 g，加蒸馏水至 200 mL，高压灭菌 15 磅 30 min，冷却，加入无菌胎牛血清 10 mL、庆大霉素 50 μg/mL、万古霉素 25 μg/mL、两性霉素 3 μg/mL。

二、标本采集与转运

（一）标本采集

将无菌棉拭子插入女性子宫颈内 1~2 cm 处，捻转拭子数秒钟以获取上皮细胞，然后将拭子放入装有 1 mL 蔗糖磷酸盐缓冲液的 EP 管中，沿管壁挤压拭子使标本洗脱于管中，弃去拭子。

（二）标本转运

标本管放入装有冰块的保温杯中，立即送实验室 –20℃保存，并于 24 h 内接种 McCoy 细胞或 Hep-2 细胞培养瓶中。

三、分离培养方法

（一）细胞复苏

取出储存在液氮罐中的 McCoy 细胞或 Hep-2 细胞冻存管，置 37℃ 恒温水浴中 1 min，融化，在超净工作台中把内容物吸出，并转至盛有生长培养液的培养瓶中，置 37℃ 5% CO_2 孵箱中孵育过夜，次晨更换生长培养液，加入 D-Hanks 液 2 mL，冲洗并倒掉，再加入 6 mL 新鲜的生长培养液，以除去二甲基亚砜，消除其对细胞的影响。37℃ 5% CO_2 孵箱中培养 2~3 日，细胞可长成致密单层。

（二）细胞传代

细胞培养 2~3 日后，倒置显微镜下观察，细胞生长至近融合状态即为致密细胞单层时，可进行传代。倒掉瓶中培养液，加入 D-Hanks 液 2 mL 冲洗并倒掉，然后加入消化液 1.5~2 mL，轻微左右摇晃培养瓶使消化液均匀接触瓶底细胞。根据消化能力不同，10~60 s 后待瓶底细胞呈毛玻璃样变时立即弃掉消化液，沿瓶侧壁加入 2 mL 的 D-Hanks 液轻微冲洗瓶中残留的消化液后弃掉，加入新鲜生长培养液，充分吹打细胞使其形成均匀的单细胞悬液。将单细胞悬液平均分装至 3 个干净无菌细胞培养瓶中，分别向每瓶中加入 4 mL MEM 生长培养液，轻微左右摇晃培养瓶使细胞分布均匀。倒置显微镜下视野清晰，可见细胞呈球形悬浮于液体中，分布均匀。将培养瓶置于 37℃ 5% CO_2 孵箱中孵育。2~3 日后细胞铺满瓶底，形成致密单层，可再次传代。每次传代的标准是镜下视野清晰，细胞贴壁良好，长成致密单层，形态良好，分布均匀，可见树枝状结构。每次传代均分期、分批交错进行，以防止由于偶然的操作不慎或液体器械污染造成大批细胞的污染。

（三）细胞冻存

首先配制细胞冻存液，然后在显微镜下观察细胞呈对数期生长，即铺满整个培养瓶底的 75%~85%，用消化液消化，待瓶底细胞呈毛玻璃样变时，弃掉消化液，用配制好的冻存液吹打均匀，细胞悬液分装入已做好标记的无菌冻存管中，每管 1 mL。冻存采用"慢冻速融"的原则，分别将冻存管置于 4℃、-20℃、-80℃ 环境中各 2 h，然后置于液氮罐中。此时一定要严格遵守时间，否则细胞死亡较多，导致不必要的细胞损失。

（四）细胞悬液的制备

用生长培养液培养 2~3 日，细胞镜下观察长成致密单层时，在超净台中用消化液消化，用生长培养液制备 McCoy 细胞或 Hep-2 细胞悬液。25 cm^2 培养瓶细胞最终制成 15 mL 的细胞悬液。将细胞悬液接种至 12 孔板或 6 孔板中，每孔滴加 McCoy 细胞悬液 1 mL/2 mL，轻轻晃动培养板使细胞均匀分布。置 37℃ 5% CO_2 孵箱中孵育 18~24 h 后即可长成致密单层备用。

（五）培养方法

1. 提取 ①冻融冻存的临床标本，取出于室温的条件下溶解后放置 -40℃ 或 -80℃ 冰箱中冰冻，待其完全冰冻后约 30 min，取出于室温下再次溶解，即共冻融两次。②破碎溶解的每份标本在超净台内加入两颗直径为 0.5 mm 的无菌玻璃珠，然后在漩涡振荡器上剧烈振荡，以使细胞充分碎裂并释放。③将标本放入常温离心机中并配平，3 000 r/min，离心 5 min，使标本中的杂质和细胞碎片沉积到管底，而衣原体颗粒悬浮在上清液中。

2. 接种 ①在超净台中加液，用加样器吸去含有致密单层细胞的 McCoy 6 孔板或 12 孔板中的营养液。每孔各加入浓度 30 μg/mL 的 DEAE-D 液，6 孔板 2.0 mL（12 孔板 1.0 mL），37℃ 5%

孵箱中放置 30 min。②接种 在超净台中，用加样器吸去各孔中的二乙氨基乙醇液。每孔加新鲜的生长培养液 5 mL（12 孔板，3.0 mL）然后向孔中加入沙眼衣原体标准或临床菌株液 0.1 mL。③离心 将孔板置 32℃，3 000 r/min，离心 1 h，以促进沙眼衣原体进入 McCoy 细胞内生长。④静置于 37℃ 5%CO$_2$ 孵箱中 2 h，以便使沙眼衣原体更好地吸附至 McCoy 细胞中。⑤换液弃去原液，加入含 1 μg/mL 放线菌酮的衣原体感染液，置 37℃ 5% CO$_2$ 孵箱中孵育。⑥ 48~72 h 后 McCoy 细胞内有包涵体形成，弃原液，每孔加入 2SP 液 2 mL（12 孔板 1 mL），用无菌细胞铲刮下细胞收集沙眼衣原体，分装 EP 管后标记，并立即冻存于 −80℃ 备用。

3. 标本传代及收集 所有的标本都盲传至第五代，取出 −80℃ 冰箱中冻存的沙眼衣原体菌株液，冻融 2 次，融解的每份标本在超净台内加入两颗直径为 0.5 mm 的无菌玻璃珠，漩涡振荡器上强烈振荡 30~60 s 后，3 000 r/min 常温离心 0.5 min，再次置于含有致密单层 McCoy 细胞的培养 6/12 孔板中（方法同上段接种），培养 44~48 h 后收集沙眼衣原体，置于 −80℃ 冰箱中保存备用。

对于五代后阳性的标本继续培养（方法同上）。在传代过程中根据标本中含量的不同，每次菌液的接种量为 50 μL~1 mL。继续传代至 90%McCoy 细胞形成包涵体后，将样本量扩增分装到 1.5 mL EP 管中，每管中分装 500 μL~1 mL。标本置于 −80℃ 冰箱中保存备用，以不超过 3 个月为宜。每次检测患者标本均做正常细胞对照及标准菌株对照。

4. 结果观察 用无菌镊子将培养瓶中的玻片取出，放在一载玻片上，置镜下观察。可见被沙眼衣原体感染的 McCoy 细胞或 Hep-2 细胞出现病变，如细胞变大、变圆、形态多样，且病变的细胞中出现各种形态的包涵体及活动的原体。包涵体为众多的子代原体构成，填满细胞质，将胞核挤压变形至胞质一边；原体呈球形、颗粒状、活动性强。凡出现包涵体及活动的原体标本视培养阳性，反之为阴性。阴性标本再盲传一代以最后鉴定结果。

（六）沙眼衣原体微量培养法

将 Hep-2 细胞用细胞生长液（10%FCS 的 RPMI-1640 培养基）制成细胞悬液（5×10^5/mL），加入预置盖玻片的 6 孔细胞培养板，每孔 1 mL。于 37℃ 培养 12~16 h，细胞长成单层后弃培养液，每孔用含 1 μg/mL 放线菌酮的磷酸盐缓冲液洗涤 4 次，其中 2 孔加入 50 μL 含 6×10^3 包涵体形成单位（inclusion forming units，IFU）的沙眼衣原体的蔗糖磷酸盐缓冲液于盖玻片上作为阳性对照，其他孔加入 50 μL 临床标本提取物，留 2 孔接种蔗糖磷酸盐缓冲液作为阴性对照，室温 3 000 r/min 离心 60 min，37℃ 静置 2 h 后加入 1.5 mL 细胞生长液，置 37℃ 培养 72 h 后用于 PCR 检测和包涵体的鉴定。

第三节 PCR 检测法

PCR 用于检测衣原体（沙眼衣原体）DNA，能从标本中直接鉴定沙眼衣原体的种和型别，核酸探针可用于检测活检标本中的沙眼衣原体 DNA。目前，常用的核酸检测法有常规 PCR、RT-PCR、Nest-PCR、多重 PCR、环介导等温扩增技术等，其中 RT-PCR 具有良好的敏感性和特异性，并有商售试剂盒可供临床实际应用。

一、常规 PCR

（一）引物设计

1. 沙眼衣原体质粒特异性引物　适用于沙眼衣原体各血清型，引物序列如下：P1 5′-GGACAA ATC GTA TCT CGG-3′；P2 5′-GAA ACC AAC TCT ACG CTG-3′，扩增基因片段大小为 517 bp。

2. 沙眼衣原体 omp1（外膜蛋白）基因特异性引物　out1：5′-ATG AAA AAA CTC TTG AAATCGG-3′（位于 omp1 基因的起始 1~20 核苷酸）；out2：5′- TTT CTA GA（T/G）TTCAT（T/C）TTGTT -3′（相当于 omp1 序列的 1 058~1 077 核苷酸）扩增片断为 1 077 bp。

（二）DNA 提取

将上述采集的子宫颈管分泌物或沙眼衣原体细胞培养物标本，取 250 μL 于 1 mL EP 管中，12 000 r/min 离心 10 min，弃上清，加 50 μL DNA 裂解液，振荡混匀后，于 55℃水浴 1 h，加 50 μL 三羟甲基氨基甲烷（Tris）饱和酚，颠倒 EP 管，使蛋白质变性，12 000 r/min 4℃离心 5 min，混合物分上层水相和下层酚相。吸取水相加入 50 μL 酚 / 氯仿（24:1），颠倒 EP 管数次以混匀，12 000 r/min 4℃离心 5 min，吸取上层水相，加 2.5 倍体积的冰冷无水乙醇，1/10 体积的 3 mol/L 醋酸钠，混匀后置 –80℃ 20 min，沉淀 DNA。再离心 12 000 r/min 4℃ 10 min，倒弃乙醇。将 EP 管倒置滤纸上，室温干燥，加入 20 μL 无菌双蒸水，溶解 DNA，–20℃储存备用。目前，大多采用磁珠法提取 DNA，效果更好，并且有商售试剂盒供临床使用。

（三）PCR 扩增反应

1. 反应体系　EP 管中反应液总量为 25 μL，含 10×buffer 2.5 μL（Mg^{2+}2 mmol/L），4×dNTP 2.5 μL（0.2 mmol/L），引物 P1+P2 各 2.5 μL（0.2 μmol/L），DNA 模版 5 μL，TaqDNA 酶 1 μL（1 U），加 H_2O 至 25 μL，上面覆盖 20 μL 液状石蜡，封闭反应体系，置 PCR 扩增仪。现有商售 PCR 成品试剂盒可供临床使用。

2. 扩增程序　94℃预变性 5 min，进入循环：94℃ 50 s → 46℃ 60 s → 72℃ 80 s，35 个循环 → 72℃ 10 min，反应结束后，取扩增产物做凝胶电泳，观察结果。

3. 结果分析　取 PCR 扩增产物 5 μL，用 1% 琼脂糖凝胶电泳，溴化乙锭染色，分子质量标准 DNA Marker Ⅰ，在水平电泳槽中 5 V/cm，约 20 min，直到 DNA Marker Ⅰ出现清晰条带，在紫外线检测分析仪（Bio-Rad）下观察结果，与 DNA Marker Ⅰ对照，若在 517 bp 位置，出现一条清晰特异性条带，提示标本中沙眼衣原体阳性；如在 DNA Marker Ⅱ对照出现一条 1 077 bp 清晰特异性条带，提示 omp1 基因扩增阳性，扩增产物置 –20℃保存。

二、RT-PCR

（一）基本原理

利用聚合酶及引物等扩增 DNA 片段原理同传统 PCR，再利用荧光染料法（SYBR-Green 染料法）或荧光探针法（Taq Man 探针法）加入荧光化学物质，如果目的片段被扩增，即发射荧光信号并随 PCR 循环不断增强，从而监测整个反应过程，然后通过 Ct 值和标准曲线对待测样本进行定量分析。其中，染料法操作简单，成本低，灵敏度高；探针法定量更精确，可以定量多个基因。

（二）RT-PCR 试验方法

1. DNA 提取　取子宫颈管分泌物样品 500 μL，8 000 r/min 离心 5 min，弃上清，在沉淀中加入

800 μL 生理盐水洗沉淀 1 次，8 000 r/min 离心 5 min，弃上清，沉淀溶入 50 μL 处理液中［10 mmol/L Tris-HCl（pH 7.8）、5 mmol/L EDTA、0.45% Tween-20、50 mg/L 蛋白酶 K］，充分混匀，55℃温育 1 h，100℃煮沸 10 min，12 000 r/min 离心 5 min，取 5 μL 上清作为 PCR 模板。目前，多采用磁珠法提取 DNA，效果更好，并且有商售试剂盒供临床使用。

2. 构建参比模板　选择沙眼衣原体隐蔽质粒 pLVG440 2 464~2 980 nt 段为参比模板，PCR 扩增引物序列为 5'-GGACAAATCGTATCTCGG-3' 和 5'-GAAACCAACTCTACGCTG-3'；PCR 体系：总容量 30 μL，含 15 μL 2×GC buffer，1 U Taq DNA 酶，0.25 μmol/L 上、下游引物，5 μL DNA 模板；反应条件：94℃ 5 min 预变性，进入循环：94℃ 30 s → 55℃ 30 s → 72℃ 45 s，共 40 个周期；最后 72℃延伸 7 min。PCR 产物回收，用 DNA 回收试剂盒从电泳后的琼脂糖胶上回收扩增的目的 DNA 片段。依据试剂盒说明书，将纯化的目的 DNA 片段连接到 pMD19-T 载体上，该 T 载体克隆的经测序验证正确的目的 DNA 片段作为标准 DNA 模板。

3. 引物和 MGB 探针设计　遵循以下几个基本原则：①扩增片段尽量短；②引物与探针之间的距离尽可能近，但引物不能与探针重叠；③探针的 5' 端第一个碱基不能是 G；④引物的退火温度为 58~60℃，探针的退火温度为 68~70℃。定量检测用的引物和探针均位于参比模板内，引物序列：CT-F 5'-TCAAATGACAAGCTTAGATCCGTT-3' 和 CT-R 5'-GCGCTACACACGCTCAAATC-3'，这对引物所扩增片段的大小为 65 bp。荧光探针为 5' FAM-TCATACGGTTTTCCTCG-MGB 3'。

4. 反应系统　总容积 50 μL，引物和探针浓度均为 0.4 μmol/L，4×dNTPs 浓度为 0.2 mmol/L，$MgCl_2$ 浓度 3.5 mmol/L，热启动 Taq 酶 1.25 U。参比品和待测样品各加 5 μL 用作 PCR 模板。

5. 反应条件　94℃预变性 3 min，然后 95℃ 20 s → 60℃ 30 s → 72℃ 20 s，循环 40 次，最后 37℃保温 2 min，在每一循环 60℃退火步骤读取荧光信号。

6. 敏感性分析　分别对 10^7、10^6、10^5、10^4、10^3、10^2、10^1、10^0 copies /μL 的标准 DNA 做 RT-PCR 检测，制备标准曲线，然后将所测定的扩增曲线与溶解图所建立的标准曲线进行比较，该方法检测沙眼衣原体的最低限为 5 copies/ 反应。

7. 特异性分析　用 RT-PCR 分别检测了沙眼衣原体、鹦鹉热衣原体、淋病奈瑟菌、Uu、金黄色葡萄球菌、肠出血性大肠杆菌等病原体的 DNA 样本，除沙眼衣原体样本检出强烈信号外，其他病原菌 DNA 样本均未见荧光信号，即检测结果为 0。

近年来的文献报道显示，RT-PCR 技术是目前最准确、重现性最好并得到国际公认的核酸分子定量、定性检测的标准方法，已广泛用于基因表达研究、转基因研究，药物疗效考核、病原体检测等诸多领域。同常规 PCR 法相比，该方法除具有常规 PCR 的优点外，还具有以下几个优点：①有效解决 PCR 污染问题，从配好 PCR 液到结果分析完成，整个过程均在单管中进行，且勿须打开管盖，避免了 PCR 产物对实验室的污染。②自动化程度高，PCR 及其后的结果分析均由计算机来完成。③特异性更强，因为荧光信号的产生不仅强烈依赖于靶模板同探针的杂交，而且同时强烈依赖于靶模板的扩增，两者缺一不可，故不存在非特异性扩增现象。④PCR 的实时监控，由于传统定量方法都是终点检测，而终点检测在靶模板浓度较高时结果并不真实。RT-PCR 技术有效地解决了传统定量只能终点检测的局限，实现了每一轮循环均检测一次荧光信号的强度，并记录在电脑软件之中，通过对每个样品 Ct 值的计算，根据标准曲线获得定量结果。⑤绝对定量，由于 Ct 值与起始模板对数存在线性关系，可利用标准曲线对未知样品进行绝对定量测定。

三、Nest-PCR

（一）基本原理

Nest-PCR 使用两套引物、通过两轮 PCR，扩增特异性的靶 DNA 片断。第二对引物的功能是特异性的扩增位于首轮 PCR 产物内的一段 DNA 片断。Nest-PCR 的特点在于，如果第一次扩增产生了错误片断，则第二次能在错误片段上进行引物配对并扩增的概率极低，因此，Nest-PCR 的扩增具有非常良好的特异性。

（二）引物设计

Nest-PCR 引物设计，有的选用沙眼衣原体主要外膜蛋白、外膜蛋白靶基因，亦有采用质粒特异性 DNA 片段设计两对引物，见表 26-1。

表 26-1　Nest-PCR 引物序列

靶基因	引物名	序列（5'-3'）	产物 bp	报告者
主要外膜蛋白	P1	ATTTACGTGAG CAGCTCTCTCAT		朱伟严
主要外膜	P2	ATTTACGTGAG CAGCTCTCTCAT	1 142	
蛋白	P3	TGACTTTGTTTTCGACCGTGTTTT		
	P4	TTTTCTAGATTTCATCTTGTTCAACTG	879	
ompI	Ex-p1	ATGAAAAAACTCTTGAAATCGG		Mahmoud
外膜蛋白	Ex-p2	TTTCTAGATTTTCATCTTGTT	1 100	
	In-p1	TTTCTAGATTTTCATCTTGTT		
	In-p2	TCCTTGCAAGCTCTGCCTGTGGGGAATCCT	1 000	
质粒	T1	GGACAAATCGTATCTCGG		姚兵
质粒	T2	GAAACCAACTCTACGCTG	517	
	Y1	TTTGAGCGTGTGTAGCGC		
	Y2	CCGTATAGATGGCCTAGC	364	

（三）临床标本检测方法

1. 主要外膜蛋白基因检测

（1）DNA 提取：取患者子宫颈分泌物样品 500 μL 置 EP 管中，12 000 r/min 离心 10 min，加 80 μL 裂解液，于 55℃水浴 1 h 后，煮沸 10 min，提取 DNA。

（2）引物设计：选用主要外膜蛋白基因设计引物，序列见表 27-1 朱伟严报告。

（3）反应体系：在 EP 管中总体积为 100 μL，内含引物 P1 和 P2 各 300 pmol/L，4 × dNTPs 0.2 mmol/L，反应缓冲液［10 mmol/L Tris-Cl（pH 8.3），50 mmol/L KCl，1.5 mmol/L MgCl$_2$，0.022% 明胶］，2.5 U Taq DNA 酶，每个反应管中加入 20 μL 临床标本 DNA 提取液。

（4）反应条件：反应管置 PCR 仪：95℃ 1.5 min → 60℃ 2.5 min → 72℃ 3 min，共 35 个循环，在最后一个循环里，将延伸时间延长至 15 min。扩增产物长 1 142 bp。第二个 PCR 扩增，采用引物 P3 和 P4，将第 1 次扩增产物取 2 μL 作模板，反应体系同前一样，循环次数增至 40，第 2 次扩增片段为 879 bp。

（5）结果观察：取 5 μL 扩增产物以 1% 琼脂糖凝胶电泳，溴化乙锭染色，紫外检测仪观察结果，879 bp 处出现一条明显条带为阳性。每次反应严格设阳性与阴性对照，避免假阳性和假阴性。

（6）引物的特异性与敏感性：在特异性研究中，除沙眼衣原体外，其余病原体如生殖道支原体、Uu、肺炎支原体和人型支原体等均无特异性扩增条带。在敏感性试验中，主要外膜蛋白基因 PCR 的最高检出率为 1 个包涵体形成单位，而主要外膜蛋白基因 Nest-PCR 检出率达 0.01 包涵体形成单位，其敏感性提高了 100 倍。

2. 外膜蛋白基因（ompI）检测

（1）DNA 提取：子宫颈分泌物标本 500 μL 于 1.5 mL EP 管中，7 000 r/min 离心 5 min，于沉淀物中加 200 μLGC 缓冲液（内含 20 μL CTEN-PK 酶），于 60℃水浴 10 min。然后加 100 μL 无水异丙醇沉淀 DNA，用 500 μL W1 洗涤缓冲液洗一次，离心沉淀 8 000 r/min 1 min，再用 W2 洗一次，离心沉淀 12 000 r/min 1min，最后加 50 μL 洗脱液（EL），离心沉淀，8 000 r/min 1 min，收集 DNA 洗涤物，20℃保存。

（2）引物设计：选用沙眼衣原体外膜蛋白基因设计引物，序列见表 27-1 Mahmoud 报告。

（3）反应体系：总容积 50 μL，含 10 μL DNA 模版，0.125 μL 引物 Ex-p1 和 Ex-p2（200 pmol/L），0.5 μLTaq DNA 聚合酶（5 U/μL），5 μL MgCl$_2$（25 mmol/L），0.8 μL 4×dNTPs（12.5 mmol/L），5 μL10×PCR 缓冲液。

（4）反应条件：95℃预变性 10 min，然后 95℃ 1 min → 48℃ 3 min → 72℃ 3 min，共 49 个循环。然后对第一次扩增产物用 H$_2$O 1:10 稀释，取 10 μL 作模版，进行 Nest-PCR，反应体系总容积 50 μL，含引物 In-p1 和 In-p2，扩增条件同上，扩增片段 1 000 bp。

（5）结果观察：扩增产物经 1.5% 琼脂糖凝胶电泳，溴化乙锭染色，凝胶成像仪观察结果，扩增片段大小为 1 000 bp 条带。Nest-PCR 的敏感性和特异性分别为 97.30% 和 100%。

3. 质粒 DNA 检测

（1）DNA 提取：取子宫颈管分泌物样品 200 μL，5 000 r/min 离心 20 min，弃上清液，沉淀物中加入 80 μL 标本裂解液，100℃煮沸 10 min，10 000 r/min 离心 5 min，取上清液做 PCR 测定模版。

（2）引物设计：选用沙眼衣原体质粒特异性片段设计两对引物，第一对 T1 和 T2，扩增片段 517 bp；第二对引物 Y1 和 Y2，扩增片段 364 bp，序列见表 27-1 姚兵报告。

（3）反应体系：总体积 50 μL，包括 30 μL 标本悬液，10 mmol/L Tris-HCl（pH 8.3），50 mmol/L KCl，3 mmol/L MgCl$_2$，4×dNTP（120 μmol/L），引物 T1 和 T2 各 12.5 pmol。第一轮 PCR 扩增，将样品 DNA 在 100℃变性 10 min，然后加入 2 U Tag DNA 聚合酶。

（4）反应条件：按 94℃、72℃、50℃各 1 min，循环 35 次，在完成最后一个反应后，72℃延伸 5 min，将第一轮 PCR 产物做适当稀释，稀释后进行第二轮 PCR 扩增。反应条件同第一轮，引物采用 Y1 和 Y2。每批标本均设阳性和阴性对照，前者加沙眼衣原体标准株（中国科学院皮肤病研究所提供），后者加 PCR 缓冲液。

（5）结果观察：第二轮反应完成后，取反应产物 10 μL 在 2% 琼脂糖凝胶中电泳，紫外灯下观察结果，相应碱基长度处出现与标准株 PCR 产物在同一水平的砖红色荧光条带（364 bp）即为沙眼衣原体 DNA 扩增产物。

（朱庆义）

参考文献

方耀武，张艳丽，王晓银．介绍一种衣原体筛查的新方法．甘肃科技，2015，31（21）：131-132.

巩文词，朱珊丽，赵朋，等．间接免疫荧光法检测沙眼衣原体包涵体抗原的研究．中国病原生物学杂志，2010，5（8）：561-563.

胡文娟，郭东星，辛德莉．肺炎衣原体实验室诊断技术研究进展．传染病信息，2016，29（3）：180-184.

姜磊，李志坚．泌尿生殖道沙眼衣原体的检测．中华检验医学杂志，2003，26（1）：58-59.

刘玲丽，毛春燕，谷海瀛．金标记免疫层析法测定沙眼衣原体检测下限的确定．中国热带医学，2008，8（3）：476-477.

刘全忠．衣原体与衣原体疾病．天津：天津科学技术出版社，2004：56-62.

刘原君，王千秋．沙眼衣原体感染的诊断与实验室检查现状．中国医学文摘－皮肤科学，2016，33（3）：316-317.

刘志超，刘原君，冯斌，等．四种检测泌尿生殖道沙眼衣原体方法的比较与评价．中国皮肤性病学杂志，2011，25（8）：641-643.

陆中奎．实时荧光定量 PCR 检测沙眼衣原体的研究．热带医学杂志，2013，13（6）：752-755.

钱建新，吴亮亮，陈燕峰，等．彩色乳胶免疫层析法检测临床标本中的沙眼衣原体．中国麻风皮肤病杂志，2012，28（5）：363.

王乐丹，李强，薛向阳，等．沙眼衣原体 D 型株的增殖培养及鉴定．全科医学临床与教育，2007，5（5）：389-391.

吴磊，杨阳，唐振华，等．改良免疫层析法检测泌尿生殖道沙眼衣原体感染的评价．检验医学，2014，29（12）：1226-1228.

熊振虹，叶元康，陈德利．临床沙眼衣原体分离培养与鉴定方法的比较．同济大学学报（医学版），2003，24（2）：140-141.

杨晓静．沙眼衣原体临床株的分离培养及药物敏感性研究．天津：天津医科大学，2009.

赵锦荣，白玉杰，王胜春，等．新型 MGB 探针在沙眼衣原体实时 PCR 检测中的应用．生物化学与生物物理进展，2003，30（3）：466-470.

周娜娜．沙眼衣原体临床株的分离培养及 PCR-RFLP 基因分型研究．天津：天津医科大学，2007.

Jauréguy F，Chariot P，Vessières A，et al．Prevalence of Chlamydia trachomatis and Neisseria gonorrhoeae infections detected by real-time PCR among individuals reporting sexual assaults in the Paris，France area. Forensic Sci Int，2016，266：130-133.

Mahmoud N R，Batool H R，Fatemeh A，et al. Comparison of clinical performance of antigen based-enzyme immunoassay（EIA）and major outer membrane protein（MOMP）-PCR for detection of genital Chlamydia trachomatis infection Iranian Journal of Reproductive Medicine，2016，14（6）：411-420.

Meyer T. Diagnostic Procedures to Detect Chlamydia trachomatis Infections. Microorganisms，2016，4（3）：e25.

Suchland R J，Brown K，Rothstein D M，et al. Rifalazil pretreatment of mammalian cell cultures prevents subsequent chlamydia infction. Antimicrob Agents Chemother，2006，50（2）：439-444.

Van Lent S，De Vos W H，Huot Creasy H，et al. Analysis of Polymorphic Membrane Protein Expression in Cultured Cells Identifies PmpA and PmpH of Chlamydia psittaci as Candidate Factors in Pathogenesis and Immunity to Infection. PLoS One，2016，11（9）：e0162392.

第二十七章

解脲脲原体检验

第一节 分离培养与鉴定

解脲脲原体（Uu）和人型支原体（Mh）是泌尿生殖道感染常见的致病性支原体。分离鉴定支原体可根据支原体不同生化反应特性和对特定物质的不同抵抗力。目前对 Uu 和 Mh 检测多用培养法，将标本分别接种到支原体鉴别培养液内，Uu 可产生脲酶，分解尿素产氨，使培养液呈碱性，由黄色变为粉红色。Mh 能分解精氨酸产氨，使含有精氨酸肉汤培养液呈碱性而呈粉红色。现有各种商售支原体培养基、用于临床检测泌尿生殖道支原体感染。

一、标本采集与运送

（一）标本采集

在女性子宫颈管部位，清除阴道及子宫颈分泌物，将无菌棉拭子插入子宫颈管 2~3 cm，拭子旋转数次后取出，直接洗入（液相运送）培养基中送检，可在阴道穹后部、子宫颈管或宫腔处，采用吸取法，吸取标本 200 μL 接种到运送培养基中送检。

（二）标本运送

标本采取后应尽快接种到运送培养基中，不可在室温或普通冰箱久存，以免拭子干燥使支原体活力降低甚至死亡。

二、分离培养与鉴定

（一）支原体选择性分离培养基

1. PPLO-琼脂　琼脂 15 g，精氨酸 1.74 g，谷氨酰胺 1.46 g，酚红 0.02 g，PPLO 肉汤 700 mL，马血清 200 mL，酵母菌浸膏 100 mL，添加剂（维生素 Eagle 100×）10 mL，pH 为 7.1±0.2。

2. PPLO 肉汤　牛心浸膏 50 g，蛋白胨 10 g，氯化钠 5 g，H_2O 1 000 mL，pH 为 7.6。

3. 添加剂　（维生素 Eagle 100×）肌醇 2.0 mg，泛酸钙 1.0 mg，氯化胆碱 1.0 mg，叶酸 1.0 mg，烟酰胺 1.0 mg，吡哆醛 1.0 mg，盐酸硫胺 1.0 mg，核黄素 0.1 mg，H_2O 1 000 mL。

（二）Uu/Mh 检测培养基

1. **运送培养基** 牛心消化液 1 000 mL 加胰蛋白胨 20 g、氯化钠 0.5 g，KH_2PO_4 0.02 g，尿素 5 g。将上述成分加热溶解，于 121℃ 高压灭菌 15 min，温度降至 56℃，按每 100 mL 加入马血清 20 mL、酵母菌浸液 10 mL、葡萄糖 1 g、2%L- 半胱氨酸 0.1 mL、1% 酚红溶液 0.1 mL、青霉素（10 万 U/mL）1.0 mL、两性霉素 B 100 μg，混合溶解，调至 pH 为 6.3。分装无菌带盖试管，每管 6 mL，4℃ 冰箱保存，用于 Uu 检测。

2. **固相培养基** 取牛心消化液 160 mL，加胰蛋白胨 4 g，氯化钠 0.1 g，硫酸锰 0.03 g，琼脂 4.0 g，溶解后 121℃ 高压灭菌 15 min，冷却 56℃，加无菌马血清 40.0 mL，2% L- 胱氨酸 1.0 mL，酵母菌提取液 2.0 mL，青霉素（10 万 U/mL）2.0 mL，两性霉素 B 10μg，pH 调至 7.8。

3. **双相培养基** ①精氨酸盐酸盐 5 g，酵母菌粉 1 g，适量醋酸铊和红霉素（抑制 Uu 生长），灭菌蒸馏水 10 mL，完全溶解后将 pH 调至 6.3。取 200 μL 加于培养瓶底一侧，置 37℃ 温箱过夜干燥（加入运送培养基后用于 Mh 检测）。②取上述 56℃ 溶化的固相培养基 10 mL 加入培养瓶另一宽面侧，冷却凝固后制成固相培养基，置 4℃ 冰箱保存，用于检测支原体菌落。

（三）接种培养与鉴定

取子宫颈分泌物标本 200 μL 接种到运送培养基。拭子标本直接洗于运送培养基内。将已接种标本的运送培养基倒入培养瓶内 5 mL（留 1 mL 用于 Uu 检测），倾斜培养瓶使含有标本的运送培养基均匀分布于固相培养基表面，充分混匀溶解底部精氨酸基质。将已接种标本的运送培养基和双相培养基置 35℃（烛缸）或 5%CO_2 孵箱中，培养 24~72 h。

（四）结果判断

根据运送培养基及培养瓶内运送培养基颜色变化，结合固相培养基表面菌落形态进行判断。运送培养基变红为阳性，黄色为阴性。固相培养基上支原体菌落形态用放大镜观察，Mh 呈较大（100~300 μm）"油煎蛋"样菌落，Uu 较小（10~50 μm）棕黑色菌。5 日后无菌落生长为阴性，结果判断见表 27-1。

表 27-1 泌尿生殖道支原体运送、双相培养基鉴定结果判断与解释

运送培养基颜色	双相培养基		鉴定结果
	液相（颜色）	固相（菌落）	
红色	黄色	棕黑色小菌落	Uu
黄色	红色	"油煎蛋"样菌落	Mh
红色	红色	两种支原体菌落	Uu+Mh 混合感染
黄色	黄色	无支原体菌落	未有支原体生长

据张银旺等报告，利用 Uu 和 Mh 分解尿素或精氨酸产氨使 pH 升高，指示剂变红，并在培养液中加入抑菌剂以防杂菌生长，达到支原体的正确鉴定。朱庆义等报告，采用 RPMI-1640 培养基，加 20% 小牛血清，0.02% 尿素，1.0% PVA（多黏菌素 B 2 500 U，万古霉素 10 mg、两性霉素 B 2 mg、H_2O 10 mL）。将分泌物拭子直接种入培养基中，37℃ 孵育 24 h，观察结果。并用定性 PCR，PCR- 杂交梳（PCR-hyb）和 RT-PCR 鉴定 Uu，采用 PE-5700 SDS 自动荧光检测仪，由电脑自动分析计算出 Uu-DNA 的量。采用培养、PCR、PCR-hyb 和 RT-PCR 法检测 Uu，其阳性率分别为 40.6%、46.5%、51.0% 和 64.0%。比较 4 种检测方法，以 RT-PCR 阳性检出率最高，其 Uu-DNA 量为 3.5×10^5~9.0×10^7 copies/μL。

张勇等报告，采用支原体培养、鉴定，药敏一体化试剂盒（MycoplasmaIST Kit），总阳性率为 35.4%，其中 Uu 为 25.29%，Mh 为 2.18%，Uu+Mh 混合感染 7.96%，本结果表明 Uu 是引起非淋菌性尿道炎的主要病原体。药敏试验结果见表 27-2，其敏感性 Uu 对米诺环素为 94.4%，对多西环素 90.4%，对交沙霉素 88.8%。

表 27-2　276 例支原体阳性标本及其药敏结果

抗生素	Uu（n=197）			Mh（n=17）			Uu+Mh（n=62）		
	敏感（%）	中敏（%）	耐药（%）	敏感（%）	中敏（%）	耐药（%）	敏感（%）	中敏（%）	耐药（%）
米诺环素	186（94.4）	0	11（5.6）	16（94.1）	1（5.9）	0	59（95.2）	（1.6）	2（3.2）
罗红霉素	95（48.2）	36（18.3）	66（33.5）	8（47.1）	3（17.6）	6（35.3）	30（48.4）	13（21.0）	19（30.6）
阿奇霉素	125（63.4）	36（18.3）	36（18.3）	11（64.8）	3（17.6）	3（17.6）	37（59.6）	12（19.4）	13（21.0）
克拉霉素	109（55.3）	22（11.2）	66（33.5）	9（52.9）	2（11.8）	6（35.3）	38（61.3）	6（9.7）	18（29.0）
司帕沙星	99（50.3）	29（14.8）	69（34.9）	8（47.1）	3（17.6）	6（35.3）	31（50.0）	10（16.1）	21（33.9）
氧氟沙星	84（42.6）	14（7.1）	99（50.3）	7（41.2）	1（5.9）	9（52.9）	27（43.5）	4（6.5）	31（50.0）
交沙霉素	175（88.8）	11（5.6）	11（5.6）	15（88.2）	1（5.9）	1（5.9）	55（88.7）	3（4.8）	4（6.5）
多西环素	178（90.4）	0	19（9.6）	16（94.1）	0	1（5.9）	56（90.3）	1（1.6）	5（8.1）
环丙沙星	45（22.8）	11（5.6）	141（71.6）	3（17.6）	1（5.9）	13（76.5）	9（14.5）	3（4.8）	50（80.7）

第二节　多带抗原 PCR 分型鉴定

多带抗原是脲原体表面蛋白的主要组成成分，是一种重要的毒力因子，具有种属和血清型特异性，与人的致病性相关。

一、引物设计

根据脲原体多带抗原基因与 16S rRNA 基因和尿素酶基因结构设计 10 对引物，采用 PCR 基因扩增技术，分型检测 Uu 多带抗原，引物序列见表 27-3。

表 27-3　脲原体多带抗原引物序列

脲原体型别	引物名称	序列（5′—3′）	产物（bp）
脲原体（Uu）	Uu-1	AAA TAC TGG TGA CCG TCC	172
	Uu-2	GTC TCC TGG TTC AAA ACG	
生物群 2	UMS-170	GTA TTT GCA ATC TTT ATA TGT TTT CG	476
	UMA263	TTT GTT GTT GCG TTT TCT G	
亚型 1/2	UMS-61	TTT GCA AAA CTA TAA ATA GAC AC	328
	UMA-219	GTA ATT GCA ACA TGG AAT TCA GCT TCG	
亚型 3	UMS61	TTT GCA AAA CTA TAA ATA GAC AC	328
	UMA219	GTA ATT GCA ACA TGG AAT TCA GTT TCA	

（续表）

脲原体型别	引物名称	序列（5′—3′）	产物（bp）
亚型 1/3	UMS-112	GAT TAA ACA AAA TCT TAA TGT TGT TA	356
	UMA-194	CGT TTA ATG CTT TTT TAT CAT TTT CAG	
亚型 2	UMS-112	GAT TAA ACA AAA TCT TAA TGT TGT TG	356
	UMA-194	CGT TTA ATG CTT TTT TAT CAT TTT CAG	
生物群 1	UMS-57	（T/C）AA ATC TTA GTG TTC ATA TTT TTT AC	327
	UMA-222	GTA AGT GCA GCA TTA AAT TCA ATG	
亚型 1/6	UMS-83	TACT GTA GAA ATT ATG TAA GAT TGC	398
	UMA-269	CCA AAT GAC CTT TTG TAA CTA GAT	
亚型 3/14	UMS-125	GTA TTT GCA ATC TTT ATA TGT TTT CG	442
	UMA-269	CTA AAT GAC CTT TTT CAA GTG TAC	
亚型 6	UMA269′	CCA AAT GAC CTT TTG TAA CTA GAT	369
	UMS54	CTT AGT GTT CAT ATT TTT TAC TAG	

注：生物群 1（biovar 1）分 4 个血清型（serovar 1、3、14、6）；生物群 2（biovar 2）分 3 个亚型（subtype 1、2、3），10 个血清型：亚型 1 为血清型 2、5、8、9；亚型 2 为血清型 4、10、12、13；亚型 3 为血清型 7、11。

二、Uu-DNA 提取液配制

1. CTEN 主要成分　5% Chelex-100 resin，10 mmol/L Tris-HCl（pH 8.3），0.1 mmol/L EDTA-Na_2，0.1% NaN_3。

2. 储存液配制方法　① 100 mmol/L Tris-HCl（pH 8.3）：取 Tris 1.211 4 g 加 H_2O，80 mL 溶解，用 10 mol/L NHCl 调整 pH 8.3，加 H_2O 至 100 mL。② 1 mmol/L：EDTA-Na_2 取 EDTA-Na_2 0.372 2 g 加 H_2O 至 100 mL 混合。③ 1%NaN_3。

3. CTEN-PK 酶 DNA 提取液配制　取 100 mmol/L Tris-HCl（pH 8.3）10 mL，1 mmol/L EDTA-$Na_2$10 mL，1%$NaN_3$10 mL 加 H_2O 至 100 mL，加 Chelex-100 resin 5 g，混合高压灭菌 15 磅 10 min，冷却至 65℃，加 PK 酶 20 mg 混合，分装小瓶 1.5 mL，-20℃保存，有效期为 1 年。

三、DNA 提取方法

1. 临床标本　取生殖道分泌物生理盐水悬液 1 mL，12 000 r/min 离心沉淀 10 min，去上清，加磷酸盐缓冲液洗沉淀物 2 次，于沉淀物中加 CTEN-PK 酶 DNA 提取液 50 μL，55℃水浴 1 h，煮沸 10 min，12 000 r/min 离心沉淀 10 min，取上清液供做 PCR。

2. Uu 培养标本　取 Uu 培养液 1 mL，离心沉淀，提取方法同上所述。

四、PCR 程序

1. PCR 混合液配制　① 50 μmol/L Uu-DNA 基因分型引物配制：各种引物配制成 50 μmol/L 浓度，在反应体系中引物终浓度为 0.2 μmol/L；寡核苷酸引物浓度配置公式：50 μmol/L 浓度 $=20 \times W/MW \times 10^3$；W 为合成引物的实际重量（μg）（按 OD×33）；MW 为合成引物的分子质量（按引物的碱基数 320）。② PCR 液：总体积 25 μL，含 10×PCR buffer 2.5 μL，25 mmol/L $MgCl_2$ 1.5 μL，4×dNTP（各 10 mmol/L）0.2 μL，Taq 酶（5 U/μL）0.3 μL，引物（各 50 μmol/L）0.2 μL，H_2O 14.2 μL，溴酚兰 0.3 μL，

混合，试验时加样品 DNA 提取液 5 μL，上覆石蜡油 20 μL。

2. PCR 程序　将上述 PCR 反应管放置扩增仪（MJPCT-200），95℃，3 min；95℃ 30 s→58℃ 30 s→72℃ 1 min，共 40 个循环，最后 72℃ 10 min。每次试验均应作阳性和阴性对照。

3. Uu-DNA 分型扩增循环参数　① Uu（UMS-170/UMA263）生物变种 2:95℃ 3 min；95℃ 30 s→61℃ 30 s→72℃ 1 min，共 40 个循环；72℃ 10 min；② Up（UMS57/UMA222）生物变种 1:93℃ 3 min；93℃ 45 s→57℃ 45 s→72℃ 1 min，共 35 个循环；72℃ 5 min。

4. 凝胶电泳　PCR 产物经 1.5% 琼脂糖凝胶电泳，含 0.5 μg of EB/mL，紫外检测仪（BIO-RAD 凝胶成像仪）观察结果，多带抗原基因型扩增片断大小见表 27-3。

附：Uu14 个标准参考株：serovar 1（ATCC 27813），serovar 2（ATCC 27814），serovar 3（ATCC 27815），serovar 4（ATCC 27816），serovar 5（ATCC 27817），serovar 6（ATCC 27818），serovar 7（ATCC 27819），serovar 8（ATCC 27618），serovar 9（ATCC33175），erovar 10（ATCC 33699），serovar 11（ATCC 33695），serovar 12（ATCC 33696），serovar 13（ATCC 33698），serovar 14（ATCC 33697），由军事医学科学院微生物流行病研究所提供。

五、结果分析

朱庆义等的报告在妇产科门诊对 384 例生殖道感染患者，采集阴道分泌物标本，检测 Uu。结果培养阳性 218 例，阳性率 56.8%。PCR 基因扩增检测 Uu-DNA 阳性 208 例，阳性率为 54.2%：其中生物群 1（biovar I）143 例，占 37.2%，生物群 2（biovar 2）65 例，占 16.9%。基因分型结果：生物群 1 血清型 1（serovar 1）50 例，占 13.0%，血清型 3/14（serovar 3/14）64 例，占 16.7%，血清型 6（serovar 6）29 例，占 7.6%。生物群 2 亚型 1（subtype 1）25 例，占 6.5%，亚型 2（subtype 2）30 例，占 7.8%，亚型 3（subtype 3）10 例，占 2.6%。其中 8 例 Uu-DNA 阳性者不能用多带抗原进行基因分型鉴定。结果表明，脲原体是妇产科生殖道感染的重要病原体，多带抗原 PCR 基因分型鉴定具有简便、快速、敏感、特异的优点。

关于脲原体的致病性与不同的生物群和亚型之间密切相关，特别是上生殖道脲原体感染者，是导致不良妊娠后果的危险因素。因此，对于孕产妇采集胎盘标本、羊水，或用腹腔镜采集上生殖道标本检测脲原体和进行基因型分型鉴定，对研究脲原体在上生殖道定植、病原学和发病率具有重要意义。本研究结果亦表明脲原体生物群和基因型与生殖道感染的密切相关性。

第三节　多重 PCR 检测脲原体生物型与基因型

一、多重 PCR

（一）引物设计

脲原体有 2 个生物群 14 个血清型，引物设计在 16S rRNA 基因区和 16S rRNA-23S rRNA 基因区、尿素酶基因和 5′端多带抗原基因区，共需设计 11 对引物，见表 27-4。

表 27-4　脲原体 3 种不同基因与间隔区的靶引物序列

脲原体类型	引物	Tm℃	序列
16S rRNA 和 16S rRNA-23S rRNA 基因间隔区			
细小脲原体	UPS1	68	175　ATG AGA AGA TGT AGA AAG TCG CTC　198
细小脲原体	UPA	68	852　TTA GCT ACA ACA CCG ACC CAT TC　830
细小脲原体	UPA1	68	854　CGT TAG CTA CAA CAC CGA CCC A　833
细小脲原体	UPS	72	814　CAT CAT TAA ATG TCG GCC CGA ATG G　835
细小脲原体	UPSA	64	1626　TAG AAT CCG ACC ATA TGA ATT TTT A　1602
解脲脲原体	U8	70	188　GAA GAT GTA GAA AGT CGC GTT TGC　206
解脲脲原体	UUA	68	848　CTA CAA CAC CGA CTC GTT CGA G　827
解脲脲原体	UUS	68	814　CAT TAA ATG TCG GCT CGA ACG AG　836
解脲脲原体	UUSA	68	1625　AGA GTC CGA CCA TAT GAA CTT TTG　1602
尿素酶基因亚单位和相邻间隔区			
细小脲原体	UPS2	60	501　CAG GAT CAT CAA GTC AAT TTA G　522
细小脲原体	UPA2	60	921　AAC ATA ATG TTC CCC TTT TTA TC　899
解脲脲原体	UUS2	60	501　CAG GAT CAT CAA ATC AAT TCA C　522
解脲脲原体	UUA2	60	919　CAT AAT GTT CCC CTT CGT CTA　899
多带抗原 5′- 基因上游区			
脲原体一种	UMS-125	66	151　GTA TTT GCA ATC TTT ATA TGT TTT CG　125
细小脲原体	UMS-57	62	82 T/CAA ATC TTA GTG TTC ATA TTT TTT AC　57
细小脲原体	UMA-222	64	245　GTA AGT GCA GCA TTA AAT TCA ATG　222
脲原体一种	UMS-170	66	195　GTA TTT GCA ATC TTT ATA TGT TTT CG　170
脲原体一种	UMA-263	52	281　TTT GTT GTT GCG TTT TCT G　263
脲原体一种	UMS-61	58	83　TTT GCA AAA CTA TAA ATA GAC AC　61
血清型 3/14	UMA269	64	293　CTA AAT GAC CTT TTT CAA GTG TAC　269
血清型 1/ 6	UMA269	64	293　CCA AAT GAC CTT TTG TAA CTA GAT　269
血清型 6	UMS54	60	77　CTT AGT GTT CAT ATT TTT TAC TAG　54
血清型 1	UMS83	64	107　TACT GTA GAA ATT ATG TAA GAT TGC　83
亚型 1/2	UMA219	76	245　GTA ATT GCA ACA TGG AAT TCA GCT TCG　219
亚型 3	UMA219	74	245　GTA ATT GCA ACA TGG AAT TCA GTT TCA　21
亚型 1/ 3	UMS-112	62	137　GAT TAA ACA AAA TCT TAA TGT TGT TA　112
亚型 2	UMS-112′	64	137　GAT TAA ACA AAA TCT TAA TGT TGT TG　11
亚型 1/ 3	UMA194	68	220　CGT TTA ATG CTT TTT TAT CAT TTT CAG　194
亚型 2	UMA194	66	220　CGT TTA ATG CTT TTT TAT CAT TTT CAG　194

　　这 5 对引物（UPS1~UPA，UPS1~UPA1，UPS-UPSA，UPS2~UPA2，UMS-57~UMA222）对生物型 1 的 4 种血清型全部特异性扩增；4 对引物（U8~UUA，UUS-UUSA，UUS2~UUA2，UMS-61~UMA263）对生物型 2 的 10 个血清型全部特异性扩增，用作脲原体种亚型鉴定；下列引物包括 UPSA-UUSA（16S rRNA~23S rRNA 基因区）、UPS2~UPA2 和 UUS2~UUA2（分别为 ureA~ureB 和 ureB~ureC 基因区间）、UMS-57、UMS-61、UMS-83、UMS-54、UMS-112、UMS-112′（多带抗原基因上游区）。

（二）DNA 模板提取

取 Uu 培养物或生殖道分泌物 1 mL，离心沉淀 12 000 r/min，10 min，去上清，于沉淀物中加 50 μL DNA 提取液，煮沸 10 min，离心取上清液做 PCR。

（三）PCR 程序

取 UMS57/UMA222 和 UMS-170/UMA263 两对引物分别做 PCR 检测脲原体生物群 1 和生物群 2。阳性者再按表 28-3 引物配对，做血清型基因分型鉴定。

PCR 步骤在 25 μL PCR 混合物中含 1 × buffer ［10 mmol/L Tris-HCl（pH 8.3）1.5 mmol/L MgCl$_2$，50 mmol/L KCl，0.001% 明胶］，0.5 μmol/L Uu-1 和 Uu-2 引物（生物群 1 和生物群 2），0.2 mmol/L 4 × dNTP，1.25 U Taq DNA 聚合酶，2 μL DNA 模板提取液。置 PCR 扩增仪中（PE-9600）；94℃ 30 s → 55~58℃ 30 s → 72℃ 60 s，共 40 个循环，最后 72℃延伸 5 min，2% 琼脂糖凝胶电泳，溴化乙锭染色，紫外检测仪（BIO-RAD 凝胶成像仪）观察结果。

二、单链构象多态性 PCR

（一）基本原理

单链构象多态性 PCR（PCR-SSCP）是 1989 年日本 Orita 等创建的筛查突变基因的新技术，是一种简单、快速、经济的点突变筛查手段。PCR-SSCP 技术的基本原理是 PCR 扩增后的 DNA 片段经变性成单链 DNA，单链 DNA 在中性聚丙烯酰胺凝胶中电泳时形成不同的立体构象，其构象直接影响电泳速率，相同长度的 DNA 单链其核苷酸顺序仅有单个碱基的差别，就可以产生立体构象的不同，造成泳动速率的不同，产生不同的电泳带。

（二）引物序列

1. 上游引物　UMS 120（5′-TGCAATCTTTATATGTTTTCGTT-3′），位于细小脲原体血清型 3（ATCC 27815）mba 序列的起始密码子 120 碱基位置。

2. 下游引物　位于该区的 2 条类似的反向下游引物：UMA+46（5′-CCTAGTGTA ATTGCTCAAAATT T-3′）；UMA+46*（5′-CCTAATGTCATAGCTMAGAATTT-3′）。

（三）DNA 模板提取

肉汤培养物离心沉淀 12 000 r/min 10 min，磷酸盐缓冲液（pH 7.4）洗涤 2 次，加 50 μL DNA 提取液，振荡混合，56℃水浴 30 min，振荡 20 s，100℃加热 8 min，冰水中迅速冷却，再次振荡混合，离心沉淀 12 000 r/min 10 min，上清液移入清洁管中，-20℃保存备用。

（四）反应混合液制备

在 50 μL 反应混合液中含 50 mmol/L KCl，2.5 mmol/L MgCl$_2$，15 mmol/L Tris-HCl（pH 8.0），200 μmol/L 4 × dNTP，20 pmol/L 引物，1.5 U Taq DNA 聚合酶，5 μL 样品 DNA 提取物，上盖液状石蜡。

（五）PCR 程序

反应混合液置 PCR 扩增仪（MJPCT-200），95℃ 1 min → 54℃ 1 min → 72℃ 1 min，共 45 个循环，最后 72℃ 延伸 10 min。琼脂糖凝胶电泳分析：生物群 1（biovar 1）扩增产物 173 bp；生物群 2（biovar 2）扩增产物 217 bp。

（六）SSCP- 凝胶电泳

1. 制胶　取 8% 聚丙烯酰胺胶液 50 mL，加入饱和的过硫酸铵 36 μL、四甲基乙二胺（TEMED）300 μL，混匀后灌入玻璃板中，胶凝 1~2 h 后，取出梳子，将带有凝胶的玻璃固定在电泳槽上。

2. 样品制备　10 μL PCR 产物加 10 μL 变性缓冲液（1 mL 0.25% 溴酚蓝甲酰胺和 10 μL 1 mol/L NaOH 在使用前立即混合），轻轻混合后，置 PCR 热孔中 95℃ 5 min，在冰浴中立即冷却，加 5 μL 50% 甘油。

3. 电泳系统　在做电泳前建立电泳系统：SEA 2000 电泳槽（Elchrom Scientific，Cham，Switzerland），具有缓冲 – 循环泵，充满 1.5 L TAE 缓冲液 [（30 mmol/L Tris–acetate，0.75 mmol/L EDTA buffer（pH 8.2）]。外面的水夹层连接到温度控制循环水浴。循环缓冲液温度在 MDA 前调节到 9℃，26~ 泳道凝胶（26–lane gels）放在槽中。装样品前缓冲循环泵关闭，取 20 μL 冰冻样品加入样品孔中，进行电泳，电压 48 V，时间 30 min。打开缓冲泵继续电泳，48 V 再电泳 17.5 h。

4. Fontana 镀银染色凝胶板　在 10% 乙醇浸泡 5 min，1.13% 硝酸浸泡 3 min，0.012 mol/L 硝酸银浸泡 20 min，0.28 mol/L 碳酸钠与 0.019% 甲醛，振摇至显出条带，10% 乙酸 3 min，每步间隔均用单蒸水清洗 2~3 次（0.28 mol/L 碳酸钠与 0.019% 甲醛需现配）。

5. PCR 产物的 SSCP 分析　首先建立 Uu 标准菌株 1~14 型基因分型模式，以便作为标准对照。电泳结果显示：生物群 1（包括血清型 1、3、6 和 14）经 2% 琼脂糖电泳产生 1 个 173 bp 的 PCR 产物，并可从此获得 3 个构象异构体的 SSCP 条带模式，血清 1 型和 6 型有明确的模式，而 3 型和 14 型是同一模式。生物群 2（包括其余 10 个血清型）经 2% 琼脂糖电泳产生一个 217 bp 的 PCR 产物中，获得 2 个 SSCP 模式，其中一个模式含血清型 2、5、8 和 9，另一个模式含血清型 4、7、10、11、12 和 13。因此，通过 PCR–SSCP 分析，将 Uu 标准菌株共划分成两大生物群、5 个基因型。生物群 1 包括基因型 1（对应于血清型 1）、基因型 3（对应于血清型 3 和 14）及基因型 6（对应于血清型 6）；生物群 2 包括基因型 4（对应于血清型 4、7、10、11、12 和 13）和基因型 8（对应于血清型 2、5、8 和 9）。

陆春等报告，从性病门诊分离的 60 株脲原体，采用 PCR–SSCP 法进行 Uu 生物群和基因型分型检测，结果检出生物群 1 共 44 株（73.33%），生物群 2 共 16 株（26.67%）。其中各个基因型所占比例如下：基因型 1 共 21 株（35.00%），基因型 3 共 13 株（21.67%），基因型 6 共 10 株（16.67%），基因型 4 共 11 株（18.13%），基因型 8 共 5 株（8.33%）。Uu 血清型多达 14 个，今后有待进一步完善，以达到一步法鉴定出所有 Uu 的 14 个血清型。

（朱庆义）

参考文献

胡朝晖，曾征宇，朱庆义，等. 广东地区淋病奈瑟菌、沙眼衣原体及解脲脲原体感染的分子流行病学调查. 广东医学，2003，24（6）：652–653.

黄珺，张钧，宋铁军，等. 解脲支原体的致病性研究进展. 浙江大学学报（医学版），2013，42（4）：595–599.

陆春，朱国兴，刘毅. 聚合酶链反应 – 单链构象的多态性技术在解脲脲原体生物群和基因型鉴定中的应用. 中华检验医学杂志，2004，27（3）：208.

沈昭在，涂少华，叶元康. 双相一步法支原体培养基的商品开架试验研究. 数理医药学杂志，2003，16（1）：

12–13.

张岱, 米兰. 支原体与妇产科感染性疾病. 国际妇产科学杂志, 2011, 38 (6): 494–499.

张银旺, 荣媛. 双相培养基检测泌尿生殖道支原体方法及评价. 现代检验医学杂志, 2008, 23 (6): 77–79.

张勇, 刘剑荣, 陈玲. 779 例泌尿生殖道支原体感染及药敏分析. 实验与检验医学, 2010, 28 (3): 328.

朱庆义, 胡朝晖, 刘峰林, 等. 解脲脲支原体多带抗原基因分型鉴定及其临床应用研究. 中华医院感染学杂志, 2005, 15 (8): 856–858.

朱庆义, 胡朝晖, 刘峰林, 等. 生殖道脲原体培养分型鉴定及其药敏试验. 中国医学检验杂志, 2004, 5 (5): 414–415.

朱庆义, 胡朝晖. 脲原体基因分型及其致病性研究进展. 国际检验医学杂志, 2006, 27 (10): 896–898.

朱庆义, 李连青, 何蕴韶, 等. 荧光探针定量聚合酶链反应检测孕妇生殖道解脲脲原体. 中华检验医学杂志, 2000 (5): 294.

Aboklaish A F, Ahmed S, McAllister D, et al. Differential recognition of the multiple banded antigen isoforms across Ureaplasma parvum and Ureaplasma urealyticum species by monoclonal antibodies. J Microbiol Methods, 2016, 127: 13–19.

Aujard Y, Maury L, Doit C, et al. Ureaplasma urealyticum and Mycoplasma hominis infections in newborns: personal data and review of the literature. Arch Pediatr, 2005, 12 (1): 12–18.

Esen B, Gozalan A, Sevindi D F, et al. Ureaplasma urealyticum: thepresence among sexually transmitted diseases. Jpn J Infect Dis, 2017, 70 (1): 75–79.

Fernandez M C, Latino M A, Zamora M Y, et al. Development of a multiple PCR method for the identification of Ureaplasma parvum and Ureaplasma urealyticum. Rev Argent Microbiol, 2003, 35 (3): 138–142.

Glass J I, Lefkowitz E J, Glass J S, et al. The complete sequence of the mucosal pathogen Ureaplasma urealyticum. Nature, 2000, 407 (6805): 757–762.

Hsu T M, Chen X, Duan S, et al. Universal SNP genotyping assay with fluorescence polarization detection. Biotechniques, 2001, 31 (5): 560–568.

Irajian G, Sharifi M, Mirkalantari S, et al. Molecular Detection of Ureaplasma urealyticum from Prostate Tissues using PCR-RFLP, Tehran, Iran. Iran J Pathol, 2016, 11 (2): 138–143.

Kong F, Ma Z, James G, et al. Species Identification and Subtyping of Ureaplasma parvum and Ureaplasma urealyticum Using PCR-Based Assays. J Clin Microbiol, 2000, 38 (3): 1175–1179.

Li Y H, Chen M, Brauner A, et al. Ureaplasma urealyticum induces apoptosis in human lung epithelial cells and macrophages. Biol Neonate, 2002, 82 (3): 166–173.

Lu Y, Rong C Z, Zhao J Y, et al. Influence of storage time on DNA of Chlamydia trachomatis, Ureaplasma urealyticum, and Neisseria gonorrhoeae for accurate detection by quantitative real-time polymerase chain reaction. Braz J Med Biol Res, 2016, 49 (10): e5303.

Monecke S, Helbig J H, Jacobs E. Phase variation of the multiple banded protein in Ureaplasma urealyticum and Ureaplasma parvum. Int J Med Microbiol, 2003, 293 (2–3): 203–211.

Pitcher D, Sillis M, Robertson J A. Simple Method for Determining Biovar and Serovar Types of Ureaplasma urealyticum Clinical Isolates Using PCR-Single-Strand Conformation Polymorphism Analysis. J Clin Microbiol,

2001，39（5）：1840-1844.

Stellrecht K S，Woron A M，Mishrik N G，et al. Comparison of Multiplex PCR Assay with Culture for Detection of Genital Mycoplasmas. J Clin Microbiol，2004，42（4）：1528-1533.

Waites K B，Katz B，Schelonka R L. Mycoplasmas and ureaplasmas as neonatal pathogens. Clin Microbiol Rev，2005，18（4）：757-789.

Zhu Q Y，Hu C H，Liu Y L，et al. Species identification and genotyping of multiple-banded antigen（MBA）for Ureaplasma by polymerase chain reaction and clinical application. Chin J Med Lab Technol，2005，1（1）：15-20.

第二十八章

假丝酵母菌检验

一、生物学特性

假丝酵母菌，亦称念珠菌，广泛分布于自然界，正常人体的皮肤、口腔、肠道、阴道等处均可分离出此菌，以消化道带菌率最高（50%），其次是阴道（20%~30%）。假丝酵母菌虽为人类正常菌群之一，但在机体免疫力低下或者某些有利于真菌繁殖、出芽等情况下，可转为致病菌而导致机体感染。

二、致病性

假丝酵母菌种类很多，200 多种，但能对人致病的只有十几种。其中，白色假丝酵母菌即白色念珠菌最常见，致病力也最强，其次为热带假丝酵母菌、近平滑假丝酵母菌、克柔假丝酵母菌、光滑假丝酵母菌、季也蒙假丝酵母菌、葡萄牙假丝酵母菌、都柏林假丝酵母菌等也都具有感染人类的可能性。其可侵犯皮肤、黏膜和内脏，表现为急性、亚急性或慢性炎症，大多为继发性感染，在妇科感染中常引起外阴阴道假丝酵母菌病（VVC）。VVC 是以白色稠厚分泌物为特征的一种常见外阴阴道炎。病原体以白色假丝酵母菌最常见。

三、微生物学检验

（一）标本采集

标本采集方法为除去陈旧的阴道分泌物，使用无菌拭子或吸管采集阴道壁黏膜分泌物，若需涂片检查，应再采集一份拭子。将拭子置于含碳的 Amies 运送培养基，室温 2 h 内送检，若延迟送检，室温储存不超过 24 h。

（二）鉴定

1. 形态学检查　白色假丝酵母菌为条件致病菌，10%~20% 非孕妇及 30%~40% 孕妇阴道中有此菌寄生，但菌量极少，呈酵母相，并不引起症状。其只有在全身及阴道局部免疫能力下降，尤其是局部细胞免疫能力下降，假丝酵母菌大量繁殖并转变为菌丝相时，才会出现阴道炎症状。真菌显微镜检查是诊断 VVC 的主要方法。

采集好的阴道分泌物用生理盐水涂片法显微镜下观察，为提高阳性率，可在玻片上滴加一滴 10%KOH 溶液混合后，盖上盖玻片分别在低倍视野和高倍视野观察，可见真菌孢子呈卵圆形，有芽生孢子及假菌丝，假菌丝与出芽细胞连接成链状或分枝状（图28-1）；或直接将患者阴道分泌物涂片革兰染色检查酵母菌，涂片可见到革兰阳性的芽生孢子和假菌丝（图28-1，图28-2），发现真菌是真菌性阴道炎的诊断依据。

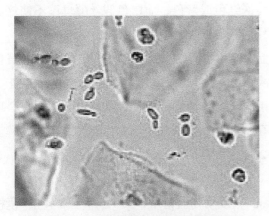

图 28-1 直接镜检白色假丝酵母菌图

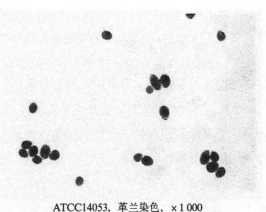

ATCC14053，革兰染色，×1 000

图 28-2 革兰染色镜检白色假丝酵母菌

其他几种常见假丝酵母菌镜下形态如下：①热带假丝酵母菌，显微镜下可见到圆形或卵圆形菌体或孢子及假菌丝，菌体比白色假丝酵母菌稍大。②克柔假丝酵母菌，显微镜下可见到假菌丝成对称分枝，有细长的芽生孢子。③光滑假丝酵母菌，显微镜下可见到卵圆形芽生孢子，细胞尖端单芽，无真假菌丝，不产生厚壁孢子。

镜检受检验人员经验的影响而有时缺乏准确性，也可能导致错误的阳性结果。资料显示，高达50%的培养阳性的有症状的患者，镜检显示是阴性。用生理盐水做涂片法镜检时，阳性率仅为30%~50%；而用10%KOH法则会提高阳性率，可达70%~80%；革兰染色涂片法可达80%或更高，故临床上推荐用10%KOH法或革兰染色涂片法。检测阴性，应进行阴道分泌物培养假丝酵母菌。但同时也要注意假阴性问题，涂片镜检未发现假菌丝不能排除VVC，与培养法检测酵母菌相比，显微镜检查的敏感性仅约50%。

2. 培养特性 并不是所有VVC都需要做真菌培养，只有在难治性VVC或认为有药物耐药情况下或考虑到为非白色假丝酵母菌引起的VVC时，才考虑做真菌培养及药物敏感试验。

（1）白色假丝酵母菌：在普通琼脂、血琼脂及沙氏培养基上均生长良好。37℃培养3日后，出现灰白或奶油色、表面光滑、带有浓厚酵母菌气味的典型的类酵母菌型菌落。培养稍久，菌落增大，颜色变深，质地变硬或有皱褶。血琼脂37℃培养10日，可形成中等大小暗灰色菌落。在1% 吐温 -80 玉米粉琼脂培养基上可形成丰富的假菌丝和厚膜孢子。假丝酵母菌常见菌种在部分培养基上生长特性见表28-1。

表 28-1 假丝酵母菌常见菌种在部分培养基上生长特性

培养基	白色假丝酵母菌	热带假丝酵母菌	克柔假丝酵母菌	光滑假丝酵母菌
沙氏培养基	乳酪样	奶油样	扁平、干燥	乳酪样
血琼脂平板	中、暗灰	大、灰白	扁平、无规则	小、灰白
巧克力琼脂平板	大、灰白	大、灰白	大、扁平	中、灰白
科玛嘉显色培养基	绿色	蓝灰色	粉红色	白色或紫红色
葡萄糖蛋白胨水	管底生长	表面薄层有气泡	表面薄层粘连管底	管底生长
玉米吐温 -80 培养基	菌丝分枝，有厚壁孢子，假菌丝连接处簇状小分生孢子	芽生孢子轮生，极少数菌株可产生泪滴形厚壁孢子	菌丝交叉分枝，芽生孢子细长	芽生孢子单芽型，无真假菌丝

（2）热带假丝酵母菌

将标本接种在沙氏培养基上，25℃或37℃培养1~4日后，培养基表面可出现带有酵母菌气味、色暗而干燥的菌落。取菌落作氯化三苯基四氮唑（TZC）反应。TZC反应即在葡萄糖蛋白胨琼脂内加入0.05 g/L TZC，热带假丝酵母菌在此培养基上生长后使培养基变为深红色或紫色，而白色假丝酵母菌不使培养基变色（淡红），其他假丝酵母菌使培养基变为红色。其他鉴定方法可参照白色假丝酵母菌。

（3）克柔假丝酵母菌：将标本接种在沙氏培养基上，25℃孵育2~3日，呈扁平、干燥、灰黄色呈皱褶的菌落。在科玛嘉显色培养基上菌落呈粉红色或淡紫色。克柔假丝酵母菌发酵和同化葡萄糖。

（4）光滑假丝酵母菌：在沙氏培养基上，25~37℃孵育2~3日，形成奶油色乳酪样菌落，在科玛嘉显色培养基上形成白色或紫红色菌落。光滑假丝酵母菌能同化和发酵葡萄糖和海藻糖，不能发酵麦芽糖但能同化该糖。各种常见假丝酵母菌生长特性见表29-1。

3. 生化反应及鉴别

（1）芽管形成试验：将假丝酵母菌接种于0.2~0.5 mL人或动物血清中，37℃孵育1.5~4 h，镜检观察有无芽管生成。白色假丝酵母菌孢子伸长，能形成芽管，其他假丝酵母菌一般不形成芽管，借此鉴定酵母菌样真菌。注：试验时应设立阳性对照和阴性对照，如果使用热带假丝酵母菌作为阴性对照应注意孵育时间，因为热带假丝酵母菌在血清中孵育6 h或更久也可形成芽管。

（2）厚膜孢子形成试验：玉米琼脂加吐温-80可以降低培养基表面张力，很适宜酵母菌样真菌的菌丝和芽生孢子的生长，白色假丝酵母菌在此培养基上能产生厚膜孢子，借此可鉴定白色假丝酵母菌。显微镜下看到假菌丝中隔部伴有成簇的圆形分生孢子，绝大部分菌株在菌丝顶端有1个或2个厚膜孢子。

（3）糖同化或发酵试验：糖同化试验是检测真菌对糖类中碳源利用能力的一种极有价值的试验。其原理是某些真菌在不含碳源而仅含氮源的合成固体培养基上不生长。当培养基中加入该菌能利用的碳水化合物时，则该菌生长。一般对双糖类发酵的真菌，都能同化或利用糖类或碳源，主要用于鉴定酵母菌。利用酵母菌对各种糖类、醇类及醇苷类的发酵能力，借以鉴定菌种（表28-2）。

表28-2 假丝酵母菌属的生化及发酵试验

菌种	同化试验				发酵试验			
	葡萄糖	麦芽糖	蔗糖	乳糖	葡萄糖	麦芽糖	蔗糖	乳糖
白色假丝酵母菌	+	+	+	−	+	+	−	−
热带假丝酵母菌	+	+	+	−	+	+	+	−
克柔假丝酵母菌	+	−	−	−	+	−	−	−
光滑假丝酵母菌	+	−	−	−	+	−	−	−
近平滑假丝酵母菌	+	+	+	−	+	−	−	−

（4）显色培养基鉴定法：在科玛嘉显色培养基上可快速鉴定白色假丝酵母菌和其他假丝酵母菌。显色基上生长翠绿色菌落为白色假丝酵母菌，蓝灰色菌落为热带假丝酵母菌，粉红色边缘微毛为克柔假丝酵母菌，整个菌落显紫红色为光滑假丝酵母菌。有足够的敏感性和特异性来分离目前临床上95%以上的3~4种致病性假丝酵母菌。通过菌落形态特性可准确地将培养物鉴定到种的水平，且价格适中，操作简单。

（5）生化反应系统：API-20为目前所用商品化系统中应用最广泛的酵母菌鉴定系统。大多数假丝酵母菌在48 h内可以鉴定。该系统可鉴定16种假丝酵母菌，但所需时间较长。另外，Vitek-YST也可以鉴定临床常见致病菌。

4. 药物敏感性

（1）白色假丝酵母菌：对两性霉素 B 及其脂质体、三唑类（如氟康唑、伊曲康唑、伏立康唑及泊沙康唑等）、棘白菌素类（如卡泊芬净、阿尼芬净及米卡芬净等）及 5- 氟胞嘧啶（5-FC）等药物敏感，但对 5-FC 极易产生耐药性，临床治疗时常两种药物联合使用。

（2）热带假丝酵母菌：对两性霉素 B 敏感，对唑类药物（氟康唑、伊曲康唑等）较敏感。

（3）克柔假丝酵母菌：对两性霉素 B 敏感，对氟康唑天然耐药。

（4）光滑假丝酵母菌：对两性霉素 B 敏感，对氟康唑等有较高的耐药性。

四、其他非培养检验技术

目前，假丝酵母菌的鉴定仍以形态和生长特性为主，根据其菌丝及孢子形态、生长特性（如温度、速度）、菌落颜色和形态及生化试验等，形态的观察需要训练良好且有丰富经验的专业技术人员。假丝酵母菌的诊断与鉴定还可应用其他技术方法来实现快速鉴定，这些新技术由于其敏感性、特异性和简便性大大提高了假丝酵母菌的诊断水平和效率，有利于疾病的治疗和预防。

（一）1, 3- β -D- 葡聚糖（G 试验）

1, 3- β -D- 葡聚糖存在于假丝酵母菌、曲霉菌等真菌细胞壁，可用于检测除接合菌和隐球菌以外的如假丝酵母菌、曲霉、镰刀菌、毛孢子菌、肺孢子菌、支顶孢属和酵母菌属等所引起的侵袭性真菌病，可在血清、支气管肺泡灌洗液和脑脊液中检测。近期发现 G 试验与血液系统疾病和造血干细胞移植术后的侵袭性真菌病有较高的早期诊断价值。1, 3- β -D- 葡聚糖的升高出现在有临床表现之前，所以可以实现侵袭性真菌病的早期诊断和预先进行抗真菌治疗。但是，在有些情况下可能会出现假阳性，如使用纤维膜血液透析、静脉使用白蛋白、免疫球蛋白、标本接触纱布等。1, 3- β -D- 葡聚糖血液浓度还与真菌负荷量呈正相关，因而其动态变化趋势可以反映抗真菌治疗效果。另外，儿童患者 1, 3- β -D- 葡聚糖水平高于成人，在应用中需要特别注意。最新研究还发现了一种利用重组 G 蛋白片段双夹心 ELISA 来检测血液中 1, 3- β -D- 葡聚糖的水平，该检测方法敏感性较高。

（二）免疫学检验

用特异性抗体血清或单克隆抗体进行玻片凝集试验可以鉴别假丝酵母菌。目前已有成品试剂盒如白色假丝酵母菌 IgM、IgG 抗体检测试剂盒（ELISA 法）。

（三）分子生物学技术检测

1. PCR 以具有菌种特异性引物进行 PCR，只有目标菌种的靶 DNA 片段才会被放大，其他菌种则没有 PCR 产物。此方法的关键在于引物的设计，引物必须具有种的特异性。也有研究报告用短肽噬菌体展示技术与 ELISA 结合，高分辨率熔解曲线与真菌通用引物 PCR 结合鉴定白色假丝酵母及其他假丝酵母菌。

2. DNA 测序法 把特定基因以 PCR 扩增之后再进行 DNA 测序，把序列在基因数据库（如GenBank）进行比对，以鉴定真菌的种名或属名。只要有少量的菌体进行 PCR 后即可测序，测序法的优点在于不需要有繁殖构造出现，若选定适当基因，或同时测序一个以上基因，通常能得到不错的鉴定结果。常用基因为核糖体核酸内转录区（internal transcribed spacer, ITS）、28S rDNA、延长因子（elongation factor）、微管蛋白（B-tubulin）、钙调蛋白（calmodulin）等，不同种属所选基因不同。所得序列需要与两个或两个以上真菌基因数据库比对，以得到可靠鉴定结果。

传统微生物鉴定方法除了耗时、费力外，有时难以区分某些细菌或细菌群。过去十年间，人们通过分子生物学的方法对传统种属鉴定、分类提出质疑，并且对大量细菌进行属、种重新分类，同时发现了许多新的菌种。此外，分子生物学研究还揭示了传统方法的局限性和寻找一种更可靠的鉴定方法的紧迫性。

3. 多重聚合酶链反应（multiplex PCR） 以多对引物加入同一个 PCR 中，此法可以同时鉴定数种不同的菌种。

4. RT-PCR PCR 中另外加入杂交探针，探针上通常含有一发射荧光的分子及一个会猝灭的分子。此方法能够实时检测 PCR 过程中的产物，其敏感度也高。

5. PCR-ELISA 在 ELISA 盘中，黏附上抗生物素蛋白（streptavidin），经通用引物扩增的 PCR 产物，先与标记毛地黄素和生物素的探针反应，再与固定在微孔的抗生物素蛋白结合，接着和联结酶素抗毛地黄素抗体反应，最后使用呈色法反应监测 PCR 产物，从而鉴定菌种。

（四）质谱分析技术

质谱分析技术基于 MALDI-TOF MS，其原理是微生物电离后，带电样本通过电场进入飞行时间检测器，离子依质荷比 m/z 的不同而分离，最终可以在飞行管的末端检测到每个离子的丰度，形成指纹图谱，通过软件对这些指纹图谱进行处理并和数据库中各种已知微生物的标准指纹图谱进行比对，从而完成对微生物的鉴定。MALDI-TOF MS 鉴定真菌的主要原理是通过检测获得微生物的蛋白质谱图，并将所得的谱图与数据库中的真菌参考谱图比对后得出鉴定结果。MALDI-TOF MS 是一个简便快速、高通量、低成本并且准确性较高的鉴定技术。在酵母样真菌的鉴定方面，MALDI-TOF MS 鉴定效果很好，鉴定速度大大快于常规鉴定方法，并且通过特殊的标本处理流程，也可用于丝状真菌鉴定。另外，MALDI-TOF MS 已经能够成功地被应用于部分微生物亚种水平的鉴定和耐药机制的检测。

（程　丽　栗子洋　张晓慧　高顺平）

参考文献

陈东科，孙长贵. 实用临床微生物学检验与图谱. 北京：人民卫生出版社，2010：577-593.

费樱. 临床微生物学检验实验指导. 北京：科学出版社，2012：96-99.

李明远，徐志凯. 医学微生物学. 3 版. 北京：人民卫生出版社，2015：453-486.

刘运德，楼永良. 临床微生物学检验技术. 北京：人民卫生出版社，2015：276-280.

倪语星，尚红. 临床微生物学检验. 5 版. 北京：人民卫生出版社，2012：287-319.

戚中田. 医学微生物学. 2 版. 北京：科学出版社，2009：336-340.

饶贤才，胡福泉. 分子微生物学前沿. 北京：科学出版社，2013：

尚红，王毓三，申子瑜，等. 全国临床检验操作规程. 4 版. 北京：人民卫生出版社，2014.

沈铿，马丁. 妇产科学. 3 版. 北京：人民卫生出版社，2015.

Tang Y W，Charles W S. 诊断微生物学新技术. 2 版. 吴尚为译. 北京：科学出版社，2015：542-556.

王辉，马筱玲，宁永忠，等. 细菌与真菌涂片镜检和培养结果报告规范专家共识. 中华检验医学杂志，2017，40（1）.

王辉，任健康，王明贵. 临床微生物学检验. 北京：人民卫生出版社，2015：472-481.

徐英春，李若瑜，王瑶，等. 侵袭性真菌病临床实验室诊断操作指南（WS/T 497—2017）. 中华人民共和国卫生行业标准，2017.

喻子牛，邓子新. 微生物基因组学及合成生物学进展. 北京：科学出版社，2014：314-327.

张秀明. 医学实验室认可参考书临床微生物检验质量管理与标准操作程序. 北京：人民军医出版社，2010：258-263.

周庭银，倪语星，胡继红，等. 临床微生物检验标准化操作. 上海：上海科学技术出版社，2015：514-526.

朱新群，贾殿举，马楠. 妇产科感染基础与临床. 北京：人民卫生出版社，2002：46-50.

CLSI. Clinical and Laboratory Standards Institute. Reference Method for Broth Dilution AST of Yeast, 2012, 28(15)：M27-A3.

第二十九章

梅毒螺旋体检验

梅毒螺旋体是梅毒的病原体，因其透明，不易着色，故又称苍白螺旋体，属于苍白密螺旋体苍白亚种，人是梅毒的唯一传染源。梅毒螺旋体有很强的侵袭力，但未发现内毒素和外毒素，其致病主要通过荚膜样物质、外膜蛋白、透明质酸酶等物质的作用。目前，梅毒螺旋体感染的实验室诊断主要有病原学检测（暗视野显微镜法）、血清学检测、PCR 检测。

第一节 涂片镜检（暗视野镜检）

暗视野镜检（dark ground/darkfield microscopy，DGM）是将患者标本置暗视野显微镜下，光线从聚光器的边缘斜射到涂片上，可使梅毒螺旋体折射出亮光，从而根据其特殊形态和运动方式进行检测。

一、标本采集

尽量选择发病时间短的病损（溃疡、湿疣、黏膜斑等）部位，去痂，用消毒纱布（或棉球）蘸生理盐水擦去病损处表面的坏死组织、分泌物等，使病损部位保持清洁并渗出血清。操作时如有出血，可用消毒棉球压迫片刻，使其止血，再取渗出的血清；血清渗出后，可以用载玻片或盖玻片印取，标本采集后应立即送检。一些特殊部位标本采集如下：

（一）腹股沟淋巴结穿刺标本采集

腹股沟淋巴结穿刺是指在肿大的腹股沟淋巴结处做穿刺。其方法如下：消毒淋巴结表面的皮肤，用 1 mL 一次性吸管吸取 0.25~0.5 mL 生理盐水，经皮刺入淋巴结，将生理盐水注入淋巴结内，再抽入注射器内，反复数次，最后将抽吸的液体置于载玻片上，置暗视野显微镜下，立即看结果。

（二）子宫颈部位标本采集

子宫颈部位标本采集需借助阴道镜，清洁病损处后，用一长毛细吸管或长腰椎穿刺针吸取标本，也可用长棉签取标本。

（三）皮疹标本采集

皮疹标本采集方法为用70%乙醇消毒，待干后，用消毒手术刀刮破皮疹表面，留取标本。

二、检验器材

检验器材有暗视野显微镜、无菌纱布、不锈钢刮刀、灭菌棉拭子、载玻片、盖玻片、一次性吸管、灭菌生理盐水。

三、检验流程

（1）将待检标本制成生理盐水涂片，加盖玻片后立即备检。

（2）在预先调整好的暗视野显微镜的聚光器上加数滴浸油，轻轻调低聚光器，使之在载物台下方。

（3）将标本玻片置载物台上，上升聚光器，使浸油接触载玻片底面，避免浸油内有气泡。

（4）镜检：先低倍后高倍，寻找有特征形态和运动方式的梅毒螺旋体。

四、检验结果

（一）结果判读

在暗视野显微镜下观察，发现纤细、白色、有折光的螺旋状微生物，长6~20 μm，直径小于0.2 μm，6~14个螺旋，具有旋转、蛇行及伸缩等特征性的运动方式，可判断为梅毒螺旋体。

（二）结果报告

暗视野显微镜下若发现上述特征的梅毒螺旋体则报告阳性结果；未见到上述特征的梅毒螺旋体则报告阴性结果。

五、检验结果解释

（1）梅毒螺旋体暗视野显微镜检测阳性在临床上可确诊梅毒，特别是对于有皮肤黏膜损害和淋巴结病变的一、二期梅毒的诊断具有重要价值，且具有快速、方便、易操作等特点。

（2）若未能发现梅毒螺旋体，不能排除梅毒诊断。阴性结果原因可能为：标本中的微生物数量不足（单次的暗视野检测其敏感性低于50%）、患者已接受治疗、皮损已接近自然消退或取自非梅毒性皮损。

（3）无论暗视野显微镜检查的结果如何，都应进一步进行血清学检测。

六、注意事项

（1）取材前应用无菌生理盐水清洁皮肤表面，取材时应注意无菌操作。

（2）应取到组织渗出液，尽量避免出血，以提高检出阳性率。

（3）取材后应立即置暗视野显微镜下观察，如搁置太久，梅毒螺旋体活动能力会下降，导致镜下难以观察到阳性结果。

（4）对口腔溃疡标本，在暗视野显微镜下如观察到梅毒螺旋体的特征性形态和运动方式，应与其他螺旋体相区别。

第二节　血清学检测

梅毒螺旋体感染机体后体液免疫系统产生抗体，该抗体在一期梅毒阶段即可检测到。在二期梅毒阶段抗体浓度大大增加，三期梅毒抗体浓度可逐渐下降。血清抗体检测是对一、二期梅毒抗原检测的补充，对于三期梅毒和隐性梅毒，血清学是唯一实用的实验室诊断方法。

梅毒血清学试验根据抗原不同，分为非特异性梅毒螺旋体血清学试验（TRUST）和特异性梅毒螺旋体血清学试验（TPPA），是诊断梅毒的主要实验室依据。

一、非特异性梅毒血清试验

（一）基本原理

试验中的心磷脂作为抗原和抗体发生反应，磷脂酰胆碱可加强心磷脂的抗原性，胆固醇可增强抗体的敏感性。这些成分融于无水乙醇中，在加入水后，胆固醇析出形成载体，心磷脂和磷脂酰胆碱在水中形成胶体状包裹在其周围，形成胶体微粒。将此抗原微粒混悬于甲苯胺红溶液中，加入待测血清，血清中的抗体与之反应后，可出现肉眼可见的凝集块。

（二）试验组成

试验组成有 TRUST 抗原混悬液（抗原为心磷脂的甲苯胺红溶液）、反应卡、专用滴管、阳性对照和阴性对照。

（三）试验操作

按试剂盒所附的使用说明书或实验室制订的标准操作程序（SOP）进行操作，主要操作过程如下：设定和加载阴性对照、阳性对照、质控品和待测样本到反应圈内→加抗原试剂→混匀反应→观察结果。

如需做效价检测，可将待测血清用生理盐水做倍比系列稀释（1:2、1:4、1:8、1:16……1:2^n），然后按上述定性方法进行试验。

（四）结果判读

1. 阴性反应　呈粉红色均匀分散沉淀物。

2. 阳性反应　出现粉红色凝集块，根据凝集块大小记录 1+~4+。阳性反应若需定量检测，可将待测血清用生理盐水倍比稀释后，按定性方法进行。

（五）参考区间

未感染梅毒螺旋体正常健康人应为阴性。

（六）注意事项

（1）试验需在室温（20~25℃）中操作。

（2）待测血清须新鲜、无污染，否则可能出现假阳性或假阴性结果。

（3）在规定的时间内及时观察结果。

（4）本法仅为非特异性血清学筛查试验，阴性结果不能排除梅毒感染，阳性反应结果需进一步做梅毒螺旋体抗体试验确认。

二、特异性梅毒螺旋体血清学试验

（一）基本原理

TPPA 是将梅毒螺旋体 Nichols 株的精制菌体成分包被于明胶颗粒上，此种致敏颗粒与检样中的抗梅毒螺旋体抗体结合时可产生肉眼可见的凝集反应。

（二）试验组成

试验组成有血清稀释液、致敏粒子、未致敏粒子、溶解液（用于溶解致敏粒子和未致敏粒子）、阳性对照血清、专用滴管。此外，该方法检测还需要 U 形微孔板和水平摇床。

（三）试验操作

按试剂盒说明书或实验室制订的 SOP 进行操作。定性检测只做 4 孔（从 1:10 开始，系列倍比稀释）；半定量（测抗体滴度）试验做 12 孔（从 1:10 开始，系列倍比稀释）。步骤简述如下：设定和加载阴性对照、阳性对照、质控品和待测样本→倍比稀释血清样本→加入致敏或未致敏明胶颗粒→混合后温育反应→观察记录结果。

（四）结果判定

1. 判定标准　"2+"形成均一凝集，凝集颗粒在孔底呈膜状伸展；"1+"孔底形成较大的环状凝集，外周边缘不均匀；"±"孔底形成小环状凝集，外周边缘光滑、圆整；"−"颗粒在孔底凝集成纽扣状，边缘光滑。

2. 结果判定

（1）阳性反应第 3 孔（加未致敏颗粒，待测血清最终稀释倍数 1:40）为（−），第 4 孔（加致敏颗粒，最终稀释倍数 1:80）为（1+），判为阳性，如做 12 孔检测，则以出现（1+）的最终稀释倍数为抗体滴度。

（2）阴性只要第 4 孔为（−），即判为阴性。

（3）可疑第 3 孔为（−），第 4 孔为（±）时，判为可疑。

（五）参考区间

未感染梅毒螺旋体者应为阴性。

（六）注意事项

（1）结果为阳性或可疑时，应进行随访并结合临床综合考虑。结果可疑时还需用其他方法（如FTA-ABS）复查。对未致敏颗粒和致敏颗粒均出现（±）以上的标本，应参照试剂盒说明书进行吸收试验后再复查。

（2）定性检测时，如抗梅毒螺旋体抗体浓度过高，可能会因前带现象出现假阴性结果。

第三节　PCR 检测法

PCR 技术可检测到极微量的梅毒螺旋体，是敏感性极高的方法，检测样品可以是分泌物、组织、体液等。目前，PCR 检测梅毒螺旋体特异性 DNA 片段针对的靶基因包括 *tpf21*、*BMP*、*tmpA*、*tmpB*、*47kDa*、*16S rRNA* 及 *polA* 等基因，这些基因与其他微生物具有一定的同源性且功能仍不明确，扩增时出现非特异性产物，需用杂交等方法来进一步确证特异性，而 *polA* 基因则显示高度的特异性和敏感性。目前，RCR 检测有常规 PCR、Nest-PCR 及 RT-PCR 等方法。PCR 法对于血清学阴性的早期梅毒、神经梅毒的诊断及区分胎传梅毒和母体梅毒有重要意义，是梅毒血清学方法的有效补充。

PCR 法检出率均高于暗视野镜检和血清学检测，临床上在诊断早期梅毒疑似病例时，可结合 PCR 法以提高诊断的准确性。

一、常规 PCR

（一）基本原理

常规 PCR 是模拟生物体内 DNA 的复制过程，在体外（试管内）通过酶促反应合成特异 DNA 片段的方法。在模板、引物、4 种 dNTP 和耐热 DNA 聚合酶存在的条件下，特异扩增位于两段已知序列之间的 DNA 区段的酶促合成反应。基本步骤：①变性，加热使双链 DNA 变为单链；②退火，降温使引物和互补模板在局部形成杂交链；③延伸，耐热 DNA 聚合酶按 $5' \rightarrow 3'$ 方向催化以引物为起始点的延伸反应。

（二）引物设计

参照已公布的 *Tp-polA* 基因序列（GenBank TpU57757），设计一对引物，其中上游引物：5′-TGCGCGTGTGCGAATGGTGTGGTC-3′；下游引物：5′- CACAGTGCTCAAAAACGCCTGCACG-3′，扩增基因片段大小为 377 bp。

（三）DNA 提取

将粘有硬下疳分泌物的棉拭子置于 1 mL 磷酸缓冲液（pH 为 7.4）中，充分搅拌混匀、洗脱，弃去棉拭子；4 000 r/min 离心 10 min，弃去上清，保留 100 μL 沉淀物；再加入 600 μL 5 mol/L 的硫氰酸胍溶液（其中含 0.04 mg/mL 的糖原），混匀置 65℃孵育 30 min；加入 700 μL 异丙醇置 –20℃ 30 min，12 000 r/min 离心 5 min，取沉淀加入 500 μL 70% 乙醇洗涤 2 次，收集全部梅毒螺旋体 DNA，用 50 μL 10 mmol/L Tris-HCl（pH 为 8.0）溶解，备用。

（四）PCR 程序

1. 反应体系　10×GC-PCR 缓冲液 1 μL，4×dNTP（2.5 mmol/L）2.0 μL，上下游引物（10 μmol/L）各 0.25 μL，LA Taq DNA 聚合酶 0.3 μL，DNA 模板 8.0 μL，加双蒸水至总体积 30.0 μL。

2. 反应流程　94℃ 预变性 5 min →（94℃ 30 s，60℃ 30 s，72℃ 30 s）×30 循环→72℃ 延伸 5 min，反应结束后，取扩增产物做凝胶电泳，观察结果。

3. 结果分析　取 5 μL PCR 产物，在 2% 琼脂糖凝胶电泳上电泳分析，验证确实获得所需大小扩增产物。

常规 PCR 法与 TPPA、暗视野镜检等方法相比，虽然其特异性和敏感性有所提高，但在检测梅毒螺旋体含量低且含有难去除的 Taq DNA 酶抑制因子的血、脑脊液等标本时，其敏感性仍较低，且由于其操作烦琐，近年已很少用于临床梅毒检测。

二、Nest-PCR

（一）基本原理

Nest-PCR 是一种应用两对特异性引物的 PCR 技术。第一对 PCR 引物扩增片段和常规 PCR 相似，第二对引物以第一次 PCR 产物为模板进行扩增。因此，Nest-PCR 较于常规 PCR 敏感性得到极大提升，推荐用于诊断临床表现不明显或者血清学诊断为阴性的可疑梅毒、暗视野显微镜检查为阴性的一期梅毒及包括伴有艾滋病的梅毒、神经梅毒等特殊梅毒。此外，Nest-PCR 对判断梅毒患者血液的传染性、判定疾病治疗效果、研究梅毒的发病机制及完善流行病学也具有重要的意义，还能用于筛选假阴性样本。

（二）引物设计

其中最常用的靶基因是 *tpp47* 和 *polA*。*tpp47* 基因编码的外膜蛋白有很强的免疫原性，为致病菌特有蛋白；*polA* 基因普遍存在于各种微生物中，在 DNA 复制和修复时必不可少，在其保守的功能区含有与其他绝大多数生物细胞不同的核苷酸序列，编码的蛋白含有较多的半胱氨酸残基，具有高度的特异性，见表 29-1。

表 29-1 Nest-PCR 引物序列

引物	靶基因	
	tpp47	*polA*
F1	5'-GACAATGCTCACTGAGGATAGT-3'	5'-CGTCTGGTCGATGTGCAAATGAGTG-3'
R1	5'-ACGCACAGAACCGAATTCCTTG-3'	5'-CACAGTGCTCAAAAACGCCTGCACG-3'
F2	5'-TTGTGGTAGACACGGTGGGTAC-3'	
R2	5'-TGATCGCTGACAAGCTTAGGCT-3'	5'-TGCACATGTACACTGAGTTGACTCGG-3'

（三）DNA 提取

取 1 mL EDTA 抗凝全血（来源于二期梅毒患者和健康献血者），按照血液基因组 DNA 提取试剂盒中的说明书提取 DNA 模板。梅毒螺旋体 Nichols 标准株、钩端螺旋体及伯氏螺旋体按照细菌基因组 DNA 提取试剂盒中的说明书提取 DNA。所有的 DNA 模板置于 -80℃保存。

（四）PCR 程序

1. 反应体系　总容积 25 μL，含 2×Taq PCR MasterMix 12.5 μL、10 μmol/L 引物各 1.5 μL、DNA 模板 5 μL（第二轮反应时，DNA 模板为 1:20 稀释的第一轮扩增产物），加灭菌双蒸水 4.5 μL。同时设对照组（阳性对照为梅毒螺旋体 Nichols 标准株、阴性对照为钩端螺旋体和伯氏螺旋体、正常对照组为健康献血者、空白对照为灭菌双蒸水）。

2. 反应条件　*tpp47* 基因扩增：94℃预变性 3 min →进入循环（94℃ 30 s → 55℃ 30 s → 72℃ 1 min）36 次→最终延伸 72℃ 5 min；*polA* 基因扩增：94℃预变性 3 min →进入循环（94℃ 30 s → 65℃ 30 s → 72℃ 1 min）36 次→最终延伸 72℃ 5 min。

3. 结果分析　取扩增产物 10 μL，用预加入溴化乙锭的 2% 琼脂糖凝胶电泳（80 mA，50 min），凝胶成像仪分析结果。*tpp47* 基因外引物预期扩增片段为 658 bp，内引物 496 bp；*polA* 基因外引物预期扩增片段为 377 bp，内引物 174 bp。

三、RT-PCR

（一）基本原理

RT-PCR 是近年发展起来的一种先进的 PCR 技术，它通过荧光探测系统，可以实时监测整个 PCR 过程。因此，可以极大地提高检测的灵敏度。目前，比较流行的 RT-PCR 有两种方法，SYBR-Green 染料法和 Taqman 探针法。SYBR-Green 染料法是在反应体系中加入荧光染料，这种染料可以实时渗入 DNA 中，其荧光值与 DNA 量成线性正比关系。Taqman 探针法则是设计一条针对模板的探针，在探针两侧分别修饰发光基团和猝灭基团,当扩增时,Taq 酶的外切酶活性会将发光基团从模板上切下,离开了猝灭基团,荧光就会被检测到。该法通过阈值来定义样本的域值循环(Ct)数,Ct 值的含义是每个反应管内的荧光信号达到设定的域值时所经历的循环数。每个模板的 Ct 值与该模板的起始拷贝数的对数存在线性关系,起始拷贝数越多,Ct 值越小。

(二)PCR 荧光探针法检测梅毒螺旋体 DNA

以梅毒螺旋体基因编码区的高度保守区为靶区域,设计特异性引物与荧光探针,进行 PCR 扩增,用于标本中梅毒螺旋体 DNA 定性检测,现有商品化试剂盒可供临床应用。

1. **标本采集** 女性生殖道分泌物棉拭子:用无菌生理盐水棉球洗去子宫颈外分泌物,再用无菌棉拭子插入子宫颈内,停 5 s 后旋动棉拭子采集子宫颈分泌物,将棉拭子置入无菌玻璃管,密闭送检。

女性尿道分泌物棉拭子:用无菌生理盐水棉球洗净尿道口,再用无菌棉拭子插入尿道约 2 cm,捻动棉拭子采集分泌物,将棉拭子置入无菌玻璃管,密闭送检。

所采集的标本可立即用于测试,或长期保存于 –70℃,也可以保存于 –20℃待测,保存期为 6 个月,标本应避免反复冻融。标本运送采用 0℃冰壶。

2. **样本处理** 向玻璃管中加入 1 mL 无菌生理盐水,充分振荡混匀;吸取全部液体转至 1.5 mL 无菌离心管中,室温下 12 000 r/min 离心 5 min;去上清,沉淀加无菌生理盐水 1 mL,振荡混匀,室温下 12 000 r/min 离心 5 min;去上清,沉淀加无菌生理盐水 500 μL,振荡混匀重悬,备用。

3. **核酸提取** 将待测样本与阴性质控品、梅毒螺旋体强阳性质控品、梅毒螺旋体临界阳性质控品进行同步处理(按照试剂盒说明书操作)。

4. **PCR 扩增**

(1)**反应体系** 梅毒螺旋体反应液 A 17 μL,梅毒螺旋体反应液 B 3 μL,待测样本核酸、阴性质控品、梅毒螺旋体强阳性质控品、梅毒螺旋体临界阳性质控品核酸 5 μL。盖紧管盖,8 000 r/min 离心数秒后上机。

(2)**反应条件** 50℃ 2 min → 95℃ 15 min →进入循环(94℃ 15 s → 55℃ 45 s)40 次→ 40℃ 20 s。

5. **结果判断**

(1)**阴性** 如果羧基荧光素(FAM)检测通路无对数增长期,VIC 检测通路有对数增长期,且内标 Ct 值 ≤ 40,则判定样品为梅毒螺旋体核酸阴性。

(2)**阳性** 如果 FAM、VIC 检测通路均有对数增长期,且 FAM 检测通路 Ct 值 ≤ 40;或 FAM 检测通路有对数增长期且 Ct 值 ≤ 40,VIC 检测通路无对数增长期,则判定样品为梅毒螺旋体核酸阳性。

(三)外膜脂蛋白 TPN47 RT-PCR 试验方法

1. **基因组 DNA 提取** 从菌液中提取全基因组 DNA(采用基因组 DNA 试剂盒)。

2. **引物设计** 用于扩展 *TPN47* 基因的引物,引物序列如下:上游引物为 5′-TGCGCGTGTGCGAATGGTGGTCTGCGCGTGTGCGAATGGTGGTC-3′,下游引物为 5′-CACAGTGCTCAAAAACGCCTGCACG-3′,探针为 5′-FAM-AGTAACACCACGATAATGACC-TCC-MGB-3′,扩增长度为 164 bp 的 DNA 片段。

3. **反应体系** DNA 模板 1 μL,引物混合液 6 μL,上游引物(10 μmol/L)0.5 μL,下游引物(10 μmol/L)0.5 μL,加双蒸水至总体积 20 μL。探针最终梯度:0.2 μmol/L,Taqman PCR Master Mix 终浓度为 1×。

4. **反应条件** 94℃预变性 4 min →进入循环(94℃ 1 min → 60℃ 1 min → 72℃ 1 min)40 次 → 72℃延伸 7 min。

（四）外膜脂蛋白 TpN17 RT-PCR 检测法

其采用 SYBR GREEN RT-PCR 试验方法。

1. 引物设计合成　根据 TpN17 外显子基因序列，利用 Primer Express 软件，选出其中最优的 3 对引物，见表 29-2。

表 29-2　扩增 TpN17 基因片段引物序列

	引物序列（5′-3′）	扩增片段长度（bp）
17kd-1f	GGTGTCCTCTGAGCAATC	78
17kd-1r	ATGTAGCGAACGGAGTTG	
17kd-2f	CGTGGATGGTACGTGAAGA	114
17kd-2r	AGCGAACGGAGTTGCTGTC	
17kd-3f	TATCGCGGTACGTGGATGG	86
17kd-3r	TTCTCGTGCGGTGCCTTCG	

2. 反应体系　总体积 20 μL：SYBR Green Master 10 μL，P1 1 μL，P2 1 μL，H_2O 3 μL，DNA 模板 5 μL。

3. 反应程序　95℃预变性 10 min →进入循环（95℃ 15 s → 56℃ 30 s → 72℃ 30 s）45 个循环，采集荧光信号，并添加熔解曲线（仪器默认）。

4. 标准曲线制作　利用大量提取试剂盒提取质粒 pTpN17，用双蒸水稀释。利用微量核酸测定仪测定质粒浓度并换算成相应的拷贝值，根据质粒浓度，进行 10 倍梯度稀释，选（$10^6 \sim 10^{10}$）copies/μL 6 个浓度作标准品，分别以每个浓度标准品做模板进行荧光定量反应，所得荧光曲线经软件处理得标准曲线。

5. 标本检测　采用 RT-PCR 检测方法进行检测，正常献血者的血清做阴性对照，并且以重组质粒 pTpN17 为标准品对其进行定量。

（五）二聚体蝎型探针 RT-PCR

二聚体蝎型探针（duplex scorpion primer）RT-PCR 技术是目前发展迅速的分子生物学诊断技术之一，与现有 Taqman RT-PCR 比较，具有敏感度更高、成本更低等特点。

1. 引物和探针设计　以梅毒螺旋体特异性外膜蛋白 Gpd 基因序列为模板，扩增序列长 164 bp。上游引物 F1：5′-GCCAGCGCTTTCCTCTTTG-3′，下游引物 R1：5′-CGCTGCGATGTCTTTTCCTT-3′。二聚体蝎型探针上游引物和标记荧光报告基团的核苷酸链由线性多聚体（HEG）连接为 F2：5′-FAM-TGGTTTTAGGCTGCACACTTTHEGGGCCAGCGCTTTCCTCTTTG-3′。标记猝灭基团的互补链为 5′-AAAGTGTGCAGCCTAAAACCADABCYL-3′，下游引物 R2：5′-CGCTGCGATGTCTTTTCCTT-3′。

2. 标本处理　取疑似病例和确诊病例患者及健康体检者血清 100 μL，加入等量 DNA 浓缩试剂，振荡混匀，10 000 r/min 离心 10 min，弃上清液，加入 20 μL DNA 提取液，振荡混匀并瞬时离心，置 100℃干热孵育器中 10 min，立即放入 4℃离心机，10 000 r/min 离心 10 min，留取上清液标本备用。取确诊病例患者血清 DNA 标本用于构建标准品质粒。

3. 标准品质粒 pET28α-Gpd 构建　反应体系总体积为 30 μL：梅毒螺旋体 DNA 模板 2 μL、普通 PCR 上、下游引物各 3 μL、缓冲液 3 μL、$MgCl_2$ 2 μL、dNTP 3 μL、Taq 酶 0.5 μL、无 DNA 酶去离子水 16.5 μL。循环参数为 95℃预变性 5 min；95℃ 30 s → 59℃ 30 s → 72℃ 30 s，循环 35 次；

72℃延伸 5 min。PCR 产物经电泳初步鉴定，采用胶回收试剂盒回收目的 DNA，定量后克隆到 T 载体并转化入大肠杆菌 DH5α，用异丙基硫代半乳糖苷 /5- 溴 -4 氯 -3- 吲哚 -β 半乳糖苷 / 氨苄西林平板筛选出阳性克隆，含氨苄青霉素（Amp）60 μg/mL 的 LB 肉汤增菌，提取质粒，经 BamH Ⅰ、Hind Ⅲ 双酶切并进行 PCR 鉴定。

4. 二聚体蝎型探针 RT-PCR 体系和循环参数的优化　最终建立最佳 RT-PCR 体系：总体积 20 μL、模板 2 μL、上游引物和报告探针 F2（5 μmol/L）2 μL、下游引物 R2（5 μmol/L）2 μL、猝灭探针（25 μmol/L）2 μL、缓冲液（10×）2 μL、dNTP（2.5 mmol/L）2 μL、$MgCl_2$（25 mmol/L）2 μL、Taq DNA 酶（5 U/μL）0.2 μL、UNG 酶 0.1 μL、无 DNA 酶 H_2O 5.7 μL。最佳循环参数：93℃ 2 min 预变性；93℃ 45 s → 55℃ 30 s，并采集荧光信号；共 40 个循环。

常用的 Taqman 探针技术存在探针标记和纯化难度高、Taq 酶要求高且反应时间较长等不足之处。Solinas 等使用二聚体蝎型探针进行 SNP 分析，这种探针通过一个 HEG 连接在引物 5′ 端，探针可与该引物扩增后的新生链互补，荧光报告基团标记在探针 5′ 端；另有一条单独的猝灭链与探针互补，猝灭基团标记在猝灭链 3′ 端。无特异性产物时，猝灭链和探针杂交，从而无荧光产生；有特异性产物时，由于分子内部杂交比分子间杂交更容易，探针更易杂交到产物链上并产生特异荧光。二聚体蝎型探针方法对疑似梅毒患者阳性检出率显著高于常用的 Taqman RT-PCR。

（郭继强　戎建荣　韩亚萍）

参考文献

郭文秀，云华，毛兰英，等. 梅毒螺旋体荧光定量 PCR 检测方法的建立. 中国国境卫生检疫杂志，2013，36（5）：308-311.

雷震山，杜剑强，吴少琴，等. 巢式 PCR 法在早期梅毒诊断中的应用评价. 现代生物医学进展，2013，13（23）：4529-4531.

刘雅慧，柯昊坚，王柳苑，等. 梅毒血清学检测方法现状分析. 皮肤性病诊疗学杂志，2016，23（1）：60-64.

倪语星，尚红. 临床卫生学检验. 5 版. 北京：人民卫生出版社，2012：247-251.

尚红，王毓三，申子瑜. 全国临床检验操作规程. 4 版. 北京：人民卫生出版社，2002：454-456.

王莹，丁肖青，朱胜，等. 梅毒螺旋体 TpN47 基因分析及实时荧光定量 PCR 检测方法的建立. 中国人兽共患病学报，2012，28（2）：135-138.

赵丹，杨小猛，陈倩瑜，等. 荧光定量 PCR 检测梅毒螺旋体方法的建立及初步应用. 检验医学与临床，2015，12（3）：324-326.

朱新群，贾殿举，马楠. 妇产科感染基础与临床. 北京：科学出版社，2002：30-32.

朱雅玲，刘双全. PCR 技术在梅毒检测中的应用. 中南医学科学杂志，2016，44（6）：692-695.

Gayet-Ageron A，Sednaoui P，Lautenschlager S，et al. Use of Treponema pallidum PCR in testing of Ulcers for Diagnosis of Primary Syphilis. Emerg Infect Dis，2015，21（1）：127-129.

Grange P A，Gressier L，Dion P L，et al. Evaluation of a PCR test for detection of Treponema pallidum in swabs and blood. J Clin Microbio，2012，50（3）：546-552.

Heymans R，van der Helm J J，de Vries H J，et al. Clinical Value of Treponema pallidum real-time PCR for diagnosis of syphilis. J Clin Microbiol，2010，48（2）：497-502.

第三十章

寄生虫检验

第一节　阴道毛滴虫检验

阴道毛滴虫是一种寄生在人体泌尿生殖道的常见病原体，可引起阴道毛滴虫病。该病是威胁人类健康的主要性传播疾病之一，主要引起滴虫性阴道炎、尿道炎、前列腺炎。阴道毛滴虫感染是引起不孕的原因之一，也是增加 HIV 感染的因素。

一、生物学特点

阴道毛滴虫只有滋养体期，无包囊期。滋养体呈广梨形或椭圆形，长为 7~32 μm，宽为 5~15 μm，大小为多核白细胞的 2~3 倍，无色透明，有折光性，体态多变，活动力强。虫体的前 1/3 处有一个椭圆形泡沫状细胞核，一根轴柱由前向后纵贯虫体中央并伸出体外。核的前缘有 5 颗排列成杯状的基体，由此发出 4 根前鞭毛和 1 根后鞭毛，后鞭毛延波动膜向后延伸，但不游离于波动膜之外。波动膜是细胞质延伸形成的极薄的膜状物，约占虫体的一半，位于虫体前半部的一侧。

阴道毛滴虫属厌氧寄生原虫，以滋养体形式感染人体，通过直接或间接接触方式传播，对外界环境有较强的适应性，能在 25~42℃中生长繁殖，3~5℃能存活 21 日，脱离人体后半干燥状态下能存活数小时，20℃水中生存 2 h，室温下在湿毛巾上能存活 23 h，黏附在厕所座位上能生存 30 min。最适宜生长繁殖的 pH 为 5.5~6.0，pH ＞ 7.5 或 pH ＜ 4.5 时，生长受到抑制。

二、致病性

阴道毛滴虫的致病力随虫株和宿主生理状况、免疫功能、内分泌及阴道内细菌或真菌感染等而改变。健康女性阴道因乳酸杆菌作用，pH 维持在 3.8~4.4，可抑制其他细菌生长繁殖，不利于滴虫生长，称为阴道的自净作用。滴虫寄生于阴道后，可通过消耗糖原阻碍乳酸杆菌的酵解作用，使乳酸生成减少，阴道 pH 转变为中性或碱性，有利于细菌繁殖，引起阴道炎。感染数天后，阴道黏膜出现充血、水肿、上皮细胞变性脱落、白细胞炎症反应。妊娠、月经期、阴道生理周期使 pH 接近中性，易感染复发。滴虫性阴道炎的常见症状为外阴瘙痒、白带增多，分泌物呈黄色泡沫状，并伴有特殊气味。泌尿道如有感染时，可出现尿道刺激症状，如尿急、尿频、尿痛等。男性感染可致慢性前列腺炎。

三、微生物学检验

（一）标本采集

女性标本多从阴道穹后部及阴道壁部采取，可以使用棉拭子、涤纶拭子或藻酸钙拭子。男性应收集首次晨尿 10 mL，离心后取沉淀做显微镜检查或培养。如果标本需要转运到其他地方去，可使用 Amies 运送培养基。冬季检查应注意保温，以保持阴道毛滴虫的活力，易与其他细胞鉴别。

（二）直接检查

1. 生理盐水悬滴法（湿片法） 取阴道穹后部分泌物、尿液沉淀物或前列腺液，用生理盐水直接涂片，湿片镜检，以找到活的毛滴虫为诊断依据。此法简便、快捷、检出率高，是临床常用方法，但该法只能检测活的虫体，易与白细胞混淆。

2. 涂片染色法 将分泌物涂在玻片上，待自然干燥后可用不同染液染色，如革兰染色、瑞氏染色、吉姆萨染色、PAS 染色和利什曼染色。这种方法不仅可清楚看到滴虫的形状，还可根据白细胞和阴道上皮细胞的数量判定阴道清洁度，也可用吖啶橙染色、荧光显微镜检查。此法检出率比湿片法高。

（三）分子生物学检测

通过核酸分子杂交技术、PCR 技术检测阴道毛滴虫的特定序列。该法敏感性、特异性均较高，是今后检测阴道毛滴虫的发展方向。

（四）分离培养与鉴定

1. 培养法 常用的方法有改良 Diamond 培养、InPouchTV 试验等，将阴道分泌物或尿道分泌物接种于培养基内，37℃温箱内培养 48 h 后，涂片镜检。此法滴虫检出率较直接检查法高，适用于直接检查阴性而临床高度怀疑为滴虫感染的病例及考核疗效时的参考。

2. 免疫学方法 可用荧光抗体检查法、ELISA 法、胶乳凝集法等，检测阴道毛滴虫特定的抗原。此法阳性率较涂片法高，但临床采用较少。

第二节　刚地弓形虫检验

刚地弓形虫由在突尼斯巴斯德研究所工作的两名法国学者 Nicolle 及 Manceaux 在啮齿动物刚地梳趾鼠（*Ctenodactylus gondii*）的肝脾单核细胞内发现，因虫体呈弓形而得名。

一、生物学特点

刚地弓形虫呈世界性分布，能寄生在除红细胞外的所有有核细胞内，中间宿主广泛，猫科动物为其唯一终末宿主。刚地弓形虫生活史中的形态阶段主要有：中间宿主体内的滋养体（包括速殖子和缓殖子）、包囊，终宿主体内的裂殖体、配子体和卵囊，临床上有诊断价值的为速殖子（假包囊）和包囊。

（一）速殖子

速殖子呈香蕉形或月牙形，一端较尖，一端钝圆，一侧扁平，一侧隆起。长 3~7 μm，最宽处 2~4 μm。经吉姆萨法染色后胞质呈蓝色，胞核呈紫红色，位于虫体中央稍偏后。细胞内寄生的速殖子不断增殖，一般含数个至十多个，这个被宿主细胞膜包绕的虫体集合体没有真正的囊壁，称为假包囊，其内速殖子增殖到一定数目时，胞膜破裂，速殖子释出，随血流侵入其他有核细胞内重复以上增殖过程。

（二）包囊

包囊呈圆形或椭圆形，大小不等，具有由虫体分泌的一层富有弹性的坚韧囊壁，内含数十个至数千个缓殖子。缓殖子与速殖子形态相似，但虫体较小。包囊多见于脑、骨骼肌、视网膜及其他组织内，可长期在组织内生存。

二、致病性

刚地弓形虫感染途径多样（经口、输血、器官移植、损伤的皮肤黏膜等），感染阶段多样（假包囊、包囊、滋养体和卵囊），是一种重要的机会致病原虫，在宿主免疫功能低下或缺陷时，可引起人畜共患传染病——弓形体病，造成严重后果，导致机体多组织、器官受损甚至死亡。

弓形虫检测是优生优育联合检测（TORCH）中的一项。孕妇在妊娠期间感染弓形体，可导致胎儿流产、宫内发育迟滞、畸形、死胎、早产和新生儿死亡等不良妊娠后果，这也是联合检测的原因所在。

妊娠期感染刚地弓形虫的母体，经胎盘垂直传播，可致胎儿先天性弓形体病。妊娠前期3个月感染刚地弓形虫症状较严重，可引起胎儿流产、早产、死产或脑积水、小脑畸形、畸胎或死胎等，还会增加妊娠并发症。妊娠中期3个月感染刚地弓形虫，则可能会导致婴儿智障、精神运动性阻抑、失明和大脑钙化等。妊娠后期3个月感染弓形虫则最为常见，若能维持到足月分娩，出生胎儿为无临床症状的先天性弓形体病（实验室检查有阳性结果）患者，这类新生儿有可能于数月甚至数年后发生远期症状。

三、微生物学检验

弓形体病缺乏特异性临床症状和体征，诊断较困难，以下实验室诊断的方法为临床诊断提供了依据。

（一）病原学检查

1. 直接涂片染色法　取外周血或脑脊液、视网膜下渗出液、胸腔积液、腹水、房水、羊水等标本，500 g 离心 10 min，取沉淀液进行涂片，经干燥、固定后，或者取活检组织、病理切片后，行吉姆萨染色，光镜下如查到刚地弓形虫速殖子则判定为病原学阳性，此法操作简便，但检出率低。

2. 动物接种分离法　取外周血或脑脊液、视网膜下渗出液、胸腔积液、腹水、房水、羊水等标本，无菌接种于 6~8 周龄清洁级健康小鼠腹腔内，每只接种 1 mL。逐日进行观察，如接种 2~3 周后，小鼠出现不活泼、皮毛松竖、闭目、弓背、腹部膨大、颤动或呼吸急促等症状。立即剖杀，取小鼠腹腔液及肝、脑、脾等组织，经研磨过滤后，500 r/min 离心 10 min，取沉淀物涂片，吉姆萨染色，镜检如查到刚地弓形虫速殖子或包囊则判定为病原学阳性。

如首次接种结果为阴性或小鼠未发生预期症状或死亡，无菌取小鼠肝、脑、脾等组织各 2 g，研磨成浆，加 0.9% 生理盐水配成 10%~20% 的悬浮液，再次接种于 6~8 周龄清洁级健康小鼠腹腔内。小鼠盲传至少 3 代，每 2 周 1 次，如查到刚地弓形虫则判定为病原学阳性。

3. 单层有核细胞内离体培养　也是病原学检查的常用方法。

（二）血清学试验

人体感染刚地弓形虫后，一般可产生保护性免疫，按照先 IgM 后 IgG 抗体的顺序出现。特异 IgG 抗体在临床症状出现后 2~5 个月达到高峰，随着免疫应答的进程，抗体亲合力逐步增强。近期感染，

IgG 抗体亲合力低；既往感染，则 IgG 抗体亲合力高。因此，抗体亲合力测定可用于区别近期和既往感染。1976 年，Voller 等首次应用 ELISA 检测刚地弓形虫特异性抗体。目前，检测刚地弓形虫特异性抗体是广泛应用的辅助诊断指标。

1. 刚地弓形虫 IgG 抗体检测

（1）原理：用刚地弓形虫抗原包被微孔板，当待测样本中有刚地弓形虫 IgG 时，即与固相抗原结合，形成抗原 – 抗体复合物。洗除未结合的多余抗体后，加入酶标记抗人 IgG 形成固相抗原 – 特异 IgG 抗体 – 酶标抗人 IgG 抗体复合物。待加入酶底物显色液时，即产生显色反应，显色强度与抗刚地弓形虫 IgG 水平成正比。

（2）方法：ELISA 法，检测人血清、血浆或其他体液样品中的刚地弓形虫 IgG 抗体。

（3）试剂：由刚地弓形虫抗原包被的 96 微孔板、样本稀释液（含 0.9% 氯化钠的生理盐水）、人葡萄球菌蛋白 A（SPA）或抗人 IgG 酶标记物液、洗涤液（含吐温 –20 缓冲液）、终止液（主要成分为 1 mol/L 硫酸溶液）、阴性对照、阳性对照、底物 A 液（主要成分为过氧化脲）、底物 B 液（主要成分为四甲基联苯胺）。

（4）操作步骤：按试剂盒所附的使用说明书或实验室制定的 SOP 进行操作。主要步骤如下：试管中加入 1 mL 稀释液和 10 μL 待检样品液，充分混匀。每孔加入稀释的待检样品 100 μL，设阳性对照 1 孔，阴性对照 2 孔（每孔分别加阳性对照、阴性对照 2 滴），设空白对照 1 孔，37℃温育 30 min 后弃去孔中液体，洗涤 5 次，每次间隔 1 min，甩干。除空白对照孔外，每孔加入 1:50 稀释的酶标记物液 50 μL，37℃温育 30 min 后弃去孔中液体，洗涤 5 次，每次间隔 1 min，甩干。每孔先后加底物 A 液、底物 B 液各 1 滴，轻叩反应板使之混匀，室温避光放置 5~10 min。最后每孔加终止液 1 滴，进行比色。

（5）结果判定：按照试剂盒说明书的要求判定结果，一般原则为首先判定阴性对照、阳性对照、校准物和（或）质控品检测值是否符合试剂说明书要求，然后计算结果 CO（cut-off）值，最后计算待测样本 S/CO 值，判定结果。样本 S/CO 值 ≥ 1.0 时结果为阳性反应，样本 S/CO 值＜1.0 时结果为阴性。

（6）参考区间：未感染过刚地弓形虫者，IgG 抗体应为阴性。

（7）注意事项：①试验开始前应先将试剂取出，平衡至室温 20~25℃再使用；要确认温育和洗板符合实验要求。②尽量采用贴壁加样方式，避免气泡造成的交叉污染。在加入酶标抗体时，应注意不要加在微孔板上缘，以免造成假阳性反应。③注意洗板液量不少于 300 μL，尽量使用洗板机洗板，洗板最小残留量应小于 3 μL。手工洗板应在每次洗板后，将反应板倒扣于吸水纸上拍干。④当待测样本 S/CO 值在灰区范围即 CO 值 ±20% 时，建议双孔复核样本，按复核结果报出。⑤试剂盒与待测血清、阳性对照及废弃物均应视为生物危险品，加以妥善处理。

2. 刚地弓形虫 IgM 抗体检测

（1）原理：采用抗人 IgM–μ 链包被微孔板形成固相抗体，加入待测样本后，其中的 IgM 抗体（包括特异的抗刚地弓形虫和非特异的 IgM）与固相上的 IgM–μ 链抗体结合而吸附于固相载体上；再加入刚地弓形虫抗原与固相上特异的 IgM 抗体结合，加入酶标记的抗刚地弓形虫抗体，形成相应的抗原 – 抗体复合物。洗涤后，加入酶底物比色测定。

（2）方法：采用 ELISA 捕获法，检测人血清、血浆或其他体液样品中的刚地弓形虫 IgM 抗体。

（3）试剂：抗人 IgM–μ 链抗体包被的 96 微孔板、抗刚地弓形虫抗体酶标记物液、刚地弓形虫抗原液、样本稀释液、洗涤液、终止液、阳性对照、阴性对照、底物 A 液、底物 B 液。

（4）操作步骤：按试剂盒所附的使用说明书或实验室制定的 SOP 进行操作。主要步骤如下：每孔加 90 μL 稀释液和 10 μL 待检样品液，充分混匀。设阳性对照 1 孔，阴性对照 2 孔（每孔分别加阳性对照、阴性对照 2 滴），设空白对照 1 孔，37℃温育 30 min 后弃去孔中液体，洗涤 5 次，每次间隔 1 min，甩干。除空白对照孔外，先后加入抗原液 1 滴和 1:50 稀释的酶标记物液 50 μL，轻叩反应板混匀，37℃温育 30 min 弃去孔中液体，洗涤 5 次，每次间隔 1 min，甩干。每孔先后加入底物 A 液、底物 B 液各 1 滴，轻叩反应板混匀，室温避光放置 10~20 min。最后每孔加终止液 1 滴。

（5）结果判定：采用比色计数法，以空白孔调零，用酶标仪测定各孔 450 nm 波长 OD 值。如 S/N（样品孔 OD 值 / 阴性对照孔 OD 均值）≥ 2.1，结果判定为阳性。

（6）参考区间：未感染或既往感染刚地弓形虫者，IgM 抗体应为阴性。

3. 刚地弓形虫特异 IgG 抗体亲和力检测

（1）原理和方法：对刚地弓形虫特异 IgG 的 ELISA 检测模式进行改变或改良后，可用于测定刚地弓形虫 IgG 抗体结合抗原的亲和力。具体做法是同时检测双份标本，其中一份经尿素处理分离低亲和力抗体。计算两个终点滴度比值，以百分数表示。

（2）试剂：检测时需要与 IgG 检测试剂同时使用，另外准备含尿素的抗体处理试剂。

（3）操作步骤：按试剂盒所附的使用说明书或实验室制定的 SOP 进行操作。主要步骤如下：设定和加载阴性对照、阳性对照、质控品和待测样本后进行温育、洗涤，加入抗体亲和力试剂后再次进行温育、洗涤，加入酶底物显色溶液后终止，比色。

（4）结果判定：亲和力的计算公式因不同试剂而不同。一般依据亲和力检测孔、对照孔、标准品的检测值来计算，亲和力 < 50% 为低亲和力，表明为近期感染（少于 12 周）。

（5）参考区间：未感染者，抗体亲和力应为阴性；既往感染者如存在特异 IgG，其亲和力 > 50%。

（6）注意事项：抗体滴度过低的样本不适于进行亲和力检测，抗体滴度过高的样本应进行适当稀释后再进行亲和力检测。

4. 刚地弓形虫 IgG 抗体和 IgM 抗体的临床意义与处理方法　刚地弓形虫血清学检测通常需进行 IgG 和 IgM 抗体平行检测，其检测结果的临床意义见表 30-1。若怀疑孕妇近期感染，在采取干预措施之前，还应将标本送至有诊断经验的实验室进行比对。

表 30-1　刚地弓形虫 IgG 抗体和 IgM 抗体的临床意义与处理方法

IgG 结果	IgM 结果	临床意义	处理方法
阴性	阴性	无弓形虫感染的血清学证据	如果临床症状和体征持续存在，3 周后重新采集标本复查
阴性	可疑阳性	可能早期急性感染或 IgM 阳性	3 周后重新采集标本检测 IgG 和 IgM。如果两份结果相同，患者可能未感染刚地弓形虫
阴性	阳性	近期急性感染或 IgM 假阳性	3 周后重新采集标本检测 IgG 和 IgM。如果两份结果相同，IgM 反应可能是假阳性
可疑阳性	阴性	不确定	重新采集标本检测 IgG
可疑阳性	可疑阳性	不确定	重新采集标本检测 IgG 和 IgM
可疑阳性	阳性	可能近期急性刚地弓形虫感染	3 周后重新采集标本检测 IgG 和 IgM
阳性	阴性	通常刚地弓形虫感染超过 6 个月	
阳性	可疑阳性	刚地弓形虫感染，但 IgM 结果可疑，可能由于近期感染或 IgM 假阳性	3 周后重新采集标本检测
阳性	阳性	可能近期刚地弓形虫感染	

资料来源：弓形体病的诊断 .WSIT 486~2015，中华人民共和国国家卫生和计划生育委员会，2015 年 12 月 15 日发布，2016 年 6 月 1 日实施。

5. 刚地弓形虫循环抗原检测

（1）原理：在微孔板内预包被抗刚地弓形虫特异性抗体（多抗），用酶标记的抗刚地弓形虫特异性抗体作为酶结合物；首先加入待测样本，样本中的循环抗原能与包被抗体相结合，再加入酶标记抗体，形成"包被抗体－抗原－酶标记抗体"复合物；温育并洗涤后，加入酶底物显色溶液显色比色。若标本循环抗原阳性，酶催化底物显色，反之不显色。

（2）方法：采用 ELISA 双抗体夹心一步法，检测人血清样品中刚地弓形虫循环抗原。

（3）试剂：抗刚地弓形虫特异性抗体（多抗）包被的 96 微孔板、抗刚地弓形虫特异性抗体酶标记物液、阳性对照、阴性对照、样本稀释液、洗涤液、终止液、底物 A 液、底物 B 液。

（4）操作步骤：按试剂盒所附的使用说明书或实验室制定的 SOP 进行操作。主要步骤如下：每孔加稀释液 40 μL 和待测样品液 10 μL，充分混匀，设阳性对照、阴性对照和空白对照各 1 孔（每孔分别加阳性对照、阴性对照、稀释液各 1 滴）。除空白对照孔外，各孔加稀释的酶标记物液 50 μL，轻叩反应板混匀，置 37℃温育 1 h 后弃去孔中液体，洗涤 5 次，每次间隔 1 min，甩干。每孔先后加底物 A 液、底物 B 液各 1 滴，室温避光放置 10~20 min 后终止比色。

（5）结果判定：同前文结果判定。

（6）参考区间：未感染或既往感染刚地弓形虫者，循环抗原应为阴性。

（三）分子生物学检测

在刚地弓形虫的实验室诊断中，病原学诊断方法最为可靠，但费时且易漏检；免疫学方法使用较为普遍，但因抗原含量少，抗体出现较晚，不适合感染的早期检测和对免疫功能缺陷患者的诊断。近年来，随着分子生物学技术的发展，具有敏感性高、特异性强和早期诊断价值的 PCR 技术已用于刚地弓形虫检测。以 *B1* 基因为靶基因的 PCR 检测方法是在 1989 年由 Burg 首先提出的，经过不断的改进后得到了广泛应用。PCR 方法是通过在生物样本中检测出刚地弓形虫特殊的 DNA 片段来确诊刚地弓形虫感染的，PCR 技术检测灵敏，操作简便，样品用量少，反应周期短，出结果快，不仅为弓形体病的诊断提供了快速、灵敏、特异及稳定的检测方法，而且通过对病原基因型的分析鉴定，为刚地弓形虫群体生物学、流行病学、疫苗研究及对基因型和疾病模式之间潜在的相关性研究等提供重要的依据。

1. RT-PCR 技术

（1）方法：采用 PCR 技术，从 *B1* 基因和 AF146527 序列等选取靶基因，对刚地弓形虫特异性 DNA 核酸片段进行荧光 PCR 检测。

（2）试剂：核酸抽提液、刚地弓形虫核酸荧光 PCR 检测混合液、酶（Taq+UNG）、内部对照品、阳性对照品、水。

（3）操作步骤

1）DNA 提取：50 μL 血液或体液样本加 50 μL 核酸提取液，振荡 10 s，水浴或 99℃干浴 10 min，2 500 g 离心 10 min，取上清备用。粪便标本的话，挑取米粒大小置于含 0.5 mL 生理盐水的离心管中，振荡混匀，2 500 g 离心 2 min，弃去上清，沉淀物中加入 100 μL DNA 提取液混匀，沸水浴 10 min，2 500 g 离心 5 min，取上清 4 μL 进行 PCR。水作为阴性对照。

2）试剂配制：取 35 μL 刚地弓形虫核酸荧光 PCR 检测混合液、1 μL 内部对照品和 0.4 μL 酶（Taq+UNG），振荡混匀，1 358 g 离心数秒。

3）RT-PCR 扩增：取上述配制好的混合液 36 μL 置于 PCR 反应管，将已处理标本、水、阳性对照品各 4 μL 分别加入 PCR 反应管，置 RT-PCR 仪，分别设置循环参数：37℃ 2 min、94℃ 2 min、93℃ 15 s、60℃ 60 s，4 个参数循环 40 次。单点荧光检测在 60℃，反应体系为 40 μL。荧光检测选用六氯荧光素（HEX）和 FAM 通道，基线调整取 6~15 个循环的荧光信号，阈值设定原则以阈值线刚好超过水检测荧光曲线的最高点。

4）结果判定：在 FAM 通道，当 CT（threshold cycle）值 ≤ 38 时，结果判定为阳性。

5）参考区间：未感染或既往感染刚地弓形虫者，结果应为阴性。

2. 其他方法

（1）除了 RT-PCR，还包括传统 PCR、Nest-PCR 及 RT-PCR 等。RT-PCR 在常规 PCR 基础上，运用荧光共振能量转移现象，加入荧光标记探针，把核酸扩增、杂交、光谱分析和实时检测技术结合在一起，具有高敏感性、高特异性和高精确性的特点，并且克服了传统 PCR 技术中存在的假阳性污染和不能进行准确定量的缺点，已应用于刚地弓形虫的检测，显示其良好的应用前景。

（2）限制性片段长度多态性：是用限制性内切核酸酶识别单核酸多态性，吸收 DNA 产物，通过琼脂糖凝胶电泳得到 DNA 带型。相比 PCR 技术，RFLP 技术能够在阳性诊断的基础上提供进一步的信息，更好地进行刚地弓形虫的基因鉴定和描述。

（3）环介导等温扩增技术：是用一套四条特异引物与靶基因的 6 个区域退火杂交，在具有链置换活性功能的 DNA 聚合酶的作用下，实现等温条件扩增 DNA 的核酸扩增检测。与传统 PCR 技术相比，环介导等温扩增技术简化了 94℃ 变性步骤，退火和延伸在同一温度下进行，具有反应历时短、简便迅速及结果易于判断的优点。

（杨　云　于培霞　刘敏丽）

参考文献

单连玉，杨秀珍，刘佩梅. PCR 技术检测 RH 株弓形虫组织内感染的实验研究. 天津医科大学学报，2002，8（4）：416-419.

弓形虫病的诊断. WSIT 486~2015，中华人民共和国国家卫生和计划生育委员会，2015 年 12 月 15 日发布，2016 年 6 月 1 日实施.

蔺智兵，张厚双，曹杰，等. 弓形虫 Real-time PCR 检测方法的建立和初步应用. 畜牧与兽医，2011，43（12）：20-23.

陆予云，丁丽，吴秀珍. 寄生虫检验技术. 武汉：华中科技大学出版社，2012：138-139.

尚红，王毓三，申子瑜. 全国临床检验操作规程. 4 版. 北京：人民卫生出版社，2014：456-458.

邵军军，周广青，常惠芸. 环介导等温扩增技术及其在分子诊断中的应用. 中华实用诊断与治疗杂志，2007，21（6）：450-453.

汤一苇. 微生物分子诊断学. 北京：科学出版社，2013.

王辉，任健康，王明贵. 临床微生物学检验. 北京：人民卫生出版社，2015：104-105.

吴松霏，金炫伏，陈蓉，等. 刚地弓形虫分子生物学检测技术应用研究进展. 中国病原生物学杂志.

2012，7（10）：794-795.

谢辉，帖超男. 阴道毛滴虫病检测方法的研究进展. 中国寄生虫学与寄生虫病杂志，2004，22（3）：179-181.

严晓岚，闻礼永，官亚宜，等.《弓形虫病的诊断》标准解读. 中国寄生虫学与寄生虫病杂志，2016，34（4）：387-389.

赵玉磊，苏晓红. 阴道毛滴虫病研究进展. 国际皮肤性病学杂志，2012，38（5）：316-319.

朱新群，贾殿举，马楠. 妇产科感染基础与临床. 北京：科学出版社，2002：21.

Chapin K，Andrea S. APTIMA® Trichomonas vaginalis，transcription-mediated amplification assay for detection of Trichomonas vaginalis in urogenital specimens. Expert Rev Mol Diagn，2011，11（7）：679-688.

Wallon M，Franck J，Thulliez P，et al. Accuracy of real-time polymerase chain reaction for Toxoplasma gondii in amniotic fluid. Obstet Gynecol，2010，115（4）：727-733.

第三十一章

抗菌药物敏感性试验

细菌对抗菌药物的敏感性试验（药敏试验）是指在体外测定药物抑制或杀死细菌能力的试验，通常用于检测被分离的各种病原菌对抗菌药物的敏感性或耐药的程度，为临床正确合理地使用抗生素提供科学依据。准确的药敏试验对临床选择适当的药物治疗至关重要，制订相应的检验标准和操作规范需要投入大量的人力、财力和物力，所以大多数国家包括中国都还没有能力建立自己的标准，自 1998 年以来，卫生部将 CLSI 制定的药敏标准定为我国标准，并且每年根据新版及时做出更新。CLSI 是美国国家标准协会最早认定的标准制定机构，其制定的微生物临床检验标准及操作规范被视为相关检验领域的金标准。

第一节　临床常用抗菌药物

一、临床常用抗菌药物简介

（一）青霉素类

青霉素类主要包括天然青霉素、耐青霉素酶青霉素、广谱青霉素、青霉素 + β - 内酰胺酶抑制剂。

1. **天然青霉素**　有青霉素、青霉素 V，作用于不产青霉素酶的革兰阳性球菌、革兰阴性球菌、厌氧菌。

2. **耐青霉素酶青霉素**　有甲氧西林、苯唑西林等，作用于产青霉素酶的葡萄球菌。

3. **广谱青霉素**　又分为氨基组青霉素、羧基组青霉素、脲基组青霉素。氨基组青霉素有氨苄西林、阿莫西林，作用于青霉素敏感的细菌、大部分大肠杆菌、奇异变形杆菌、流感嗜血杆菌等革兰阴性杆菌；羧基组青霉素有氨苄西林、替卡西林，作用于产 β - 内酰胺酶肠杆菌科细菌和假单胞菌，对克雷伯菌和肠球菌无效，可协同氨基糖苷类抗菌药物作用于肠球菌；脲基组青霉素有哌拉西林、美洛西林，作用于产 β - 内酰胺酶肠杆菌科细菌和假单胞菌。

（二）头孢菌素类

根据发现的先后和抗菌作用，将其命名为第一代、第二代、第三代和第四代头孢菌素。头孢菌素与青霉素结合蛋白结合，发挥抑菌和杀菌效果，不同的头孢菌素与不同的青霉素结合蛋白结合。随着代次增加，对于革兰阳性球菌的抗菌效果减弱，对革兰阴性杆菌的作用增强。第四代头孢菌素对阳性球菌与阴性杆菌作用几乎相同，并具有抗假单胞菌的作用。

1. 第一代头孢菌素　有头孢噻吩、头孢唑林、头孢拉定等。

2. 第二代头孢菌素　有头孢孟多、头孢呋辛、头孢尼西等。

3. 第三代头孢菌素　有头孢噻吩、头孢曲松、头孢唑肟等。

4. 第四代头孢菌素　有头孢匹罗、头孢噻利、头孢吡肟等。

（三）其他 β - 内酰胺类

1. 单环类　单环 β - 内酰胺类抗菌药物主要有氨曲南和卡芦莫南，对革兰阴性菌作用强，如淋病奈瑟菌、流感嗜血杆菌、铜绿假单胞菌；对革兰阳性菌和厌氧菌无效。

2. 拉氧头孢类　有头孢西丁、头孢替坦等，对革兰阳性菌有较好的抗菌活性，对厌氧菌有高度抗菌活性，但对非发酵菌无效。

3. 碳青霉烯类　有亚胺培南、美罗培南、比阿培南等。除了嗜麦芽窄食单胞菌、耐甲氧西林葡萄球菌、尿肠球菌和某些脆弱类杆菌耐药外，对几乎所有由质粒和染色体介导的 β - 内酰胺稳定，因而是目前抗菌谱最广的抗菌药物，具有快速杀菌作用。

4. β - 内酰胺酶抑制剂的复合制剂　与 β - 内酰胺类抗菌药物联用后能增强后者的抗菌活性，如克拉维酸、舒巴坦和他唑巴坦。

（四）氨基苷类

氨基苷类有链霉素、卡那霉素、庆大霉素、阿米卡星等，对需氧革兰阴性杆菌有较强的抗菌活性，对阳性球菌有一定的活性。

（五）喹诺酮类

1. 第一代喹诺酮类　有萘啶酸，为窄谱抗菌药物，对革兰阳性球菌无效，主要作用于大肠杆菌，且迅速出现耐药，目前较少用于临床。

2. 第二代喹诺酮类　有环丙沙星、氧氟沙星、诺氟沙星等，对革兰阴性和阳性细菌均有作用。

3. 第三代喹诺酮类　有司帕沙星、左氧氟沙星、加替沙星等，对革兰阳性菌作用高于第二代的4~8倍，对厌氧菌亦有作用。

（六）大环内酯类

大环内酯类有红霉素、克拉霉素、罗红霉素等，对流感嗜血杆菌、支原体、衣原体等具有强大的抗菌作用。

（七）四环素类

四环素类是广谱抑菌性抗生物，有金霉素、土霉素、去甲金霉素、多西环素和米诺环素等，对许多革兰阳性菌和革兰阴性菌、支原体、衣原体等具有抗菌活性。

（八）林可霉素类

林可霉素类抗生素包括林可霉素、克林霉素，克林霉素是林可霉素的一种化学改良品种。林可霉素对需氧革兰阳性球菌和厌氧菌有广谱抗菌活性，克林霉素是对厌氧菌活性最强的抗生素之一。

（九）糖肽类

糖肽类抗生素有万古霉素、替考拉林，主要对需氧和厌氧革兰阳性球菌具有抗菌活性，对革兰阴性菌或分枝杆菌无活性。

二、临床常用抗菌药物的选择与试验 / 报告组

（一）临床常用抗菌药物的选择

应按临床需要选用抗菌药物的种类。同类抗菌药物仅选一个作为代表。根据测定细菌的种类和感染部位进行选药，参照 CLSI《抗微生物药物敏感性试验执行标准》，列出了对于不同细菌的不同抗生素分组。

（二）临床常用抗菌药物的试验 / 报告组

1. A 组　为常规首选药敏试验药物。

2. B 组　包含一些临床上重要的，特别是针对医院内感染的药物，也可以用于一级试验。但是它们只是被选择性地报告，如当 A 组同类药物耐药时可以选用。其他报告指征可包括以下几点：特定的标本来源，多种细菌感染，对 A 组药物过敏、耐受或无效的病例；流行病学为目的的感染控制报告。

3. C 组　包括替代性或补充性抗菌药物，可在以下情况进行试验：某些医院潜伏有对数种基本药物（特别是对同类的，如 β - 内酰胺类）耐药的局部流行或广泛流行的菌株；治疗对基本药物过敏的患者；治疗少见菌的感染；或流行病学为目的的感染控制报告。

4. U 组　列出了某些仅用于或首选治疗泌尿道感染的抗菌药物（如呋喃妥因和某些喹诺酮类药物）。其他感染部位分离的病原菌不用常规报告此组药物。特殊的泌尿道的病原菌（如铜绿假单胞菌和氧氟沙星），具有广泛适应证的其他药物可被包含于 U 组。

三、临床常用抗菌药物报告结果

出于救治患者的需要，可直接向临床医生报告测定的 MIC 值。但是，在常规报告中必须提供解释结果的判断标准（S、I 或 R），以便临床医生理解 MIC 报告。不应报告无解释标准的抑菌圈直径测量值。

（一）报告结果的解释和定义如下

1. 敏感（S）　是指菌株能被使用推荐剂量治疗感染部位可达到的抗菌药物浓度所抑制，产生可能的临床疗效。

2. 剂量依赖性敏感（SDD）　是指菌株对某药物的敏感依赖于对患者的给药方案。对于药敏结果在 SDD 范围内的分离株，为了使血药浓度达到临床疗效，采用的给药方案的药物暴露应高于以前常用敏感折点的剂量。

3. 中介（I）　指抗菌药物 MIC 接近血液和组织中通常可达到的浓度，疗效低于敏感菌株。还表示药物在生理浓集的部位具有临床效力，或者可用高于正常剂量的药物进行治疗。另外，中介还作为缓冲区，以防止微小的、未受控的技术因素导致较大的错误结果，特别是对那些药物毒性范围窄的药物。

4. 耐药（R）　指菌株不能被常规剂量抗菌药物达到的浓度所抑制，和（或）证明 MIC 或抑菌圈直径落在某些特殊的微生物耐药机制范围，在治疗研究中表现抗菌药物对菌株的临床疗效不可靠。

5. 非敏感（NS）　由于没有耐药菌株或耐药菌发生，此分类特指仅有敏感解释标准的分离菌株。

（二）药敏结果报告规则

1. 药敏结果应采取分级报告

（1）同类抗生素中 A 组耐药，选择 B 组中相应的药物。

（2）青霉素类：如氨苄西林耐药可选择哌拉西林。

（3）氨基糖苷类：如庆大霉素耐药可选择阿米卡星。

（4）头孢类：依次按头孢一代、二代、三代选择报告，如一代耐药可选择头孢呋辛；如再耐药

可选择头孢噻肟、头孢他啶、头孢吡肟。

（5）喹诺酮类：诺氟沙星、氧氟沙星、环丙沙星、左氧氟沙星。

（6）碳青霉类：亚胺培南、美罗培南。

（7）大环内酯类：红霉素、克林霉素。

2. 药敏结果应有选择性地报告　如对分离于脑脊液中的细菌，下列抗微生物药物不予选择：口服抗生素只针对一、二代头孢菌素（头孢呋辛注射药除外），头孢霉素类，克林霉素类，大环类脂类，四环素类，氟喹诺酮类。

四、临床微生物室对苛养菌与非苛养菌的常规试验和报告选取抗菌药物分组

（1）临床微生物室对非苛养菌常规试验和报告选取的抗菌药物分组，见表31-1。

表31-1　临床微生物实验室对非苛养菌常规试验和报告时应选取的抗菌药物分组

	肠杆菌科	铜绿假单胞菌	葡萄球菌属	肠球菌属	不动杆菌属	洋葱伯克霍尔德菌	嗜麦芽窄食单胞菌	其他肠杆菌科菌
A组首选试验并常规报告的药物	氨苄西林、头孢唑林、庆大霉素、妥布霉素	头孢他啶、庆大霉素、妥布霉素、哌拉西林、他唑巴坦	阿奇霉素、克拉霉素、红霉素、克林霉素、苯唑西林、头孢西丁（替代苯唑西林）、青霉素、甲氧苄啶、磺胺甲噁唑	氨苄西林、青霉素	氨苄西林、舒巴坦、头孢他啶、环丙沙星、左氧氟沙星、多利培南、亚胺培南、美罗培南、庆大霉素、妥布霉素	左氧氟沙星、美罗培南、甲氧苄啶、磺胺甲噁唑	甲氧苄啶、磺胺甲噁唑	头孢他啶、庆大霉素、妥布霉素
B组首选试验有选择报告的药物	阿米卡星、阿莫西林、克拉维酸、氨苄西林、舒巴坦、哌拉西林、他唑巴坦、Ceftolozane、他唑巴坦、头孢呋辛、头孢吡肟、头孢替坦、头孢西丁、头孢噻肟、头孢曲松、环丙沙星、左氧氟沙星、多尼培南、厄他培南、亚胺培南、美罗培南、甲氧苄啶、磺胺甲噁唑	阿米卡星、氨曲南、头孢吡肟、Ceftolozane、他唑巴坦、环丙沙星、左氧氟沙星、多利培南、亚胺培南、美罗培南	头孢洛林、达托霉素、利奈唑胺、特地唑胺、多西环素、米诺环素、四环素、万古霉素、利福平	达托霉素、利奈唑胺、特地唑胺、万古霉素	阿米卡星、哌拉西林、他唑巴坦、头孢吡肟、头孢噻肟、头孢曲松、多西环素、米诺环素、甲氧苄啶、磺胺甲噁唑	头孢他啶、米诺环素	头孢他啶、左氧氟沙星、米诺环素	阿米卡星、氨曲南、头孢吡肟、环丙沙星、左氧氟沙星、亚胺培南、美罗培南、哌拉西林、他唑巴坦、甲氧苄啶、磺胺甲噁唑
C组补充试验有选择报告的药物	氨曲南、头孢他啶、头孢洛林、氯霉素、四环素		氯霉素、环丙沙星、左氧氟沙星、莫西沙星、庆大霉素、奥利万星、特拉万星	庆大霉素（只用于高水平耐药试验）、链霉素（只用于高水平耐药试验）、奥利万星、特拉万星		氯霉素	氯霉素	头孢噻肟、头孢曲松、氯霉素

（续表）

	肠杆菌科	铜绿假单胞菌	葡萄球菌属	肠球菌属	不动杆菌属	洋葱伯克霍尔德菌	嗜麦芽窄食单胞菌	其他肠杆菌科菌
U组仅用于泌尿道的补充试验的药物	头孢唑林（无并发症尿路感染的替代试验）、磷霉素、呋喃妥因、磺胺异噁唑、甲氧苄啶		呋喃妥因、磺胺异噁唑、甲氧苄啶	环丙沙星、左氧氟沙星、磷霉素、呋喃妥因、四环素	四环素			磺胺异噁唑、四环素

（2）临床微生物室对苛养菌常规试验和报告选取的抗菌药物分组，见表31-2。

表 31-2　临床微生物室对苛养菌常规试验和报告时应选取的抗菌药物分组

	嗜血杆菌和副流感嗜血杆菌	淋病奈瑟菌	肺炎链球菌	链球菌属 β-溶血群	链球菌属草绿色群
A组首选试验并常规报告的药物	氨苄西林	头孢曲松、头孢克肟、环丙沙星、四环素	红霉素、青霉素（苯唑西林纸片）、甲氧苄啶磺胺甲噁唑	克林霉素、红霉素、青霉素、氨苄西林	氨苄西林、青霉素
B组首选试验有选择报告的药物	氨苄西林、舒巴坦、头孢噻肟、头孢他啶、头孢曲松、环丙沙星、左氧氟沙星、莫西沙星、美罗培南		头孢吡肟、头孢噻肟、头孢曲松、克林霉素、多西环素、左氧氟沙星、莫西沙星、美罗培南、四环素、万古霉素	头孢吡肟、头孢噻肟、头孢曲松、万古霉素	头孢吡肟、头孢噻肟、头孢曲松、万古霉素
C组补充试验有选择报告的药物	阿奇霉素、克拉霉素、氨曲南、阿莫西林、克拉维酸、头孢克洛、头孢丙烯、头孢地尼、头孢克肟、头孢泊肟、头孢洛林、头孢呋辛（口服）、环丙沙星、左氧沙星、莫西沙星、吉米沙星、厄他培南、亚胺培南、利福平、氯霉素、四环素		阿莫西林、克拉维酸、头孢呋辛、头孢洛林、氯霉素、厄他培南、亚胺培南、利奈唑胺、利福平	头孢洛林、氯霉素、达托霉素、左氧氟沙星、利奈唑胺、特地唑胺、奥利万星、特拉万星	Ceftolozane、他唑巴坦、氯霉素、克林霉素、红霉素、利奈唑胺、特地唑胺、奥利万星、特拉万星

第二节　抗菌药物敏感性试验纸片扩散法和稀释法

纸片扩散法和稀释法均为进行抗菌药物敏感性试验的可靠方法，选择具体药敏试验方法取决于以下一些因素：操作的相对熟练度、花费、选择试验用药的灵活性、用于试验的自动或半自动设备和此方法的准确性等。

一、纸片扩散法

（一）原理

将含有定量抗菌药物的纸片贴在已接种测试菌的琼脂平板上。纸片中所含的药物吸取琼脂中的水分溶解后不断地向纸片周围区域扩散形成递减的梯度浓度。在纸片周围抑菌浓度范围内测试菌的生长被抑制，从而形成透明的抑菌圈。抑菌圈的大小反映测试菌对测定药物的敏感程度，并与该药对测试菌的 MIC 呈负相关，即抑菌圈越大，MIC 越小。

（二）材料

1. 琼脂基质　绝大多数细菌采用水解酪蛋白（MHA）琼脂平板进行药物敏感试验，也有少数细菌需要在特殊培养基上进行试验，如 GBS 选用 5% 脱纤维羊血 MHA 琼脂等。

2. 抗菌药敏纸片　根据我国纸片法抗菌药物敏感试验标准和美国 CLSI 标准要求，需采用经我国 CFDA 或美国 FDA 批准，有生产文号的药敏纸片。使用纸片不应超过规定的有效期，并且应该在 2~8℃冰箱中冷藏或在无霜低温冰箱中以 −20℃或者更低的温度下冷冻，一直到需要使用时。

（三）操作程序

1. 菌悬液的制备　挑取非选择性培养基上单个的新鲜培养的纯菌落，接种到 0.9% 无菌生理盐水中，充分研磨混匀，制备 0.5 麦氏浊度的菌液，细菌浓度为（1~2）× 10^8 CFU/mL。

2. 接种平板　制备好的接种菌液必须在 15 min 内使用。将一个无菌的棉拭子蘸入菌悬液中，旋转几次，然后在液面以上的试管内壁轻轻挤压以将过多的接种物从拭子中除去。然后将拭子涂布整个培养基表面，反复 3 次，每次将平板旋转约 60°，最后沿平板边缘绕抹两圈，确保接种物分布均匀。为了在使用含有药物的纸片之前能吸收过多的水分，盖子应半开 3~5 min 晾干备用。

3. 贴纸片　用镊子取一张纸片，贴在琼脂平板表面，用镊子轻压确保纸片与琼脂表面完全接触，纸片一贴就不可再拿起，因纸片的药物已扩散到琼脂中。或者使用机械化分配器贴纸片。两张纸片圆心之间的距离不少于 24 mm，纸片圆心距平皿边缘不少于 15 mm。直径为 90 mm 的平板最多贴 5 张。

4. 孵育　贴上纸片后，须在 15 min 内倒置平板放入 35（±2）℃孵箱中培养。除了对于葡萄球菌和肠球菌以外的所有其他非苛养菌，每个平板应该在孵育 16~18 h 后检测；而葡萄球菌和肠球菌必须孵育整 24 h 以便能够检测对苯唑西林和万古霉素的耐药性。

5. 测量抑菌圈　如果平皿接种正确，抑菌圈直径表现为均匀一致的圆圈，并且出现相互融合的菌苔样生长。以单个菌落形式生长表示接种物过轻，必须重复试验。包括纸片直径在内的完整抑菌圈直径用游标卡尺、直尺或专门的测量装置来测量到最接近的毫米值。变形杆菌可出现蔓延生长进入抑菌环内，磺胺药在抑菌环内会出现轻微生长，这些都不作为抑菌环的边缘。如果使用的是脱纤维羊血MHA 平板，应除去盖子用反射光照射测量抑菌环。

（四）解释和报告结果

1. 解释　测量所得抑菌圈直径以 CLSI 公布的指南为基础来进行解释。

2. 报告结果　以 CLSI 公布的指南为基础来做出细菌对试验抗菌药物敏感、中介或耐药的报告。常见致病菌药敏解释标准见表 31-3~ 表 31-7。

表 31-3　肠杆菌科菌的抑菌圈及 MIC 判读标准

抗菌药物	抑菌圈直径（mm）			MIC 解释标准（μg/mL）			备注
	敏感	中介	耐药	敏感	中介	耐药	
氨苄西林	≥ 17	14~16	≤ 13	≤ 8	16	≥ 32	
头孢唑林	≥ 23	20~22	≤ 19	≤ 2	4	≥ 8	
庆大霉素	≥ 15	13~14	≤ 12	≤ 4	8	≥ 16	
妥布霉素	≥ 15	13~14	≤ 12	≤ 4	8	≥ 16	
阿米卡星	≥ 17	15~16	≤ 14	≤ 16	32	≥ 64	
舒巴坦	≥ 15	12~14	≤ 11	≤ 8/4	16/8	≥ 32/16	
哌拉西林 / 他唑巴坦	≥ 21	18~20	≤ 17	≤ 16/4	32/4~64/4	≥ 128/4	

（续表）

抗菌药物	抑菌圈直径（mm）			MIC 解释标准（μg/mL）			备注
	敏感	中介	耐药	敏感	中介	耐药	
头孢呋辛	≥ 18	15~17	≤ 14	≤ 8	16	≥ 32	注射
头孢呋辛	≥ 23	15~22	≤ 14	≤ 4	8~16	≥ 32	口服
头孢吡肟	≥ 25	19~24	≤ 18	≤ 8	16	≥ 32	
头孢替坦	≥ 16	13~15	≤ 12	≤ 16	32	≥ 64	
头孢曲松	≥ 23	20~22	≤ 19	≤ 1	2	≥ 4	
头孢噻肟	—			—	—	—	由头孢曲松结果预测
环丙沙星	≥ 21	16~20	≤ 15	≤ 1	2	≥ 4	对除沙门菌外的肠杆菌进行测试和报告
左氧氟沙星	≥ 17	14~16	≤ 13	≤ 2	4	≥ 8	
亚胺培南	≥ 23	20~22	≤ 19	≤ 1	2	≥ 4	
美罗培南	≥ 23	20~22	≤ 19	≤ 1	2	≥ 4	
哌拉西林	≥ 21	18~20	≤ 17	≤ 16	32~64	≥ 128	
复方新诺明	≥ 16	11~15	≤ 10	≤ 2/38	—	≥ 4/76	
氨曲南	≥ 21	18~20	≤ 17	≤ 4	8	≥ 16	
头孢他啶	≥ 21	18~20	≤ 17	≤ 4	8	≥ 16	
呋喃妥因	≥ 17	15~16	≤ 14	≤ 32	64	≥ 128	泌尿道分离的细菌报告
氨苄西林	≥ 17	14~16	≤ 13	—	—	—	对沙门菌和志贺菌测试和报告
环丙沙星	≥ 31	21~30	≤ 20	—	—	—	对沙门菌测试和报告（包括伤寒和副伤寒）
环丙沙星	≥ 21	16~20	≤ 15	—	—	—	对志贺菌测试和报告
复方新诺明	≥ 16	11~15	≤ 10	—	—	—	对沙门菌和志贺菌测试和报告
头孢噻肟	≥ 26	23~25	≤ 22				对肠道外分离沙门菌和志贺菌
氯霉素	≥ 18	13~17	≤ 12	—	—	—	

表 31-4　葡萄球菌属细菌药敏解释标准

抗菌药物	抑菌圈直径（mm）			MIC（μg/mL）			备注
	敏感	中介	耐药	敏感	中介	耐药	
红霉素	≥ 23	14~22	≤ 13	≤ 0.5	1~4	≥ 8	分离于泌尿道菌株不作常规报告
克林霉素	≥ 21	15~20	≤ 14	≤ 0.5	1~2	≥ 4	分离于泌尿道菌株不作常规报告
苯唑西林	≥ 22	—	≤ 21	≤ 4		≥ 8	仅对金黄色葡萄球菌、路邓葡萄球菌
	≥ 25	—	≤ 24	—		—	对除路邓葡萄球菌以外的其他凝固酶阴性葡萄球菌
	—	—	—	≤ 0.25	—	≥ 0.5	对除路邓葡萄球菌以外的其他凝固酶阴性葡萄球菌
青霉素	≥ 29	—	≤ 28	≤ 0.12		≥ 0.25	当青霉素抑菌圈直径 ≥ 29 时，在报告青霉素结果为敏感前，应执行诱导 β - 内酰胺酶试验
复方新诺明	≥ 16	11~15	≤ 10	≤ 2/38	—	≥ 4/76	
利奈唑胺	≥ 21	—	≤ 20	≤ 4		≥ 8	
四环素	≥ 19	15~18	≤ 14	≤ 4	8	≥ 16	

（续表）

抗菌药物	抑菌圈直径（mm）			MIC（μg/mL）			备注
	敏感	中介	耐药	敏感	中介	耐药	
万古霉素（金黄色葡萄球菌）	—	—	—	≤ 2	4~8	≥ 16	任何万古霉素 MIC ≥ 8 μg/mL 的金黄色葡萄球菌及 MIC ≥ 32 μg/mL 的凝固酶阴性葡萄球菌都应送往参考实验室
万古霉素（凝固酶阴性葡萄球菌）	—	—	—	≤ 4	8~16	≥ 32	
利福平	≥ 20	17~19	≤ 16	≤ 1	2	≥ 4	
环丙沙星	≥ 21	16~20	≤ 15	≤ 1	2	≥ 4	
莫西沙星	≥ 24	21~23	≤ 20	≤ 0.5	1	≥ 2	
庆大霉素	≥ 15	13~14	≤ 12	≤ 4	8	≥ 16	
呋喃妥因	≥ 17	15~16	≤ 14	≤ 32	64	≥ 128	泌尿道分离的细菌需加做该药
替加环素	—	—	—	≤ 0.5	—	—	

表 31-5　淋病奈瑟菌药敏判断标准

抗菌药物	抑菌圈直径（mm）			MIC（μg/mL）			备注
	敏感	中介	耐药	敏感	中介	耐药	
青霉素	≥ 47	27~46	≤ 26	≤ 0.06	0.12~1	≥ 2	
头孢曲松	≥ 35	—	—	≤ 0.25	—	—	
头孢西丁	≥ 28	24~27	≤ 23	≤ 2	4~	≥ 8	出现中介结果，其临床疗效尚不清楚
头孢呋辛	≥ 31	26~30	≤ 25	≤ 0.1	2	≥ 4	
头孢吡肟	≥ 31			≤ 0.5			
头孢美唑	≥ 33	28~32	≤ 27	≤ 2	4	≥ 8	出现中介结果，其临床疗效尚不清楚
头孢噻肟	≥ 26	20~25	≤ 19	≤ 2	4	≥ 8	
头孢他啶	≥ 31			≤ 0.5			
头孢唑肟	≥ 38	—	—	≤ 0.5	—	—	
头孢克洛	≥ 31			≤ 0.25			
头孢泊肟	≥ 29			≤ 0.5			
四环素	≥ 38	31~37	≤ 30	≤ 0.25	0.5~1	≥ 2	淋病奈瑟菌对四环素纸片抑菌圈 ≤ 19 mm 时，需用稀释法试验予以确认
环丙沙星	≥ 41	28~40	≤ 27	≤ 0.06	0.12~0.5	≥ 1	
氧氟沙星	≥ 31	25~30	≤ 24	≤ 0.25	0.5~1	≥ 2	
大观霉素	≥ 18	15~17	≤ 14	≤ 32	64	≥ 128	出现中介结果，其临床疗效尚不清楚

表 31-6　肺炎链球菌纸片法药敏解释标准

抗菌药物	K-B 法解释标准（mm）			MIC 法解释标准（μg/mL）			备注
	敏感	中介	耐药	敏感	中介	耐药	
红霉素	≥ 21	16~20	≤ 15	—	—	—	分离于泌尿道菌株不作常规报告
青霉素（非脑膜炎）	—	—	—	≤ 2	4	≥ 8	用 MIC 法检测
青霉素（脑膜炎）				≤ 0.06		≥ 0.12	用 MIC 法检测

（续表）

抗菌药物	K-B 法解释标准（mm）			MIC 法解释标准（μg/mL）			备注
	敏感	中介	耐药	敏感	中介	耐药	
复方新诺明	≥ 19	16~18	≤ 15	—	—	—	
克林霉素	≥ 19	16~18	≤ 15	—	—	—	分离于泌尿道菌株不作常规报告
左氧氟沙星	≥ 17	14~16	≤ 13	—	—	—	
四环素	≥ 28	25~27	≤ 24	—	—	—	
万古霉素	≥ 17	—	—	—	—	—	
氯霉素	≥ 21	—	≤ 20	—	—	—	分离于泌尿道菌株不作常规报告
利奈唑胺	≥ 21	—	—	—	—	—	
利福平	≥ 19	17~18	≤ 16	—	—	—	不能单独作为抗菌治疗

表 31-7　β - 溶血链球菌药敏解释标准

抗菌药物	纸片含量（μg）	K-B 法解释标准（mm）			备注
		敏感	中介	耐药	
克林霉素	2	≥ 19	16~18	≤ 15	分离于泌尿道菌株不作常规报告
红霉素	15	≥ 21	16~20	≤ 15	分离于泌尿道菌株不作常规报告
青霉素	10 U	≥ 24	—	—	
氨苄西林	10	≥ 24	—	—	
头孢吡肟	30	≥ 24	—	—	
头孢噻肟	30	≥ 24	—	—	
万古霉素	30	≥ 17	—	—	
氯霉素	30	≥ 21	18~20	≤ 17	分离于泌尿道菌株不作常规报告
左氧氟沙星	5	≥ 17	14~16	≤ 13	
利奈唑胺	30	≥ 21	—	—	
奎奴普汀 / 达福普汀	15	≥ 19	16~18	≤ 15	仅用于对化脓性链球菌报告

（五）优点与缺点

纸片扩散试验具有以下几个优点：①技术简单易行，重复性好；②试剂相对便宜；③不需要任何特殊设备；④提供临床医生易于理解的分类结果；⑤选择试验用抗菌药物灵活。纸片扩散试验的主要局限在于试验的细菌谱已经被标准化，对于美国 CLSI 关于纸片扩散试验的文件中未列出的细菌，目前的研究还不足以制订出有重复性和权威性的试验结果解释标准。纸片扩散试验在检测苯唑西林异质耐药的葡萄球菌和低水平耐万古霉素的肠球菌上有困难。

二、稀释法

稀释性敏感性试验方法用于确定抗菌药物需要用来抑制或杀灭微生物的最低浓度，常以 μg/mL 为单位。琼脂或肉汤的方法都能进行确定抗菌药物抑菌活性的操作。试验时抗菌药物的浓度通常经过倍比稀释，能抑制待测菌肉眼可见生长的最低药物浓度为 MIC，一个特定抗菌药物的测试浓度范围应该包含能够检测细菌的解释性折点（敏感、中介和耐药）的浓度，同时也应包含质控参考菌株的 MIC。

（一）稀释试验——琼脂稀释法

琼脂稀释法试验是标准化好、敏感性高的试验方法，可用于评价其他试验系统准确性的参考。琼脂稀释法因耗时长、制备平皿时需要高强度劳动，此方法在多数临床微生物实验室没有广泛应用。

（二）稀释试验——肉汤稀释法

1. **肉汤常量稀释法** 是可靠且有标准化参考的方法，可用于研究目的。但由于操作费力及可以使用更为方便的稀释系统（如肉汤微量稀释法），此方法在多数临床微生物实验室没有广泛应用。

2. **肉汤微量稀释法** 微量稀释盘进行稀释敏感性试验所带来的方便，使得肉汤微量稀释法得到了广泛的应用。一次性塑料盘中含有几种抗菌药物可以同时进行试验，并且可以实验室内部制备或者购买冷冻或冻干的成品。当使用商品化系统时，应遵循制造商关于储存、接种、孵育和解释的建议。

（三）浓度梯度扩散法

浓度梯度扩散法（E-test 法）是一种结合稀释法和扩散法原理对抗菌药物试验直接定量的药敏技术。

1. **原理** E-test 条是一条 5 mm × 50 mm 的无孔试剂载体，一面固定有一系列预先制备的、浓度呈连续指数增长的抗菌药物，另一面有读数和判别刻度。将 E-test 条放在接种过细菌的琼脂平板上孵育过夜，围绕试条明显可见椭圆形抑菌圈，其边缘与试条交点的刻度即为抗菌药物抑制细菌的最小抑菌浓度。

2. **琼脂基质** 不同的细菌，其药敏试验所选择的培养基有所不同。大多数细菌采用 MHA 琼脂平板，也有少数细菌需要在特殊培养基上进行试验，如肺炎链球菌选用 5% 脱纤维羊血 MHA 琼脂等。

3. **操作程序** 菌悬液的配置和接种同纸片扩散法。用专用加样器或镊子将 E-test 条放在已接种细菌的平板表面，试条全长应与琼脂平板紧密接触，试条刻度面朝上，放入 35（±2）℃培养箱孵育。

4. **判读和报告结果**

（1）判读结果：读取椭圆形抑菌圈与 E-test 条的交界点值，即为该药的 MIC 值。

（2）报告结果：以 CLSI 公布的指南为基础做出细菌对试验抗菌药物敏感、中介或耐药的报告，参照表见表 32-3~表 32-7。

第三节 抗菌药敏感试验的质量控制

质量控制是为了监测操作过程的精确度和准确度，包括试剂的性能及不同工作人员的试验操作能力。

一、质量控制原则及频率

（一）质量控制原则

（1）质量控制菌株应和临床标本分离菌同步进行药敏试验。

（2）使用标准菌株，对于非苛养菌 CLSI 推荐使用大肠杆菌 ATCC 25922、金黄色葡萄球菌 ATCC 25923（纸片扩散法）、金黄色葡萄球菌 ATCC 29213（稀释法）、肺炎克雷伯菌 ATCC 700603、铜绿假单胞菌 ATCC 27853、粪肠球菌 ATCC 29212。

（二）质量控制频率

（1）常规质量控制一般为每日或每周进行。

（2）更换抗生素纸片或培养基时必须按质量控制规则用相应质量控制菌株测试。

（3）抗生素纸片在实行常规监控前应用质量控制菌株进行连续监测 20~30 日或 15 次重复测试（3×5 日）方案。对每种药、每种菌，连续 20 次试验或 30 次试验中，结果不超出质量控制范围 1/20 或 2/30，可转为一周一次质量控制的方法。15 次重复测试（3×5 日）方案是每种药物每日用分别接种在 3 块平板上的质控菌株做 3 个测试（每个单独制备接种物），连续 5 日，15 次测试结果不超出质量控制范围 1/15，可转为一周一次质控的方法（表 31-8）。

表 31-8　15 次重复试验方案（3×5 日）可接受标准及建议行动

第一次重复试验出控的测试数（基于 15 次重复试验）	第一次重复试验结论（基于 15 次重复试验）	再次重复试验后出控的测试数（基于 30 次重复试验）	再次重复试验后的结论
0~1	质量控制规程成功，转为每周质控	N/A	N/A
2~3	再做一次 3×5 日重复试验	2~3	QCP 成功，转为每周质控
≥ 4	质量控制规程失败，调查原因并采取纠正措施。继续每日质控	≥ 4	QCP 失败。调查原因并采取纠正措施。继续每日质控

（4）抑菌圈直径超出可接受范围都必须纠正，当失控原因不明时，可用相应质量控制菌株连续监测 5 日；每种菌对质量控制中每种抗菌药物同时测试 3 个抑菌环，如果全部达到可接受范围，可恢复一周一次质量控制。

（5）仪器修理好后质量控制 1 日，更换仪器硬件如阅读器、温箱，质量控制 20~30 日，使用影响药敏试验的新软件要进行 5 日质量控制。

（6）更改试验条件需进行的质控频次见表 31-9。

该表格只适用于 15 次重复试验方案（3×5 日）或连续 20~30 日质控试验取得满意结果后的抗菌药物。

表 31-9　需进行质控试验及相应质控频率

测定条件的改变	要求连续质控的天数			备注
	1 日	5 日	20~30 日或 15 次重复	
纸片				
新的一批 / 新的批号	√			
新的厂商	√			
增加新的抗菌药物			√	另外，执行室内确认调查
培养基（药敏平板）				
新的一批 / 新的批号	√			
新的厂商				
接种物的准备				
更改菌悬液比浊方法 / 使用有 QC 方案比浊仪来标准化浊度				如肉眼观察浊度更改为分光光度计
更改菌悬液比浊方法 / 依靠人员技术来标准化浊度		√		如肉眼观察浊度更改为不依赖光度计测量的其他方法

测定条件的改变	要求连续质控的天数			备注
	1日	5日	20~30日或15次重复	
抑菌圈测量方法				
改变测量方法			√	如人工方法改为自动化仪器
仪器／软件				
（如自动抑菌圈测量仪）				
软件更新				必须监测所有药物的药敏结果
仪器修复	√			取决于维修的程度
MIC试验				
使用新购产品或新批号	√			
使用新方法			√	
使用新的厂商			√	
在已有系统中增加新的药物			√	

二、质量控制结果分析

（1）质控结果的分析：质控菌株的药敏结果如果在质控允许范围内，说明试验条件符合，结果可信，为药敏试验质控在控；若药敏结果在质控允许范围外，则试验中可能存在差错，为药敏试验质控失控。

（2）发现失控时该药物结果不应向临床发出报告，先要分析失控原因，再根据分析结果采取相应的纠正措施。

三、失控原因及相应处理

（一）失控原因

1. 纸片扩散法、E-test法失控原因

（1）纸片、E-test条原因：纸片、E-test条超过有效期或保存条件不当，纸片引起效价降低、贴放不规范等。可重新更换新的纸片、E-test条并规范贴放，如有过期纸片、E-test条应全部丢弃。

（2）质控菌株原因：质控菌株污染、菌龄老化，可重新复苏新的质控菌株，并在规定时间内进行药敏试验，防止菌龄老化，并仔细观察以排除其他杂菌的污染。

（3）操作技术原因：菌悬液浓度过高或过低，培养基超过保质期或保存条件不当，孵育温度、气体和时间不正确，判读方法的错误，结果记录错误等。

2. 稀释法失控原因

（1）微量稀释盘原因：微量稀释盘超过有效期或保存条件不当。可重新更换新的微量稀释盘，如有过期微量稀释盘应全部丢弃。

（2）质控菌株原因：质控菌株污染、菌龄老化，可重新复苏新的质控菌株，并在规定时间内进行药敏试验，防止菌龄老化，并仔细观察以排除其他杂菌的污染。

（3）操作技术原因：菌悬液浓度过高或过低，半自动化系统是否有判读方法的错误、结果记录错误，全自动化系统性能是否稳定等。

（二）失控处理

（1）首先进行抗生素的重复试验，且应连续进行 5 日，若所得结果均在控，则可恢复常规质控频率。

（2）当重复试验仍有失控时，应查找原因并分析解决，找到原因后立刻更正，然后连续进行 20 日的质控，在控后可恢复常规质控频率。

（3）质控失控后根据失控原因决定患者报告能否发出。若重复试验结果在控则可发出患者报告，若结果失控则应停止该抗生素结果的报告，等找出原因并纠正后方可重新发放该药物的报告。

（胡敏玲）

参考文献

张秀明，兰海丽，卢兰芬. 临床微生物检验质量管理与标准操作程序，北京：人民军医出版社，2010.

周庭银，倪语星，胡继红，等. 临床微生物检验标准操作. 3 版. 上海：上海科学技术出版社，2015.

James H. Jorgensen，Michael A. Pfaller. 临床微生物学手册. 11 版. 王辉，马筱玲，钱渊，等译. 北京：中华医学电子音像出版社，2017.

Clinical and Laboratory Standards Institute. Performance Standards for Antimicrobial Susceptibility Testing. Twenty-First Information Supplement（M100–S26）.

Clinical and Laboratory Standards Institute. Performance Standards for Antimicrobial Disk Susceptibility Tests: Approved Standard（M02–A11）.

第三十二章

MALDI-TOF MS 分析技术在妇产科感染病原微生物鉴定中的应用

第一节 概 述

　　MALDI-TOF MS 是 20 世纪 80 年代发展起来的一种新型软电离有机质谱技术，它使得传统的主要用于小分子物质研究的质谱技术发生了革命性的改变，不但迎来了技术发展的新时代，而且也给医学、生物领域，尤其是临床微生物检验领域带来了革命性进展。与传统的生化表型鉴定方法和分子生物学方法相比，MALDI-TOF MS 具有操作简单、快速、准确和经济的特点。2013 年 8 月，梅里埃的快速诊断设备 Vitek MS 质谱检测系统获得 FDA 认证；2013 年 11 月，布鲁克的 MALDI Biotyper CA 系统获得了 FDA 认证。自此，MALDI-TOF MS 就很快在全球的临床微生物实验室被广泛应用于细菌、真菌和酵母菌及分枝杆菌等微生物的鉴定。

一、发展过程

　　早在 1975 年，就有人提出用质谱对微生物进行鉴定的概念，尽管当时分析完整的蛋白分子是不可能的，因为蛋白分子在分析的过程中会断裂破碎，但 20 世纪 80 年代发明的分析完整大分子蛋白的技术使得完整蛋白分析成为可能。1985 年，日本科学家田中耕一使用描述的"软解吸电离"，即用超细金属粉末和甘油的方法来进行质谱分析生物大分子，为此他于 2002 年被授予诺贝尔化学奖。大约在同一时间，美国科学家约翰·芬恩，德国科学家迈克尔·卡拉斯报告使用有机化合物基质软解吸电离技术，正因为这些技术创新，术语"基质辅助激光解吸电离"（MALDI）被创造出来。信息技术 / 计算机科学技术的进展，促使开发完整的且能代表不同细菌、真菌及分枝杆菌等微生物的数据库，从而使得 MALDI-TOF MS 及相关数据分析实现自动化，为临床微生物实验室提供了又一革命性的新技术。

　　目前，VITEK-MS 系统（BioMerieux Inc）及 MALDI Biotyper CA 系统（Bruker Daltonics Inc）是由美国 FDA 批准用于分离培养的细菌、真菌的快速诊断鉴定系统。每个系统由质谱仪、软件和数据库 3 个部分组成，包括微生物鉴定的数据库列表，它们是每个系统所特有的。布鲁克的质谱仪是一个桌面检测系统，而 BioMerieux 则是一个更大的落地式设备。MALDI-TOF MS 系统不仅可以用来鉴定常见分离的革兰阴性、革兰阳性细菌，也可以用来鉴定厌氧菌、真菌及分枝杆菌，而且数据库也在不断更新。用户可以用质谱对其特殊的或收集到的、但数据库没有的菌株去构建他们自己的数据库。用户自建的数据库与 MALDI-TOF MS 系统带的数据库可以同时用于未知菌的鉴定。科研实验室也可以自建数据库来丰富 MALDI-TOF MS 系统本身的数据库。

二、基本原理

MALDI-TOF 仪器主要由两部分组成：基质辅助激光解吸电离（MALDI）离子源和飞行时间质量分析器（time of flight analyzer，TOF）。MALDI-TOF MS 的工作原理如图 32-1 所示。

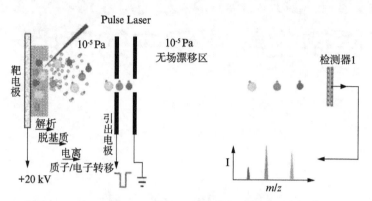

图 32-1　MALDI-TOF MS 的工作原理图（正离子检测模式）

（一）MALDI 离子化

MALDI 离子化的原理是将适量样品与过量小分子基质液混合，加到样品板上，待干燥后，样品与基质形成共结晶薄膜，在脉冲激光的作用下，基质吸收激光的能量并传递到样品分子，使样品实现电离和气化。电离可以使基质的质子转移到样品分子，这是一个生物分子电离的过程。因此，它是一种软电离技术，适合于混合物及生物大分子的测定。基质的作用是在 MALDI 离子化过程中作为能量的传递载体，它能增强样品对激光的吸收能力并通过吸收大部分的激光能量来降低激光对样品造成的破坏。基质通常为有机芳香弱酸，能强烈吸收激光能量，且具有较高的水溶性、挥发性和化学惰性。常用的基质有烟酸、α-氰基-4-羟基肉桂酸（α-cyano-4-hydroxycinnamic acid，CHCA）、芥子酸（sinapinic acid，SA）、2,5-二羟基苯甲酸（2,5-dihydroxy-benzoic acid，DHB）、3-羟基吡啶甲酸（3-hydroxy-picolinic acid，3-HPA）等。基质与样品的摩尔比为 1:（1 000~10 000），易于干燥和形成结晶，有利于样品的离子化。不同的待测样品需要选择不同的基质，通常蛋白质样品采用 CHCA，因为微生物鉴定的目标是核糖体蛋白，所以选用 CHCA。

（二）TOF

MALDI 离子源最常用的分析器是 TOF。TOF 使用脉冲电场对在 MALDI 离子源内产生的离子加速并以恒定的速度飞向离子检测器。根据离子在飞行管内的飞行速度与质荷比（m/z）的平方根成正比，不同 m/z 值的样品离子到达检测器的时间不同，从而实现对不同 m/z 值的样品分子的鉴定。多数 MALDI-TOF MS 都采用阳离子检测方式，因为阴离子检测效率相对较低，只有 DNA 和其他酸性化合物采用阴离子检测更有效。质谱仪需要在真空情况下运转，为样品离子在质量分析器内的自由飞行提供环境条件，以提高测量精度和保护检测器。

MALDI-TOF MS 的特点是可检测的分子质量范围大，扫描速度快，可高通量操作，对样品纯度要求不高，能耐受盐、去垢剂等，适用于细菌、动物细胞等复杂样品的分析。线性飞行时间质谱的主要缺点是分辨率较低，因为离子在离开离子源时的初始能量不同，相同 m/z 的离子到达检测器的时间有一定的分布造成分辨率低。通过延迟引出（delay extraction，DE）技术，可以将线性模式的分辨率提高数倍。另一种提高分辨率的方式是采用反射模式：在线性检测器前加静电场反射装置，将飞行的离子反推回去，初始能量大的离子由于速度快，进入静电场的距离长，返回的路程也长，而初始能量小的离子进入静电场的距离短，返回的路程也短，这样就会在一定位置聚焦，实现改善仪器分辨率的目的。但是，微生物大分子（2~20 kDa）鉴定时，主要采用线性模式（图 32-1）。

MALDI-TOF MS 鉴定微生物的主要原理是利用已知菌种建立数据库，通过检测获得微生物的蛋白质谱图，由于不同菌种核糖体蛋白（2~20 kDa）大小有差异，将所得的谱图与数据库中的微生物参考谱图比对后可以得到鉴定结果。

第二节　试验方法

一、MALDI-TOF 工作程序

临床微生物实验室里，关于 MALDI-TOF MS 的准备有几种方法，一种方法是直接涂板法，该方法是把完整细菌的单克隆菌斑涂到 MALDI 靶板上（加或不加甲酸），蛋白萃取；另一种方法是曾经用过的甲酸 – 乙醇蛋白萃取法，与直接涂板法比，其对临床微生物用户不方便，所以是用来处理有害或难裂解微生物。直接涂板法简易、快速、成本最低。从培养平板上挑选单克隆菌斑，然后转移到 MALDI 靶板上，再往涂抹的样品上加甲酸可以提高质谱图谱的质量，尤其是对某些微生物，如真菌。靶板干燥后，再加基质液到靶板上，待靶板再次干燥后，MALDI 靶板就可以放在质谱仪的电离舱里进行分析。MALDI 上加基质（如 CHCA 溶于 50% 乙腈和 2.5% 三氟乙酸）有助于通过激光的能量解析和电离微生物的分析物。基质可以分离被分析的分子且保护要分析的分子不会被激光碎片化。样品被激光轰击后，微生物的蛋白分子及基质分子被解析，大部分激光能量被基质吸收，转变为电离状态，通过在气相状态下随机相互碰撞，电荷从基质转移到微生物的蛋白分子，离子化的微生物分子根据 m/z，在电场作用下被加速进入一个处于真空状态下的时间飞行质量分析仪的真空管里飞向检测板，带有电荷的样本分子由于电场作用在加速飞过飞行管道的过程中，因为离子的 m/z 与离子的飞行时间成正比，所以不同质量的离子因到达检测器的飞行时间不同而被检测，以离子峰为纵坐标、离子 m/z 为横坐标形成特征性的质量图谱（图 32-2），将不同种属微生物经 MALDI-TOF 分析所形成的质量图谱与数据库中的参考图谱进行比较，从而实现对检测微生物种或属的区分和鉴定。

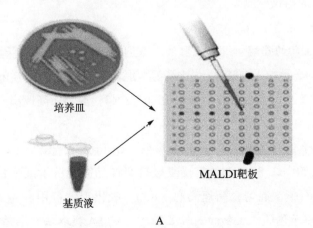

培养皿

基质液

MALDI靶板

A

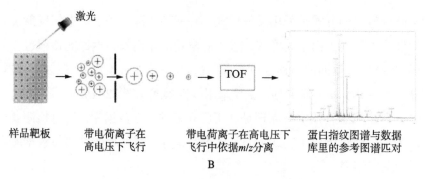

激光

| 样品靶板 | 带电荷离子在高电压下飞行 | 带电荷离子在高电压下飞行中依据*m/z*分离 | 蛋白指纹图谱与数据库里的参考图谱匹对 |

B

图 32-2　MALDI-TOF 的工作流程图

二、MALDI-TOF 分析过程

在临床微生物的应用方面，微生物的高丰度蛋白如核糖体蛋白是质谱图谱的主要贡献者，虽然一些特异性蛋白的图谱，其分子质量和丰度很少能在图谱上体现出来。通常每个微生物的质谱图谱有其特异性，每个属、种、株都有其特异的波峰。每个检测菌株的图谱都应与数据库里的参考图谱相比较，确定其与参考图谱的相关性，系统会对其与最相关的微生物给出一个值，从而得知其可信水平。根据数值的大小，微生物可被鉴定为科、属、种。有多种算法可被用作数据库比较。例如，布鲁克 Biotyper 系统根据有或无质谱的波峰信号，然后与数据库比较后给出一个 0~3.0 的数值，根据生产商的标准，数值大于 2.0 时能对菌株鉴定到种的水平，数值在 1.700~1.999 时可鉴定到属的水平，小于 1.7 时不能鉴定。VITEK MS 系统是用 2 个算法，第一个是模式匹配过程，指的是一个参考图谱库途径；第二个是图谱库里的图谱项按超图分组，代表一些特异菌群的多种分离株的保守波峰，这些波峰信号根据其对科、属、种的特异性权重计入数据库的算法。菌种数据库输出值是一个从 0~100% 的可信值，如果鉴定值超过 60% 就认为可信。

三、样本准备方法

MALDI-TOF MS 质谱鉴定样本的基本前期处理有两种方式：直接涂板法与蛋白预提取法。蛋白预提取法根据不同的菌种类型有不同的处理方式。

（一）直接涂板法

无菌牙签挑取新鲜培养的大肠杆菌 ATCC 8739 单菌落或待检样品菌落，均匀涂抹在靶板上，自然干燥，然后在样品点上覆盖 1 μL 基质液（在加基质液之前可往样品上加 1 μL 甲酸，然后待其干燥），样品干燥后，把靶板放入质谱仪检测。

（二）蛋白预提取法

1. 适用于大部分微生物的乙醇/甲酸提取法　取适量（一个大的单克隆菌斑，5~10 mg）样品，加入 300 μL 水，仔细混匀，再加入 900 μL 无水乙醇、混匀；高速（10 000~16 000 r/min）离心 2 min，弃去上清；加入 50 μL 70% 甲酸，混匀，再加入 50 μL 乙腈，混匀，高速离心（10 000~16 000 r/min，2 min），吸出上清备用。

2. 适用于灭活含孢子体微生物的 80% 三氟乙酸（trifluoroacetic acid，TFA）提取法　取适量（5~10 mg）样品，加入 50 μL 80% TFA，反复敲打至样品完全溶解或变性，放置 10~30 min，加入 150 μL 水和 200 μL 乙腈，混匀，高速离心 2 min，吸出上清备用。

3. 适用于灭活不含孢子体的微生物的 50% 乙腈/2.5%TFA 提取法　取适量（5~10 mg）样品，加入 100 μL 水，仔细混匀，再加入 100 μL 5% TFA/ 乙腈，仔细混匀，高速离心 2 min，吸出上清备用。

4. 适用于酵母和厚壁微生物的海沙 / 丙酮 – 乙醇 / 甲酸提取法　取适量（5~10 mg）样品至研钵中，加入适量海沙和 500 μL 丙酮，仔细研磨至丙酮完全挥发。加入 500~700 μL 20% 甲酸，短时混匀；吸出 300 μL 溶液，加入 900 μL 无水乙醇，仔细混匀，高速离心 2 min，弃去上清；加入 50 μL 70% 甲酸，仔细混匀，再加入 50 μL 乙腈，仔细混匀，高速离心 2 min，吸出上清备用。

目前，直接涂抹法及蛋白预提取法均有使用。样品的处理方法对基质和样品的结晶状态影响很大。直接涂抹法的优点是操作较为简便，而缺点是无论是基质直接覆盖菌落还是与菌落混合，所产生的结晶呈斑点状、不均一，重复性较差；谱图峰数量较少，并且样本量对谱图质量有显著的影响；对于操作者来说，菌量的控制很难均一，导致谱图的重复性不理想。蛋白预提取法样品与基质的结晶均一，具有很好的重复性；肽质量谱具有很好的重复性，峰数目及质量均好于直接涂抹法。

另外，从生物安全角度来说，直接涂抹法为活菌检测，易造成环境及人员污染，存在安全性风险；蛋白预提取法处理后，普通细菌及带荚膜的细菌可被灭活，带芽孢的细菌乙醇 / 甲酸法处理后，适宜的条件下可正常生长，80%TFA 法处理后可完全灭活。

四、手动及自动蛋白谱图获取

商业化的几种 MALDI–TOF MS 系统具备手动及自动采样两种采样方式。自动采样是在调整好的一致性的参数下进行谱图数据采集，速度快、自动化、无须人员看守；对于不同的样本点，蛋白量不一致、结晶状态不一致，而自动采样采用一致的采集路径、统一的激光强度、固定的谱图叠加次数，对于质量差的样本点有时会有不理想的谱图，导致某些点鉴定不出或得分较低。手动谱图采集，可随时调整参数，便于在整个采样点范围内采集到理想的数据。针对临床使用，建议对于大批量的数据，首先采用自动采样程序进行采集，没有鉴定或得分较低的样本点，采用手动模式进行数据补采。

第三节　在妇产科感染性疾病病原学鉴定中的应用

一、女性生殖系统感染致病菌种类

生殖系统炎症是女性常见病之一，多种细菌、病毒、真菌、原虫、支原体等微生物可引起女性生殖系统的感染性疾病，主要包括阴道炎、宫颈炎、子宫内膜炎、盆腔炎症等。常见的疾病有滴虫性阴道炎、VVC、细菌性阴道病、衣原体性宫颈炎、淋病、盆腔炎。感染诱因一般包括分娩、外科手术、终止妊娠、宫内节育器放置。这些疾病经过治疗预后一般恢复很好，但也会导致严重的后遗症，如反复感染、不孕症、异位妊娠。女性生殖道的细菌可分为需氧菌和厌氧菌，需氧菌的革兰阳性菌中，几种链球菌如 B 组链球菌肠球菌多见。金黄色葡萄球菌是一种少见但很主要的致病菌；需氧菌的革兰阴性菌中有大肠杆菌、克雷伯菌和变形杆菌、淋病奈瑟菌、铜绿假单胞菌和肠杆菌。厌氧菌的革兰阳性菌主要包括消化链球菌和消化球菌，梭状芽孢杆菌不常见；厌氧菌的革兰阴性菌包括类杆菌属，最常见的包括双向拟杆菌、解糖胨拟杆菌、脆弱拟杆菌、动弯杆菌。其他的包括沙眼衣原体、生殖器支原体、酵母菌、原生动物和病毒。

二、临床培养分离微生物的鉴定

（一）常见细菌的鉴定

传统的诊断细菌感染是根据细菌生化反应、显微镜下观察细菌的形态学特征、免疫学或者分子生物学，但这些分析方法对专业知识要求较高且费时费力。现代临床微生物实验室需要快速、可靠和经济的方法来鉴定细菌，以便及早对感染患者进行适当的抗菌药物治疗。质谱技术将微生物鉴定从 24~48 h 缩短到数分钟，而且仅需分析极少的菌量（ 10^4~10^6 CFU/mL）。以 16S rRNA 基因测序结果为标准，质谱仪正确鉴定率为 90%~95%，远高于以往的商业自动化鉴定系统。

目前，采用不同处理方法分析不同微生物种类，有些细菌能直接被质谱仪识别，称为直接细胞分析或直接涂布法，而另一类则使用全细胞裂解物或细胞提取物。直接细胞分析时，取单个菌落涂在靶板上，并立即滴加基质液即可。革兰阴性菌如肠杆菌属、奈瑟菌属、耶尔森菌属和弧菌属，可以通过直接细胞分析进行鉴定。革兰阳性菌大部分可以进行直接细胞分析，而部分革兰阳性菌如果破细胞壁不理想则可能影响核糖体蛋白分析，使用甲酸萃取法进行蛋白提取可以提高质谱仪的鉴定能力。此外，甲酸提取蛋白步骤也适用于黏液性菌落、非发酵细菌及葡萄球菌属。部分菌株无法被鉴定是因为这些菌株不包含在数据库，并非质谱仪方法学错误。质谱仪分析的主要是核糖体蛋白，然而，一些细菌核糖体蛋白差异较小，如志贺菌属与大肠杆菌、部分嗜麦芽窄食单胞菌与痤疮丙酸杆菌、肺炎链球菌与缓症链球菌（口腔），这可能导致错误鉴定。

（二）酵母菌的鉴定

临床上，酵母菌的传统鉴定是基于形态学、生化反应及免疫学特性，通常需要 2~5 日或更长时间，需要结合几种表型学方法来得出结论。分子方法是基于 18 rRNA，内转录间隔区 1 和（或）2（ITS1/2）的测序，但其烦琐耗时。快速准确地鉴定真菌有助于对患者早期实施抗真菌药。当前市场上应用的 MALDI-TOF 微生物数据库中已经包含大量的临床酵母菌参考谱图，使其可以用于常规鉴定酵母菌。酵母菌的鉴定可以使用直接涂布法或甲酸萃取法。部分数据库无法分辨亲缘关系较近的菌种复合体，如近平滑念珠菌复合体、新型隐球菌复合体等。当出现不可靠鉴定结果或无鉴定结果时，应考虑菌株放置时间是否过长、菌量过少或过多而导致结晶体形成不良，菌株库是否未覆盖该菌种等。少见菌种可以使用核酸测序等方法辅助鉴定。

（三）其他难以培养或需特殊前处理的菌种

1. **丝状真菌** 丝状真菌感染常常是机会感染，对免疫缺陷的患者构成严重威胁。丝状真菌由于所需培养时间长、传统鉴定方法具有局限，使用 MALDI-TOF MS 对丝状真菌鉴定，更能显示该方法快速和准确的优势。但是，丝状真菌由于细胞壁难以破碎，直接涂布法通常不能得到好的鉴定结果，鉴定前需要特殊的前处理方式。使用旋转培养法进行菌株的液体培养、使用乙醇/甲酸提取法等改良方法进行前处理可以明显改善鉴定结果。

2. **分枝杆菌** 分枝杆菌生长缓慢，可达 6 周~5 个月，所以目前的分离及鉴定难以满足临床需要。近些年，随着分枝杆菌种类的增加机会感染率的增长，急需快速鉴定方法。MALDI-TOF MS 就能够满足这一市场需求。多项研究已提供了针对分枝杆菌的样品前处理的蛋白提取程序，以便用 MALDI-TOF MS 对其进行鉴定。

3. **厌氧菌** 目前，MALDI-TOF MS 已能实现对临床常见厌氧菌及许多少见厌氧菌菌种的准确鉴定，并且结果优于传统生化试验方法。一些生化反应相似，不易区分的厌氧菌也可以通过质谱技术进行区分。但对于部分菌种如梭状芽孢杆菌，培养基的种类对鉴定效果的影响不明显，但是培养时间却有明显影响，如果培养时间较长，芽孢形成，质谱鉴定能力的准确性就会下降。厌氧菌的前处理方法与普通细菌相同，可以使用直接涂布法和乙醇/甲酸提取法。多数厌氧菌生长速度较需氧菌慢，因此应适当延长培养时间。

4. 诺卡菌　对于诺卡菌，标准的乙醇/甲酸提取方法效果不佳。为此，需要使用额外的前处理手段，如用酸洗玻璃珠机械破碎细胞壁的方法进行菌体蛋白的提取。另外，部分质谱的诺卡菌指纹图谱库存在一定缺陷。实验室进行诺卡菌指纹图谱库的自建库可以有效改善菌种鉴定结果。

三、在细菌耐药性检测中应用

（一）检测细菌对药物的敏感性

MALDI-TOF MS 对细菌药物敏感性的检测与细菌鉴定的策略不一致，这方面的研究已经取得很多成果。因为一些细菌的耐药因素（如 β - 内酰胺酶）蛋白，由于 MALDI-TOF MS 可以通过所获得谱图的波峰来确定相应的不同蛋白或化合物的分子质量，因此，目前大多数相关研究主要从以下两种方法进行细菌药物敏感性分析：①寻找耐药菌株与敏感菌株间的差异性特征蛋白在谱图中对应的特征峰或不同的峰模式；②将菌株与抗菌药物共培养适当时间后，通过 MALDI-TOF MS 检测抗菌药物分解情况，继而推断所培养菌株是否产生相应的裂解抗生素的酶。

1. 碳青霉烯酶　是指能够明显水解碳青霉烯类药物的一类 β - 内酰胺酶，抗菌药物的大量滥用导致临床上产生碳青霉烯酶的耐药菌株越来越多，给临床治疗和感染控制带来了巨大挑战。快速准确地检测细菌是否产生碳青霉烯酶具有重要的临床意义。目前，研究较为成熟的 MALDI-TOF MS 检测碳青霉烯酶方法：将过夜培养的细菌适量与美罗培南缓冲液混合共培养后，然后检测代表美罗培南的特征峰的存在或消失，以及代表美罗培南分解产物的特征峰的出现与否来判断菌株是否产生碳青霉烯酶，而且已经证明该方法可靠。

2. 超广谱 β - 内酰胺酶　是以灭活窄谱和广谱头孢菌素、单环类抗菌药物及抗革兰阴性杆菌青霉素等抗菌药物为特征的 β - 内酰胺酶。MALDI-TOF MS 用于检测产 β - 内酰胺酶的耐药菌的机制与检测碳青霉烯酶的机制类似，通过菌株与 β - 内酰胺类抗菌药物（如头孢噻肟）共培养，然后通过质谱仪检测分解产物，从而间接证明 β - 内酰胺酶的存在。

3. 耐甲氧西林金黄色葡萄球菌　具有多重耐药性，对临床常用的抗菌药物多表现出耐药性，感染后难于控制。因此，准确及时地鉴别耐甲氧西林金黄色葡萄球菌和甲氧西林敏感金黄色葡萄球菌（MSSA）对及时提供治疗方案和感染控制极为重要。

有研究通过 MALDI-TOF MS 检测，发现耐甲氧西林金黄色葡萄球菌和 MSSA 具有一些差异性的特征峰。然而由于不同金黄色葡萄球菌菌株的图谱具有个体差异，因此仅从峰图上鉴别菌株是否为耐甲氧西林金黄色葡萄球菌仍然存在着一定的困难。但通过 MALDI-TOF MS 的聚类分析功能，可以较显著地将耐甲氧西林金黄色葡萄球菌和 MSSA 菌株分别划分到两个不同的聚类群中，是一种预测菌株是否为耐甲氧西林金黄色葡萄球菌的方法。

四、对病原菌分型的研究

对感染性疾病进行流行学监测和预防防控历来就是全世界面临的难题之一。传统的方法利用的是对病原微生物的生化反应、代谢特征、抗原性特征。然而，目前微生物的种水平是根据基因组信息确定的。16S rDNA 是微生物鉴定的金标准，基因组技术如扩增片断长度多态性（AFLP），利用多位点序列分型（multiple locus sequence typing，mLST）、脉冲场凝胶电泳（PFGE）等常用分子生物学分型分析手段进行分型溯源，但这些方法受限于其耗时长、成本高等缺点，通常难以快速、准确地区分病原体的同源性。MALDI-TOF MS 对病原菌的鉴定原理基于不同种属微生物的保守蛋白峰差异，通过检测分析不同菌株所表现的独特蛋白波峰可实现不同菌株种的进一步分型，故被认为是一种新的快速准确的细菌分型检测方法。据现有的有限研究结果可以看出，MALDI-TOF MS 对细菌同源性分析的准确度可与 PFGE 相比，通过分型可以鉴定、比较菌株间的亲缘关系，对感染性疾病病原监测、感染源追踪、传播途径调查和识别等暴发调查有十分重要的意义。

虽然 MALDI-TOF MS 在病原菌同源性分析中具备一定的分辨率与分型能力，但其分型结果与传统分型方法金标准间还存在明显的差异。这主要是因为 MALDI-TOF MS 依据病原菌的蛋白质谱图进行分类，而传统的分型方法多基于核酸分析，关于 MALDI-TOF MS 真正的分型能力还有待于进一步研究。

五、展望未来

虽然以质谱为基础的细菌鉴定和诊断可以追溯到 20 世纪 70 年代，但它也只是近几年才广泛应用于临床微生物实验室。目前，微生物诊断的金标准仍然是 16S rRNA 和 18S rRNA 基因测序，可是这一技术的缺点是成本高、操作复杂、耗时长。美国一株细菌的测序成本，包括试剂、耗材、人力成本在内共要 100 美元，且要在 48 h 后才出结果；相反，用 MALDI-TOF 鉴定一株菌仅需 2~3 美元，且结果可在数分钟得到。

MALDI-TOF MS 鉴定细菌到种水平最关键的是用未知菌株的蛋白指纹图谱与数据库里的参考图谱相比较匹配，所以要求数据库不仅能包括感兴趣菌种的蛋白指纹图谱，而且每一种水平的细菌要包括多个株。MALDI-TOF MS 也有其局限性。例如，不能区分大肠杆菌与志贺菌，这是由于两者从进化树上看属于同一种，但因历史原因和临床的局限性，微生物学者将它们归为不同种。MALDI-TOF MS 也不能区分肺炎链球菌和缓症链球菌，因为两者的亲缘关系很近，像这种局限性需要在将来的研究中解决。

近年来，有很多研究旨在扩展 MALDI-TOF MS 在微生物方面的应用，如耐药菌株与敏感菌株的区分、有关流行病的细菌分型及开发更方便用户的软件系统、质谱图谱分析软件和持续扩展、改善数据库等，相信随着这些技术的开发必将会使 MALDI-TOF MS 在微生物方面的应用更高效、可靠，有可能在将来代替微生物分子鉴定技术。

（冯立平）

参考文献

Alatoom A A，Cunningham S A，Ihde S M，et al. Comparison of direct colony method versus extraction method for identification of gram-positive cocci by use of Bruker Biotyper matrix-assisted laser desorption ionization-time of flight mass spectrometry. J Clin Microbiol，2011，49（8）：2868-2873.

Alispahic M，Christensen H，Hess C，et al. Identification of Gallibacterium species by matrix-assisted laser desorption/ionization time-of-flight mass spectrometry evaluated by multilocus sequence analysis. Int J Med Microbiol，2011，301（6）：513-522.

Balada-Llasat J M，Kamboj K，Pancholi P. Identification of mycobacteria from solid and liquid media by matrix-assisted laser desorption ionization-time of flight mass spectrometry in the clinical laboratory. J ClinMicrobiol，2013，51（9）：2875-2879.

Balážová T，Makovcová J，Šedo O，et al. The influence of culture conditions on the identification of Mycobacterium species by MALDI-TOF MS profiling. FEMS Microbiol Lett，2014，353（1）：77-84.

Bukirk A D，Hettick J M，Chipinda，et al. Fungal pigments inhibit the matrix-assisted laser desorption/ionization time-of-flight mass spectrometry analysis of darkly pigmented fungi. Anal Biochem，2011，411：122-128.

Chean Roy，Kotsanas Despina，Francis，et al. Clinical microbiology：Comparing the identification of Clostridium spp. by two Matrix-Assisted Laser Desorption Ionization-Time of Flight（MALDI-TOF）mass spectrometry platforms to 16S rRNA PCR sequencing as a reference standard：A detailed analysis of age of culture and sample preparation. Anaerobe，2014，30：85-89.

Croxatto A，Prod'hom G，Greub G. Applications of MALDI-TOF mass spectrometry in clinical diagnostic microbiology. FEMS Microbiol Rev，2012，36（2）：380-407.

de Carolis E，Vella A，Vaccaro L，et al. Application of MALDI-TOF mass spectrometry in clinical diagnostic microbiology. J Infect Dev Ctries，2014，8（9）：1081-1088.

El Khéchine A，Couderc C，Flaudrops C，et al. Matrix-assisted laser desorption/ionization time-of-flight mass spectrometry identification of mycobacteria in routine clinical practice. PLoS One，2011，6（9）：e24720.

Elizabeth Nagy. Matrix-assisted laser desorption/ionization time-of-flight massspectrometry：a new possibility for the identifiation and typing of anaerobic bacteria. Future Microbiol，2014，9（2）：217-233.

Ferreira L，Sánchez-Juanes F，Porras-Guerra I，et al. Microorganisms direct identification from blood culture by matrix-assisted laser desorption/ionization time-of-flight mass spectrometry. Clin Microbiol Infect，2011，17：546-551.

Fournier P E，Couderc C，Buffet S，et al. Rapid and cost-effective identification of Bartonella species using mass spectrometry. J Med Microbiol，2009，58（Pt 9）：1154-1159.

Hettick J M，Kashon，M L Simpson J P，et al. Proteomic profiling of intact mybocateria by matrix-assisted laser desorp-tion/ionization time-of-flight mass spectrometry. Anal Chem，2004，76：5769-5776.

Hettick J M，Green B J，Buskirk A D，et al. Discrimination of Penicillium isolates by matrix-assisted laser desorption/ionization time-of-flight mass spectrometry fingerprinting. Rapid Commun Mass Sp，2008，22（16）：2555-2560.

Hettick J M，Green B J，Buskirk A D，et al. Discrimination of Aspergillus isolates at the species and strain level by matrix-assisted laser desorption/ionization time-of-flight mass spectrometry fingerprinting. Anal Biochem，2008，380（2）：276-281.

Hsueh P R，Lee T F，Du S H，et al. Bruker biotyper matrix-assisted laser desorption ionization-time of flight mass spectrometry system for identification of Nocardia，Rhodococcus，Kocuria，Gordonia，Tsukamurella，and Listeria species. J Clin Microbiol，2014，52（7）：2371-2379.

Ilina EN, Borovskaya AD, Malakhova MM, et al. Direct bacterial profiling by matrix-assisted laser desorption-ionization time-of-flight mass spectrometry for identification of pathogenic Neisseria. J Mol Diagn, 2009, 11（1）: 75–86.

Köhling H L, Bittner A, Müller K D, et al. Direct identification of bacteria in urine samples by matrix-assisted laser desorption/ionization time-of-flight mass spectrometry and relevance of defensins as interfering factors. J Med Microbiol, 2012, 61（Pt 3）: 339–344.

Lau A F, Drake S K, Calhoun LB, et al. Development of a clinically comprehensive database and a simple procedure for identifiation of molds from solid media by matrix-assisted laser desorption ionization-time of flght mass spectrometry. J Clin Microbiol, 2013, 51（3）, 828–834.

Lindenstrauss A G, Pavlovic M, Bringmann A, et al. Comparison of genotypic and phenotypic cluster analyses of virulence determinants and possible role of CRISPR elements towards their incidence in Enterococcus faecalis and Enterococcus faecium. Systematic and applied microbiology, 2011, 34: 553–560.

March Rosselló G A, Gutiérrez Rodríguez M P, de Lejarazu Leonardo R O, et al. Procedure for microbial identification based on Matrix-Assisted Laser Desorption/Ionization-Time of Flight Mass Spectrometry from screening-positive urine samples. APMIS, 2014, 122（9）: 790–795.

Mellmann A, Cloud J, Maier T, et al. Evaluation of matrix-assisted laser desorption ionization-time-of-flight mass spectrometry in comparison to 16S rRNA gene sequencing for species identification of nonfermentingbacteria. J Clin Microbiol, 2008, 46（6）: 1946–1954.

Mencacci A, Monari C, Leli C, et al. Typing of nosocomial outbreaks of Acinetobacter baumannii by use of matrix-assisted laser desorption ionization-time of flight mass spectrometry. J Clin Microbiol, 2013, 51（2）: 603–606.

Muthing J, Schweppe C H, Karch H, et al. Shiga toxins, glycosphingolipid diversity, and endothelial cell injury. Thrombosis and haemostasis, 2009, 101: 252–264.

Nagy E, Urban E, Terhes G, et al. Species identification of clinical isolates of Bacteroides by matrix-assisted laser-desorption/ionization time-of-flight mass spectrometry. Clin Microbiol Infect, 2009, 15（8）: 796–802.

Nyvang Hartmeyer G, Kvistholm Jensen A, Böcher S, et al. Mass spectrometry: pneumococcal meningitis verified and Brucella species identified in less than half an hour. Scand J Infect Dis, 2010, 42: 716–718.

Patel R. Matrix-assisted laser desorption ionization-time of flight mass spectrometry in clinical microbiology. Clin Infect Dis, 2013, 57（4）: 564–572.

Pignone M, Greth K M, Cooper J, et al. Identification of mycobacteria by matrix-assisted laser desorption ionization-time-of-flight mass spectrometry. J Clin Microbiol, 2006, 44（6）: 1963–1970.

Richter C, Hollstein S, Woloszyn J, et al. Evaluation of species-specific score cut-off values for various Staphylococcus species using a MALDI Biotyper-based identification. J Med Microbiol, 2012, 61（Pt 10）: 1409–1416.

Singhal N, Kumar M, Pawan K, et al. MALDI-TOF mass spectrometry: an emerging technology for microbial identification and diagnosis. Front Microbiol, 2015, 6: 791.

Stephane Ranque. MALDI-TOF mass spectrometry identification of filamentous fungi in the clinical laboratory. Blackwell Verlag GmbH Mycoses, 2014, 57: 135–140.

Toyokawa M, Kimura K, Nishi I, et al. Reliable and reproducible method for rapid identification of Nocardia species by matrix-assisted laser desorption/ionization time-of-flight mass spectrometry. Rinsho Biseibutshu Jinsoku Shindan Kenkyukai Shi, 2013, 24（1）: 1-8.

Walker J, Fox A J, Edwards-Jones V, et al. Intact cell mass spectrometry（ICMS） used to type methicillin-resistant Staphylococcus aureus: media effects and inter-laboratory reproducibility. J Microbiol Methods, 2002, 48: 117-126.

Wieser A, Schneider L, Jung J, et al. MALDI-TOF MS in microbiological diagnostics-identification of microorganisms and beyond（mini review）. Appl Microbiol Biot, 2012, 93（3）: 965-974.

Wonmok Lee, Myungsook Kim, Dongeun Yong, et al. Evaluation of VITEK Mass Spectrometry（MS）, aMatrix-Assisted Laser Desorption Ionization Time-of Flight MS System for Identification of Anaerobic Bacteria. AnnLab Med, 2014, 35（1）: 69-75.

Xiao M, Pang L, Chen S C, et al. Accurate Identification of Common Pathogenic Nocardia Species: Evaluation of a Multilocus Sequence Analysis Plat form and Matrix-Assisted Laser Desorption Ionization-Time of Flight Mass Spectrometry. Plos One, 2016, 11（1）: e0147487.

第三十三章

宏基因组学在妇产科感染病原检测与研究中的应用

第一节　生殖道微生物宏基因组群及其检测技术

一、基本概念

宏基因组（metagenome）是指某一生境中全部微小生物遗传物质的总和，既包括可培养的微生物，也包括更大量的传统方法无法研究、不可培养的微生物。宏基因组学（或元基因组学）则是以样品中的宏基因组为研究对象，以功能基因筛选和（或）测序分析为研究手段，以微生物多样性、种群结构、进化关系、功能活性、相互作用关系及与环境之间的关系为研究目的的新研究方法。其突破了传统研究领域通过分离培养方法进行微生物群落组成的鉴定。

（一）广义宏基因组学

广义宏基因组学是指特定环境下所有生物遗传物质的总和，它决定了生物群体的生命现象。它是以生态环境中全部 DNA 作为研究对象，通过克隆、异源表达来筛选有用基因及其产物，研究其功能和彼此之间的关系及其相互作用，并揭示其规律的一门科学。宏基因组学使得人们摆脱了物种界限，揭示了更高层次的生命运动规律。

（二）狭义宏基因组学

狭义宏基因组学是以生态环境中全部细菌和真菌基因组 DNA 作为研究对象，它不是采用传统的培养微生物的基因组，包含了可培养和还不能培养的微生物的基因，通过克隆、异源表达来筛选有用基因及其产物，研究其功能和彼此之间的关系及相互作用，并揭示其规律。

（三）人类宏基因组学

人体内部或体表有数以万亿的微生物个体存活，包括细菌、真菌、病毒和寄生虫等。在人体内共生的菌群包括肠道、口腔、呼吸道、泌尿生殖道等处菌群，其中许多微生物对维持人体健康有重要作用，如帮助消化食物、制造维生素，对人体是有益的。同时，还有一些微生物则可能导致人体疾病。

人类宏基因组学（human metagenomics）是研究人体宏基因组结构和功能、相互之间关系、作用规律和与疾病关系的学科。人类宏基因组计划目标是把人体内共生菌群的基因组序列信息都测定出来，而且要研究与人体发育和健康有关的基因功能，该计划完成后，将对阐明人类许多疾病的发生机制、研究新药物、控制药物毒性等产生巨大作用。

人类基因组计划完成和高通量测序等分子生物学技术的飞速发展推动了宏基因组学的应用领域，近年来已经广泛应用到人类与共生体肠道菌群、感染性疾病等相互关系的研究领域，成为探索新发传染病病原体的新思路、新方法。传统的病原体培养、分离、鉴定方法费时、费力，且大部分病原体无法在体外进行培养或者分离培养后缺乏细胞病变效应等特征标志。采用宏基因组学分析技术，可获得临床症状相似的多份病例标本的全部核酸序列信息，通过比对分析，在复杂的核酸序列体系中发现未知病原体序列信息，从而完全摆脱了传统方法的限制，有利于发现未知病原体，特别是不明原因新发传染病的病原体。提升人类战胜新发传染病的能力，有效防控不明原因的传染性疾病，对公共卫生事业的发展具有重大战略意义。

二、宏基因组学的研究方法和检测技术

（一）基因组学的研究方法

一般包括从环境样品中提取基因组 DNA、克隆 DNA 到合适的载体、导入宿主菌体、筛选目的克隆等四个步骤。特别要指出的是，在基因组学研究领域中，其研究目标通常是测定单一物种的基因组序列；而在宏基因组学中，则是要测定由多种微生物组成的复杂群体（community）的混合基因组序列。

利用宏基因组学技术研究阴道微生物，无须单一分离培养某一种类的微生物，即可直接在基因水平上研究生殖道微生物，包括可培养和不可培养微生物。一方面是进行微生物生态学研究，从整体微生物群落水平来研究生殖道微生物，揭示生殖道微生物群落多样性及其变化；另一方面是进行生殖道微生物及其基因的研究，从中筛选到新的功能基因及其产物。这两方面的研究较全面地了解生殖道微生物的群落结构和功能基因组，深入探索了生殖道微生物的代谢活动，最大限度地发掘生殖道微生物资源。

（二）宏基因组学的检测技术

1. 环境宏基因组学检测方法（methodology of metagenomics） 是以基因组学技术为依托，其主要程序包括：从环境样品中直接提取 DNA，将 DNA 克隆到合适的载体中，将载体转化到宿主细菌，建立环境基因组文库，对得到的环境基因组文库进行分析和筛选。其中，基因组文库的构建是揭示新基因的前提，接下来则是如何有效地利用文库中丰富的资源，挖掘新的生物分子。由于环境基因组的高度复杂性，需要通过高通量和高灵敏度的方法来筛选和鉴定文库中的有用基因。筛选技术大致可分为四类：①基于核酸序列差异分析（序列驱动）；②基于克隆子的特殊代谢活性（功能驱动）；③基于底物诱导基因的表达；④基于包括稳定性同位素（stable isotope probing，SIP）和荧光原位杂交在内的其他技术。

2. 序列分析法（sequence-driven screening method） DNA 序列分析技术是现代生命科学研究的核心技术之一，是发现和认识基因多态性的前提。PCR 是序列分析中最常用的技术，但需要根据已知的基因和基因表达产物的保守序列设计引物和探针。因此，对鉴定新的基因成员有一定的局限性，但它已被有效地用于鉴定系统发育学中的标志基因（如 16S rRNA 基因）和带有高度保守域的酶基因（如聚酮化合物合成酶、葡萄糖酸还原酶和腈水合酶等）。PCR 方法往往只能获得部分基因的扩增，而要从复杂的环境基因组文库中分离到全长基因则比较困难。Stokes 等用整合子 – 基因盒系统，巧妙地解决了这个问题。整合子由一个整合酶基因和一个含 59 bp 的重组位点组成，基因盒可从这个特异的重组位点插入并将这个位点分隔开与之比邻，被分隔开的这些位点，常含有约 25 bp 的保守序列（反向

重复序列），以这些保守位点序列作为 PCR 引物扩增，即可获得基因盒中的全长基因。

3. 微序列技术（microsequence technique）　是采用集约化和平面处理原理，在微小片基上高密度而有序地排列大量基因片段、表达序列标签（expressed sequence tag，EST）或寡核苷酸片段，从而形成 DNA 微矩阵，又称基因芯片。利用微阵列技术检测微生物环境基因组，可以了解环境样品中微生物群落结构及其基因表达图谱和新的代谢途径，快捷地探测未知基因的功能，进而追踪一些能够高效表达或控制微生物群落重要功能的关键基因。对基因组文库的随机测序，可以获得丰富的信息，但需要进行大量的测序和分析工作，测序技术的日益改进，促进了该技术的发展。例如，焦磷酸测序（pyrosequencing）技术，比较适合于验证一些只有几十个碱基对的短序列 DNA 片段，很适合进行大样本的快速检测。鸟枪法测序（shotgun sequencing）研究环境基因组学，为筛选新的天然产物提供了一种可选择的途径，并可产生大量的信息，从中挖掘上百万个新基因，揭示不可培养微生物的代谢途径。

4. 功能性筛选法（function-driven screening method）　是以活性测定为基础，通过建立和优化合适的方法从基因组文库中获得具有特殊功能的克隆，绝大部分新发现的生物催化剂或分子化合物是利用这种方式筛选得到的。

功能性筛选的方法有两种：①对具有特殊功能的克隆子进行直接检测，如利用其在选择性培养基上（含有化学染料和不可溶的或发光的酶反应底物）的表型特征进行筛选。这种方法具有较高的灵敏度，使得较少的克隆子也能被检测到。②是基于异源基因的宿主菌株与其突变体在选择性条件下功能互补生长的特性进行的。通过功能性筛选的方法可以快速地从多个克隆子中鉴定出全长基因，并由此获得这些功能基因的产物，为工业、医药和农业提供一些具有潜在活性的天然产物或蛋白质。

5. 底物诱导基因表达法（substrate-induced gene-expression screening method，SIGEX）　是利用代谢相关基因或酶基因在有底物存在的条件下才表达，反之则不表达，利用这个原理来筛选目的代谢基因。这个方法的基本过程主要有四步：①以 p18GFP 为载体构建宏基因组文库；②在无底物情况下以异丙基硫代 β - D 半乳糖苷为诱导物，去除阴性克隆和绿色荧光蛋白基因（*gfp*）表达的克隆子；③在培养基中添加底物诱导代谢相关基因的表达；④根据 *gfp* 基因的表达，从宏基因克隆库中筛选出表达代谢基因的克隆子，利用荧光激活细胞分离仪（FACS），从琼脂培养平板上将 *gfp* 基因表达的克隆子分离出来。这个方法的优点在于它为高通量筛选提供了保障，而且不需要对底物进行修饰。

6. 其他技术方法　①SIP 与分子生物学技术相结合，形成了崭新的 SIP 探测技术。利用该技术可以不需要常规培养就能将环境中的微生物与其功能结合起来，加深对不同环境中微生物功能及其参与的特定生物地球化学过程的认识。从复杂群落构建的宏基因组文库中找到特定的目的基因，需要筛选和测序成千上万的克隆，通过 SIP 试验，使参与特定代谢过程（如甲烷氧化）的生物基因组富集，克隆从 SIP 实验中获得的 ^{13}C 标记的核酸，从而构建一个因吸收了特定的基质而在环境中执行特定代谢功能的微生物宏基因组文库，这极大地减少了需要筛选的克隆数量。②荧光原位杂交技术是核苷酸探针技术的一个重要发展，以已知微生物不同分类级别上，种群特异的 DNA 序列，或特异的功能基因序列为基础，合成荧光标记的寡聚核苷酸片段作为探针，与环境基因组中的 DNA 分子杂交，通过落射荧光显微镜进行定量分析，检测特异微生物种群的存在与丰度。该方法的特点是可以进行样品的原位杂交，应用于环境中特定微生物的种群鉴定、种群数量分析及其特异微生物跟踪检测，是目前在分子微生物生态学领域应用比较广泛的方法之一。

三、宏基因组文库的构建

（一）环境微生物 DNA 的提取

分离特定生殖道环境中的微生物 DNA，方法上不同于传统的先培养微生物再提取 DNA 的做法，而是首先直接收集能够代表特定生物环境生物多样性的样品；然后利用各种理化方法破碎微生物，使其释放 DNA，再利用密度梯度离心等方法进行分离纯化。

生殖道环境样品 DNA 的提取是基因组文库构建中最重要的一步，不仅要尽可能地将环境中所有微生物的 DNA 提取出来，而且还要保证一定的 DNA 片段长度和完整性。根据提取样品总 DNA 前是否需要分离细胞，可将其提取方法分为原位裂解法和异位裂解法。①原位裂解法：可直接破碎样品中的微生物细胞，而使其 DNA 得以释放，无须对样品微生物进行复苏，黏附颗粒上的微生物细胞亦能被裂解，所得 DNA 能更好地代表微生物群的多样性。由于原位裂解法所提取的 DNA 片段仅为 1~50 kb，故其通常用于构建小片段插入文库（以质粒或 λ 噬菌体为载体）的 DNA 提取。②异位裂解法：先采用物理方法将微生物从样品中分离出来，然后以较温和的方法抽提其 DNA。此法提取可以获得长度为 20~500 kb 的大片段 DNA，而且纯度高，但却容易丢失微生物的物种信息。该方法适用于构建大片段插入文库（以黏粒或细菌人工载体为载体）的 DNA 提取。

（二）载体选择

目的基因能否有效地转入宿主细胞并在其中高表达，在很大程度上取决于载体。通常用于 DNA 克隆的载体包括质粒、黏粒和细菌人工染色体（bacterial artificial chromosome，BAC）等。质粒一般用于克隆 < 10 kb 的 DNA 片段，适用于单基因的克隆与表达。黏粒又称柯斯质粒（cosmid）或柯斯载体，用于克隆大片段的 DNA 分子，其克隆外源 DNA 片段的极限高达 350 kb，远远超过质粒载体的克隆能力。BAC 用于克隆 150 kb 左右大小的 DNA 片段，最多可保存 300 kb 个碱基对，转化率高，而且其以环状结构存在于细菌体内，易于分辨和分离纯化。

（三）宿主选择

将带有宏基因组 DNA 的载体通过转化方式转入模式微生物建立各自的无性繁殖系。例如，转入大肠杆菌中，使那些以前无法研究的不可培养微生物的 DNA 在模式微生物中得到复制、表达，进而得到研究。所有带有宏基因组 DNA 载体的模式微生物克隆构成宏基因组文库。

目前常用的宿主，主要有大肠杆菌及链霉菌属或假单胞菌属。一些缺陷型突变体细菌也可以作为宿主进行宏基因组文库的功能筛选。宿主的选择主要应考虑其转化率和宏基因的表达，以及重组载体在宿主细胞中的稳定性和目标性状的筛选等。对于任何宏基因组来源的基因来说，大肠杆菌仍然是最理想的克隆和表达宿主，也可以用其他宿主菌。例如，被用来鉴定与新抗生素生物合成相关基因的浅青紫链霉菌和一些革兰阴性细菌，也可以用穿梭黏粒或 BAC 载体将构建于大肠杆菌的文库，转入其他宿主，如链霉菌属或假单胞菌属中。根据不同微生物产生活性物质的差异和研究目标的不同，选择不同的宿主。随着技术的成熟和新宿主的选择，基因筛选率和功能基因检测率得以提高，进而使宏基因组文库的目标基因的表达也得以提高。

（四）宏基因组文库的筛选

根据研究目的，宏基因组文库的筛选通常有功能筛选和序列筛选两种方法：①功能筛选，最常用方法是根据重组克隆产生一些酶蛋白功能活性，采用各种检测手段，挑选活性克隆子，得到完整的功能基因和带有目的基因的基因簇，发现全新的基因或活性物质。②序列筛选，是依赖于目的基因的保守 DNA 序列，以序列相似性为基础，执行某类功能的酶可能具有相似的基因序列，根据已有的序列信息设计引物，进行 PCR 扩增或杂交筛选阳性克隆子。序列筛选一般只能获得结构基因的片段，而不能获得完整的功能基因。但是，它可以将扩增产物进行标记，并将其作为探针筛选宏基因文库，以获得完整的功能基因。用这种方法有可能筛选到某一类结构或功能的蛋白质中的新分子。③底物诱导基因表达法（SIGEX），是指代谢相关基因或酶基因在有底物存在的条件下才表达；反之，则不表达的原理来筛选目的代谢基因。SIGEX 的优点在于它为高通量筛选提供了保障，而且不需要对底物进行修饰。④基于 SIP 技术筛选方法，具有相同原子序数但不同中子数目且不具放射性的元素称为 SIP，环境中的许多物质都可以用 SIP 来标记，鉴定和分析复杂样本中有特殊代谢功能的微生物。⑤荧光原位杂交技术，是利用荧光标记的特异核酸探针与细胞内相应的靶 DNA 分子或 RNA 分子杂交，通过在荧光显微镜或共聚焦激光扫描仪下观察荧光信号，来确定与特异探针杂交后被染色的细胞。FISH 技术已经用于不同生态系统的研究中，应用 SIP 技术可以对环境中某些活性微生物的核酸进行富集，进而构建宏基因组文库，更有利于寻找未培养微生物的功能基因。

（五）对宏基因组文库 DNA 进行分析

对宏基因组文库 DNA 进行的分析主要分为三类：①表型功能筛选：利用模式微生物表型的变化筛选某些目的基因，如从文库中筛选能表达抗菌物质的克隆。②功能分析法：根据重组克隆产生的新活性进行筛选，可用于检测编码新型酶的全部新基因或者获取新的生物活性物质。③序列基因型分析：对文库中所有或部分 DNA 进行测序分析，以应用于生态学研究。例如，分析文库中 16S rRNA 序列，对所研究生态环境的多样性进行评估。一个典型的宏基因组分析涉及多个轮次，以确保从生态环境标本中分离到目的基因及尽可能多地分析 DNA 序列所编码的信息。

四、宏基因组学在阴道微生物群检测中应用

（一）阴道微生物群落结构分析

阴道是一个由大量微生物组成的复杂的生态系统，正常育龄女性的阴道内寄居着 200 多种微生物，它们以特殊形式生长于正常人的阴道黏膜表面，组成阴道微生态系统，形成阴道微生态平衡。女性阴道适宜的温度、湿度，丰富的营养来源，结构的复杂性和理化性质的不同，为阴道内各种微生物的生长、繁殖和定居提供了非常适宜的环境，因而也就造就了阴道微生物群的多样性。阴道微生物大部分可以相互关联并形成生物膜，抵抗机械清除力或抗生素治疗，但是在环境变化或其他生殖道情况（如个人生殖道卫生质量）变化触发时，它们也可成为致病微生物。应用传统培养方法及常规 PCR 特异性扩增的分子生物学方法在某种程度上都不能完整地反映整个阴道微生物群落的组成和动态变化，不适合用其研究复杂的阴道微生物群落。此外，在难培养或不可培养的微生物当中，可能也有致病菌匿藏其中，因而也不能有效地用其研究与病程相关的微生物。随着分子生物学和分子遗传学技术的发展，在基因组学的基础上诞生了宏基因组学这一门崭新的交叉学科，其在阴道微生物群的多样性及其功能研究中发挥重要作用。

正常情况下，阴道分泌物可以分离出 50 多种微生物，包括细菌、真菌、病毒、原虫。乳酸杆菌是阴道优势生理菌，可以维持阴道微生态平衡和抵抗下生殖道感染。在阴道寄居的常见微生物是由多种厌氧菌和需氧菌构成的，其比例为 5:1，活菌数为 $10^2 \sim 10^9/mL$，达 $8 \times 10^7/mL$，两者处于动态平衡状态。在阴道常见的细菌群中有大肠杆菌、葡萄球菌、乳酸杆菌、拟杆菌、双歧杆菌、白色假丝酵母菌、支原体等。女性尿道外部与外阴部的细菌相似，有葡萄球菌、粪链球菌、大肠杆菌、梭状杆菌、变形杆菌、乳酸杆菌、真菌等。正常阴道微生物群中，95% 为乳酸杆菌。乳酸杆菌是女性阴道内正常微生物群的优势

菌，对阴道微生态平衡有明显的调节作用，对维持阴道正常微生物群起关键作用。

（二）阴道微生物宏基因组文库中的新型基因筛选

宏基因组学除了研究微生物群落结构及其功能外，还可用于发现新的基因和开发新的微生物活性物质。陈春岚等从富集培养物宏基因组文库中筛选出一个表达木聚糖酶基因（*umxyn10B*），该基因大小为 999 bp，编码产物的氨基酸残基序列具有较好的同源性。对其功能进行研究发现，该酶具有优良的理化特性，可广泛应用于食品、能源、造纸和纺织等行业。利用宏基因组技术探索阴道微生物新的功能基因尚处于起步阶段，通过宏基因组学技术发掘新基因，以利用这些新基因在妇产科感染性疾病新病原研究方面发挥应有的作用。

（三）连接阴道生物膜中定植的微生物

采用传统方法只能培养阴道中 1% 的细菌，大量的阴道细菌是很难培养或不可培养的。因此，利用宏基因组学技术从阴道和子宫颈黏膜分泌物中提取微生物宏基因组，构建宏基因组文库，有可能从微生物群落水平，系统地剖析出阴道微生物群落的多样性和动态变化，较全面地了解阴道微生物群落的代谢机制及其产物，对阴道微生物的基础和应用研究具有重大的作用。

第二节　宏基因组在阴道炎微生物群检测中的应用

阴道炎包括假丝酵母性阴道炎、滴虫性阴道炎、阴道内菌群失调引起的细菌性阴道病、老年性阴道炎、支原体感染、衣原体感染等。阴道宏基因组学检测是从阴道中直接获得的、不需要经过分离培养的微生物群基因组的总和，包括乳酸杆菌、大肠杆菌、葡萄球菌、链球菌基因组等数百种微生物基因组的总和，也包含特定阴道环境中的微生物群落的基因组特征，使人们的认识从单一基因组上升到成千上万种基因组构成的集合体，使人们揭示更高层次、更为复杂相互作用的梦想成为现实。将宏基因组学用于研究阴道微生态，体现机体的整体性在微观领域的应用。宏基因组学是从整体上研究各个菌种的数百种基因组的特性及其变化规律，具有鲜明的整体化特色。据 Martín 等报告，人体各个主要部位的宏基因组分析（核苷酸数 bp）：肠道 1 763 755 444（1 764 M），皮肤 596 575 055（597 M），泌尿生殖道 419 758 895（420 M），口腔 412 955 696（413 M），呼吸道 150 166 895（150 M）。如果采用微生物的传统研究方法，微生物纯培养和分离鉴定，那么绝大多数微生物（99% 以上）无法依靠上述方法获得，这极大地限制了对微生物的研究。王伟等报告，借助于高通量测序技术快速发展起来的宏基因组学，在病原体检测中发挥着越来越重要的作用。宏基因组测序无须筛选得到各微生物群落的纯培养物，而是直接测定样品中所有微生物的核酸序列，这样可避免试验污染带来的偏差。对宏基因组学的研究主要有 16S rDNA 测序和全基因组测序两种。16S rDNA 测序以阴道环境样品中的 16S rDNA 为研究对象，全基因组测序只需直接提取微生物基因组进行测序，探索未知病因样本中可能存在的致病微生物，为揭示疾病的发生和发展规律提供线索。

一、检测方法

（一）病例选择

1. 入选标准　①年龄 18~45 岁；②月经规则，周期正常；③有性生活；④不使用口服避孕药；

⑤一周内不使用阴道内杀精剂；⑥48 h 内未进行阴道冲洗；⑦1 个月内未系统使用抗生素；⑧1 个月内未使用阴塞药物；⑨48 h 内无性行为；⑩阴道分泌物经直接镜检阴道清洁度 1~2 级，无菌丝或假菌丝或芽生孢子；线索细胞比例＜20%；视野内无滴虫。要求具有完整的阴道拭样、灌洗样品和细胞表型数据。

2. 临床资料收集　取得患者知情同意后，填写调查问卷，包括年龄、末次月经、是否绝经、避孕方式、是否长期使用免疫抑制剂、是否长期使用抗生素、是否存在糖尿病、性伴是否有相关症状。

（二）样品采集

1. 采集部位　收集子宫颈阴道部、阴道中部拭子（全方位、中心），一个子宫颈阴道灌洗和一个子宫颈细胞刷标本。

2. 采集方法　在妇科检查床进行检查，使用窥阴器检查，充分暴露子宫颈，用 3 根灭菌的棉拭子插入阴道轻柔转动，获取阴道中段、阴道穹后部的分泌物。其中 1 根加生理盐水制成生理盐水湿片行显微镜检查；另一根放入已装入三蒸水的离心管内，将分泌物洗脱至三蒸水中，7 500 r/min 离心 5 min，弃上清后放入 –80℃冰箱保存。

3. 标本筛选　将生理盐水湿片直接显微镜下观察，主要观察项目包括：①阴道清洁度；②是否存在线索细胞及线索细胞的比例；③观察有无真菌菌丝、假菌丝或出芽孢子；④观察是否存在滴虫。另外一根做涂片革兰染色后进行 Nugent 评分。Nugent 评分 0~3 分方可纳入研究。

二、试验方法

（一）直接镜检

1. 湿片镜检　将 1 根棉拭子生理盐水浸湿后涂布于载玻片上，在光学显微镜下观察。为保证准确性，在载玻片上滴一滴 KOH 溶液，如见细长菌丝或假菌丝或芽生孢子则行培养。

2. 革兰染色　将阴道分泌物标本，制备涂片，固定后进行革兰染色，做 Nugent 评分。

（二）常规细菌分离培养与鉴定

1. 培养方法　将阴道分泌物拭子用少许生理盐水浸湿后涂布于沙氏平板，30℃恒温培养箱孵育 48 h 观察结果。若平板上出现白色或奶白色表面光滑略有黏性菌落，革兰染色可见酵母样菌，判定为酵母菌培养阳性，并进一步做纯化鉴定。用接种环挑取单个菌落用分区划线法接种另一沙氏平板，30℃孵育 48 h，得到的单个菌落即为纯化的酵母菌。将获得纯化的菌株接种科玛嘉显色培养基，35℃孵育 48 h，观察结果。亮绿色的菌落即可初步判定为白色假丝酵母菌。

2. 菌种鉴定　对分离纯化的酵母样菌落直接涂片革兰染色镜检，观察到革兰阳性卵圆杆状或椭圆形的酵母样细胞，有时可见芽生孢子，可初步鉴定为假丝酵母菌；血清芽管形成试验，镜下观察可见孢子出芽或形成芽管，初步鉴定为白色假丝酵母菌；在科玛嘉显色培养基上根据菌落颜色进行鉴定：菌落呈翠绿色的为白色假丝酵母菌，深紫色的为光滑假丝酵母菌，铁蓝色的为热带假丝酵母菌，粉红色、边缘有毛刺、菌落较大的为克柔假丝酵母菌，白色的为其他假丝酵母菌。

三、常规 PCR 试验

（一）DNA 提取

1. 细菌基因组 DNA 提取　取斜面上纯化菌体少许接种马铃薯葡萄糖琼脂培养基（PDA），置 30℃孵箱，湿度 60%，培养 2~3 日，进行菌株的活化。取适量菌体，置 1.5 mL EP 管中，使用 Gen

TLE™ DNA 提取试剂盒提取 DNA，加 200 μL 70% 乙醇（–20℃）洗 DNA 沉淀物，真空干燥 30 min，用 40 μL 无菌水溶解，置 –20℃保存备用。

2. **样品基因组 DNA 提取** 采用 Omega 公司 DNA 提取试剂盒，操作按说明书，取 DNA 提取物 2 μL，做琼脂糖凝胶电泳，使用 DNA 标准品做对照，对提取的基因组 DNA 进行鉴定。

（二）引物设计

细菌 16S rRNA 基因 V1~V3 区 PCR 扩增选择 27F / 533R 通用引物，合成带有"5′ 454A、B 接头，特异引物 3′"的融合引物，A 为测序端，需加标签，B 端引物可共用。为进行 454 高通量定向平行多样本检测，在上下游引物的 5′ 端加上 8 个碱基（NNNNNNNN），用于 454 焦磷酸测序后识别不同的样本。细菌 16S rRNA 引物序列：27F 5′–AGA GTT TGA TCC TGG CTC AG–3′；533R：5′–TTA CCG CGG CTG CTG GCA C–3′（测序端）。连接后的序列：27F：（5-*gccttgccagcccgctcag-ac*-GAGTTTGATCMTGGCTCAG）小写斜体部分为 454 B 接头，ac 为连接序列；533R：（5′-*gcctccctcgcgccatcag*-NNNNNNNN-at-CCGCGRCTGC TGGCAC）小写斜体部分为 454 A 接头，NNNNNNNN 为标签序列，at 为连接序列。为了保证后续数据分析的准确性及可靠性，需满足两个条件：首先，尽可能使用低循环数扩增；其次，保证每个样品扩增的循环数统一。

（三）反应程序

1. **反应体系** 向 200 μL PCR 反应管中加入 10×PCR Buffer（100 mmol/L Tris–HCl、pH 8.3，500 mmol/L KCl、15 mmol/L $MgCl_2$）2.5 μL，4×dNTP（dATP、dCTP、dGTP、dTTP 各 2.5 mmol/L）1 μL，引物（100 pmol/L）各 1 μL，模板 DNA 1 μL，用无菌水补足至反应总体积 25 μL。

2. **反应条件** 预变性 95℃ 2 min →（95℃ 30 s → 55℃ 30 s → 72℃ 30 s）25 个循环 → 72℃ 5 min，10℃保存→于 1.5% 琼脂糖凝胶电泳，检测 PCR 产物。

3. **凝胶电泳** 1.5% 琼脂糖凝胶电泳，加 7 μL PCR 扩增产物与 3 μL 加样缓冲液混合，在 0.5×TBE 缓冲液中 100 V 电泳 60 min。置溴化乙锭染色（0.5 mg/mL）中振荡 20 min，在紫外凝胶成像系统中观察结果。根据 100 bp DNA 加样判断产物片段大小。根据特异性 RAPD 带型，进行菌株的分型。

4. **扩增产物纯化** 采用 AXYGEN 胶回收试剂盒，回收 PCR 产物，Tris–HCL 洗脱，1.5% 琼脂糖凝胶电泳检测，根据电泳图初步定量。纯化 PCR 产物，TBS380 准确定量，根据标准品制作标准曲线。参照电泳定量结果，稀释到同一浓度后，TBS380 定量、混匀，连接 A&B 接头，使用磁珠筛选去除接头自连片段。

5. **片段筛选** 保留一端是 A 接头、另一端是 B 接头的片段，NaOH 变性，产生单链 DNA 片段。

6. **油包水 PCR（em-PCR）** DNA 片段和捕获磁珠混合→剧烈振荡产生油包水环境→ DNA 片段在油包水环境中扩增→破油并富集有效扩增磁珠。

7. **454 测序（GS，FLX-Titanium）** PTP 板的准备和清洗→富集磁珠涂布于 PTP 板上→涂布其他反应成分（四种碱基）和磁珠→ PTP 板置于 454 测序仪上进行测序。

8. **数据分析** 序列测序前的预处理，按照 Sogin 等的方法分析序列。分析步骤：①去除序列末端的接头序列（adaptor）、后引物序列、多碱基 N、polyA/T 尾巴及低质量序列；②去除①中所得序列的条码标签序列、前引物序列；③丢弃长度短于 200 bp、模糊碱基数大于 0、序列平均质量低于 25 的序列。从而经层层筛选得到的优质数据，才可为下一步精确分析。

（四）阴道微生物群检测结果分析

1. **序列信息** 根据李彩霞（2013）研究报告，采用细菌 16S rRNA V1~V3 区的通用引物，对 20

例健康志愿者的阴道分泌物标本直接提取基因组 DNA，使用 16S rRNA 通用引物扩增 V1~V3 区，对扩增产物进行焦磷酸测序，评估阴道分泌物样本中菌群的丰度和多样性。在 20 个样本中共检测到有效序列 115 329 条，平均每个样本 5 766 条，总长 55 113 599 bp，序列平均长度 477 bp，经聚类比对，共生成 2 363 个操作分类单元。单样本有效序列比例和最终分析序列数，每个样本的最终分析序列都超过了 5 000 条，部分超过 6 000 条。操作分类单位（operational taxonomic units，OTU）分析的 20 个标本经聚类分析共检测到 2 363 个操作分类单位，包含 15 个及以上序列的操作分类单位 285 个。凌宗欣等报告，50 例健康女性使用焦磷酸测序共得 246 359 条高质量序列用于评估菌群多样性，并获得 24 298 个独特可操作分类单位，代表了所有种系型（phylotype）。阴道微生物群落中发现的细菌最突出的门类，属于厚壁菌门、拟杆菌门、放线菌门和梭杆菌门。

2. 阴道微生物群多样性　李彩霞等通过 20 例临床样本对各个细菌菌群丰度和多样性进行分析比较，发现各个样本中细菌的丰度不完全一致。按照门、纲、目、科、属、种 6 个水平进行分析，可以了解阴道内菌群的主要分布结构。在这 20 个样本中，共检测到 6 个门，分别为厚壁菌门、变形菌门、放线菌门、软皮菌门、拟杆菌门和梭杆菌门。其中厚壁菌门的比例最高占 90% 以上，其次为变形杆菌门，其余各门占的比例很低。除 1 例样本检测出所有的细菌门外，其余标本大部分由 3~4 个门的菌构成。在属的水平共检测到了 60 个不同的属，其中乳酸杆菌属占绝大多数。凌宗欣等报告在 50 例健康女性中，菌群多样性水平较低，主要以乳酸杆菌为主，因为所有样本中均可得到至少一条乳酸杆菌的条带，懒惰乳酸杆菌或卷曲乳酸杆菌在 DGGE 电泳中显示，这一菌属细菌是健康女性阴道微生态群落中的常居菌群。

国外对于无症状女性阴道细菌微生物菌群的研究：Ravel 等报告对 396 例不同种族女性阴道细菌群落的研究，包括白种人、亚洲人、西班牙人和黑种人等 4 个种族，对细菌 16S rRNA V1~V2 区进行分析，将序列鉴定到种的水平。结果发现 396 例健康女性阴道菌群组成，共聚合成了 5 个组，均以乳酸杆菌为主，包括卷曲乳酸杆菌、懒惰乳酸杆菌、詹氏乳酸杆菌和加氏乳酸杆菌，尤其是前两种占的比例最多。

四、多重 PCR 分型检测假丝酵母菌

（一）RAPD 分型检测假丝酵母菌

RAPD 分型法是 1990 年由 Williams 等建立，应用任意 10 个左右的寡核苷酸链作为引物，以所研究的基因组 DNA 为模板进行 PCR 扩增，扩增产物通过琼脂糖凝胶电泳，经溴化乙锭染色检测多态性，在扩增条件相同的情况下，不同种属的个体基因组成相差明显，扩增产物呈现不同电泳带型，同种内不同个体由于基因突变、插入、缺失或置换影响引物的特定结合位点，导致 DNA 扩增条带增多、减少或长度改变，而同一引物的扩增产物中电泳迁移率一致的被认为具有同源性。因此，其不仅反映生物个体之间的遗传稳定性，也能同时清晰敏感地反映出遗传差异，试验方法如下所述。

1. DNA 提取　取斜面上的假丝酵母菌体少许，接种于 PDA 平板培养基，置霉菌培养箱 30℃，湿度 60%，培养 2~3 日，进行菌株的活化。取适量菌体，置 1.5 mL 离心管中，应用 Gen TLE™ DNA 提取试剂盒提取 DNA，操作按说明书，提取的 DNA 溶于 40 μL 无菌水，置 −20℃ 保存备用。

2. 引物设计　采用 10 种真菌 RAPD，序列如下：引物 1~RAPD1，5′-GAGCCCTCCA-3′；引物 2~RAPD2，5′-AGCGTCCTCC-3′；引物 3~RAPD23，5′-GGCTCATGTG-3′；引物 4~RAPD4，5′-GTCAGGGCAA-3′；引物 5~RAPD5，5′-CAGCACCCAC-3′；引物 6~RAPD6，5′-CCGTGACTCA-3′；引物 7~RAPD7，

5′-CGGCCCCTGT-3′；引物 8~RAPD8，5′-AGGTCACTGA-3′；引物 9~RAPD9，5′-ATGGATCCGC-3′；引物 10~RAPD10，5′-CCTTTCCGAC-3′。

3. PCR ①反应物组成：在 EP 反应管中加入 10×PCR 缓冲液（100 mmol/L Tris-HCl，pH 8.3，500 mmol/L KCl、15 mmol/L MgCl$_2$）2.5 μL，4×dNTP（dATP、dCTP、dGTP、dTTP 各 2.5 mmol/L）1 μL，引物（100 pmol/L）各 1 μL，模板 DNA 1 μL，加双蒸水至总体积为 25 μL。②反应程序：预变性 92℃ 1 min →（92℃ 45 s → 34℃ 1 min → 72℃ 1 min）35 个循环→ 72℃ 10 min →于 1.5% 琼脂糖凝胶电泳，检测 PCR 产物。

4. 凝胶电泳 1.5% 琼脂糖凝胶电泳，取 7 μL PCR 扩增产物与 3 μL 6×加样缓冲液混合，在 0.5×TBE 缓冲液中 100 V 电泳 60 min。凝胶置溴化乙锭染色（0.5 mg/mL）中振荡 20 min，在紫外凝胶成像系统中观察结果。根据 100 bp DNA 加样判断产物片段大小。根据特异性 RAPD 带型，进行菌株分型。

5. 结果分析 据韩淑梅等报告采用 10 种随机引物对 65 株临床分离的假丝酵母菌进行扩增，结果发现只有 RAPD2 和 RAPD5 可以获得白色假丝酵母菌和热带假丝酵母菌的清晰、稳定和重复性良好的种特异性带型。在这 10 种随机引物中，通过对假丝酵母菌进行随机扩增 DNA 的多态性分析和 RAPD 图谱比较，发现同种菌的带型基本相同，具有种特异性，其遗传相似性较高，种内差异不明显；然而，对不同菌种之间的条带数量和位置差异较大，存在明显的种间遗传变异性。根据特异性带型将白色假丝酵母菌和热带假丝酵母菌与其他假丝酵母菌区分开。因此，这 2 种引物比较适合用于白色假丝酵母菌和热带假丝酵母菌菌型的鉴定、诊断及多态性分析。

（二）REP-PCR 分型检测假丝酵母菌

REP-PCR 是通过扩增基因组中的重复序列和电泳条带分析，揭示基因组之间的差异，是一种基因组指纹分析方法。

1. DNA 提取 保存的菌种转至酵母浸出粉胨葡萄糖琼脂（YPD）平板，35℃培养过夜，连续转种 2 次，取 1×10^8 个酵母菌加入 0.5 mL 双蒸水，12 000×g 离心 1 min，吸去上清，沉淀加入 5 mL protoplast buffer 中（含 1 mol/L D- 山梨醇，1% 巯基乙醇，0.25 mg 溶菌酶，0.25 mg 溶壁酶），37℃水浴 2 h，5 000×g 离心 5 min，吸去上清，加入 0.5 mL 裂解缓冲液（含 50 mmol/L EDTA，1%SDS，0.1 g/mL RNaseA 和 500 μg/mL 蛋白酶 K），65℃水浴 1 h，室温放置 5 min，加入 0.5 mL 酚:氯仿:异戊醇（24:24:1），冰浴 5 min，12 000×g 4℃离心 5 min，将上清液转移至新的离心管，加入等量氯仿，混匀后 12 000×g 4℃离心 5 min，将上清液转移至新的离心管，加入 0.6 倍体积的异丙醇，混匀后 12 000×g 4℃离心 5 min，弃上清，将沉淀用 0.5 mL 75% 乙醇洗涤，12 000×g 4℃离心 5 min，弃上清，室温下控干，100 μL TE（10 mmol/L Tris-HCl，1 mmol/L EDTA，pH 8.0）溶解，−20℃保存。

2. 引物设计 Ca21: 5′-CATCTGTGGTGGAAAGTAAAC-3′，Ca22: 5′-ATAATGCTCAAAGGTGGTAAG-3′，Com21: 5′-GCCGTTTTGGCCATAGTTAAG-3′。

3. PCR 程序 ①PCR 体系 50 μL 中，含（10×LaTaq 缓冲液含 Mg^{2+}）5 μL，2.5 mmol/L dNTPs 4 μL，50 μmol/L 引物各 1 μL，TaKaRaEx Taq DNA 聚合酶（5 U/μL）0.25 μL，DNA（200 ng/L）0.5 μL，引物为 Ca21、Ca22 和 Com21 两两组合的 6 对引物：Ca21-Ca22，Ca22-Com21，Ca21-Com21，Ca21-Ca21，Ca22-Ca22 和 Com21-Com21。②扩增条件：94℃ 5 min；94℃ 1 min，45℃ 1 min，72℃ 2 min，共 40 个循环；72℃ 10 min。

4. 凝胶电泳 PCR 产物 2% 琼脂糖凝胶电泳，Tanon3500 成像系统拍摄成像从电泳图谱来分析，光谱条带大小和数量的不同代表着不同菌株重复序列间的距离和重复序列数量，同时条带的亮度也是进行分析的一个因素，从这几个方面可对菌株进行分型鉴定。

5. 结果分析　根据董丹凤等报告：REP-PCR 基因分型结果：Ca21-Ca22、Ca21-Com21 扩增出的条带数目较少，且条带比较模糊，不容易辨清。而以 Ca22-Com21 扩增条带数目较多且最为清晰，故选择此对引物进行扩增分型。REP-PCR 选取合适的引物直接进行 PCR，整个反应只需数小时即可完成。根据 PCR 产物电泳图谱，38 株光滑假丝酵母菌分为 5 型。其中 A 型 29 株（76.3%），B 型 5 株（13.2%），C 型 2 株（5.3%），D 型、E 型各 1 株（2.6%）。同一患者不同时期分离菌株的 REP-PCR 基因型相同。来自上海三家医院的 28 株菌中，23 株 A 型（82.1%），3 株 B 型（10.7%），1 株 D 型（3.6%），1 株 E 型（3.6%）。来自安徽的 4 株菌中 2 株是 A 型（50%），2 株是 B 型（50%）。而广东 6 株菌，2 株是 C 型（33.3%），4 株是 A 型（66.7%）。近些年，基于 REP-PCR 技术推出的全自动微生物分型系统，因其更为简便、快速，并且重复性好，已得到广泛应用，在真菌分型、流行病学研究方面有着广阔的应用前景。

（三）多位点序列分型检测假丝酵母菌

多位点序列分型是指通过扩增数个管家基因并测序后，与数据库进行对比得到每个管家基因的等位基因号，再根据所有等位基因号的组合得到每株菌的序列型（sequence type，ST），是直接衡量基因变异度的分型方法。一般选取 6~8 个管家基因进行序列分析，不同基因的等位基因位点的组合，形成了各种不同的序列型。

多位点序列分型对管家基因的选择至关重要，一般选择稳定的管家基因，候选基因必须存在足够的序列多态性，使其适合于分型。多位点序列分型分析主要分 3 个步骤：①对目的基因进行 PCR 扩增；②对 PCR 产物测序；③将序列数据比对分析。Bougnoux 等于 2002 年首先将多位点序列分型用于白色假丝酵母菌的分型，选用了 5 个管家基因（ACC1、ADP1、GLN4、SYA1 和 VPS13）对 28 株假丝酵母菌进行分型，共得到 27 个序列分型。在大量研究工作的基础上，Bougnoux 最终提出了 AAT1a、ACC1、ADP1、MPIb、SYA1、VPS13 和 ZWF1b 等 7 个最佳管家基因组合。Takakura 等分别从美国、英国和日本收集到 217 株白色假丝酵母菌菌株，并通过分析得到不同的进化枝，证实菌株的分布有明显的地域性。现在，白色假丝酵母菌的多位点序列分型数据库中共有 2 087 个序列分型，欧美地区研究较多，近些年亚洲地区的报道也逐渐增多，并且从结果中看出亚洲地区更容易产生新的序列分型。多位点序列分型快速分型技术，既可应用在分子流行病学调查，也可以用于分子进化学的研究，基本原理是通过选择染色体上几个相隔一定距离并覆盖整条染色体的管家基因，利用管家基因的保守性及不同种菌株之间存在的差异性进行测序，从而进行基因分型。我国郭雅莉等于 2012 年首次对白色假丝酵母菌的多位点序列分型做出报道，33 株临床白色假丝酵母菌通过多位点序列分型共产生了 33 个序列型，其中 27 个型为原来数据库中没有的新型。魏冰等对 40 株白色假丝酵母菌进行多位点序列分型，共得到 29 个序列分型，且均为新型，进一步证明我国白色假丝酵母菌的多位点序列分型更容易产生新的序列型。李彩霞（2013）等共收集了妊娠期 VVC 病例 80 例，共分离出假丝酵母菌 83 株，其中白色假丝酵母菌 77 株，光滑假丝酵母菌 7 株。77 株白色假丝酵母菌经 ATT1a、ACC1、ADP1、MPIb、SYA1、VPS13 及 ZWF1b 7 个管家基因扩增后共形成 60 个序列型，这 60 个序列型在数据库中均未见收录。

1. DNA 的提取和纯化　①将获得的纯培养用接种环挑取少许接种于酵母浸出粉胨葡萄糖琼脂液体培养基中，35℃摇床过夜，调整菌浓度至 OD600=10。②取 3 mL 培养物，7 500 r/min 离心 10 min。③弃上清，用 600 μL 山梨醇缓冲液重悬 PCR 及菌种鉴定。④使用测定 DNA 浓度，调整浓度至 1 ng/mL。

2. 引物设计　Bougnoux（2002）等根据白色假丝酵母菌的 6 个管家基因设计多位点序列分型寡

核苷酸引物：包括 CaAATa、CaACC1、CaVPS13、CaGLN4、CaADP1、CaRPN2、CaSYA1 等 7 对引物（序列见表 33-1）。我国魏冰（2013）等报告选择白色假丝酵母菌的 7 个管家基因 *AAT1a*、*ACC1*、*ADP1*、*MPIb*、*SYA1*、*VPS13* 和 *ZWF1b* 引物，用于分型检测白色假丝酵母菌（序列见表 33-2）。

表 33-1 白色假丝酵母菌多位点序列分型引物（Bougnoux, 2002）

基因位点	引物	序列（5′→3′）	扩增片段 bp
CaAATa	626 forward	ACTCAAGCTAGATTTTTGGC	478
	626 reverse	CAGCAACATGATTAGCCC'	
CaACC1	466 forward	GCAAGAGAAATTTTAATTCAATG	519
	466 reverse	TTCATCAACATCATCCAAGTG	
CaVPS13	552 forward	TCGTTGAGAGATATTCGACTT	741
	552 reverse	ACGGATGGATCTCCAGTCC	
CaGLN4	598 forward	GAGATAGTCAAGAATAAAAAGT	483
	598 reverse	ATCTCTTTCATCTTTTGGACC	
CaADP1	904 forward	GAGCCAAGTATGAATGATTTG	537
	904 reverse	TTGATCAACAAACCCGATAAT	
CaRPN2	1041 forward	TTCATGCATGCTGGTACTAC	447
	1041 reverse	TAATCCCATACCCAAAGCAG	
CaSYA1	1369 forward	AGAAGAATTGTTGCTGTTACTG	543
	1369 reverse	GTTACCTTTACCACCAGCTTT	

表 33-2 分型检测白色假丝酵母菌 7 个管家基因序列（魏冰, 2013）

引物名称	引物序列	扩增片段 bp
AAT1a	F 5′-ACTCAAGCTAGATTTTTGGC-3′ R 5′-CAGCAACATGATTAGCCC-3′	478
ACC1	F 5′-GCAAGAGAAATTTTAATTCAATG-3′ R 5′-TTCATCAACATCATCCAAGTG-3′	519
ADP1	F 5′-GAGCCAAGTATGAATGATTTG-3′ R 5′-TTGATCAACAAACCCGATAAT-3′	537
MPIB	F 5′-ACCAGAAATGGCCATTGC-3′ R 5′-GCAGCCATGCATTCAATTAT-3′	486
SYA1	F 5′-AGAAGAATTGTTGCTGTTACTG-3′ R 5′-GTTACCTTTACCACCAGCTTT-3′	543
VPS13	F 5′-TCGTTGAGAGATATTCGACTT-3′ R 5′-ACGGATGGATCTCCAGTCC-3′	741
ZWF1BF	F 5′-GTTTCATTTGATCCTGAAGC-3′ R 5′-GCCATTGATAAGTACCTGGAT-3′	702

3. PCR 试验 ①反应体系：25 μL PCR 体系中含 10 μmol/L 引物 -F 和引物 -R 各 1 μL，OneTaq@Hot Start 2×Master Mix 12.5 μL，模板 DNA 1 μL，无菌双蒸水加至 25 μL。②反应程序：预变性 94℃ 4 min；94℃ 50 s → 52℃ 30 s → 72℃ 1 min，30 个循环；最后 72℃ 10 min。

4. 凝胶电泳 取 PCR 产物 2 μL 加入 1 μL DNA 加样缓冲液，用 1.5% 琼脂糖凝胶电泳，每个加 0.1% Duo red 核酸染料，电泳缓冲液为 TBE，电压 90 V，电泳 40 min。电泳结束后，取琼脂糖凝胶在凝胶成像仪下紫外线透视观察结果。将 PCR 扩增产物进行测序。

5. 测序　扩增产物使用 ABl 3730 进行测序。为保证结果的可靠性，采用双向引物同时测序。将测序结果上传 Genebank 进行 BLAST 分析，完成菌种的分子鉴定。

6. 数据分析　将测序数据用 Bioedit 软件进行比对编辑，最后用 Mega 5.1 进行序列多重比对，并采用多种方法构建进化树，在此基础上用 Treeview 软件对进化树进行编辑加工。最后 eBURST V3.0 进行克隆复合体的研究。

7. 试验结果

（1）临床资料分析：李彩霞等报告，在 84 例妊娠期 VVC 阴道分泌物标本，分离出白色假丝酵母菌 77 株。在菌株分离培养时发现 3 例患者的分泌物在沙氏培养基上有 2 种不同的形态，其中 2 例 2 株菌经 ITS 测序后鉴定为白色假丝酵母菌，而 1 例则分别为白色假丝酵母菌和光滑假丝酵母菌。

（2）菌种鉴定：这 3 例中分离的白色假丝酵母菌，使用 ITS 扩增后出现两种不同片段大小的条带，其中 1 种为 500~600 bp，另一种为 900 bp 左右。

（3）7 个管家基因 PCR 产物凝胶电泳：均显示 AAT1a、ACC1、ADP1、MPIb、SYA1、VPS13 和 ZWF1b 基因的扩增。前两者 AAT1a、ACC1 在凝胶成像上出现的 PCR 产物片段均为 500 bp 左右，ADP1 基因的扩增则可见 500~600 bp 的片段，MPIb 基因的扩增片段长度为 400~500 bp，SYA1 的扩增片段长度介于 500~600 bp。而 VPS13 基因形成 700~800 bp 的片段，ZWF1b 在凝胶上可见 700 bp 左右片段。这些片段的长度均与目的基因片段的长度接近，为扩增的目的片段。

（4）各管家基因的等位基因数目及分布：将每个基因的待检测碱基序列上传至 http：//calbicans.mist.net/ 进行单位点比对，与数据库中的序列进行比对，获得待检基因的等位基因类型为 138。目前，数据库中的 AAT1a 等位基因有 142 个，该研究中检测到 11 种；ACC1 有 90 种等位基因型检测到 6 种；ADP1 有 121 种等位基因型检测到 8 种；MPIb 有 129 种等位基因型检测到 6 种；SYA1 有 181 种等位基因型检测到 9 种。VPS13 有 244 种等位基因型检测到 9 种；ZWF1b 共有 236 种等位基因型检测到 12 种。但未发现单个基因新的等位基因型，而且每种基因的等位基因种类差别不大。除 ZWF1b 基因外，其余 6 个基因均是 1 种等位基因为主，而 ZWF1b 有 3 种主要的等位基因型，序号分别为 12、54 和 22。

（5）DST 分析：根据上述等位基因的不同组合，每种菌有一种独特的序列型。该研究共检测到了 60 种不同的 DST。将每一菌株对应的 7 个等位基因型联合上传至数据库可判定是否与已知的序列型一致。在该研究中 60 个 DST 均未在数据库中搜索到，均为新的 DST。

结论：妊娠期是 VVC 的高发阶段，其高患病率主要与高雌激素水平、阴道内菌群失调、糖耐量异常、细胞免疫功能降低等因素有关。而妊娠期 VVC 常常因治疗不足、假丝酵母菌载量高，而使其他不良后果的概率增加。VVC 经逆行感染可致宫内感染，导致胎膜早破、早产。未治疗的妊娠 VVC 分娩时可能会出现产道损伤、产后出血、产褥感染等。而胎儿经产道娩出时常可使假丝酵母菌定植，引起皮肤、眼结膜甚至血行感染。与非妊娠期 VVC 相比，妊娠期 VVC 具有几个特点。一是感染率高，且感染率与孕龄有关。终末期妊娠 VVC 的感染率高于早期妊娠。Ahmet 等对 372 例随机挑选的妊娠女性进行了患病率的调查，发现 VVC 的感染率高达 37.4%，而其定植率也在 11.3%。同时，单因素分析和 Logistic 多因素分析均表明孕龄是 VVC 发病的危险因素，非患病组中平均孕龄低于患病组两周。妊娠期 VVC 的第二个特点是非假丝酵母菌比例较高。在 Ahmet 等的调查中，普通女性群体 VVC 分离菌株中白色假丝酵母菌占的比例为 58.0%，光滑假丝酵母菌占的比例为 19.0%，而妊娠人群中白色假丝酵母菌的比例为 80%~95%。Wenjin 等在 628 个妊娠女性的研究中则分离到了 50 株光滑假丝酵母菌，占所有假丝酵母菌属的 25.2%。另一项对妊娠期白色假丝酵母菌毒力和药物敏感性的研究则发现，白色假丝酵母菌占所有待测菌株的 59.9%，光滑假丝酵母菌为 19.9%。这一比例与 Ahmet 等的报道相似。妊娠期 VVC 的分子流行病学研究热点是光滑假丝酵母菌。在对不同时期妊娠 VVC 患者中分离的光滑假丝酵母菌用 RAPD 方法进行基因分型时，发现第二次分离的菌株基因多态性更加明显。

使用 MSLT 法发现妊娠女性 VVC 中分离的白色假丝酵母菌基因型分布与非妊娠期不一致，李彩霞等在收集了 83 例妊娠 VVC 的菌株，其中白色假丝酵母菌 77 株，非白色假丝酵母菌 6 株，均为光滑假丝酵母菌。非白色假丝酵母菌的比例为 9.10%。在临床方面，首次发作的 VVC 的比例为 80.95%。RVVC 的比例很低。这与本地区孕前准备的开展有关。在 77 个待检样本中检测出了 60 种不同 DST，说明引起妊娠 VVC 的白色假丝酵母菌存在高度基因多态性。此外，这 60 个 DST 经数据库比对发现，未跟任何一个已知 DST 阴道假丝酵母菌病患者同时选取了 4 个单克隆菌落进行多位点序列分型分析，发现 10 例阴道炎患者中有 2 例获得了不同的 DST。其中 1 例患者中检测到了 4 个 DST，另一例 2 个 DST，新发现的 DST 具有高度特异性。其中 12 例患者同时分离出了两种假丝酵母菌，主要是白色假丝酵母菌 + 热带假丝酵母菌或白色假丝酵母菌 + 光滑假丝酵母菌，而 l 例 RVVC 患者则分离出了白色假丝酵母菌、光滑假丝酵母菌和克柔假丝酵母菌三种假丝酵母菌。董丹等报告，38 株光滑假丝酵母菌分为 5 种序列型（ST），分别是 ST 7（76.3%），ST 3（13.2%），ST 19（5.3%），ST 45（2.6%）和一个新型（2.6%）。同一患者不同时期分离的菌株均属同一型。38 株光滑假丝酵母菌中 ST 7 型最多。所有菌株的序列用 MEGA5.0 分析软件使用 UPGMA 统计方法建立进化树，以序列相关 ≥ 95% 分组，不同序列型间同源性均 ＜ 90%，属不同的克隆来源，故每一型为一组。牛莉娜等报告，采用多位点序列分型对临床分离的 25 株光滑假丝酵母菌的 6 个管家基因序列进行测定，并将各个基因的序列与多位点序列分型数据库中储存的序列比对，确定其等位基因谱型及菌株序列型（ST），结果 25 株临床分离的光滑假丝酵母菌通过多位点序列分型，产生 ST 7、ST 19、ST 15、ST 26、ST 45 共 5 个不同的序列型，其中 ST 7 为主要序列型。

综上所述，多位点序列分型是一种新的分子生物学分析方法，通过分析多个管家基因的核酸序列，从而对菌株的等位基因进行多样性的比较，分析不同菌株间的遗传进化关系。由于其结果明确，在不同的实验室之间具有良好的可比性。因此，被广泛应用于假丝酵母菌的分型研究，为进一步研究假丝酵母菌种群间的遗传差异提供科学依据。

第三节　宏基因组在细菌性阴道病微生物群检测中的应用

细菌性阴道病是育龄期女性的常见疾病，是一种在复杂的微生境下，以微生物生态失衡为特征，产生 H_2O_2 乳酸杆菌明显减少，GV 处于优势地位，明显高于其他非正常阴道菌群。细菌性阴道病的存在大大增加了孕妇早产、流产、胎膜早破等不良妊娠的危险性。

一、阴道微生物群宏基因组检测技术

1998 年，Handelsman 等提出宏基因组的概念，随后将分子生物学技术引入微生物生态学研究领域。近年来，逐渐建立了以 16S rDNA 系统发育分析为基础的现代微生物分子生态学的检测体系，包括 16S rDNA 克隆测序、PCR- 变性 / 温度梯度凝胶电泳、PCR- 末端限制性酶切片段长度多态性分析、PCR- 变性高效液相色谱、棋盘 DNA-DNA 杂交等技术，特别是新一代高通量测序技术的应用，为阴道微生物宏基因组的高效检测带来了新的手段。

（一）常规细菌学检测方法

1. **标本采集**　通常采集患者阴道分泌物，分为下阴道、中阴道和阴道穹后部三部分，阴道菌群主要栖居地在阴道四周侧壁黏膜和褶皱，其次在阴道穹。采样时使用窥阴器，将无菌棉拭子伸入阴道穹后部的阴道侧壁上转动，拭子充分吸收分泌物后小心取出，避免其上沾染外阴和阴道口的微生物。其中一拭子放入无菌离心管，以备宏基因组 DNA 提取，一支用来进行唾液酸酶试验，以筛选细菌性阴道病；另一支用来制作涂片进行革兰染色镜检，观察阴道菌群形态，区分正常菌群和异常菌群。

2. **涂片镜检**　对涂片进行革兰染色并显微镜镜检，可见阴道内微生态不尽相同，如健康阴道内可见粗大的乳酸杆菌，细菌性阴道病涂片可见成簇的细小杆菌群集于或吸附于阴道上皮细胞表面，致使细胞边缘模糊不清，即呈现线索细胞的典型形态。

3. **细菌培养**　将分泌物接种在 GV 选择性培养基 [示蛋白胨 10.0 g，胰蛋白胨 10.0 g，酵母浸膏 3.0 g，牛肉膏 3.0 g，糖淀粉 1.0 g，葡萄糖 1.0 g，对氨基苯甲酸 0.05 g，烟酰胺 0.05 g，氯化钠 5.0 g，绵羊血 50.0 mL，琼脂 14.0 g，水溶血液 1.5 mL（2 mL 羊血加水 6 mL 溶解），蒸馏水加至 1 000 mL，pH 7.3，添加抗生素抑制溶液（奈啶酸 35 mg，庆大霉素 4 mg，两性霉素 B 2 mg，溶于 10 mL 乙醇中）]，于 5%CO_2 孵箱，35℃培养 36~48 h。挑取单个菌落进行生化试验鉴定：葡萄糖（+）、麦芽糖（+）、淀粉（+）、马尿酸盐（+）等 4 种生化反应同时为阳性者判定为 GV 培养阳性。

（二）PCR 检测技术

1. **DNA 提取**　①阴道分泌物 DNA 制备：取阴道分泌物标本于 1.5 mL EP 管中，10 000 r/min 离心 5 min，弃上清，加 50 μL DNA 裂解液，混匀，56℃水浴 1 h，100℃煮沸 10 min，离心，12 000 r/min 5 min，取上清 3 μL 作模板；②标准 GV 菌株培养物，取少许于 50 μL DNA 裂解液混匀，100℃煮沸 10 min，取出离心，12 000 r/min 5 min。取上清 3 μL 作阳性对照模板。

2. **引物序列**　参考文献设计引物 1：GV1-f 5′-CAAGTCGAACGGGATCTGACC-3′；GV1~r 5′-GATTGGGAGCAAGCCTTTTGG-3′，扩增片段大小 402 bp。引物 2 序列：GV2-f 5′-GGGCGGGCTAGAGTGCA3′；GV2-r，5′-GAACCCGTGGAA TGGGCC-3′，扩增片段大小 332 bp。

3. **反应体系**　总容量 25 μL，含 10×buffer 2.5 μL，$MgCl_2$（25 mmol/L）1.0 μL，4×dNTP（2.5 mmol/L）1.0 μL，Tag 酶 0.2 μL（1 U），甘油 2.5 μL，二硫苏糖醇 0.25 μL，引物（5 μmol/L）各 1.0 μL，H_2O 12.55 μL，DNA 模板 3 μL，加一滴液状石蜡。

4. **反应程序**　94℃预变性 3 min，94℃ 45 s → 58℃ 45 s → 72℃ 60 s，35 个循环 → 72℃ 5 min。

5. **琼脂糖凝胶电泳**　取 PCR 扩增产物 3 μL，用 1.5% 琼脂糖凝胶电泳，100 V 电泳 30 min，紫外检测仪观察并记录结果。相对分子质量标准为 100~1 000 bp 的 DNA 分子量标准，GV 标准菌株作阳性对照，水作阴性对照。

（三）宏基因组检测技术

阴道微生物群落具有多样性，不能用常规的细菌培养技术对其有效地进行分离培养和鉴定，因为阴道环境中存在着很多不能培养和无法鉴别的细菌。在评估微生物群落组成时，可培养展示的只是现有群落的一小部分，仅占微生物总数的 0.1%~10%。近年来，基于分析细菌 16S rRNA 序列不依赖培养的方法，克服了这一难题。宏基因学方法的使用呈现了阴道环境微生物群落的多样性，是依赖于纯培养方法所不可比拟的，并且被广泛用来探索微生物多样性和群落的动态平衡，尤其是利用 16S rRNA 序列变异性来推断微生物群间系统发育的关系及设计特殊核酸探针来检测单个微生物类群。

1. 细菌基因组 DNA 提取 ①酚氯仿抽提法：1 mL 细菌过夜培养液，5 000 r/min 离心 10 min，去上清液，加 550 μL TE 悬浮沉淀，并加 50 μL 10%SDS，50 μL 20 mg/mL 蛋白酶 K，混匀，37℃ 1 h。加 150 μL 5 mmol/L 氯化钠，混匀。加 150 μL CTAB/ 氯化钠溶液混匀，65℃ 20 min。用等体积酚：氯仿：异戊醇（25:24:1）抽提，5 000 r/min 离心 10 min，将上清液移至干净离心管中，用等体积酚：氯仿（24:1）抽提，取上清液移至干净试管中，加 1 倍体积异丙醇，颠倒混合，室温下静止 10 min，沉淀 DNA，用 70% 乙醇漂洗沉淀后，洗干，溶解于 100 μL TE，–20℃ 保存。②加热煮沸法：取 1 mL 细菌过夜培养液，5 000 r/min 离心 10 min，去上清液，加 100 μL TE，100℃煮沸 10 min，4℃ 12 000 r/min 离心 10min，取上清液，于 –20℃ 保存。其他还有溶菌酶煮沸法、碱裂解煮沸法、醋酸钾法、改良溶菌酶盐析法等多种 DNA 提取法。基因组 DNA 纯度和浓度测定，使用 UV24019C 型紫外分光光度仪检测基因组浓度及 OD260/OD280 值。

2. 样品基因组 DNA 提取 取阴道分泌物拭子放入 3 mL 运送培养基中，于 –80℃ 储存。取其细胞悬液 0.5 mL 分 2 步提取 DNA，首先加变溶菌素（mutanolysin）50 μg 和溶菌酶（lysozyme）500 μg，于 37℃ 孵育 1 h。然后细胞反复冰冻 6 次机械破碎，每次在 100℃ 水浴 2 min，立即放入液氮 2 min，每次细胞冻融直接放入超声浴中孵育 1 min，裂解细胞混悬液中的蛋白，用蛋白酶 K 于 55℃ 水浴孵育消化 1 h，然后将分离的 DNA 用 DNA 纯化试剂盒（Promega）纯化。

3. 16S rDNA–PCR

（1）引物设计：参考 Patil（2010）和王莹（2011）等报告，采用细菌 16S rDNA 通用引物：341f–GC（5′–CGCCCGCCGCGCGCGGGCGGGGCGGGGGCACGGGGGGCCTACGGGAGGCAGCAG–3′）；518r（5′–ATTACCGCGGCTGCTGG–3′）进行 PCR 扩增。在应用 16S rDNA 通用引物 PCR 扩增复杂样品时，常会产生大量 PCR 人工产物（如突变体、嵌合体、异源双链核酸分子等），导致过高评价微生物群落的多样性。因此，先采用降落式 PCR 技术，以降低 PCR 产物的非特异性扩增。

（2）反应体系：50 μL 扩增体系为 1×PCR buffer，1 μL 10 mmol/L dNTP，正反向引物，0.8 U Taq DNA 聚合酶，1 μg DNA 模板，补足双蒸水至 50 μL。

（3）反应程序：95℃ 预变性 3 min→进入循环［95℃ 45 s→68℃ 45 s（每次循环降低 1℃ 至 63℃）→72℃ 2 min，共 5 个循环］→［（95℃ 45 s→63℃ 45 s→72℃ 2 min）］共 23 个循环→最后 72℃ 3 min，4℃保存。每次试验都包括阳性（E.coli DH5® 基因组 DNA）及阴性（PCR 试剂中不加模板 DNA）对照。

重调（reconditioning）PCR 技术，就是将 16S rDNA PCR 产物 10 倍稀释后用作模板，进行低参数循环，再行 PCR 扩增：即采用 16S rDNA PCR 产物相同的反应体系和反应条件进行 PCR 扩增（94℃预变性 5 min→进入循环（94℃ 45 s→60℃ 45 s→72℃ 30 s）循环 3 个。

（4）琼脂糖凝胶电泳：PCR 产物用 2% 琼脂糖凝胶电泳，1×TAE buffer（20 mmol/L Tris，10 mmol/L 醋酸钠，0.5 mmol/L EDTA–Na$_2$，pH 8.0），溴化乙锭染色（0.5 μg/mL），紫外检测仪观察结果。

4. 变性梯度凝胶电泳（DGGE） 参考 Kowalchuk（2002）和 Hong（2016）等试验方法作聚丙烯酰胺凝胶电泳（PAGE）。PCR 扩增产物于 8 %（重量 / 容积）PAGE 浓度，1.0×TAE 电泳缓冲液（40 mmol /L Tris–HCl，40 mmol /L 乙酸，1 mmol/L EDTA）进行电泳。PAGE 制备：变性梯度为 30%~65%（100%

变性液为 7 mol/L 尿素和 40% 甲酰胺），PAGE（丙烯酰胺 29.0 g：双丙烯酰胺 1.0 g=29:1），胶厚度为 0.75 mm，电泳缓冲液为 0.5×TAE buffer（20 mmol/L Tris，10 mmol/L 醋酸钠，0.5 mmol/L Na₂-EDTA，pH 8.0），起始电压 20 V 30 min，然后于 60℃，60 V 电压，电泳 12 h。电泳后 DGGE 凝胶使用银染色：将 DGGE 凝胶浸泡在 400 mL 固定溶液中（40% 甲醇/10% 乙酸，v/v）2 h，移入 200 mL 硝酸 Fontana 镀银染液中（0.2 g 硝酸银溶于 200 mL 双蒸水，w/v）20 min，然后将凝胶放入 200 mL 显影液中（0.02 g 硼氢化钠，0.8 mL 甲醛，3.0 g NaOH，200 mL 双蒸水，w/v）孵育 30 min，使其显色。再将凝胶转入 400 mL 固定液中（10% 乙醇/5% 乙酸，v/v）10 min，最后凝胶浸泡在 400 mL 保护液中（125 mL 无水乙醇，50 mL 甘油，325 mL dd H₂O，v/v）10 min，凝胶染色后使用 EPSON-1 600 V.2.65 E 软件扫描，观察记录结果。

5. DGGE 条带克隆、测序及序列分析

（1）DGGE 条带回收：选择 DGGE 凝胶中具有代表性电泳带用无菌刀片切割下来，加 2 倍容积 DNA 洗脱缓冲液（0.5 mol/L 醋酸铵，10 mol/L 醋酸镁，1 mol/L EDTA，0.1% SDS，pH 8.0），在 4℃浸泡过夜。加 2 容积无水乙醇沉淀 DNA，空气干燥，再将 DNA 混悬在 20 μL 无核苷酸酶（RNase）水中，测定 DNA 浓度，−20℃储存，作为二次扩增的模板。

（2）PCR 二次扩增：引物为不带 GC 夹子的 341f（5′-CCTACGGGAGGCAGCAG-3′）及 518r（5′-ATTACCGCGGCTGCTGG-3′），扩增体系及程序与前相同。PCR 产物使用 QIAquick PCR 纯化试剂盒纯化 DNA，然后用 ABI 377 测序仪测序。根据 GeneBank 数据库（http：//blast.ncbi.nlm.Nih. gov/Blast.cgi）公布的资料对照鉴定 DGGE 条带。

（3）凝胶回收：使用回收试剂盒（AxyPmp DNA）纯化回收 200 bp 大小 DNA 片段。

（4）PCR 产物克隆：用 pGM-T 载体（Tiangen）进行克隆，反应体系是 T4 DNA 连接酶 0.5 μL，Buffer 1 μL，T4 载体 0.3 μL，PEG-4000 1 μL，加连接产物补足至 10 μL，20℃连接过夜。

6. 感受态细胞的制备

（1）超低温冰箱中取大肠杆菌 DH5® 菌株接种于 20 mL LB 液体培养基中，37℃ 170 r/min 摇床摇至 OD600 为 0.6 左右（对数生长期活力最好），按 1:20 放入新 20 mL LB 液体培养基中进行二次活化。

（2）菌液转移至 1.5 mL 管中，冰浴 15 min，4℃ 10 000 r/min 离心 1 min，弃上清。

（3）预冷 0.1 mol/L CaCl₂ 200 μL 重悬菌体，冰浴 15 min，制得感受态细胞。

7. 转化

（1）200 μL 感受态细胞加连接产物 5 μL，轻轻混匀，冰浴 30 min。

（2）42℃热击 90 s，迅速放回冰浴 5 min，加入 800 μL LB 液体培养基，37℃振荡培养 1 h，复苏（150 r/min）。

（3）8 000 r/min 常温离心，弃上清，留底悬浮细胞，取 70~80 μL 菌液涂板。

（4）37℃培养 12~16 h，进行蓝白斑筛选（固体 LB 培养基中加入 IPDG 8 μL（200 mg/mL），X-gal 60~80 μL（20 mg/mL）。

8. 筛选阳性克隆

（1）每一转化平板挑 10 个左右白斑，于液体 LB（含 Amp 100 μg/mL）摇床振荡培养 37℃ 4 h。菌液 PCR 检测，引物为 T7（5′-TAATACGACTCACTATAGGG-3′）和 SP6（5′-ATTTAGGTGAC ACTATAG-3′），确定阳性克隆。

（2）分别用 EcoR1 和 Hae Ⅲ 对 PCR 产物进行限制性酶切图谱分析，以得到更为准确的分型图谱，酶切产物进行 2% 琼脂糖凝胶电泳。选择每个样品对应的 10 个克隆子中带型占大多数的其中一个进

行测序。10 μL 酶切体系，5 μL PCR 产物，1 μL 10 × buffer 缓冲液，0.2 μL 内切酶，3.8 μL 双蒸水，放置 37℃水浴 2 h。观察分菌株的 *EcoR*1 和 *Hae* Ⅲ 酶切图谱。

9. 序列检测及分析

（1）测序由深圳华大基因生物工程公司完成，使用通用引物 T7 和 SP6 进行测序。

（2）测序结果用 contig1 软件处理，为鉴定种属关系，将序列在 Ribosomal Database Project 和 NCBI（www.ncbi.nlm.nih.gov）进行 BLAST 比对，并下载最相似序列，RDP 的 Chimera Detection 程序对疑嵌合序列进行检测，Clustal 进行序列的比对和编辑处理。MEGA 4 计算遗传距离，MJ 法（Neighbor-Joining）构建系统发育树。所获得的 33 个序列在 GenBank 进行登记。

10. 数据处理及统计学分析　目前很多凝胶分析软件都能对 DGGE 图谱中的条带位置和强度进行分析，在此基于 Quantity one（Bio-Rad）软件进行分析，经去除背景强度和设定噪声水平，软件获得光密度剖面图以计算条带的强度和相对位置。依据数字化结果计算 Shannon-Wiener 多样性指数（H'）和 Simpson 优势指数及泳道相似性聚类分析。

多样性指数是反映群落中物种丰富度和均匀度的综合指标，采用 Shannon-Wiene 多样性指数，比较不同样本种类的多样性。

二、宏基因组学在阴道微生物群检测中应用

Martín 等研究指出，阴道微生物群宏基因组学研究对了解阴道微生物群细菌成分和组成物种的相互关系，了解阴道生态系统的作用及其与人类健康和疾病关系，对疾病的诊断和正确评估疾病的风险，具有十分重要的意义。阴道微生物群宏基因组学研究表明，阴道作为一个生态系统具有丰富的乳酸杆菌。虽然从阴道中分离出 20 多种乳酸杆菌，通常只有一或两种在每一个生态系统占优势。其中，最常见的是卷曲乳酸杆菌（*Lactobacillus. crispatus*）和懒惰乳酸杆菌（*L. inners*）。虽然乳酸杆菌数量之间的关系和阴道健康似乎对大多数女性来说，并不一定适用。然而，一个典型的阴道环境（即 pH < 4.5）通常有丰富的乳酸杆菌。比较高的阴道 pH 可导致某些种族的菌群如乳酸杆菌缺乏，而另一些菌族如加德纳式菌属、普雷沃菌属、假单胞菌属和（或）链球菌属占优势菌。阴道微生物群中乳酸杆菌，对有效拮抗病原体的主要作用是能产生一些抗菌化合物，如发酵糖类产生有机酸，导致阴道特有的低 pH，抑制大多数病原体的生长，使细菌性阴道病发病率和阴道感染性明显减少。

（一）宏基因组学检测健康人群阴道微生物群中应用

Anahtar 等研究报告，对 146 个研究对象中的 94 个具有完整的阴道拭样、灌洗样和细胞表型数据采用以下三种方法进行分析：①临床分析（革兰染色、Nugent 评分和免疫分型分析）。② 16S rRNA 测序分析（应用 Illumina MiSeq 高通量测序技术）。③ Meta 测序分析：94 例无症状女性阴道棉签擦拭样品 16S rRNA 基因测序分析结果，乳酸杆菌仅占 37%。根据优势菌群 PCoA 分析，分为不同宫颈型（Cervicotype，CT）。其中 CT-1 以卷曲乳酸杆菌为主，CT-2 以懒惰乳酸杆菌为主，CT-3 以 GV 为主，其他的归为 CT-4 型为普雷沃菌属。按照 Nugent 评分，宫颈型分类，包括卷曲乳酸杆菌、懒惰乳酸杆菌、GV、普雷沃菌、沙特尔沃思菌属、纤毛菌属、巨球菌属、动弯杆菌属、阴道阿托普菌、孪生菌属、气球菌属、梭菌目、韦荣球菌、卟啉单胞菌属、纤毛菌属、消化链球菌、梭菌属、中间普雷沃菌、产黑色普雷沃菌、粪便普雷沃菌、路氏乳酸杆菌及其他未定细菌。健康女性生殖道菌群主要由乳酸杆菌组成，这些微生物会产生细菌素、乳酸和 H_2O_2，能够抑制一些致病菌和真菌的生长。陈晴等报告，非培养法检测健康女性阴道内的微生物，正常阴道内检出 150 多种微生物，主要由细菌组成，厌氧菌

与需氧菌的比例为 5:1，两者处于动态平衡。在健康女性阴道内检出乳酸杆菌就有 20 多种，是阴道菌群中的优势菌，最常见的是卷曲乳酸杆菌、懒惰乳酸杆菌、詹氏乳酸杆菌和加氏乳酸杆菌，其他乳酸杆菌较少。Yamamoto 等（2009）利用 PCR 扩增结合末端限制性片段长度多样性分析法发现，健康女性阴道微生物群落 80% 以乳酸杆菌为优势菌。除了乳酸杆菌外，也检测到丰度较低的阴道阿托波菌、GV、巨型球菌属、普雷沃菌属、气球菌属、普氏厌氧球菌、梭菌属、粪肠球菌、支原体、不解糖嗜胨菌、韦荣球菌属、葡萄球菌属、假单胞菌属等 20 余种非乳酸杆菌。

（二）宏基因组学检测细菌性阴道病患者阴道微生物群应用

细菌性阴道病是由于阴道菌群微生态紊乱所导致的以阴道乳酸杆菌减少或消失，相关微生物增多为特征的一种临床症候群，也称非特异性阴道炎。据 Anahtar 等研究报告阴道菌群中的优势菌（乳酸杆菌）被 GV、普雷沃菌属、动弯杆菌属、拟杆菌、消化链球菌、阴道阿托普菌和人型支原体取代。陈晴等（2012）指出，阴道内的细菌大多是厌氧菌，营养要求苛刻，很难进行纯培养和分离鉴定，采用 16S rRNA 为基础的非培养法分离鉴定出许多无法培养的新菌种，对研究与细菌性阴道病高度特异的微生物群，具有非常重要的作用。Yoshimura 等利用 16S rRNA 基因克隆文库的方法进行阴道微生物群分析，指出细菌性阴道病患者最常见的是懒惰乳酸杆菌，非乳酸杆菌的比例较正常组和中间组明显增高，可检测到阴道阿托普菌、小杆菌属、念珠状链杆菌、GV 和韦荣球菌属等 29 种非乳酸杆菌。

王莹（2010）等研究报告，对 40 例各种妇科疾病患者，包括细菌性阴道病、宫颈糜烂、CIN、宫颈癌、宫颈肥大、假丝酵母阴道炎、阴道炎，HPV 感染和健康女性正常对照（NK）组 3 例，采集阴道分泌物标本，采用宏基因组检测法对其微生物群做了系列分析研究。其方法采用细菌 16S rRNA V3 可变区特异性的通用引物 341f 和 518r，对阴道分泌物标本中直接提取的 DNA 样品进行 PCR 扩增，获得的 PCR 产物进行 DGGE，电泳结果可反映不同疾病来源标本中的细菌种类和数量的差异。然后对 DGGE 图谱中的条带标记后切割，进行克隆测序，结果成功获得了 20 个条带的序列。这些序列作为不同的操作分类单位，将其提交至 ROP Ⅱ 和 Genbank 进行同源性分析和检索，构建系统发育树，经 BLAST 搜索发现与这些操作分类单位同源性最接近的有 5 个已知类群的 14 个属。其中 20 个克隆序列属于厚壁菌门（*Firmicutes*）的 7 个属：包括乳酸杆菌属、肠球菌属、链球菌属、丁酸球菌属、气球菌属、葡萄球菌属和巨球型菌属；4 个克隆序列属于 γ– 变形菌纲类的 3 个属：克雷伯菌属、志贺菌属、不动杆菌属；2 个克隆序列属于梭菌属类的纤毛菌属；2 个克隆序列属于放线菌属类的奇异菌属和 GV；1 个克隆序列属于拟杆菌属类的普雷沃菌属。所有测序条带中厚壁菌门占主要类群，其总量占测序分析样本总量的 55%，其中大多数为样本中的优势菌群。根据各类不同妇科疾病阴道分泌物宏基因组检测结果：细菌性阴道病的 DGGE 电泳条带明显增多至十几条，其中 GV、阴道阿托波菌、普雷沃菌属为优势菌；同时检测出纤毛菌属、巨球形菌属、普雷沃菌属、链球菌、无氧芽孢杆菌属和肺炎克雷伯菌等非乳酸杆菌属。这说明细菌性阴道病中乳酸杆菌在阴道菌群中失去优势地位，而被大量其他不同的细菌所代替。CIN 患者中检出有较丰富的粪肠球菌、乳酸杆菌和少量的不动杆菌属、克雷伯菌属，还有宋氏志贺菌和普雷沃菌属，这说明宫颈癌患者的阴道菌群已发生了一些变化，出现了其他菌群。HPV 感染者中优势菌为乳酸杆菌和链球菌，还有少量 GV 和普雷沃菌属，阴道溶血嗜血杆菌和巨球形菌属占较少部分。这说明 HPV 感染在乳酸杆菌为常居菌的基础上，阴道菌群出现了新成员。

总之，运用 16S rRNA-PCR、DGGE 电泳和宏基因组检测技术研究阴道微生物群的多样性，指出细菌性阴道病患者和健康女性阴道微生物群落结构存在着显著差异。正常阴道菌群细菌种类少，以乳酸杆菌为优势菌，仅有少量其他属细菌；细菌性阴道病患者阴道中显示多种菌共存，乳酸杆菌的优势地位消失，主要是 GV、奇异菌属、普雷沃菌和巨形球菌等，说明细菌性阴道病患者阴道微生物群落的多元性，且 GV 不是唯一的优势菌。宫颈癌、HPV 感染患者阴道群落多样性高于健康对照，存在乳酸杆菌、不动杆菌属、志贺菌属、克雷伯菌属和普雷沃菌属等菌群；HPV 感染者优势菌仍为乳酸杆菌和表皮葡萄球菌，其中 GV、普雷沃菌、巨形球菌、奇异菌属可能为致病菌。宫颈糜烂患者阴道菌群多样性高，菌群结构复杂。CIN 患者菌群结构也较为单一，假丝酵母性阴道炎患者的菌群多样性仅次于细菌性阴道病，符合阴道感染的形式。

对阴道细菌群的聚类分析显示，在 DGGE 图谱中存在的条带和强度，说明不同疾病的患者具有明显不同的细菌群落结构，即不同疾病阴道的微生态不同。采用多种方法及分析手段，如培养、细菌的生理代谢产物及其与阴道表皮细胞的相互作用，16S rDNA 克隆文库的构建等各种检测方法相互结合，将有助于进一步研究相关疾病样品中阴道微生物群落结构的演替规律，找出相关致病菌，设计种属特异性引物以鉴定致病菌，为临床诊断治疗提供科学依据。

（朱庆义）

参考文献

曾倩，丁维俊，邓琳雯，等. 从宏基因组学切入探讨老年性阴道炎阴道微生态的微观整体性. 微生物学杂志，2008，28（2）：69-70.

陈晴. 非培养法检测阴道微生态的进展. 医学综述，2012，18（15）：2467-2470.

楚雍烈，杨娥. 宏基因组学及其技术的研究进展. 西安交通大学学报（医学版），2008，29（6）：601-608.

董丹凤，江岑，俞焙秦，等. 比较重复序列 PCR 与多位点序列分型技术用于光滑假丝酵母菌的基因分型检测. 中华检验医学杂志，2011，34（9）：810-813.

郭雅莉，李春莉，刘原君，等. 白念珠菌多位点序列分型研究. 中国皮肤性病学杂志，2012，26（3）：213-216.

贺纪正，张丽梅，沈菊培，等. 宏基因组学（Metagenomics）的研究现状和发展趋势. 环境科学学报，2008，28（2）：209-218.

江岑，董丹凤，俞焙秦，等. 重复序列 PCR 与多位点分型技术在热带假丝酵母菌基因分型中的比较. 检验医学，2012，27（11）：917-920.

李彩霞. 阴道细菌群落多样性及外阴阴道念珠菌病相关白念珠菌基因多态性研究. 北京协和医学院博士生论文，2013.

李连青，朱庆义，刘俊芬，等. 阴道加德纳式菌对细菌性阴道病的病原学诊断评价. 中华医院感染学杂志，2005，15（2）：226-230.

凌宗欣. 女性生殖道微生物群落菌群多样性变化与生殖道感染的相关性研究. 杭州：浙江大学，2012.

吕治，彭国丽，苏建荣. 细菌 16S rRNA 基因 PCR 诊断细菌性阴道病的研究. 首都医科大学学报，2012，33（2）：153-157.

牛莉娜，吴至成，覃西，等. 海南岛光滑假丝酵母菌多位点序列分型研究. 现代生物医学进展，2013，13（10）：1836-1839.

欧敏功，崔晓龙，李一青，等. 宏基因组学在未培养微生物研究中的应用. 微生物学杂志，2007，27（2）：88-91.

司邓青，林丹鸿，廖文丽，等. 多位点分型技术在光滑假丝酵母菌基因分型中的应用. 中国保健营养，2016，26（21）：58-59.

王莹. 阴道微生态及其与相关疾病关系的研究. 兰州：兰州大学，2010.

魏冰，刘锦燕，史册，等. 重复序列 PCR 与多位点分型技术在白假丝酵母菌基因分型中的比较. 上海交通大学学报（医学版），2013，33（11）：1445-1448.

吴黎明. 基因芯片技术检测性传播泌尿生殖道感染常见病原体的研究. 北京：北京协和医学院，2005.

许汴利. 宏基因组学分析技术简介. 中华预防医学杂志，2012，46（2）：113.

张冰，崔岱宗，赵敏，等. 宏基因组学技术及其在微生物学研究中的应用. 黑龙江医药，2014（2）：267-271.

Aagaard K，Riehle K，Ma J，et al. A metagenomic approach to characterization of the vaginal microbiome signature in pregnancy. PLoS One，2012，7（6）：e36466.

Abubucker S，Segata N，Goll J，et al. Metabolic reconstruction for metagenomic data and its application to the human microbiome. Plos Computational Biology，2012，8（6）：e1002358.

Alastruey-Izquierdo A，Mandelblat M，Ben AmiR，et al. Multilocus sequence typing of Candida albicans isolates from candidemia and superficial candidiasis in Israel. Med Mycol，2013，51（7）：755-758.

Anahtar M N，Byrne E H，Doherty K E，et al. Cervicovaginal bacteria are a major modulator of host inflammatory responses in the female genital tract. Immunity，2015，42（5）：965-976.

Bougnoux M E，Diogo D，Francois N，et al. Multilocus sequence typing reveals intrafamilial transmission and microevolutions of Candida albicans isolates from the human digestive tract. J Clin Microbiol，2006，44，1810-1820.

Brooks J P，Edwards D J，Jr M D H，et al. The truth about metagenomics：quantifying and counteracting bias in 16S rRNA studies. BMC Microbiology，2015，15（1）：1-14.

Brüls T，Weissenbach J. The human metagenome：our other genome？ Human Molecular Genetics，2011，20（R2）：R142-R148.

Fettweis J M，Serrano M G，Sheth N U，et al. Species-level classification of the vaginal microbiome. BMC Genomics，2012，13 Suppl 8：346-353.

Hong S W，Choi Y J，Lee H W，et al. Microbial Community Structure of Korean Cabbage Kimchi and Ingredients with Denaturing Gradient Gel Electrophoresis. Journal of Microbiology & Biotechnology，2016，26（6）：1057-1062.

Huang B，Fettweis J M，Brooks J P，et al. The changing landscape of the vaginal microbiome. Clin Lab Med，2014，34（4）：747-761.

Knight R，Jansson J，Field D，et al. Unlocking the potential of metagenomics through replicated experimental design. Nature Biotechnology，2012，30（6）：513-520.

Laguardia-Nascimento M，Branco K M，Gasparini M R，et al. Vaginal Microbiome Characterization of Nellore

Cattle Using Metagenomic Analysis. Plos One，2015，10（11）：4786-4797.

Lott T J，Scarborough R T. Development of a mLST-biased SNP microarray for Candida albicans. Fungal Genet Biol，2008，45（6）：803-811.

Martín R，Miquel S，Langella P，et al. The role of metagenomics in understanding the human microbiome in health and disease. Virulence，2014，5（3）：413-423.

Odds F C. In Candida albicans，resistance to flucytosine and terbinafine is linked to MAT locus homozygosity and multilocus sequence typing clade1. FEMS Yeast Research，2009，9（7）：1091-1101.

Pfaller M A，Diekema D J. Epidemiology of invasive candidiasis：a persistent public health problem. Clin Microbiol Rev，2007，20：133-163.

Trzewik A，Nowak K J，Orlikowska T. A simple method for extracting DNA from rhododendron plants infected with phytophthora spp. for use in PCR. Journal of Plant Protection Research，2016，56（1）：104-109.

Weinstock G M. Genomic approaches to studying the human microbiota. Nature，2012，489（7415）：250-256.

White B A，Creedon D J，Nelson K E，et al. The vaginal microbiome in health and disease. Trends Endocrinol Metab，2011，22（10）：389-393.

Wylie K M，Mihindukulasuriya K A，Zhou Y，et al. Metagenomic analysis of double-stranded DNA viruses in healthy adults. BMC Biology，2014，12（1）：1-10.

Yamamoto T，Zhou X，Williams C J，et al. Bacterial populations in the vaginas of healthy adolescent women. J Pediatr Adolesc Gynecol，2009，22（1）：11-18.

第三十四章

培养基制备和生化试验

第一节 培养基制备

培养基是指由人工方法配合而成的，专供微生物培养、分离、储运、鉴别、研究和保存用的营养混合物制品。一般培养基的配方中仅含酵母浸膏、肉浸膏、蛋白胨、氯化钠和琼脂等基本营养物质。但在临床微生物检验工作中，常需利用选择性培养基和鉴别培养基，此类培养基是在基本培养基的基础上加入抑菌剂、指示剂、血液、糖等，使病原菌容易生长，并呈现各自的特点，同时抑制杂菌生长，以利于目的细菌的分离与鉴别。

在实际工作中，应该针对各类微生物的不同营养要求及试验目的，选用最适合的培养基，才能达到预期效果。所以，培养基质量的好坏和选用是否适当，对试验结果有直接影响。

一、培养基制备基本要求

1. 成分 特别是化学试剂，应符合微生物学上使用的等级，不应含有对微生物有毒的成分。

2. 重复性保证 培养基在应用中的可重复性，因此要有适当的储存条件。

3. 试剂精度 所有化学试剂，特别是用于选择性培养基中的抑制剂，必须用精度称量。对抑制剂必须用毫克（mg）精度，而蛋白胨用 0.1 g 精度。

4. 蒸馏水 制作培养基的蒸馏水极为重要，不能用铜制设备，以玻璃和不锈钢为妥。

5. 容器 制备培养基时，玻璃器具或不锈钢容器的容量至少应为培基容量的两倍。固体或粉末材料应小心加入水内，并不停搅拌，以保证充分混匀。

6. pH 控制培养基的 pH 而选择 pH 试纸时，指示颜色之变化必须在需要范围内，调整 pH 必须在 25~30℃进行，使培养基的 pH 在高压灭菌冷却后达到所需水平。调整 pH 时用滴管边搅拌边加入，使用 pH 测定仪更为方便、准确。

7. 培养基分装 培养基装在三角烧瓶内，装量不要超过烧瓶容量的 2/3，高压灭菌后储存冷暗处。使用时，置沸水浴中融化再倾注灭菌平皿。

8. 倾注平板 应在无菌操作室表面平坦的桌面上进行，待平皿表面凝固后翻转，储存 4℃冰箱，若放塑料袋内储存更佳。

9. 培养基灭菌　必须有可靠的温度控制，令人满意的高压灭菌法应在 15~20 min 使温度升高到 121℃（气压 15 磅），并在 15~20 min 降到沸点以下。通常 15 磅 15 min 内，即可达到良好的灭菌效果。含糖等不耐高温成分的培养基，应采用 10 磅（115℃）15 min 压力蒸汽灭菌。抗生素类添加剂不能高压灭菌，应采用抽滤法（滤膜直径为 0.22~0.45 μm）灭菌。

二、质量控制

（一）原料选择

基础培养基一定要挑选优质品牌，如法国生物梅里埃（BioMerieux）、英国 Oxoid 或美国 Difco™ & BBL 等公司产品。采用国内生产的成品培养基必须要有 CSDA 批准的生产文号。对于购买的成品培养基，要求供应商应随培养基提供相应批次的培养基质量检测报告，报告包括培养基的 pH，无菌检查结果和促菌生长（灵敏度）试验结果等项目，同时应注意培养基有效期。

（二）配制方法

每次制备培养基均应严格按照实验操作手册规定的方法与剂量配制，灭菌，并按照药典规定方法进行实验，结果应呈阳性。并且要记录配制量与操作者、日期，并于包装上标明使用期限。

（三）质量检查

对所选择的商品培养基要进行严格多方面的质量控制（表 34-1），以保证各种培养基能培养分离出相应的致病菌，提高分离率。

（1）检查培养基外观，要求包装完好无破损，标识清楚。

（2）检查生产日期和生产批号，要求培养基在效期内，有厂家的合格证（质控报告）。

（3）检查培养基表面，要求平整，均匀分布，无气泡、无凝块、无异物，光滑湿润，色泽鲜亮，无菌落、无干裂。

（4）培养皿透明，不影响观察内容物。

（5）无菌试验，对新购培养基进行普通培养 48 h，无细菌生长为合格。

（6）细菌生长试验用质控菌株在相应培养基上进行细菌生长试验，表 34-1 为常用培养基生长性能质量控制。

表 34-1　常用培养基生长性能质量控制

培养基种类	质控菌株及 ATCC 编号	合格描述
营养肉汤	金黄色葡萄球菌 25923	生长良好，24 h 均匀混浊
	伤寒沙门菌 50096	生长良好，24 h 均匀混浊
	化脓性链球菌 19615	生长良好，24 h 沉淀生长
营养琼脂	大肠杆菌 25922	生长良好，24 h 菌落 > 2.5 mm
	金黄色葡萄球菌 25923	生长良好，24 h 菌落 > 2.5 mm
	铜绿假单胞菌 27853	生长良好，24 h 菌落 > 3.0 mm
5% 羊血琼脂培养基	化脓性链球菌 19615	生长良好，溶血，24 h 菌落 > 0.5 mm
	肺炎链球菌 6303	生长良好，溶血，24 h 菌落 > 1.0 mm，菌落扁平或脐窝状
巧克力琼脂培养基	流感嗜血杆菌 10211	生长良好，24 h 菌落 > 1.0 mm
	淋病奈瑟菌 49226	生长良好，24 h 菌落 > 0.5 mm，48 h 菌落 > 1.0 mm

（续表）

培养基种类	质控菌株及 ATCC 编号	合格描述
改良罗氏培养基	结核分枝杆菌 27294	生长良好，2 周后出现粗糙乳白色或米黄色粗糙菌落
	偶发分枝杆菌 6841	生长良好，7 日内形成典型的白色到淡黄色菌落
	淋病奈瑟菌 49226	生长良好，24 h 菌落直径 > 0.5 mm
	金黄色葡萄球菌 25923	不生长
淋病奈瑟菌选择性培养基	大肠杆菌 25922	不生长
	白色假丝酵母菌 10231	不生长
	普通变形杆菌 12453	不生长
中国蓝琼脂	大肠杆菌 25922	蓝色大菌落
	铜绿假单胞菌 27853	无色 / 淡红色小菌落
麦康凯琼脂	大肠杆菌 25922	粉红色大菌落
	鼠伤寒沙门菌 14028	无色中等菌落
	奇异变形菌 12453	淡橙色大菌落
	铜绿假单胞菌 27853	无色小菌落
伊红亚甲蓝琼脂	大肠杆菌 25922	紫红色有金属光泽的大菌落
	伤寒沙门菌 50096	灰白色中等菌落
	金黄色葡萄球菌 25923	不生长
SS 培养基	大肠杆菌 25922	红色菌落，生长受抑制
	痢疾志贺菌 13313	无色透明中等菌落
	鼠伤寒沙门菌 14028	无色菌落，有黑色中心
	粪肠球菌 29212	不生长
	金黄色葡萄球菌 25923	不生长
沙氏培养基	白色假丝酵母菌 10231	生长良好
	新型隐球菌 2344	生长良好
科玛嘉显色培养基	白色假丝酵母菌 90028	48 h 翠绿色
	热带假丝酵母菌 750	48 h 铁蓝色
	克柔假丝酵母菌 6258	72 h 粉红色粗糙大菌落，边缘毛状
	光滑假丝酵母菌 64677	48 h 紫色光滑中等菌落
Cary-Blair 运送培养基	伤寒沙门菌 50096	35℃放置 3 日仍存活
	痢疾志贺菌 13313	35℃放置 3 日仍存活
	霍乱弧菌 14035	35℃放置 3 日仍存活
	空肠弯曲菌 33560	35℃放置 3 日仍存活
缓冲甘油盐水培养基	伤寒沙门菌 50096	35℃放置 3 日仍存活
	痢疾志贺菌 13313	35℃放置 3 日仍存活
改良 Cary-Blair 培养基	产气荚膜梭菌 13124	常温下存活良好，24 h 储存仍能分离出细菌
脑心浸液培养基	化脓性链球菌 19615	24 h 肉眼可见生长现象，颗粒状白色沉淀
	肺炎链球菌 6303	24 h 肉眼可见生长现象，颗粒状白色沉淀
	流感嗜血杆菌 10211	24 h 肉眼可见生长现象，颗粒状白色沉淀
李斯特菌增菌培养基	单核细胞增生李斯特菌 19117	生长良好，液体均匀混浊
	金黄色葡萄球菌 25923	不生长，液体透明

第二节　常用培养基制备

一、营养肉汤

1. 成分　牛肉浸液 1 000 mL（或牛肉膏 3.0 g 与 1 000 mL 蒸馏水），蛋白胨 10.0 g，氯化钠 5.0 g。

2. 制备　将以上成分加入三角烧瓶中，在加热装置上加热至完全溶解，调节 pH 至 7.2~7.4，经 121℃高压灭菌 15 min，冷却至 55~60℃时分装于无菌试管或小烧瓶封口于 2~8℃保存备用。

3. 用途　用于一般细菌的增菌培养或特性恢复传代。

二、营养琼脂

1. 成分　牛肉膏 3.0 g，蛋白胨 10.0 g，氯化钠 5.0 g，琼脂粉 12.0 g，蒸馏水 1 000 mL。

2. 制备　将以上成分加入三角烧瓶中，在加热装置上加热至完全溶解，调解 pH 至 7.2~7.4，经 121℃高压灭菌 15 min，冷却至 55~60℃时倾倒平板，厚度为 3~4 mm，待冷却凝固后于 2~8℃保存备用。

3. 用途　一般细菌和真菌的培养和传代。

三、3.5% 羊血琼脂培养基

1. 成分　营养琼脂 1 000 mL，新鲜绵羊血 50 mL。

2. 制备　按照营养琼脂的制备方法制好营养琼脂 1 000 mL，55℃水浴恒温 30 min，将平衡至室温的新鲜绵羊血沿烧瓶壁注入，摇匀后倾倒平板，厚度为 3~4 mm，待冷却凝固后于 2~8℃保存备用。

3. 用途　用于分离标本中一般细菌及需要血液成分的一些苛养菌。

四、巧克力琼脂培养基

1. 成分　营养琼脂 1 000 mL，新鲜兔血或马血 50 mL。

2. 制备　制备好的营养琼脂煮沸融化，于 55℃水浴恒温 30 min，将平衡至室温的新鲜兔血（或马血）沿烧瓶壁注入，摇匀并避免血液发生凝固，置 85℃水浴中 10 min，待变为巧克力色。取出，于 55℃水浴恒温 30 min，倾倒平板，厚度为 3~4 mm，待冷却凝固后于 2~8℃保存备用。

3. 用途　用于培养嗜血杆菌等大多数需特殊生长因子的苛养菌。

五、改良罗氏培养基

1. 成分　L- 半胱氨酸 3.6 g，磷酸二氢钾 14.0 g，硫酸镁 0.24 g，枸橼酸镁 0.6 g，甘油 12 mL，蒸馏水 600 mL，新鲜鸡卵液 1 000 mL，2% 孔雀绿 20 mL，马铃薯淀粉 30 g。

2. 制备　将各盐类成分加入蒸馏水和甘油，121℃灭菌 15 min，制备成盐溶液，冷却待用。盐溶液中加入马铃薯淀粉，混匀，隔水加热到淀粉成透明糊状，置 60℃水浴备热。将新鲜鸡蛋置于乙醇中消毒 20~30 min，待干后，开口，经消毒纱布过滤取所需体积的鸡卵液。在鸡卵液中加入马铃薯淀粉基础液，2% 孔雀绿水溶液，混匀，静置 30 min 后分装，85℃凝固灭菌 50 min，自然冷却后，于 2~8℃保存备用。

3. 用途　用于分离分枝杆菌，是碱处理去除标本中杂菌方法的专用培养基。

六、沙氏培养基

1. 成分　蛋白胨 10.0 g，葡萄糖 40.0 g，琼脂 20.0 g，蒸馏水 1 000 mL。

2. 制备　将以上成分溶解煮沸，调节 pH 至 6.0，115℃高压蒸汽灭菌 15 min，冷至 50℃，倾倒平板，厚度为 3~4 cm，无菌试验合格后置冰箱冷藏保存备用。

3. 用途　用于分离真菌。

七、酵母浸膏葡萄糖培养基

1. 成分　葡萄糖 20.0 g，蛋白胨 l0.0 g，酵母浸膏 10.0 g，蒸馏水 1 000 mL。

2. 制备　按上述配方分别称取各组分，加入 1 000 mL 蒸馏水，搅拌溶解后置于高压灭菌器 121℃灭菌 20 min。

3. 用途　用于真菌类增殖培养。

八、马铃薯葡萄糖琼脂培养基

1. 成分　土豆去皮 80.0 g，葡萄糖 8.0 g，琼脂 8.0 g，蒸馏水 400 mL。

2. 制备　土豆去皮 80.0 g，用 400 mL 蒸馏水煮 15 min，过滤后加入葡萄糖、琼脂，再加蒸馏水至 400 mL，高压灭菌 115℃ 20 min，分装，备用。

3. 用途　用于真菌类增殖培养。

九、Cary-Blair 运送培养基

1. 成分　硫乙醇酸钠 1.5 g，磷酸氢二钠 1.1 g，氯化钠 5.0 g，1% 氯化钙 9 mL，琼脂 2.5 g，蒸馏水 1 000 mL。

2. 制备　将上述成分除氯化钙外全部加热溶解，调节 pH 至 8.4，冷至 50℃，加入氯化钙溶液，混匀分装，121℃高压蒸汽灭菌后冷藏备用。

3. 用途　用于弯曲菌、霍乱弧菌、沙门菌及志贺菌标本的采集和运送。

十、改良 Cary-Blair 培养基

1. 成分　硫乙醇酸钠 1.5 g，磷酸氢二钠 0.1 g，亚硫酸钠 1.0 g，L- 半胱氨酸盐 0.5 g，1% 氯化钙 9 mL，琼脂 5.0 g，蒸馏水 991 mL，0.025% 刃天青 4 mL。

2. 制备　将刃天青、氯化钙及 L- 半胱氨酸盐以外的成分加热溶解，通入二氧化碳待温度降至 50℃时，加入氯化钙、L- 半胱氨酸盐，调节 pH 至 8.4，加入刃天青溶液，混匀分装，抽去瓶中空气，充入氮气，反复 3 次后充入二氧化碳，铝盖密封，最后流动蒸汽间歇灭菌后备用。

3. 用途　用于运送厌氧菌标本。

十一、缓冲甘油盐水培养基

1. 成分　磷酸氢二钾 3.1 g，磷酸二氢钾 1.0 g，氯化钠 4.2 g，甘油 300 mL，蒸馏水 700 mL，0.1% 酚红 10 mL。

2. 制备　将两种磷酸盐与氯化钠加热溶解于蒸馏水中，加入甘油，调节 pH 至 7.4，加入指示剂，混匀分装，121℃高压蒸汽灭菌后冷藏备用。

3. 用途　用于保存菌种和运送标本。

十二、脑心浸液培养基

1. 成分　牛脑浸液粉 12.5 g，牛心液粉 5.0 g，胰酶消化牛心脑组织蛋白胨粉 10.0 g，葡萄糖 2.0 g，氯化钠 5.0 g，磷酸氢二钠 2.5 g，蒸馏水 1 000 mL。

2. 制备　先分别制作牛脑浸液和牛心浸液，将剩余残渣用胰蛋白酶消化后制成蛋白胨，再将以上所有成分煮沸溶解，调节 pH 至 7.6，分装试管，121℃高压蒸汽灭菌 15 min，冷藏备用。

3. 用途　用于营养要求较高细菌如链球菌、肺炎链球菌、脑膜炎球菌及其他对营养苛求菌的增菌培养，用于厌氧菌增菌时需添加 0.5 g L– 半胱氨酸。

十三、胰大豆肉汤

1. 成分　胰蛋白胨 17.0 g，胰大豆胨 3.0 g，氯化钠 5.0 g，磷酸氢二钾 2.5 g，葡萄糖 2.5 g，聚茴香脑磺酸钠 0.3 g，蒸馏水 1 000 mL。

2. 制备　将以上成分煮沸溶解，调节 pH 至 7.8，过滤分装，121℃高压蒸汽灭菌 15 min，避光冷藏备用。

3. 用途　用于一般细菌的增菌培养，可用于血培养基的基础。

十四、Amies 运送培养基

1. 成分　氯化钠 3.0 g，氯化钾 0.2 g，氯化钙 0.1 g，氯化镁 0.1 g，磷酸二氢钾 0.2 g，磷酸氢二钾 1.1 g，硫代乙醇酸钠 1.0 g，琼脂 7.5 g，蒸馏水 1 000 mL，pH 7.2~7.4（英国 Oxoid，商售成品培养基）。

2. 制备　将上述成分分别溶解，混合于 1 000 mL 蒸馏水中，调 pH 为 7.2~7.4，商售成品培养基，称取 20.0 g，溶于 1 000 mL 蒸馏水，分装试管，121℃高压灭菌 15 min，备用。

3. 用途　用于各种病原菌检验的标本采取、输送和保存，包括需氧菌、厌氧菌、苛养菌、病毒和衣原体的临床标本，以完成临床标本到微生物实验室的运送过程。

目前，在临床微生物学检验室，各类细菌常用培养基都有商售成品培养基可供使用。国内有北京九州、上海倍卓、青岛海博、杭州百思等；国外有法国生物梅里埃 BIO Merieux、英国 Oxoid、美国 Difco。这些细菌培养基产品都有国家 CFDA 生产批文，并且都有比较好的质量保障，通常不再需要自行准备。

第三节　鉴别培养基制备和生化试验

一、鉴别培养基

（一）淋病奈瑟菌选择性培养基

1. 成分　基础琼脂（双倍浓缩）多价胨 15.0 g，麦淀粉 1.0 g，氯化钠 5.0 g，磷酸氢二钾 4.0 g，磷酸二氢钾 1.0 g，琼脂粉 10.0 g，蒸馏水 500 mL。抗生素添加剂甲氧苄啶 50 mg，万古霉素 30 mg，黏菌素 75 mg，制霉菌素 12 mg，蒸馏水 10 mL。

2. 制备　将基础琼脂成分混合溶于水中，煮沸溶解，校正 pH 至 7.2，分装后，经 121℃高压灭菌 15 min，备用。临用时，将琼脂基础 100 mL 加热融化，冷却至 50℃时加入无菌的 5% 马血水溶液（先预温 50℃），再加入抗生素添加剂 2 mL，倾注平板，厚度为 3~4 mm，待冷却凝固后于 2~8℃保存备用。

3. 用途　抑制标本中的杂菌生长，达到分离淋病奈瑟菌的目的。

（二）GV 选择性培养基

1. 成分　营养肉汤粉 15.0~20.0 g，哥伦比亚琼脂粉 35.0~44.0 g，吐温 -80 0.2~ 0.4 mL，革兰染色 1 液（结晶紫液）0.05~0.075 mL，5- 氟胞嘧啶 0.02~0.03 g，人血 50~80 mL，血浆 30~50 mL，蒸馏水加至 1 000 mL。

2. 制备　将营养肉汤粉、哥伦比亚琼脂粉、吐温 -80、革兰染色 1 液、蒸馏水加在一起搅拌，并在 121℃高压灭菌 20 min。冷却到 45~50℃，加入 5- 氟胞嘧啶、人血、血浆摇匀，将培养基倒入平板中，冷却后冷藏备用。

3. 用途　GV 分离培养。

（三）改良 GV 选择性培养基

1. 成分　胨蛋白胨 10.0 g，胰蛋白胨 10.0 g，酵母浸膏 3.0 g，牛肉膏 3.0 g，糖淀粉 1.0 g，葡萄糖 1.0 g，对氨基苯甲酸 0.05 g，烟酰胺 0.05 g，氯化钠 5.0 g，绵羊血 50.0 mL，琼脂 14.0 g，水溶血液 1.5 mL（2 mL 羊血加水 6 mL 溶解），蒸馏水加至 1 000 mL，pH 7.3。

2. 制备　抗生素抑制溶液。

（1）抗生素溶液 1：万古霉素 10 mg，多黏菌素 B 2 500 U，两性霉素 B 2 mg，H_2O 10 mL。

（2）抗生素溶液 2：奈啶酸 35 mg，庆大霉素 4 mg，两性霉素 B2 mg，乙醇 10 mL。

（3）将上述成分（血除外）混合，加热溶解，校正 pH 至 7.3，分装 200 mL 三角烧瓶，高压灭菌，15 磅 15 min，冷却至 50~60℃，加入 10 mL 羊血、0.3 mL 水溶血液和 2 mL 抗生素抑制溶液，制成平板。

3. 用途　供 GV 分离培养。

（四）单核细胞增生李斯特菌增菌培养基

1. 成分　胰蛋白胨 17.0 g，胰大豆胨 3.0 g，酵母粉 6.0 g，氯化钠 5.0 g，磷酸氢二钾 2.5 g，葡萄糖 2.5 g，1.5 mg/mL 盐酸吖啶黄（过滤除菌）10 mL，4 mg/mL 萘啶酸（过滤除菌）10 mL，蒸馏水 1 000 mL。

2. 制备　将以上成分除盐酸吖啶黄、萘啶酸外全部混合，煮沸溶解，调节 pH 至 7.4，分装每份 225 mL，经 121℃高压蒸汽灭菌 20 min，冷藏备用，临用前分别加入 1.5 mg/mL 盐酸吖啶黄和 4 mg/mL 萘啶酸各 2.5 mL。

3. 用途　抑制标本中的杂菌生长，达到分离单核细胞增生李斯特菌的目的。

（五）GBS 选择性培养基

1. 成分　蛋白胨 23.0 g，磷酸二氢钾 0.2 g，磷酸氢二钠 5.75 g，可溶性淀粉 5.0 g，营养琼脂 10.0 g，脑心浸液培养基 2.0 g，马血清 50 mL，蒸馏水 1 000 mL；抗生素溶液：萘啶酸 15 μg/mL，多黏菌素 1.5~2 μg/mL，结晶紫 0.15~0.2 μg/mL。

2. 制备　将以上成分除马血清和抗生素外溶解于 1 000 mL 蒸馏水中，调节 pH 至 7.5，经 121℃高压蒸汽灭菌 15 min，冷却至 60℃，加入马血清及抗生素溶液，混匀、分装，冷藏备用。

3. 用途　抑制标本中的杂菌生长且不影响色素的产生，达到分离 GBS 的目的。

（六）中国蓝琼脂

1. 成分　营养琼脂 1 000 mL，1% 中国蓝水溶液 10 mL，乳糖 10.0 g，1% 玫瑰红酸乙醇溶液 10 mL。

2. 制备　煮沸溶解营养琼脂，调节 pH 至 7.4，121℃高压蒸汽灭菌 15 min，趁热加入乳糖，溶解混匀，置 55℃恒温 30 min，加入中国蓝及玫瑰红酸溶液，混匀，倾倒平板，将无菌试验合格者于 2~8℃保存备用。

3. 用途　用于选择性分离和初步鉴定肠杆菌科细菌及大多数非发酵菌。

（七）麦康凯琼脂

1. 成分　蛋白胨 20.0 g，氯化钠 5.0 g，猪胆盐 5.0 g，乳糖 10.0 g，琼脂 15.0 g，1% 中性红 5 mL，蒸馏水 1 000 mL。

2. 制备　将以上除中性红外的成分加热溶解，调节 pH 至 7.2，加入中性红溶液，摇匀，115℃高压蒸汽灭菌 15 min，冷至 55℃倾倒平板，凝固后 2~8℃保存备用。

3. 用途　用于革兰阴性杆菌的分离和初步鉴定。

（八）伊红亚甲蓝琼脂

1. 成分　蛋白胨 10.0 g，乳糖 10.0 g，磷酸氢二钾 2.0 g，2% 伊红 Y 水溶液 20 mL，1% 中性红溶液，琼脂 17.0 g，蒸馏水 1 000 mL。

2. 制备　将两种指示剂以外的成分煮沸溶解，调节 pH 至 7.1，115℃高压蒸汽灭菌 15 min，置 55℃水浴平衡温度，加入伊红亚甲蓝试剂，摇匀后倾倒平板，凝固后，2~8℃保存备用。

3. 用途　用于分离和初步鉴定肠道细菌和非发酵菌。

（九）SS 培养基

1. 成分　胨蛋白胨 5.0 g，肉膏粉 5.0 g，乳糖 10.0 g，胆盐 3.5 g，硫代硫酸钠 8.5 g，枸橼酸钠 8.5 g，枸橼酸铁铵 1.0 g，琼脂 18.0 g，1% 中性红染色液 2.5 mL，0.1% 煌绿溶液 0.33 mL，蒸馏水 1 000 mL。

2. 制备　将以上除中性红、煌绿溶液外的成分溶解于蒸馏水中，煮沸后调节 pH 至 7.0，加入中性红、煌绿溶液，混匀，冷却至 50℃，倾倒平板，凝固后 2~8℃保存备用。

3. 用途　从标本中分离并鉴定沙门菌和志贺菌。

（十）科玛嘉显色培养基

1. 成分　蛋白胨 10.0 g，葡萄糖 20.0 g，琼脂 17.0 g，氯霉素 50 mg，色原物质适量。

2. 制备　称量 47.7 g 干粉培养基煮沸溶解，冷至 50℃时倾倒平板，厚度 3~4 mm，凝固后至冰箱冷藏备用。

3. 用途　用于常见假丝酵母菌的分离培养和鉴定。

二、生化反应试验

（一）糖（醇、苷）类发酵试验

1. 原理　不同种类细菌含有发酵不同糖（醇、苷）类的酶，因而对各种糖（醇、苷）类的代谢能力也有所不同，即使能分解某种糖（醇、苷）类，其代谢产物可因菌种而异。检查细菌对培养基中所含糖（醇、苷）降解后产酸或产酸、产气的能力，可用以鉴定细菌种类。

2. 方法　在基础培养基中（如酚红肉汤基础培养基 pH 7.4）加入 0.5~1.0%（w/v）的特定糖（醇、苷）类。可供使用的糖（醇、苷）类有很多种，根据不同需要可选择单糖、多糖或低聚糖、多元醇和环醇等（表 34-2）。将待鉴定的纯培养细菌接种入试验培养基中，置 35℃孵育箱内孵育数小时到两周（视方法及菌种而定）后，观察结果。若用微量发酵管，或要求培养时间较长时，应注意保持其周围的湿度，以免培养基干燥。

3. 结果　能分解糖（醇、苷）产酸的细菌，培养基中的指示剂呈酸性反应（如酚红变为黄色），产气的细菌可在小导管（Durham 小管）中产生气泡，固体培养基则产生裂隙。不分解糖则无变化。

4. 应用　糖（醇、苷）类发酵试验（表 34-2），是鉴定细菌的生化反应试验中最主要的试验，不同细菌可发酵不同的糖（醇、苷）类，如沙门菌可发酵葡萄糖，但不能发酵乳糖，大肠杆菌则可发酵葡萄糖和乳糖。即便是两种细菌均可发酵同一种糖类，其发酵结果也不尽相同，如志贺菌和大肠杆菌均可发酵葡萄糖，但前者仅产酸，而后者则产酸、产气，故可利用此试验鉴别细菌。

表 34-2　常用于细菌糖发酵试验的糖、醇类

	糖醇类名称
单糖	四碳糖：赤藓糖；五碳糖：核糖、核酮糖、木糖、阿拉伯糖；六碳糖：葡萄糖、果糖、半乳糖、甘露糖
双糖	蔗糖（葡萄糖＋果糖）、乳糖（葡萄糖＋半乳糖）、麦芽糖（两分子葡萄糖）
三糖	棉子糖（葡萄糖＋果糖＋半乳糖）
多糖	菊糖（多分子果糖）、淀粉
醇类	侧金盏花醇、卫茅醇、甘露醇、山梨醇
非糖类	肌醇

（二）葡萄糖代谢类型鉴别试验

1. 原理　细菌在分解葡萄糖的过程中，必须有 O_2 参加的称为氧化型；能进行无氧降解的为发酵型；不分解葡萄糖的细菌为产碱型。发酵型细菌无论在有氧还是无氧环境中都能分解葡萄糖，而氧化型细菌在无氧环境中则不能分解葡萄糖。本试验又称氧化发酵（O/F 或 Hugh-Leifson，HL）试验，可用于区别细菌的代谢类型。

2. 方法　挑取少许纯培养物（不要从选择性平板中挑取）接种至 2 支 HL 培养管中，在其中一管加入高度至少为 0.5 cm 的无菌液状石蜡以隔绝空气（作为密封管），另一管不加（作为开放管）。置 35℃孵育 48 h 以上。

3. 结果　两管培养基均不产酸（颜色不变）为阴性；两管都产酸（变黄）为发酵型；加液状石蜡管不产酸，不加液状石蜡管产酸为氧化型。

4. 应用　主要用于肠杆菌科与其他非发酵菌的鉴别。肠杆菌科、弧菌科细菌为发酵型，非发酵菌为氧化型或产碱型，也可用于鉴别葡萄球菌（发酵型）与微球菌（氧化型）。

（三）甲基红试验

1. 原理　某些细菌在糖代谢过程中，分解葡萄糖产生丙酮酸，丙酮酸进一步被分解为甲酸、乙酸和琥珀酸等，使培养基 pH 下降至 4.5 以下时，加入甲基红指示剂呈红色。例如，细菌分解葡萄糖产酸量少，或产生的酸进一步转化为其他物质（如醇、醛、酮、气体和水），培养基 pH 在 5.4 以上，加入甲基红指示剂呈橘黄色。

2. 方法　将待试菌接种于葡萄糖磷酸盐蛋白胨水中，35℃孵育 48~96 h 后，于 5 mL 培养基中滴加 5~6 滴甲基红指示剂，立即观察结果。

3. 结果　呈现红色者为阳性，橘黄色为阴性，橘红色为弱阳性。

4. 应用　常用于肠杆菌科内某些种属的鉴别，如大肠杆菌和产气肠杆菌，前者为阳性，后者为阴性。肠杆菌属和哈夫尼亚菌属为阴性，而沙门菌属、志贺菌属、枸橼酸杆菌属和变形杆菌属等为阳性。

（四）β-半乳糖苷酶试验

1. 原理　乳糖发酵过程中需要乳糖通透酶和 β-半乳糖苷酶才能快速分解。有些细菌只有半乳糖苷酶，因而只能迟缓发酵乳糖，所有乳糖快速发酵和迟缓发酵的细菌均可快速水解 ONPG 而生成黄色的邻硝基酚。

2. 方法　将待试菌接种于肉汤中，35℃水浴或孵箱 18~24 h，观察结果。

3. 结果　呈现亮黄色为阳性，无色为阴性。

4. 应用　常用于迟缓发酵乳糖细菌的快速鉴定，本法对迅速及迟缓分解乳糖的细菌均可短时间内呈现阳性。大肠杆菌属、枸橼酸杆菌属、克雷伯菌属、哈夫尼亚菌属、沙雷菌属和肠杆菌属等均为试验阳性，而沙门菌属、变形杆菌属和普罗威登斯菌属等为阴性。

（五）VP 试验

1. 原理　测定细菌产生乙酰甲基甲醇的能力。某些细菌如产气肠杆菌，分解葡萄糖产生丙酮酸，丙酮酸进一步脱羧形成乙酰甲基甲醇。在碱性条件下，乙酰甲基甲醇被氧化成二乙酰，进而与培养基中的精氨酸等含胍基的物质结合形成红色化合物，即 VP 试验阳性。

2. 方法　将待检菌接种于葡萄糖磷酸盐蛋白胨水中，35℃孵育 24~48 h，加入 50 g/L α-萘酚（95%乙醇溶液）0.6 mL，轻轻振摇试管，然后加 0.2 mL 400 g/L KOH 溶液，轻轻振摇试管 30~60 s，然后静置观察结果。

3. 结果　呈红色者为阳性，黄色或类似铜色为阴性。

4. 应用　主要用于大肠杆菌和产气肠杆菌的鉴别。本试验常与甲基红试验一起使用，一般情况下，前者为阳性的细菌，后者常为阴性，反之亦然。但肠杆菌科细菌不一定都呈现这样规律，如蜂房哈夫尼亚菌和奇异变形杆菌的 VP 试验和甲基红试验常同为阳性。

（六）胆汁七叶苷水解试验

1. 原理　在 10%~40% 胆汁存在下，测定细菌水解七叶苷的能力。七叶苷被细菌分解生成的七叶素，七叶素与培养基中的枸橼酸铁的二价铁离子发生反应形成黑色化合物。

2. 方法　将被检菌接种于胆汁七叶苷培养基中，35℃孵育 18~24 h 后，观察结果。

3. 结果　培养基完全变黑为阳性，不变黑为阴性。

4. 应用　主要用于鉴别 D 群链球菌与其他链球菌及肠杆菌科的某些种、某些厌氧菌（如脆弱拟杆菌等）的初步鉴别。D 群链球菌本试验为阳性。

（七）淀粉水解试验

1. 原理　产生淀粉酶的细菌能将淀粉水解为糖类，在培养基上滴加碘液时，可在菌落周围出现透明区。

2. 方法　将被检菌划线接种于淀粉琼脂平板或试管中，35℃孵育 18~24 h，加入革兰碘液数滴，立即观察结果。

3. 结果　阳性反应，菌落周围有无色透明区，其他地方蓝色；阴性反应，培养基全部为蓝色。

4. 应用　用于白喉棒状杆菌生物型的分型，重型淀粉水解试验为阳性，轻、中型阴性；芽孢杆菌属菌种和厌氧菌某些种的鉴定。

（八）甘油复红试验

1. 原理　甘油可被细菌分解生成丙酮酸，丙酮酸脱去羧基为乙醛，乙醛与无色的复红生成醌式化合物，呈深紫红色。

2. 方法 取被检菌接种于甘油复红肉汤培养基中，于35℃孵育，观察2~8日。应同时做阴性对照。

3. 结果 呈紫红色为阳性，与对照管颜色相同为阴性。

4. 应用 主要用于沙门菌属内各菌种间的鉴别。伤寒沙门菌、甲（丙）型副伤寒沙门菌、猪霍乱沙门菌、孔道夫沙门菌和仙台沙门菌本试验为阴性，乙型副伤寒沙门菌结果不定，其他不常见沙门菌多数为阳性。

第四节　常用试验和染色试剂

一、GBS 乳胶微粒凝集试验

1. 主要试剂 GBS 乳胶试剂，阳性质控物，阴性对照乳胶。

2. 试验方法

（1）样品预处理：脑脊液和尿，80~100℃加热 5 min，2 000 r/min 离心 10 min，用上清液试验；血清，56℃水浴 30 min 或 80℃ 5 min，用 2 滴灭活血清试验。

（2）反应板圆圈内分别滴入乳胶试剂，然后滴入 30 μL 经处理后的标本，用小棒搅动混匀，使布满整个圈内，每个圈各用一个干净的小棒，混匀，2 min 内观察结果。

3. 结果分析 脑脊液和血清 2 min 内或尿 3 min 内出现典型颗粒状凝集者为阳性，均匀乳浊状为阴性。

4. 应用 初步鉴定某些标本中是否含有 GBS，或直接对培养出疑似 GBS 的单个菌落进行鉴定。

二、单核增生李斯特氏菌 IC-PCR 检测试验

1. 主要试剂 单核细胞增生李斯特菌单克隆抗体包被 PCR 管，含镁离子的缓冲液，dNTP，Tap DNA 聚合酶，引物，阳性对照管，阴性对照管，磷酸盐缓冲洗涤液。

2. 试验方法

（1）病原菌的纯化和富集：在包被好单核细胞增生李斯特菌单克隆抗体的 PCR 管中依次分别加入待检样品，阳性对照热灭活的单核细胞增生李斯特菌，阴性对照无菌磷酸盐缓冲液，37℃孵育 4 h，用 PBST 缓冲洗涤液洗涤 PCR 管 3 次，每次 1 min，弃去洗涤液。

（2）PCR 扩增：在上述 PCR 管中加入含镁离子的 PCR Buffer 5 μL，2.5 mmol/L dNTP 2 μL，Tap DNA 聚合酶 2.5 μL，引物 0.6 μL，双蒸水至 50 μL，进行 PCR 扩增：95℃预变性 5 min，95℃ 30 s → 55℃ 45 s → 62℃ 30 s，共 35 个循环，72℃延伸 5 min，4℃保存。

3. 结果分析 取 10 μL 扩增产物于 1.5% 琼脂糖凝胶电泳，检测目标条带并成像分析。阳性对照和检测样品在 234 bp 处可见特异性目标条带，阴性对照没有特异性目标条带，则判定检测样品为阳性。

4. 应用 无须培养，快速鉴定标本中的单核增生李斯特氏菌。

三、常用染色法

1. 革兰染色法

（1）染液配制：①结晶紫染液：结晶紫 1.0 g，95% 乙醇 20 mL，1% 草酸铵水溶液 80 mL，将结

晶紫溶解于乙醇中，然后与草酸铵溶液混合。②鲁戈碘液：碘 1.0 g，碘化钾 2.0 g，蒸馏水 300 mL，将碘与碘化钾先进行混合，加入蒸馏水少许，充分振摇，待完全溶解后，再加蒸馏水至 300mL。③ 95% 乙醇。④沙黄染液：沙黄 0.25 g，95% 乙醇 10 mL，蒸馏水 90 mL，将沙黄溶解于乙醇中，然后用蒸馏水稀释。

（2）染色方法：①将涂片在火焰上固定，滴加结晶紫染色液染 1 min，水洗。②滴加鲁戈碘液，作用 1 min，水洗。③滴加 95% 乙醇脱色，约 30 s；或将乙醇滴满整个涂片，立即倾去，再用乙醇滴满整个涂片，脱色 10 s，水洗。④滴加沙黄染液，复染 1 min，水洗，待干，镜检。

（3）结果分析：葡萄球菌、链球菌、乳酸杆菌、单核增生李斯特氏菌（大多数）等革兰阳性菌，染成紫色；淋病奈瑟菌、大肠杆菌等革兰阴性，染成红色；部分厌氧菌染色不定，有红有紫。

2. 复红染色

（1）染液配制：碱性复红 0.5 g 溶解于 20 mL 95% 乙醇中，然后用蒸馏水稀释至 100 mL。如有不溶物时，可用滤纸过滤，或静置后取上清液备用。

（2）染色方法：按常法涂片、干燥、火焰固定，滴加 3~5 滴复红染液，染 1~3 min，水洗，干燥后镜检。

（3）用途：用作生殖道部分细菌形态的观察。

3. 鞭毛染色法

（1）染液配制：①甲液：丹宁酸 5.0 g，氯化高铁（$FeCl_3$）1.5 g，溶于 100 mL 蒸馏水中，加入 1% 氢氧化钠 1 mL 和 15% 甲醛溶液 2 mL。②乙液：硝酸银 2.0 g 溶于 100 mL 蒸馏水中。在 90 mL 乙液中滴加浓氢氧化铵溶液，到出现沉淀后，再滴加使其变为澄清，然后用其余 10 mL 乙液小心滴加至澄清液中，至出现轻微雾状为止（此为关键性操作，应特别小心），滴加氢氧化铵，用剩余乙液回滴时，要边滴边充分摇荡，染液当日配当日使用，2~3 日基本无效。

（2）染色方法：在风干的载玻片上滴加甲液，4~6 min 后，用蒸馏水轻轻冲净。再加乙液，缓缓加热至冒汽，维持约 30 s（加热时注意勿使出现干燥面）。在菌体多的部位可呈深褐色到黑色，停止加热，用水冲净，干后镜检。

（3）结果：观察单核细胞增生李斯特菌鞭毛被染成深褐色到黑色。

（孟晋华　朱　镭）

参考文献

陈东科，孙长贵. 实用临床微生物学检验与图谱. 北京：人民卫生出版社，2011.

中华人民共和国卫生部. 商业性微生物培养基质量检验规程（WS/T232）. 北京：中国标准出版社，2002.